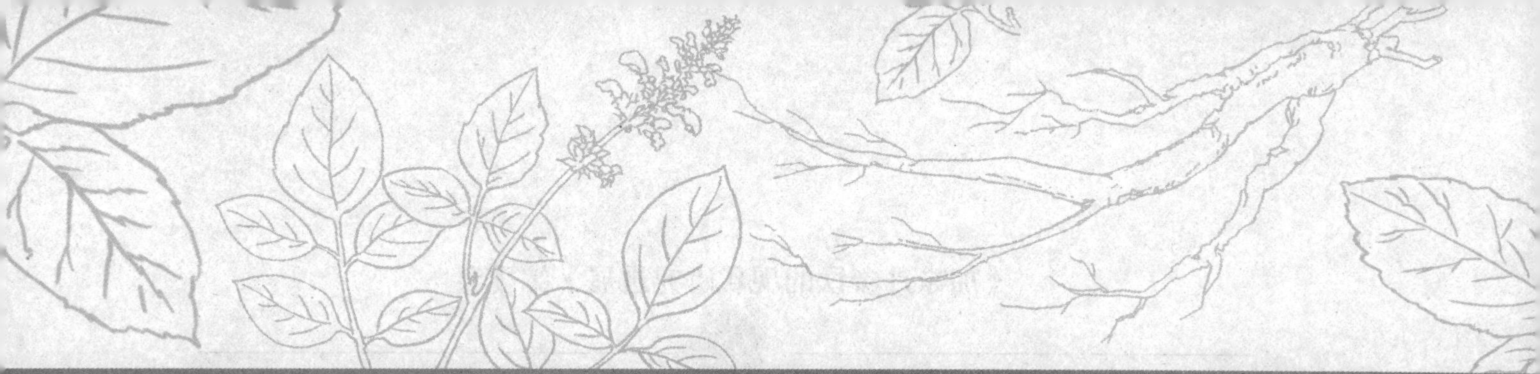

加味丹参饮的
现代研究进展

主审 ◎ 黄政德　**主编** ◎ 易刚强　李 杰　李鑫辉

CNS K 湖南科学技术出版社
国家一级出版社　全国百佳图书出版单位
·长沙·

《加味丹参饮的现代研究进展》编委会

前　言

伴随人口老龄化问题席卷全球，慢性疾病特别是心脑血管疾病已成为全球头号杀手。《中国心血管病健康与疾病报告 2022》指出，我国心血管疾病患病率处于持续上升阶段，每 5 例死亡中就有 2 例死于心血管疾病。推算心血管疾病现患病人数 3.3 亿，包括脑卒中 1 300 万人，冠心病 1 139 万人，心力衰竭 890 万人，高血压 2.45 亿人等，心血管疾病防控形势仍然严峻，拐点仍未到来。现阶段的心血管疾病的治疗手段中除了控制危险因素和常规对症及手术治疗外，中医药以其独特理论和良好的防治效果及副作用少等优势亦备受关注，包括经过反复实践所确立的许多传世方药，至今仍显示出良好的疗效，其中就以加味丹参饮为突出代表。

加味丹参饮是笔者根据陈念祖所著医方著作《时方歌括》中的丹参饮加减化裁而来，由丹参、檀香、赤芍、川芎、当归、红花、生地黄、黄芪 8 味中药组成，本方重用丹参黄芪益气活血化瘀，为君药；当归、赤芍、红花、川芎活血化瘀、通络止痛，以增强丹参活血通络、行气止痛之功，为臣药；檀香味辛芳香，善入气分，能“行气中血滞”而活血通络、行气止痛，为佐药；生地黄加强养血行气之功，为使药。全方共奏活血化瘀、行气止痛之效。

目前，加味丹参饮广泛用于临床治疗，是临床上治疗冠心病、心绞痛等心血管疾病的有效方剂。现围绕加味丹参饮已进行了大量的药学研究，方内中药含有的黄酮类成分和多糖具有抗血小板聚集、抗炎、抗氧化、增强免疫力、降低血糖血脂等诸多作用，运用富集工艺能够使两者含量增加，并减少药材浪费，提高药效作用；明确加味丹参饮的复方指纹图谱部分色谱峰的成分特征不仅为提高中成药质量提供科学依据，也为未来谱效研究奠定基础，同时，测定加味丹参饮中丹参酮ⅡA 和丹酚酸 B 含量也能更加有效地控制复方质量。因此，药学研究对于本方具有非常重要的临床意义。

近年来，加味丹参饮的心血管疾病基础药理学研究颇多。围绕心肌缺血/再灌注与缺氧/复氧损伤相关因子及信号通路来研究加味丹参饮抗心肌缺血损伤和保护心肌细胞的作用机制，证明加味丹参饮可通过促进内源性血清硫化氢生成、调节鸟氨酸脱羧酶活性、降低抑瘤基因表达和激活 PI3K/Akt 信号通路、调节精脒/精胺乙酰转移酶/多胺通路、抑制 p38 MAPK 信号通路、激发细胞内蛋白激酶 C 信号转导通路等，对心肌损伤发挥保护作用；同时，加味丹参饮能够抑制心肌细胞凋亡，降低炎症因子水平，减少心肌酶外漏，保护心肌细胞超微结构等，发挥保护缺血再灌注损伤心肌细胞的作用；其还具有抗动脉粥样硬化及调节脂质代谢、调控心肌细胞自噬相关基因/蛋白等作用，表明加味丹参饮的药理作用机制涉及多种途径。上述相关研究发表在《中医杂志》《中国药理学通报》《中国中医药信息杂志》《湖南中医药大学学报》《中西医结合心脑血管病杂志》等国内有影响力期刊上，为临床中医药治疗心血管疾病提供重要参考价值。

加味丹参饮的心血管疾病临床研究也取得了显著的疗效，不仅能改善患者的临床症状和心电图状况，还可减少心绞痛发作次数与硝酸甘油用量，提高运动耐量，同时没有不良事件的发生，这样的结果为临床上使用加味丹参饮提供了安全有效的证据。

本书末章的临床经验一文，包含笔者对冠心病心绞痛中医病因病机、分证论治及医案的个人见解，以飨同道，望各位读者能从中有所收获。最后一文的研究思路总结了活血化瘀法防治心肌缺血再灌注损伤的作用机制，提出了中医药防治心肌缺血再灌注损伤的研究重点和方法，为心肌缺血再灌注损伤患者的治疗和预防提供新的思路及方法，具有重大现实意义。

本书的编写离不开各章节文献作者和研究人员的辛劳付出，在此，编写小组对他们既往成绩斐然的工作表示真心的感谢！同时，希望同行及广大读者对本书提出意见或建议，使书稿不断完善。

黄政德

于湖南中医药大学

目　录

第一章　加味丹参饮药学研究

第一节　加味丹参饮中总黄酮和总多糖的富集工艺

加味丹参饮是《时方歌括》中的丹参饮加减化裁而来，由丹参、当归、红花等 7 味药材组成，具有活血化瘀、行气止痛的作用，临床上主要用于心肌缺血和肾炎的治疗。该方以丹参为君药，它和红花都含有黄酮类成分，具有抗血小板聚集、抗炎、抗氧化、改善血液黏度、抑制细胞凋亡的作用；当归、熟地黄中主要含有多糖，具有增强免疫力、降低血糖血脂的作用。本实验采用水提醇沉法提取分离加味丹参饮中的总多糖和总黄酮后，Savage 法除去前者中的蛋白，石油醚除去后者中的脂溶性成分，大孔树脂除去杂质，紫外法、硫酸苯酚法分别测定两者含有量，以期为进一步相关药理研究奠定基础。

一、材料及仪器

（一）材料

加味丹参饮由湖南中医药大学附属第一医院提供。芦丁对照品由北京北纳创联生物技术研究所提供（批号 151101），葡萄糖由国药集团化学试剂有限公司提供（批号 20160706），4% NaOH 溶液、10% $Al(NO_3)_3$ 溶液、5% $NaNO_2$ 溶液、无水乙醇、苯酚、浓硫酸、氯仿、正丁醇、石油醚、D101、AB-8 大孔吸附树脂均购于天津市光复精细化工研究所。所用试剂均为分析纯，水为蒸馏水。

（二）仪器

RE-52AA 型旋转蒸发仪（上海亚荣生化仪器厂）；98-I-B 型电子调温电热套（天津泰斯特仪器有限公司），SHB-3A 型循环水多用真空泵（郑州杜甫仪器厂），JA3003 型精密电子天平（上海恒平科学仪器有限公司），DZKW-4 型电子恒温水浴锅、DZF 型真空干燥箱（北京中兴伟业仪器有限公司），A360 型紫外可见分光光度计（上海翱艺仪器有限公司）。

二、方法与结果

（一）提取分离工艺

量取 9 份药液，每份 200 mL（抽滤除去杂质），浓缩后加入乙醇沉淀，4 ℃下静置 12 h 后抽滤，收集滤液（总黄酮）及滤渣（总多糖），减压干燥后备用。以总多糖、总黄酮产量为评价指标，浓缩体积（A）、加醇量（B）为影响因素，因素水平表 1-1。

表 1-1　**因素水平**

水平	A 浓缩体积/倍	B 加醇量/%
1	1/2	60
2	1/4	70
3	1/8	80

称取复方 66.0 g，按表 1 条件提取分离，加入 500 mL 蒸馏水浸泡 30 min 后回流提取 4 h，滤出药液，然后加入 300 mL 蒸馏水回流提取 2 h，滤出药液，再加入 200 mL 蒸馏水回流提取 2 h，滤出药液，合并 3 次药液，浓缩后加入无水乙醇，4 ℃静置过夜后抽滤。沉淀溶解后，配制成一定浓度，Savage 试剂（氯仿：正丁醇＝3：1）混合（沉淀溶液：Savage 试剂＝4：1）除去蛋白，干燥，得到粗多糖，称定质量，测定总多糖含有量，滤液用石油醚回流 1 h 脱脂后浓缩干燥，得到粗黄酮，称定质量，测定总黄酮含有量。平行 2 次。

（二）试验设计

方中丹参为君药，当归、熟地黄为佐药，丹参中的主要有效成分为黄酮，而当归、熟地黄中为多糖，其中黄酮有活血化瘀、增加血流量、改善微循环、降低心肌耗氧量的作用，而多糖主要有增强免疫力的作用，故前者比后者重要，记前者 2 分，后者为 1 分。采用层次分析法（AHP）计算，最终确定两者权重系数分别为 0.666 7、0.333 3，一致性比率（CR）＜0.1，表明权重系数合理。再计算综合评分，公式为综合评分＝黄酮含有量评分＋多糖含有量评分，其中黄酮含有量评分＝(黄酮提取量/最大提取量)×100×0.666 7、多糖含有量评分＝(多糖提取量/最大提取量)×100×0.333 3，结果见表 1－2。

表 1－2　试验设计与结果

试验号	A	B	C	总黄酮/mg	总多糖/mg	综合评分
1	1	1	1	47.523	230.016	83.668
2	1	2	2	49.847	255.216	89.289
3	1	3	3	50.038	260.016	90.050
4	2	1	2	52.047	280.016	94.713
5	2	2	3	52.656	293.216	96.910
6	2	3	1	54.206	304.016	101.093
7	3	1	3	52.366	239.616	90.676
8	3	2	1	53.881	258.816	94.645
9	3	3	2	55.095	240.416	93.027
K_1	263.006	269.058				
K_2	292.716	280.843				
K_3	278.349	284.170				
R	29.710	15.113				

由表 1－2 可知，各因素影响程度依次为浓缩体积（A）＞加醇量（B），可得最优分离工艺为浓缩至体积的 1/4，加醇量 80%，总黄酮、总多糖产量分别为 54.206 mg、304.016 mg。

（三）含油量测定

1. 总黄酮

（1）对照品溶液制备精密称取芦丁对照品 5.10 mg 置于烧杯中，加入 30%乙醇溶解后转入 50 mL 量瓶中，30%乙醇定容至刻度，即得（0.102 mg/mL）。

（2）供试品溶液制备精密称取“(一)”项下总黄酮 0.5 g，30%乙醇溶解并定容至 100 mL，即得。

（3）线性关系考察精密吸取对照品溶液 0、1.00 mL、2.00 mL、3.00 mL、4.00 mL、5.00 mL，置于 10 mL 量瓶中，30%乙醇补充至 5 mL，加入 0.30 mL 5% $NaNO_2$ 溶液，摇匀，静置 5 min，加入 0.30 mL 10% $Al(NO_3)_3$ 溶液，摇匀，放置 6 min 后，再加入 2 mL 4% NaOH 溶液，混匀，30%乙醇定容至刻度后摇匀，静置 10 min，在 510 nm 波长下测定吸光度。以对照品体积为横坐标（X），吸光度为纵坐标（A）进行回归，得回归方程为 $A=0.105\,3X-0.002\,6$（$R^2=0.999\,6$），在 1～5 mL 范围

内呈良好的线性关系。

（4）精密度试验取“（1）”项下对照品溶液 1 mL，以溶剂为空白参比，按“（3）”项下方法测定，测得吸光度 RSD 为 0.162 3%，表明仪器精密度良好。

（5）稳定性试验取粗黄酮样品液 0.5 mL，按“（3）”项下方法测定，测得吸光度 RSD 为 0.383 9%，表明溶液在室温下 1 h 内稳定性良好。

（6）加样回收率试验取 7 个 10 mL 量瓶，加入含有量已知的“（2）”项下供试品溶液（0.513 3 mg/mL）1 mL，再加入对照品溶液，计算回收率，测得总黄酮平均加样回收率为 100.38%，RSD 为 1.42%。

（7）测定方法精密称取粗黄酮 0.5 g，30%乙醇定容于 50 mL 量瓶中，精密吸取 0.5 mL，按“（3）”项下方法测定吸光度，并测得其含有量为 11.73%。

2. 总多糖

（1）对照品溶液制备精密称取葡萄糖 150 mg，在烧杯中加适量蒸馏水将其溶解，转移至 100 mL 量瓶中，加水至刻度，即得（1.5 mg/mL）。

（2）供试品溶液制备精密称取“（一）”项下总多糖 20 mg，蒸馏水溶解并定容至 100 mL，即得。

（3）线性关系考察配制 0、30.0 μg/mL、60.0 μg/mL、90.0 μg/mL、120.0 μg/mL、150.0 μg/mL、180.0 μg/mL 溶液，定容于 50 mL 量瓶中，各取 0.2 mL 于试管中，加入 50 g/L 苯酚溶液 0.4 mL，振荡均匀后迅速加入浓硫酸 2.0 mL，振荡均匀，室温下放置 30 min 后在 490 nm 波长处测定吸光度。以葡萄糖质量浓度为横坐标（X），吸光度为纵坐标（A）进行回归，得回归方程为 $A=0.002\,5X-0.000\,04$（$R^2=0.997\,9$），在 30～180 μg/mL 范围内呈良好的线性关系。

（4）精密度试验取“（1）”项下对照品溶液 0.2 mL，按“（3）”项下方法测定，测得吸光度 RSD 为 0，表明仪器精密度良好。

（5）稳定性试验取粗多糖样品液 0.2 mL，按“（3）”项下方法每隔 10 min 测定 1 次，测得吸光度 RSD 为 0.18%，表明溶液在室温下 1 h 内稳定性良好。

（6）加样回收率试验取 7 支试管，加入含有量已知的“（2）”项下供试品溶液（0.15 mg/mL）0.1 mL，再加入对照品溶液 0.1 mL，计算回收率，测得总多糖平均加样回收率为 100.04%，RSD 为 0.9%。

（7）测定方法精密称取粗多糖 0.5 g，蒸馏水定容于 50 mL 量瓶中，精密吸取 0.5 mL，蒸馏水定容于 10 mL 量瓶中，取 0.2 mL，按“（3）”项下方法测定吸光度，并测得其含有量为 60.72%。

（四）粗黄酮富集

称取 D101、AB-8 型大孔树脂各 200 g，加入无水乙醇浸泡 12 h，酸碱处理后，加蒸馏水洗脱至中性。将预处理好的树脂装柱，取粗黄酮粉末各 2 g（共 4 g）湿法装柱于 2 种大孔树脂上，分别以 1 L（5 BV）蒸馏水、10%、30%、50%、70%、90%乙醇洗脱，体积流量 2.0 mL/min，收集洗脱液，按“1”项下方法测定吸光度，计算含有量，公式为含有量$=V_{相对体积}\times C_{对照品}\times 12.5/M_{样品}$，结果表 1-3、表 1-4。

表 1-3　粗黄铜富集分析（AB-8 型打孔树脂）

乙醇/%	吸光度	相对体积	样品质量/g	总黄酮/%
10	0.444	4.24	0.008 2	65.93
30	0.473	4.52	0.012 6	45.74
50	0.632	6.03	0.018 1	42.48
70	0.018	0.20	0.012 1	2.107
90	0.025	0.26	0.003 7	8.959

表 1-4 粗黄铜富集分析（D101 型打孔树脂）

乙醇/%	吸光度	相对体积	样品质量/g	总黄酮/%
10	0.490	4.68	0.031 9	18.70
30	1.366	13.0	0.053 7	30.86
50	0.643	6.13	0.043 9	17.80
70	0.029	0.30	0.001 3	29.42
90	0.005	0.07	0.001 0	8.925

三、结论

目前，对中药复方的分析大多仅关注其中的单一成分。本实验对加味丹参饮中总黄酮、总多糖 2 种成分同时进行研究，经富集后发现，两者含有量分别增加至 60%、67%（粗品中分别为 11.73%、60.72%），可减少药材浪费，并为相关药理研究奠定基础。

〔樊　悦　王丽君　裴　刚　吴若霞　黄政德　陈　聪　童巧珍〕

参考文献

[1] 李鑫辉，黄政德，葛金文．加味丹参饮对血瘀证兔心肌缺血再灌注损伤的影响［J］．中国中医药信息杂志，2011，18（06）：37-39.

[2] 邬国龙．加味丹参饮治疗早、中期慢性肾功能衰竭 38 例［J］．中国实验方剂学杂志，2012，18（01）：237-238.

[3] 袁媛，吴芹，石京山，等．丹参及其主要成分保肝作用的研究进展［J］．中国中药杂志，2015，40（04）：588-593.

[4] 瞿城，乐世俊，林航，等．红花化学成分研究［J］．中草药，2015，46（13）：1872-1877.

[5] 陈秋红，李钦，杨伟俊，等．黄酮类化合物抗心肌缺血再灌注损伤的相关机制研究进展［J］．中国临床药理学杂志，2013，29（12）：958-960.

[6] 郭艳菊，彭峰林．黄酮对力竭运动大鼠心肌抗氧化与细胞凋亡的影响［J］．广西师范大学学报（自然科学版），2012，30（02）：143-147.

[7] 李曦，张丽宏，王晓晓，等．当归化学成分及药理作用研究进展［J］．中药材，2013，36（06）：1023-1028.

[8] 邱建国，贾正平，张汝学，等．生地与熟地中糖类和梓醇的比较研究［J］．中草药，2010，41（07）：1117-1119.

[9] 张典，高兴春，姜凤良，等．多糖的免疫调节作用研究进展［J］．中国老年学杂志，2016，36（21）：5448-5450.

[10] 周亚敏，胡玉珍，唐洁，等．天然多糖对心血管系统保护作用的研究进展［J］．湖南中医药大学学报，2016，36（12）：78-84.

[11] 郭蕴苹，揭晓霞，赵林波，等．复方中草药中总黄酮提取方法的研究［J］．昆明医学院学报，2011，32（11）：47-49.

[12] 孙红国，张蔓，纪鹏，等．当归多糖的分离、纯化及单糖成分分析［J］．天然产物研究与开发，2014，26（04）：480-485.

[13] 任爱农，卢爱玲，田耀洲，等．层次分析法用于中药复方提取工艺的多指标权重研究［J］．中国中药杂志，2008，33（04）：372-374.

第二节　加味丹参饮高效液相色谱指纹图谱研究

丹参饮出自《时方歌括》，由丹参 50 g，檀香、砂仁各 5 g 组成，具有活血祛瘀、行气止痛之功效。主治血瘀气滞、心胃诸痛。加味丹参饮为黄政德教授在大量临床实践的基础上，以活血化瘀为组方创新而来。该方以丹参为君药，由檀香、赤芍、川芎、生地黄、当归、红花 7 味中药组成，项目组对加味丹参饮其药效、作用机制及活性成分作了大量研究报道，但其水煎液的 HPLC 指纹图谱目前未见报道。本文采用梯度洗脱法建立了加味丹参饮的 HPLC 指纹图谱，旨在为该处方提供一种行之有效的质量控制方法。

一、仪器与试药

Agilent 1200 高效液相色谱仪（UV-VIS 检测器、Solution 色谱工作站）；美国 Phenomenex C_{18} 色谱柱（4.6 mm×250 mm，5 μm）；HEMGDING FA 2004 型电子分析天平（上海恒平科学仪器有限公司，d=0.1 mg）；KQ-500DE 型数控超声波清洗器（昆山市超声仪器有限公司）。

丹参酮ⅡA（批号 111539-201212，纯度 99.82%）、丹酚酸 B（批号 111517-201212，纯度 99.76%）、丹参素（批号 2154-201211，纯度 99.65%）、迷迭香酸（批号 111628-201211，纯度 99.21%）、原儿茶醛（批号 111813-201211，纯度 99.01%）对照品（中国食品药品检定研究院）；无水甲醇（99.7%，分析纯）、甲酸（分析纯）、乙腈（TEDIA，色谱纯）（国药集团化学试剂有限公司）；重蒸水（自制）。供试材料：10 批加味丹参饮复方药材，其中丹参、檀香、赤芍、川芎、当归、红花、生地黄饮片均购自湖南中医药大学第一附属医院药房，经湖南中医药大学中药资源教研室周日宝教授鉴定为丹参（*Salvia Miltiorrhiza* Bge.）的干燥根及根茎、檀香（*Santalum album* L.）的心材、赤芍（*Paeonia lactiflora* Pall.）的干燥根、川芎（*Ligusticum chuanxiong* Hort.）的根茎、当归[*Angelica sinensis*（Oliv.）Diels] 的干燥根、红花（*Carthamus tinctorius* L.）的干燥花、地黄（*Rehmannia glutinosa* Libosch.）的干燥块根。

二、方法与结果

（一）色谱条件

色谱柱：Phenomenex C_{18} 柱（4.6 mm×250 mm，5 μm）；流动相：甲醇（A）-甲酸（B）-乙腈（C）；梯度洗脱：0～10 min（10%A-80%B-10%C），10～20 min（30%A-60%B-10%C），20～30 min（50%A-40%B-10%C），30～45 min（70%A-20%B-10%C），45～50 min（80%A-10%B-10%C），50～55 min（10%A-80%B-10%C）；检测波长：270 nm；柱温：30 ℃；流速：1 mL/min；进样量：10 μL。理论塔板数按丹参酮ⅡA 峰计应≥2000。

（二）供试品溶液的制备

按加味丹参饮处方精密称取干燥饮片 66.28 g，置 500 mL 的平底烧瓶中，先后用 10 倍量、8 倍量的水冷凝回流，各 1 h，过滤，合并滤液，用蒸馏水定容至 1 000 mL，0.45 μm 微孔滤膜滤过，用锡纸遮光处理，放入冰箱备用。

（三）对照品溶液的制备

参照文献中处理方法，同时精密称取丹参素、原儿茶醛、丹参酮ⅡA、丹酚酸 B、迷迭香酸对照品适量，加蒸馏水制成每 1 mL 分别含丹参酮ⅡA 160 μg、丹酚酸 B 140 μg、丹参素 16 μg、原儿茶醛 10 μg、迷迭香酸 23 μg 的混合溶液，即得。

（四）方法学考察

1. 对照品和样品的色谱行为　按"（一）"项下色谱条件，对丹参素、原儿茶醛、丹参酮ⅡA、丹酚酸 B、迷迭香酸的对照品和样品进行测定，样品中与对照品的保留时间处有相应的色谱峰，且与杂质较好分离（图 1-1）。

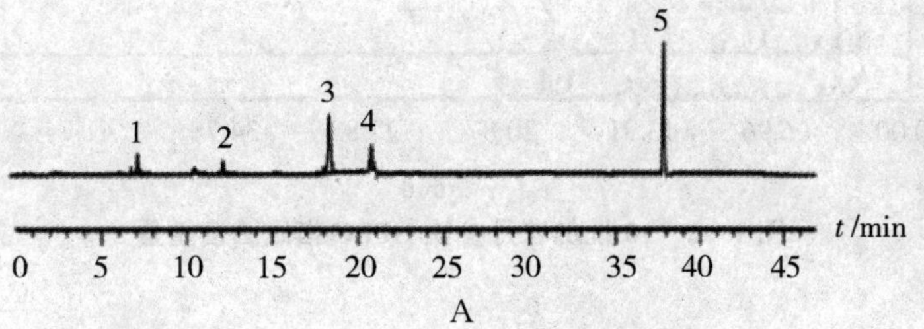

A

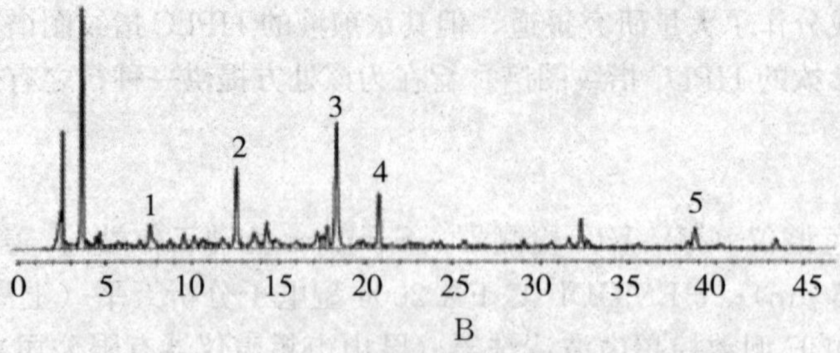

图 1-1 加味丹参饮 HPLC 指纹图谱

A. 混合对照品（mixted control）；B. 加味丹参饮水煎液（Jiawei Danshendecoction）；1. 丹参素（tanshinol）；2. 原儿茶醛（protocatechualdehyde）；3. 丹酚酸 B（salvianolic acid B）；4. 迷迭香酸（rosmarinci acid）；5. 丹参酮Ⅱ A（tanshinone Ⅱ A）。

2. 精密度试验　取同一供试品溶液，连续进样 5 次，结果各共有峰相对保留时间的 *RSD* 在 0.08%～0.85%，相对峰面积的 *RSD* 在 0.16%～0.85%，符合指纹图谱的技术要求，说明仪器精密度良好。

3. 稳定性试验　取同一供试品溶液，分别在 0、4 h、8 h、12 h、24 h、48 h 进样，结果各共有峰相对保留时间的 *RSD* 在 0.06%～0.28%，相对峰面积的 *RSD* 在 0.09%～2.4%，说明供试品液在 48 h 内稳定性良好。

4. 重复性试验　取同一批供试品溶液 5 份，进样测定，结果各共有峰相对保留时间的 *RSD* 在 0.04%～0.71%，相对峰面积的 *RSD* 在 0.02%～1.8%，符合指纹图谱的技术要求，说明该分析方法重复性好。

（五）加味丹参饮的 HPLC 指纹图谱及技术参数

按上述方法测定样品的指纹图谱，结果 10 批样品共标出 14 个共有指纹峰，其中 5 个共有峰得到指认，4 号峰为丹参素峰、9 号峰为原儿茶醛峰、12 号峰为丹酚酸 B 峰、13 号迷迭香酸、14 号峰为丹参酮ⅡA 峰。10 批加味丹参饮 HPLC 指纹图谱重叠图及共有模式图 1-2、图 1-3。

将 10 批样品的 IIPLC 指纹图谱导入《中药色谱指纹图谱相识度评价系统 2004 A 版》，以 6 号样品指纹峰作为参照峰，匹配谱峰，生成对照谱。计算各共有峰对它的相对保留时间、相对峰面积，结果表明 10 批样品共有峰相对保留时间 *RSD*＜2.5%，相对峰面积 *RSD*＜2.0%。共有指纹图谱各共有峰保留时间与共有峰面积及其相对值结果见表 1-5。通过对 10 批样品的比较，非共有峰面积均＜10%，结果见表 1-5。均符合指纹图谱要求。

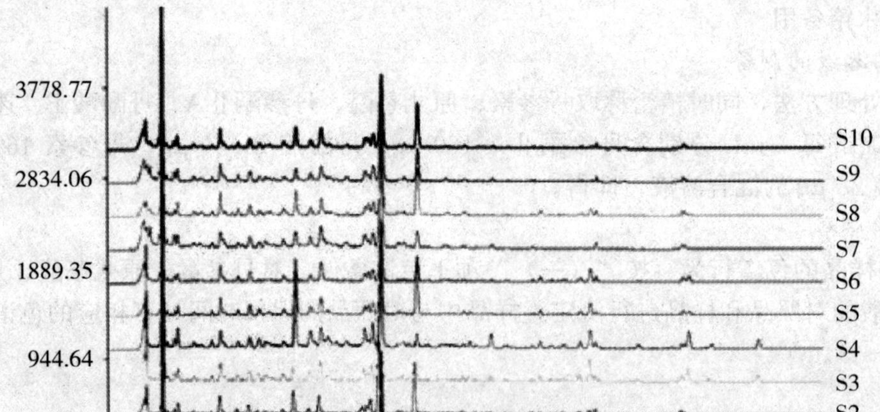

图 1-2 10 批加味丹参饮 HPLC 指纹图谱重叠

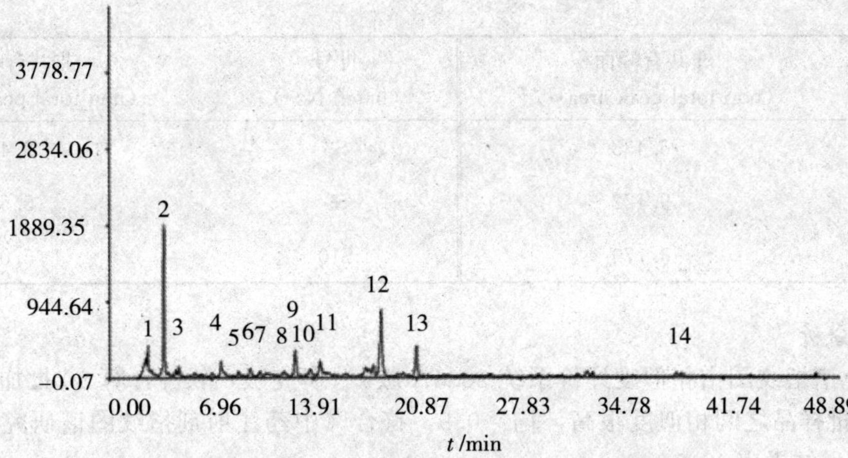

图 1-3　10 批加味丹参饮 HPLC 指纹图谱共有模式

4. 丹参素（tanshinol）；9. 原儿茶醛（protocatechualdehyde）；12. 丹酚酸 B（salvianolic acid B）；13. 迷迭香酸（rosmarinic acid）；14. 丹参酮ⅡA（tanshinone ⅡA）。

表 1-5　10 批加味丹参饮中共有峰的相对保留时间和相对峰面积（$n=3$）

共有峰（co mmon peak）	相对保留时间（relative retention time）	相对峰面积（relative peak area）
1	0.456	0.326±0.236
2	0.493	0.250±0.160
3	0.551	0.304±0.203
4	0.713	0.192±0.100
5	0.901	0.048±0.024
6（S）	1	1
7	1.183	0.089±0.043
8	1.419	0.592±0.311
9	1.557	0.255±0.079
10	1.803	2.847±0.498
11	2.282	0.211±0.054
12	2.725	0.144±0.023
13	2.857	0.016±0.017
14	3.703	0.264±0.233

表 1-6　10 批加味丹参饮的非共有峰面积

批号（batch No.）	非共有峰面积（non total peak area）/%	批号（batch No.）	非共有峰面积（non total peak area）/%
S1	5.589	S3	7.303
S2	7.479	S4	9.647

续表

批号（batch No.）	非共有峰面积（non total peak area）/%	批号（batch No.）	非共有峰面积（non total peak area）/%
S5	6.433	S8	9.439
S6	9.122	S9	5.669
S7	3.770	S10	5.060

（六）相似度分析

利用《中药色谱指纹图谱相似度评价系统 2004A 版》（研究版）软件计算 10 批加味丹参饮的相似度，结果表明 10 批样品之间相似度很高，均＞0.9，符合《中药注射剂指纹图谱研究的技术要求（暂行）》2000 版规定，结果表 1-7。

表 1-7　10 批加味丹参饮相似度分析结果

批号（batch No.）	相似度（similarity）	批号（batch No.）	相似度（similarity）
S1	0.976	S6	0.963
S2	0.948	S7	0.954
S3	0.962	S8	0.986
S4	0.932	S9	0.982
S5	0.954	S10	0.988

三、讨论

（一）指纹图谱分析、数据处理及相似度

本试验采用梯度洗脱的方法使加味丹参饮成分得到了较好的分离，对 10 份加味丹参饮共煎液进行测定，选取了 14 个特征色谱峰。借助综合相似度评价主成分分析的结果，最终完成了加味丹参饮的 HPLC 指纹图谱的建立，结果准确、可靠。

（二）流动相的选择

先以常用的甲醇、甲酸和水作为流动相进行检测，不论如何调整浓度比例及梯度时间，都得不到比较理想的色谱图。于是将水换为乙腈溶液，以不同比例和不同梯度的甲醇、甲酸和乙腈作为流动相，检测指纹图谱，最后选择“（一）”项下色谱条件，得到较理想的色谱图。

（三）检测波长的选择

对复方供试液进行紫外扫描检测，比较 203 nm、230 nm、264 nm、270 nm、324 nm 5 个波长下的指纹图谱。结果复方供试液在 270 nm 检测波长下检出峰数最多，峰面积适中，分离度良好，基线平稳，故选择 270 nm 为检测波长。

（四）柱温的选择

对比柱温在 25 ℃、30 ℃、35 ℃下的色谱图。结果表明，柱温设定为 30 ℃时，色谱峰之间分离度良好，且分析时间适宜，故选择柱温为 30 ℃。

四、结论

中药复方指纹图谱的研究为全方位了解化学成分动态变化、复方药效物质基础研究提供了一个新视角，有助于阐明中药复方的配伍组成原理及作用机制，为提高中成药质量提供科学依据。作者对加味丹参饮 HPLC 指纹图谱进行研究，用保留时间相对偏差和相对峰面积相似度分析方法对组方药材中的成分进行峰位归属，初步明确了复方指纹图谱部分色谱峰的成分特征，为后续谱效相关研究奠定基础。

〔童巧珍 黄政德 蔡嘉洛 张聪子 郭 婷 孙梦姗〕

参考文献

[1] 陈修园（黄大理校注）. 时方歌括 [M]. 福州：福建科学技术出版社，1984，8：82－83.

[2] 廖菁，黄政德，胡华，等. 加味丹参饮对大鼠实验性心肌缺血损伤的抗凝血作用研究 [J]. 中国中医药信息杂志，2009，16（01）：44－45，98.

[3] 黄政德，王庆高，刘东亮，等. 加味丹参饮预处理对心肌细胞内钙超载的延迟保护作用 [J]. 湖南中医药大学学报，2007（02）：37－39.

[4] 李世兵，黄政德，廖菁. 加味丹参饮对犬冠状动脉血流量和动静脉血氧饱和度及血氧含量的影响 [J]. 湖南中医药大学学报，2006（05）：18－20.

[5] 易刚强，黄政德，邓红霞. 加味丹参饮对麻醉犬心肌缺血及相关血液生化指标的影响 [J]. 湖南中医学院学报，2006（03）：9－11.

[6] 黄政德. 加味丹参饮预处理对缺血心肌延迟保护作用及细胞信号转导调节研究 [D]. 长沙：湖南中医学院，2003.

[7] 易刚强. 加味丹参饮对麻醉犬急性心肌缺血保护作用的研究 [D]. 长沙：湖南中医药大学，2006.

[8] 廖菁. 加味丹参饮对大鼠急性心肌缺血损伤的影响 [D]. 长沙：湖南中医药大学，2006.

[9] 李世兵. 加味丹参饮对麻醉犬心功能、血流动力学及心肌耗氧量影响的研究 [D]. 长沙：湖南中医药大学，2006.

[10] 王庆高. 加味丹参饮预处理对大鼠心肌细胞延迟保护作用及细胞信号转导机理研究 [D]. 长沙：湖南中医药大学，2007.

[11] 李鑫辉. 加味丹参饮对血瘀证兔心肌 IRI 保护作用及 NF-κB 细胞信号转导调节研究 [D]. 长沙：湖南中医药大学，2008.

[12] 陈楚淘. 基于 JAK-STAT、SOCS 信号通路探讨心痛舒预处理对心肌保护作用机制研究 [D]. 长沙：湖南中医药大学，2010.

[13] 胡华. JAK-STAT 通路介导细胞凋亡对血瘀证大鼠心肌缺血再灌注损伤的影响及心痛舒预处理调控机制研究 [D]. 长沙：湖南中医药大学，2010.

[14] 任婷. 心痛舒含药血清预处理对心肌细胞缺氧复氧损伤保护作用机制研究 [D]. 长沙：湖南中医药大学，2010.

[15] 童巧珍，黄政德，张聪子，等. 市售 9 批丹参药材中丹参酮ⅡA 和丹酚酸 B 含量测定 [J]. 湖南中医药大学学报，2012，32（11）：27－30.

第三节 HPLC 法测定加味丹参饮中丹参酮ⅡA 和丹酚酸 B 的含量

加味丹参饮是黄政德教授在《时方歌括》丹参饮的基础上，根据大量临床实践经验进行创新而来，由丹参、檀香、赤芍、川芎等 7 味中药组成，具有活血化瘀功效，是临床上治疗冠心病、心绞痛的有效方剂，现大量用于临床治疗。从处方分析，丹参为其君药。《中国药典》规定以丹参酮ⅡA 和丹酚酸 B 为丹参药材定量质量评价依据，笔者以丹参酮ⅡA 和丹酚酸 B 为指标成分，建立加味丹参饮中丹参酮ⅡA 和丹酚酸 B 的 HPLC 测定法，为该复方的质量控制提供客观的质量评价方法。

一、实验材料

（一）仪器与试剂

Agilent 高效液相色谱仪（UV-VIS 检测器，solution 色谱工作站）；HEMGDING FA 2004 型电子分析天平（上海恒平科学仪器有限公司）；丹参酮ⅡA（编号：111539）、丹酚酸 B（编号：111428）由中国药品生物制品检定所提供；甲醇、乙腈均为色谱纯；其他试剂为分析纯。

（二）药材

加味丹参饮复方药材由湖南中医药大学第一附属医院药房提供，由湖南中医药大学资源教研室周日宝教授鉴定。

二、方法与结果

（一）色谱条件

参照丹参药材中丹参酮ⅡA 和丹酚酸 B 测定条件，色谱柱：C_{18} 色谱柱（4.6 mm×250 mm，5 μm）；丹参酮ⅡA：流动相为甲醇-水（75∶25）；流速：1 mL/min；柱温：30 ℃；λ=270 nm；丹酚酸 B：流动相为甲醇-乙腈-甲酸-水（30∶10∶1∶59）；流速：1 mL/min；柱温：30 ℃；λ=286 nm。进样量：10 μL。

（二）对照品溶液的制备

精密称取丹参酮ⅡA 5.0 mg 置 25 mL 容量瓶中。精密量取 4 mL，置 50 mL 棕色量瓶中，加甲醇溶解定容至刻度摇匀，制成浓度为 16 μg/mL 的丹参酮对照品溶液，备用。精密称定丹酚酸 B 3.5 mg 置 25 mL 容量瓶中，加 75%甲醇ⅡA 定容至刻度摇匀，制成浓度为 140 μg/mL 的丹酚酸 B 对照品溶液，备用。

（三）供试品溶液的制备

将加味丹参饮按处方组成称取 66.28 g，置圆底烧瓶中，加 10 倍质量水，加热回流 1 h，放冷，滤过，取滤液；再加入 8 倍质量水，加热回流 1 h，放冷，滤过，取续滤液。合并 2 次滤液，进行抽滤后，用蒸馏水定容至 1 000 mL 容量瓶中，经 0.45 μm 滤膜滤过，备用。

（四）阴性对照品溶液的制备

按处方比例制备不含丹参的阴性样品，按“（三）”项下制备方法制成缺丹参的阴性对照品溶液。

（五）系统适应性试验

分别吸取上述对照品、供试品及阴性对照品溶液各 10 μL，注入高效液相色谱仪，按照上述色谱条件进行测定，记录色谱图，结果供试品溶液色谱在与对照品溶液色谱相应的出峰时间有吸收峰；而阴性对照品溶液在相应位置无吸收峰，表明色谱行为良好，阴性样品对测定无干扰，且分离度>1.5，理论塔板数不低于 2 000。（图 1-4、图 1-5）

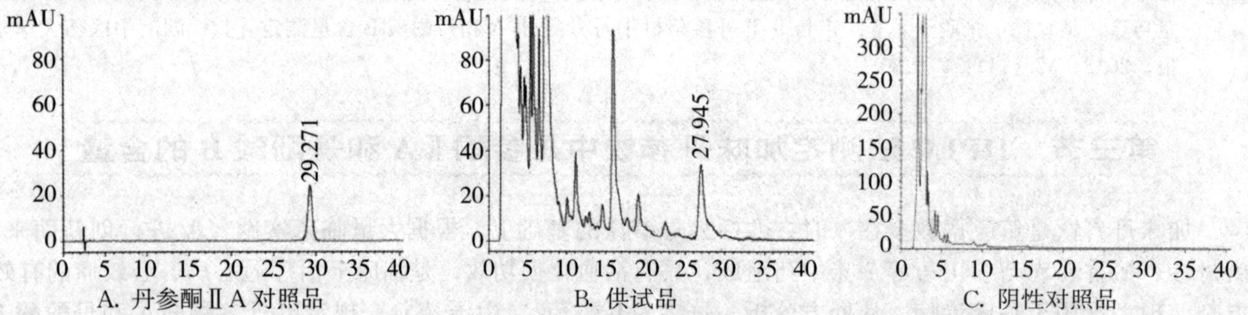

图 1-4 加味丹参饮中丹参酮ⅡA HPLC 图

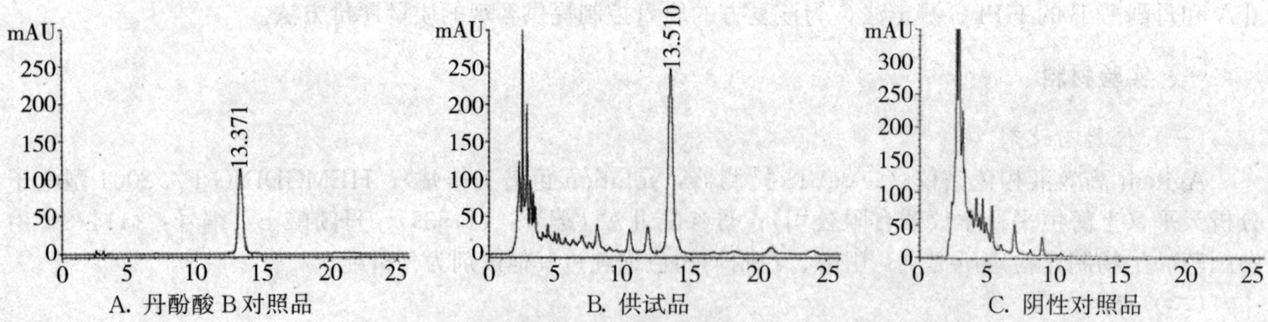

图 1-5 加味丹参饮中丹参酮ⅡA HPLC 图

（六）线性关系考察

分别精密吸取丹参酮ⅡA和丹酚酸B对照品溶液各1 μL、2 μL、3 μL、5 μL、10 μL、20 μL，注入色谱仪，测定峰面积，以丹参酮ⅡA和丹酚酸B的峰面积为纵坐标，以进样量（μg）为横坐标进行线性回归，结果表明丹参酮ⅡA在0.016～0.32 μg线性关系良好，回归方程为$Y=89.621X-8.4878$，$R^2=0.9999$；丹酚酸B在0.14～2.8 μg线性关系良好，回归方程为$Y=277.75X-32.774$，$R^2=0.9995$。

（七）精密度试验

分别精密吸取丹参酮ⅡA和丹酚酸B对照品溶液，按“（二）”项色谱条件连续进样6次，*RSD*%分别为0.87%和0.94%，表明仪器精密度良好。

（八）稳定性试验

精密吸取已知含量的供试品溶液，分别于0 h、2 h、4 h、6 h、8 h、12 h、24 h注入液相色谱仪，测定丹参酮ⅡA的含量和丹酚酸B的含量，计算峰面积，其中丹参酮Ⅱ和丹酚酸B峰面积的RSD%分别为1.49%和1.32%，表明样品溶液在24 h内稳定性较好。

（九）重现性试验

按组方精密称取已知含量的样品6份，“（三）”项下的方法制备供试品溶液，按“（二）”项色谱条件进行测定，计算丹参酮ⅡA的含量和丹酚酸B的含量，*RSD*%分别为1.82%和1.58%，重现性良好。

（十）加样回收率试验

按处方组成取已知含量的样品（丹参酮ⅡA含量为0.323 3 μg/mL，丹酚酸B含量为0.318 9 mg/mL）5份，精密称定，分别置于圆底烧瓶中，分别加入丹参酮ⅡA和丹酚酸B标准品适量，按“（三）”项下供试品溶液的制备方法平行制备5份，按“（二）”项下色谱条件测定丹参酮ⅡA和丹酚酸B的含量，计算加样回收率。（表1-8）

表1-8　丹参酮ⅡA回收率试验（$n=5$）

序号	样本含量/μg	加入量/μg	测得总量/μg	回收率/%	平均回收率/%	*RSD*/%
1	0.323 3	0.16	0.484 5	100.7		
2	0.323 3	0.18	0.500 3	98.3		
3	0.323 3	0.17	0.489 5	97.8	101.2	2.47
4	0.323 3	0.18	0.503 1	99.9		
5	0.323 3	0.17	0.500 3	104.1		

表1-9　丹酚酸B回收率试验（$n=6$）

序号	样本含量/μg	加入量/μg	测得总量/μg	回收率/%	平均回收率/%	*RSD*/%
1	318.9	159.5	479	100.4		
2	318.9	160.1	470.8	94.9		
3	318.9	159	477.6	99.8	99.6	2.71
4	318.9	159.4	480.8	101.6		
5	318.9	159.8	480.4	101.1		
6	318.9	159.5	479	100.4		

（十一）样品测定

取3个不同批次的样品，按“（三）”项下的方法制备供试品溶液，按“（二）”项下的色谱条件进

行含量测定。（表 1－9）

表 1－9 加味丹参饮中丹参酮ⅡA 和丹酚酸 B 含量（$\bar{x}\pm s$，$n=3$）

批次	丹参酮ⅡA/（μg/mL）	丹酚酸 B/（mg/mL）
1	0.323 3	0.318 9
2	0.318 8	0.334 7
3	0.340 6	0.302 4
平均值	0.327 6±0.01	0.318 7±0.02

三、讨论

丹参为复方加味丹参饮方中的君药，具有活血化瘀功效。丹参酮ⅡA 为二萜醌类化合物，具有多种药理作用，如扩展血管、降低血液黏度、抗血小板聚集、改善微循环和拮抗血管紧张肽Ⅱ（AngⅡ）、保护心肌细胞以及抗感染、抗癌等作用，对治疗冠心病、心绞痛、心律过速有显著疗效。丹酚酸 B 为丹参的有效水溶性成分，具有保护心肌、保护心脏、抗纤维化、抗肿瘤等多种药理活性，在丹参的功效中占有重要地位，对心、脑、肝、肾等多个器官具有保护作用。因此，选择丹参酮ⅡA 和丹酚酸 B 为指标成分进行考察，可以更加有效地控制加味丹参饮的质量。

本实验参考了 2010 年版《中国药典》丹参项下丹参酮ⅡA 和丹酚酸 B 的测定方法和计算公式。采用的色谱条件经验证，理论塔板数均在 2 000 以上，丹参酮ⅡA 峰、丹酚酸 B 峰均与其他杂质峰分离非常明显，符合色谱系统适应性条件。

〔童巧珍　黄政德　张聪子　郭　婷　蔡嘉洛　李凤娟　孙梦姗〕

参考文献

［1］ 陈修园（黄大理校注）. 时方歌括［M］. 福州：福建科学技术出版社，1984，8：82－83.

［2］ 国家药典委员会. 中国药典［S］. 北京：中国医药科技出版社，2010：70－72.

［3］ 童巧珍，黄政德，张聪子，等. 市售 9 批丹参药材中丹参酮Ⅱ A 和丹酚酸 B 含量测定［J］. 湖南中医药大学学报，2012，32（11）：27－30.

［4］ 张民，张骅，徐鹏，等. 丹参酮ⅡA 的药理作用研究进展［J］. 医药导报，2008（10）：1237－1239.

［5］ 湛月娥，徐江平. 丹酚酸 B 药理作用的研究进展［J］. 华南国防医学杂志，2007（02）：37－39，54.

第二章 加味丹参饮心血管疾病基础药理学研究

第一节 加味丹参饮减轻心肌缺血/再灌注与缺氧/复氧损伤

一、加味丹参饮作用内源性 H_2S 合成途径保护心肌缺血/再灌注损伤的实验研究

心肌缺血/再灌注损伤（myocardial ischemia reperfusion injury，MIRI）是指心肌缺血后冠状动脉再通，恢复供血后导致的复杂心肌损伤反应，是导致溶栓治疗、心脏移植及冠状动脉搭桥术等治疗手段失败的主要原因。MIRI 可导致包括再灌注性心律失常、心肌顿抑、血液无复流、微血管内皮细胞损伤以及微循环障碍等在内的一系列功能、结构、代谢方面的损伤，临床治疗心血管疾病应尽量避免 MIRI 带来的负面作用，对 MIRI 的临床表现、发病机制以及防治途径的研究具有重要意义。硫化氢（H_2S）是一种类似于一氧化氮（NO）、一氧化碳（CO）的内源性气体信号分子，主要由胱硫醚-γ-裂解酶（cystathionine-γ-lyse，CSE）催化底物 L-半胱氨酸生成。研究发现 H_2S 可自由穿过细胞膜，是细胞防御的内源性机制，外源性 H_2S 干预对离体心脏缺血预处理具有明显的保护作用。

加味丹参饮（JWDS）是根据大量临床经验，从《时方歌括》丹参饮化裁而来，由黄芪、丹参、檀香、川芎、赤芍等组成，全方共奏益气活血之功，在临床上对防治冠心病心绞痛有很好的疗效。部分研究证实该方可通过调控细胞凋亡、抗炎等有效途径的减轻心肌缺血再灌注损伤。但其多环节、多靶点作用的确切机制还未完全阐明。为探究是否通过内源性 H_2S 调节通路对 MIRI 发挥治疗作用，本实验通过观察加味丹参饮 JWDS 对 MIRI 模型大鼠心肌组织细胞形态、血清合成酶/胱硫醚-γ-裂解酶（CSE）、肌酸激酶同工酶（creatine kinase isoenzymes，CK）、乳酸脱氢酶（lactate dehydrogenase，DH）含量、心肌组织 CSE 及 mRNA 表达的影响，以及 H_2S 合成酶抑制剂 PPG 对 JWDS 治疗效果的影响，进一步阐释 JWDS 保护 MIRI 的作用机制。

（一）材料

1. 动物　SPF 级 SD 大鼠，雌雄各半，体重（200±20）g，湖南斯莱克景达实验动物有限公司提供，动物许可证编号：SCXK（湘）2014-0008。

2. 主要药物与试剂　加味丹参饮（由丹参、檀香、赤芍、川芎、当归、红花、生地黄、黄芪等组成），湖南中医药大学第一附属医院药剂科提供；LDH、CK、CSEELISA 试剂盒均购于武汉基因美生物，批号 201804；硫氢化钠（NaHS），美国 Sigma 公司；RIPA（强）组织细胞快速裂解液（批号 PAB180006）、Goat-anti-rabbitIgG 二抗（批号 PAB150011）、BCA 蛋白浓度测定试剂盒（批号 PAB180007）均购于 BIOSWAMP 公司；Anti-rabbit CSE 抗体（批号 Ab80643）、Anti-rabbit 抗 β-Actin 抗体（批号 Ab8227）均购于美国 Abcam 公司；Trizol 试剂（批号 15596026），ambion 公司；YBR Green PCR 试剂盒（批号 KM4101），KAPA Biosystems 公司；逆转录试剂盒（批号 639505），TAKARA 公司。

3. 仪器　小动物呼吸机（DW-3000，淮北正华生物仪器设备有限公司）；FX-211 小动物心电图机（北京福田电子医疗仪器有限公司）；MK3 型酶标仪（芬兰雷勃）；AC8 型自动洗板机（Thermo 公司）；TG16W 型微量高速离心机（湖南湘仪）；GNP-9080 型隔水式恒温培养箱（上海精宏）；mini protean 3 cell 型电泳仪、Real-time PCR、Universal HoodⅡ型凝胶成像系统（美国 BIO-RAD）；K30 型干式恒温器（杭州爽盛仪器）；Centriguge 5424 R 型离心机（德国 Eppendorf）；Tanon-5200 型 ECL 分析仪（上

海天能)。

（二）实验方法

1. 分组与给药　取SD大鼠70只，按体质量随机分为空白组、假手术组、MIRI模型组（MIRI组）、缺血预适应组（IP组）、NaHS+MIRI组（NaHS组）、加味丹参饮+MIRI组（JWDS组）、加味丹参饮+PPG+MIRI组（JWDS+PPG组），每组10只。JWDS组与JWDS+PPG组每日以加味丹参饮（6.19 g/kg）灌胃，JWDS+PPG组于再灌注前30 min以CSE合成酶抑制剂PPG（33.9 mg/kg）腹腔注射干预，NaHS组以28 μmol/kg NaHS腹腔注射，空白组、假手术组、MIRI、IP组以等量生理盐水灌胃，给药体积均为10 mL/kg。每日给药1次，连续14 d。

2. 缺血再灌注模型建立　末次给药2 h后建立MIRI模型。除空白组外，各组大鼠以10%水合氯醛腹腔注射麻醉，固定于解剖台上，颈部备皮消毒。切开气管，以8号灌胃针进行气管插管，动物呼吸机（呼吸频率60～80次/min，潮气量5～7 mL）辅助呼吸。沿第3/4肋骨上缘打开胸腔暴露心脏，剪开心包，沿冠状动脉于左前降支下方约2 mm处用无创缝合线结扎冠状动脉，连续监视心电图的变化，出现ST段弓背抬高，T波高耸/倒置或左心室变为苍白色即确认阻断成功。30 min后放松结扎线，再灌注90 min以ST段回落1/2以上，T波下降或左心室由苍白变为暗红色表示再灌注成功。假手术组仅做开胸处理，不结扎。

3. HE染色观察心肌组织病理变化　取大鼠心肌组织，10%多聚甲醛浸泡固定，石蜡包埋，间断连续切片，HE染色，正置显微镜下观察心肌组织病理变化并拍照。

4. ELISA检测大鼠血清CSE、CK、LDH含量　大鼠心肌缺血/再灌注24 h后，脱颈处死大鼠，腹主动脉取血，室温静置30 min，3 000 r/min离心10 min，取上清，分装后置于−20 ℃冰箱冻存备用。参照ELISA试剂盒说明，检测血清CSE、CK、LDH含量。

5. Western blot检测心肌组织CSE表达　取大鼠左心室心肌组织，加入预冷RIPA裂解液研磨，提取总蛋白，测定蛋白含量。制备好的蛋白样品，经12% SDS-PAGE凝胶电泳后，电转至PVDF膜，转膜后置于含5%脱脂奶粉封闭液中封闭2 h，Anti-rabbit CSE/β-actin一抗（CSE1∶1 000稀释；β-Actin 1∶10 000稀释）4 ℃下孵育过夜。加HRP标记的Goat-anti-rabbit IgG二抗（1∶10 000稀释）室温孵育1 h后，加入ECL发光液显影，ECL分析系统检测并拍照，ImageJ软件计算条带吸光度值。

6. Real-timePCR检测心肌组织CSE mRNA表达　再灌注结束后取大鼠左心室组织，Trizol试剂冰上提取总RNA后，测定样品RNA纯度及浓度。以总RNA为模板，按反转录试剂盒合成cDNA，进行扩增。引物序列：CSE-F，CCACCACAACGATTACCC。CSE-R：AGTCCAAACTCGGATGCC。引物长度：112 bp。β-Actin-F：CGTTGACATCCGTAAAGAC。β-Actin-R：TAGGAGCCAGGGCAGTA。引物长度：110 bp。PCR扩增条件为：95 ℃预变性5 min，95 ℃ 5 s，56 ℃ 10 s，72 ℃ 25 s循环40次。以β-actin为内参基因，采用$2^{-\Delta\Delta Ct}$法计算CSE mRNA相对表达量。

7. 统计学处理　所有数据以Excel表格进行统计，*Graphpad prism* 7软件进行分析。结果以“$\bar{x}\pm s$”表示，组间比较以*one-way ANOVA*单因素方差分析及*q*检验，以$P<0.05$为差异有统计学意义。

（三）结果

1. JWDS对MIRI模型大鼠心肌组织超微结构的影响　与空白组比较，模型组大鼠心肌组织局部坏死，细胞结构模糊，边界不清，胞内水肿明显，心肌细胞走形紊乱。与模型组比较，JWDS组大鼠心肌组织超微结构明显改善，细胞走形规律，轮廓完整，水肿程度减轻，JWDS+PPG组大鼠心肌组织坏死程度加重，细胞结构破坏，炎性细胞浸润增多。（图2-1）

2. JWDS对MIRI模型大鼠血清CSE、CK、LDH含量的影响　与空白组比较，模型组大鼠血清LDH、CK含量明显升高（$P<0.01$），CSE含量明显降低（$P<0.01$）。与模型组比较，JWDS组LDH、CK含量明显降低（$P<0.01$），CSE含量明显升高（$P<0.01$）。与JWDS组比较，JWDS+PPG组CSE含量明显降低（$P<0.01$）。（图2-2）

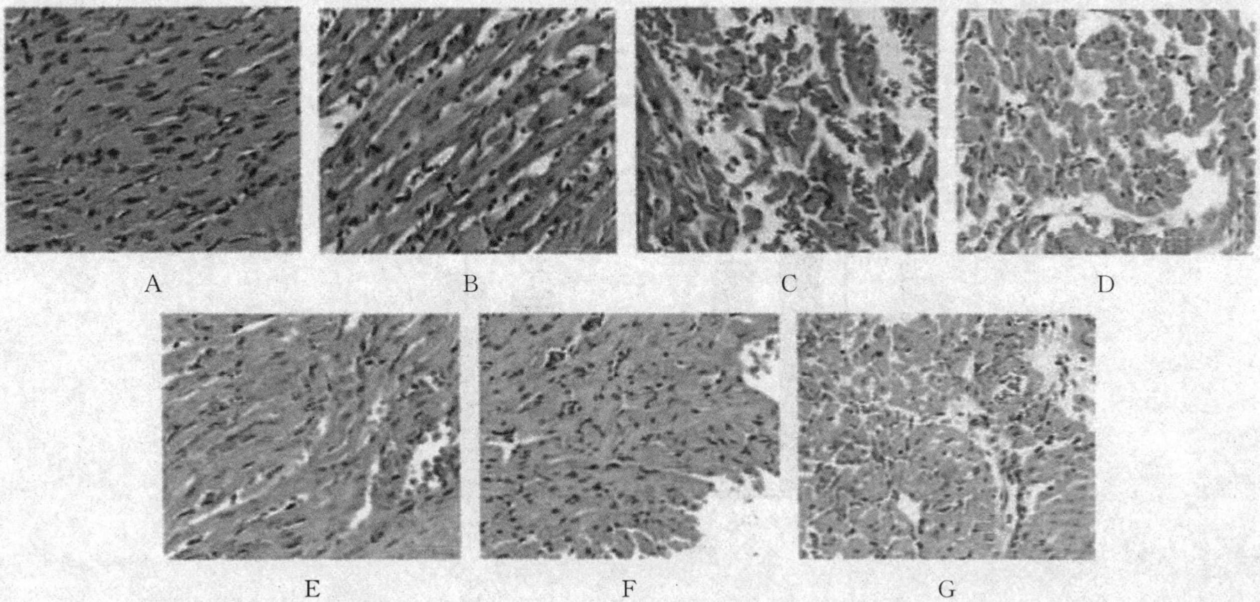

图 2－1　JWDS 对 MIRI 模型大鼠心肌组织病理变化的影响（HE，×400）

注：A. 空白组；B. 假手术组；C. MIRI 组；D. IP 组；E. NaHS 组；F. JWDS 组；G. JWDS＋PPG 组。

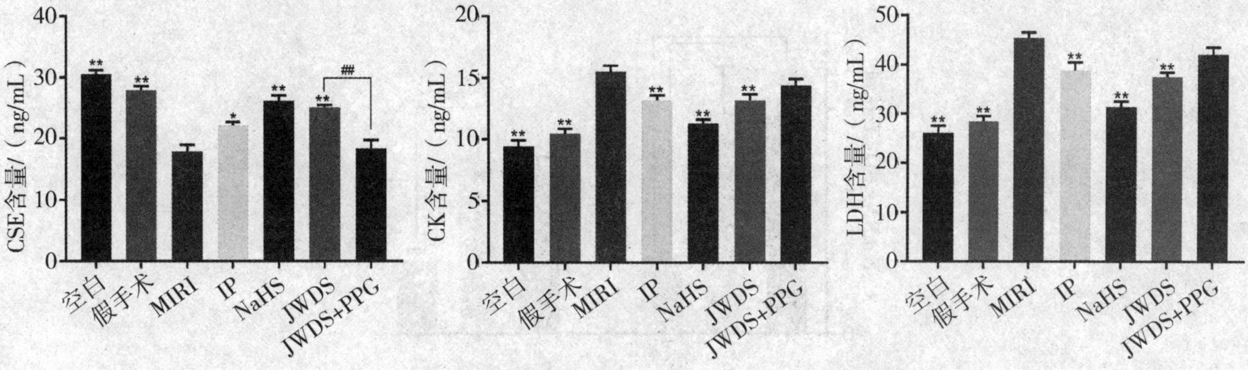

图 2－2　JWDS 对 MIRI 模型大鼠血清 CSE、CK、LDH 含量的影响

注：与 MIRI 组比较，* $P<0.05$，** $P<0.01$；与 JWDS＋PPG 组比较，## $P<0.01$。

3. JWDS 对 MIRI 模型大鼠心肌组织 CSE 蛋白表达的影响　与空白组比较，模型组大鼠心肌组织 CSE 表达明显降低（$P<0.05$）；与模型组比较，JWDS 组 CSE 表达明显升高（$P<0.05$）；JWDS＋PPG 组 CSE 蛋白未见明显改变。（图 2－3）

4. JWDS 对 MIRI 模型大鼠心肌组织 CSE mRNA 表达的影响　与空白组比较，模型组大鼠心肌组织 CSE mRNA 表达明显降低（$P<0.05$）。与模型组比较，JWDS 组 CSE mRNA 表达升高（$P<0.01$）。与 JWDS 组比较，JWDS＋PPG 组 CSE mRNA 表达明显降低（$P<0.01$）。（图 2－4）

（四）讨论

MIRI 发病机制主要为心脏经缺血/再灌流刺激，心肌细胞损伤，能量供应障碍，氧自由基（reactive oxygen species，ROS）产生过多且生成过量脂质过氧化物，细胞内钙超载触发线粒体摄取 Ca^{2+} 增加以及中性粒细胞浸润引发心肌细胞凋亡或自噬，细胞内 LDH、CK 等酶类异常升高，最终导致心肌梗死发生。同时再灌注损伤使得心肌代谢产物聚集，大量 ROS 产生，诱导细胞膜发生脂质化，降低细胞膜流动性，血管内皮细胞受损导致内源性 NO 合成减少，导致抑制 ROS 活性及 OH 生成能力下降。研究发现机体对 MIRI 具有内源性的保护机制，因此以药物激活/模拟机体内源性保护机制可以发挥心肌保护作用，且无明显创伤性，临床使用更为方便，目前有诸如极化液、阿托伐他汀、环孢素 A 等药物已被证明具有干预 MIRI 发生/发展的作用，但鉴于 MIRI 是一种机制复杂的多因素疾病，对药

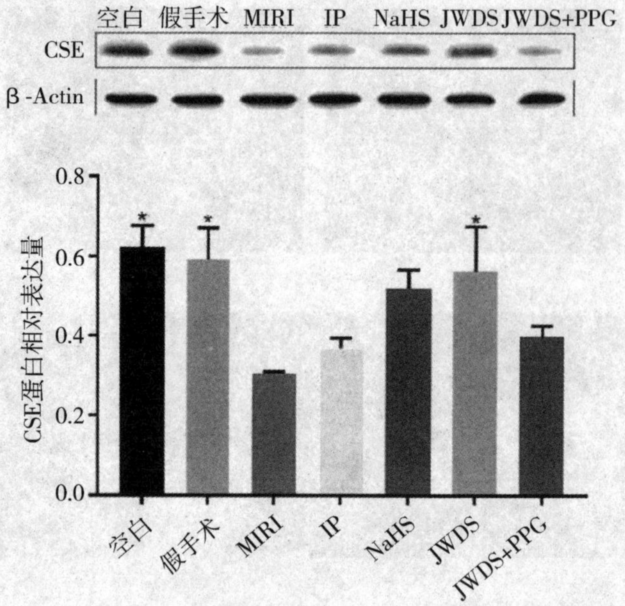

图 2-3 JWDS 对 MIRI 模型大鼠心肌组织 CSE 表达的影响

注：与 MIRI 组比较，* $P<0.05$。

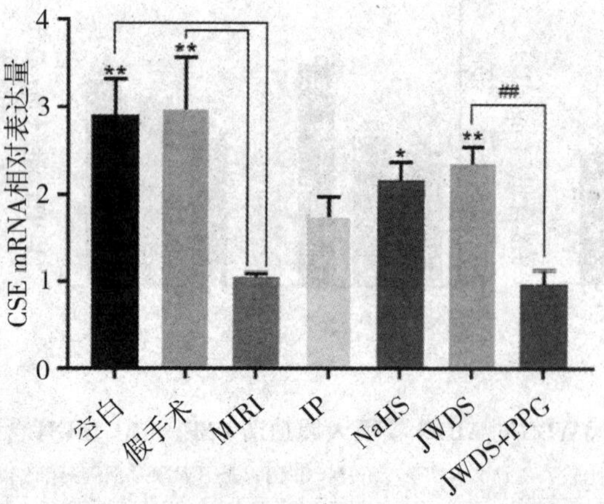

图 2-4 JWDS 对 MIRI 模型大鼠心肌组织 CSE mRNA 表达的影响

注：与 MIRI 组比较，* $P<0.05$，** $P<0.01$；与 JWDS+PPG 组比较，## $P<0.01$。

物干预 MIRI 的作用机制及给药方案研究仍未得出明确结果。

H_2S 是一种无色，有臭鸡蛋气味且易燃的水溶性气体，以 NaHS 形式存在于机体内，可分解为 Na^+ 与 HS^-，HS^- 与体内 H^+ 结合形成 H_2S，随着血液循环到达靶器官发挥保护作用。H_2S 是继 NO、CO 后发现的第三种内源性气体信号分子，参与机体内源性保护过程。内源性 H_2S 的合成受 CSE 调控，CSE 活性降低可导致 H_2S 含量减少，减弱其对内皮细胞的保护作用。炔丙基甘氨酸（propargylglycine，PPG）对 CSE 活性具有不可逆性阻断作用，抑制机体 H_2S 产生，进而引发或加重心肌缺血/再灌注损伤。本实验研究将 JWDS 灌胃后 14 d 的大鼠再灌注前 30 min 以 CSE 合成酶抑制剂 PPG（33.9 mg/kg）腹腔注射干预。实验结果显示，与仅用 JWDS 组相比，JWDS+PPG 组血清中 CSE 含量明显降低，大鼠心肌组织损伤明显加重，心肌 CSE 表达也明显降低，可见反馈性加重对 H_2S 合酶 CSE 的抑制，会使内皮源性 H_2S 进一步减少，心肌损伤加重。实验结果提示 JWDS 对心肌的保护作用与 H_2S 生成有较密切的联系。

中医学认为心肌缺血/再灌注损伤属“胸痹”范畴，“心脉闭阻”为其基本病机，临床多以活血化瘀法治疗，化瘀之法多以益气、行气为主。《灵枢·刺节真邪篇》云：“宗气不下，脉中之血，凝而留止。”

《难经·二十二难》云："气主呴之，血主濡之。"王清任《医林改错》云："元气既虚，必不能达于血管，血管无气必停留为瘀。"气能生血、行血和摄血，故"气为血之帅"，气虚则血瘀。吴焕林等从319例冠心病患者证候分布规律分析发现，气虚占87.1%，血瘀占79.9%，提示气虚血瘀为临床主要证型。

JWDS是经长期临床实践总结出的治疗胸痹、防治缺血性心肌病的有效方剂，方中黄芪、丹参补气活血，当归、赤芍、川芎、红花、生地黄活血化瘀、养血和脉，全方共奏益气活血之效。本课题组前期研究发现JWDS不同配伍组方均对MIRI模型大鼠心肌组织具有保护作用，可抑制p38 MAPK信号通路，降低下游基因COX-2及ICAM-1表达，降低CK、LDH含量，减轻心肌损伤，且丹参、黄芪、赤芍、红花在组方中发挥主要作用。然而JWDS是否通过调节内源性H_2S合成发挥心肌保护作用的机制尚不明确，为阐明JWDS与内源性H_2S合成的关系，本研究以外源性NaHS与JWDS以及CSE抑制剂（PPG）分别干预实验大鼠，再以结扎冠状动脉左前降支/再灌注方法复制MIRI模型，观察JWDS对MIRI模型大鼠心肌组织超微结构、血清CSE、CK、LDH含量、心肌组织CSE与mRNA表达的影响。结果发现JWDS可明显改善MIRI模型大鼠心肌组织超微结构，降低血清LDH、CK含量，升高CSE含量，减轻细胞水肿及坏死程度，上调心肌组织CSE与mRNA表达。研究结果显示JWDS对心肌缺血/再灌注损伤具有明显的保护作用，其机制与促进内源性H_2S生成以保护心肌组织细胞结构、抑制CK、LDH漏出、上调CSE及mRNA表达有关。

〔陈 聪 成细华 任 婷 吴若霞 周 畅 袁 梦 廖 菁 蔡 雄〕

参考文献

[1] ZHANG S J, SONG X Y, HE M, et al. Effect of TGF-β1/SDF-1/CXCR4 signal on BM-MSCs ho ming in rat heart of ischemia/ perfusion injury [J]. European Review for Medical harmacological Sciences, 2016, 20 (5): 899-905.

[2] ZHU L, WEI T, GAO J, et al. The cardioprotective effect of salidroside against myocardial schemia reperfusion injury in rats by inhibiting apoptosis and infla mmation [J]. Apoptosis, 2015, 20 (11): 1433-1443.

[3] KALOGERIS T, BAO Y, KORTHUIS R J. Mitochondrial reactive oxygen species: a double edged sword in ischemia/reperfu-sion vs preconditioning [J]. Redox Biology, 2014, 2 (1): 702-714.

[4] IBÁÑEZ B, HEUSCH G, OVIZE M, et al. Evolving Therapies for Myocardial Ischemia/Reperfusion Injury [J]. Journal of the American College of Cardiology, 2015, 65 (14): 1454-1471.

[5] HAUSENLOY D J, YELLON D M. Myocardial ischemia-reper-fusion injury: a neglected therapeutic target [J]. Journal of Clinical Investigation, 2013, 123 (1): 92-100.

[6] SHIN B, COWAN D B, EMANI S M, et al. Mitochondrial Transplantation in Myocardial Ischemia and Reperfusion Injury [J]. Advances in experimental medicine and biology, 2017, 982: 595-619.

[7] KANG B, HONG J, XIAO J, et al. Involvement of miR-1 in the protective effect of hydrogen sulfide against cardiomyocyte apoptosis induced by ischemia/reperfusion [J]. Molecular Biology Reports, 2014, 41 (10): 6845-6853.

[8] ANDREADOU I, ILIODROMITIS E K, RASSAF T, et al. The role of gasotransmitters NO, H2S and CO in myocardial is—chaemia/reperfusion injury and cardioprotection by precondition-ing, postconditioning and remote conditioning [J]. British Journal of Pharmacology, 2015, 172 (6): 1587-1606.

[9] GREINER R. Polysulfides link H_2S to protein thiol oxidation [J]. Antioxidants & Redox Signaling, 2013, 19 (15): 1749-1765.

[10] HEUSCH G, LIBBY P, GERSH B, et al. Cardiovascular remodelling in coronary artery disease and heart failure [J]. The Lancet, 2014, 383 (9932): 1933-1943.

[11] SZABO C. Hydrogen sulfide, an enhancer of vascular nitric oxide signaling: mechanisms and implications [J]. American Journal of Physiology Cell Physiology, 2017, 312 (1): C3-C15.

[12] 彭凌云，陈协辉，梁进杰. CaR-CaM/CSE-H_2S路径对缺血再灌注相关氧化应激的影响 [J]. 心血管康复医学杂

志，2018，27（3）：247－250.
［13］ 徐超，赵鸿雁．硫化氢对脓毒症大鼠心肌损伤的作用及其机制探讨［J］．四川大学学报（医学版），2018，49（4）：540－545.
［14］ HEUSCH G．Molecular basis of cardioprotection：signal trans-duction in ischemic pre-，post-，and remote conditioning［J］．Cir culation Research，2015，116（4）：674－699.
［15］ DAS A，SAMIDURAI A，HOKE N N，et al．Hydrogen sulfide mediates the cardioprotective effects of gene therapy with PKG-Iα［J］．Basic Research in Cardiology，2015，110（4）：42.
［16］ 吴焕林，阮新民，杨小波，等．319例冠心病患者证候分布规律分析［J］．中国中西医结合杂志，2007，27（6）：498－500.
［17］ 陈聪，廖菁，李鑫，等．加味丹参饮抑制p38 MAPK表达保护缺氧/复氧乳鼠心肌细胞损伤的实验研究［J］．湖南中医药大学学报，2016，36（2）：35－39.
［18］ 陈聪，任婷，胡华，等．加味丹参饮预处理对大鼠心肌缺血再灌注损伤的保护作用［J］．湖南中医药大学学报，2016，36（6）：11－15.
［19］ 陈聪，黄政德，廖菁，等．加味丹参饮不同组方对心肌缺血再灌注损伤COX-2、ICAM-2、p38 MAPK蛋白表达的影响［J］．辽宁中医杂志，2016，43（12）：2636－2638，2703－2704.

二、加味丹参饮预处理调节ODC活性抗大鼠心肌缺血再灌注损伤研究

心肌缺血再灌注损伤（ishemia reperfusion injury，IRI）机制及心肌保护的研究一直是当今倍受重视的课题，多胺（polya mines，PA）是心肌细胞正常生存不可缺少的一组重要小分子化合物，鸟氨酸脱羧酶（ornithine decarboxylase，ODC）是多胺合成代谢限速酶。在心肌缺血再灌注损伤时，多胺代谢失衡，ODC活性发生改变。前期研究发现，加味丹参饮预处理对IRI心肌细胞具有保护作用，可模拟缺血预适应样保护作用（拮抗钙离子超载、保护线粒体结构，抗凋亡，抗氧化），但其保护机制有待深入研究。据此，可以推测加味丹参饮可能通过调节ODC活性，从而发挥对心肌缺血后心肌的保护作用。本研究采用SD大鼠IRI模型，研究加味丹参饮预处理对大鼠IRI后ODC活性的影响，从调控多胺的代谢角度深入探讨加味丹参饮抗IRI的保护作用机制。

（一）材料与方法

1．实验动物　健康SD大鼠48只，雌雄各半，体重220～300 g。购于湖南中医药大学实验动物中心。许可证号：SYXK（湘）2013－0005。

2．药品与试剂　加味丹参饮（由丹参20 g，檀香6 g，赤芍10 g，川芎6 g，当归6 g，红花6 g，生地黄12 g，黄芪20 g）含生药量86 g，购自湖南中医药大学第一附属医院中药房，浸泡30 min，再按照$W/V=1/8$量加水煎煮2次（檀香后下），药液经1 000 r/min离心10 min除杂质，浓缩为含生药量1 g/mL。

TTC试剂（南京建成科技有限公司，批号：20150622），ELISA试剂盒（SIGMA，批号：E-EL-R0694c），Trizol试剂（Invitrogen公司，批号：15596－026），RevertAid™ H Minus First Strand cDNA Synthesis Kit（Fermentas公司，批号：K1631），Dnase I（Fermentas公司，批号：EN0521），RiboLock™ Ribonuclease Inhibitor（Fermentas公司，批号：EO0381），SYBRGreenPCRMasterMix（ABI，批号：4309155），Western blot显影液（Beyotime公司，批号：P0020），ODC一抗（Abcam公司，批号：ab193338），羊抗鼠二抗（南京生兴生物技术有限公司，批号：SN133），腐胺、精脒、精胺（Sigma公司）。

3．主要仪器　小动物呼吸机（浙江大学医学实验仪器，DH-8型）；十六导生理记录仪（Biopac公司，MPl50型）；高速离心机（SIGMA，1－13型）；Realtime-PCR仪（ABI公司，7900型）；水平电泳槽（北京君意东方仪器公司，JY-SPC型）；电泳仪（北京鼎国生物技术发展中心，170－3930型）；电转仪及附件（BIO-RAD公司，170－3930型）；NC膜（PIERCE公司，88018型）；滤纸（Whatman公司，3MMCHR型）；高效液相色谱仪（Agilent，1260infinity型）。

4. SD大鼠在体心肌缺血再灌注模型建立　SD大鼠，10%水合氯醛腹腔注射麻醉（0.3 mL/100 g）。开胸暴露心脏，剪开心包，于冠状动脉左心室前降支离左心耳下缘约1.5 mm处绕左心室支穿线结扎，缺血30 min后剪开结扎线，再灌注90 min，造成心肌缺血再灌注损伤。假手术组仅做冠状动脉穿线，不结扎。术中连续监视心电图Ⅱ导联的变化，以ST段抬高、T波高耸、倒置或左心室变为苍白色为心肌缺血结扎成功（心肌缺血）的标志，剪开结扎线后ST段下降50%以上、高耸的T波下降或左心室由苍白变为暗红色表示再灌注成功。

5. 分组与给药方法　48只SD大鼠随机分为4组，每组12只。对照组（control）：处理前14 d灌胃与JWDSY等量的生理盐水2次/d，连续14 d，末次灌胃1 h后开始试验，120 min后行开胸取出心脏。假手术组（blank）：开胸左冠状动脉前降支下穿线不结扎，余同对照组。心肌缺血再灌注损伤组（IRI）：开胸结扎左冠状动脉前降支30 min后松线，再灌注90 min，余同对照组。JWDSY＋IRI组：大鼠造模前14 d予加味丹参饮灌胃，按大鼠与人的体质量及体表面积比值换算公式得到大鼠每日灌胃7.74 g/(kg·d)，2次/d，连续14 d于末次灌胃1 h后行开胸结扎左冠状动脉前降支30 min后松线，再灌注90 min。

6. 心肌组织梗死面积的测定　取40只老鼠分为4组，每组10只另行实验，实验结束后取下心脏，置于−20 ℃冰箱冰冻10 min后，沿垂直心脏长轴方向从心尖到结扎线下方切片，每片厚约1.5 mm，放入1% TTC磷酸盐缓冲液（pH 7.4）37 ℃水浴箱中孵育20 min，然后置于10%甲醛中固定过夜。应用Imagemaster VDS图像分析仪分析心肌梗死面积占心肌总面积百分比，梗死区呈灰白色，非梗死区呈深红色。心肌梗死面积率＝(所有切片梗死面积之和/心肌总面积之和)×100%。

7. 酶联免疫（ELISA）法检测ODC含量　取心肌组织，参照试剂盒说明检测大鼠心肌组织ODC含量。具体步骤如下：①加样。分别设标准孔、待测样品孔、空白孔，空白孔加标准品和样品稀释液100 μL，余孔分别加标准品100 μL，覆膜，37 ℃孵育90 min。②弃液甩干。加入生物素抗体工作液100 μL，覆膜，37 ℃温育1 h。③洗涤。④每孔加酶结合物工作液100 μL，覆膜，37 ℃温育30 min。⑤洗涤。⑥每孔加底物（TMB）溶液90 μL，覆膜，37 ℃避光显色20 min。⑦每孔加终止溶液50 μL。⑧用酶标仪记录450 nm处OD值。

8. RT-PCR检测心肌组织ODC mRNA的表达　取心肌组织30 mg，研磨匀浆，加入1 mL Trizol提取心脏总RNA，采用A260/A280鉴定RNA纯度及浓度。根据反转录试剂盒说明书将RNA反转录为cDNA，−20 ℃保存备用。引物序列见表2-1。Realtime PCR扩增程序为95 ℃ 5 min；随后进行40次如下循环：94 ℃ 20 s、60 ℃ 20 s、72 ℃ 20 s。随后进行熔点曲线分析。ABI7900型实时荧光定量RT-PCR仪检测记录数据，结果根据标准曲线由软件自动计算后得出。每组标本重复3次，取平均值为Ct值，计算目的基因ODCmRNA相对含量$2^{-\Delta\Delta Ct}$。$\Delta Ct = Ct_{目的基因} - Ct_{内参基因}$，$\Delta\Delta Ct$＝最低样本$\Delta Ct$值－其他各样本$\Delta Ct$值，用扩增曲线、熔点曲线监测各样本PCR反应的特异性。

表2-1　**ODC和β-actin PCR引物序列**

基因	引物序列	产物长度
ODC	Forward：5-AAAGTTGGTTTTGCGGATTG-3	169 bp
	Reverse：5-AGGGTCAGTACACCCACTGC-3	
β-actin	Forward：5-AGCCATGTACGTAGCCATCC-3	228 bp
	Reverse：5-CTCTCAGCTGTGGTGGTGAA-3	

9. Western blot检测心肌组织ODC蛋白表达　取大鼠左心室组织0.5 mg匀浆，加入1 mL蛋白提取液，匀浆20 min，冰上放置20 min，再匀浆20 min，9 000 r/min，离心10 min，取上清进行蛋白质定量。取50 μg总蛋白样品加入蛋白上样缓冲液煮沸变性后于SDS-PAGE电泳，随后转印至PVDF膜，用5%脱脂牛奶封闭37 ℃ 2 h后，用1∶1 000抗ODC抗体1 mL 37 ℃摇床孵育2 h。加入1∶8 000

ODC 酶标二抗 1 mL 4 ℃过夜。加入发光底物试剂显色，扫描显影条带光密度。

10. 高效液相色谱法测定心肌组织多胺含量　取左心室组织 150 mg，加入 0.3 mmol/L 冷的高氯酸在冰水浴中制成匀浆，3 500 r/min 离心 10 min，取上清贮存在－20 ℃直至分析使用。具体操作方法参照赵雅君等的研究。

11. 统计学处理　采用 SPSS 17.0 软件进行统计分析，实验数据以“$\bar{x}\pm s$”表示，方差齐性，采用单因素方差分析，方差不齐，采用秩和检验。以 $P<0.05$ 为差异有统计学意义。

（二）结果

1. JWDSY 对大鼠缺血再灌注心肌梗死面积率的影响　与 control 组相比，blank 组心肌梗死面积率无统计学差异（$P>0.05$），IRI 组显著增加（$P<0.01$）。JWDSY 预处理 IRI 模型后，心肌梗死面积率与模型组相比显著降低（$P<0.01$）。（图 2－5）

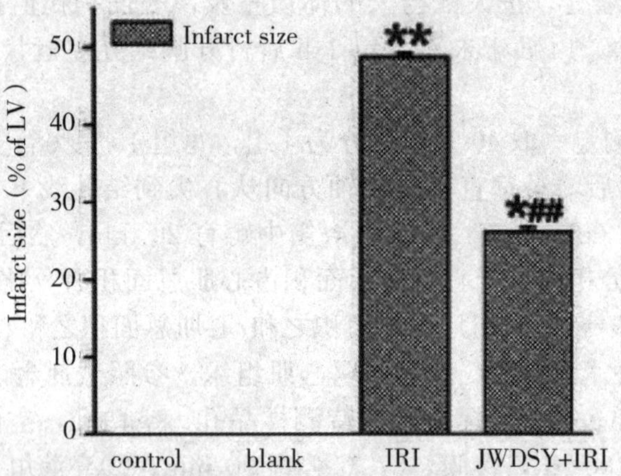

图 2－5　TTC 染色检测心肌梗死面积

注：与 control 组比较，** $P<0.01$；与 IRI 组比较，## $P<0.01$，$n=10$。

2. ELISA 法检测各组 ODC 含量变化　各组 ODC 含量变化，与 control 组相比，blank 组无统计学意义（$P>0.05$）。与 blank 组相比，IRI 组 ODC 含量差异有统计学意义（$P<0.01$）；JWDSY 预处理 IRI 模型后，ODC 含量与 IRI 组相比差异有统计学意义（$P<0.01$）。（图 2－6）

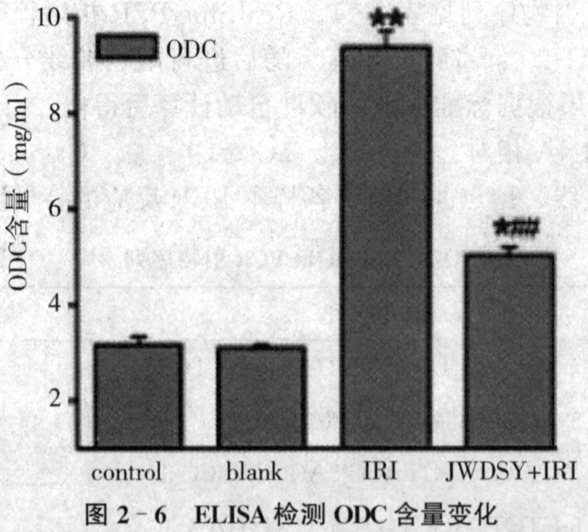

图 2－6　ELISA 检测 ODC 含量变化

注：与 control 组比较，** $P<0.01$；与 IRI 组比较，## $P<0.01$，$n=5$。

3. 各组 ODCmRNA 表达的比较　Realtime PCR 检测心肌细胞内 ODC mRNA 表达。结果显示：与 control 组相比，blank 组无统计学意义（$P>0.05$）。与 IRI 组相比，IRI 模型组 ODC mRNA 表达有统计学意义（$P<0.01$）。JWDSY 预处理 IRI 模型后，ODC mRNA 表达有统计学意义（$P<0.01$）。（图 2－7）

4. Western blot 检测各组 ODC 蛋白表达的差异　与 control 组比较，blank 组 ODC 相对表达量无统计学差异（$P>0.05$），IRI 组 ODC 蛋白表达有统计学意义（$P<0.01$）。JWDSY 预处理 IRI 组 ODC 蛋白表达与 IRI 组比较有统计学意义（$P<0.01$）。（图 2-8、图 2-9）

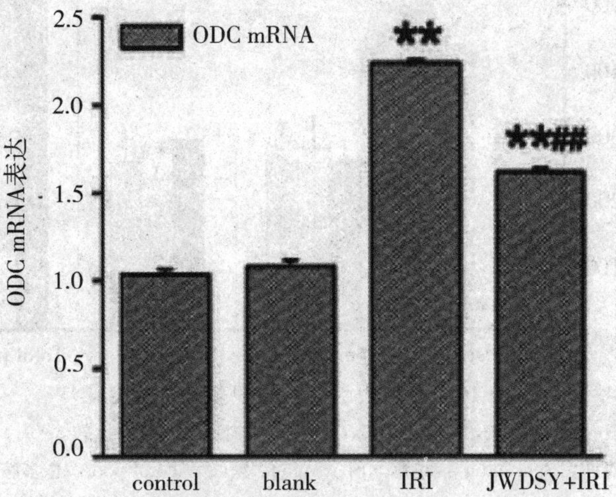

图 2-7　Realtime PCR 检测心肌细胞 ODC mRNA 表达

注：与对照组比较，$^{**}P<0.01$；与 IRI 组比较，$^{\#\#}P<0.01$，$n=6$。

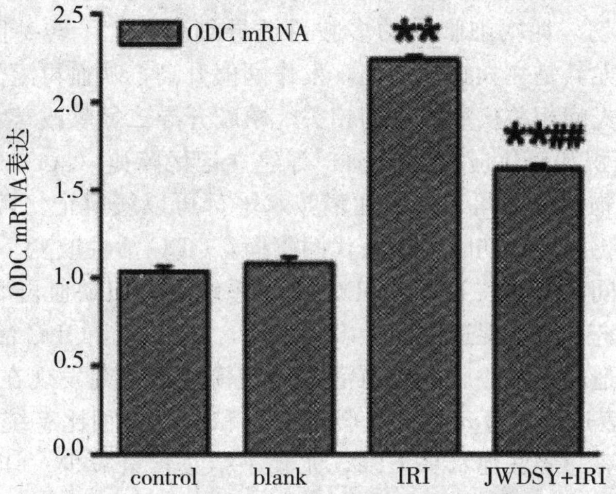

图 2-8　Western blot 检测 ODC 蛋白表达

注：与 control 比较，$^{**}P<0.01$；与 IRI 组比较，$^{\#\#}P<0.01$，$n=6$。

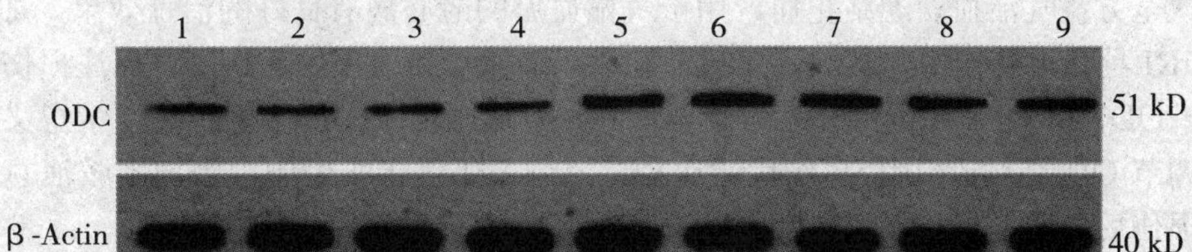

图 2-9　Western blot 检测 ODC 蛋白表达条带

注：Control（1～2），Blank（3～4），IRI（5～7），JWDSY+IRI（8～9），$n=6$。

5. 各组多胺含量的比较　与对照组比较，IRI 组的精胺在缺血再灌注 90 min 后减少具有统计学意义($P<0.01$)，而腐胺在缺血再灌注 90 min 后逐渐增加具有统计学意义（$P<0.01$），精脒变化较小，总多胺池减少具有统计学意义（$P<0.05$）；加味丹参饮预处理后，腐胺逐渐减少具有统计学意义（$P<0.05$），精胺和总多胺池含量增加（$P<0.05$）。（图 2-10）

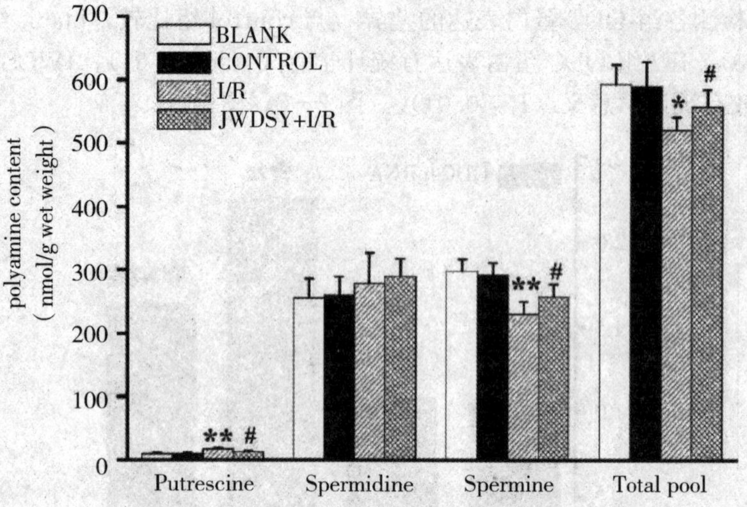

图 2-10 各组大鼠心肌组织多胺含量变化

注：与 control 组比较，$^{*}P<0.05$，$^{**}P<0.01$；与 IRI 组比较，$^{\#}P<0.05$。

Putrescine：腐胺，Spermidine：精脒，Sper mine：精胺，Total pool：总多胺池，$n=10$。

（三）讨论

多胺包括腐胺、精胺和精脒，细胞内多胺的水平主要受多胺合成及逆转化分解的调节，ODC 作为多胺合成代谢限速酶能精确调控多胺的平衡和代谢。多胺具有广泛生物学作用，参与着体内多种生理病理过程，与多种疾病关系密切，耗竭细胞内的多胺可诱导细胞凋亡。转基因小鼠和大鼠 ODC 过度表达，表现出高水平的腐胺，尤其是在大脑和睾丸，发作阈值升高，缺血再灌注损伤梗塞出现较慢，体积较小。多胺与胰腺炎，以及炎症相关疾病也密切相关。精胺介导二氮嗪改善大鼠脑缺血再灌注损伤时的神经功能缺损并减少梗死面积和氧化应激。Sigrist 等建立记忆障碍（age-induced memory impairment AMI）模型发现，亚精胺药物治疗或调节内源性多胺水平都可以缓解记忆障碍，这种影响严格依赖于自噬。研究发现在心肌缺血再灌注损伤时，多胺代谢失衡，ODC 活性改变。ODC 的活性在十余分钟内的短暂缺血阶段中与缺血时间呈正相关关系。ODC/多胺系统在心肌缺血再灌注损伤和缺血预适应心肌保护中具有重要地位。中医药是否能促进内源性多胺合成，从而调控 ODC 活性，目前尚未见报道。

本研究采用整体实验，造成大鼠心肌缺血再灌注病理模型。研究发现在缺血再灌注时，ODC 活性增强，ODC mRNA 和蛋白表达均显著升高，与假手术组和对照组相比有统计学意义。同时发现 ODC 活性改变后，腐胺显著增加，总多胺池水平下降，尤其是精胺含量减少。ODC 是多胺合成代谢的限速酶，表明了心肌缺血再灌注损伤时，可能诱导 ODC 活性改变，ODC 催化鸟氨酸生成腐胺增加，精胺减少，总多胺池含量减少，可见精胺与心肌缺血再灌注损伤关系密切。

加味丹参饮全方益气活血，通络止痛，用于气虚血瘀的冠心病有良好的治疗效果，加味丹参饮预处理对防治心肌 IRI 具有重要作用，本次研究结果显示，加味丹参饮预处理缺血再灌注损伤模型后，ODC 含量显著减少，ODC mRNA 和蛋白表达均显著降低，与缺血再灌注损伤组有统计学意义，提示加味丹参饮可能通过调节 ODC 活性，调控多胺代谢途径，减少 IRI 后腐胺生成，增加多胺池总量，从而发挥对缺血再灌注损伤后心肌的保护作用，其具体的机制有待进一步深入研究。

〔任 婷 杨胜辉 饶春梅 彭 霞 孙彦波 吴若霞 陈 聪 成细华 黄政德〕

参考文献

[1] JÄNNE J，ALNONEN L，PIETILÄ M，et al. Genetic approaches to the cellular functions of polya mines in ma mmals [J]. Eur J Biochem. FEBS，2004，271（5）：877-894.

[2] 彭霞，黄政德，成细华，等. 加味丹参饮预处理调控自噬相关基因 Beclin-1 和 Atg5 表达抗大鼠心肌缺血再灌注损

伤 [J]. 湖南中医药大学学报，2016，36（07）：20-24.
[3] 陈聪，任婷，胡华，等. 加味丹参饮预处理对大鼠心肌缺血再灌注损伤的保护作用 [J]. 湖南中医药大学学报，2016，36（06）：11-15.
[4] 任婷，黄政德，田雪飞，等. 心痛舒含药血清预处理对乳鼠心肌细胞缺氧/复氧损伤及 TNF-α、IL-1β 的影响 [J]. 湖南中医药大学学报，2012，32（11）：11-15.
[5] Livak K J，Schmittgen T D. Analysis of relative gene expression data using real-time quantitative PCR and the $2^{-\triangle\triangle Gt}$ Method [J]. Methods，2001，25（4）：402-408.
[6] 赵雅君，徐长庆，李全风，等. 应用反向高效液相色谱分析离体心脏灌流大鼠心肌组织中的多胺 [J]. 中国病理生理杂志，2005（02）：206-207.
[7] NADÈGE MINOIS，DIDAC CARMONA-GUTIERREZ，FRANK MADEO. Polya mines in aging and disease [J]. AGING，2011，3（8）：716-732.
[8] JÄNNE J，ALNONEN L，PIETILÄ M，et al. Genetic approaches to the cellular functions of polya mines in ma mmals [J]. European journal of biochemisty，2004，271（5）：877-894.
[9] PUNTAMBEKAR S S，DAVIS D S，HAWEL Ⅲ L，et al. LPS—induced CCL2 expression and macrophage influx into the murine central nervous system is polya mine-dependent [J]. Brain，Behavior，and I mmunity，2011，25（4）：629-639.
[10] DONG H，WANG S，ZHANG Z，et al. The effect of mitochondrial calcium uniporter opener sper mine on diazoxide against focal cerebral ischemia-reperfusion injury in rats [J]. Stroke Cerebrovasc Dis，2014，23（2）：303-309.
[11] 赵雅君，王丽娜，李鸿珠，等. 大鼠心肌多胺代谢限速酶 ODC、SSAT 活性分析 [J]. 中国药理学通报，2005（05）：555-559.
[12] 万新，姜冰. 多胺与脑缺血 [J]. 神经病学神经外科学分册，2001（06）：453-455.
[13] Zhao Y J，Zhang W H，Xu C Q，et al. Involvement of the ornithine decarboxylase/polya mine system in precondition-induced cardioprotection through an interaction with PKC in rat hearts [J]. Molecular and cellular Biochemistry，2009，322（1-2）：135-144.
[14] 张国中，刘增长. 内质网应激与心肌缺血再灌注损伤 [J]. 实用临床医药杂志，2015，19（07）：170-172.

三、加味丹参饮通过 PTEN/PI3K/Akt 信号通路抑制 IRI 作用的研究

近年来缺血性心脏病的发病率越来越高，临床上多采用溶栓、冠状动脉旁路移植术等方式恢复冠状动脉血流，然而血流恢复后组织的损伤反而加重甚至发生不可逆损伤，床上将其称为心肌缺血再灌注损伤（IRI）。IRI 主要与炎症反应、血流障碍、内皮细胞损伤、心肌细胞坏死和凋亡等因素有关。其中，心肌细胞凋亡在 IRI 损伤中起到了重要作用，因此抑制细胞凋亡，改善心肌细胞的功能状态对于防治心肌 IRI 和促进心肌细胞存活有重要意义。本研究拟观察具有益气活血化瘀功效的中药复方加味丹参饮对心肌 IRI 损伤的影响。

（一）实验材料

1. 动物　选取 SD 雄性大鼠 75 只，体重 200～250 g，由湖南中医药大学实验动物中心提供，动物许可证：SCXK（湘）2009-0004。

2. 药物　加味丹参饮由黄芪 20 g、丹参 20 g、当归 10 g、檀香 5 g 等组成，汤剂由湖南中医药大学第一附属医院制剂室采用韩国东华 DHJ-102 煎药机煎取，煎煮后药液倒入蒸发皿中浓缩至浓度为 1 g/mL。将分装后的中药汤剂放入 4 ℃冰箱保存。

3. 试剂　PTEN 单克隆抗体（福州迈新生物技术公司）；DAB 试剂盒（北京博奥森生物公司）；PI3K 特异性抑制剂 LY294002（美国 Cell Signaling Technology 公司）。

（二）实验方法

1. 动物分组及给药　将 75 只 SD 大鼠按体重分层随机分为 5 组，A 组：假手术组。B 组：模型组。C 组：加味丹参饮组。D 组：加味丹参饮＋PI3K/Akt 通路抑制剂（LY294002）组。E 组：LY294002 组；每组各 15 只。A 组：开胸左冠状动脉前降支下穿线不结扎。B 组：采用开胸结扎左冠状动脉前降

支 30 min 后松线，再灌注 60 min 的方法制备 IRI 模型。C 组：大鼠造模前 7 d 予以加味丹参饮灌胃，剂量为 5.94 g/(kg·d)，2 次/d，连续 7 d，于末次灌胃 1 h 后进行造模。D 组：在 C 组基础上于造模前 1 h 予腹腔注射 LY294002 稀释液，剂量为 0.3 mg/kg。E 组：造模前 1 h 腹腔注射 LY294002 稀释液，剂量同 D 组。

2. 模型制备　参照文献的方法，大鼠用 10%水合氯醛按 0.3 mL/100 g 剂量腹腔注射麻醉后固定，暴露大鼠气管，气管切开，连接动物呼吸机，开胸将心包膜剪开，充分暴露心脏，利多卡因 1～2 滴滴于心脏表面预防心率失常。沿左心耳下方 2 mm，采用 6-0 丝线结扎冠状动脉左前降支血流 30 min。以结扎部位以下心肌变灰白或紫暗，心跳减慢减弱，心电图以 QRS 波群增高、增宽、ST 段抬高为结扎成功标志。结扎成功 30 min 后提拉并剪断结扎线，使冠状动脉血流再通，再灌注时间为 90 min。以 ST 段、T 波快速回落＞50%，作为冠状动脉再通成功的指标。假手术组大鼠仅穿线，不结扎，其余步骤相同。

3. 指标检测

(1) 心肌损伤指标：取各组大鼠腹主动脉血，装入离心管，离心机 3 000 r/min 离心 15 min 后，取血清置于 1.5 mL 离心管中。采用 ELISA 法检测心肌肌钙蛋白 I (cTnI) 水平。

(2) 心肌细胞凋亡指数：采用原位末端标记（TUNEL）法测定凋亡。大鼠心脏结扎部位以下左心室心肌组织放入 4%多聚甲醛固定，常规石蜡包埋、切片，按 TUNEL 检测试剂盒说明书操作。在 400 高倍视野下，每张切片拍摄 5 个阳性视野，每视野计数 200 个心肌细胞中的阳性细胞数，阳性心肌细胞的特点：细胞呈圆形、皱缩、核固缩、整个细胞着色深、细胞核内有较强的 TUNEL 阳性染色（棕褐色）。而正常非凋亡细胞被苏木素复染呈蓝色，细胞核相对较大，形态大小较为一致。计算阳性细胞数所占百分比的平均数作为细胞凋亡指数（AI）。

(3) 心肌组织 Akt、PTEN 的表达：取出待检的心肌组织，用 4%多聚甲醛固定 48 h 后，常规水洗、脱水、透明、浸蜡、石蜡包埋。将蜡块进行连续切片，片厚 4 μm。采用 SP 两步法进行 Akt、PTEN 免疫组化检测，采用病理图像分析仪对切片进行拍照，镜下观察 Akt、PTEN 阳性细胞，阳性细胞表现为黄色或棕黄色，阴性细胞为蓝色或浅蓝色。采用 Image Proplus 6.0 软件进行阳性细胞计数，每张切片随机取 5 个等面积、不重叠的高倍镜（×400）视野，计数其阳性细胞数，取其平均值作为该大鼠的阳性细胞数。

(4) 统计学分析：采用 SPSS 22.0 统计软件进行统计学分析，计量资料以均数±标准差（$\bar{x}\pm s$）表示，采用 t 检验，以 $P<0.05$ 为差异有统计学意义。

（三）实验结果

实验过程中 B、C、D、E 组大鼠分别死亡 3 只、2 只、3 只、3 只。

1. 各组大鼠 cTnI 水平及心肌细胞凋亡指数的比较　与假手术组比较，模型组 cTnI 水平及大鼠心肌细胞凋亡指数显著升高；与模型组相比，各药物干预组 cTnI 水平及大鼠心肌细胞凋亡指数显著降低；与加味丹参饮组相比，加入阻断剂后，cTnI 水平均明显降低，而心肌凋亡指数明显升高；差异均有统计学意义。(见表 2-2、图 2-11)

表 2-2　各组大鼠 cTnI 水平及心肌细胞凋亡指数的比较（$\bar{x}\pm s$）

组别	只数	cTnI/(mg/L)	凋亡指数（AI%）
A 组	15	249.21±29.12	3.35±0.27
B 组	12	1733.63±185.33[a]	25.34±1.73[a]
C 组	13	963.88±64.09[b]	16.62±1.01[b]
D 组	12	533.75±38.58[bc]	19.89±0.95[bc]
E 组	12	539.04±50.14[bc]	20.11±0.42[bc]

注：与 A 组比较，[a]$P<0.01$；与 B 组比较，[b]$P<0.01$；与 C 组比较，[c]$P<0.01$。

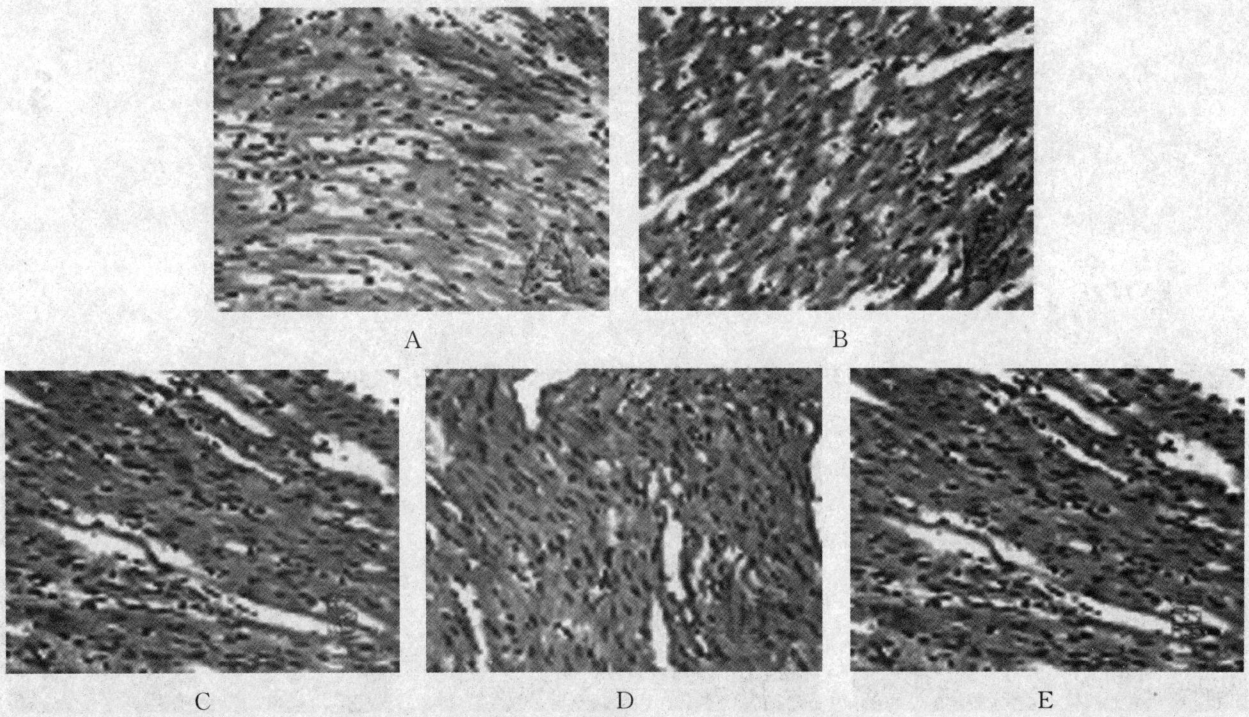

图 2－11　各组大鼠心肌细胞凋亡的比较（×400）

2. 各组大鼠心肌组织 Akt、PTEN 表达的比较　与正常组比较，模型组 Akt、PTEN 表达均明显升高（$P<0.05$）。与模型组相比，在加味丹参饮干预后，大鼠心肌 Akt 表达升高，而 PTEN 表达降低（$P<0.05$）。与加味丹参饮组相比较，在应用 PI3K 阻断剂后，大鼠心肌 Akt 表达降低，而 PTEN 表达升高（$P<0.05$）。（图 2－12～图 2－14）

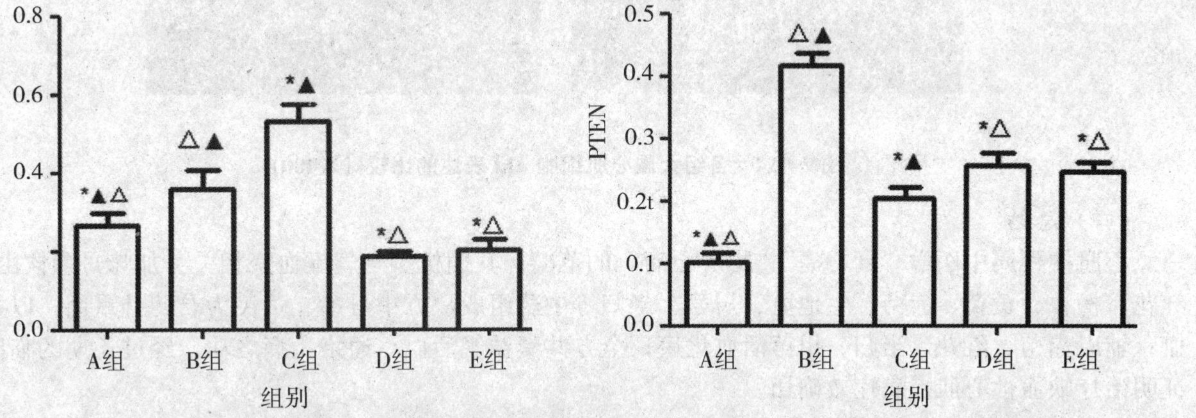

图 2－12　各组大鼠心肌 Akt、PTEN 表达的比较

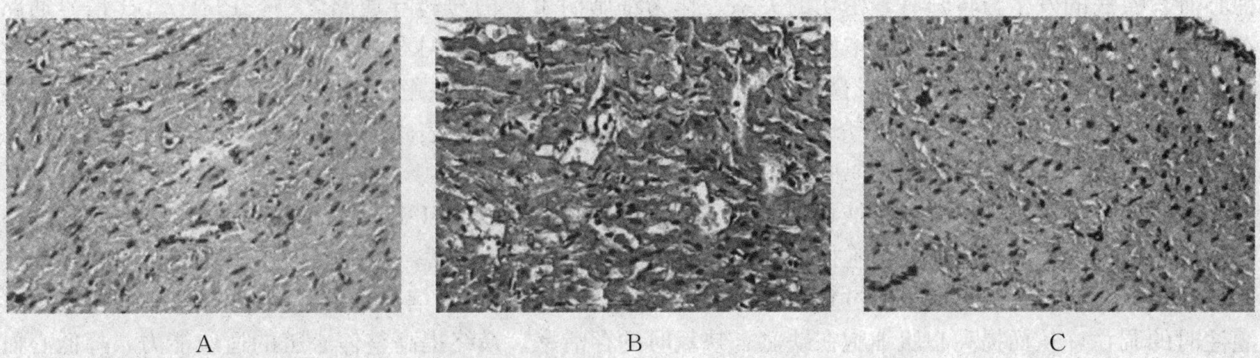

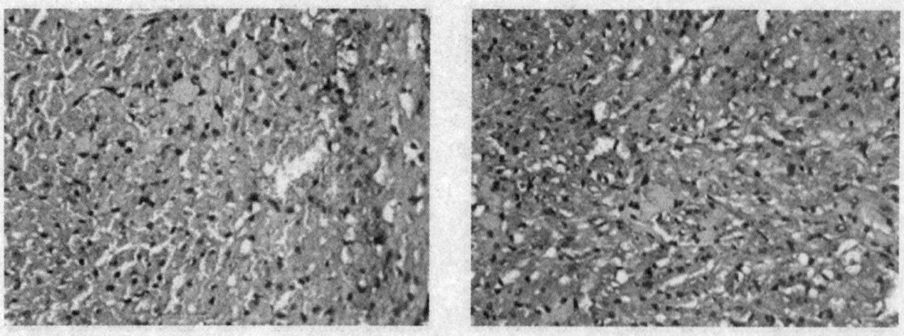

D　　E

图 2-13　各组大鼠心肌细胞 PTEN 表达的比较（×400）

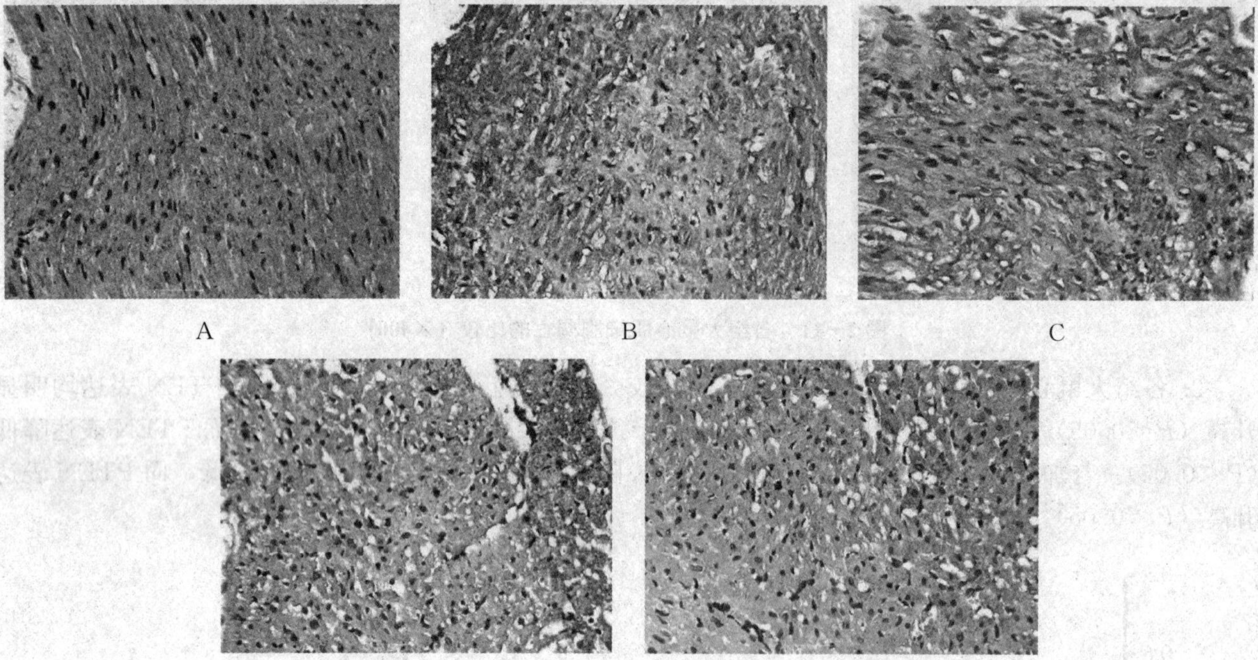

A　　B　　C

D　　E

图 2-14　各组大鼠心肌细胞 Akt 表达的比较（×400）

（四）总结

心肌梗死属中医学“真心痛”“胸痹心痛”的范畴，其病机多与气虚血瘀相关。加味丹参饮由丹参、红花、檀香、黄芪、赤芍、生地黄、川芎、当归等中药组成，方中丹参、黄芪为君药且重用，以益气活血；辅以赤芍、红花、当归、川芎活血化瘀；全方共奏益气活血，通络止痛之功。经过长期的临床实践证明治疗缺血性心肌疾病疗效确切。

PI3K/Akt 信号通路最早被发现是由于 PI3K 家族成员属于原癌基因，近年来发现该信号通路与多种心血管疾病的发生与转归有着密切的关系。作为细胞内重要信号转导通路之一，PI3K/Akt 信号通路在细胞内发挥着抑制凋亡、促进增殖的关键作用。PTEN 是 PI3K/Akt 信号通路的负调控蛋白，其活化时可使磷脂酰肌醇（3,4,5）-三磷酸（PIP3）脱磷酸化并将其水解成磷脂酰肌醇（4,5）-二磷酸（PIP2）。PIP3 是 PI3K 的产物并介导 AKt 的活化。因此，PTEN 表达升高，PIP2 增多而 PIP3 减少，PI3K/Akt 信号通路被抑制，促进细胞凋亡。

本研究结果显示，加味丹参饮可以降低 PTEN 的表达，激活 PI3K/Akt 信号通路，使细胞凋亡指数降低，减少缺血缺氧造成的细胞损伤。在应用阻断剂 LY294002 后，这种保护作用被逆转。通过本实验研究可以证明，加味丹参饮通过负调控 PTEN 而激活 PI3K/Akt 信号通路，抑制心肌细胞在缺血再灌注时的凋亡，从而提高心肌细胞在缺血、缺氧时的存活率，最终提高整体心脏的适应能力，降低心血管疾病对心脏的损伤。但PTEN作为一种双特异性蛋白质脂质磷酸酶，其调控机制复杂，有待进一步研究。

〔吴若霞　李正阳　卞唯斯　周文垚　廖　菁　吴　湘　陈　聪　黄政德〕

参考文献

[1] 高俊杰，朱文叶，李益萍，等. 丹参饮预处理对心肌缺血/再灌注损伤大鼠的心肌保护作用研究 [J]. 中西医结合心脑血管病杂志，2019，17（01）：50－54.

[2] DANIEL I. B，STASA T，ZHEN H H，et al. Stromal cell-derived factor-1α signals via the endothelium to protect the heart against ischaemia-reperfusion injury [J]. J Mol Cell Cardiol，2019，(128)：187－197.

[3] 吴若霞，李鑫辉，廖菁，等. 柴胡疏肝散联合BMSCs移植对AMI大鼠心肌细胞PI3K/Akt、GSK-3β信号通路的影响 [J]. 中医药导报，2015，21（15）：15－18，22.

[4] 吴若霞，黄政德，谢雪姣，等. 黄政德教授治疗冠心病心绞痛临床经验 [J]. 湖南中医药大学学报，2015，35（04）：33－35.

[5] 杨立霞，王楠，刘洋. PI3K/Akt信号通路调节心脏功能的研究进展 [J]. 心脏杂志，2018，30（03）：344－347.

[6] 朱红亚，罗子俨，李平昴，等. EYA1通过调控PTEN/PI3K/AKT信号通路抑制胃癌SGC-7901细胞的恶性生物学行为 [J]. 中国肿瘤生物治疗杂志，2019，26（03）：287－292.

四、加味丹参饮对大鼠心肌缺血再灌注损伤SSAT活性的影响

近年来，随着血运重建技术的广泛开展，心肌缺血再灌注损伤（IRI）机制及心肌保护的研究成为倍受重视的课题，但IRI所涉及机制复杂，目前尚未清楚，临床上仍缺乏针对心肌保护的药物。多胺（腐胺、精脒和精胺）是存在于真核细胞且含高密度正电荷的一类有机小分子，广泛参与胚胎发育、细胞生长与分化、细胞程序性凋亡及基因表达调控等重要的生理病理过程。研究发现，多胺系统在IRI发挥重要作用。在IRI时，多胺代谢失衡，多胺分解代谢的限速酶——精脒/精胺乙酰转移酶（spermidine/sper mine N1-acetyltransferase，SSAT）表达改变，腐胺生成增多而精胺、精脒减少，均与IRI密切相关。本课题组前期研究发现，益气活血中药复方加味丹参饮对防治心肌IRI有重要作用。本研究在此基础上，采用SD大鼠制作IRI模型，观察加味丹参饮预处理对大鼠IRI后SSAT表达和活性及多胺含量变化的影响，从SSAT/多胺分解代谢调控角度进一步探讨该方抗心肌IRI机制，为防治心肌IRI寻找新的靶点和药物。

（一）实验材料

1. 动物　清洁级SD大鼠100只，雌雄各半，8～10周龄，体重220～300 g，湖南斯莱克景达实验动物有限公司，动物许可证号SYXK（湘）2013－0005。饲养于湖南中医药大学SPF级实验动物中心，温度18 ℃～25 ℃、湿度50%～60%，正常光照，自由摄食饮水。

2. 药物　加味丹参饮（丹参20 g、檀香6 g、赤芍10 g、川芎6 g、当归6 g、红花6 g、生地黄12 g等），饮片均购自湖南中医药大学第一附属医院中药房，药物混匀，浸泡30 min，水煎2次（檀香后下），合并煎液，过滤，浓缩至1 g原药材/mL。

3. 主要试剂与仪器　腐胺、精脒、精胺（美国Sigma公司），ELISA试剂盒（Clod-Clone Corp公司），RevertAid™H Minus First Strand cDNA Synthesis Kit（Fermentas公司），Trizol试剂（Invitrogen公司），反转录试剂盒（Taka-Ra公司），SYBR GreenPCR Master Mix（美国ABI），引物（上海生工生物工程技术服务有限公司），BCA蛋白定量试剂盒（北京康为世纪生物科技有限公司），兔抗大鼠SAT1一抗（Bioss公司），β-actin一抗（Santacruz公司），HRP耦联山羊抗兔IgG（美国Sigma公司）。小动物呼吸机（浙江大学医学实验仪器厂，DH-8型），十六导生理记录仪（Biopac公司，MP150型）RT-PCR仪（美国ABI公司，7900型），水平电泳槽（北京君意东方仪器公司，JY-SPC），电泳仪（北京鼎国生物技术发展中心，DG-Ⅲ），紫外凝胶检测和成像系统（BIO-RAD，美国），高速冷冻离心

机（美国 Sigma 公司）。

（二）实验方法

1. 造模 参照文献方法进行造模。大鼠腹腔注射10%水合氯醛（0.3 mL/100 g）麻醉，切开气管，连接小动物呼吸机行人工通气，于第3、第4肋间开胸暴露心脏，于冠状动脉左心室前降支离左心耳下缘约0.15 cm处绕左心室支穿线结扎，缺血30 min后剪开结扎线，再灌注90 min，造成心肌IRI。假手术组冠状动脉穿线不结扎。术中连续监视心电图Ⅱ导联的变化，以ST段抬高，T波高耸、倒置或左心室变为苍白色为心肌缺血结扎成功（心肌缺血）的标志，剪开结扎线后ST段回落50%以上、高耸T波下降或左心室由苍白变为暗红色表示再灌注成功。

2. 分组与给药 实验大鼠随机分为正常对照组、假手术组、模型组和加味丹参饮组，每组10只。加味丹参饮组每日给予加味丹参饮7.74 g/kg灌胃（按人和动物间体表面积等效剂量换算），于末次灌胃1 h后建立IRI模型。正常对照组、假手术组和模型组均予等量生理盐水灌胃。灌胃体积均为7.74 mL/kg，每日2次，连续14 d。

3. 指标检测

（1）TTC染色测定心肌组织梗死面积：再灌注结束后取下心脏，剪除左心室以外心肌组织，置于−20 ℃冰箱冰冻10 min后切片，每片厚约1 mm，放入1% TTC PBS（pH 7.4）中，37 ℃水浴箱中孵育20 min，振荡染色液，使之与心肌充分接触。终止染色后将切片置于10%甲醛溶液中固定过夜。数码相机拍照，存活心肌呈砖红色，梗死区呈灰白色。应用Imagemaster VDS图像分析仪分析心肌梗死面积占心肌总面积的百分比。心肌梗死面积率（%）=所有切片梗死面积之和÷心肌总面积之和×100%。

（2）ELISA检测心肌组织精脒/精胺乙酰转移酶含量：再灌注结束后取大鼠左心室肌组织，用预冷PBS冲洗后加入5 mL PBS，于玻璃匀浆器冰上充分研磨，匀浆液5000 r/min离心5 min，取上清液，按ELISA试剂盒说明书测定SSAT含量。

（3）RT-PCR检测心肌组织精脒/精胺乙酰转移酶mRNA表达：再灌注结束后取大鼠左心室组织，参照Trizol试剂盒方法提取总RNA，取2 μL RNA稀释后在紫外分光光度仪上测定样品RNA纯度及浓度。以总RNA为模板，按反转录试剂盒合成cDNA，取上述所得cDNA按25 μL体系，RT-PCR仪进行扩增。PCR扩增条件为：95 ℃预变性5 min，95 ℃ 10 s，60 ℃ 1 min，循环40次。反应结束后读取Ct值，通过融解曲线监测各样本PCR反应的特异性，以β-actin为内参基因，采用$2^{-\Delta\Delta Ct}$法进行数据分析，$\Delta Ct = Ct_{目的基因} - Ct_{内参基因}$，$\Delta\Delta Ct = \Delta Ct_{给药组} - \Delta Ct_{对照组}$，差别倍数$=2^{-\Delta\Delta Ct}$，其中正常对照组数值设为1。PCR引物序列SSAT正义5′-AAAGGCACTGTCTTGCCACT-3′，反义5′-GTGGCTGGACGGATCTTAAA-3′，产物长度231 bp；β-actin正义5′-AGCCATGTACGTAGCCATCC-3′，反义5′-CTCTCAGCTGTGGTGGTGAA-3′，产物长度228 bp。

（4）Western blot检测心肌组织精脒/精胺乙酰转移酶蛋白表达：取大鼠左心室心肌组织，加入预冷全细胞裂解液，于液氮内研磨，将匀浆冰上处理30 min，4 ℃、12 000 r/min离心15 min，提取胞浆总蛋白，BCA法测定上清液蛋白含量，置于−80 ℃备用。取胞浆蛋白，加入上样缓冲液，于100 ℃水中煮5 min，每孔40 μg蛋白上样，经10% SDS-PAGE凝胶电泳分离，电转至PVDF膜，取膜后置于含5%脱脂奶粉封闭液中封闭1 h，加SSAT或β-actin一抗（按1∶500稀释于一抗稀释液中），4 ℃孵育过夜；TBST洗膜后加HRP标记羊抗兔IgG室温孵育1 h；TBST洗膜后显色，凝胶成像系统拍照，计算条带吸光度值。SSAT蛋白表达以其与β-actin内参蛋白吸光度比值表示。

（5）HPLC测定心肌组织多胺含量：参照文献方法。再灌注后取左心室组织约150 mg，加0.3 mmol/L冷高氯酸，冰水浴中制成匀浆，3 500 r/min离心10 min，取上清液400 μL，加入内标（1,6-己二胺）10 nmol混匀，加2 mol/L NaOH 2 mL、苯甲酰氯10 μL，振荡5 min，40 ℃水浴30 min后，加氯仿2 mL，振荡2 min，2 000 r/min离心10 min，取1.5 mL氯仿层，加2 mL流动相，振荡，离心，再吸取氯仿层，加热挥干，残余物溶于300 μL甲醇，取10 μL，HPLC分析多胺。固定相为 Hypersil ODS C18 柱（250 mm×4.6 mm，5 μm），流动相为甲醇-双蒸水（$V:V$，65∶35），柱温 35 ℃，流速 0.4 mL/min，紫外检测波长 229 nm，AUFS 0.04。

（三）统计学方法

采用 SPSS 17.0 统计软件进行分析。计量资料以 $\bar{x}\pm s$ 表示，组间比较采用方差分析，方差不齐采用非参数检验。$P<0.05$ 表示差异有统计学意义。

（四）结果

1. 加味丹参饮对模型大鼠缺血再灌注心肌梗死面积的影响　与正常对照组比较，模型组大鼠心肌梗死面积率显著增加（$P<0.01$）；与模型组比较，加味丹参饮组大鼠心肌梗死面积率显著降低（$P<0.01$）。结果表 2-3。

表 2-3　各组大鼠心肌梗死面积率比较（$\bar{x}\pm s$,%）

组别	只数	心肌梗死面积率
正常对照组	10	0
假手术组	10	0
模型组	10	48.74±0.53**
加味丹参饮组	10	26.21±0.51△△

注：与正常对照组比较，**$P<0.01$；与模型组比较，△△$P<0.01$。

2. 加味丹参饮对模型大鼠心肌组织精脒/精胺乙酰转移酶含量的影响　与正常对照组比较，假手术组大鼠心肌组织 SSAT 含量无明显变化，模型组大鼠心肌组织 SSAT 含量显著增加（$P<0.01$）；与模型组比较，加味丹参饮组大鼠心肌组织 SSAT 含量显著降低（$P<0.01$）。结果见表 2-4。

表 2-4　各组大鼠心肌组织 SSAT 含量比较（$\bar{x}\pm s$，ng/mL）

组别	只数	SSAT
正常对照组	10	4.41±0.08
假手术组	10	4.58±0.46
模型组	10	7.38±0.32**
加味丹参饮组	10	5.57±0.11△△

注：与正常对照组比较，**$P<0.01$；与模型组比较，△△$P<0.01$。

3. 加味丹参饮对模型大鼠心肌组织精脒/精胺乙酰转移酶表达的影响　与正常对照组比较，假手术组大鼠心肌组织 SSAT mRNA 和蛋白表达无明显差异，模型组大鼠心肌组织 SSAT mRNA 和蛋白表达显著增加（$P<0.01$）；与模型组比较，加味丹参饮组 SSAT mRNA 表达显著降低（$P<0.01$）。结果见表 2-5、图 2-15。

表 2-5　各组大鼠心肌组织 SSAT mRNA 和蛋白表达比较（$\bar{x}\pm s$）

组别	只数	基因表达	蛋白表达
正常对照组	5	1	5.69±0.43
假手术组	5	1.08±0.19	7.29±0.17
模型组	5	2.24±0.29**	25.20±0.18**
加味丹参饮组	5	1.62±0.28△△	15.93±0.59△△

注：与正常对照组比较，**$P<0.01$；与模型组比较，△△$P<0.01$。

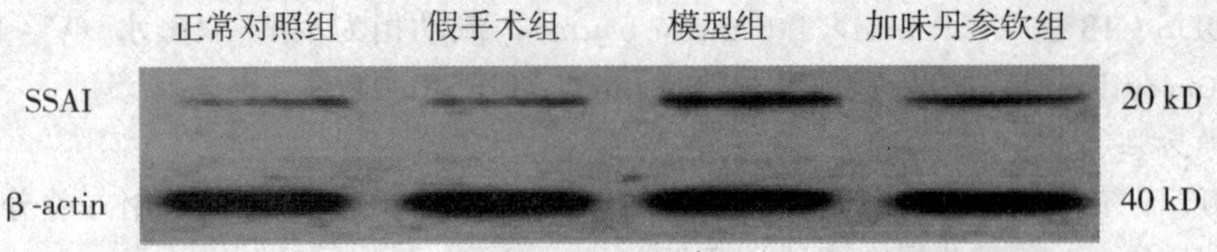

图 2－15　各组大鼠心肌组织 SSAT 蛋白表达免疫印迹电泳图

4. 加味丹参饮对模型大鼠心肌组织多胺含量的影响　与正常对照组比较，模型组大鼠心肌组织精胺合成减少（$P<0.05$），腐胺合成增加（$P<0.01$），精脒变化较小，总多胺池减少（$P<0.05$）；与模型组比较，加味丹参饮组腐胺合成减少（$P<0.05$），精胺和总多胺池含量增加（$P<0.05$）。结果见表 2－6。

表 2－6　各组大鼠心肌组织腐胺、精脒、精胺和总多胺池含量比较（$\bar{x}\pm s$，nmol/g）

组别	只数	腐胺	精脒	精胺	总多胺池
正常对照组	10	10.03±1.54	255.11±30.53	298.38±19.06	593.72±30.71
假手术组	10	10.21±1.98	260.11±29.49	292.15±19.35	589.46±38.93
模型组	10	17.15±1.69**	278.12±48.97	230.05±19.97*	520.97±20.37*
加味丹参饮组	10	12.99±1.12△	290.01±27.62	258.07±19.57△	557.50±27.24△

注：与正常对照组比较，** $P<0.01$，* $P<0.01$；与模型组比较，△ $P<0.05$。

（五）讨论

多胺具有众多生理功能，并在许多病理过程中发挥作用，多胺能抑制内毒素诱导小鼠血清中炎症介质的释放；在心肌缺血和心肌肥大的细胞凋亡中均发挥重要作用。目前已知肿瘤发生、应激、心肌肥大、心肌重构、脑缺血等许多病理事件的发生与细胞内多胺代谢失衡有关，心肌 IRI 时多胺代谢失衡，鸟氨酸脱羧酶及 SSAT 的活性改变。SSAT 为多胺代谢限速酶，SSAT 催化精胺逆转化为精脒及精脒逆转化为腐胺的过程。SSAT 使腐胺生成增多而精胺、精脒减少，将导致继发性的心肌损伤。SSAT 过表达老鼠表现出多胺降解增加，超氧化物歧化酶、过氧化氢酶和 CYP450 表达下降，导致过氧化氢生成增加，可见影响 SSAT 活性则可影响多胺含量变化，从而对心肌组织 IRI 产生影响。调控 SSAT 表达可能对于 IRI 具有潜在的治疗价值。

本实验结果发现，缺血再灌注时 SSAT 含量显著增加，SSAT mRNA 和蛋白表达均显著升高。同时发现 SSAT 表达升高后，腐胺含量增加和精脒、精胺、总多胺池含量减少，表明心肌组织 IRI 可能诱导多胺代谢过程产生应激反应，多胺分解代谢酶 SSAT 表达升高。SSAT 腐胺生成增多而精胺、精脒减少，将导致继发性的心肌损伤。

我们前期实验结果显示，加味丹参饮对 IRI 心肌有明显的延迟保护作用。本研究结果显示，加味丹参饮预处理大鼠心肌 IRI 模型后，SSAT mRNA 和蛋白表达均显著降低，SSAT 含量显著减少，提示加味丹参饮可能通过调节 SSAT/多胺分解代谢，减少 IRI 后腐胺生成，从而发挥抗 IRI 保护作用，但具体机制尚待进一步研究。

〔任　婷　饶春梅　成细华　杨胜辉　孙彦波　陈　聪　彭　霞　黄政德〕

参考文献

［1］ LEONOR M F，VIRIDIANA O S，KATE C，et al. Remaining mysteries of molecular biology：the role of polyamines in the cell［J］. J Mol Biol，2015，427：3389－3406.

［2］ DING L，BA X H. Role of ornithine decarboxylase/polyamines pathway in focal cerebral ischemia-reperfusion injury and its mechanism in rats［J］. Int J Clin Exp Med，2015，8（11）：20624－20630.

[3] 韩丽萍，徐长庆，姜春明，等. 多胺代谢与大鼠心肌缺血再灌注损伤关系的实验研究 [J]. 中华心血管病杂志，2008 (04)：346-349.

[4] RYU J H，CHO Y S，CHUN Y S，et al. Myocardial SSAT induction via AMPK signaling and its implication for ischemic injury [J]. Biochem Biophys Res Commum，2008，366 (2)：438-444.

[5] 王庆高，黄政德，肖健，等. 加味丹参饮预处理对乳鼠缺氧/复氧心肌细胞的延迟保护作用及对蛋白激酶 C 的影响 [J]. 中西医结合心脑血管病杂志，2007 (10)：953-955.

[6] 李鑫辉，黄政德，葛金文. 加味丹参饮对血瘀证兔心肌缺血再灌注损伤的影响 [J]. 中国中医药信息杂志，2011，18 (06)：37-39.

[7] 潘小平，黄政德，杨伟峰，等. 加味丹参饮对动脉粥样硬化模型小鼠内皮细胞功能及超微结构的影响 [J]. 中国中医药信息杂志，2015，22 (11)：42-45.

[8] 彭霞，黄政德，成细华，等. 加味丹参饮预处理调控自噬相关基因 Beclin-1 和 Atg5 表达抗大鼠心肌缺血再灌注损伤 [J]. 湖南中医药大学学报，2016，36 (07)：20-24.

[9] 赵雅君，徐长庆，李全风，等. 应用反向高效液相色谱分析离体心脏灌流大鼠心肌组织中的多胺 [J]. 中国病理生理杂志，2005 (02)：206-207.

[10] 赵雅君，王丽娜，李鸿珠，等. 大鼠心肌多胺代谢限速酶 ODC、SSAT 活性分析 [J]. 中国药理学通报，2005 (05)：555-559.

[11] CERRADA-GIMENZ M，PIETILÄ M，LOIMAS S，et al. Continuous oxidative stress due to activation of polyamine catabolism accelerates aging and protects against hepatotoxic insults [J]. Transgenic Res，2011，20：387-396.

[12] 林岩，肖薇，李波，等. 二氟甲基鸟氨酸对异丙肾上腺素诱导的心肌细胞肥大与凋亡的影响 [J]. 中国药理学通报，2015，31 (05)：668-672.

五、加味丹参饮预处理对大鼠心肌缺血再灌注损伤的保护作用

随着急诊溶栓、冠状动脉旁路移植术等再灌注治疗的开展，心肌缺血再灌注损伤（myocardial iIschemia reperfusion injury，MIRI）已成为此类治疗取得最佳疗效的主要难题。开展中医药防治 MIRI 的临床与实验研究，以避免或减少“缺血性心脏病”不良结局的产生，成为了心血管研究领域中的一项重要课题。依据缺血性心脏病的发病特点、病状表现及转归，该病可归入中医学“胸痹”“厥心痛”“心痛”等范畴。中医药治疗胸痹、心痛具有扩张冠状动脉、改善心肌缺血、保护血管内皮细胞、提高患者生存质量等作用。因此，现代中医药防治 MIRI 倍受关注。

信号通路在心肌缺血中扮演着重要角色，多条分子通路均与心肌缺血有关，其中 p38 丝裂原活化蛋白激酶（p38 mitogen activated protein kinase，p38 MAPK）参与多种胞内信息传递过程，可由细胞外的多种应激包括紫外线、放射线、热休克、促炎因子、特定抗原及其他应激反应活化，p38 MAPK 信号通路在凋亡、细胞因子产生、转录调节及细胞骨架识别中起重要作用，介导细胞生长、发育、分化及死亡全过程。本研究以 MIRI 大鼠为研究对象，测定加味丹参饮预处理大鼠各时相点 p38 MAPK 信号通路及阻断该通路的表现，通过检测 p38 MAPK 的蛋白表达，以及通路下游调节因子环氧合酶-2（COX-2）和细胞间黏附分子-1（ICAM-1）的状态，探讨对加味丹参饮心肌细胞损伤的保护作用及其机制。现将实验方法及结果报道如下。

（一）材料与方法

1. 实验动物　清洁级 SD 雄性大鼠，体重 200～250 g，共 56 只（由湖南中医药大学实验动物中心提供），许可证号：SCXK（湘）：2009-0004。SPF 级实验动物中心饲养，室温 20 ℃～25 ℃，通风，清洁，相对湿度 (55±5)%，给水充分，普通饲料饲养，自由摄食。

2. 药材　加味丹参饮（丹参 20 g，檀香 6 g，赤芍 10 g，川芎 6 g，当归 6 g，红花 6 g，生地黄 12 g。简称 JDSH）饮片购自湖南中医药大学第一附属医院中药房，浸泡 30 min，置于封闭容器中，水煎 2 次（其中檀香于第一次煮沸后下）取药汁，药液经 1 000 r/min 离心 10 min 除杂质，浓缩至含生药 2 g/mL。

3. 主要试剂与仪器　p38 MAPK 抑制剂 SB203580（碧天云生物技术有限公司）、苏木素伊红

（HE）染色试剂盒（碧云天生物技术有限公司），p38 MAPK 兔抗鼠抗体（美国 CST 公司），β-actin 鼠抗鼠抗体（美国 Sigma 公司），蛋白抽提试剂盒（美国 Pierce 公司），肌酸激酶（creatine kinase，CK）和乳酸脱氢酶（lactate dehydrogenase，LDH）试剂盒（南京建成生物工程研究所）。RM-6280 型多导生理信号采集处理系统（四川成都仪器厂），TDZ4-1.8A 型低速自动平衡离心机（长沙天创仪器有限公司），LKBⅢ型超薄切片机（瑞典 LKB公司），5417 低温高速离心机（德国 Eppendorf 公司）等。

4. 造模　参考文献方法造模，采用10%水合氯醛按 0.3 mL/100 g 腹腔注射，麻醉后仰卧位固定于鼠板上，连接多导生理记录仪，记录标准Ⅱ导联心电图。气管切开，放入气管插管，连接动物呼吸机（潮气量 100 mL，频率 60～80 次/min，呼吸比为 2∶1）。剪开皮肤、皮下组织，钝性分离胸前肌肉和筋膜，向两侧图钉固定于鼠板上，于心肌搏动明显处上一肋骨钝性分离并用丝线拉向左侧图钉固定，破心包膜，小拉钩牵拉胸壁，使心脏充分暴露，在左心耳和肺动脉圆锥间找到与左冠状动脉伴行的冠状静脉，在左心耳下方 2 mm 处以眼科针穿线结扎冠状动脉左前降支，以 QRS 波群增高、增宽、ST 段抬高为结扎成功标志。排出胸腔气体，关闭胸腔。于结扎成功 30 min 后，提拉并剪断结扎线，使冠状动脉再通，再灌注 30/60 min。

5. 分组及处理　动物编号后随机分为 7 组：假手术组（A）、缺血/再灌注（I/R）30 min 组（B）、I/R 60 min 组（C）、SB203580＋I/R 30 min 组（D）、SB203580＋I/R 60 min 组（E）、JDSH＋I/R 30 min 组（F）、JDSH＋I/R 60 min 组（G），每组 8 只。实验过程中 B 组 1 只、C 组 2 只、D 组 1 只、E 组 2 只、F 组 1 只、G 组 2 只大鼠因心肌缺血再灌注手术不成功死亡。

A 组：处理前 2 d 灌胃与 JDSH 等容量的生理盐水 2 次/d，连续 2 d，末次灌胃后 30 min，行实验动物麻醉开胸，冠状动脉穿线不结扎。处死大鼠，无菌条件下腹主动脉采血，恒温水浴，离心，取血浆、血清－70 ℃保存，用于检测血清 CK、LDH 及相关蛋白表达；取心尖部组织，一份液氮保存 RT-PCR 检测用，一份多聚甲醛固定病理检测用。B 组：结扎冠状动脉 30 min 后，再灌注 30 min，余同 A 组。C 组：结扎冠状动脉 30 min 后，再灌注 60 min，余同 B 组。D 组：再灌注前 5 min，尾静脉注射 SB203580，余同 B 组。E 组：再灌注改为 60 min 外，其余处理同 D 组。F 组：大鼠于造模前 2 d 开始灌胃 JDSH，按 20 g/(kg·d)，分二次灌胃，连续 2 d，余处理同 B 组。G 组：除再灌注改为 60 min 外，其余处理同 F 组。

6. 心肌组织标本 HE 染色　心肌组织以二甲苯、乙醇、苏木素、盐酸酒精、伊红等处理，中性树胶封固切片；光学显微镜下观察个心肌组织标本的病理形态学改变。

7. 血清 CK、LDH 活性测定　再灌注结束后，即刻从颈动脉取血 5 mL，分离血清，CK 和 LDH 由湖南中医药大学第一附属医院检验科全自动生化分析仪测定。

8. 免疫组化法检测 p38 MAPK、COX-2、ICAM-1 蛋白的表达　采用 SABC（StreptAvidin-Biotin-Complex：链霉亲和素-生物素-过氧化物酶复合物）法。试验结束后，心尖组织载玻片防脱片剂处理；切片常规脱蜡至水；灭活内源性酶；热修复抗原；滴加 5% BSA 封闭液；滴加Ⅰ抗（小鼠 IgG）；滴加生物素化山羊抗小鼠 IgG；滴加试剂 SABC；DAB 显色；苏木素复染、盐酸酒精分化。脱水、透明、封片，显微镜观察。以心肌细胞胞浆和胞核出现棕黄色为阳性细胞，随机选取 8 个不重叠的视野测定其平均光密度值（OD）。

9. 统计学处理　应用 SPSS 13.0 统计软件包进行统计分析，所有计量资料数据均用“$\overline{x}\pm s$”表示，多样本均数比较采用单因素方差分析（One-way ANOVA），两两比较方差齐者采用 LSD 法，方差不齐者用 Dunnett's $T3$ 法。

（二）结果

1. 对大鼠心肌组织形态学的影响　HE 染色结果显示，A 组心肌纤维染色均匀，横纹清晰，心肌间质无炎症细胞浸润，未出现出血和坏死；B 组和 C 组大鼠部分心肌纤维断裂，纤维间隙增宽，有灶性出血，细胞核减少，心肌间质炎症细胞浸润，C 组更明显；D 组、F 组与 B 组比较，细胞核大致正常、心肌纤维排列较整齐，心肌间质炎症细胞浸润减少；E 组和 G 组的心肌纤维排列、细胞核、心肌间质炎症细胞浸润、心肌间隙结果比C组减轻。提示，JDSH预处理和SB203580对大鼠缺血再灌注损伤心肌细胞有能较好保持其正常形态结构的作用。(图2-16)

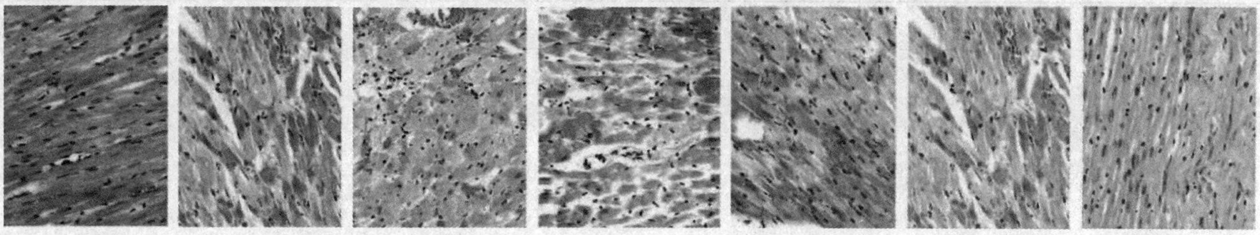

A　B　C　D　E　F　G

图2-16　各组大鼠心肌形态学光镜图（HE染色×400）

A. 假手术组；B. I/R 30 min组；C. I/R 60 min组；D. SB 203580+I/R 30 min组；E. SB 203580+I/R 60 min组；F. JDSH+I/R 30 min组；G. JDSH+I/R 60 min组。

2. 对大鼠血清CK、LDH的影响　生化分析结果显示，与A组比较，B组和C组大鼠血清中的CK、LDH明显升高，差异有统计学意义（$P<0.01$）；与B组比较，C组大鼠血清中的CK、LDH明显升高，而D组和F组大鼠血清的CK、LDH明显降低，差异均有统计学意义（$P<0.01$）；与C组比较，E组和G组大鼠血清的CK、LDH明显降低，差异均有统计学意义（$P<0.01$）；与D组比较，F组大鼠血清的CK、LDH明显降低，差异有统计学意义（$P<0.05$）；与E组比较，G组大鼠血清的CK、LDH降低，差异有统计学意义（$P<0.05$）（表2-7）。以上结果提示，I/R时，大鼠血清中CK、LDH明显升高，且随再灌注时间的延长而明显；SB203580和JDSH预处理均能使CK、LDH减少，但JDSH效果更显著。

表2-7　各组大鼠血清CK、LDH含量的比较（$\bar{x}\pm s$，U/L）

组别	n	CK	LDH
A组	8	253.75±23.47	51.25±6.48
B组	7	788.14±21.20▲	246.43±13.40▲
C组	6	980.83±27.33▲△	310.00±18.17▲△
D组	7	552.00±16.31△	135.29±9.29△
E组	6	642.67±21.90#	218.83±18.32#
F组	7	499.86±19.61△★	101.71±11.10△★
G组	6	587.33±18.54#※	176.50±12.57#※
*F*值		977.62	532.76

注：与A组比较，▲$P<0.01$；与B组比较，△$P<0.01$；与C组比较，#$P<0.01$；与D组比较，★$P<0.05$；与E组比较，※$P<0.05$。

3. 对p38 MAPK、COX-2、ICAM-1蛋白表达的影响　免疫组化结果显示，与A组比较，B组和C组心肌组织的p38 MAPK、COX-2、ICAM-1蛋白表达均显著增加，差异有统计学意义（$P<0.01$）；与B组比较，C组心肌组织的p38 MAPK、COX-2、ICAM-1蛋白表达均显著增加，差异有统计学意义（$P<0.01$）；与B组比较，D组和F组心肌组织的p38 MAPK、COX-2、ICAM-1蛋白表达均显著减少，差异有统计学意义（$P<0.01$）；与C组比较，E组和G组大鼠心肌组织的p38 MAPK、COX-2、ICAM-1蛋白表达均显著减少，差异有统计学意义（$P<0.01$）；与D组比较，F组大鼠心肌组织的p38 MAPK、COX-2、ICAM-1蛋白表达无明显变化，差异无统计学意义（$P>0.05$）；与E组比较，G组大鼠心肌组织的p38 MAPK、COX-2、ICAM-1蛋白表达亦无明显变化，差异无统计学意义（$P>0.05$）（表2-8）。以上结果提示，I/R能使p38 MAPK、COX-2、ICAM-1蛋白表达增加，且随再灌注时间的延长而增加，SB203580和JDSH均能使I/R大鼠心肌组织的p38 MAPK、COX-2、ICAM-1蛋白表达减少，两者在减少 I/R 大鼠心肌组织的 p38 MAPK、COX-2、ICAM-1 蛋白表达方面相当。

表 2-8　各组大鼠心肌 p38 MAPK、COX-2、ICAM-1 蛋白表达的比较（$\bar{x}\pm s$）

组别	n	p38 MAPK	COX-2	ICAM-1
A 组	8	0.102±0.016	0.154±0.068	0.185±0.073
B 组	7	0.254±0.023▲	0.635±0.096▲	0.758±0.128▲
C 组	6	0.367±0.028▲△	0.805±0.117▲△	0.803±0.134▲△
D 组	7	0.159±0.018△	0.429±0.068△	0.583±0.107△
E 组	6	0.174±0.021#	0.537±0.083#	0.614±0.095#
F 组	7	0.146±0.014△	0.404±0.052△	0.571±0.089△
G 组	6	0.152±0.015#	0.453±0.069#	0.574±0.091#
F 值		201.64	30.04	24.34

注：与 A 组比较，▲$P<0.01$；与 B 组比较，△$P<0.01$；与 C 组比较，#$P<0.01$。

（三）讨论

近年来对 MIRI 的探索已经深入到分子水平，研究发现信号通路在心肌缺血中至关重要。研究药物通过影响信号通路从而产生对 MIRI 的保护机制，对于我们了解药物的疗效和作用机制具有重要意义。许多研究证实细胞因子通过多种途径参与组织 IRI，细胞因子的产生与 p38 MAPK 途径密切相关。MIRI 时氧自由基和细胞因子的大量释放激活 p38 MAPK，细胞质中的 p38 移位到细胞核，可以使一些转录因子的丝氨酸和苏氨酸位点磷酸化，活化这些转录因子，从而调节目的基因的表达。目前中医药领域对 p38 MAPK 信号通路的研究思路多根据已知的细胞信号转导途径、信号转导分子之间的生化作用机制及前期实验基础，观察药物对 p38 MAPK 的动态影响及干预结果，探索药物对动物模型保护作用中细胞信号转导网络调控机制。研究成果均提示，中医药对缺血再灌注损伤的治疗作用具有巨大的研究和开发潜力。

JDSH 是黄政德教授经过长期临床实践总结出来的临床防治缺血性心脏病的有效方剂。方中丹参、赤芍、红花能活血祛瘀，当归、生地黄能养血活血通经，川芎能活血行血止痛，檀香性温能理气止痛兼散寒，全方具有养血活血、行气止痛之功效。前期实验研究显示 JDSH 对心肌缺血和缺血后再灌注损伤具有显著的防治作用，并存在早期心肌缺血预处理样作用。

本实验研究发现未被阻断 p38 MAPK 实验组 p38 MAPK、COX-2、ICAM-1 的蛋白表达增加，与阻断了 p38 MAPK 通路的实验组相比，差异有统计学意义，推测活化的 p38 MAPK 从细胞质进入胞核后可以上调 COX-2、ICAM-1 因子基因表达和生物活性，进而参与到对细胞的增殖、分化和细胞因子的合成等影响中去。JDSH 预处理组 p38 MAPK 信号通路受到抑制，引起细胞因子合成降低、分泌减少。在 p38 MAPK 至 COX-2、ICAM-1 这条级联反应链上，JDSH 通过 p38 MAPK 信号通路调节其下游基因的表达，减少由黏附分子所介导的炎症细胞的浸润，使心肌组织处于相对稳定的动态平衡状态中，实现对心肌缺血再灌注损伤的保护作用。随着研究的不断深入，JDSH 对 p38 MAPK 信号通路在心肌缺血性损伤过程中发挥保护作用的认识将会更加清晰而明确。

〔陈　聪　任　婷　胡　华　黄政德　廖　菁〕

参考文献

[1]　潘小平，黄政德，杨伟峰，等. 加味丹参饮治疗原发性高脂血症合并动脉硬化 40 例总结［J］. 湖南中医杂志，2013，29（07）：12-14.

[2]　陈聪，黄政德，廖菁，等. 心痛舒治疗不稳定型心绞痛 30 例临床观察［J］. 湖南中医杂志，2009，25（3）：1-3.

[3]　郝欣. 中药有效成分抗心肌缺血再灌注损伤作用机制的研究进展 [J]. 黑龙江中医药，2015，44（03）：70－71.
[4]　GAO X F，ZHOU Y，WANG D Y，et al. uroeortin-2 suppression of p38 MAPK signaling as an additional mechanism for ischemiecardio protection [J]. Mol cell Bioehem，2015，398（12）：135－146.
[5]　LI L，GAO G，SHANKAR J，et al. p38 MAP kinase-dependent phosphorylation of the Gp78 E3 ubiquitin ligase controls ER-mitochondria association and mitochondria motility [J]. Molecular biology of the cell，2015，26（21）：3828－40.
[6]　KOVALSKA M，KOVALSKA L，PAVLIKOVA M，et al. Intracellular signaling MAPK pathway after cerebral ischemia-reperfusion injury [J]. Neurochemical research 2012，37（7）：1568－77.
[7]　廖菁，黄政德，葛金文，等. 加味丹参饮对大鼠实验性心肌缺血损伤的影响 [J]. 湖南中医学院学报，2006（03）：6－8.
[8]　段明军，陈冰心，任澎，等. 心肌缺血再灌注损伤中信号分子 p38 MAPK 的作用 [J]. 生物医学工程研究，2014，33（01）：19－23.
[9]　YOSHINO T，NAGOSHI T，ANZAWA R，et al. Preconditioning actions of aldosterone throughp38 signaling modulationin isolated rat hearts [J]. The Journal of Endocrinology，2014；222（2）：289－299.
[10]　RAN K，GONG Z X，YANG D L，et al. Effect of morphine preconditioning in the delayed phase on the expression of p38 mitogenactivated protein kinase in a rabbit model of myocardial ischemia-reperfusion injury [J]. Genetics and Molecular Research，2015，14（2）：6642－6648.
[11]　江洪，马瑞松，李元红，等. 白介素 33 激活 p38 MAPK 通路保护心肌缺血再灌注损伤 [J]. 实用医学杂志，2015，31（12）：1911－1914.
[12]　王亚男，彭成凤，甄毅岚，等. 注射用牡荆素与葛根素注射液抗大鼠心肌缺血/再灌注损伤量效关系的研究 [J]. 安徽医科大学学报，2015，50（03）：314－318.
[13]　陈辉，黄政德. 不同剂量加味丹参饮预处理对缺血再灌注损伤大鼠超敏 C 反应蛋白的影响 [J]. 湖南中医杂志，2014，30（10）：145－147.
[14]　廖菁，黄政德，胡华，等. 加味丹参饮对大鼠实验性心肌缺血损伤的抗凝血作用研究 [J]. 中国中医药信息杂志，2009，16（01）：44－45，98.
[15]　李鑫辉，黄政德，葛金文，等. 加味丹参饮对心肌 IRI 大鼠骨髓干细胞动员作用的影响 [J]. 中西医结合心脑血管病杂志，2014，12（06）：723－725.
[16]　陈聪，廖菁，李鑫，等. 加味丹参饮抑制 p38 MAPK 表达保护缺氧/复氧乳鼠心肌细胞损伤的实验研究 [J]. 湖南中医药大学学报，2016，36（02）：35－39.

六、加味丹参饮抑制 p38 MAPK 表达保护缺氧/复氧乳鼠心肌细胞损伤的实验研究

心肌缺血再灌注（ischemia reperfusion，IR）损伤是目前心血管疾病研究的热点，新近研究显示了中医药预处理对心肌 IR 损伤保护的优势。p38 丝裂原激活的蛋白激酶（p38 MAPK）信号通路是 1993 年发现的一类 MAPK 信号通路，它通过转录因子磷酸化而改变基因的表达水平，参与多种胞内信息传递过程，被认为是细胞众多信号转导通路的中转站。在心肌 IR 时由于氧自由基和细胞因子的大量释放而激活 p38 MAPK，p38 MAPK 把信息传到核内，引起一些早期基因的表达。

加味丹参饮是从《时方歌括》中的丹参饮去砂仁，加川芎、当归等化裁而成，课题组前期临床与实验研究发现，采用加味丹参饮治疗心肌 IR 损伤能取得满意的疗效。加味丹参饮对冠心病有较好降脂作用，对家兔食饵性动脉粥样硬化具有显著的防治作用，对 IR 损伤心肌有保护作用。本研究通过观察加味丹参饮含药血清对缺氧/复氧（H/R）乳鼠心肌细胞的保护作用及 p38 MAPK 蛋白表达影响研究，旨在为加味丹参饮治疗心肌细胞 IR 损伤提供实验依据。

（一）材料

1. 动物　选用 20 只 12 h 至 1 d 龄 SD 乳鼠，雌雄不拘；20 只清洁级 SD 雄性大鼠，体重 200～250 g，均由湖南中医药大学实验动物中心提供，许可证号：SCXK（湘）2009－0004。

2. 药物　加味丹参饮（丹参 20 g，檀香 6 g，赤芍 10 g，川芎 6 g，当归 6 g，红花 6 g，生地黄 12 g）饮片购自湖南中医药大学第一附属医院中药房，经水煎浓缩至含生药量为 2 g/mL。

3. 试剂 SB203580（p38 MAPK 抑制剂）（碧云天生物技术研究所），促分裂原活化蛋白激酶-激酶3（MKK3）、促分裂原活化蛋白激酶-激酶6（MKK6）、p38 MAPK、phospho-p38 MAPK 兔抗小鼠一抗（美国 CST 公司），HRP 标记羊抗兔二抗（美国 KPL 公司），RNAiso Plus reagent、PrimeScriptTM RTMaster Mix、SYBR Premix Ex TaqTM Ⅱ（日本 Takara 生物公司）。

4. 仪器设备 M2300 二氧化碳培养箱（美国 Sheldon 公司），Ⅸ-71 型倒置显微镜（日本 Olympus 公司），PowerPac Universal 电泳仪、Mini-Sub Cell GT 水平电泳槽、ChemiDocTM XRS＋成像仪（美国 Bio-Rad 公司）。

（二）方法

1. 加味丹参饮含药血清制备 将 20 只 SD 成年大鼠随机分为正常血清对照组和药物血清组，分别制备正常血清和药物血清。药物血清组以 6.42 g/kg 加味丹参饮灌胃，正常血清对照组以等量生理盐水灌胃，均为每日 2 次，连续 3 d。于末次给药 1 h 后在无菌条件下进行腹主动脉取血，分离血清；56 ℃、30 min 灭活补体后，采用 0.22 μm 微孔滤膜滤过除菌，分装，置于－20 ℃保存备用。

2. 乳鼠心肌细胞原代培养 无菌条件下，开胸取出 SD 乳鼠心脏，弃除与心脏相连大血管和心房组织，于 4 ℃ PBS 缓冲液中漂洗 3 次。接着采用眼科剪将心室组织剪成 0.5～1 mm^3 碎块，加入 1 mL 0.08％胰酶于 37 ℃恒温水浴箱中消化 5 min，弃除全部上清液。接着在沉淀中加入 1 mL 混合酶（0.06％胰酶＋0.08％Ⅰ型胶原酶）振荡消化 5 min，静置后将上清液移入离心管，用含 15％特级胎牛血清的 DMEM-H 培养液中止消化。重复以上消化步骤 3 次，收集各次上清液，经 200 目筛网滤过，850 r/min 离心 10 min。弃去上清液，用含 15％特级胎牛血清的 DMEM-H 培养液吹散沉淀细胞，采用差速贴壁法弃除成纤维细胞。将未贴壁的心肌细胞浓度调整至 5×10^5/mL，接种于 6 孔板，每孔添加 2.5 mL 培养液。另以 1×10^4 个/孔接种于 96 孔板内，每孔加入 200 μL 培养液，以进行 MTT（噻唑蓝）检测。用培养液将药物血清调配成原浓度的 5％、10％、15％、20％、25％、30％ 6 个浓度，用于检测药物血清细胞毒性并确定最佳给药浓度。

3. 心肌细胞缺氧/复氧模型的建立及分组处理 参考文献方法将培养的心肌细胞分别予以不同预处理，培养 30 min。接着配制不含血清的低糖 DMEM 培养基，加入双抗（青霉素＋链霉素）。用无菌 N_2（流速为 1 L/min）将培养基充分饱和 30 min，使溶液氧分压从 20 kPa 降至 4 kPa。迅速将该饱和后的培养基置换六孔板内的原培养基，并将六孔板置入消毒的塑料袋，通入高纯度 N_2，于 37 ℃密封。3 h 后将含饱和 N_2 培养液换为正常培养液，置入充满医用氧气的消毒塑料袋内，37 ℃密闭，复氧 2 h，收集上清液。正常血清对照组在完全培养基中加入与含药血清同工作浓度的大鼠正常血清，连续常规培养 24 h；H/R 组为先缺氧 3 h，后复氧 2 h；SB203580 组在培养液中加入 p38 MAPK SB203580（终浓度为 10 μmol/L）；加味丹参饮含药血清组则在培养液中加入相应浓度的加味丹参饮含药血清。

4. 检测项目及指标测定

（1）心肌细胞鉴定与形态学观察：采用心肌特异性肌钙蛋白 T（cTnT）免疫细胞化学染色法对心肌细胞进行处理，通过倒置显微镜观察鉴定心肌细胞。缺氧处理后，采用罗丹明 B（Rhoda mine B）染色。

（2）MTT 比色法检测含药血清对乳鼠心肌细胞的细胞毒性：乳鼠心肌细胞给药预处理后，每孔继续加入 22.2 μL 5 mg/mL 的 MTT 溶液，吹打混匀，于 37 ℃恒温孵育 4 h，接着吸弃含 MTT 的培养液，每孔加入 150 μL DMSO 通过酶标仪检测各孔在 490 nm 处的吸光度（OD 值）。

（3）Western-blot 法检测 MKK3、MKK6、p38 MAPK、磷酸化 p38 MAPK 蛋白的表达：乳鼠心肌细胞给予受试药后，采用 RIPA 裂解液提取心肌细胞总蛋白，BCA 法对蛋白进行定量，制备 WesternBlot 上样样品，接着进行 SDS-PAGE 电泳。停止电泳后，将海绵垫、滤纸、凝胶、PVDF 膜组成的“三明治”结构放置于转膜液中恒流 200 mA 转膜 90 min。接着将 PVDF 膜置于含 5％BSA 的 TBST 中封闭 1 h，洗膜 3 次后分别用小鼠来源 β-actin、MKK6、p38 MAPK、phospho-p38 MAPK 一抗和兔来源 MKK3 一抗 4 ℃孵育过夜，洗膜 3 次后加入相应二抗室温孵育 2 h，加入 ECL 发光液反应 5 min 后，在 ChemiDoc XR＋成像仪中观察蛋白条带表达情况，并用仪器自带的 Image Lab 软件统计分析各组蛋白条带的光密度值。实验重复3次取光密度平均值。

5. 统计学处理　应用SPSS 13.0统计软件包进行统计分析，所有计量资料数据均用“$\bar{x}\pm s$”表示，多样本均数比较采用单因素方差分析，两两比较方差齐者采用LSD法，方差不齐者用Dunnett's $T3$法，以$P<0.05$为差异有统计学意义。

（三）结果与分析

1. 心肌细胞的鉴定及最佳加味丹参饮含药血清测定　倒置显微镜下观察贴壁的心肌细胞呈多角形，大小较均匀，含1～2个细胞核，单个细胞可见自发性搏动。H/R后的心肌细胞形态较为皱缩，自发性搏动的心肌细胞数目减少，搏动频率减慢，搏动幅度变小，同步化搏动几乎消失。采用cTnT免疫细胞化学染色法对上清液进行检测，确定为心肌细胞。经MTT法检测确定10%浓度的加味丹参饮含药血清为最佳工作浓度。（图2-17）

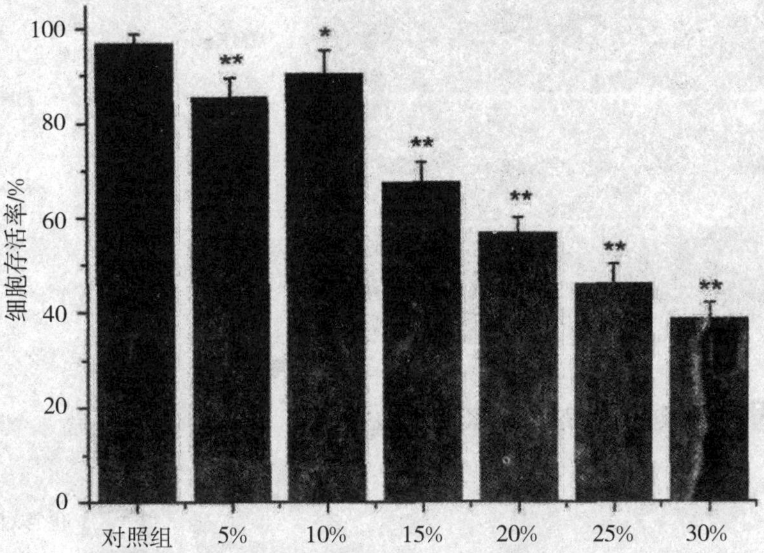

图2-17　加味丹参饮含药血清最佳工作浓度筛选柱形图

2. 加味丹参饮对H/R心肌细胞形态学影响　正常心肌细胞呈圆形、梭形、菱形或多角形，细胞逐渐在皿底铺展，伸出伪足，形成不规则的星形并相互接触交织成网，无碎片；H/R组细胞形态极不规则，可见大量细胞碎片；SB203580组心肌细胞形状较规则，碎片较多；10%加味丹参饮含药血清预处理后，心肌细胞形状较规则，碎片明显减少。（图2-18）

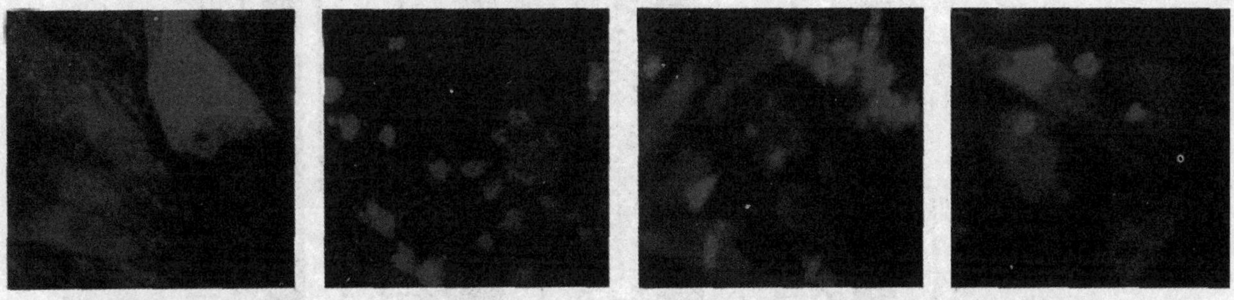

A　B　C　D

图2-18　H/R心肌细胞形态倒置显微镜观察图（Rhoda mine B染色，×400）

注：A. 正常血清对照组；B. H/R组；C. SB203580组；D. 加味丹参饮含药血清组。

3. 加味丹参饮对H/R心肌细胞MKK3、MKK6、p38 MAPK、phospho-p38 MAPK蛋白表达的影响　与正常血清对照组比较，H/R组乳鼠心肌细胞的MKK3、MKK6、p38 MAPK、phospho-p38 MAPK蛋白表达均明显增加（$P<0.01$）；与H/R组比较，SB203580组及加味丹参饮含药血清组乳鼠心肌细胞的MKK3、MKK6蛋白表达均无明显变化（$P>0.05$），而p38 MAPK、phospho-p38 MAPK

蛋白表达均明显减少（$P<0.01$）；与 SB203580 组比较，加味丹参饮含药血清组乳鼠心肌细胞的 MKK3、MKK6、p38 MAPK、phospho-p38 MAPK 蛋白表达均无明显变化（$P>0.05$）。以上结果提示，H/R 时 MKK3、MKK6 的蛋白表达增多，而 p38 MAPK 通路阻断剂 SB203580 和加味丹参饮均不能减少其表达；p38 MAPK、phospho-p38 MAPK 在 H/R 时表达亦均增加，但 SB203580 和加味丹参饮含药血清均能减少其表达。(图 2-19)

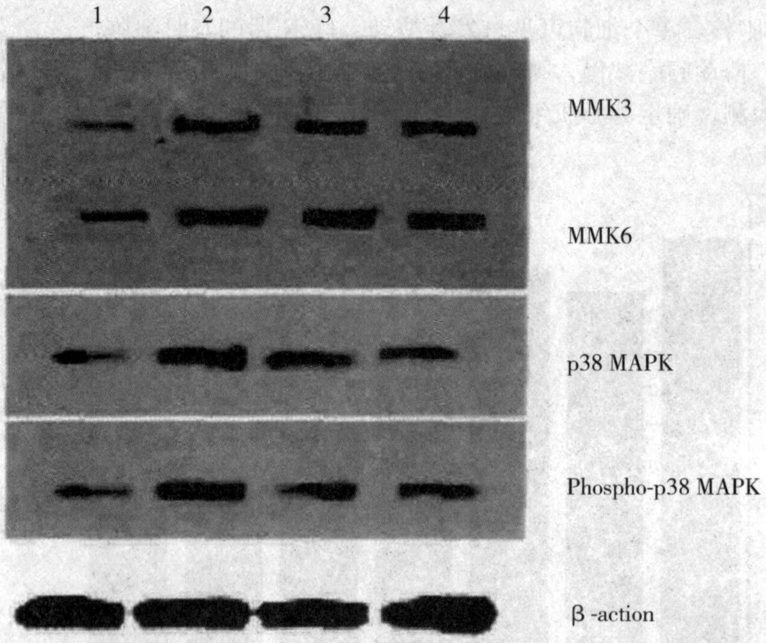

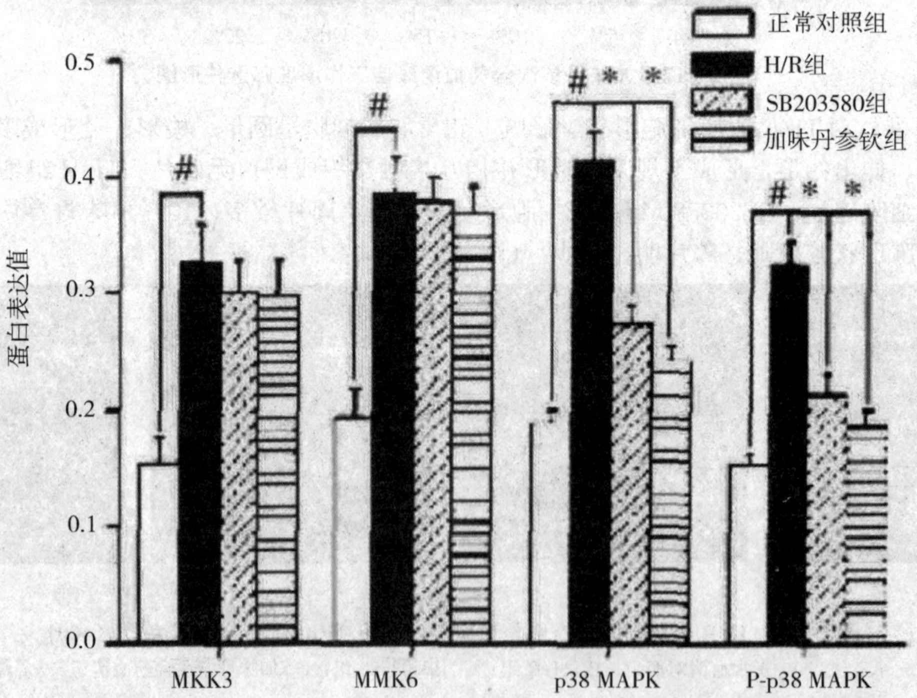

图 2-19 加味丹参饮含药血清对 H/R 心肌细胞 MKK3、MKK6、p38 MAPK、phospho-p38 MAPK 蛋白表达影响
(上为电泳图，下为柱状图)

1. 正常血清对照组；2. H/R 组；3. SB203580 组；4. 加味丹参饮含药血清组。与正常血清对照组比较（$^{\#}P<0.01$），与 H/R 组比较（$^{*}P<0.01$）。

（四）讨论

大量研究表明，心肌IR可导致心肌细胞超微结构、功能、代谢及电生理方面发生进一步损伤。减轻和消除心肌IR造成的心肌组织损伤是心血管研究领域亟待解决的重大科学问题，引起了国内外研究者的高度关注。有研究表明，p38 MAPK信号通路的激活在心肌IR的病理生理进程中具有重要作用。研究认为，心肌IR时，细胞因子和氧自由基的大量释放，促进p38 MAPK信号通路的特异性激活物MKK3、MKK6的磷酸化，进而激活p38 MAPK信号通路，促进多核白细胞、黏附分子和细胞活化素等在心肌再灌注区域聚集，从而加剧炎性反应，造成心肌损伤。因此，抑制p38 MAPK信号通路的活化可能是治疗心肌IR的重要靶标。

新近研究显示，中医药预处理能有效保护心肌IR损伤。课题组前期研究显示，无论是临床研究，抑或是实验研究，加味丹参饮均对心肌IR损伤具有良好的保护作用。本课题组采用心肌细胞H/R损伤模型以模拟心肌IR损伤模型，对加味丹参饮保护心肌IR损伤的作用机制进行详尽的探讨。研究结果显示，加味丹参饮对乳鼠心肌细胞p38 MAPK及phospho-p38 MAPK蛋白均有较好的抑制作用，而对上游MKK3、MKK6蛋白表达无影响。研究提示，加味丹参饮可能是直接作用于p38 MAPK和phospho-p38 MAPK蛋白而发挥其保护心肌IR损伤作用。

综上所述，加味丹参饮预处理对心肌IR损伤具有良好的保护作用，其作用机制可能与抑制p38 MAPK信号通路的活化，进而抑制多核白细胞、黏附分子和细胞活化素等炎性细胞在心肌再灌注区域聚集有关。

〔陈　聪　廖　菁　李　鑫　宋厚盼　黄政德〕

参考文献

［1］ LIANG Z，LIU L F，YAO T M，et al. Cardioprotective effects of Guanxinshutong（GXST）against myocardial ischemia/ reperfusion injury in rats［J］. J Geriatr Cardiol，2012，9（2）：130－136.

［2］ RAN K，GONG Z X，YANG D L，et al. Effect of morphine preconditioning in the delayed phase on the expression of p38Mitogenactivated protein kinase in a rabbit model of myocardial ischemia-reperfusion injury［J］. Genet Mol Res，2015，14（2）：6 642－6648.

［3］ KIM S J，JEONG C W，BAE H B，et al. Protective effect of sauchinone against regional myocardial ischemia/ reperfusion injury：inhibition of p38 MAPK and JNK death signaling pathways［J］. J Korean Med Sci，2012，27（5）：572－575.

［4］ 吴若霞，黄政德，谢雪姣，等. 黄政德教授治疗冠心病心绞痛临床经验［J］. 湖南中医药大学学报，2015，35（04）：33－35.

［5］ 陈辉，黄政德. 不同剂量加味丹参饮预处理对缺血再灌注损伤大鼠超敏C反应蛋白的影响［J］. 湖南中医杂志，2014，30（10）：145－147.

［6］ PI Y，GOLDENTHAL M J，MARIN-GARCIA J. Mitochondrial involvement in IGF-1 induced protection of cardiomyocytes against hypoxia/ reoxygenation injury［J］. Mol Cell Biochem，2007，301（1－2）：181－189.

［7］ NAGAOKA K，MATOBA T，MAO Y，et al. A New Therapeutic Modality for Acute Myocardial Infarction：Nanoparticle-Mediated Delivery of Pitavastatin Induces Cardioprotection from IschemiaReperfusion Injury via Activation of PI3K/Akt Pathway and Anti-Infla mmation in a Rat Model［J］. PLos One，2015，10（7）：e0132451.

［8］ WANG J，YANG H，HU X，et al. Dobuta mine—mediated heme oxygenase-1 induction via P13K and p38 MAPK inhibits high mobility group box 1 protein release and attenuates rat myocardial ischemia/reperfusion injury in vivo［J］. J Surg Res，2013，183（2）：509－516.

［9］ GAO F，YUE T L，SHI D W，et al. p38 MAPK inhibition reduces myocardial reperfusion injury via inhibition of endothelial adhesion molecule expression and blockade of PMN accumulation［J］. Cardiovasc Res，2002，53（2）：414－422.

［10］ 段明军，陈冰心，任澎，等. 心肌缺血再灌注损伤中信号分子p38 MAPK的作用［J］. 生物医学工程研究，2014，33（01）：19－23.

[11] 徐冰，刘蓓，朱海燕，等. 黄芪多糖对大鼠心肌缺血再灌注损伤心肌 p38 信号通路的影响 [J]. 中医杂志，2012，53 (01)：52-54.

[12] 李鑫辉，黄政德，葛金文. 加味丹参饮对血瘀证兔心肌缺血再灌注损伤的影响 [J]. 中国中医药信息杂志，2011，18 (06)：37-39.

[13] 李鑫辉，黄政德，葛金文. 加味丹参饮对血瘀证心肌缺血再灌注损伤家兔内皮细胞保护作用研究 [J]. 中国药师，2011，14 (01)：3-6.

[14] 黄政德，王庆高，刘东亮，等. 加味丹参饮预处理对心肌细胞内钙超载的延迟保护作用 [J]. 湖南中医药大学学报，2007 (02)：37-39.

[15] 李鑫辉，黄政德，葛金文. 加味丹参饮对心肌缺血再灌注损伤血瘀证兔肿瘤坏死因子 α 和白细胞介素-2 的影响 [J]. 中西医结合心脑血管病杂志，2011，9 (01)：53-55.

七、加味丹参饮预处理对乳鼠缺氧/复氧心肌细胞的延迟保护作用及对蛋白激酶 C 的影响

反复短暂缺血-再灌注以激发自身的适应性反应，使心肌对随后发生的持续性缺血的耐受力提高称为缺血预处理（IPC）。缺血预处理可防止心肌缺血再灌注损伤，具有良好的临床应用前景。IPC 对心肌的保护作用分为早期保护作用（EPC）与延迟保护作用（DPC）。目前关于中药复方延迟保护作用的研究较少。本研究观察加味丹参饮预处理的延迟保护作用，并观察其对蛋白激酶 C（PKC）的影响，以期为临床应用提供实验依据。

（一）材料与方法

1. 材料

（1）动物：出生 72 h 的 Wistar 大鼠 30 只，成年大鼠 10 只，体重（200±20）g，雌雄各半，均由广西医科大学医学实验动物中心提供，合格证号：SCXK 桂 2003-0003。

（2）药物：加味丹参饮由丹参 20 g、檀香 6 g、赤芍 10 g、川芎 6 g、当归 6 g、红花 6 g、生地黄 12 g 等组成。由湖南中医药大学第一附属医院药房提供，经干燥、称重、浸泡、煎煮 3 次，浓缩至含生药 2 g/mL。

（3）仪器及试剂：凝胶成像分析系统（BIORAD 公司）、U-2001 紫外分光光度计（日立公司）、低温高速离心机（Sigma 公司）、PepTagR 非放射性蛋白激酶试剂盒（Promega 公司）、WIP 组织细胞裂解液（北京博奥森生物技术有限公司）、乳酸脱氢酶（LDH，南京建成生物工程研究所）、肌酸激酶（CK，南京建成生物工程研究所）、DMEM（Gibco 公司）、胎牛血清（杭州四季清生物工程材料有限公司）、牛血清白蛋白（BSA，Sigma 公司）。

2. 方法

（1）体外大鼠心肌细胞的培养：参照《药理实验方法学》中新生大鼠心脏细胞的培养方法，将出生 72 h 的 30 只 Wistar 大鼠，无菌条件下剪取心室。剪下的心脏用 PBS（磷酸缓冲液）洗涤后，剪去心房，将心室剪成 1 mm^3 碎块，用 0.125%胰蛋白酶 37 ℃水浴中消化 10 min，弃上清，再加入胰蛋白酶液消化 10 min，将上清液及沉淀物分别处理。上清液移至另一无菌离心管中，加入 PBS 离心，弃上清液。重复 1～3 次，充分洗去胰蛋白酶。消化处理之后，将心肌细胞加入含 20%胎牛血清的 DMEM 培养液中制成细胞悬液。将沉淀组织块再加胰蛋白酶消化，沉淀，其上清液重复前述步骤，反复消化3～8 次，制成心肌细胞悬液。将所有细胞悬液移到细胞培养瓶中，于 37 ℃ 5% CO_2 培养箱中放置 1.5 h，除去已贴壁的成纤维细胞。收集未贴壁的细胞悬于含 20%胎牛血清的 DMEM 培养液中，调细胞浓度为 3×10^6/mL，接种于 25 cm^2 的培养瓶中，置于 37 ℃，5% CO_2 培养箱中培养。每 2 d 更换培养液，取培养 3 d 的细胞单层进行实验。

（2）心肌细胞缺氧/复氧（H/R）损伤实验法：参照《药理实验方法学》进行。DMEM 培养液用高纯氮气饱和 30 min，使培养液氧分压低于 4.00 kPa（30 mmHg）。心肌细胞单层换用缺氧培养液后，培养液内立即充入氮气（1 L/min 流量）30 s 以驱除瓶内氧气，然后塞紧瓶塞密闭培养。缺氧不同的时

间后可造成心肌细胞不同程度的损害。按此方法造成心肌细胞缺氧，缺氧 3 h 后换用正常 DMEM 培养液培养 1 h，造成再给氧损伤。

（3）药物血清制备：参照《药理实验方法学新技术与新方法》中方法。取 10 只 Wistar 大鼠按区组随机法分为血清对照组和药物血清组，分别制备对照血清和药物血清。药物血清组灌胃加味丹参饮药液，剂量是根据成人每日临床用量按人与动物之间药物剂量换算而成（利用“ mg/kg 折算 mg/m^2 转换因子”进行计算），大鼠每日药量为 6.42 g/kg，每日 2 次，连续 3 d。血清对照组灌以等量生理盐水。于最后 1 次给药后 1 h，无菌条件下，颈总动脉取血，分离血清；56 ℃、30 min 灭活补体 φ 0.2 μm 微孔滤膜过滤除菌，分装，－20 ℃保存备用。

（4）分组及给药：将培养 3 d 的乳鼠心室肌细胞随机分为 6 组，每组 6 个样本。空白组：继续培养 24 h，更换培养液再培养 24 h。空白血清对照组：培养液中加入 50%大鼠血清培养 24 h，然后更换培养液继续培养 24 h。含药血清对照组：培养液中加入 50%含加味丹参饮的药物血清培养 24 h，然后更换培养液继续培养 24 h。缺氧/复氧（H/R）组：继续培养 24 h，更换培养液再继续培养 24 h，然后缺氧 3 h，再给氧 1 h。缺氧预处理（HPC）组：继续培养 24 h，然后缺氧 30 min，复氧 30 min，更换培养液再继续培养 24 h，然后缺氧 3 h，再给氧 1 h。加味丹参饮预处理组：给 50%含加味丹参饮的药物血清培养 24 h，然后更换培养液继续培养 24 h 后予缺氧 3 h，再给氧 1 h。

（5）PKC 的提取与测定：参照 WIP 组织细胞裂解液说明书操作。每瓶细胞加入含 PMSF 的 WIP 裂解液（一般每次裂解 5×10^6～1×10^7 细胞，每次用 1 mL 裂解液），于冰上裂解 30 min。裂解完后，将细胞碎片和裂解液移至 1.5 mL 离心管中（整个操作尽量在冰上进行）。于 4 ℃下 12000 r/min 离心 5 min。将离心后的上清分装转移到 0.5 mL 的离心管中放于－20 ℃保存。

3. 观察指标

（1）细胞存活率、LDH 及 CK 活性测定以台盼蓝染色法测定细胞存活率，取培养细胞上清液以比色法测定 LDH，CK 活性。

（2）PKC 测定：具体操作按 $PepTag^R$ 非放射性蛋白激酶试剂盒说明书进行。0.5 mL 离心管中依次加入反应缓冲液、PKC 激活液、C1 短肽，30 ℃预孵育 2 min，加入样品或对照，使反应总体积为 25 μL。充分混匀，30 ℃孵育 30 min 后，离心管置于 95 ℃水浴中 10 min 以终止反应。每管加入 85%的甘油 1 μL，充分混匀。0.8%琼脂糖凝胶电泳，电泳结束后取胶紫外灯下观察照相。切下磷酸化条带，尽量使其体积接近 250 μL，将其放入一个 1.5 mL 带有刻度的离心管中，95 ℃加热至胶溶解。取 175 μL 热琼脂糖，与 75 μL 凝胶稳定溶液、100 μL 冰醋酸和 150 μL 双蒸水混匀。取 500 μL 置于小杯中。570 nm 比色，空白对照为液体琼脂糖。根据 Lamber-Beer 定律：A=εBC [式中：A 为样品的吸光度，ε 为摩尔吸光系数（L/mol·cm），B 为液层的厚度（比色皿的宽度），C 为 PepTagC1 短肽浓度（mol/L）]，计算摩尔吸光系数，并以此求得各样品中磷酸化 C1 肽含量。结果以 units/mL 表示（指每分钟每毫升转移到底物的 nmol 磷酸的数量，即单位酶的活性）。

4. 统计学处理　数据以均数±标准差（$\bar{x}\pm s$）表示，组间比较采用单因素方差分析，用四川大学华西医学院 PEMS 3.1 统计软件进行统计。

（二）结果

1. 各组 PKC 活性比较　含药血清对照组、空白血清对照组 PKC 活性与空白组比较，无统计学意义（$P>0.05$）。H/R 组 PKC 活性最低，与其余各组比较，差异有统计学（$P<0.01$）。HPC 组、加味丹参饮预处理组 PKC 活性最高（$P<0.01$）。（表 2－9）

表 2－9　各组 PKC 活性比较（$\bar{x}\pm s$）

组别	n	PKC 活性/（units/mL）
空白组	6	1.8±0.39[1)]
空白血清对照组	6	1.51±0.31[1)]

续表

组别	n	PKC 活性/（units/mL）
含药血清对照组	6	1.55±0.46[1)]
H/R 组	6	0.92±0.32
HPC 组	6	4.59±0.55[1)2)]
加味丹参饮预处理组	6	4.58±0.30[1)2)]

与 H/R 组比较，1）$P<0.01$；与空白组、空白血清对照组、含药血清对照组比较，2）$P<0.01$

2. 各组细胞存活率、LDH 及 CK 活性比较　H/R 组细胞存活率、LDH 及 CK 活性最低，与其余各组比较有统计学意义（$P<0.01$）。空白组、空白血清对照组、含药血清对照组、H/R 组、HPC 组组间比较，细胞存活率、LDH 及 CK 活性无统计学意义（$P>0.05$）。（表 2-10）

表 2-10　各组细胞存活率、LDH 及 CK 活性比较（$\bar{x}\pm s$）

组别	n	细胞存活率/%	LDH/（U/L）	CK/（U/L）
空白组	6	95.17±1.17[1)]	580.78±79.83[1)]	5.87±1.10[1)]
空白血清对照组	6	94.50±1.38[1)]	596.00±84.88[1)]	5.98±1.05[1)]
含药血清对照组	6	94.67±1.03[1)]	600.02±44.30[1)]	6.05±1.09[1)]
H/R 组	6	57.00±2.97	569.68±252.73	92.67±1.31
HPC 组	6	92.67±1.21[1)]	585.20±51.24[1)]	6.18±1.12[1)]
加味丹参饮预处理组	6	92.83±1.94[1)]	593.95±32.04[1)]	6.28±1.22[1)]

与 H/R 组比较，1）$P<0.01$

3. 各组电泳结果　加味丹参饮预处理组和 HPC 组 PKC 表达较其余各组高。

（三）讨论

心肌预先反复短暂缺血后，可增强对后续较长时间缺血的耐受性，称缺血预处理，是一种内源性机体保护机制。缺血预处理对心肌的保护作用分为两个时期。EPC 于缺血预处理后即刻出现，1～3 h 逐渐消失，DPC 于缺血预适应后十几小时开始出现，于 24 h 后达到高峰，往往持续 72～96 h。虽然 EPC 也有心脏保护作用，但其作用时间窗较窄，必须在缺血再灌注损伤前短时间内给予，故临床可操作性不强；相反，DPC 作用时间跨度较大，在临床运用时更有可行性和便利性，因此更具实用价值和开发意义。缺血预处理是一种强有力的心肌保护因素，但它毕竟是一种损伤性的过程，且由于缺血时最佳时间、安全时限及体质差异等问题使其临床应用受限制。因此，探讨药物预处理对缺血再灌注损伤心肌的保护已成为研究的热点之一。由于中药效果明显、毒副反应较小等优点，更具有良好的临床应用前景。

加味丹参饮在丹参饮基础上化裁而成。因加味丹参饮主要用于治疗缺血性心脏疾病，病位在心不在胃，故去原方之砂仁，加川芎、赤芍、当归等药。前期临床与实验研究已表明，加味丹参饮对冠心病患者有较好降脂作用，对家兔食饵性动脉粥样硬化具有显著的防治作用，并具有模拟缺血预处理样的心肌保护作用。由于在细胞培养中缺氧/复氧更具有可操作性，且缺氧/复氧的效果与缺血再灌注相似，因此在细胞培养中常用缺氧/复氧模型来代替缺血再灌注。心肌缺血损伤时，细胞膜完整性受破坏，CK，LDH 外漏。因此，检测 CK，LDH 活性可反映心肌细胞受损程度。本实验结果表明缺氧/复氧可导致心肌细胞损伤，LDH、CK 大量外漏，加味丹参饮预处理有延迟保护作用，能防止缺氧/复氧心肌细胞存活率降低，减少心肌细胞 LDH，CK 外漏。

PKC 是一种 Ca^{2+} 和磷脂依赖的蛋白激酶，已被广泛认同为 IPC 的信号传导级联过程中共同通路。内源性生物活性物质启动 PKC 的激活并转位，是 IPC 细胞保护的关键环节。从实验结果可以看出，

HPC 组、加味丹参饮预处理组 PKC 明显高于其他组（$P<0.01$）。说明加味丹参饮预处理可通过激活 PKC 的细胞信号转导通路而发挥延迟保护作用。

〔王庆高 黄政德 肖 健 刘 靖 祝美珍〕

参考文献

[1] 徐叔云，卞如濂．药理实验方法学［M］．第 2 版．北京：人民卫生出版社，2002：45.

[2] 刘建文．药理实验方法学新技术与新方法［M］．北京：化学工业出版社，2003：258.

[3] 潘启超，胥彬．肿瘤药理学与化学治疗学［M］．郑州：河南医科大学出版社，2000：783.

[4] 朱方，马宁．缺血预处理保护心肌作用的分子生物学机制［J］．心血管病学进展，1998（04）：26－29.

[5] 黄政德，张玉生，葛金文．加味丹参饮对家兔动脉粥样硬化形成影响的研究［J］．湖南中医学院学报，2002（04）：4－6，20.

[6] 黄政德，葛金文，张玉生．加味丹参饮对家兔缺血再灌注损伤心肌延迟保护作用的研究［J］．湖南中医杂志，2003（06）：52－53.

第二节 加味丹参饮抑制心肌细胞凋亡

一、加味丹参饮结合 miR-21 对缺血再灌注损伤心肌细胞的影响研究

《中国心血管病报告 2017》指出，预计到 2030 年以后，冠心病有可能成为人类死亡的首位原因，严重危害人类的健康，因此，积极有效地防治冠心病尤为重要。冠心病的主要症状是心绞痛，主要是由心肌缺血、缺氧引起的发作性胸痛或胸部不适。心肌缺血再灌注损伤的分子机制是非常复杂的，包括氧化应激、细胞内 Ca^{2+} 超载、再灌注后生理 pH 的不稳定、线粒体通透性增加导致的炎症加重等等都可以引发缺血再灌注损伤（ischemia/reperfusion injury，IRI）。

微小 RNA（microRNA，miRNA）广泛参与调控多种细胞功能，是一类高度保守的长度为 18～25 个核苷酸的单链非编码 RNA，通过多种机制（如 mRNA 切割和翻译抑制）参与功能基因的转录后调控。其中，miRNA-21（miR-21）表现出抗凋亡作用，在心、肾等组织中的抗凋亡作用更为明显。最新研究发现，miR-21 在缓解心肌梗死、心肌缺血再灌注等多种心血管疾病中发挥积极作用。目前 miR-21 联合中医药治疗心肌 IRI 的报道较少。本研究将通过在心肌细胞中转染 miR-21 促进其表达，并与加味丹参饮含药血清共孵育，以进一步研究加味丹参饮对心肌细胞的保护机制。

（一）材料与方法

1. 研究对象　H9C2 心肌细胞购于中国科学院细胞库；SD 大鼠，♂，8～10 周，体重（200±20）g，40 只，湖南中医药大学实验动物中心提供，许可证号：SCXK（湘）2016－0002。

2. 试剂和药物　胰酶，DMEM，胎牛血清，青霉素链霉素双抗，均购于 GIBCO；加味丹参饮（Jia Wei Dan Shen Yin，JWDSY），购于湖南中医药大学第一附属医院药剂科；MTT（货号：PAB180013）购自 bioswamp 公司；大鼠心肌肌钙蛋白 I（cTNI）检测试剂盒（货号：RA20647）购自 bioswamp 公司；AnnexinVPE/7 AAD 凋亡检测试剂盒（货号：559763）购自 BD 公司；PTEN 兔单克隆抗体、Akt 兔单克隆抗体均购于 Abcam 公司；反转录试剂盒、荧光定量试剂盒，购于东洋纺生物科技有限公司；pGC-FU-microRNA-21-GFP 载体购于上海吉凯基因化学有限公司；感染试剂 Polyethyleni mine（PEI）购自 Polysciences；TR-Izol 提取总 RNA 试剂购于 Invitrogen；感受态细胞购于北京庄盟。

3. 仪器　多功能酶标仪（瑞士 Tecan 公司产品）；荧光定量 PCR 仪（美国 Applied Biosystems 公司产品）；凝胶成像仪（美国 Amersham Imager 公司产品）；电子显微镜（德国蔡司公司）；二氧化碳培养箱（美国赛默飞世尔公司）。

4. 实验方法

（1）慢病毒表达载体构建：采用直接合成的方法获得目的基因序列（TGTACCACCTTGTCGGG-TAGCTTATCAGACTGATGTTGACTGTTGAATCTCATGGCAACAGCAGTCGATGGGCTGTCTGACATTTTGGTATC），上下游分别加酶切位点 Xba I、BamH I。将载体经双酶切后，在 T4 DNA 连接酶作用下，与双链 DNA oligo 于 4 ℃ 12 h 连接反应制备克隆连接液，转化 stlb3 感受态细胞后进行阳性克隆 PCR 鉴定。

（2）病毒包装稳定转染：细胞 293T 细胞密度为 5×10^8 cells/孔，接种于 D60 mm 培养皿中，37 ℃、5% CO_2 培养箱内培养。质粒与 PEI 转染试剂 1∶3 且加入 200 μL 培养基（DMEM+10% FBS，无双抗）混合均匀，室温下温育 10 min。期间 293T 细胞换液（DMEM＋10%FBS，无双抗），再取 200 μL 培养基（DMEM+10% FBS，无双抗）与上述质粒混合物混匀，将质粒混合液滴入 293T 细胞的培养液中，混匀，于 37 ℃、5% CO_2 细胞培养箱中培养。培养 8 h 后倒去含有感染混合物的培养基，换入正常培养基（DMEM+10% FBS+1%双抗）于 37 ℃、5% CO_2 培养箱内继续培养，48 h 和 72 h 收集感染后 293T 细胞上清液，0.45 μm 滤器过滤上清液即病毒，收集好的病毒感染 H9C2 细胞。

（3）H9C2 心肌细胞 IRI 模型的建立：H9C2 心肌细胞于不含抗生素及血清的 DMEM 培养基中培养，置于 37 ℃，CO_2—O_2—N_2（3∶2∶95）缺氧环境细胞培养箱中培养 10 h，然后再于 O_2—CO_2（95∶5）有氧正常环境培养箱中培养 2 h，随后将细胞取出进行后续实验。

（4）含药血清的制备取：40 只 SD 大鼠随机分为空白组和药物组，分别灌胃用以制备空白血清和药物血清。药物组用加味丹参饮灌胃获得含药血清，5.94 g/kg，每日 2 次，连续灌胃 3 d。空白组用等量生理盐水灌胃获得空白血清。均于最后 1 次给药后 1 h，无菌条件下，真空采血管腹主动脉取血，分离血清冷冻备用。

（5）实验分组：①空白组（Control）。正常 H9C2 心肌细胞。②模型组（Model group）。经 IRI 造模后的 H9C2 心肌细胞，与空白血清共孵育 24 h。③miR-21 组（miR-21group）。将 pGC-FU-microRNA-21-GFP 慢病毒载体转染入 H9C2 心肌细胞后进行 IRI 造模，加入空白血清共孵育 24 h。④JWDSY 组（JWDSY group）。将 pGC-FU-microRNA-21-GFP 慢病毒载体转染入 H9C2 心肌细胞后进行 IRI 造模，加入加味丹参饮含药血清共孵育 24 h。

（6）检测方法：电镜观察细胞超微结构的影响各组细胞于室温下以 PBS 清洗 2～3 次，4 ℃ 2 000 r/min 离心 15 min 手机细胞。用 2.5%戊二醛溶液固定 4 h；PBS 清洗，用 1%锇酸溶液处理 2 h；细胞移至 EP 管中，PBS 清洗，乙醇梯度脱水，再以丙酮、环氧树脂 812 包埋剂处理，半薄切片定位、超薄切片（厚度约 60 nm），经饱和醋酸铀溶液避光染色、水洗、烘干后再用枸橼酸铅避光染色，双蒸水洗去多余铅液，滤纸吸干后，于透射电子显微镜下观察心肌细胞超微结构并拍照。

ELISA 检测心肌损伤指标取各组大鼠腹主动脉血，装入离心管，离心机 3 000 r/min 离心 15 min 后，取血清置于 1.5 mL 离心管中。采用 ELISA 法检测 cTnI 水平。

流式细胞术检测心肌细胞凋亡各组细胞用不含 EDTA 的胰蛋白酶消化各组细胞并得到单细胞悬液，PBS 洗 2 次后，收集 $(1\sim5)\times10^5$ 个细胞，加入 500 μL 结合缓冲液悬浮细胞，之后分别加入 5 μL annexinV-FITC 及 5 μL PI 混匀，室温避光反应 5～15 min，流式细胞术检测细胞凋亡，具体操作步骤按说明书进行。

蛋白免疫印迹实验检测 PTEN、P-Akt 蛋白的表达量细胞蛋白提取后，经 BCA 蛋白浓度测定试剂盒测定蛋白浓度，凝胶电泳分离后将蛋白转移到 SDS-PAGE 膜上，5%脱脂奶粉封闭，进行一抗过夜孵育，再用辣根过氧化物酶偶联抗兔 IgG 进行二抗孵育，ECL 发光液进行显影分析。

（5）统计学处理：统计学分析采用 SPSS 17.0 统计软件进行数据处理，所得结果表示为 $\bar{x}\pm s$，两组间比较采用独立样本 t 检验，多组间比较采用 One-way ANOVA（单因素方差）分析。

（二）结果

1. 慢病毒感染 H9C2 细胞　在荧光显微镜下观察转染 48 h 后荧光表达情况，可以观察到绿色荧光，慢病毒载体成功转染 H9C2 细胞（图 2－20）。

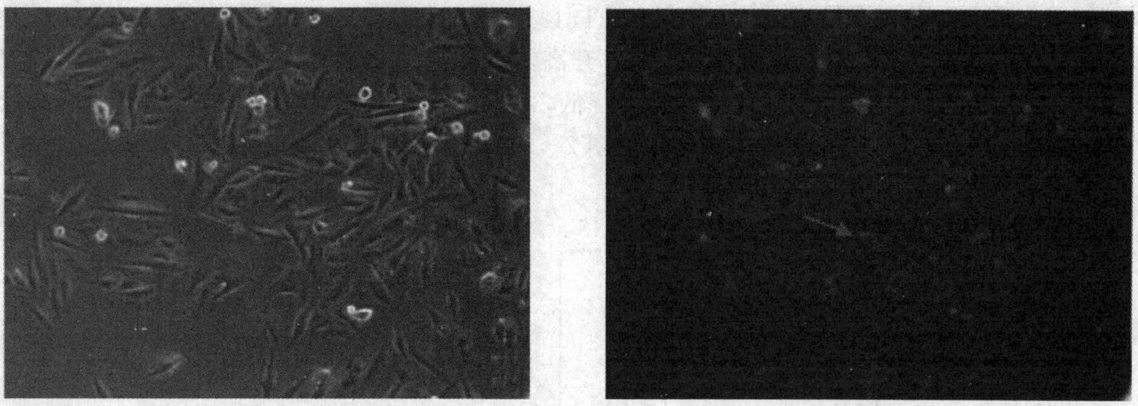

A　　B

图 2-20　感染慢病毒的 H9C2 细胞的绿色荧光信号（×40）

（H9C2 细胞贴壁形态由圆形变为柱长纺锤形和多边形，在荧光倒置显微镜下绿色荧光表达明显。）

2. miR-21 联合加味丹参饮对 H9C2 心肌细胞超微结构的影响　Fig2 透射电镜观察结果显示，空白组正常 H9C2 细胞的超微结构清晰，细胞膜完整，线粒体包膜完整，细胞结构正常。模型组细胞有明显损伤表现，造模成功，线粒体肿胀，空泡化，边界模糊不清；miR-21 组与模型组比较，细胞损伤有所减轻，JWDSY 组损伤减轻的程度更为明显，部分线粒体肿胀，细胞膜完整，大部分线粒体结构清晰，空泡化程度明显减轻，提示 miR-21 联合加味丹参饮对细胞 IRI 有明显的保护作用。

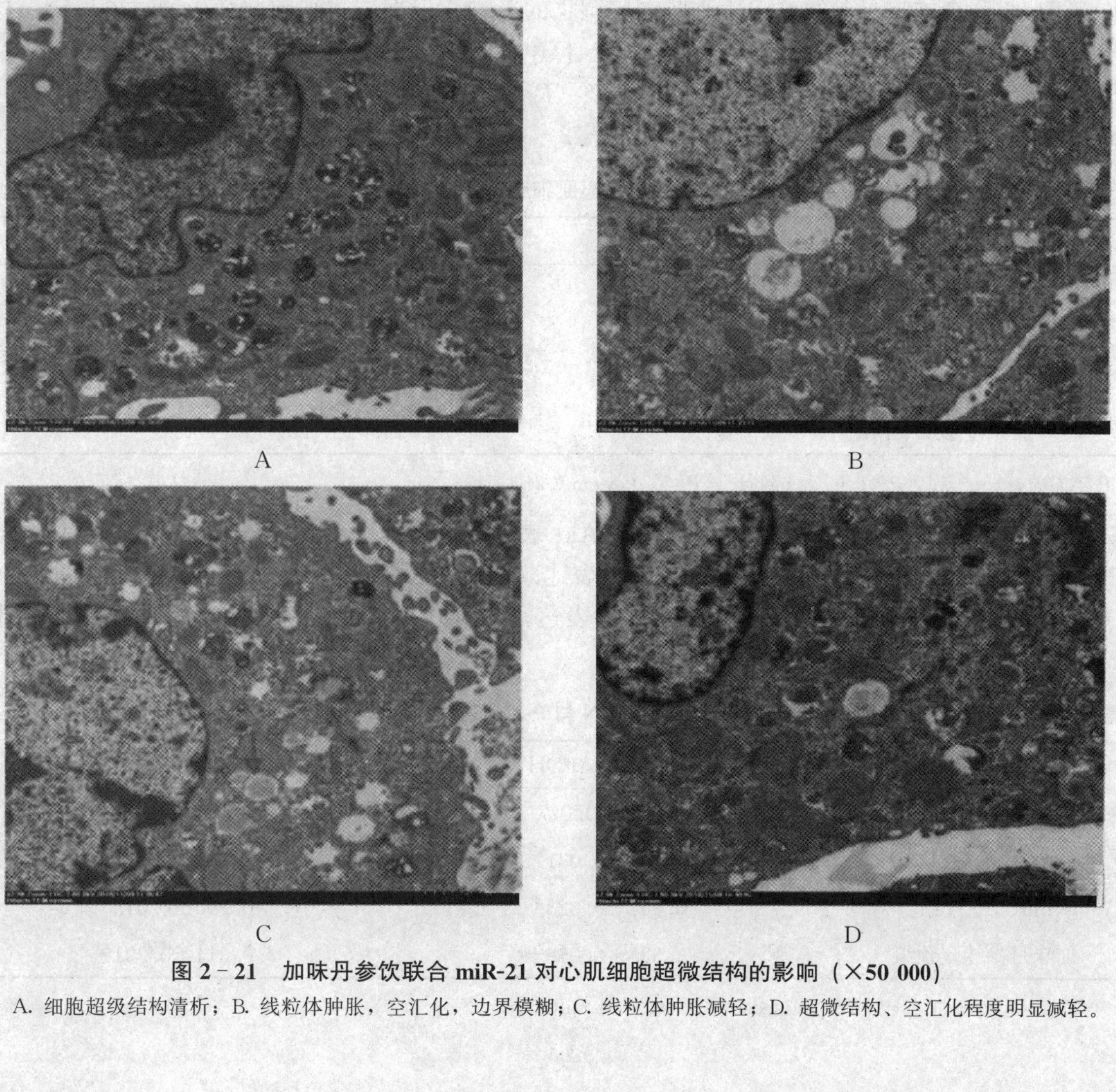

A　　B

C　　D

图 2-21　加味丹参饮联合 miR-21 对心肌细胞超微结构的影响（×50 000）

A. 细胞超级结构清析；B. 线粒体肿胀，空汇化，边界模糊；C. 线粒体肿胀减轻；D. 超微结构、空汇化程度明显减轻。

3. miR-21 联合加味丹参饮对 IRI 心肌细胞 cTnI 表达的影响 ELISA 法检测各组细胞 cTnI 表达，结果显示，与空白组比较，模型组细胞中 cTnI 升高，差异有统计学意义（$P<0.01$）；与模型组比较，miR-21 组和 JWDSY 组中细胞 cTnI 水平均降低，差异均有统计学意义（$P<0.01$），且 JWDSY 组 cTnI 降低更为明显。各组 cTnI 水平检测结果见图 2-22。

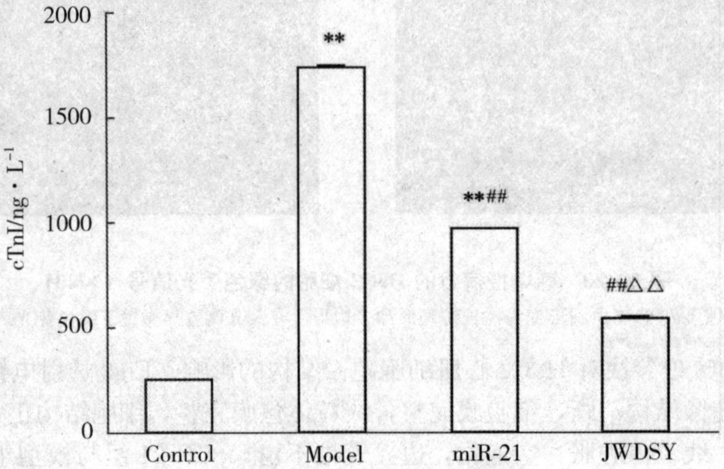

图 2-22 miR-21 联合加味丹参饮对心肌细胞 cTnI 表达的影响（$\bar{x}\pm s$，$n=3$）

**$P<0.01$ vs 对照；##$P<0.01$ vs 模型；△△$P<0.01$ vs miR-21。

4. miR-21 联合加味丹参饮对 IRI 心肌细胞凋亡的影响 根据流式细胞凋亡检测结果显示，与空白组比较，模型组细胞凋亡率明显升高，差异有统计学意义（$P<0.05$）；与模型组比较，miR-21 组和 JWDSY 组细胞凋亡率均下降，差异有统计学意义（$P<0.05$），且 JWDSY 组下降程度更为明显。各组细胞的凋亡情况见图 2-23，凋亡率检测结果见表 2-11。

表 2-11 miR-21 联合加味丹参饮对 IRI 心肌细胞凋亡率的影响（$\bar{x}\pm s$，$n=3$）

组别	凋亡率/%
对照组	2.56±0.13
模型组	36.79±2.16*
miRNA-21 组	26.43±1.10*#
加味丹参饮干预组	14.65±1.07△#*

*$P<0.05$ vs control；#$P<0.05$ vs model；△$P<0.05$ vs miR-21

5. miR-21 联合加味丹参饮对 PTEN 与 P-Akt 表达的影响 经 Western blot 分析，IRI 处理后 H9C2 细胞的 PTEN 蛋白表达增强，P-Akt 蛋白表达减弱，miR-21 组恢复这种异常表达，进而加入含药血清的 JWDSY 组，又进一步降低了 PTEN 的表达，同时升高了 P-Akt 的表达。差异具有统计学意义（$P<0.05$），见图 2-24，表 2-12。

表 2-12 miR-21 联合加味丹参饮对 PTEN 与 P-Akt 表达的影响（$\bar{x}\pm s$，$n=3$）

组别	PTEN/GAPDH	P-Akt/GAPDH
对照组	0.221±0.017	0.625±0.033
模型组	0.662±0.031*	0.343±0.027*
miRNA-21 组	0.461±0.023#	0.390±0.015#
加味丹参饮干预组	0.338±0.019△	0.511±0.021△

*$P<0.05$ vs control；#$P<0.05$ vs model；△$P<0.05$ vs miR-21。

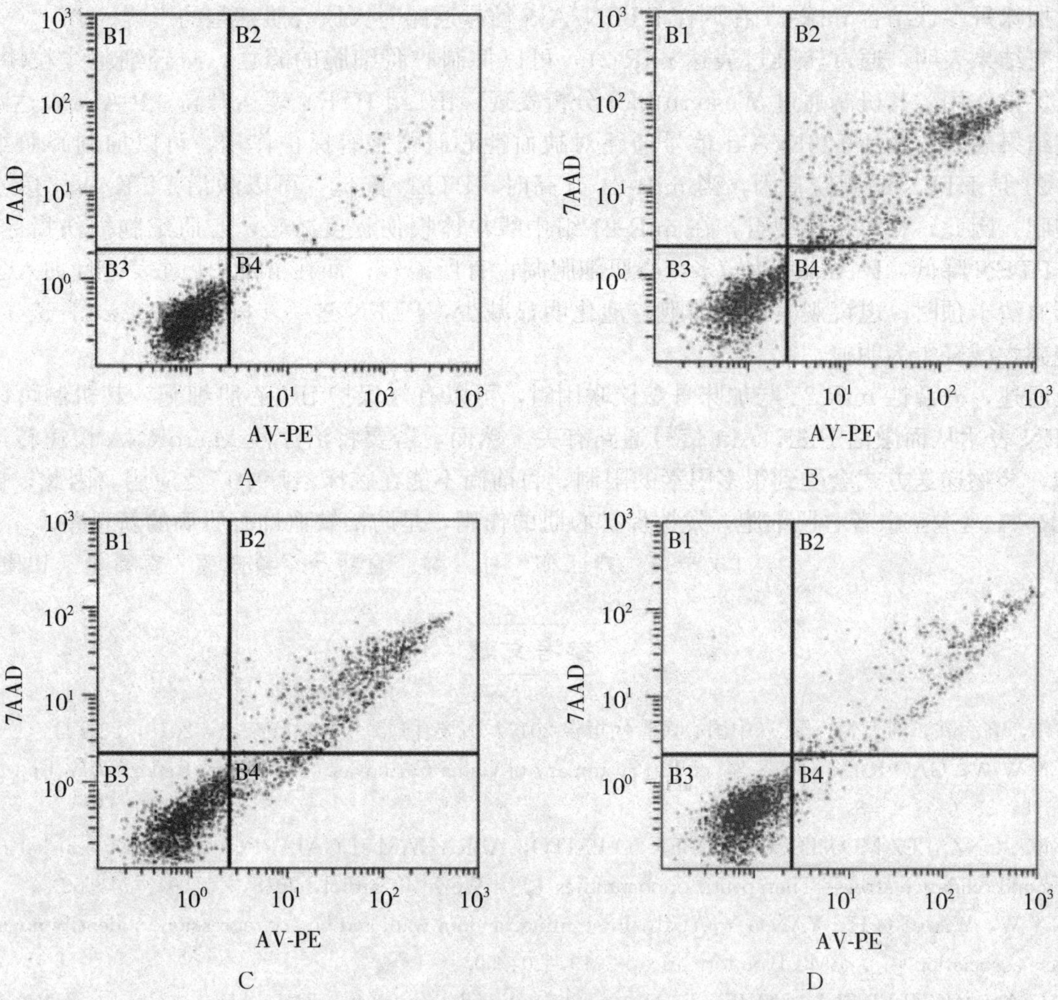

图 2-23　miR-21 联合加味丹参饮对心肌细胞凋亡的影响（$\bar{x}\pm s$，$n=3$）

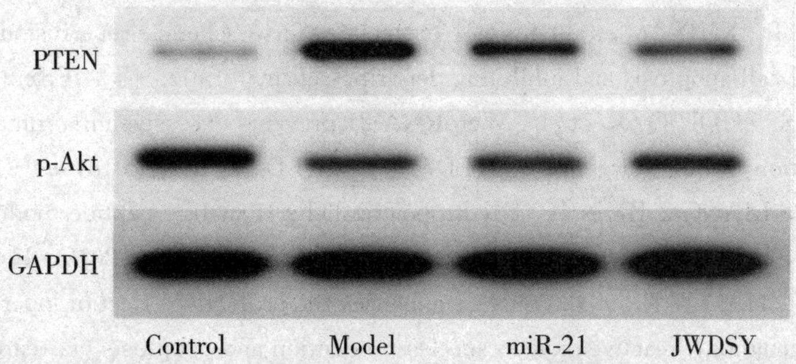

图 2-24　miR-21 联合加味丹参饮对 PTEN 和 P-Akt 表达的影响（$\bar{x}\pm s$，$n=3$）

（三）讨论

缺血性心肌病随着发病率逐年上升，如何有效防治一直是研究的热点，中医药对本病的防治有一定优势。加味丹参饮是湖南省名中医黄政德治疗缺血性心肌病的经验方，由清代陈念祖《时方歌括》中的丹参饮化裁而来。临床观察结果表明，加味丹参饮对冠心病心绞痛疗效显著，可以迅速缓解心前区疼痛的症状。实验表明加味丹参饮对 IRI 大鼠心肌有明显的延迟保护作用；其含药血清可通过增强细胞自噬对 IRI 心肌细胞发挥保护作用。

MicroRNA 广泛参与了体内多种生理、病理过程，可影响各类心血管疾病的发生、发展，如心肌肥大、心肌纤维化、心肌梗死等。miR-21 在心血管系统中高度表达，若其过表达可减轻缺血缺氧所导致的心肌细胞凋亡和损伤，是缓解心肌损伤以及治疗缺血性心脏病等心血管疾病的重要干预靶点。本研究即是探讨加味丹参饮结合 miR-21 在调控 PTEN/Akt 信号通路对大鼠心肌细胞的影响。

本研究结果表明，通过转染过表达 miR-21，可以抑制心肌细胞的凋亡，减轻细胞线粒体的损伤，对心肌有保护作用。其机制通过 Western blot 分析发现，IRI 组 PTEN 表达升高，P-Akt 表达减少。早期的研究结果表明，激活 PI3K/Akt 信号通路对缺血性心肌细胞有保护作用，可以抑制心肌细胞的凋亡。miR-21 是 PTEN 的调控基因，当 miR-21 升高时，PTEN 降低，可以激活 PI3K/Akt 信号通路保护心肌细胞。因此，相对于模型组，在 miR-21 组中线粒体损伤程度减轻，心肌细胞损伤指标 cTnI 漏出减少，PTEN 降低，P-Akt 表达增多，心肌细胞凋亡有所减轻，而在 miR-21 过表达且加入了加味丹参饮含药血清干预时，电镜观察可见细胞空泡化明显减少，PTEN 进一步降低，P-Akt 表达显著升高，心肌细胞凋亡减轻更为明显。

综上所述，外源性 miR-21 与加味丹参饮联用时，可以有效保护 IRI 心肌细胞，其机制可以是通过抑制 PTEN 表达从而激活 PI3K/Akt 信号通路有关。然而，若要将治疗性 MicroRNA 快速转运至患者心肌细胞，药物递送方式会受到很多因素的限制，目前尚不能在临床治疗中广泛应用。因此，探索如何将 MicroRNA 运送至患者心肌细胞，发挥保护心肌的作用，是防治缺血性心肌病的新思路。

〔吴若霞　李正阳　任　婷　童巧珍　黄政德　黄新艳　田雪飞〕

参考文献

[1] 陈伟伟，高润霖，刘力生，等.《中国心血管病报告 2017》概要 [J]. 中国循环杂志，2018，33 (1)：1-8.

[1] CHEN W W，GAO R L，LIU L S，et al. Su mmary of China Cardiovascular Disease Report 2017 [J]. Chin Circ J，2018，33 (1)：1-8.

[2] JAIME GONZÁLEZ-MONTERO，ROBERTO BRITO，ABRAHAM IJ GAJARDO，et al. Myocardial reperfusion injury and oxidative stress：Therapeutic opportunities [J]. World J Cardiol，2018，10 (9)：74-86.

[3] NIU Y W，WANG G H，YAN G Y，et al. Integrating random walk and binary regression to identify novel miRNA-disease association [J]. BMC Bioinformatics，2019，20：59.

[4] GRACJAN MICHLEWSKI，JAVIER F. Post-transcriptional control of miRNA biogenesis [J]. RNA，2019，25 (1)：1-16.

[5] SONG N N，ZHANG T，XU X L，et al. miR-21 protects against ischemia/reperfusion-induced acute kidney injury by preventing epithelial cell apoptosis and inhibiting dendritic cell maturation [J]. Front Physiol，2018，9：790.

[6] YANG L S，WANG B，ZHOU Q Q，et al. MicroRNA-21 prevents excessive infla mmation and cardiac dysfunction after myocardial infarction through targeting KBTBD7 [J]. Cell Death Dis，2018，9 (7)：769.

[7] HUANG S，LIN Y L，LIANG Z B，et al. Erythropoietin helix B surface peptide modulates miR-21/Atg12 axis to alleviates cardiomyocyte hypoxia-reoxygenation injury [J]. Am J Transl Res，2019，11 (4)：2422-30.

[8] SHEN H，YAO Z F，ZHAO W P，et al. miR-21 enhances the protective effect of loperamide on rat cardiomyocytes against hypoxia/reoxygenation，reactive oxygen species production and apoptosis via regulating Akap8 and Bard1 expression [J]. Exp Ther Med，2019，17 (2)：1312-20.

[9] 吴若霞，黄政德，谢雪姣，等. 黄政德教授治疗冠心病心绞痛临床经验 [J]. 湖南中医药大学学报，2015，35 (04)：33-35.

[9] WU R X，HUANG Z D，XIE X J，et al. Professor Huang Zhengde's clinical experience in treating coronary heart disease and angina [J]. J Hunan Univ Tradit Chin Med，2015，35 (4)：33-5.

[10] 任婷，饶春梅，成细华，等. 加味丹参饮对大鼠心肌缺血再灌注损伤 SSAT 活性的影响 [J]. 中国中医药信息杂志，2017，24 (07)：62-65.

[10] REN T，RAO C M，CHENG X H，et al. Effects of Jiawei Danshen Yin on SSAT activity in rats with myocardial ischemia-reperfusion injury [J]. Chin J Inf Tradit Chin Med，2017，24 (7)：62-5.

[11] 吴若霞，汪云鑫，陈辉，等. 加味丹参饮含药血清诱导 BMSCs 移植 IRI 大鼠对心肌 bFGF 的影响 [J]. 中国实验方剂学杂志，2013，19 (13)：238-242.

[11] WU R X, WANG Y X, CHEN H, et al. Effects of BMSCs transplantation into IRI rats induced by Jiawei Danshen Yin containing serum [J]. Chin J Exp Tradit Med Form, 2013, 19 (13): 238-42.

[12] 饶春梅，成细华，任婷，等. 加味丹参饮含药血清对缺氧/复氧 H9C2 心肌细胞自噬相关蛋白 LC3Ⅱ及 Beclin1 表达的影响 [J]. 中医杂志，2017，58（12）：1043-1048.

[12] RAO C M, CHENG X H, REN T, et al. Effect of serum containing Jiawei Danshen Yin on expression of autophagy-related protein LC3II and Beclin1 in hypoxic/reoxygenated H9C2 cardiomyocytes [J]. J Tradit Chin Med, 2017, 58 (12): 1043-8.

[13] 秦润禾，陶辉，倪世豪，等. microRNA-200b 下调 DNMT3A 的表达对 SD 大鼠心肌纤维化抑制作用的机制研究 [J]. 中国药理学通报，2018，34（10）：1465-1470.

[13] QIN R H, TAO H, NI S H, et al. The mechanism of down-regulation of DNMT3A expression on myocardial fibrosis in SD rats [J]. Chin Pharmacol Bull, 2018, 34 (10): 1465-70.

[14] 郭显，史承勇，王文生，等. 微 RNA-21 通过激活沉默信息调控因子 1 信号通路缓解多柔比星心肌毒性 [J]. 第二军医大学学报，2019，40（04）：386-393.

[14] GUO X, SHI C Y, WANG W S, et al. MicroRNA-21 alleviates doxorubicin myocardial toxicity by activating silent information regulator 1 signaling pathway [J]. Acad J Second Military Med Univ, 2019, 40 (4): 386-93.

[15] 吴若霞，李鑫辉，廖菁，等. 柴胡疏肝散联合 BMSCs 移植对 AMI 大鼠心肌细胞 PI3K/Akt、GSK-3β 信号通路的影响 [J]. 中医药导报，2015，21（15）：15-18，22.

[15] WU R X, LI X H, LIAO J, et al. Effects of Chaihu Shugan San combined with BMSCs transplantation on PI3K/Akt and GSK-3beta signaling pathways in myocardial cells of AMI rats [J]. Guid J Tradit Chin Med Pharm, 2015, 21 (15): 15-8, 22.

二、加味丹参饮对血瘀证家兔缺血再灌注损伤心肌细胞凋亡的影响

研究表明缺血再灌注损伤（IRI）的发生与心肌细胞凋亡密切相关，缺血的心肌和缺血后再灌注的心肌均有细胞凋亡发生，因此抑制细胞凋亡，改善心肌细胞的功能状态对于防治心肌 IRI，促进心肌细胞存活有重要意义。本研究建立了血瘀证心肌 IRI 模型，观察加味丹参饮对心肌 IRI 血瘀证兔炎症因子与心肌细胞凋亡的影响，以探讨加味丹参饮对心肌 IRI 保护作用机制。

（一）材料与方法

1. 材料

（1）动物：家兔 60 只，体重 1.5～2.5 kg，雌雄兼备。购自湖南中医药大学实验动物中心。许可证号：SYXK（湘）2003-0001。

（2）药物：加味丹参饮（丹参 20 g，檀香 6 g，赤芍 10 g，川芎 6 g，当归 6 g，红花 6 g，生地黄 12 g，黄芪 20 g 等），由湖南中医药大学第一附属医院制剂室提供，浸泡、煎煮、去渣，浓缩至药液浓度为含生药 1 g/mL，保存备用。丹参注射液，由正大青春宝药业有限公司，生产批号：国药准字 Z33020177，10 mL/支，1 mL 相当于丹参 1.5 g。

（3）仪器与试剂：小动物呼吸机，DW-2000 型，上海嘉鹏；双目显微镜，LEICA DM LB2 型，德国 LEICA 公司；医学图像分析系统，MIAS 型，北航公司；显微摄像系统，Motic B5 型，麦克奥迪实业集团公司；多道生理信号采集处理系统，RM-6280 型，成都仪器厂制造；放射免疫记数器，ac1500r 型，中国科技大学；细胞凋亡检测试剂盒，购于武汉博士德公司；血清 TNF-α 和 IL-2 试剂，购于北京科美东雅生物技术有限公司。

2. 方法

（1）动物：分组兔 60 只，随机分为 A、B、C、D、E、F6 组，每组 10 只。空白组（A）：与造模组同期注射等量生理盐水，同期开胸，冠脉穿线不结扎。血瘀证组（B）：血瘀证造模结束后第 2 d，开胸穿线不结扎。IRI 组（C）：血瘀证造模结束后第 2 d，开胸结扎冠状动脉 30 min，恢复冠状动脉血流 90 min。预处理组（D）：开胸结扎冠状动脉 5 min，再灌注 5 min，共反复 3 次，余同 C 组。丹参组（E）和加味丹参饮组（F）处理同 C 组。其中 D、E 和 F 组均在血瘀证造模结束后第 2 d 行上述处理。

（2）造模方法：建立血瘀证动物模型。于兔耳缘静脉缓慢注射去甲肾上腺素 0.1 mg/(kg·d) 连续 20 d，于造模第 1 d 同时静注牛血清白蛋白 250 mg/kg，间隔 10 d，再注射 1 次，共 2 次，以血流变学指标较空白组升高有差异，说明血瘀证动物模型成功。建立心肌缺血再灌注模型：血瘀证家兔用 25% 乌拉坦（4 mL/kg）麻醉后固定，记录标准Ⅱ导联心电图，气管切开，连接动物呼吸机。开胸暴露心脏，于左心耳下左冠状动脉前降支上 1/3 处穿线，在线两端各穿 1 结扎环以阻断冠状动脉血流。以心电图 ST 段出现弓背抬高为结扎成功，以 ST 段下降 1/2 为血流再灌注成功。

（3）给药剂量与方法：给药剂量按 60 kg 成人与动物体表面积换算，E 组于兔耳缘静脉给药，相当于生药含量 0.9 g/(kg·d) 在开胸前 3 d 开始静注丹参注射液 0.6 mL/(kg·d)，F 组灌胃给药，在开胸前 3 d 开始灌胃加味丹参饮 10 mL/(kg·d)，相当于生药含量 5.16 g/(kg·d)，A、B、C、D 组在开胸前 3 d 静脉注射等量的生理盐水。

（4）血清 TNF-α 和 IL-2 测定：各组在实验结束时颈动脉取血，血清 TNF-α 和 IL-2 测定采用放射免疫法，具体操作按试剂盒操作说明进行。

（5）心肌细胞凋亡检测：取空白组和血瘀证组左心室处心肌组织，其余各组取左心室缺血处心肌组织约 3 mm×3 mm×3 mm 大小，4% 多聚甲醛固定，梯度乙醇脱水，二甲苯透明，石蜡包埋；病理切片（4 μm 厚切片）。心肌细胞凋亡检测：①切片常规脱蜡至水；②新鲜配制 3% H_2O_2，室温处理 10 min，蒸馏水洗涤 2 min×3 次；③标本片加 0.1 M TBS 1∶200 新鲜稀释 Proteinase K 37 ℃消化 12 min，0.1 M TBS 洗 2 min×3 次；④标本片加标记缓冲液 20 μL/片，以保持切片湿润；按每张切片取 TdT 和 DIG-d-UTP 各 1 μL，加入 18 μL 标记缓冲液中，混匀；甩去多余液体后加标记液 20 μL/片，置于湿盒中 37 ℃标记 2 h；⑤0.01 M TBS 洗 2 min×3 次；⑥加封闭液 50 μL/片，室温 30 min，后甩掉封闭液，不洗；⑦用抗体稀释液 1∶100 稀释生物素化抗地高辛抗体，混匀后 50 μL/片加至标本片上，置于湿盒中 37 ℃反应 30 min，0.01 M TBS 洗 2 min×3 次；⑧取 1 mL 抗体稀释液加 SABC 10 μL，混匀后 50 μL/片加至切片。37 ℃反应 60 min，0.01 M TBS 洗 5 min×4 次；⑨DAB 显色，取 1 mL 蒸馏水，加试剂盒中 A、B、C 试剂各 1 滴，混匀后加至切片，室温显色，显微镜下观察结果，自来水冲洗；⑩苏木素轻度复染，0.1 M TBS 洗，蒸馏水洗，脱水，透明，封片，光学显微镜观察结果。阴性对照：上述步骤中不加 TdT 酶（加等量蒸馏水），余同上；阳性对照：已知阳性片作阳性对照；结果判定：细胞核中有棕黄色颗粒者为凋亡阳性细胞；图像分析：利用图像分析技术对阳性表达区域进行半定量分析，每张切片随机于×400 倍物镜下取 5 个视野，每组共 50 个视野，用彩色病理图像分析系统进行计数每个视野下凋亡阳性细胞个数，取其均值作为观察对象。

3. 统计学分析　计量资料数据采用“$\overline{x} \pm s$”表示，用 SPSS 11.50 版统计软件在计算机上进行统计，多组间两两比较用单因素方差分析，方差齐时，两两比较用 q 检验；方差不齐时用非参数检验。

（二）结果

1. 加味丹参饮对 IRI 血瘀证兔血清 TNF-α 和 IL-2 水平的影响　结果表明，缺血再灌注 C 组 TNF-α 和 IL-2 水平均升高，与 A 组和 B 组比较差异有统计学意义（$P<0.01$），E 和 F 组 TNF-α 和 IL-2 水平均降低，与 C 组比较差异有统计学意义（$P<0.05$ 或 $P<0.01$），预处理 D 组和 F 组比较差异无统计学意义（$P>0.05$），说明心肌 IRI 后血瘀证兔炎症因子水平明显升高，而加味丹参饮可明显降低炎症因子水平。结果表 2-13。

表 2-15　对心肌 IRI 血瘀证兔血清 TNF-α 和 IL-2 水平的影响（$\overline{x} \pm s$，$n=10$，ng/mL）

组别	药物剂量/（g/kg）	TNF-α	IL-2
A 组	—	1.21±0.67	2.56±0.51
B 组	—	1.32±0.37	2.66±0.67
C 组	—	2.92±0.36△△**	4.35±0.99△△**
D 组	—	1.96±0.38△△**▲▲	3.27±0.64△▲▲

续表

组别	药物剂量/（g/kg）	TNF-α	IL-2
E组	0.9	2.44±0.37△△▲#	3.35±0.66△*▲▲
F组	5.16	2.30±0.25△△**▲▲	3.64±0.42△△**▲

注：与A组比较△$P<0.05$，△△$P<0.01$；与B组比较*$P<0.05$，**$P<0.01$；与C组比较▲$P<0.05$，▲▲$P<0.01$；与D组比较#$P<0.05$。下表同。

2. 加味丹参饮对IRI血瘀证兔心肌细胞凋亡的影响　心肌细胞凋亡的细胞核中有棕黄色颗粒。与空白组A比较，B、C、D、E和F组心肌细胞凋亡均增高差异有统计学意义（$P<0.01$，$P<0.05$）；与血瘀证B组比较，C组心肌细胞凋亡明显增高差异有统计学意义（$P<0.05$），D、E和F组心肌细胞凋亡不同程度降低差异有统计学意义（$P<0.01$，$P<0.05$）；与缺血再灌注C组比较，D、E和F组心肌细胞凋亡均降低差异有统计学意义（$P<0.01$）；与D组比较，E组心肌细胞凋亡差异有统计学意义（$P<0.05$），F组心肌细胞凋亡差异无统计学意义。说明加味丹参饮可明显对抗心肌细胞凋亡，与预处理保护作用没有差别。结果见表2-14、图2-25。

表2-14　对心肌IRI血瘀证兔心肌细胞凋亡的影响（$\bar{x}\pm s$，$n=10$）

组别	药物剂量/（g/kg）	心肌细胞凋亡/（个/视野）
A组	—	124.3±25.91
B组	—	244.6±57.31△△
C组	—	292.6±28.78△△**
D组	—	163.3±38.40△**▲▲
E组	0.9	199.7±24.03△△*▲▲#
F组	5.16	179.6±50.11△△**▲▲

注：与A组比较△$P<0.05$，△△$P<0.01$；与B组比较*$P<0.05$，**$P<0.01$；与C组比较▲$P<0.05$，▲▲$P<0.01$；与D组比较#$P<0.05$。下表同。

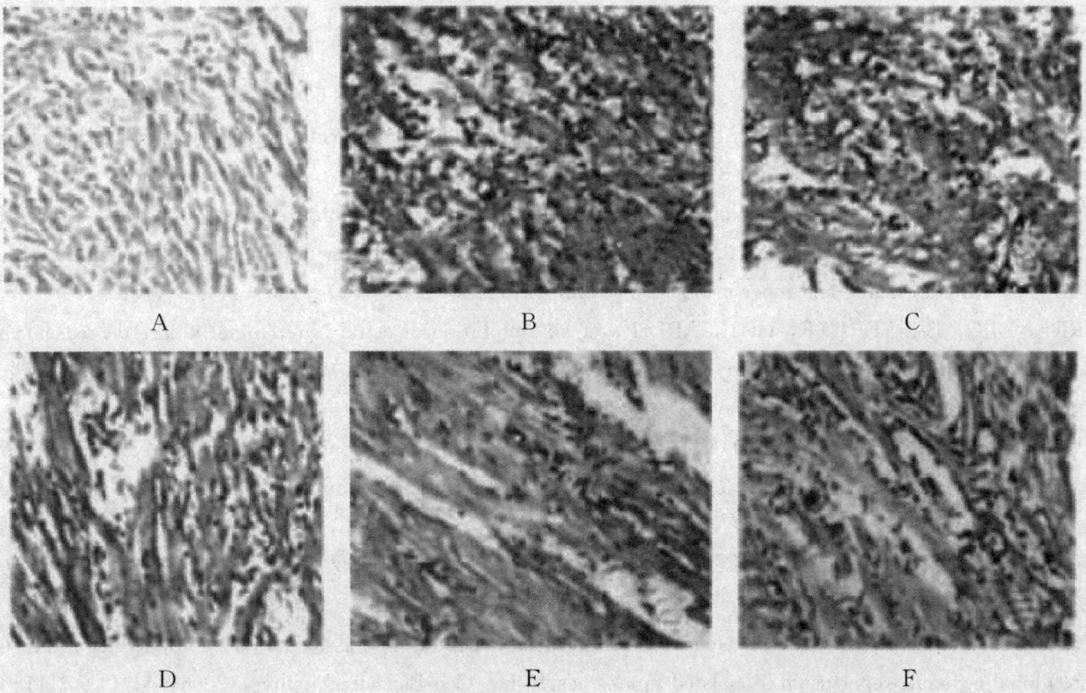

图2-25　加味丹参饮对心肌缺血再灌注损伤血瘀证兔心肌细胞凋亡影显微图（×400）

A. 空白组；B. 血瘀证组；C. IRI组；D. 预处理组；E. 丹参组；F. 加味丹参饮组。

（三）讨论

心肌 IRI 是冠心病的一个病理过程，冠心病相当于中医学中的胸痹心痛、真心痛和厥心痛等病证范畴，所以心肌 IRI 也归属上述病证范畴，中医理论认为，心肌 IRI 的病位在心，中医辨证多属气虚血瘀，本虚标实，临床大量研究表明绝大多数冠心病患者具有典型的血瘀证表现，因此本课题在血瘀证基础上，建立 IRI 模型应用加味丹参饮处理，该组方具有益气活血，通络止痛作用。

细胞凋亡是由细胞凋亡相关基因直接控制，受细胞外信号影响的一种细胞死亡形式。McMillin 等报道，心肌磷脂（cardiolipin，CL）的合成和分解过程在维持线粒体结构、功能及细胞存活方面起关键作用，CL 与细胞色素 C（cyto C）之间的相互作用是凋亡的起始步骤。Liu 等在兔的缺血再灌注模型中发现高脂兔中，MAPK 家族的抗凋亡激酶 ERK1/2 的活性降低，而 p38 的活性增高，Ferrandi C 研究表明 JNK 信号路径参与了缺血后心肌细胞的凋亡过程。陈铎葆等研究红花黄素预处理可以通过抑制核因子 κappaB（NF-κB）活性，下调 Bax 基因蛋白表达，上调 Bcl-2 基因蛋白表达；在缺血再灌注的动物模型中发现心肌细胞凋亡数量明显增加，同时伴有 Fas 水平的明显增加。据研究心肌细胞凋亡过程中伴有 NF-κB 的活化，张波等在探讨 NF-κB 在心肌早期 IRI 中的作用时，应用二硫代氨基甲酸吡咯烷（PDTC）NF-κB 抑制剂，结果 PDTC 可以抑制 NF-κB 活性，减少再灌注后心肌细胞凋亡。研究表明心肌 IRI 是炎症反应过程，炎症细胞因子可活化 NF-κB，导致最初的炎症信号进一步放大，炎症因子可与黏附分子相互作用而加重心肌细胞凋亡。本课题前期研究显示，心肌 IRI 后，黏附分子蛋白表达增高，加味丹参饮可以降低黏附分子蛋白表达。

本研究观察到在家兔心肌 IRI 后心肌细胞凋亡数明显增高，炎症因子水平升高，与空白 A 组比较差异显著（$P<0.01$，$P<0.05$），加味丹参饮组可以降低 IRI 兔炎症因子水平，抑制心肌细胞凋亡，与缺血再灌注 C 组比较差异显著（$P<0.01$，$P<0.05$），加味丹参饮组方中，丹参、红花、川芎有抑制心肌细胞凋亡，下调 Bax 基因蛋白表达，上调 Bcl-2 基因蛋白表达作用。本课题前期研究表明加味丹参饮可以抑制 NF-κB 信号通路活化。分析加味丹参饮抗心肌细胞凋亡机制，可能与抑制炎症因子水平，抑制 NF-κB 信号通路活化，从而抑制细胞凋亡，进而达到心肌损伤的保护作用。

〔李鑫辉　黄政德　喻　嵘　田雪飞〕

参考文献

[1] SCARABELLI T M，KNIGHT R，STEPHANOU A，et al. Clinical implications of apoptosis in ischemic myocardium [J]. Curr Probl Cardiol，2006，31 (3)：181 - 264.

[2] MCMILIN J B，DOWHANW. Cardiolipin and apoptosis [J]. Biochim Biophys Acta，2002，1585 (223)：97 - 107.

[3] LIU H R，TAO L，GAO E H，et al. Anti-apoptotic effects of rosiglitazone in hypercholesterolemic rabbits subjected to myocardial isehemia and reperfusion [J]. Cardiovase Res，2004 (62)：135 - 144.

[4] FERRANDI C，BALLERIO R，GAILLARD P，et al. Inhibition of c-Jun N-ter minal kinase decreases cardiomyocyte apoptosis and infarct size after myocardial ischemia and reperfusion in anaesthetized rats [J]. Br J Pharmacol，2004，142 (6)：953 - 960.

[5] JACOB RAPHAEL，SUZAN ABEDAT. Volatile Anesthetic Preconditioning Attenuates Myocardial Apoptosis in Rabbits after Regional Ischemia and Reperfusion via Akt Signaling and Modulation of Bcl-2 Family Proteins [J]. J. Pharmacol. Exp. Ther，2006 (318)：186 - 194.

[6] 陈铎葆，赵辉，张雷，等. 红花黄素预处理对缺血再灌注大鼠心肌细胞凋亡的影响 [J]. 现代中药研究与实践，2005 (05)：24 - 26.

[7] TEKIN D，XI L，KUKREJA R C. Genetic deletion of fas receptors or Fas ligands does not reduce infarct size after acute global ischemia-reperfusion in isolated mouse heart [J]. Cell Biochem Biophys，2006，44 (1)：111 - 117.

[8] YEH C H，CHEN T R，WU Y C，et al. Inh ibition of NF-kappa B activation with curcum in attenuates plasma inf-la mmatory cytok insurge and cardiomyocytic apopto sis following cardiac ischemia reperfusion [J]. J Surg Res，

2005，125（1）：109－116.
［9］张波，王志农，王军，等．核因子 kappaB 在早期心肌缺血再灌注损伤中的作用［J］．中华实验外科杂志，2004（09）：20－22.
［10］DIETRICH ROTHENBACHER，SYLVIA MÜLLER-SCHOLZE，CHRISTIAN HERDER，et al. Differential Expression of Chemokines，Risk of Stable Coronary Heart Disease，and Correlation with Established Cardiovascular Risk Markers［J］．Arteriosclerosis，Thrombosis，and ascular Biology，2006，26（1）：194－199.
［11］黄政德，李鑫辉，张少泉，等．益气活血法对血瘀证兔缺血再灌注心肌细胞核因子 κB 蛋白表达影响［J］．中华中医药学刊，2008（08）：1629－1631.

三、加味丹参饮对血瘀证兔心肌缺血再灌注损伤的影响

缺血性心脏病是一种严重危害人类健康的常见疾病，其基本的治疗原则是恢复血流再灌，但心肌恢复血流再灌时，心肌损伤反又加重，人们称这种现象为心肌缺血再灌注损伤（IRI）。随着治疗缺血性心脏病的新技术、新疗法在临床的发展，IRI 出现概率更大，因而防治 IRI 尤显重要。近年来，应用中药干预防治 IRI 已成为研究的热点，本实验采用血瘀证兔心肌 IRI 模型，观察加味丹参饮对血瘀证兔心肌 IRI 时心肌酶、心肌细胞凋亡及心肌细胞超微结构的影响，以进一步探讨其对心肌 IRI 保护作用机制。

（一）实验材料

1. 动物　家兔 60 只，体重 1.5～2.5 kg，雌雄兼用，购自湖南中医药大学实验动物中心，许可证号：SYXK（湘）2003－0001。

2. 药物　加味丹参饮由丹参 20 g、檀香 6 g、赤芍 10 g、川芎 6 g、当归 6 g、红花 6 g、生地黄 12 g、黄芪 20 g 等组成，药材由湖南中医药大学第一附属医院制剂室提供，浸泡、煎煮、去渣，浓缩至药液浓度为含原药材 1 g/mL，保存备用。丹参注射液，正大青春宝药业有限公司，国药准字 Z33020177，10 mL/支。

3. 仪器与试剂　小动物呼吸机，DW－2000 型，上海嘉鹏；全自动生化分析仪，CL－7200 型，日本岛津；透射电镜，H－600（7500），日本日立公司；双目显微镜，LEICA DM LB2 型，德国 LEICA 公司；医学图像分析系统，MIAS 型，北航公司。乳酸脱氢酶（LDH）和肌酸激酶同工酶（CK-MB）试剂，北京九强生物技术有限公司；细胞凋亡检测试剂盒，购于武汉博士德公司。

（二）实验方法

1. 分组　家兔 60 只，随机分为 6 组，每组 10 只。空白组（A 组）：与造模动物同期注射等量生理盐水，同期开胸，冠状动脉穿线不结扎。血瘀证组（B 组）：血瘀证造模结束后第 2 d，开胸穿线不结扎。IRI 组（C 组）：血瘀证造模结束后第 2 d，开胸结扎冠状动脉 30 min，恢复冠状动脉血流 90 min。预处理组（D 组）：血瘀证造模结束后第 2 d，开胸结扎冠状动脉 5 min，再灌注 5 min，反复 3 次。余同 C 组；丹参组（E 组）和加味丹参饮组（F 组）处理同 C 组。

2. 造模　①血瘀证动物模型：于兔耳缘静脉缓慢注射去甲肾上腺素 0.1 mg/(kg · d)，连续 20 d，于造模第 1 d 同时静注牛血清白蛋白 250 mg/kg，间隔 10 d，再注射 1 次，共 2 次，以血流变学指标较空白组升高为标准，判定血瘀证动物模型成功。②心肌 IRI 模型：血瘀证家兔用 25% 乌拉坦（4 mL/kg）麻醉后固定，记录标准Ⅱ导联心电图。气管切开，连接动物呼吸机。开胸暴露心脏，于左心耳下左冠状动脉前降支上 1/3 处穿线，在线两段各穿一结扎环以阻断冠状动脉血流。以心电图 ST 段出现弓背抬高为结扎成功，以 ST 段下降 1/2 为血流再灌注成功。

3. 给药　给药剂量根据成人的临床剂量，按动物的体表面积换算。E 组于兔耳缘静脉给药，在开胸前 3 d 开始静注丹参注射液 0.6 mL/(kg · d)；F 组灌胃给药，在开胸前 3 d 开始灌胃加味丹参饮 10 mL/(kg · d)，相当于原药材 5.16 g/(kg · d)。E、F 组用药 3 d，1 次/d，A、B、C、D 组在开胸前 3 d 灌胃等体积的生理盐水。

4. 心肌酶指标检测　各组在实验结束时颈动脉取血，测定 LDH 和 CK-MB，用岛津全自动生化分析仪，湖南中医药大学第一附属医院检验科测定。

5. 心肌细胞凋亡检测　在实验结束时，取A组和B组左心室处心肌组织，其余各组取左心室缺血处心肌组织约3 mm×3 mm×3 mm大小，4%多聚甲醛固定，梯度酒精脱水，二甲苯透明，石蜡包埋；病理切片。采用末端探针标记法检测，按博士德生物工程有限公司提供的细胞凋亡试剂盒说明书操作。结果判定：细胞核中有棕黄色颗粒者为凋亡阳性细胞；图像分析：利用图像分析技术对阳性表达区域进行半定量分析，每张切片随机于×400倍物镜下取5个视野，每组共50个视野，用彩色病理图像分析系统进行计数每个视野下凋亡阳性细胞个数，取其均值作为观察对象。

6. 心肌细胞超微结构观察　取B、C、F组左心室缺血处心肌组织；用2.5%的戊二醛固定24 h以上，梯度脱水，包埋成块；电子染色，透射电镜观察、照片。

（三）统计学方法

计量资料数据用$\bar{x}\pm s$表示，用SPSS 11.50统计软件在计算机上进行统计。多组间两两比较用方差分析，方差齐时，两两比较用q检验；方差不齐时用非参数检验。

（四）结果

1. 对心肌缺血再灌注损伤血瘀证兔心肌酶的影响（表2-15）

表2-15　各组兔LDH、CK-MB比较（$\bar{x}\pm s$，U/L）

组别	只数	LDH	CK-MB
A组	10	145.38±55.11	466.75±283.95
B组	10	168.75± 84.44	502.88±262.84
C组	10	418.63±123.15△△**	1 088.00±155.47△△**
D组	10	262.63±76.91△▲▲	539.13±171.28▲▲
E组	10	289.88±188.85△*▲	744.88±243.31△△▲▲*#
F组	10	244.00±103.11▲▲	752.00±119.11△*▲▲

注：与A组比较，△$P<0.05$，△△$P<0.01$；与B组比较，*$P<0.05$，**$P<0.01$；与C组比较，▲$P<0.05$，▲▲$P<0.01$；与D组比较，#$P<0.05$。

2. 对心肌缺血再灌注损伤血瘀证兔心肌细胞超微结构的影响　心肌细胞超微结构观察显示，A组和B组：肌纤维轻度溶解、排列大致整齐，心肌细胞轻度水肿，线粒体轻度肿胀，肌浆网扩张，核膜结构模糊，细胞核内物质分布基本均匀，少数心肌细胞核溶解。C组：心肌纤维断裂，坏死，心肌细胞水肿明显，线粒体明显肿胀，基质透亮明显加重，嵴明显减少甚至消失，伴空泡样形成，肌浆网明显扩张，细胞核染色体固缩，核形不规则，核碎裂。E、F、D组：心肌纤维排列基本整齐，肌丝清晰，心肌细胞内轻度水肿，线粒体基本完整、嵴清晰、无空泡形成，少数线粒体轻度肿胀，肌浆网未见扩张，核膜基本完整，细胞核内物质分布均匀，无核裂解及固缩现象，3组之间无明显结构变化。

3. 对心肌缺血再灌注损伤血瘀证兔心肌细胞凋亡的影响（表2-16）

表2-16　各组兔心肌细胞凋亡数目比较（$\bar{x}\pm s$，个/视野）

组别	n	凋亡细胞数
A组	50	124.3±25.91
B组	50	244.6±57.31△△
C组	50	292.6±28.78△△**
D组	50	163.3±38.40△**▲▲
E组	50	199.7±24.03△△*▲▲#
F组	50	179.6±50.11△△**▲▲

注：与A组比较，△$P<0.05$，△△$P<0.01$；与B组比较，*$P<0.05$，**$P<0.01$；与C组比较，▲$P<0.05$，▲▲$P<0.01$；与D组比较，#$P<0.05$。

（五）讨论

心肌 IRI 是冠心病的一个病理过程，中医学虽然没有心肌 IRI 这一病名，但根据其病变部位和临床表现，应属于“胸痹心痛”“真心痛”等范畴。中医辨证多属气虚血瘀，本虚标实之证。加味丹参饮主要用于治疗缺血性心脏病，病位在心不在胃，故去原方砂仁，加川芎、赤芍、当归、红花、生地黄、黄芪等药。黄芪补气培元，重用丹参，专入血分，内达脏腑而化瘀滞，檀香善行气化滞，生地黄、当归扶正濡养治本，全方益气活血、通络止痛。本研究在血瘀证基础上，建立 IRI 模型，把西医辨病与中医辨证相结合，以病、证、方药有机结合研究加味丹参饮对血瘀证兔 IRI 心肌保护作用机制。

在心肌得到血液再灌注后，不仅功能未得到恢复，反而使心肌损伤加重。王氏等观察重组人脑利钠肽对大鼠实验性 IRI 的保护作用，结果与假手术组比较，模型组的心肌梗死面积及心肌酶活性均明显升高。心肌酶在正常生理状况下广泛存在于心肌细胞中，在心肌缺血后由于心肌细胞损伤，细胞膜通透性增加，使细胞内酶大量释放入血液。本实验中，血瘀证兔心肌 IRI 后，LDH 和 CK-MB 水平明显提高，而加味丹参饮能使心肌 IRI 升高的 LDH 和 CK-MB 水平明显下降，说明加味丹参饮能有效减少心肌酶外漏，从而对心肌损伤起到保护作用。

心肌 IRI 的发生与细胞凋亡密切相关，由于再灌注后虽然心肌得到了血供，但增加了氧自由基的形成，也加重了 Ca^{2+} 超载，从而触发了心肌细胞的凋亡。近年有观点认为，能量代谢障碍可造成心肌细胞基因结构及表达的异常，细胞内的 ATP 水平是决定细胞发生凋亡或坏死的主要因素。Bcl-2 家族是最先被注意到与细胞凋亡有密切关系的基因之一。Jacob Raphael 等研究发现，心肌 IRI 时 Bcl-2 表达下降，Bax 表达增强，挥发性麻醉药预处理可以上调 Bcl-2 表达抗细胞凋亡。Humanin 是新近发现的具有分泌活性的细胞保护肽，Radhika H 等研究表明，Humanin 可以减轻 IRI 心肌梗死面积，改善心功能，其保护作用机制与抑制心肌细胞凋亡有关。Sarah 等研究表明，活化蛋白 C 对 IRI 心肌具有保护作用，与其对抗心肌细胞凋亡有关。张氏等研究蒺藜皂苷预适应对大鼠心肌 IRI 的保护作用，结果显示蒺藜皂苷组凋亡细胞数明显减少，caspase-3 表达下降。本研究观察显示，在血瘀证兔心肌 IRI 后心肌细胞凋亡数明显增高，与空白组比较差异有统计学意义（$P<0.01$ 或 $P<0.05$），加味丹参饮组可以抑制心肌细胞凋亡，与 IRI 组比较差异有统计学意义（$P<0.01$ 或 $P<0.05$）。对心肌细胞超微结构病理观察结果显示，血瘀证兔心肌 IRI 后心肌细胞损伤明显。加味丹参饮作用后心肌纤维排列基本整齐，心肌细胞内轻度水肿，线粒体基本完整，肌浆网未见扩张，核膜基本完整。说明加味丹参饮能改善 IRI 时心肌的结构和功能，对心肌具有保护作用。

综上所述，加味丹参饮可以抑制心肌 IRI 时心肌细胞凋亡，有效保护心肌细胞超微结构，从而对 IRI 的心肌具有保护作用，至于其抗心肌 IRI 的深入机制有待进一步研究。

〔李鑫辉　黄政德　葛金文〕

参考文献

［1］ 陈相，敖杰男. 浅谈心肌缺血再灌注的中医病机及其防治 [J]. 陕西中医，2008 (06)：697－699.

［2］ 王丽，赵学忠，于晓风，等. 重组人脑利钠肽对大鼠实验性心肌缺血再灌注损伤的保护作用 [J]. 中国老年学杂志，2010，30 (06)：813－815.

［3］ SCARABELLI T M，KNIGHT R，STEPHANOU A，et al. Clinical implications of apoptosis in ischemic myocardium [J]. Curr Probl Cardiol，2006，31 (3)：181－264.

［4］ SELZNER M，RUDIGER H A，SELZNER N. Transgenic mice overexpressing human Bcl-2 are resistant to hepatic ischemia and reperfusion [J]. J Hepatol，2002，36 (2)：218－225.

［5］ NORDLIE M A，WOLD L E，SIMKHOVICH B Z，et al. Molecular aspects of ischemic heart disease：ischemia/reperfusion-induced genetic changes and potential aplications of gene and RNA interference therapy [J]. J Cardiovasc Pharmacol Ther，2006，11 (1)：17－30.

［6］ JACOB RAPHAEL，SUZAN ABEDAT，JULIA RIVO，et al. Volatile anesthetic preconditioning attenuates myocardial apoptosis in rabbits after regional ischemia and reperfusion via Akt signaling and modulation of Bcl-2 family proteins [J]. J Pharmacol Exp Ther，2006，318：186－194.

[7] RADHIKA H，DEREK M，JOHN W，et al. Acute humanin therapy attenuates myocardial ischemia and reperfusion injury in mice [J]. Arteriosclerosis，Thrombosis，and Vascular Biology，2010，30：1940－1948.

[8] SARAH TBG，C ARNOLD，PETER LEENDERS，et al. Activated protein C protects against myocardial ischemia/reperfusion injury via inhibition of apoptosis and infla mmation [J]. Arteriosclerosis，Thrombosis，and Vascular Biology，2009，29：1087－1092.

[9] 张羽冠，宋宏宇，李鋆，等. 蒺藜皂苷预适应对大鼠心肌缺血/再灌注损伤的保护作用 [J]. 中国药理学通报，2010，26（06）：714－718.

第三节 加味丹参饮抗动脉粥样硬化及调节脂代谢

一、加味丹参饮对家兔动脉粥样硬化形成影响的研究

加味丹参饮由《时方歌括》中丹参饮加减化裁而来，临床用于治疗冠心病心绞痛往往取得良好的效果。本实验拟建立家兔食饵性动脉粥样硬化模型，从调节血脂和对动脉粥样硬化形成等方面探讨该方的作用机制。

（一）材料与方法

1. 药品 加味丹参饮由丹参、赤芍、檀香、川芎等7味药物组成。从本院杏林大药房购买，经鉴定后按比例配伍，水煎2次，收集煎煮液，浓缩至每毫升药液含生药2 g，4 ℃冷藏，临用时以蒸馏水配成0.466 g生药/mL药液；血脂康由北大维信生物科技有限公司生产，生产批号：20020202，含量0.3 g/粒。

2. 试剂 胆固醇：进口分装，由武汉中健科技发展有限公司提供；血清总胆固醇（TC）、甘油三酯（TG）、高密度脂蛋白胆固醇（HDL-C）测试药盒由德国Colourb公司生产。

3. 兔动脉粥样硬化模型的建立 2002年7月至10月取健康家兔40只（由本院实验动物中心提供），雌雄各半，体重（2.0±0.1）kg。采用随机分层分组法分为4组：正常对照组、模型组、血脂康对照组和加味丹参饮治疗组，每组10只。除正常对照组给予普通颗粒饲料外，其余3组家兔每日均先给予高脂饲料（由普通颗粒饲料＋2％胆固醇、5％猪油组成）50 g，待食完后再补充普通颗粒饲料，8周后胃管给药，正常对照组、模型组给予冷开水，血脂康对照组给予血脂康0.12 g/(kg・d)、加味丹参饮治疗组给予加味丹参饮煎液2.33 g/(kg・d)，灌胃容量为5 mL/kg，连续4周，饮食同前。

4. 指标检测 实验前及实验后8周、12周从兔耳中央动脉采血，测定血清TC、TG、HDL-C、LDL-C含量，均由岛津7200型全自动生化分析仪测定，测试药盒由德国Colourb公司提供。第12周末，用主动脉放血法处死动物，取出主动脉，用透明方格纸法测定主动脉粥样硬化病变面积，并取主动脉弓，用10％福尔马林固定，制成石蜡切片，HE染色，普通光学显微镜下观察并摄相。

5. 统计学处理 全部实验数据采用 $\bar{x} \pm s$ 表示，采用完全随机方差分析，两两比较用 q 验，在SPSS 10.0统计软件包上进行数据处理。实验中正常对照组、模型组和血脂康对照组各2只家兔、加味丹参饮组1只家兔分别因肺炎、腹泻和灌胃不当致死，与实验干预因素无关，未列入统计。

（二）结果

1. 对主动脉病理变化的影响 实验末，肉眼观察正常对照组主动脉内膜平整光滑，未见粥样硬化病变；模型组可见明显、较粗糙、呈弥漫分布的粥样硬化斑块，以主动脉弓部和动脉分叉处最多；血脂康对照组和加味丹参饮组仅见少量、局限粥样硬化斑块，病变明显较轻。与模型组比较，血脂康对照组和加味丹参饮组主动脉粥样硬化面积占总面积的百分率明显下降（$P<0.01$），但血脂康对照组和加味丹参饮组两组间差异无显著性（$P>0.05$）（图2－26）。光镜下可见正常对照组动脉内膜光滑、平整，

模型组整个动脉内膜增厚、粥样硬化斑块大，血脂康组动脉粥样硬化斑块较小，加味丹参饮治疗组仅见单一的小斑块高出内膜（图 2－27）。

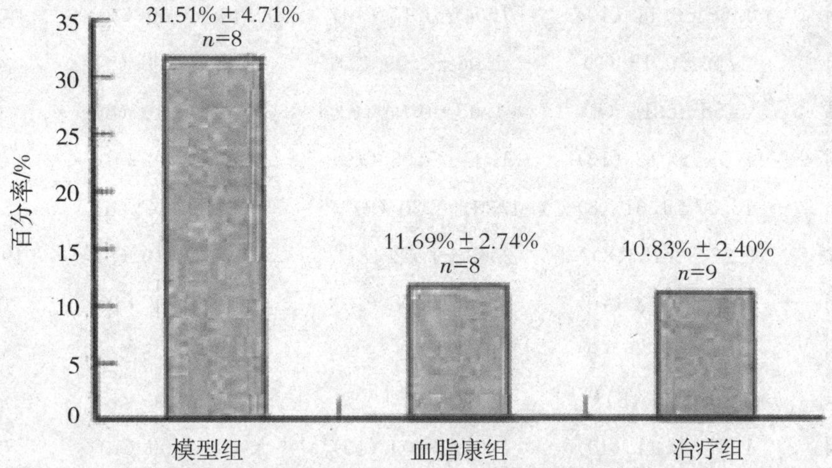

图 2－26　各组粥样硬化斑块占总面积的百分比

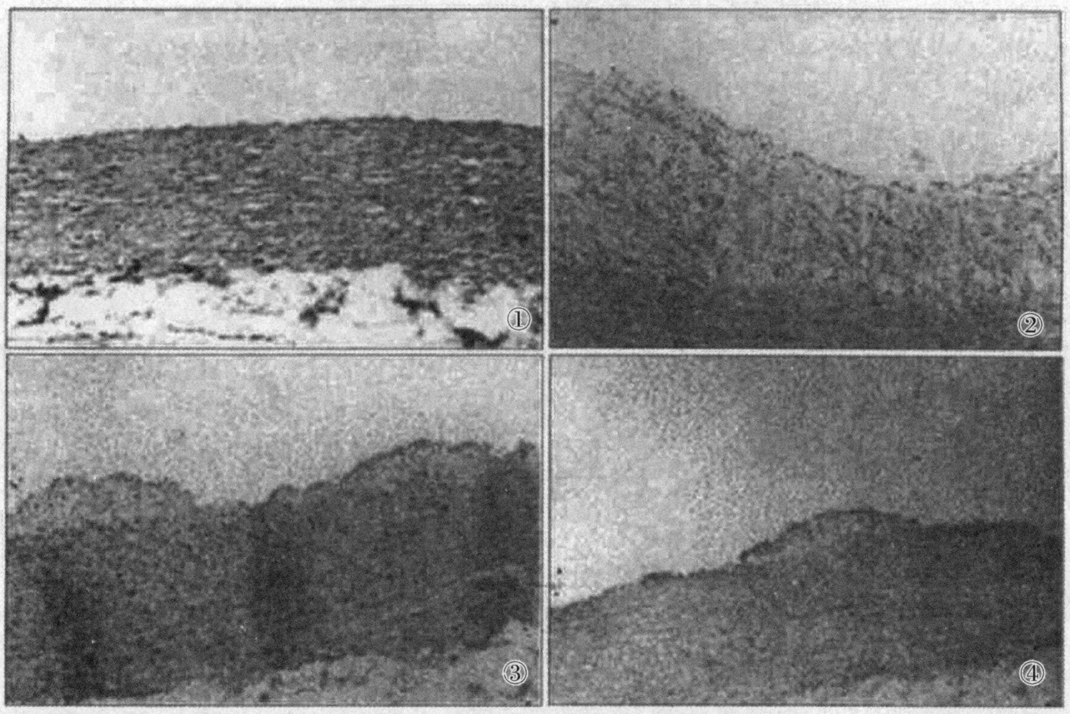

图 2－27　各实验组家兔动脉内膜光镜图

①正常对照组（HE 染色，10×10）示动脉内膜、平整，无脂质浸润和斑块形成；②模形组（HE 染色，10×10）示全部动脉内膜增厚，大量脂质浸润沉着，较大斑块形成；③血脂康对照组（HE 染色，10×10）示动脉内膜增厚，形成斑块较小；④加味丹参饮组（HE 染色，10×10）动脉内膜未见明显增厚，可见单一的小斑块高出内膜。

2. 对血脂变化的影响　如表 2－17 所见，实验前和喂食高脂饲料 8 周后各组血清 TC、TG、LDL-C 和 HDL-C 均衡一致。12 周后，除正常对照组外，其余 3 组血清 TC 和 LDL-C 显著升高（$P<0.01$），但加味丹参饮组和血脂康组明显低于模型组（$P<0.01$）；与正常对照组比较，模型组血清 TG 含量明显升高（$P<0.05$），而血脂康和加味丹参饮对 TG 的升高有较好的降低作用；各组 HDL-C 变化无统计学意义（$P>0.05$），但模型组有明显的下降趋势，而两药物对 HDL-C 下降有一定的抑制作用。

表 2-17 加味丹参饮对不同时期家兔血脂变化的影响 ($\bar{x}\pm s$) mmol/L

组别	实验时间	TC	TG	HDL-C	LDL-C
正常对照组	0 周	1.56±0.11 (10)	1.04±0.10 (10)	0.40±0.09 (10)	0.69±0.08 (10)
	8 周	1.56±0.12 (9)	1.06±0.09 (9)	0.41±0.08 (9)	0.67±0.10 (9)
	12 周	1.58±0.14 (8)	1.05±0.09 (8)	0.42±0.10 (8)	0.68±0.11 (8)
模型对照组	0 周	1.58±0.12 (10)	1.05±0.08 (10)	0.41±0.08 (10)	0.69±0.14 (10)
	8 周	16.67±1.61 (8)	1.80±0.20 (8)**	0.37±0.07 (8)	15.48±1.57 (8)**
	12 周	21.22±2.15 (8)**	2.62±1.02 (8)*	0.33±0.10 (8)	19.70±1.92 (8)**
血脂康对照组	0 周	1.56±0.13 (10)	1.05±0.08 (10)	0.40±0.07 (10)	0.68±0.11 (10)
	8 周	16.34±2.39 (9)	1.84±0.22 (9)**	0.36±0.08 (9)	15.14±2.37 (9)**
	12 周	10.48±2.85 (8)**##	1.52±0.53 (8)	0.35±0.09 (8)	9.43±2.88 (8)**##
加味丹参饮组	0 周	1.57±0.11 (10)	1.03±0.09 (10)	0.41±0.09 (10)	0.69±0.13 (10)
	8 周	16.78±1.66 (9)	1.81±0.18 (9)**	0.36±0.10 (9)	15.59±1.67 (9)**
	12 周	8.29±2.75 (9)**##	1.40±0.47 (9)	0.39±0.10 (9)	7.27±2.84 (9)**##

注：①“（ ）”中数据为样本数。②与正常对照组比较 * $P<0.05$，** $P<0.01$；与模型组比较 # $P<0.05$，## $P<0.01$。

（三）讨论

本研究用高脂饲料饲养成功复制出家兔动脉粥样硬化模型，其主要表现为血清总胆固醇、甘油三酯和低密度脂蛋白胆固醇明显升高，高密度脂蛋白胆固醇下降，大动脉内皮下脂质浸润，大面积粥样斑块形成等病理改变。

目前，中医学对于动脉粥样硬化的病机认识不一，多数学者认为，动脉粥样硬化属血瘀、痰浊等实证，治以祛邪为主，有以活血化瘀为主者；有以健脾化湿、活血化瘀，痰瘀同治者；有以益气化瘀为主者；有以补肾益气、活血化瘀、除湿化痰兼用者；有以逐瘀化痰、通络、温肝调气合用者；也有从虚立论，养精血、补元气、益肾行血。不管从实从虚立论，均不离瘀血停滞的基本病机。加味丹参饮从《时方歌括》丹参饮化裁而来，由丹参、檀香、赤芍、川芎等组成，具有活血祛瘀、行气止痛之功效，对于血瘀气滞型冠心病有良好的效果。本实验结果表明，可使动物受累血管病变程度明显减轻，斑块面积明显减小，同时血清总胆固醇、甘油三酯和低密度脂蛋白胆固醇水平下降，高密度脂蛋白胆固醇上升，表明加味丹参饮具有较好的抗家兔动脉粥样硬化形成的作用，与对照药血脂康比较，在调脂方面效果更为显著。至于该药抗动脉粥样硬化的作用是通过何种途径如何发挥作用则有待进一步研究。

〔黄政德 张玉生 葛金文〕

参考文献

[1] 李静，陈可冀，李力，等. 血管通抗实验性家兔动脉粥样硬化的作用 [J]. 中国中西医结合杂志，1995 (05)：287-290.

[2] 李艳梅，陈可冀，史载祥，等. 血府逐瘀丸对动脉粥样硬化血瘀征象及危险因素影响的研究 [J]. 中国中西医结合杂志，1998 (02)：71-73.

[3] 周瑕青，宋剑南，吕爱平，等. 中医不同治法对实验性高脂血症兔主动脉内膜脂斑形成的影响 [J]. 中医杂志，1996 (03)：174-175，132.

[4] 尚改萍，文志斌，何晓凡，等. 补阳还五汤抗家兔动脉粥样硬化形成及机制 [J]. 中国动脉硬化杂志，2002 (02)：112-114.

[5] 吕崇山，张铁忠，张惠铭，等. 通脉降脂口服液抗动脉粥样硬化作用的实验研究 [J]. 中国中西医结合杂志，1995

（08）：479－482.
[6]　黄河清，李明富．血脉舒抗家兔实验性动脉粥样硬化的研究［J］．中医杂志，1998（02）：113－115，68.
[7]　林水淼，陆金宝．健脉981对消退家兔动脉粥样硬化斑块的实验研究［J］．上海中医药大学学报，1999（04）：43－46.

二、加味丹参饮对动脉粥样硬化模型小鼠内皮细胞功能及超微结构的影响

他汀类联合阿司匹林是临床治疗动脉粥样硬化（atherosclerosis，AS）的经典组合，临床发现两药联合并不能完全消除或控制粥样斑块的发生发展。加味丹参饮是湖南省名中医黄政德教授数十年临床经验的总结，用于血瘀气滞型冠心病疗效显著。前期研究表明，其有明显的调节血脂、降低超敏C反应蛋白水平、减小动脉斑块面积、减轻动脉硬化病理变化的作用。血管内皮受损、功能障碍是AS的始动环节。本实验旨在进一步观察加味丹参饮对 $ApoE^{-/-}$ AS模型小鼠动脉内皮细胞超微结构及功能的影响，并探讨其作用机制。

（一）实验材料

1. 动物　SPF级雄性 $ApoE^{-/-}$ 小鼠24只，7～8周龄，体重（20±2）g，北京维通利华实验动物技术有限公司，许可证号SCXK（京）2012－0001；同品系7～8周龄C57BL/6L雄鼠6只，体重（20±2）g，购自湖南斯莱克景达实验动物有限公司，许可证号SCXK（湘）2011－0003，均适应性饲养1周后开始实验。湖南中医药大学SPF实验室IVC隔离笼具饲养，室温（20～25）℃，相对湿度（55±5）%，压差20～50 Pa，昼夜明暗交替时间12/12 h，饮用超纯水，自由饮水进食。采用斯莱康辐射消毒饲料、斯嘉辐射消毒垫料，高脂饲料（含0.15%胆固醇和21%脂肪，wt/wt）由湖南斯莱康景达实验动物有限公司加工。

2. 药物　加味丹参饮（丹参20 g、檀香6 g、当归6 g、生地黄12 g、川芎6 g、赤芍10 g、红花6 g），采用中药配方颗粒，广东一方制药有限公司；辛伐他汀片，规格20 mg/片，杭州默沙东制药有限公司，批号09080；阿司匹林肠溶片，规格100 mg/片，拜耳医药保健有限公司，批号20130502。

3. 主要试剂与仪器　一氧化氮（NO）和内皮素（ET）试剂盒（南京建成生物工程研究所），胆固醇（湖南祁东县同信生化厂），猪油（市售）。Allegra 25R高速冷冻离心机（美国贝克曼公司），ac1500r放射免疫记数器（中国科技大学），Lambda 35紫外/可见光分光光度计（美国Perkin Elmar公司），LKB Ⅲ型超薄切片机（瑞典LKB公司），Tecnai G2 Spirit透射电镜（FEI公司）。

（二）实验方法

1. 药物制备　加味丹参饮药物配方颗粒开水冲调至含原药材1 g/mL，冷却后灭菌分装，4 ℃冰箱冷藏备用。辛伐他汀＋阿司匹林混悬液：药物研碎兑蒸馏水至含辛伐他汀0.2 mg/mL，阿司匹林1 mg/mL。

2. 造模、分组及给药　C57BL/6L小鼠为空白组，饲以普通饲料，$ApoE^{-/-}$ 小鼠饲以标准西方膳食12周，成模后随机分为模型组、阳性药组和加味丹参饮低、高剂量组（中药低、高剂量组），每组6只，进行药物干预。给药剂量按人60 kg和小鼠30 g体重系数比折算，阳性药组每日予辛伐他汀2.52 g/kg、阿司匹林12.6 mg/kg，中药低、高剂量组分别每日给予8.31 g/kg、24.93 g/kg加味丹参饮；空白组、模型组按每日给予等量饮用水灌胃。给药体积约0.25 mL，每周称重1次以调整用药量，连续干预8周。

3. 标本采集　小鼠末次灌胃2 h后，摘眼球取血1.5 mL，静置30 min，1 h内4 ℃、3 000 r/min离心10 min，用移液枪吸取上清液，干燥EP管分装，置－20 ℃冰箱保存备用；小鼠断颈处死，无菌条件下取出与心脏相连长为1～2 cm主动脉标本，液氮保存，用于电镜检测。

4. 观察指标

（1）血清一氧化氮和内皮素测定：NO测定采用硝酸还原酶法，ET测定采用放射免疫法，按试剂盒说明书操作。

（2）主动脉内皮细胞超微结构观察：①取材。各组小鼠取主动脉根部组织块约1 mm^3。②固定。

2.5%戊二醛，磷酸缓冲液配制固定 2 h 或更长时间。0.1 mol/L 磷酸漂洗液漂洗 3 次，每次 10～15 min；1%锇酸固定液固定 1～2 h，0.1 mol/L 磷酸漂洗液漂洗 3 次，每次 10～15 min。③梯度脱水。50%丙酮 10～15 min，70%丙酮 10～15 min，90%丙酮 10～15 min，100%丙酮 15～20 min，中间更换 1 次。④浸泡、包埋。纯丙酮＋包埋液（1∶1）37 ℃、12 h，纯包埋液 37 ℃、10～12 h。⑤固化。37 ℃烘箱内过夜，60 ℃烘箱内 12～24 h。⑥瑞典 LKB-Ⅲ型超薄切片机切片 50～100 nm（70 nm）。⑦3%醋酸铀以及硝酸铅双染色。⑧FEI Tecnai G2 Spirit 透射电镜观察、拍片。

（三）统计学方法

采用 SPSS 17.0 统计软件进行分析。实验数据以 $\bar{x}\pm s$ 表示，多组均数比较采用方差分析。$P<0.05$ 表示差异有统计学意义。

（四）结果

1. 加味丹参饮对 $ApoE^{-/-}$ 小鼠主动脉内皮细胞超微结构的影响　模型组小鼠主动脉内膜内皮细胞脱落、坏死，内弹力膜结构不规则；平滑肌细胞增生明显，线粒体广泛水肿、空泡变，嵴明显减少或消失，核结构模糊，胞质内含大量脂滴空泡甚至成串，提示为脂纹期，说明造模成功。药物干预后内皮细胞损伤不同程度减轻，说明各给药组均可改善 $ApoE^{-/-}$ AS 小鼠主动脉内皮细胞超微结构，保护损伤内皮细胞，中药高剂量组优于阳性药组，阳性药组优于中药低剂量组。结果图 2－28。

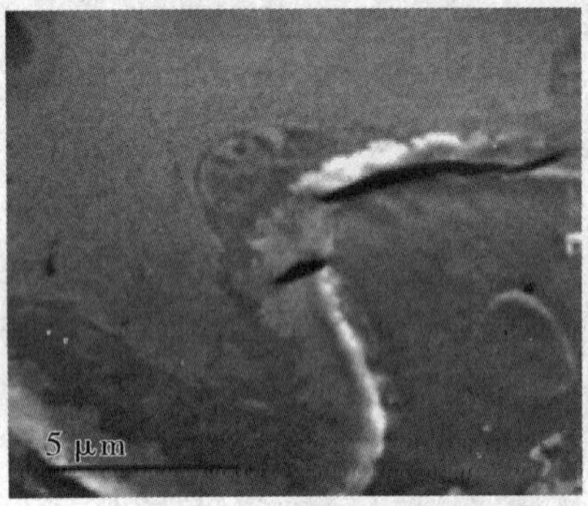

空白组

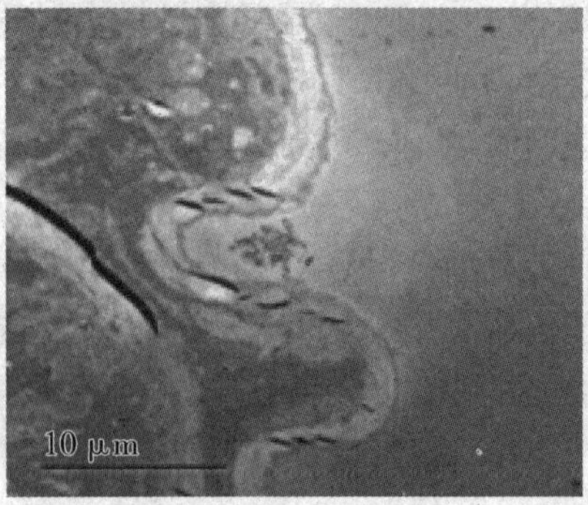

模型组

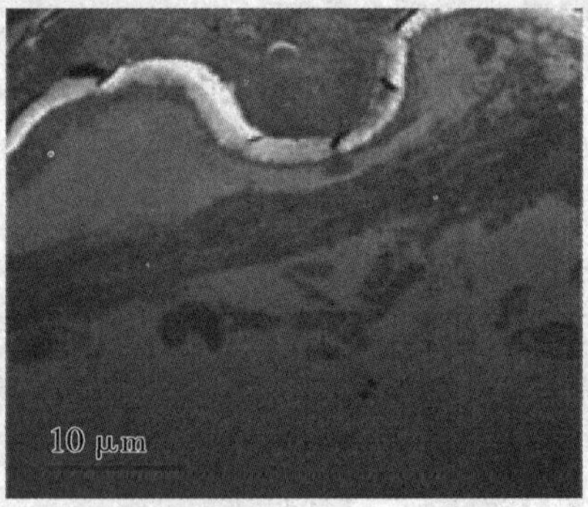

阳性药组

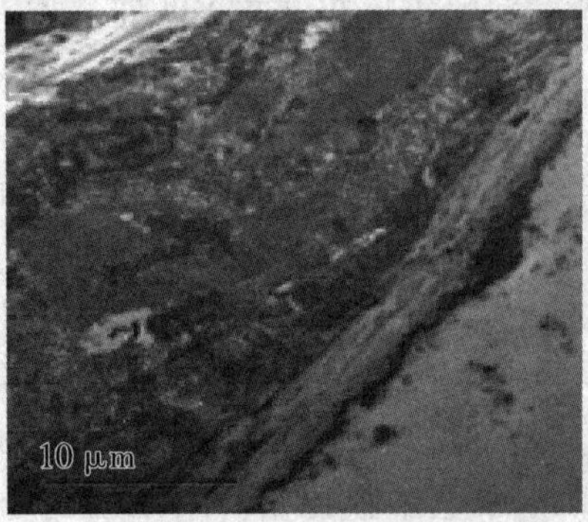

中药低剂量组

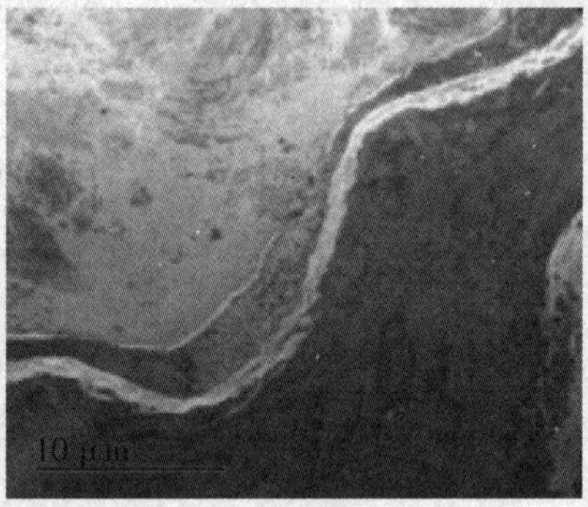

中药高剂量组

图 2－28　各组小鼠主动脉根部内皮细胞超微结构

2. 加味丹参饮对 $ApoE^{-/-}$ 小鼠血清一氧化氮和内皮素含量的影响　与空白组比较，模型组血清 NO 含量明显降低、ET 含量明显升高（$P<0.01$）；与模型组比较，各给药组 NO 含量明显升高、ET 含量明显降低（$P<0.05$，$P<0.01$）。结果见表 2－18。

表 2－18　各组小鼠血清 NO、ET 含量比较（$\bar{x}\pm s$）

组别	只数	NO/（μmol/L）	ET/（pg/mL）
空白组	6	54.10±3.15	45.48±8.33
模型组	6	27.80±2.52$^{\triangle\triangle}$	84.56±7.55$^{\triangle\triangle}$

续表

组别	只数	NO/（μmol/L）	ET/（pg/mL）
阳性药物组	6	44.27±3.45△☆☆	57.61±9.64△☆☆
中药低剂量组	6	38.75±2.94△△☆#	58.72±8.38△☆☆
中药高剂量组	6	45.23±3.27△☆☆▽	51.57±10.06△☆☆#▽

注：与空白组比较，△$P<0.05$，△△$P<0.01$；与模型组比较，☆$P<0.05$，☆☆$P<0.01$；与阳性药组比较，#$P<0.05$；与中药低剂量组比较，▽$P<0.05$。

（五）讨论

中医学并无AS病名，黄政德教授认为瘀血停滞是其基本病机。加味丹参饮从《时方歌括》丹参饮化裁而来。丹参味苦平性微寒，归心、肝经，专入血分，内达脏腑而化瘀滞，外利关节而通脉络。《妇人明理论》有“一味丹参散，功同四物汤”之说，重用为君，取其活血化瘀止痛而不伤气血之功；檀香味辛芳香性温，归脾、胃、肺经，“为理气要药”（《汤液本草》），善入气分，行气化滞、散寒止痛，为臣药；生地黄、当归养血活血通经，扶正濡养治本，防辛香走窜之剂破血伤阴；辅以川芎、赤芍、红花等药，旨在加强活血祛瘀、行气止痛之功，使气血和顺。诸药配合，使气足以推动血行，血行则气畅，全方共奏行气活血、通络止痛、祛瘀生新之效。

NO、ET是维持血管舒缩功能的一对重要的细胞因子，共同保持血管的正常状态和功能。NO有舒张血管、抗损伤、抗应激，抑制血小板在血管内皮黏附和聚集，保护内皮细胞，抑制平滑肌细胞增殖，抑制内皮-单核细胞黏附，调节内皮细胞对脂蛋白、单核细胞、巨噬细胞等血浆内容物的通透性，延缓AS进程等作用；作为NO的生理拮抗剂，ET具有强烈的缩血管、促进平滑肌细胞游走和迁移功能，其受体ETB主要分布在内皮细胞上起稳定内皮细胞、清除ET-1、促进NO及前列腺素的释放等作用。当ET轴及NO系统信号通路异常时，两者平衡关系被打破，血管内皮功能紊乱、内皮脱落坏死和内皮下层各种成分暴露，血管壁完整结构破坏；血管内局部缺氧和代谢物堆积、血小板聚集、单核细胞及巨噬细胞黏附及炎症反应致动脉斑块形成、进展。因此，测定血浆NO和ET水平可检测血管内皮功能状态的变化。

本研究表明，模型组血清NO含量明显低于各组，ET含量明显高于各组（$P<0.05$，$P<0.01$），药物干预可改善NO、ET水平（$P<0.05$，$P<0.01$）；在降低ET方面中药高剂量组优于阳性药组，而对NO影响两者疗效相当，其疗效与剂量呈正相关，说明加味丹参饮可改善AS血管内皮功能。透射电镜结果显示，模型组血管内膜破坏，内皮脱落坏死，平滑肌细胞增生明显，线粒体广泛水肿、空泡变，胞质内含大量脂滴空泡甚至成串，呈AS脂纹期表现，符合以上描述；药物干预后内皮细胞损伤程度减轻，中药高剂量组优于阳性药组，说明加味丹参饮可有效保护AS内皮细胞超微结构。综上所述，加味丹参饮可改善$ApoE^{-/-}$小鼠AS病损程度，升高血清NO含量同时降低ET含量，保护内皮细胞超微结构，改善内皮细胞功能，优于常规西医治疗，其疗效与剂量呈正相关。

〔潘小平　黄政德　杨伟峰　左和宁　刘凌云　胡剑卓　陈　辉〕

参考文献

[1] 贺哲淳，黄政德. 中西医结合治疗稳定性心绞痛37例总结［J］. 湖南中医杂志，2010，26（05）：15-16.

[2] 黄政德，张玉生，葛金文. 加味丹参饮对家兔动脉粥样硬化形成影响的研究［J］. 湖南中医学院学报，2002（04）：4-6，20.

[3] 潘小平，黄政德，杨伟峰，等. 加味丹参饮治疗原发性高脂血症合并动脉硬化40例总结［J］. 湖南中医杂志，2013，29（07）：12-14.

[4] JOHNSON J，CARSON K，WILLIAMS H，et al. Plaque rupture after hort periods of fat feeding in the apolipoprotein E-knockout mouse：model characterization and effects of pravastatin treatment［J］. Circulation，2005，111

(11): 1422-1430.
[5] KATHI MUJYNYA-LUDUNGE, HEMA VISWAMBHARAN, ROBERT DRISCOLL, et al. Endothelial nitric oxide synthase gene transfer restores endothelium-dependent relaxations and attenuates lesion formation in carotid arteries in apolipoprotein E-deficient mice [J]. Basic Research in Cardiology, 2005, 100 (2): 102-111.
[6] DONALD G BUERK, KENNETH A BARBEE, DOV JARON. Nitric oxide signaling in the microcirculation [J]. Crit Rev Biomed Eng, 2011, 39 (5): 397-433.
[7] PETER R KVIETYS, D NEIL GRANGER. Role of reactive oxygen and nitrogen species in the vascular responses to infla mmation [J]. Free Radic Biol Med, 2012, 52 (3): 556-592.
[8] BRIANNA LYON-ROBERTS, KEVIN A STRAIT, EVAN VAN PEURSEM, et al. Flow regulation of collecting duct endothelin-1 production [J]. Am J Physiol Renal Physiol, 2011, 300 (3): 650-656.
[9] 张蕾，阮君山，严令耕，等. 内皮素和一氧化氮致血管损伤性疾病的分子机制及药物研发策略 [J]. 中国药理学通报，2012，28 (02): 162-165.

三、超微加味丹参饮对原发性高脂血症合并颈动脉粥样硬化患者血清 VEGF、MMP-9 的影响

加味丹参饮是湖南省名中医黄政德教授结合多年临床经验从《时方歌括》丹参饮化裁而来的用于防治冠心病的有效经验方，临床疗效满意。我们用超微加味丹参饮治疗颈动脉粥样硬化斑块取得良好临床疗效，现报道如下。

（一）临床资料

1. 一般资料　60 例颈动脉粥样硬化斑块（软斑）患者，为 2013 年 1 月—2014 年 12 月我院内科门诊及住院病例。根据就诊先后按 Doll's 临床病例随机表法随机分为两组，各 30 例，其中治疗组男 17 例，女 13 例；平均年龄（54.5±10.5）岁；平均体质量指数（BMI）23.5±4.4；合并高血压病 15 例、糖尿病 6 例、冠心病 9 例、脑梗死 4 例。对照组男 16 例，女 14 例；平均年龄（55.4±9.6）岁；平均体质量指数（BMI）23.8±4.0；合并高血压 13 例、糖尿病 5 例、冠心病 8 例、脑梗死 5 例。两组在性别、年龄、BMI、合并病间比较差异无统计学意义（$P>0.05$）。

2. 诊断标准　根据文献由专人操作，采用 Phillips HD11 彩色多普勒超声检查双侧颈总动脉及分叉处、颈内动脉和颈外动脉，以局部回声结构突出管腔，IMT≥1.2 mm 定义为颈动脉粥样硬化斑块，符合软斑特征，测量 IMT，记录斑块数、斑块形状、大小及回声特征等。斑块面积 S（mm^2）＝最长径与最大厚度的乘积。高脂血症诊断参照《中药新药临床研究指导原则（试行）》及 2007 年《中国成人血脂异常防治指南》执行。

3. 纳入标准　①超声检查确定颈动脉粥样硬化斑块（软斑），IMT≥1.2 mm；②年龄在 35～70 岁（含 35 岁和 70 岁）；③调脂药物、阿司匹林超过 1 个月药物洗脱周期；④患者本人同意参加本试验，依从性好，并签定知情同意书。

4. 排除标准　①妊娠或哺乳期妇女，过敏体质或对本药已知成分过敏者；②半年内曾患急性心肌梗死、脑血管意外、严重创伤或重大手术后患者；③继发性高脂血症者；④家族性高胆固醇血症；⑤难以控制的糖尿病（空腹血糖＞7.0 mmol/L）、原发性高血压（SBP＞150 mmHg 和/或 DBP＞90 mmHg）；⑥需使用肝素、华法林、甲状腺素治疗药和其他影响血脂代谢药物的患者及近 2 周曾采用其他降脂措施者；⑦TG≥5.65 mmol/L（500 mg/dL）的重度高甘油三酯血症者；⑧合并有严重的心、脑、肝、肾及血液系统等疾患以及精神病、传染病等。

5. 病例剔除、脱落和中止标准　①受试者，未按规定服药，或不能坚持治疗者。或患者无任何原因自行退出者；②病情恶化需紧急处理者；③发生严重不良反应、不良反应事件或并发症不宜继续接受试验者。

（二）方法

1. 治疗方法　对照组：服用辛伐他汀片（杭州默沙东制药有限公司，规格 20 mg/片，批号：K010176）、阿司匹林肠溶片（拜耳医药保健有限公司，规格 100 mg/片，批号：BJ19147），每日各 1

片，睡前服用。治疗组：超微加味丹参饮（组方：丹参 20 g，檀香 6 g，赤芍 10 g，川芎 6 g，红花 6 g，当归 6 g，生地黄 12 g），由湖南春光九汇现代中药有限公司提供，每日用量 22 g（超微饮片每天临床用量相当于传统中药饮片临床用量的 1/3），分 2 次温开水送服。两组均服药 48 周后统计疗效。

2. 观察指标　观察治疗前后血清血脂、hs-CRP，VEGF 及 MMP-9 水平，统计颈动脉 IMT、颈动脉内膜斑块面积 S，检测三大常规、血糖、心电图、肝功能（TBIL、GGT、ALP、AST、ALT）、肾功能（BUN、CREA、UA）、心肌酶（CK、CKMB），评估安全性。

3. 检测方法　空腹静脉抽血 5 mL，静置 30 min，3 000 r/min 离心 10 min，置−20 ℃冰箱保存用于 VEGF、MMP-9 检测，其余指标按医院常规处理。血脂、hs-CRP、血糖、肝功能、肾功能、心肌酶测定采用全自动生化分析仪（瑞氏罗氏公司，型号：CL-7200）。血清 VEGF 及 MMP-9 检测采用双抗体夹心酶联免疫法（ELISA），试剂盒购自厦门慧嘉生物科技有限公司，均严格按试剂盒操作。实验前 20 min 从冰箱中取出试剂盒平衡至室温，提前配置好所有试剂及样品，样品设 3 复孔，用酶标仪（上海沛欧分析仪器有限公司，型号：318C+）在 450 nm 波长测量各孔的光密度（OD 值）。三大常规、心电图均在本院临检及心电图室检测。

4. 统计学分析　采用 SPSS16.0 统计软件。计量资料用均数±标准差（$\bar{x}\pm s$）表示，采用 t 检验；计数资料采用 χ^2 检验。

（三）结果与分析

1. 两组患者血脂及 hs-CRP 水平比较　两组均能降低 TC、TG、LDL-C、APOB 和 hs-CRP，提高 HDL-C、APOA 水平，与治疗前比较差异有统计学意义（$P<0.05$ 或 $P<0.01$）；与对照组比较，治疗后 TG、LDL-C、APOAI 和 hs-CRP 差异无统计学意义（$P>0.05$），治疗组在降低 TC、APOB，升高 HDL-C 方面疗效更优（$P<0.05$），提示加味丹参饮综合降脂疗效优于辛伐他汀+阿司匹林对照组，而两者对 hs-CRP 的作用相当。（表 2-19）

表 2-19　两组患者血脂及 hs-CRP 水平比较（$\bar{x}\pm s$，$N=30$）

项目	时间	TC/(mmol/L)	TG/(mmol/L)	LDL-C/(mmol/L)	HDL-C/(mmol/L)	APOAI/(g/L)	APOB/(g/L)	hs-CRP/(μg/mL)
治疗组	治疗前	6.88±1.12	3.76±0.82	4.14±0.58	0.96±0.38	1.02±0.36	1.78±0.25	6.54±3.54
	治疗后	5.74±0.82^{b}	2.96±0.78^{a}	2.85±0.74^{b}	1.28±0.24^{a}	1.38±0.33^{a}	1.35±0.41^{a}	3.05±1.36^{b}
对照组	治疗前	6.65±0.98	3.71±0.75	4.19±0.66	0.97±0.29	1.05±0.24	1.81±0.17	6.61±3.68
	治疗后	5.22±0.85^{bc}	2.74±0.65^{b}	2.64±0.51^{b}	1.65±0.13^{ac}	1.41±0.38^{a}	0.92±0.42^{ac}	3.10±1.28^{b}

注：经 t 检验，与本组治疗前比较，$^{a}P<0.05$，$^{b}P<0.01$；与对照组治疗后比较，$^{c}P<0.05$。

2. 两组患者治疗前后颈动脉 IMT、颈动脉内膜斑块面积比较　治疗后，两组患者颈动脉 IMT 均有下降，颈动脉内膜斑块面积 S 明显缩小，与治疗前比较差异有统计学意义（$P<0.05$ 或 $P<0.01$）；加味丹参饮治疗组优于辛伐他汀+阿司匹林对照组（$P<0.05$）。（表 2-20）

表 2-20　两组患者颈动脉 IMT、颈动脉内膜斑块面积 S 比较（$\bar{x}\pm s$）

组别	例数	时间	IMT/mm	S/mm^2
对照组	30	治疗前	1.68±0.16	4.78±2.83
		治疗后	1.36±0.12^{a}	3.06±1.54^{b}
治疗组	30	治疗前	1.72±0.14	4.85±2.67
		治疗后	1.15±0.15^{ac}	2.49±1.36^{bc}

注：经 t 检验，与本组治疗前比较，$^{a}P<0.05$，$^{b}P<0.01$；与对照组治疗后比较，$^{c}P<0.05$。

3. 两组患者血清 VEFG、MMP-9 水平比较　两组患者治疗后，血清 VEFG、MMP-9 水平均有明显下降，与治疗前比较差异有统计学意义（$P<0.05$ 或 $P<0.01$），加味丹参饮治疗组优于辛伐他汀＋阿司匹林对照组（$P<0.05$）。（表 2－21）

表 2－21 两组患者血清 VEFG、MMP-9 水平比较（$\bar{x}\pm s$）

组别	例数	时间	VEGF/（pg/mL）	MMP-9/（ng/mL）
对照组	30	治疗前	87.50±12.16	4.48±0.59
		治疗后	49.64±8.12[b]	3.16±0.45[a]
治疗组	30	治疗前	88.37±11.64	4.62±0.76
		治疗后	40.15±7.15[bc]	2.58±0.86[bc]

注：经 t 检验，与本组治疗前比较，[a]$P<0.05$，[b]$P<0.01$；与对照组治疗后比较，[c]$P<0.05$。

4. 不良反应　两组临床试验期间均未出现不良反应及毒副作用，三大常规、肝肾功能、心肌酶学、血糖、心电图治疗前后对比均未出现相关异常改变。

（四）讨论

高脂血症、动脉粥样硬化是引发心脑血管疾病的重要因素，应用他汀类联合阿司匹林降脂、抗血小板聚集以期达到稳斑消斑效果是临床常规治疗方案，但仍不能完全控制动脉硬化进展。加味丹参饮从《时方歌括》丹参饮化裁而来。丹参性苦平微寒，归心、肝经，专入血分，内达脏腑而化瘀滞，外利关节而通脉络，《妇人明理论》有“一味丹参散，功同四物汤”之说，重用为君，取其活血化瘀止痛而不伤气血之功；檀香味辛芳香性温，归脾、胃、肺经，“为理气要药”（《汤液本草》《本草备要》），善入气分，行气化滞，散寒止痛为臣药；生地黄、当归养血活血通经，扶正濡养治本，防辛香走窜之剂破血伤阴。辅以川芎、赤芍、红花等药旨在加强活血祛瘀、行气止痛之功，使气血和顺。诸药配合，使气足以推动血行，血行则又气畅，全方共奏行气活血，通络止痛，祛瘀生新之效。现代药理研究表明，丹参、檀香、赤芍、川芎、当归、红花均具有抑制血小板聚集、抗血栓、抗炎、抗动脉粥样硬化，改善微循环，扩张冠状动脉血管、增加冠状动脉血流量、抗心肌损伤，抗氧化和清除自由基，保护血管内皮细胞等作用，广泛用于血瘀证、冠心病心绞痛、心肌梗死，缺血/再灌注损伤，动脉粥样硬化、脑供血不足、脑血栓形成、脑栓塞等心脑血管疾病。丹参多种活性成分能通过调节 VEGF、bFGF 等促血管新生因子、MMPs、HIF-α、PI3K/AKT/eNOS 通路等多种途径，促进或抑制血管新生；当归中阿魏酸可通过抑制 ERK1/2-JNK 信号转导通路从而抑制由血管紧张素Ⅱ诱导的血管内皮细胞、血管平滑肌细胞增生。VEGF 可诱导 MMP-9 的表达，改变细胞外基质，有利于新生血管的生芽与生长；MMP-9 能降解细胞外基质（ECM），促进斑块内血管生成，其在斑块内表达增强，通过释放 VEGF 以促进斑块内血管新生，增加斑块不稳性和急性心血管事件概率。

课题组前期实验和临床研究表明：加味丹参饮具有明显的调节血脂、降低 hs-CRP，降低家兔食饵性动脉粥样硬化模型主动脉硬化斑块面积与动脉总面积比值，减轻主动脉病理变化等机制发挥抗动脉粥样硬化的作用，与该研究结果相符。该研究在方案设计时重点针对动脉粥样硬化临床相关指标进行分析，以原发性高脂血症合并颈动脉粥样硬化患者为研究对象，是对前期临床研究的进一步探索。

中药超微饮片保持了中药材固有的药效物质基础，有效成分溶出与含量增加，溶出速率加快，质量可控，临床用量可减至中药饮片临床用量的 1/3，提高生物利用度，节省药材，服药方便，具有广泛的应用前景。该研究表明：超微加味丹参饮（约为临床传统剂量的 1/3）能显著降低高脂血症合并颈动脉粥样硬化斑块患者的 TC、TG、LDL-C、APOB 及 hs-CRP、VEGF、MMP-9 水平，降低颈动脉 IMT，减少颈动脉内膜斑块面积，升高 HDL-C、APOA 水平（$P<0.05$ 或 $P<0.01$），从而延缓动脉粥样硬化形成；与辛伐他汀＋阿司匹林对照组比较，超微加味丹参饮治疗组在降低 TC、APOB、VEGF 及 MMP-9 水平，降低颈动脉 IMT 值，减少颈动脉内膜斑块面积，升高 HDLC 方面疗效更优（$P<0.05$），而对 hs-CRP 的作用两组相当。提示超微加味丹参饮通过调节血脂、降低 hs-CRP 抑制炎症，下

调血清 VEGF、MMP-9 稳定斑块，降低 IMT 值，减少颈动脉内膜斑块面积等机制发挥抗 AS 作用，对原发性高脂血症合并颈动脉粥样硬化斑块有较好的疗效，且临床未见明显毒副作用，优于常规西药治疗。

〔潘小平　黄政德　杨伟峰　胡剑卓　左和宁　刘凌云　陈　辉〕

参考文献

[1] 唐梅森，黄政德，向忠军，等. 加味丹参饮联合西药治疗冠心病心绞痛心血瘀阻证 68 例疗效观察 [J]. 中医杂志，2015，56 (05)：395 - 397.

[2] OIKE M，YOKOKAWA H，FUKUDA H，et al. Association between abdo minal fat distribution and atherosclerotic changes in the carotid artery [J]. Obesity Research & Clinical Practice，2014，8 (5)：e448 - e458.

[3] 郑筱萸. 中药新药临床研究指导原则（试行）[S]. 北京：中国医药科技出版社，2002：85 - 89.

[4] 中国成人血脂异常防治指南制订联合委员会. 中国成人血脂异常防治指南 [S]. 中华心血管病杂志，2007，35 (5)：390.

[5] 蔡光先. 超微中药的研究与应用及前景展望 [J]. 世界中医药，2011，6 (01)：78 - 81.

[6] ANDREW MORAN，DONGFENG GU，DONG ZHAO，et al. Future cardiovascular disease in china：markov model and risk factor scenario projections from the coronary heart disease policy model-china. [J]. Circulation. Cardiovascular quality and outcomes，2010，3 (3)：243 - 52.

[7] FU J，HUANG H，LIU J，et al. TanshinoneⅡ A protects cardiac myocytes against oxidative stress—triggered damage and apoptosis [J]. Eur J Pharmacol，2007，568 (1 - 3)：213 - 221.

[8] 庄钦，毛威. 丹参多种活性成分调节血管新生机制的研究概述 [J]. 浙江中医药大学学报，2014，38 (04)：506 - 510.

[9] 颜仁梁，林励. 檀香的研究进展 [J]. 中药新药与临床药理，2003 (03)：218 - 220.

[10] 杨柳，许舜军，吴金雄，等. 白芍、赤芍的比较研究概况 [J]. 中药新药与临床药理，2011，22 (05)：577 - 580.

[11] 曲培向. 川芎药理作用研究进展 [J]. 内蒙古中医药，2010，29 (03)：78 - 79.

[12] 张焕，王一涛，严灿，等. 当归与川芎药理作用研究进展与比较 [J]. 时珍国医国药，2008 (02)：293 - 295.

[13] 陈梦，赵丕文，孙艳玲，等. 红花及其主要成分的药理作用研究进展 [J]. 环球中医药，2012，5 (07)：556 - 560.

[14] 陈萌，娄利霞，吴爱明，等. 活血益气方及其拆方药物血清对 VEGF_ (165) 转染脐静脉内皮细胞分泌 MMP-9，MMP-2 的影响 [J]. 中国实验方剂学杂志，2012，18 (02)：156 - 160.

[15] RACHEL R H，FAYE L L，RICHARD F M，et al. Novel association between plasma matrix metalloproteinase 9 and risk of incident atrial fibrillation in a case cohort study：The atherosclerosis risk in co mmunities study [J]. Plosone，2013，8 (3)：59052.

[16] 黄政德，张玉生，葛金文. 加味丹参饮对家兔动脉粥样硬化形成影响的研究 [J]. 湖南中医学院学报，2002 (04)：4 - 6，20.

[17] 潘小平，黄政德，杨伟峰，等. 加味丹参饮治疗原发性高脂血症合并动脉硬化 40 例总结 [J]. 湖南中医杂志，2013，29 (07)：12 - 14.

第四节　加味丹参饮调控心肌细胞自噬相关基因/蛋白表达

一、加味丹参饮预处理调控自噬相关基因 Beclin-1 和 Atg5 表达抗大鼠心肌缺血再灌注损伤

心肌缺血再灌注损伤（IRI）是指心肌在缺血的基础上恢复血液供应后组织损伤反而加重，出现梗死面积增大、心律失常等心肌细胞损伤现象，是近年来临床心血管疾病治疗中备受关注且较突出的问题。目前自噬现象在 IRI 的研究中引起了广泛关注。正常情况下，心脏维持一个低水平的自噬，低氧、

能量缺少或炎症或其他应激状态都可以激活自噬。从目前研究成果来看，自噬就像一把“双刃剑”，它既能减缓疾病的进程，促进损伤恢复，也能致使细胞死亡。自噬的发生机制、调控因素及药物干预是目前心脏疾病研究领域的一个热点。加味丹参饮是经过长期临床应用总结出的防治缺血性心肌病的有效方剂。前期研究表明，加味丹参饮能够减少IRI心肌细胞凋亡，防止细胞内钙离子超载，降低炎症因子水平，改善机体血液流变性及冠状动脉内皮细胞超微结构，从而起到保护心肌的作用。本实验通过观察加味丹参饮预处理是否通过调节自噬相关基因Beclin-1和Atg5表达而调控自噬，从而对抗大鼠IRI，进一步探讨其保护心肌的作用机制。

（一）实验材料

1. 实验动物　健康SD大鼠60只，雌雄各半，220～300 g。购于湖南中医药大学实验动物中心。许可证号：SYXK（湘）2013-0005。

2. 药物与试剂　加味丹参饮（丹参20 g，檀香6 g，川芎6 g，红花6 g，赤芍10 g，黄芪20 g，当归6 g，生地黄12 g），购于湖南中医药大学第一附属医院药房。Trizol试剂盒（Invitrogen公司，美国）；PCR逆转录试剂盒（Fermentas公司，立陶宛）；PCR引物（由长沙南科生物技术有限公司设计）；SYBR Green PCR Master Mix试剂（ABI公司，美国）；Beclin-1一抗（Abcam公司，英国）；Beclin-1二抗、聚丙烯酰胺凝胶试剂盒及3-甲基腺嘌呤（3-MA，Sigma公司，美国），ECL化学发光试剂盒（Pierce公司，美国）。

3. 实验仪器　DH-8型人工呼吸机（浙江大学医学实验仪器厂）；MPl50型十六导生理记录仪（Biopac公司，美国）；Tecnai G2透射电镜（FEI公司，美国）；7900型Realtime-PCR仪（ABI公司，美国）；JY-SPC型水平电泳槽（北京君意东方仪器公司）；DG-Ⅲ双稳数显电泳仪（北京鼎国生物技术发展中心）；1-13型高速离心机（SIGMA，德国）；170-3930型电转仪及附件（Bio-Rad公司，美国）；88018NC膜（Pierce公司，美国）；3MMCHR滤纸（Whatman公司，美国）；胶片（Kodak公司，美国）。

（二）实验方法

1. 实验分组及给药　将SD大鼠按性别、体质量分层随机分为5组，空白对照（control，C）组、假手术（sham，S）组、IRI组、IRI＋加味丹参饮（Jiawei Danshen Yin，JDY）组、IRI＋JDY＋自噬抑制剂（inhibitor，I）组；每组12只。C组：处理前7 d灌胃与加味丹参饮等容量的生理盐水2次/d，连续7 d，末次灌胃后1 h后行开胸取出心脏。S组：开胸左冠状动脉前降支下穿线不结扎，余同空白组。IRI组：开胸结扎左冠状动脉前降支30 min后松线，再灌注1 h，余同空白组。IRI＋JDY组：大鼠造模前7 d予加味丹参饮灌胃，按7.74 g/(kg·d)，溶液浓度1.548 g/mL，2次/d，连续7 d，于末次灌胃1 h后行开胸结扎左冠状动脉前降支。IRI＋JDY＋I组：处理同D组，灌胃期间同时予以腹腔注射3-MA，15 mg/kg，1次/d，连续7 d。

2. 梗死面积率的测定　再灌注结束后取下心脏，置于－20 ℃冰箱冰冻1 h后，沿垂直心脏长轴方向从心尖到结扎线下方切片，每片厚为1～2 mm，放入1% TTC磷酸盐缓冲液（pH 7.4）37 ℃水浴箱中孵育20 min，然后浸泡10%甲醛中固定过夜。扫描后应用图像分析软件（Image J）计算心肌梗死面积占心肌总面积百分比，非梗死区呈暗红色，梗死区呈灰白色。心肌梗死面积率＝(所有切片梗死面积之和/心肌总面积之和)×100%。

3. 电镜观察心肌组织结构改变　取大鼠左心室前壁组织，组织块约1 mm×1 mm×3 mm，将其置于2.5%戊二醛固定液中固定2 h，经0.1 mol/L磷酸漂洗液漂洗3次后再用1%锇酸固定2 h，丙酮梯度脱水。纯丙酮和环氧树脂浸泡、包埋，烘箱内烘烤固化。固化后制作超薄切片（50～100 nm），3%醋酸铀-硝酸铅双染色后，在透射电镜下观察、拍片。

4. RT-PCR法检测大鼠心肌Beclin-1、Atg5 mRNA的表达　取心肌组织约30 mg，碾磨匀浆，加入1 mL RNA提取试剂Trizol，离心后提取心肌细胞总RNA。根据反转录试剂盒说明书，将RNA反转录为cDNA，用于RT-PCR检测。RT-PCR引物序列为β-actin（228 bp）：5′-

AGCCATGTACGTAGC-CATCC-3′和 5′-CTCTCAGCTGTGGTGGTGAA-3′。Beclin-1（249bp）：5′-GT-GCTCCTGTGGAATGGAAT-3′和 5′-GCTGCACACAGTCCAGAAAA-3′。Atg5（187bp）：5′-GGGACCTCCTGAATCTCACA-3′和 5′-CCAACAGGACAGCAG-AGACA-3′。扩增程序为：95 ℃变性 5 min，然后按照 94 ℃变性 20 s，60 ℃退火 20 s 的程序进行 40 个循环反应。最后行溶解曲线分析。目的基因 mRNA 相对含量以含量最低的样本为标准，其余各样本的含量均为相对该样本的倍数。

5. Western Blotting 检测大鼠心肌 Beclin-1 蛋白表达　剪取约 0.5 mg 组织置于匀浆器中，加入 1 mL 总蛋白提取液（RIPA 裂解液、蛋白酶抑制剂）匀浆，低温下超声细胞破碎仪裂解 3 次，每次3 s，将匀浆液吸出放到 1.5 mL 离心管中，9 000 r/min 离心 10 min 后取上清液。调样品体积：5×loading buffer 体积=5：1，拌匀，于 100 ℃条件下加热 3 min，使蛋白质变性。BCA 法定量 20 μg 蛋白，经 10%的聚丙烯酰胺凝胶电泳分离后，通过电转仪将蛋白转移至 NC 膜。电转结束后，将电转膜置于 37 ℃下 5%的脱脂奶粉（PBS 配制）中封闭 2 h。封闭的膜用 PBST 漂洗 2～3 次，切下膜条（3～5 mm 宽）按顺序放于加样槽内，加入一抗 Beclin-1 约 1 mL（按照体积比为 1：1 000 稀释），室温下于摇床孵育 2 h。弃去一抗，每个槽加入 PBST 约 2 mL 洗涤 5～10 min，再加入二抗 1 mL 4 ℃过夜。每条膜加入适量的发光底物试剂行化学发光，获得胶片。阳性条带用 Gel pro 4.0 版凝胶光密度软件分析，测累积光密度值（integrated optical density，IOD）。

6. 统计学处理　应用 SPSS 17.0 统计软件处理，实验数据以“$\bar{x}\pm s$”描述，多组间均数比较采用单因素方差分析。方差不齐采用非参数检验。P<0.05 表示有统计学意义。

（三）结果

1. 加味丹参饮对大鼠 IRI 梗死面积率的影响　与 C 组相比，S 组梗死面积率差异无统计学意义（P>0.05）；与 S 组相比，IRI 组、IRI+JDY 组及 IRI+JDY+I 组梗死面积率升高（P<0.01）；与 IRI 组相比，IRI+JDY 组、IRI+JDY+I 组梗死面积率均下降（P<0.01）；与 IRI+JDY 组相比，IRI+JDY+I 组梗死面积率升高（P<0.01）。（表 2-22）

表 2-22　各组间大鼠心肌梗死面积率的比较（$\bar{x}\pm s$，$n=5$）

组别	心肌梗死面积率/%
C	6.176±0.371
S	6.642±0.315
IRI	48.736±0.533$^{\triangle}$
IRI+JDY	26.214±0.514$^{\triangle\blacktriangle}$
IRI+JDY+I	34.210±0.513$^{\triangle\blacktriangle\#}$
F	7985.971
P	0.000

注：与 S 组比较，$^{\triangle}P$<0.01；与 IRI 组比较，$^{\blacktriangle}P$<0.01；与 IRI+JDY 组比较，$^{\#}P$<0.01。

2. 加味丹参饮对大鼠 IRI 中自噬泡的影响　透射电镜下观察发现，C 组与 S 组大鼠心肌纤维排列基本规则、整齐，肌丝清晰；心肌细胞核质分布均匀，染色较淡，无核裂解及固缩现象；线粒体基本完整，无明显肿胀、聚集，线粒体嵴排列整齐、无断裂，线粒体内无空泡化现象；无明显自噬泡。IRI 组心肌纤维排列紊乱、断裂，甚至消失；细胞核染色体固缩、边聚，核形不规则；线粒体明显肿胀，线粒体聚集、大小不等，嵴明显减少，变短，甚至消失；细胞质中空泡多，有的被双层膜环绕，形成典型的自噬体和自噬溶酶体的自噬现象。IRI+JDY 组心肌纤维排列欠整齐；细胞核颜色较深，核形不规则；线粒体肿胀、少数线粒体嵴断裂，部分空泡化；可见少量自噬泡存在。IRI+JDY+I 组心肌纤维断裂、消失；细胞核染色体固缩、边聚，颜色深，核形不规则，核碎裂；线粒体聚集、大小不等，嵴断裂现象严重，甚至消失；细胞质大部分呈空泡化，无明显自噬泡。（图 2-29）

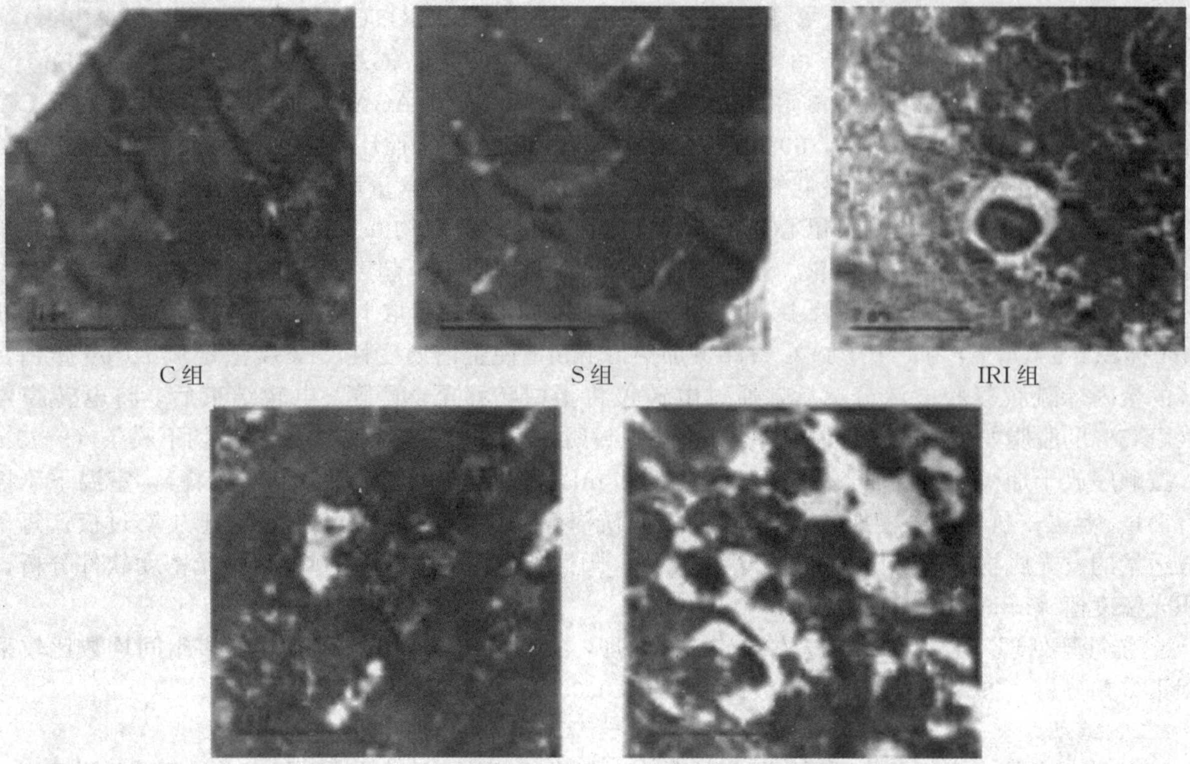

C组　S组　IRI组　IRI＋JDY组　IRI＋JDY＋I组

图2－29　各组心肌细胞的自噬泡透射电镜观察图

3. 加味丹参饮对大鼠心脏IRI自噬Beclin-1、Atg5 mRNA表达的影响　RT-PCR结果显示：与C组相比，S组Beclin-1、Atg5 mRNA表达量差异无统计学意义（$P>0.05$）；与S组相比，IRI组、IRI＋JDY组Beclin-1、Atg5 mRNA表达量均显著升高（$P<0.01$），IRI＋JDY＋I组Beclin-1 mRNA表达差异无统计学意义（$P>0.05$）、Atg5 mRNA表达量显著升高（$P<0.01$）；与IRI组相比，IRI＋JDY组、IRI＋JDY＋I组Beclin-1、Atg5 mRNA表达量均显著下降（$P<0.01$）；与IRI＋JDY组相比，IRI＋JDY＋I组Beclin-1、Atg5 mRNA表达量均显著下降（$P<0.01$）。（表2－23）

表2－23　各组Beclin-1、Atg5 mRNA相对表达变化（$\bar{x}\pm s$，$n=6$）

组别	Beclin-1	Atg5
C	1.065±0.038	1.024±0.003
S	1.071±0.039	1.032±0.006
IRI	1.939±0.023△	1.594±0.010△
IRI＋JDY	1.531±0.037△▲	1.217±0.007△▲
IRI＋JDY＋I	1.073±0.039▲#	1.132±0.007△▲#
F	721.220	6956.459
P	000	0.000

注：与S组比较，△$P<0.01$；与IRI组比较，▲$P<0.01$；与IRI＋JDY组比较，# $P<0.01$。

4. 加味丹参饮对缺血/再灌注心肌自噬Beclin-1蛋白表达量的影响　Western Blot印迹结果显示：与CG组相比，SG组Beclin-1蛋白表达量无明显变化（$P>0.05$）；与SG组相比，IRI组及IRI＋JDY组Beclin-1蛋白表达量均显著升高（$P<0.01$），IRI＋JDY＋I组Beclin-1蛋白表达量显著下降（$P<0.01$）；与IRI组相比，IRI＋JDY组、IRI＋JDY＋I组Beclin-1蛋白表达量均显著下降（$P<0.01$）；与

IRI＋JDY 组相比，IRI＋JDY＋I 组 Beclin-1 蛋白表达量显著下降（$P<0.01$）。（图 2－30、表 2－24）

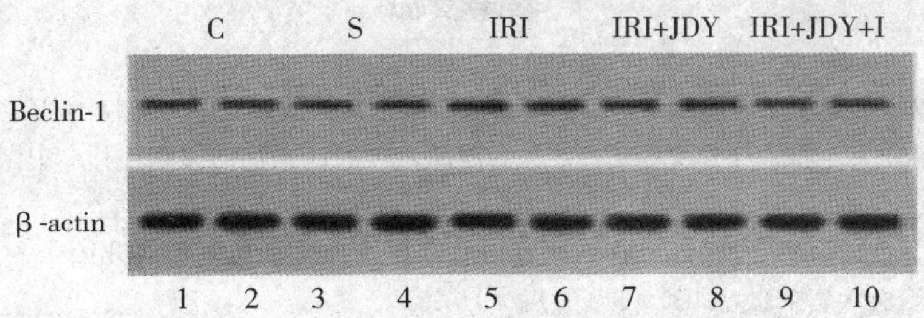

图 2－30　各组 Beclin-1 蛋白表达 Western Blot 条带

注：C. 1～2；S. 3～4；IRI. 5～6；IRI＋JDY. 7～8；IRI＋JDY＋I. 9～10。

表 2－24　Beclin-1 蛋白表达值（$\bar{x}\pm s$，$n=6$）

组别	Beclin-1
C	0.090±0.002
S	0.091±0.001
IRI	0.137±0.002$^{\triangle\#}$
IRI＋JDY	0.120±0.002$^{\triangle\blacktriangle\#}$
IRI＋JDY＋I	0.085±0.002$^{\triangle\blacktriangle\#}$
F	950.825
P	0.000

注：与 S 组比较，$^{\triangle}P<0.01$；与 IRI 组比较，$^{\blacktriangle}P<0.01$；与 IRI＋JDY 组比较，$^{\#}P<0.01$。

（四）讨论

自噬的全过程是由基因调控的，其中许多基因与自噬体形成有关。Beclin-1 基因是目前研究较多的自噬相关基因，对细胞自噬的调控过程中发挥重要作用，其表达强度与自噬活性密切相关，上调可刺激自噬的发生。有研究发现，通过自噬抑制剂干预或者敲除 Beclin-1 基因降低自噬后，可以降低 IRI 心肌细胞的死亡。Atg5 与 Atg12、Atg16 在自噬体膜上构成复合物，是一种泛素样蛋白结合系统，特异性地促进蛋白与脂质，在自噬体形成过程当中起重要作用。Beclin-1 及 Atg5 在自噬小体的形成过程中均发挥着不可或缺的作用，它们表达水平的上调可以促进自噬的发生，一旦自噬过度发生则导致细胞凋亡。

以药物介导细胞自噬的发生有可能成为心肌 IRI 的治疗方式。雷萌等认为影响心肌自噬的化学药物有两类：他汀类药物及抗氧化剂丙泊酚。在心肌 IRI 损伤中，给予丙泊酚后，自噬小泡数量减少，Beclin-1 表达下调，与此同时，加快了丝氨酸/苏氨酸蛋白激酶（mTOR）信号通路的表达，抑制自噬的发生，对心脏具有保护作用。黄莉等发现黄芪甲苷可以减少大鼠心肌缺血再灌注梗死的面积，其机制与调节自噬相关基因 Beclin1 的表达有关。孙瑶等发现九龙藤总黄酮可能在缺血期诱导自噬的发生，而在再灌注期抑制自噬的过度表达，从而发挥抗 IRI 作用。李丽静等用参附汤血中移行成分作用于缺氧复氧的大鼠心肌与模型组对比，发现明显提高心肌细胞存活率，与抑制 Beclin-1 表达密切相关。本研究发现，IRI＋JDY 组心肌梗死面积率明显低于 IRI 及 IRI＋JDY＋I 组，且电镜示 IRI＋JDY 组心肌细胞损伤程度轻于 IRI 及 IRI＋JDY＋I 组，IRI＋JDY 组的 Beclin-1 及 Atg5 均显著低于 IRI 组、同时显著高于 IRI＋JDY＋I 组。因此，心肌缺血/再灌注致过度自噬使心肌损伤加重，加自噬抑制剂（3-MA）过度抑制自噬使损伤加重，而加味丹参饮能调节适度自噬，从而发挥对心肌的保护作用。

综上所述，加味丹参饮可能通过 Beclin-1 和 Atg5 适度表达调控自噬，从而对抗大鼠 IRI，但相关机制仍需进一步研究。

〔彭　霞　黄政德　成细华　任　婷　孙彦波　饶春梅〕

参考文献

[1] 曾敏，颜红兵. 自噬与心肌缺血再灌注 [J]. 中华心血管病杂志，2012 (08)：711 - 713.

[2] 李鑫辉，黄政德，葛金文. 加味丹参饮对血瘀证兔心肌缺血再灌注损伤的影响 [J]. 中国中医药信息杂志，2011，18 (06)：37 - 39.

[3] 李鑫辉，黄政德，葛金文. 加味丹参饮对心肌缺血再灌注损伤血瘀证兔肿瘤坏死因子 α 和白细胞介素-2 的影响 [J]. 中西医结合心脑血管病杂志，2011，9 (01)：53 - 55.

[4] 李鑫辉，黄政德，喻嵘，等. 益气活血法对血瘀证心肌缺血再灌注损伤兔血液流变性及内皮素的影响 [J]. 中国中医急症，2010，19 (02)：269 - 271.

[5] 陈聪，廖菁，李鑫，等. 加味丹参饮抑制 p38 MAPK 表达保护缺氧/复氧乳鼠心肌细胞损伤的实验研究 [J]. 湖南中医药大学学报，2016，36 (02)：35 - 39.

[6] LIVAK K J，SCHMITTGEN T D. Analysis of relative gene expression data using real-time quantitative PCR and the 2 (-Delta Delta C (T)) Method [J]. Methods，2001，25 (4)：402 - 408.

[7] CHANG S H，MINAI-TEHRANI A，SHIN J Y，et al. Beclinl—inducedaut ophagy abrogates radioresistanee of lung cancer cells by suppressing osteopontin [J]. J Radiat Res，2012，53 (3)：422 - 432.

[8] EGUCHI M，KIM Y H，KANG K W，et al. Ischemia-reperfusion injury leads to distinct temporal cardiac remodeling in normal versus diabetic mice [J]. PLoS One，2012，7：30450 - 30452.

[9] HANADA T，NODA N N，SATOMI Y，et al. The Atg12-Atg5 conjugate has a novel E3-like activity for protein lipidation in autophagy [J]. J Biol Chem，2007，282 (52)：37298 - 37302.

[10] 雷萌，刘颖. 自噬在心肌缺血/再灌注损伤中的作用及药物干预研究进展 [J]. 医学综述，2013，19 (23)：4258 - 4261.

[11] NOH H S，SHIN I W，HA J H，et al. Propofol protects the autophagic cell death induced by the ischemia/reperfusion injury in rats [J]. Mol Cell，2010，30 (5)：455 - 460.

[12] 黄莉，王人伟，严夏，等. 黄芪甲苷对缺血再灌注诱导的大鼠心肌损伤及细胞自噬的调节作用 [J]. 中西医结合心脑血管病杂志，2015，13 (06)：752 - 754.

[13] 孙瑶，张婵，简洁. 九龙藤总黄酮调控自噬对抗心肌缺血/再灌注损伤的实验研究 [J]. 中国药理学通报，2015，31 (02)：232 - 236.

[14] 李丽静，刘佳，李玉梅，等. 参附汤血中移行成分对缺氧复氧心肌细胞凋亡和自噬的影响 [J]. 中医药临床杂志，2012，24 (08)：773 - 775.

二、加味丹参饮含药血清预处理对缺氧/复氧 H9C2 心肌细胞自噬相关基因 Atg5 和 Beclin-1 mRNA 表达的影响

随着静脉溶栓、经皮冠状动脉腔内成形术等方法治疗急性心肌梗死的广泛开展，急性心肌梗死患者的预后得到明显改善。但是随之而来的心肌缺血再灌注（IR）损伤却严重制约着上述方法的救治成功率，因此，心肌 IR 损伤机制及心肌保护的研究一直是当今研究热点之一。自噬对维持正常心脏形态和心肌功能起到重要作用，在心肌 IR 损伤过程中扮演重要角色。益气活血中药复方加味丹参饮对 IR 损伤心肌细胞具有保护作用，通过抗氧化、抗炎症、抗凋亡等途径抗心肌细胞损伤。本研究在此基础上观察加味丹参饮含药血清预处理对缺氧/复氧 H9C2 心肌细胞自噬及其相关基因 Atg5、Beclin-1 mRNA 表达的影响，进一步探讨该方抗心肌细胞 IR 损伤的机制。

（一）材料与方法

1. 细胞株和实验动物　H9C2（2 - 1）大鼠心肌细胞株购自中国科学院上海细胞库。清洁级雄性 SD 大鼠 40 只，体质量 250～280 g，由湖南斯莱克景达实验动物有限公司提供，许可证号：SYXK（湘）2013 - 0005，饲养于湖南中医药大学 SPF 级实验动物中心，用于制备动物血清。

2. 药物　加味丹参饮中药购自湖南中医药大学附属第一医院中药房。水煎 2 次，合并煎液，过滤

浓缩至 2 g 生药/mL，置于 4 ℃冰箱备用。

3. 主要试剂与仪器　3 -甲基腺嘌呤（3-MA，S24823-1g 上海源叶），雷帕霉素（Rapamycin，S17098-100 mg 上海源叶）。高糖（4.5 g/L）DMEM（SH30022.01，Hyclone），胎牛血清（blz-000211，GIBCO），0.25％胰酶-EDTA（blz-0193，GIBCO），青链霉素混合液（10378，GIBCO），DMSO（D2650，Sigma），MTT（MT120C，Spectrum），PBS（blz-0099，Solarbio），qRT-PCR 引物由上海生工生物技术有限公司提供。Trizol（Sigma），mRNA 逆转录试剂盒（Takara），SYBR Premix Ex Taq（Takara），CO_2 细胞培养箱（HF160W，力康），超净工作台（JB-CJ-2B，常州普天仪器），倒置显微镜（XD-202，上海），酶标仪（BioTek，美国），PCR 仪（2400 PCR System，perkin Elmer），Real-time PCR 仪（7900HTSystem，ABI），台式低速微量离心机（Eppendorf），日立 H7700 透射电镜。

4. 加味丹参饮含药血清制备　40 只 SD 大鼠随机分为空白血清组和含药血清组，每组 20 只。加味丹参饮按临床体表面积换算，相当于人临床用药剂量的 8 倍。含药血清组大鼠以生药 59.28 g/kg、2 次/d 灌胃，连续 7 d；空白血清组给予等体积蒸馏水灌胃。于末次给药后 1 h，无菌条件下，腹主动脉插管取血，室温静置 2 h，3 000 r/min 离心 10 min，取上清。56 ℃灭活 30 min，0.22 μm 滤膜过滤除菌，分装，−20 ℃冰箱保存备用。使用前用 DMEM 培养基稀释成体积分数含药血清。

5. H9C2（2－1）大鼠心肌细胞培养与传代　将 H9C2（2－1）大鼠心肌细胞用培养液（90％高糖 DMEM 液＋10％胎牛血清＋1％青链霉素）在 37 ℃、5％ CO_2 恒温培养箱中培养，24 h 更换培养液，待细胞汇合率达 80％时用 0.25％胰蛋白酶消化收集细胞并传代。

6. 缺氧/复氧细胞模型的建立　参照《药理实验方法学》和本课题组建立的模型进行实验。DMEM 培养液用高纯氮气饱和 30 min，使培养液氧分压低于 4.0 kPa（30 mmHg），得缺氧培养液。心肌细胞单层换用缺氧培养液后，培养液内立即充入氮气（1 L/min 流量）30 s 以驱除瓶内氧气，然后塞紧瓶塞密闭培养。缺氧不同时间后可造成心肌细胞不同程度的损害。按此方法造成心肌细胞缺氧，缺氧 2 h 后换用正常培养液培养 3 h，造成再给氧损伤。

7. 分组及给药　取对数生长期 H9C2 心肌细胞，随机分为 5 组，每组 6 孔，①空白血清组（CG）：在含 15％空白血清培养液中常规培养 29 h。②缺氧/复氧组（HRG）：在含 15％空白血清培养液中常规培养 24 h，更换缺氧培养液，缺氧 2 h，再给氧 3 h。③加味丹参饮含药血清组（JDG）：在含 15％药物血清中常规培养 24 h，缺氧 2 h，再给氧 3 h。④JDG＋自噬抑制剂（3-MA）组（JIG）：3 -甲基腺嘌呤（10 mmol/L）预处理 30 min，余同③。⑤JDG＋自噬激动剂（RAPA）组（JAG）：雷帕霉素（100 nmol/L）预处理 30 min，余同③。

8. MTT 法测定不同浓度含药血清对 H9C2 心肌细胞存活率的影响　取对数生长期 H9C2（2－1）心肌细胞制成单细胞悬液后，以 5×10^4 个/mL 密度接种于 96 孔板，每孔 100 μL，贴壁后换为 6 个不同浓度含药血清（5％、10％、15％、20％、25％、30％），空白对照组加入等量含正常血清的 DMEM 培养液，24 h 后各孔加入 5 mg/mL 的 MTT 20 μL，常规培养 4 h 后吸弃孔内液体，每孔加入 DMSO 150 μL，低速振荡 10 min 混匀，酶标仪在波长为 490 nm 时测定吸光度（OD 值）。细胞存活率（％）＝(给药孔 OD 值－调零孔 OD 值）/(空白孔 OD 值－调零孔 OD 值）×100％。

9. 倒置相差显微镜下观察各组细胞生长及形态变化　倒置相差显微镜下观察各组细胞生长及形态变化并拍照。

10. MTT 法检测加味丹参饮含药血清对缺氧/复氧心肌细胞存活率的影响　取对数生长期 H9C2 心肌细胞制成单细胞悬液后，以 5×10^4 个/mL 密度接种于 96 孔板，每孔 100 μL，每组设 6 个复孔，贴壁后按上述方式分组给药，酶标仪测定吸光度值。

11. 透射电子显微镜观察各组心肌细胞内自噬体形态及数量　各组细胞经上述处理后，收集细胞，加入 2.5％戊二醛溶液固定过夜（4 ℃），次日用磷酸盐缓冲液洗涤 4 次，15 min/次，1％锇酸溶液 4 ℃固定 2 h 后梯度丙酮脱水（50％、70％、90％、100％），依次经渗透、包埋、聚合、切片、染色等步骤后用透射电镜观察自噬体形态及数量多少。

12. 实时荧光定量PCR检测Atg5、Beclin-1 mRNA表达 收集培养细胞，按Trizol试剂盒方法提取细胞总RNA，检测RNA纯度及浓度。按逆转录试剂盒方法将RNA逆转录为cDNA，并以cDNA作为模板，用实时荧光定量PCR仪进行扩增。PCR扩增条件：预变性95 ℃ 2 min；95 ℃ 15 s，60 ℃ 1 min，40个循环。以β-actin为内参，采用2-△△Ct法结果进行分析，$\triangle Ct = Ct_{目的基因} - Ct_{内参基因}$，$\triangle\triangle Ct = \triangle Ct_{处理组} - \triangle Ct_{对照组}$。差别倍数$=2^{-\triangle\triangle Ct}$，正常对照组的数值设为1。引物序列：β-actin：5′-AGCCATGTACGTAGCCATCC-3′和5′-CTCTCAG-CTGTGGTGGTGAA-3′；Beclin-1：5′-CTCGT-CAAGGCGTCACTTCT-3′和5′-CCTTAGACCCCTCCATTCCTC-3′；Atg5：5′-TGAGCCTGACCTT-GCTTCAG-3′和5′-GTGCCTGTTAATCGGACATGG-3′。

13. 统计学分析 采用SPSS 17.0软件，组间比较采用单因素方差分析，方差不齐采用非参数检验。

（二）结果

1. MTT法测定不同浓度加味丹参饮含药血清对细胞存活率的影响 与CG（95.10±1.83）%比较，各组细胞存活率均降低（$P<0.01$），其中，5%含药血清组（84.09±5.55）%、20%含药血清组（82.75±5.55）%、25%含药血清组（59.61±5.55）%及30%含药血清组（41.47±8.71）%细胞存活率显著降低，而10%含药血清组（91.10±8.71）%及15%含药血清组（89.43±5.54）%细胞存活率差异无统计学意义（$P>0.05$），且较5%、20%、25%、30%含药血清组细胞存活率升高（$P<0.01$），故选用15%含药血清为最佳工作浓度。

2. 加味丹参饮含药血清对缺氧/复氧心肌细胞生长及形态变化的影响 倒置显微镜下，CG细胞贴壁生长，呈梭形，折光性大，培养液中见极少量的细胞悬浮；HRG镜下见大量细胞悬浮，细胞形态不规则，折光性降低，细胞间空隙增大，胞质中有空泡及颗粒；JDG及JAG细胞形态较HRG明显改善；JIG细胞形态与HRG相似。（图2-31）

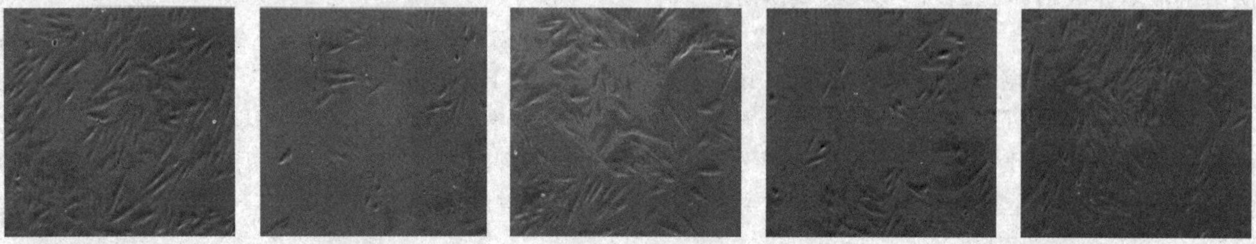

图2-31 加味丹参饮含药血清对缺氧/复氧心肌细胞生长及形态变化的影响（×400）

3. 加味丹参饮含药血清对缺氧/复氧心肌细胞存活率的影响 与CG（94.84±0.43）%比较，各组细胞存活率均降低（$P<0.01$），其中，JDG（86.84±1.0）%及JAG（86.90±1.24）%组间细胞存活率比较差异无统计学意义（$P>0.05$）；与HRG（41.94±1.50）%比较，JDG及JAG细胞存活率均显著升高（$P<0.01$），而JIG（41.95±1.86%）差异无统计学意义（$P>0.05$）。

4. 透射电子显微镜观察各组心肌细胞内自噬体形态及数量 CG胞质内未见明显自噬体形成；缺氧2 h、复氧3 h后（HRG）胞质内出现少量包含胞质内容物的膜状结构（自噬体）；予加味丹参饮预处理后（JDG）自噬体数量增多；加用自噬激动剂后（JAG）自噬体数目进一步增加，予自噬抑制剂后（JIG）自噬体数量减少。（图2-32）

5. 加味丹参饮含药血清对缺氧/复氧心肌细胞自噬相关基因Atg5、Beclin-1 mRNA表达的影响 与CG比较，各组Atg5 mRNA相对表达量均升高（$P<0.01$）；与HRG比较，JDG及JAG组间Atg5 mRNA相对表达量进一步升高（$P<0.05$），而JIG差异无统计学意义（$P<0.05$）。与CG比较，除JIG，其余各组Beclin-1 mRNA相对表达量均升高（$P<0.01$）；与HRG比较，JDG及JAG进一步

升高（$P<0.05$）。（图 2-33）

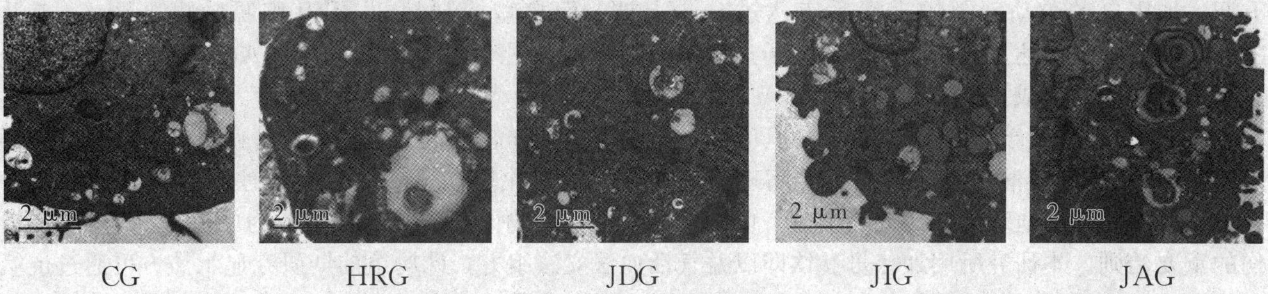

图 2-32　加味丹参饮含药血清对缺氧/复氧心肌细胞自噬体形态及数量的影响（×10000）

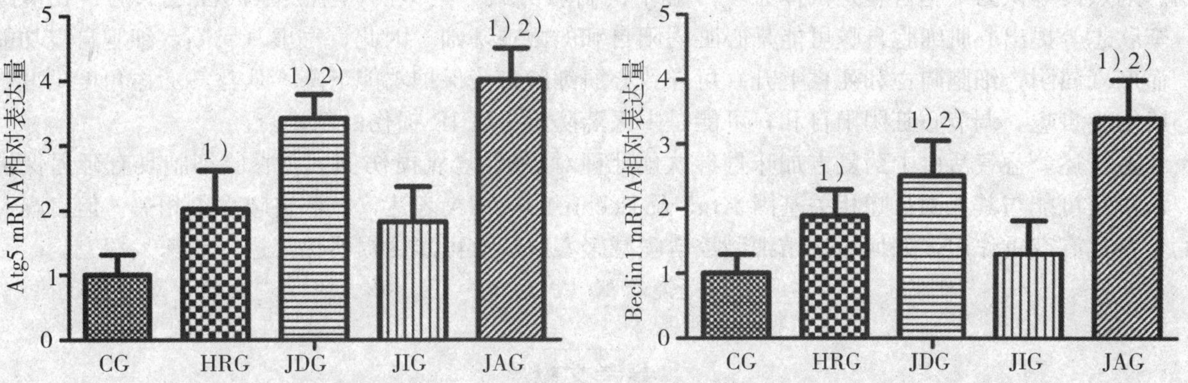

图 2-33　加味丹参饮含药血清对缺氧/复氧心肌细胞自噬相关基因 Atg5、Beclin-1 mRNA 表达的影响

（三）讨论

自噬是溶酶体介导的细胞内容物被降解及循环利用的过程，广泛存在于真核生物中，对维持细胞的稳态起重要作用，且参与机体包括感染、肿瘤、神经退行性病变、心肌缺血再灌注损伤等在内的多种病理生理过程。作为真核生物中保守的降解途径，细胞自噬是机体在饥饿条件下的一种存活机制，可在多种类型胁迫期间保护细胞，研究表明急性或慢性心肌缺血中自噬均增加，通过降解胞质内长寿命蛋白等，为关键的生命活动提供所需的营养物质，从而发挥心肌保护作用。然而，自噬也可参与一种与凋亡截然不同的程序性细胞死亡（Ⅱ型程序性死亡）。在心肌再灌注阶段，自噬程度进一步增强，对于自噬在心肌 IR 损伤中起保护作用还是损伤作用目前尚无统一定论。Decker 等观察到，在再灌注心肌细胞内自噬泡增多，且自噬泡内含有受损伤的线粒体，提示由自噬上调介导的心肌保护作用可能与其清除受损线粒体有关。然而，有研究发现，在体外培养的心肌细胞采用缺氧再给氧模拟缺血再灌注时，用 siRNA 阻断 Beclin-1 或用 PI3K 抑制剂 3-甲基腺嘌呤抑制自噬，可减少再灌注时心肌细胞的死亡。本研究表明，体外培养 H9C2 心肌细胞缺氧 2 h，再给氧 3 h 后自噬泡增多，但心肌细胞存活率降低，心肌细胞损伤加重，予加味丹参饮预处理 24 h 后再予缺氧再给氧处理，自噬泡结构进一步增多，并伴随心肌细胞存活率增加，心肌细胞生长及损伤程度改善，提示在此模型中加味丹参饮通过上调自噬保护缺氧/复氧损伤 H9C2 心肌细胞。

自噬是受到严密调控的动态过程，包括自噬的诱导、运载物的识别和包装、囊泡成核、囊泡扩展和闭合、Atg 蛋白循环、囊泡与液泡/溶酶体融合、囊泡分解，以及所产生的大分子物质的循环利用。其中，Atg5 通过形成 Atg12-Atg5-Atg16 复合物主要定位于吞噬泡的外侧，在自噬体形成期间驱动膜片的扩展和/或弯曲，是参与调控自噬的重要基因。Beclin-1 与Ⅲ型磷脂酰肌醇-3-激酶（Vps34）形成 Beclin-1/Vps34 复合物，通过使其他 Atg 蛋白重定位于前自噬体结构而促进自噬体的形成，3-甲基腺嘌呤可通过干扰 Beclin-1 复合物中 hVps34 的活性来抑制自噬。Boya 等研究发现，采用敲除或沉默 Atg 基因（Atg5、Atg10、Atg12 及 Beclin-1）或使用 3-甲基腺嘌呤（3-MA）、羟氯喹、渥曼青霉素等药物抑制自噬均可增加营养匮乏环境中细胞的凋亡和死亡。本研究显示，采用实时荧光定量 PCR 检测各组心肌组织 Atg5 及 Beclin-1 mRNA 表达，加味丹参饮组较缺氧/复氧组 Atg5 及 Beclin-1 mRNA 表达均上调，加用自噬激动剂雷帕霉素后表达进一步上调，而自噬抑制剂 3－甲基腺嘌呤可下调 Atg5 及 Beclin-1 mRNA 表达，此实验结果与电子显微镜下自噬泡数量变化相一致，表明 Atg5 及 Beclin-1 基因参与了自噬体的形成。

心肌 IR 损伤属于中医学“胸痹”“真心痛”范畴。史载祥教授认为冠状动脉血瘀阻络与微循环障碍是心肌 IR 损伤和再灌注治疗后的重要病理生理机制，活血化瘀成为研究后再灌注时代难题的主要途径。结合中医学气血理论之“气能生血，血为气母”“气为血帅”，益气活血法成为中医防治心肌 IR 损伤的重要治则。本研究所用加味丹参饮即以益气活血法立法组方，课题组前期研究显示该方可通过抗氧化，抗炎症，抗凋亡等途径抗心肌细胞损伤，本研究进一步表明该方可通过调节自噬抗 H9C2 心肌细胞损伤。刘杰民等认为细胞自噬是机体正气亏虚下的自救方式，是体内内生瘀血痰浊之邪的自我清除途径；李欣志等提出心肌细胞自噬可能是心脏阴阳自和的微观基础。因此，气虚（属阳，细胞自噬功能下降）血瘀（属阴，细胞凋亡和死亡上升）可导致心肌细胞自我保护功能下降，从益气活血角度出发，激发心肌细胞自噬，调节心脏阴阳自和，可能是中医药防治心肌 IR 损伤的新靶点。

综上所述，益气活血中药复方加味丹参饮预处理对缺氧/复氧损伤 H9C2 心肌细胞具有延迟保护作用，该机制可能与其上调自噬相关基因 Atg5 及 Beclin-1 mRNA 表达，上调自噬水平相关。但自噬对细胞的生存具有双重作用，如何通过精细调控自噬减轻心肌缺血再灌注损伤仍需进一步深入探究。

〔饶春梅　成细华　任　婷　孙彦波　彭　霞　黄政德〕

参考文献

[1] YI C，MA M，RAN L，et al. Function and molecular mechanism of acetylation in autophagy regulation [J]. Science，2012，27 (336)：474－7.

[2] 黄政德，王庆高，刘东亮，等. 加味丹参饮预处理对心肌细胞内钙超载的延迟保护作用 [J]. 湖南中医药大学学报，2007 (02)：37－39.

[3] 李鑫辉，黄政德，喻嵘，等. 加味丹参饮对血瘀证家兔缺血再灌注损伤心肌细胞凋亡的影响 [J]. 湖南中医药大学学报，2009，29 (04)：21－23，29.

[4] 黄政德，葛金文，张玉生. 加味丹参饮对家兔缺血再灌注损伤心肌延迟保护作用的研究 [J]. 湖南中医杂志，2003 (06)：52－53.

[5] 金泉克，肖海娟，孙珏，等. 中药复方肠胃清含药血清对胃癌 SGC7901 细胞凋亡的影响 [J]. 中国中医药信息杂志，2012，19 (05)：32－35.

[6] 徐叔云，卞如濂. 药理实验方法学 [M]. 第 2 版. 北京：人民卫生出版社，2002：45.

[7] 王庆高，黄政德，肖健，等. 加味丹参饮预处理对乳鼠缺氧/复氧心肌细胞的延迟保护作用及对蛋白激酶 C 的影响 [J]. 中西医结合心脑血管病杂志，2007 (10)：953－955.

[8] SCIARRETTA S，VOLPE M，SADOSHIMA J. Ma mmalian target of rapamycin signaling in cardiac physiology and disease [J]. Circ Res，2014，114 (3)：549－64.

[9] 许荣，王宁，王晓明. 自噬在心肌缺血再灌注损伤中的研究进展 [J]. 中华老年心脑血管病杂志，2015，17 (12)：1327－1328.

[10] DECKER R S，WILDENTHAL K. Lysosomal alteration in hypoxic and reoxygenated hearts [J]. Am J Pathol，1980，2 (98)：425－44.

[11] DOSENKO V E，NAGIBIN V S，TUMANOVSKA L V，et al. Protective effect of autophagy in anoxia-reoxygenation of isolated cardiomyocyte [J]. Autophagy，2006，2：305－6.

[12] BOYA P，GONZLEZ-POLO R A，CASARES N，et al. Inhibition of macroautophagy triggers apoptosis [J]. Mol Cell Biol，2005，25 (3)：1025－40.

[13] 史载祥. 冠心病血运重建后中西医结合治疗思考 [J]. 医学研究杂志，2007 (07)：2－5.

[14] 刘杰民，纪云西，蒋历，等. 细胞自噬是探索中医药微观机制的新思路 [J]. 时珍国医国药，2013，24 (02)：

425-426.
[15] 李欣志，韩笑，秦思，等. 心脏“阴阳自和”与心肌细胞自噬 [J]. 中国中医基础医学杂志，2008（05）：339-340.

三、加味丹参饮含药血清对缺氧/复氧 H9C2 心肌细胞自噬相关蛋白 LC3 Ⅱ及 Beclin-1 表达的影响

心肌缺血后进行及时的再灌注治疗是当前降低心肌梗死范围最有效的治疗策略，然而再灌注本身可能导致缺血期已有的损伤加重，或者对细胞及其细胞器造成新的损伤，此种现象称为缺血再灌注损伤，它的存在降低了血运重建相关技术的完整获益，是临床治疗尚未逾越的难题之一。近年来普遍认为自噬与心肌缺血再灌注损伤的发病过程存在着“双刃剑”的相互作用关系，因此，通过调节自噬减轻心肌缺血再灌注损伤成为临床上新的治疗靶点。本课题组前期研究发现，中药复方加味丹参饮对缺血再灌注损伤心肌细胞具有明显的延迟保护作用，具有抗炎、抗氧化、抗凋亡、调节自噬等作用。本研究通过体外观察加味丹参饮含药血清对缺氧/复氧 H9C2 心肌细胞自噬及其相关蛋白 LC3 Ⅱ及 Beclin-1 表达的影响，探讨该方治疗心肌缺血再灌注损伤的可能作用机制。

（一）材料与方法

1. 细胞株和实验动物　H9C2 大鼠心肌细胞株购自中国科学院上海细胞库。清洁级健康雄性 SD 大鼠 40 只，8～10 周龄，体重 250～280 g，由湖南斯莱克景达实验动物有限公司提供，实验动物许可证号：SYXK（湘）2013-0005。

2. 药物　加味丹参饮组成：丹参 20 g，黄芪 20 g，赤芍 10 g，檀香 6 g，红花 6 g，当归 6 g，川芎 6 g 等，水煎 2 次，合并煎液，过滤浓缩至浓度为 2 g/mL，置于 4 ℃冰箱备用。

3. 主要试剂与仪器　3-甲基腺嘌呤（3-MA，批号 S24823-1 g）、雷帕霉素（批号 S17098-100 mg）均购自上海源叶生物科技有限公司；高糖 DMEM（批号 SH30022.01，Hyclone 公司）；胎牛血清（货号 10099141，GIBCO 公司）；0.25%胰酶-EDTA（批号 blz-0193）、青链霉素混合液（批号 10378）、PBS（批号 blz-0099）均为 Solarbio 公司产品；乳酸脱氢酶（LDH）试剂盒（货号 A020-2，南京建成生物工程研究所）；兔抗大鼠 LC3Ⅱ（货号 3868T）一抗购自 Cell Signaling Technology 公司；兔抗大鼠多克隆抗体 Beclin1（货号 ab62557）、β-actin（货号 ab8226）一抗购自 Abcam 公司；PVDF 膜（货号 10600023）、ECL 化学发光试剂盒（批号 RPN22323）均为 Amersham 公司产品。

CO_2 细胞培养箱（型号 HF160W，力康生物医疗科技控股有限公司）；超净工作台（型号 JB-CJ-2B，常州普天仪器制造有限公司）；倒置显微镜（型号 XD-202，南京江南永新光学有限公司）；低温高速离心机（型号 5427R，德国 Eppendorf 公司）；酶标仪（型号 ELX800，美国 BioTek 公司）；凝胶成像分析系统（型号 GelDoc XR System，美国 Bio-Rad 公司）；蛋白电泳及转膜设备（型号 Mini PROTEAN® Tetra Cell 1658001、Mini Trans-Blot® Electrophoretic Transfer Cell 170-3930，Bio-Rad 公司）；透射电镜（型号 H7700，日立公司）。

4. 含药血清制备　40 只 SD 大鼠采用随机数字表法分为空白血清组和含药血清组，每组 20 只。含药血清组大鼠给予加味丹参饮 59.28 g/(kg·d) 灌胃，空白血清组给予等体积蒸馏水灌胃。两组均每日灌胃 2 次，连续 7 d。末次给药后 1 h，无菌条件下，腹主动脉插管取血，室温静置 2 h，3 000 r/min 离心 10 min，取上清。56 ℃灭活 30 min，0.22 μm 滤膜过滤除菌，分装，-80 ℃冰箱保存备用。使用前用 DMEM 培养基稀释成体积分数含药血清。

5. 缺氧/复氧细胞模型的建立　将 H9C2 大鼠心肌细胞接种于 25 cm^2 透气培养瓶中，加入含 10%胎牛血清及 1%青链霉素混合液的高糖 DMEM 培养基后置于 CO_2 培养箱，在 5% CO_2、37 ℃饱和湿度环境中培养，次日换液，待细胞汇合率达 80%时用 0.25%胰蛋白酶消化制成单细胞悬液后按 1∶3 比例传代，取对数生长期的细胞进行实验。参照《药理实验方法学》和课题组前期建立模型：DMEM 培养液用高纯氮气饱和 30 min，使培养液氧分压低于 4.0 kPa（30 mmHg），得缺氧培养液。心肌细胞单层换用缺氧培养液后，培养液内立即充入氮气（1 L/min 流量）30 s 以驱除瓶内氧气，然后塞紧瓶塞密闭

培养。缺氧不同时间后可造成心肌细胞不同程度的损害，按此方法造成心肌细胞缺氧，缺氧 2 h 后换用正常培养液培养 3 h，造成再给氧损伤。

6. 实验药物浓度的筛选 取对数生长期 H9C2 心肌细胞制成单细胞悬液后，以 5×10^4 个/mL 密度接种于 6 孔板，每孔 1.5 mL，贴壁后分为 6 个不同浓度含药血清组即 5%、10%、15%、20%、25%、30%的 DMEM 培养基，同时设空白血清组加入等量含正常血清的 DMEM 培养液，每组 6 个复孔。48 h 后参照文献方法测定乳酸脱氢酶（LDH）漏出率。①细胞培养液中 LDH 的 OD 值测定：吸出待测培养孔内的培养液，以 3 000 r/min 离心 10 min，取上清后按试剂盒步骤测定各管吸光值（OD 值）；②细胞匀浆中 LDH 的 OD 值测定：将待测培养孔内的培养液吸出后，培养孔内加入等量 PBS 液，用细胞刮板刮取细胞并收集到相应编号的 EP 管内，在超声波破碎仪上将细胞破碎，制成细胞匀浆后按试剂盒步骤进行测定各管吸光值（OD 值）；③细胞培养液 LDH 漏出率（%）＝培养液 OD 值/（培养液 OD 值＋细胞匀浆液 OD 值）×100%。

7. 分组及给药 取对数生长期 H9C2 心肌细胞采用随机数字表法分为 6 组，每组 6 孔。空白血清组：在含 15%空白血清培养液中常规培养 29 h；缺氧预处理组：更换缺氧培养液缺氧 20 min，复氧 20 min，再缺氧 20 min 后换为空白血清培养液常规培养 24 h，缺氧 2 h，再给氧 3 h；缺氧/复氧组：在含 15%空白血清培养液中常规培养 24 h，更换缺氧培养液，缺氧 2 h，再给氧 3 h；含药血清组：在含 15%药物血清中常规培养 24 h，缺氧 2 h，再给氧 3 h；含药血清＋自噬抑制剂组：3-MA 10 mmol/L 预处理 30 min，余同含药血清组；含药血清＋自噬激动剂组：雷帕霉素 100 nmol/L 预处理 30 min，余同含药血清组。

8. 观察指标及方法

（1）心肌细胞生长及形态变化：倒置显微镜下观察各组细胞生长及形态变化并拍照。

（2）心肌细胞培养液中 LDH 漏出率比较：采用比色法检测，方法同 1.6 中 LDH 漏出率检测方法。

（3）心肌细胞内自噬体形态及数量：收集各组细胞加入 2.5%戊二醛溶液固定过夜（4 ℃），次日用磷酸盐缓冲液洗涤 4 次，15 min/次，1%锇酸溶液 4 ℃固定 2 h 后梯度丙酮脱水（50%、70%、90%、100%），依次经渗透、包埋、聚合、切片、染色等步骤后用透射电镜观察自噬体形态及数量多少。

（4）心肌细胞中自噬相关蛋白 LC3 Ⅱ及 Beclin-1 表达：采用 Western blot 法检测，收集细胞，加入 RIPA（细胞裂解液）和 PMSF（蛋白酶抑制剂），冰上裂解细胞 30 min 后，4 ℃、12 000 r/min 离心 5 min，收集上清，BCA 法测定蛋白浓度。用 10%～12% SDS 聚丙烯酰胺凝胶进行电泳，蛋白分离后在冷却的含 20%甲醇的转移缓冲液中电泳转移至 PVDF 膜。转移后迅速置于 TBS 液中，随后在室温下含 5%脱脂奶粉的 TBST 中封闭 1 h，洗涤后用相应的一抗按 1∶1 000 的比例稀释后 4 ℃孵育过夜，脱色摇床洗膜 3 次（15 min/次），洗涤后用 ECL 化学发光试剂盒在凝胶成像分析系统显影，分析条带灰度值。

9. 统计学方法 采用 SPSS 17.0 统计软件处理数据，结果用 $\bar{x}\pm s$ 表示，组间比较方差齐时采用单因素方差分析，方差不齐时采用非参数检验，$P<0.05$ 表示差异有统计学意义。

（二）结果

1. 不同浓度含药血清对 H9C2 心肌细胞培养液中 LDH 漏出率比较 表 2-25 示，与空白血清组比较，各浓度含药血清组细胞培养液中 LDH 漏出率均升高（$P<0.05$ 或 $P<0.01$）；10%含药血清组及 15%含药血清组组间比较 LDH 漏出率差异无统计学意义（$P>0.05$），但均较 5%、20%、25%、30%含药血清组 LDH 漏出率显著降低，差异有统计学意义（$P<0.01$），故选用 15%含药血清为最佳实验浓度。

表 2-25 不同浓度含药血清干预心肌细胞后培养液中乳酸脱氢酶漏出率比较（$\bar{x}\pm s$） %

浓度	样本数	乳酸脱氢酶漏出率
空白血清组	6	11.65±1.87
5%含药血清组	6	28.88±4.31**△

续表

浓度	样本数	乳酸脱氢酶漏出率
10%含药血清组	6	19.90±2.70*
15%含药血清组	6	19.74±2.83*
20%含药血清组	6	28.92±5.53**△
25%含药血清组	6	35.37±5.44**△
30%含药血清组	6	45.82±4.74**△

注：与空白血清组比较，*$P<0.05$，**$P<0.01$；与10%、15%含药血清组比较，△$P<0.01$。

2. 各组心肌细胞生长及形态变化　倒置显微镜下，空白血清组细胞贴壁生长，呈梭形，折光性大，培养液中见极少量的细胞悬浮；而缺氧/复氧组镜下见大量细胞悬浮，细胞形态不规则，折光性降低，细胞间空隙增大，胞质中有空泡及颗粒；缺氧预处理组、含药血清组及含药血清＋自噬激动剂组细胞形态较缺氧/复氧组明显改善，表现为细胞较大部分呈梭形，少量形态不规则，折光性良好，细胞间无明显间隙，胞质中散见少量颗粒样物质，培养液中有少量细胞悬浮；而含药血清＋自噬抑制剂组细胞形态与缺氧/复氧组相似，可见大量细胞悬浮，细胞间空隙增大，细胞少量呈梭形，较大部分呈不规则形，胞质内有颗粒样物质，细胞折光性降低。

3. 各组心肌细胞培养液中乳酸脱氢酶漏出率比较　表2-26示，与空白血清组比较，各组细胞培养液中LDH漏出率均升高（$P<0.05$）。与缺氧/复氧组比较，缺氧预处理组、含药血清组及含药血清＋自噬激动剂组细胞培养液中LDH漏出率均显著降低（$P<0.05$），而含药血清＋自噬抑制剂组差异无统计学意义（$P>0.05$）。

表2-26　各组心肌细胞培养液中乳酸脱氢酶漏出率比较（$\bar{x}\pm s$）　%

组别	样本数	乳酸脱氢酶漏出率
空白血清组	6	11.75±2.03
缺氧预处理组	6	17.90±3.95*△
缺氧/复氧组	6	26.37±4.69*
含药血清组	6	17.97±2.42*△
含药血清组＋自噬抑制剂组	6	25.99±4.54*
含药血清组＋自噬激动剂组	6	18.32±3.84*△

注：与空白血清组比较，*$P<0.05$；与缺氧/复氧组比较，△$P<0.05$。

4. 各组心肌细胞内自噬体形态及数量比较　透射电子显微镜下，空白血清组核仁完整，胞浆内见少量脂肪滴，未见明显自噬体形成；缺氧2 h，复氧3 h（缺氧/复氧组）后胞浆内脂肪滴增多，并出现少量包含胞质内容物的膜状结构（自噬体）；予含药血清预处理及缺氧预处理后自噬体数量增多，其中含药血清组可见包含胞质内容物的双层膜状结构；加用自噬激动剂后自噬体数目进一步增加，予自噬抑制剂后自噬体数量减少，且出现大量脂滴。

5. 各组心肌细胞自噬相关蛋白LC3 Ⅱ及Beclin-1表达比较　表2-27示，与空白血清组比较，除缺氧/复氧组外，其他各组LC3Ⅱ相对表达量均升高（$P<0.05$）。与缺氧/复氧组比较，缺氧预处理组、含药血清组、含药血清＋自噬抑制剂组及含药血清＋自噬激动剂组LC3Ⅱ相对表达量均升高（$P<0.05$）。与空白血清组比较，除缺氧预处理组外，其余各组Beclin-1蛋白相对表达量均升高（$P<0.05$或$P<0.01$）；与缺氧/复氧组比较，含药血清组及含药血清＋自噬激动剂组Beclin-1蛋白相对表达量进一步升高（$P<0.05$）。各组心肌细胞自噬相关蛋白LC3Ⅱ及Beclin-1电泳图如图2-34所示。

表 2-27 各组心肌细胞自噬相关蛋白 LC3 Ⅱ及 Beclin-1 相对表达量比较 $(\bar{x} \pm s)$

组别	样本数	LC3 Ⅱ	Beclin-1
空白血清组	3	0.2421 ± 0.0156	0.2314 ± 0.0178
缺氧预处理组	3	$0.4709 \pm 0.0239^{*\triangle}$	0.3146 ± 0.0209
缺氧/复氧组	3	0.3255 ± 0.0208	$0.4874 \pm 0.0373^{**}$
含药血清组	3	$0.5914 \pm 0.0507^{*\triangle}$	$0.6529 \pm 0.0624^{**\triangle}$
含药血清组+自噬抑制剂组	3	$0.6776 \pm 0.0707^{*\triangle}$	$0.3413 \pm 0.0142^{*}$
含药血清组+自噬激动剂组	3	$0.9578 \pm 0.1093^{*\triangle}$	$0.8948 \pm 0.1057^{**\triangle}$

注：与空白血清组比较，$^{*}P<0.05$，$^{**}P<0.01$；与缺氧/复氧组比较，$^{\triangle}P<0.05$。

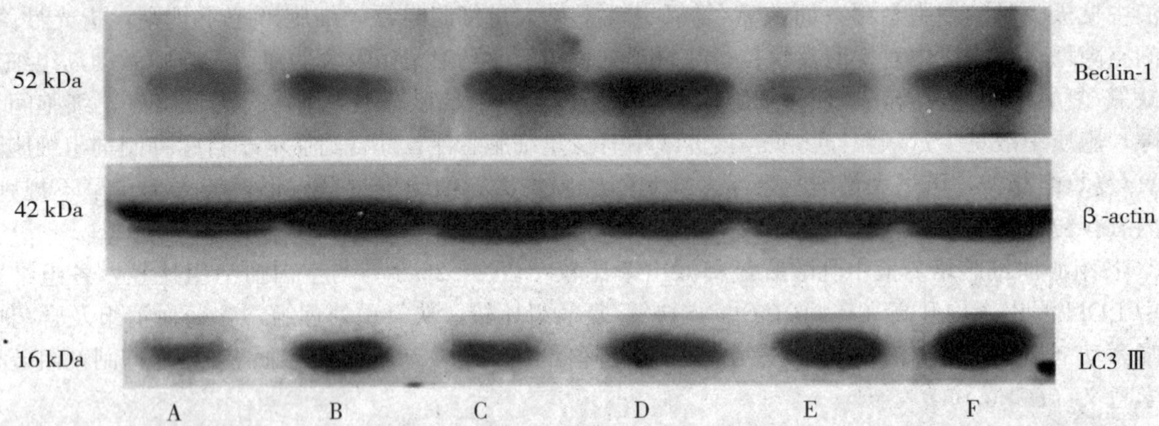

图 2-34 各组心肌细胞自噬相关蛋白 LC3 Ⅱ及 Beclin-1 电泳图

注：A. 空白血清组；B. 缺氧预处理组；C. 缺氧/复氧组；D. 含药血清组；E. 含药血清+自噬抑制剂组；F. 含药血清+自噬激动剂组。

（三）讨论

自噬是一种普遍存在于真核生物中的进化上高度保守的细胞降解过程，此过程可缓解多种胁迫条件对细胞的不利作用，对生物体的存活、分化、发育及内环境稳态的维持具有重要意义，且广泛参与机体包括感染、肿瘤、神经退行性病变、心肌缺血再灌注损伤等在内的多种病理生理过程。1976 年 Sybers 等首次报道了自噬在糖氧剥夺/复糖复氧的离体胎鼠心脏中被诱导。Decker 等观察到自噬在缺血再灌注过程中上调，且在再灌注过程中心肌细胞内的许多自噬泡内含有受损伤的线粒体，提示自噬上调可清除受损线粒体，从而发挥细胞保护作用。有研究进一步观察到了自噬与缺血预适应间的联系，证实了缺血预适应引起的心脏保护作用部分经由自噬途径介导。本研究结果表明，体外培养 H9C2 心肌细胞缺氧 2 h，再给氧 3 h 后自噬泡增多，但心肌细胞损伤加重，予加味丹参饮预处理 24 h 后再予缺氧再给氧处理，自噬泡结构进一步增多，并伴随心肌细胞生长及损伤程度改善，提示加味丹参饮预处理上调自噬水平对缺氧/复氧损伤 H9C2 心肌细胞起到保护作用。此外，本研究探讨了缺氧预处理在缺氧/复氧模型中的作用，结果显示造模前予 H9C2 心肌细胞 3 次短暂的缺氧/复氧处理后细胞的损伤程度减轻，电镜下自噬泡增多，自噬体标志性蛋白 LC3 Ⅱ表达增加，但增加程度不及含药血清+自噬激动剂组及含药血清组，且 Beclin-1 表达较空白血清组无差异，提示缺氧预处理介导的心肌保护作用部分可能由自噬介导。

自噬是受到基因严密调控的连续动态过程，自噬体的形成由自噬相关基因及蛋白的介导及调控，LC3Ⅱ定位于前自噬体和自噬体，随自噬体膜的增多而增多，LC3 Ⅱ的含量与自噬泡的数量呈正相关，在某种程度上反应了细胞的自噬活性。

Beclin-1 与Ⅲ型磷脂酰肌醇-3-激酶（Vps34）形成 Beclin-1/Vps34 复合物，3-甲基腺嘌呤可通过干扰 Beclin-1 复合物中 hVps34 的活性来抑制自噬。本研究显示，含药血清组 LC3 Ⅱ及 Beclin-1 蛋白表达较缺氧/复氧组增加，加用自噬激动剂雷帕霉素后表达水平进一步上升，予自噬抑制剂处理后Beclin-1表达显著下调，此结果与电子显微镜下自噬泡数量变化相一致，表明含药血清预处理可上调自噬水平。

心肌缺血再灌注损伤属于中医学“胸痹”范畴。陈可冀院士提出冠心病的主要病机为“心血瘀阻、血脉不通”，倡导以活血化瘀法为主治疗冠心病。本实验所用加味丹参饮即以补气活血法立法组方，方中以丹参、黄芪补气活血，为君药；当归、赤芍、川芎、生地黄、红花活血化瘀、养血和脉，为臣药；佐以少量芳香温通之檀香，行气通络止痛。本研究结果提示，加味丹参饮预处理对缺氧/复氧损伤H9C2心肌细胞具有延迟保护作用，该机制可能与其上调自噬相关蛋白LC3 Ⅱ及Beclin-1表达、诱导自噬相关。但本实验所采用的电镜观察自噬泡结构及Western blot法检测自噬相关蛋白的方法，虽能较好地阐明自噬的形成，但对自噬活性即自噬通量检测不够深入，仍需进一步完善自噬相关研究方法。

〔饶春梅　成细华　任　婷　孙彦波　彭　霞　黄政德〕

参考文献

[1] YELLON D M, HAUSENLOY D J. Myocardial reperfusion injury [J]. NEngIJMed, 2007, 357 (11): 1121-1135.

[2] YI C, MA M, RAN L, ZHENG J, et al. Function and molecular mechanism of acetylation in autophagy regulation [J]. Science, 2012, 27 (336): 474-477.

[3] 王庆高，黄政德，肖健，等. 加味丹参饮预处理对乳鼠缺氧/复氧心肌细胞的延迟保护作用及对蛋白激酶C的影响 [J]. 中西医结合心脑血管病杂志，2007，5 (10)：953-955.

[4] 李鑫辉，黄政德，喻嵘，等. 加味丹参饮对血瘀证家兔缺血再灌注损伤心肌细胞凋亡影响 [J]. 湖南中医药大学学报，2009，29 (4)：21-23.

[5] 彭霞，黄政德，成细华，等. 加味丹参饮预处理调控自噬相关基因Beclin-1和Atg5表达抗大鼠心肌缺血再灌注损伤 [J]. 湖南中医药大学学报，2016，36 (7)：20-24.

[6] 徐叔云，卞如濂. 药理实验方法学 [M]. 2版. 北京：人民卫生出版社，2002：45.

[7] 洪庆涛，宋岳涛，唐一鹏，等. 细胞培养液乳酸脱氢酶漏出率的比色测定及其应用 [J]. 细胞生物学杂志，2004，26 (1)：89-92.

[8] LEVINE B, KROEMER G. Autophagy in the pathogenesis of disease [J]. Cell, 2008, 132 (1): 27-42.

[9] SYBERS H D, INGWALL J, DELUCA M. Autophagy in cardiac myocytes [J]. Recent Adv Stud Cardiac Struct Metab, 1976, 12: 453-463.

[10] DECKER R S, WILDENTHAL K. Lysosomal alterations in hypoxic and reoxygenated hearts. I. Ultrastructural and cytochemical changes [J]. AmJPathol, 1980, 98 (2): 425-444.

[11] DOSENKO V E, NAGIBIN V S, TUMANOVSKAYA L V, et al. Proteasomal proteolysis in anoxia-reoxygenation, preconditioning and postconditioning of isolated cardio myocytes [J]. Pathophysiology, 2006, 13 (2): 119-125.

[12] PARK H K, CHU K, JUNG K H, et al. Autophagy is involved in the ischemic preconditioning [J]. NeurosciLett, 2009, 451 (1): 16-19.

[13] KLIONSKY D J, ABDELMOHSEN K, ABEDIN M J, et al. Guidelines for the use and interpretation of assays for monitoring autophagy (3rd edition) [J]. Autophagy, 2016, 12 (1): 1-222.

[14] PETIOT A, OGIERDENIS E, BLOMMAART E F, et al. Distinct classes of phosphatidylinositol 3′-kinases are involved in signaling pathways that control macroautophagy in HT-29 cells [J]. JBiolChem, 2000, 275 (2): 992-998.

[15] 陈可冀，徐浩. 活血化瘀方药的合理应用与深入研究 [J]. 中日友好医院学报，2005，19 (6)：323-324.

第五节 加味丹参饮对 BMSCs 移植 IRI 大鼠心肌细胞的影响

一、加味丹参饮含药血清诱导 BMSCs 移植 IRI 大鼠对心肌 bFGF 的影响

随着分子生物学和细胞学技术的发展，干细胞移植等技术已经应用于防治心肌缺血再灌注损伤（IRI）。近年来，碱性成纤维细胞生长因子（basic fibroblast growth factor，bFGF）作为一种可以拮抗心脏 IRI 的内源性保护因子，在血管新生和心肌保护方面表现出了重要作用而成为研究关注的焦点。加味丹参饮（JWDSY）是黄政德教授在清代陈念祖的《时方歌括》之丹参饮基础上化裁而来，主要用于治疗缺血性心肌病。临床观察发现，JWDSY 片剂在治疗血瘀证不稳定型心绞痛时可以缓解心绞痛的症状。前期实验研究表明 JWDSY 可以迅速建立缺血区心肌的侧支循环，抑制心肌细胞凋亡，缓解心肌纤维化。前期研究还发现 JWDSY 的含药血清可以保护体外的乳鼠心肌细胞。本实验将 JWDSY 含药血清诱导后的骨髓间充质干细胞 BMSCs 移植于 IRI 大鼠受损心肌中，探讨是否可以增加 IRI 内源性保护因子 bFGF 在心肌细胞中的表达。

（一）材料

1. 动物　选用清洁级 5～6 周龄体重 90～110 g SD 大鼠 20 只，用以提取 BMSCs，雌雄不拘。选用体重 200～250 g SD 大鼠用以制备血清或实验造模。均购自湖南斯莱克景达实验动物有限公司，由湖南中医药大学实验动物中心提供。动物许可证号 SCXK（湘）2009－0004。

2. 药物　JWDSY 由丹参 20 份、檀香 6 份、川芎 6 份、当归 6 份、红花 6 份、赤芍 10 份、生地黄 12 份组成。所有药材购自湖南中医药大学第一附属医院药剂科，药材均为道地药材。将所有上述药材按比例称取共 250 g，回流提取药液，37 ℃恒温水浴箱中浓缩至 500 mL，3500 r/min 离心 10 min，取上清液，继续水浴浓缩至含生药 1 g/mL。4 ℃条件下保存备用。

3. 试剂　兔抗大鼠 bFGF 抗体（武汉博士德公司），SABC 免疫组化染色试剂盒（北京中杉公司），L-DMEM 培养基（HycLone 公司），DAB 试剂盒（北京中杉公司）。

4. 仪器　MCO－175 型二氧化碳培养箱（日本，三洋公司）；Moflo XDP 型流式细胞仪（Beckman Coulter）；ALC-V10 型动物呼吸机（上海奥尔科特生物科技公司）；SW-CJ-1D 型单人净化操作台（苏州净化设备有限公司），倒置相差显微镜（Olympus）。

（二）方法

1. 含药血清制备　取 80 只 SD 大鼠随机分为空白组和药物组，分别灌胃用以制备空白血清和药物血清。药物组用 JWDSY 灌胃，剂量根据成人每日临床用量按人与动物之间药物剂量换算而成，大鼠每日灌胃药量为 5.94 g/kg，每日 2 次，连续灌胃 3 d。空白组用等量生理盐水灌胃。均于最后 1 次给药后 1 h，无菌条件下真空采血管腹主动脉取血，分离血清；56 ℃水浴 30 min 灭活，用 0.22 μm 微孔滤膜过滤除菌，置－20 ℃条件下保存备用。

2. BMSCs 的培养、鉴定及血清诱导　从 SD 幼龄大鼠胫骨和股骨的髓腔中收集细胞，采用全骨髓贴壁法培养。用含 15%胎牛血清的 L-DMEM 完全培养基在 37 ℃ 5% CO_2 的条件下培养。其他细胞在此类培养基中难以贴壁，或者少量贴壁但不能优势生长，故在换液和消化过程中，细胞不断纯化。传至 P3 的 BMSCs 采用流式细胞仪检查细胞表面抗原。以 CD34，CD45 阳性率低于 5%，CD90 阳性率高于 95%鉴定所得细胞为高纯度的 BMSCs。本实验过程中 MTT 法测出 JWDSY 含药血清在 20%的添加浓度时，促进细胞增殖的作用最显著。BMSCs 传至 P3 时，培养瓶中加入 1 mL 的 JWDSY 含药血清或者空白血清，4 mL 的 L-DMEM 完全培养基诱导 3 d，准备移植。

3. 心肌缺血再灌注大鼠模型建立　大鼠麻醉后，分离气管，放入气管插管，连接动物呼吸机。开胸暴露心脏，沿左心耳下方 2 mm 处进针，深度控制在 1.0～1.5 mm，宽度为 2～3 mm，结扎冠状动脉左前降支，结扎线下置双股 2 号线作松解用。以结扎部位以下心肌变灰白或紫暗，心跳减慢减弱，心

电图以 QRS 波群增高、增宽、ST 段抬高为结扎成功标志。结扎成功 30 min 后提拉并剪断结扎线，使冠状动脉血流再通，再灌注时间为 90 min。以 ST 段、T 波快速回落＞50%，作为冠状动脉再通成功的指标。

4. 分组及处理方法　将 240 只大鼠采用随机数字表法分为以下 4 组：假手术组、模型组、空白血清组、JWDSY 组。假手术组参照上述 IRI 造模方法中的开胸术后，剪破心包膜，暴露心脏，冠状动脉只穿线不结扎。模型组、空白血清组、JWDSY 组进行心肌 IRI 造模，再灌注后立即进行干预；分别在梗死区边缘心肌组织的 3 个位点直接注入 100 μL 的 L-DMEM、空白血清诱导后的 BMSCs 细胞悬液（含细胞数 3×10^6），JWDSY 含药血清诱导后的 BMSCs 细胞悬液（含细胞数 3×10^6）。

冠状动脉结扎后，梗死心肌颜色变灰白或青紫色，与周围正常红色心肌颜色不同，在两种颜色的心肌交界处确定移植点。以心尖方向为 6 点方向，分别在 3 点、9 点、6 点 3 个位点进行注射移植。移植后 90 min 常规关闭胸腔。术后腹腔注射青霉素预防感染。每组分 3 个时间点，术后分别饲养 3 d，7 d，14 d。

5. 标本取材及预处理　10%的水合氯醛腹腔注射麻醉后，剪开胸腔。迅速取出心脏，用无菌 4 ℃预冷的生理盐水漂洗，去除血液，取心梗边缘区心肌组织，大小约为心脏的 1/4，用 4%多聚甲醛固定，备做免疫组化切片。

6. 免疫组织化学法检测心肌 bFGF 蛋白表达　将石蜡包埋的标本进行切片，按试剂盒说明书进行操作。用显微镜观察拍照，用 IPP 16.0 图像分析系统进行分析。阳性结果表现为心肌细胞胞浆呈黄褐色，通过显色的强弱测定出 bFGF 免疫阳性细胞的积分吸光度（IA）。

7. 统计学处理　数据以 $\bar{x}\pm s$ 表示，以多因素方差分析比较不同的干预措施应用后不同时间点的变化，若总体比较有统计学意义，则进一步用单因素方差分析进行各组间差异比较。不符合正态性和方差齐性时采用秩和检验。当 $P<0.05$ 时，差异有显著意义。所有数据使用 SPSS 16.0 进行统计分析。

（三）结果

1. 大鼠的一般情况　实验过程中共使用大鼠 340 只。其中 80 只用于含药血清制备，20 只用于提取 BMSCs。剩下 240 只用于分组实验。假手术组 30 只，术后死亡 2 只。其余各组情况表 2-28，造模成功率为 39.5%。

表 2-28　实验过程中各组大鼠使用数目

组别	使用大鼠数/只	IRI 造模失败数/只	术中死亡数/只	术后死亡数/只	模型成功数/只	模型成功率/%
模型	70	6	16	21	27	38.6
空白血清	70	5	18	20	27	38.6
JWDSY 血清	70	3	17	21	29	41.4

2. BMSCs 形态观察及鉴定　200 倍镜下观察 P3 细胞大部分为梭形、多角形或纤维状排列，形态较为一致图 2-35A；400 倍镜下观察细胞呈梭形或纺锤形，形态较一致图 2-35B。

应用流式细胞仪检查细胞表面抗原，CD90 阳性细胞率均达到 96.28%，CD34 和 CD45 阳性率分别为 0.67%和 0.41%。结果显示细胞均一性较好，纯度较高，符合实验要求。（图 2-36）

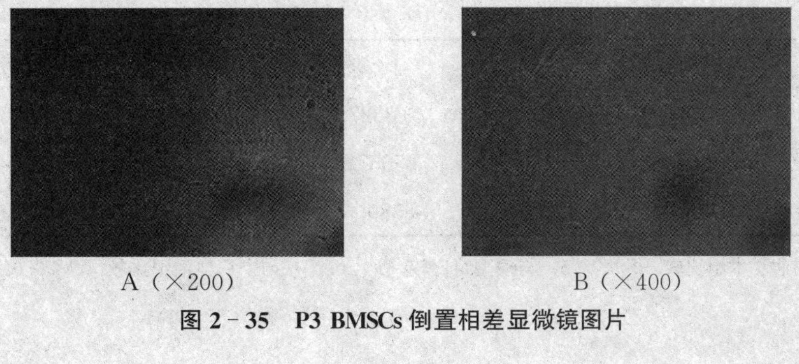

A（×200）　B（×400）

图 2-35　P3 BMSCs 倒置相差显微镜图片

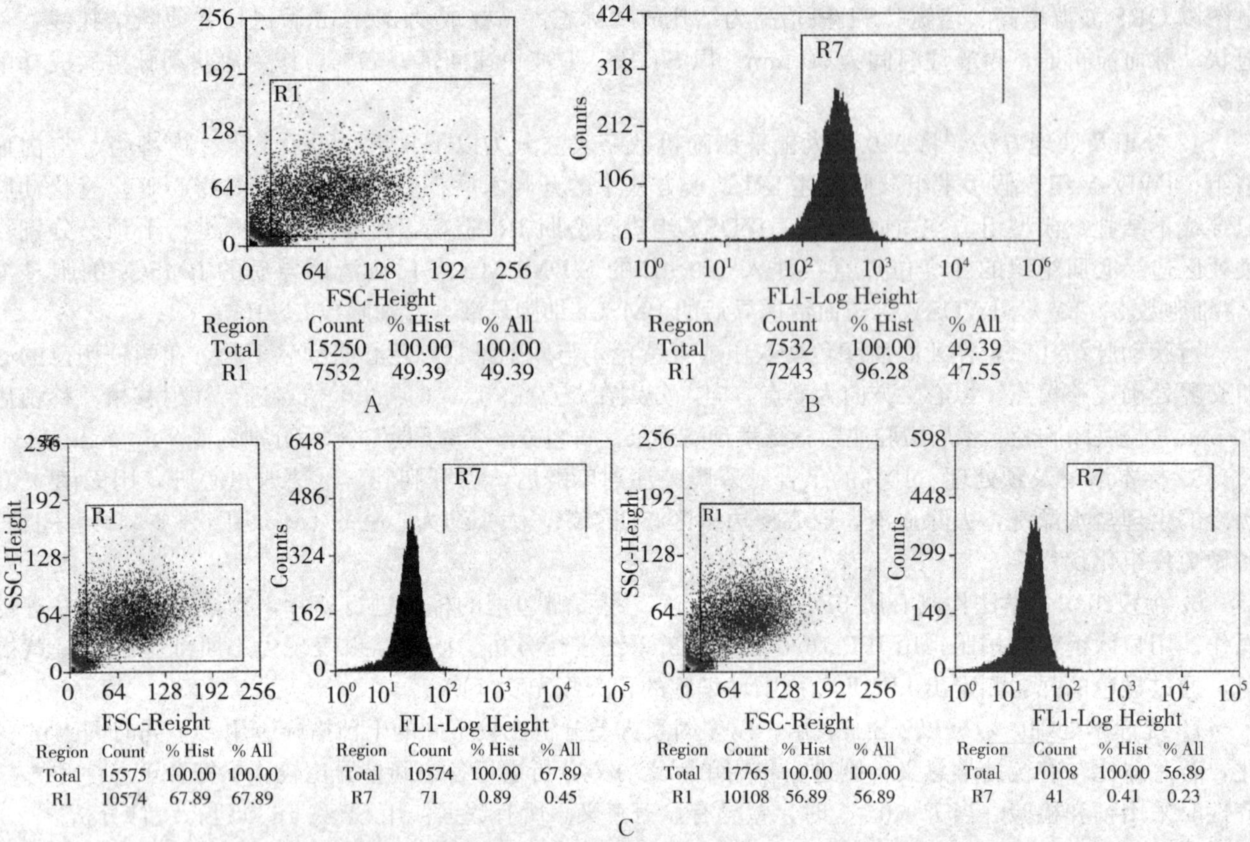

图 2－36　流式细胞仪检查 BMSCs 细胞表面抗原 CD90，CD34，CD45 的表达

3. 大鼠心肌病理形态学观察　术后 14 d，HE 染色后 200 倍光学镜下观察，可见假手术组心肌纤维结构完好，排列整齐，基本无碎片；模型组心肌纤维断裂，排列不规则，碎片多，心肌间质炎性细胞浸润明显；空白血清组心肌纤维排列欠规则，碎片较多；JWDSY 含药血清组心肌纤维排列较规则，碎片较少。

4. 心肌细胞 bFGF 蛋白表达（*IA*）的比较　各组与假手术组比较，*IA* 均升高，差异有统计学意义（$P<0.05$）。与模型组相比，空白血清组与 JWDSY 血清组 *IA* 升高，差异有统计学意义（$P<0.05$）。空白血清组与 JWDSY 血清组相比较，JWDSY 血清组 *IA* 升高，差异有统计学意义（$P<0.05$）。除假手术组外，各组 *IA* 随时间逐渐升高，比较差异有统计学意义（$P<0.05$）。假手术组在第 3 d、第 7 d、第 14 d 的 *IA* 无明显变化。因此 JWDSY 血清诱导的 BMSCs 移植于 IRI 大鼠心梗区边缘后，可以改善心肌组织的病理学形态，增加心肌细胞 bFGF 蛋白的表达，提示 JWDSY 血清诱导的 BMSCs 对 IRI 大鼠受损的心肌细胞有一定的保护作用。（表 2－29、图 2－37）

表 2－29　JWDSY 含药血清诱导的 BMSCs 移植于 IRI 大鼠梗死心肌边缘后对心肌细胞 bFGF 表达的影响（$\bar{x}\pm s$）　*IA*

组别	*n*	术后 3 d	术后 7 d	术后 14 d
假手术	28	814.62±163.18	828.92±166.42	837.79±147.32
模型	27	2044.07±367.42[1)]	3327.84±434.48[1)]	4925.22±388.22[1)]
空白血清	27	3597.83±479.57[1, 2)]	5652.80±492.24[1, 2)]	6210.12±481.46[1, 2)]
JWDSY 血清	29	5758.18±465.17[1, 2, 3)]	6589.61±432.89[1, 2, 3)]	8015.62±366.34[1, 2, 3)]

注：组间同时间段与假手术组比较 [1)]$P<0.05$；与模型组比较 [2)]$P<0.05$；与空白血清组比较 [3)]$P<0.05$。

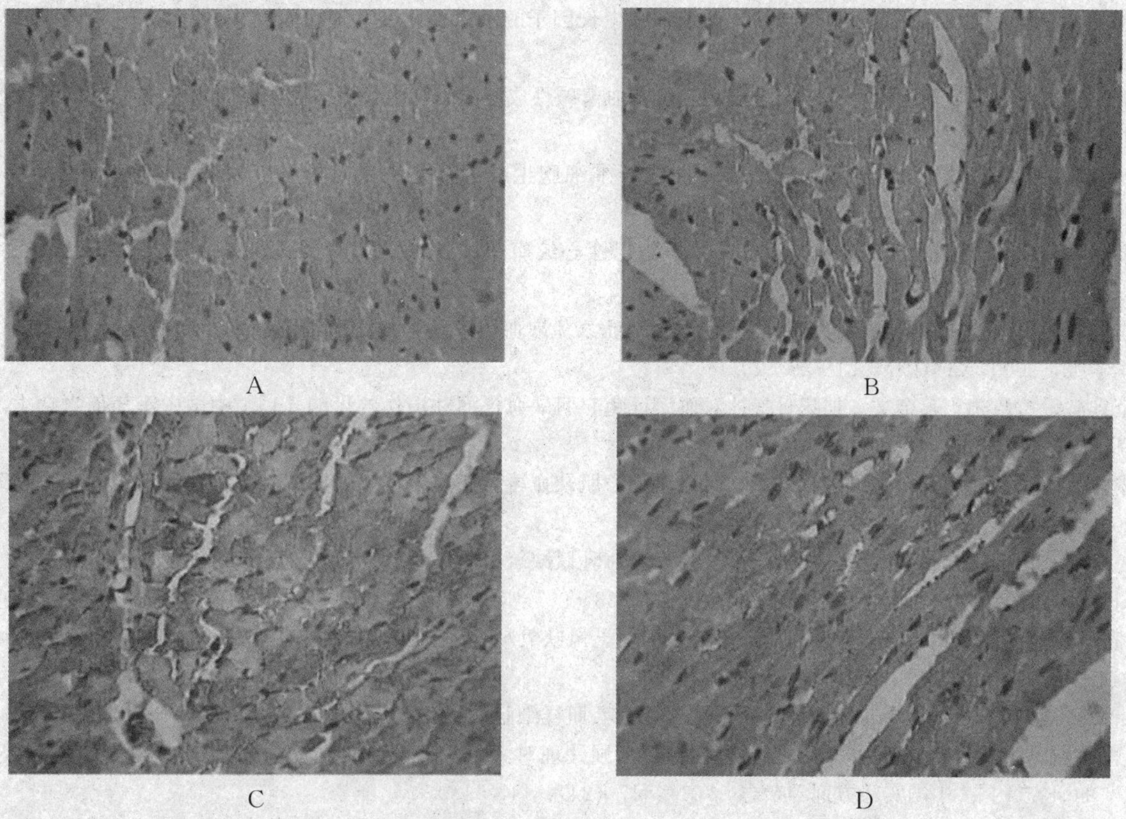

图 2－37　JWDSY 含药血清诱导的 BMSCs 移植于 IRI 大鼠梗死心肌边缘后 14 d 对心肌 bFGF 表达的影响（免疫组织化学染色，×200）

A. 假手术组；B. IRI 模型组；C. 空白血清诱导的 BMSCs 移植于 IRI 大鼠梗死心肌边缘组；D. 加味丹参饮血清诱导的 BMSCs 移植于 IRI 大鼠梗死心肌边缘.

（四）讨论

bFGF 具有多种活性，是一种作用强烈的有丝分裂原。而作为血管内皮生长因子，它是血管生成的重要调控途径之一，对缺血缺氧十分敏感。正常情况下少见其表达，缺血缺氧情况下迅速增加。它直接作用于内皮细胞，产生各种酶类物质，促使血管基底膜降解，刺激血管内皮细胞分裂和迁移，促进平滑肌细胞增生，诱导血管内皮细胞长入胶原基质中形成管腔，修复损害的内皮细胞，从而具有很强的促血管形成作用。多年来研究表明，bFGF 对 IRI 心肌细胞有重要的保护作用，可防止 AMI 的发展，促进梗死区侧支循环重建，对心肌梗死后心室功能恢复有十分明显的作用。本实验中，假手术组心肌细胞未受损，心肌细胞中 bFGF 蛋白仅有少量表达。冠状动脉结扎后心肌细胞受损，bFGF 表达明显升高；移植血清诱导的 BMSCs 可使 bFGF 表达进一步升高，JWDSY 血清组的增高效应更为明显更加显著；且 bFGF 表达随着时间的推移而升高。机制可能是 JWDSY 含药血清增加 BMSCs 增殖活性，同时受损心肌细胞分泌的 bFGF 也起到了促进 BMSCs 的分裂的作用；在心肌微环境的条件下，BMSCs 不断增殖分化，同时也分泌 bFGF，bFGF 表达也就随之升高，从而为梗死区血管新生和侧支循环的建立创立良好的条件，利于保护心肌细胞。因此，通过心肌组织 HE 染色后的病理形态学，我们观察到 JWDSY 血清组大鼠的心肌纤维较模型组和空白血清组有明显的改善，提示经 JWDSY 诱导后的 BMSCs 移植于 IRI 受损心肌，可以有效保护心肌细胞。

〔吴若霞　汪云鑫　陈　辉　杨艳红　侯　杏　黄政德〕

参考文献

[1]　纪伟宁，杨毅宁．心肌缺血-再灌注损伤治疗新进展［J］．心血管病学进展，2011，32（03）：432－435.

[2] 佘强，陈运贞. 大鼠缺血心肌中碱性成纤维细胞生长因子的动态变化及其对血管新生的影响 [J]. 中国动脉硬化杂志，2004 (05)：562-564.
[3] 李传昶，胡大军，杨天伦，等. 严重冠心病患者血清碱性成纤维细胞生长因子与冠状动脉侧支循环的相关性 [J]. 中国动脉硬化杂志，2006 (10)：887-890.
[4] 姜志胜，王晓红，符民桂，等. 内源性碱性成纤维细胞生长因子是大鼠对抗心脏缺血/再灌注损伤的保护因子 [J]. 中国病理生理杂志，2000 (06)：7-11.
[5] 吴湘，黄政德. 心痛舒片治疗气滞血瘀型不稳定性心绞痛 30 例疗效观察 [J]. 湖南中医杂志，2009，25 (05)：3-4.
[6] 李鑫辉，黄政德，喻嵘，等. 加味丹参饮对血瘀证家兔缺血再灌注损伤心肌细胞凋亡的影响 [J]. 湖南中医药大学学报，2009，29 (04)：21-23，29.
[7] 李鑫辉，黄政德，葛金文. 加味丹参饮对血瘀证兔心肌缺血再灌注损伤的影响 [J]. 中国中医药信息杂志，2011，18 (06)：37-39.
[8] 李鑫辉，黄政德，葛金文. 加味丹参饮对血瘀证心肌缺血再灌注损伤家兔内皮细胞保护作用研究 [J]. 中国药师，2011，14 (01)：3-6.
[9] 王庆高，黄政德，肖健，等. 加味丹参饮预处理对乳鼠缺氧/复氧心肌细胞的延迟保护作用及对蛋白激酶 C 的影响 [J]. 中西医结合心脑血管病杂志，2007 (10)：953-955.
[10] 黄政德，胡华，田雪飞，等. 心痛舒含药血清对乳鼠缺氧/复氧心肌细胞凋亡及 Bcl-2、Bax 基因表达的影响 [J]. 湖南中医药大学学报，2010，30 (09)：56-60.
[11] 谭琦. 加味丹参饮诱导骨髓间充质干细胞分化为心肌样细胞的研究 [D]. 长沙：湖南中医药大学，2011.
[12] 段雪涛，晋红宾，易亚乔，等. 栝楼薤白半夏汤预处理对大鼠心肌缺血再灌注损伤 JAK-STAT 细胞信号传导调节的研究 [J]. 中国实验方剂学杂志，2011，17 (24)：147-150.
[13] 刁玉晶，赵明，蒋鹏，等. 参麦注射液对心肌缺血再灌注损伤大鼠 PECAM-1 表达的影响 [J]. 重庆医学，2010，39 (15)：1973-1974.
[14] 郭道华，韦颖梅，王小静，等. 白芍总苷对大鼠心肌缺血再灌注损伤保护作用及对 GRP78 表达的影响 [J]. 中西医结合心脑血管病杂志，2010，8 (05)：556-558.
[15] 姜铁超，邹颖刚，于晓艳，等. bFGF 在大鼠心肌纤维化中的表达 [J]. 中国实验诊断学，2011，15 (01)：33-35.

二、加味丹参饮含药血清对 hVEGF165 转染 BMSCs 促 IRI 大鼠心肌血管新生的影响

骨髓间充质干细胞（BMSCs）有取材方便、可来源于自身、免疫原性较低、在体外增殖能力强、并不涉及伦理学问题的特点，目前已作为一种重要的种子细胞，引起研究人员的广泛关注。BMSCs 可以在适当的诱导条件下分化为心肌细胞、血管内皮细胞、神经细胞、上皮细胞和脂肪细胞以及骨骼、骨髓基质、肌腱、关节和肌肉等多种组织，成为目前心血管领域的研究热点。

大量实验研究证明：中药对干细胞的增殖、定向分化有调控作用。在黄芪、丹参等中药对 BMSCs 的分化影响研究中发现：黄芪、丹参含药血清对 BMSCs 的增殖具有促进作用。有研究表明黄芪甲苷具有诱导 BMSCs 分化为心肌样细胞的作用。本实验在前期研究基础上，以 hVEGF165 基因转染 BMSCs 为切入点，建立大鼠心肌 IRI 模型，通过加味丹参饮含药血清体外诱导 hVEGF165 基因转染后 BMSCs 移植大鼠心肌 IRI 模型，观察移植后第 7 d 大鼠心肌血管新生的影响。

（一）材料

1. 实验动物及移植细胞　SPF 级 SD 大鼠，雌雄各半，平均体重在（220±20）g，平均周龄 12～14 周，共 80 只，由湖南中医药大学动物实验中心提供，动物许可证：SCXK（湘）2009-0004，实验过程符合动物伦理学要求。移植用 hVEGF165 转染 BMSCs：将携有血管内皮生长因子 165 基因的质粒 pGLVEF1a，采用慢病毒转染 BMSCs。

2. 加味丹参饮灌胃液制备　本方是黄政德教授运用“行气活血”之法治疗胸痹心痛的有效经验方，由丹参、赤芍、檀香、川芎、当归等组成，草药由湖南中医药大学第一附属医院药房提供。除檀香外，

其他药材加双蒸水 3000 mL 浸泡 30 min，回流提取 2 h，滤出药液；再加双蒸水 2 L，回流提取 90 min；檀香分两等份分别于两次提取结束前 15 min 加入；合并两次药液，水浴浓缩至 500 mL，3 500 r/min，离心 10 min，取上清液；继续浓缩至生药浓度为 1 g/mL，共 250 mL，4 ℃条件下保存备用。

3. 主要仪器　AIR TECH 超净台（苏州净化集团有限公司）；AX-ⅡX 射线摄影暗室（广东粤华医疗器械厂有限公司）；倒置荧光显微镜（奥林巴斯株式会社）；切片机（湖北泰康医疗设备有限公司）；大鼠心电图机（江苏玉研科仪器有限公司）；小动物呼吸机（江苏玉研科仪器有限公司）。

4. 溶液配制　含药血清制备：SD 大鼠平均体重（270±10）g，雌雄各半，平均周龄 12～14 周，共 30 只。参照《药理实验方法学》，按照动物与人体的每千克体重剂量折算系数表，成人与大鼠折算系数为 6.25。按 60 kg 成人每日服用加味丹参饮 60 g 计算，大鼠临床等效计量为 60 g/60 kg×6.25＝6.25 g/kg。加味丹参饮灌胃液，按照 6.25 g/kg，2 次/d，连续 5 d 对 SD 大鼠进行灌胃。腹主动脉取血，3 000 r/min，10 min 离心后吸出上部血清，得到加味丹参饮含药血清，于－20 ℃冰箱中保存备用。空白血清制备：等数量 SD 大鼠灌胃等剂量生理盐水，2 次/d，连续 5 d。制备及保存方法同含药血清。

（二）方法

1. 心肌缺血再灌注损伤模型建立 符合要求 SD 大鼠，10％水合氯醛麻醉固定，接心电图，剪去左侧胸部 3～6 肋区域和颈部毛，聚维酮碘消毒铺单；剪刀剪开颈部皮肤，钝性分离肌肉组织，暴露气管，行气管内插管，接呼吸机；剪刀剪开左侧胸部皮肤，手术刀片于四五肋间沿肋间隙切开肌肉，开胸器开胸暴露心脏，钝性分离心包，暴露心脏，在左冠状动脉前降支伴行静脉旁进针 2 mm，将静脉及伴行左冠状动脉前降支共同结扎。造模成功标志：左冠状动脉前降支供血区心肌苍白，心脏搏动减弱，心电图显示肢体导联 R 波振幅明显升高，Ⅰ导联和 aVL 导联 J 点明显抬高。结扎 15 min 后松线，造成 IRI 模型。

2. Ⅲ/Ⅳ代 hVEGF165 转染 BMSCs 制备及动物分组　采用全骨髓贴壁法，雌雄各半，平均体重（50±10）g，平均周龄 3～4 周，共 20 只 SD 大鼠。处死后无菌条件下取出胫骨和股骨，暴露骨髓腔，L-DMEM 液反复冲洗骨髓腔。冲洗液，1 500 r/min，离心 5 min，弃上清液，加入含有 15％胎牛血清的完全培养液，制成单细胞悬液按 1×10^{8} 个/mL 密度接种于 50 cm^2 培养瓶中，在 37 ℃、饱和湿度、5％的 CO_2 培养箱中培养，当细胞生长融合基本达到 80％～90％时进行传代。取生长融合 70％～80％的Ⅲ/Ⅳ代 hVEGF165 转染 BMSCs 备用。造模成功 SD 大鼠随机分组，每组 10 只（死亡大鼠剔除，手术组均予结扎 30 min 后实施干预），A 组：假手术组，只穿线，不结扎；B 组：IRI 组；C 组：在 IRI 模型成功后，进行 hVEGF165 转染 BMSCs 移植；D 组：在 IRI 模型成功后，进行加味丹参饮含药血清诱导的 hVEGF165 转染 BMSCs 移植。

3. 加味丹参饮含药血清最佳工作浓度　采用前期研究得出促进 BMSCs 分泌 VEGF 最佳浓度的 40％加味丹参饮含药血清为本实验的工作浓度，取 hVEGF165 转染 PⅢ/Ⅳ代 BMSCs，体外诱导 48 h 后，收集细胞，调整细胞密度，进行细胞移植。

4. 移植及给药方法

（1）注射位置的确定：造模后，缺血心肌苍白搏动减弱，与正常心肌细胞的鲜红色形成对比，此处为心肌梗死的边缘，实验中细胞移植注射位置。

（2）注射方法：

1）A 组：造模成功，在确定心肌梗死边缘后，皮试用注射器将 EP 管内细胞悬浊液吹打 1～2 次，使细胞悬浊液充分混匀，抽取 100 μL hVEGF165 基因转染 BMSCs 细胞溶液；将注射器针尖部平压于心脏外壁，待局部跳动减弱后，刺入心肌，注入约 1/3 细胞溶液。同样方法选择另外两注射点将细胞溶液注入心肌中。移植后关闭胸腔，在大鼠恢复自主呼吸后拔除气管插管，撤呼吸机，缝合颈部皮肤；聚维酮碘伏消毒创面，予青霉素预防感染，送回单笼饲养。

2）B 组：于梗死区边缘心肌组织的 3 个位点直接注入共 100 μL 的 L-DMEM。

3）C 组：于梗死区边缘心肌组织的 3 个位点直接注入共 100 μL 的空白血清干预后 hVEGF165 转

染 BMSCs（细胞密度 3×10^6）。

4）D 组：于梗死区边缘心肌组织的 3 个位点直接注入共 100 μL 的加味丹参饮含药血清诱导后 hVEGF165 转染 BMSCs（细胞密度 3×10^6）。

5. 检测指标及方法　大鼠 IRI 造模前后记录心电图，HE 染色观察心肌变化及微血管计数。

6. 统计学处理　应用 SPSS 16.0 软件对数据进行统计学分析。计量资料符合正态分布用 $\bar{x}\pm s$ 表示，采用单因素方差分析。

（三）结果

1. IRI 大鼠心电图的改变　结扎左冠状动脉后，Ⅱ导联见 ST 段抬高明显，T 波高耸；缺血再灌注后，出现病理性 Q 波；随着时间延长，ST 段压低，病理性 Q 波持续存在。（图 2－38）

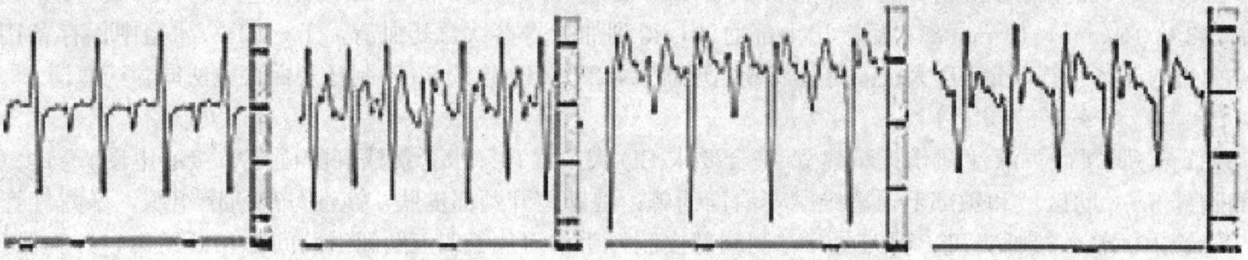

A　B　C　D

图 2－38　IRI 大鼠心电图的改变

注：A 正常心电图；B 结扎 30 min；C 再灌注 15 min；D 再灌注 30 min。

2. 心肌组织形态学改变的观察

（1）肉眼观察心肌形态变化：结扎时，可见结扎供血区心肌出现灰白色缺血灶，局部组织可有轻度水肿，再灌注后缺血的心肌转变为红色。7 d 后 D 组结扎部位供血区心肌与正常心肌颜色接近。

（2）光镜下各组 7 d 时心肌组织形态学变化：

1）A 组：心肌细胞形态正常，纤维排列整齐有序，肌横纹清晰规则，染色均匀。

2）B 组：缺血心肌纤维坏死，纤维瘢痕组织出现于心肌间质，光镜下可见细胞核溶解，缺血边缘见少量血管新生。

3）C 组：缺血心肌细胞改变不如 B 组明显，新生微血管较 B 组多。

4）D 组：缺血心肌细胞改变不如 B 组及 C 组明显，新生微血管较 B 组及 C 组增多。（图 2－39）

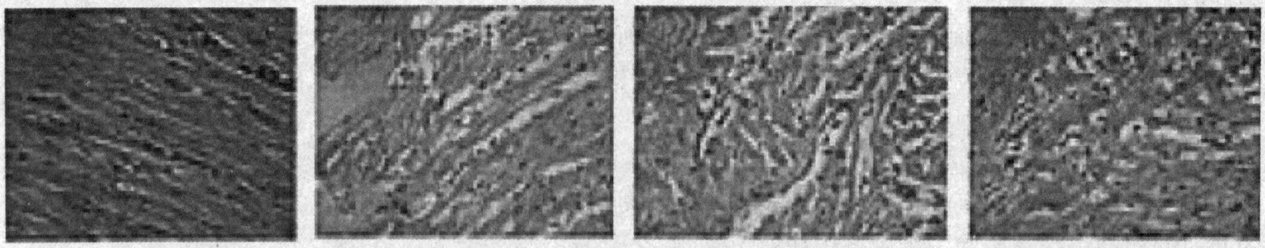

A　B　C　D

图 2－39　光镜下 4 组 7 d 时心肌组织形态学变化（×100）

3. 光镜下 4 组 7 d 时心肌微血管计数　如表 2－30 所示：

表 2－30　4 组光镜下微血管计数比较（$\bar{x}\pm s$）

组别	微血管计数/个
A 组	13.6±2.2
B 组	15.3±1.7

续表

组别	微血管计数/个
C组	18.0±1.8①
D组	22.5±2.5②

注：①与B组比较，$P<0.05$；②与C组比较，$P<0.05$。

（四）讨论

胸痹心痛多发于中老年人，其特点为患者年龄渐高，脏腑功能随之衰退，阳气不足，气不行血，心脉瘀阻；或忧思过度，肝失疏泄，气滞则血行不畅，心脉闭阻。加味丹参饮由丹参、赤芍、檀香、川芎、当归、红花、生地黄等组成，本方重用丹参为君以活血祛瘀，辅以赤芍、川芎、当归、红花加强活血化瘀并兼养血行气，佐以檀香行气止痛。

现代药理研究表明：丹参能够增加冠状动脉血流量，改善微循环，促进侧支循环的开放，调节血液在心肌重新分布，从而保护缺血心肌。赤芍中赤芍总苷可改善心肌缺血缺氧状态，从而达到保护心肌的作用。阿魏酸是川芎和当归有效成分，可改善血液循环，从而防止缺血对心肌的进一步损伤。

本实验中采用了成熟的造模方法，运用细胞转染技术研究加味丹参饮对IRI大鼠心肌血管新生的影响。在前期研究中，课题组得出了加味丹参饮含药血清诱导BMSCs移植对心肌IRI模型大鼠梗死心肌边缘区血管新生具有明显的促进作用。本实验以hVEGF165基因转染BMSCs为切入点，观察了细胞移植后第7 d心肌微血管再生情况，实验结果显示：细胞移植组和加味丹参饮体外诱导的细胞移植组，与IRI组相比，均可促进心肌微血管再生，且加味丹参饮＋hVEGF165基因转染BMSCs移植组中微血管新生数量较其他组高。这种作用有可能是在hVEGF165基因转染BMSCs后，促进BMSCs血管内皮生长因子分泌，诱导BMSCs分化为血管内皮细胞，进一步促进心肌血管新生的作用有关。

〔杨　洋　黄政德　阮　甦　梁　晖　严年文　林　昱　高千仞〕

参考文献

[1] 邹兵，谢军平，吴清华，等. Livin基因修饰的骨髓间充质干细胞移植治疗对急性心肌梗死大鼠心功能的影响［J］. 中国病理生理杂志，2016，32（03）：539－543.

[2] LIU H J，HU R Y，DAI W J，et al. Culture and identification of bone marrow mesenchymal stem cells from enhanced green fluorescent protein-transgenic rats［J］. Zhongguo Yi Xue Ke Xue Yuan Xue Bao，2016，38（1）：9－15.

[3] 石景洋，唐学敏. 中药对间充质干细胞培养分化及干细胞移植治疗心脑血管疾病的影响［J］. 中国组织工程研究与临床康复，2011，15（49）：9283－9286.

[4] 蔡建平，张爱国，许宝满，等. 五种中药（或方剂）含药血清对体外骨髓间充质干细胞增殖活性影响的筛选研究［J］. 时珍国医国药，2011，22（06）：1385－1387.

[5] 冼绍祥，杨忠奇，秦佳佳，等. 5－氮胞苷诱导大鼠骨髓间充质干细胞向心肌样细胞分化及黄芪甲苷的协同作用（英文）［J］. 中国组织工程研究，2012，16（10）：1861－1865.

[6] 杨洋，黄政德，田雪飞，等. 血管内皮生长因子165转染骨髓间充质干细胞绿色荧光蛋白的表达［J］. 中国组织工程研究，2013，17（36）：6381－6387.

[7] 中华人民共和国科学技术部. 关于善待实验动物的指导性意见［R］. 2006－09－30.

[8] 魏伟，吴希美，李元建. 药理实验方法学［M］. 4版. 北京：人民卫生出版社，2010.

[9] 杨洋. 加味丹参饮含药血清对hVEGF165转染BMSCs移植IRI大鼠心肌血管新生的研究［D］. 长沙：湖南中医药大学，2013.

[10] 马丙祥，董宠凯. 丹参的药理作用研究新进展［J］. 中国药房，2014，25（07）：663－665.

[11] 陆小华，马骁，王建，等. 赤芍的化学成分和药理作用研究进展［J］. 中草药，2015，46（04）：595－602.

[12] 周鸿，黄含含，张静泽，等. 川芎——当归药对研究进展［J］. 中成药，2015，37（01）：184－188.

[13] 赵鸿. 加味丹参饮含药血清体外诱导的BMSCs移植对心肌IRI模型大鼠血管新生影响的研究 [D]. 长沙：湖南中医药大学，2012.

三、加味丹参饮及其拆方对BMSCs移植IRI鼠心肌ang-1表达的影响

随着急诊溶栓、经皮冠状动脉腔内成形术（PTCA）、冠状动脉支架植入术和冠状动脉旁路移植术等血管重建方法的飞速发展和迅速推广，心肌梗死的生存率已经得到了很大的提高，广泛开展的再灌注虽然可使缺血心肌组织、功能及时恢复，损伤结构得以修复，但临床上也出现了一些再灌注治疗后缺血损害更加严重的现象，如心肌组织功能障碍及代谢、电生理方面的进一步损伤，甚至发生不可逆的改变，这引起人们越来越多的关注，并称之为心肌缺血再灌注损伤（IRI）。目前，IRI已成为阻碍缺血心肌从再灌注治疗中获得最佳疗效的主要难题之一，如何有效防止心肌IRI已成为近年来临床和实验研究的热点。本实验采用加味丹参饮及其拆方干预骨髓干细胞移植后IRI大鼠，在不同时间点观察其对大鼠心肌梗死区及梗死边缘区心肌血管生成素-1（ang-1）表达的影响及差异。现报告如下。

（一）实验材料

1. 动物　选用220～250 g清洁级SD雄性大鼠及50～70 g清洁级SD雄性幼鼠，均采购于湖南斯莱克景达实验动物有限公司，由湖南中医药大学实验动物中心提供，喂养于湖南中医药大学SPF级实验动物中心。动物许可证：SCXK（湘）2011-0003。

2. 药物　实验分为加味丹参饮组、丹参饮组、加味组。加味丹参饮由古方丹参饮化裁而来，方中以丹参、檀香为君、臣药，根据君臣佐使的组方原则，将其拆分为君臣组、佐药组进行研究，加味丹参饮由丹参20 g，檀香6 g，赤芍10 g，川芎6 g，当归6 g，红花6 g，生地黄12 g组成。药材购自湖南中医药大学第一附属医院药剂科。水煎服，按照药物组成在原方中的比重浓缩至含生药0.5 g/mL，共660 mL。4 ℃条件下保存备用。丹参饮组由丹参20 g，檀香6 g组成，按照药物组成在原方中的比重浓缩至含生药0.2 g/mL。加味组由赤芍10 g，川芎6 g，当归6 g，红花6 g，生地黄12 g组成，按照药物组成在原方中的比重浓缩至含生药0.3 g/mL。

（二）实验方法

1. 心肌缺血再灌注损伤大鼠模型的建立　采用呼吸机支持心脏原位结扎法建立大鼠心肌梗死模型，SD大鼠以10%水合氯醛按0.3～0.4 mL/100 g体重进行腹腔内注射麻醉，后仰卧位固定，接心电图机。常规消毒，剪去左侧胸部2～6肋区域及颈部毛，剪刀剪开颈部皮肤，钝性分离肌肉组织，暴露气管，行气管插管术，接呼吸机，呼吸频率55～60次/min，呼吸比为2∶1；沿胸骨左侧纵形剪开胸部皮肤，逐层分开肌肉，暴露肋骨、肋间隙，于左侧心肌搏动最强处钝性分离二三肋间隙，扩开肋间，暴露心脏，撕开心包膜，确定左心耳与动脉圆锥的位置，其交界处即为冠状动脉及其伴行的冠状静脉。以眼科针3-0丝线穿线，沿左心耳前下方2 mm处进针，深度控制在1.0～1.5 mm范围内，宽度为2～3 mm，结扎冠状动脉左前降支，结扎线下置双股2号线作松解用。假手术组只穿线不结扎。结扎成功30 min后提拉并剪断结扎线，使冠状动脉血流再通，再灌注时间为90 min。

2. 大鼠IRI模型制备成功的判定　心肌缺血模型成功时肉眼可见结扎远端供血区心肌组织渐变灰白色或青紫色，心电图表现为结扎15 min内Ⅱ导联ST段持续性抬高和/或T波高耸，结扎后心率减慢，并多伴有心律失常（多为室性期前收缩、室性心动过速、偶见心室颤动和心室扑动）。再灌注损伤模型成功时可见缺血部位心肌颜色恢复鲜红色，心电图见再灌注15 min内抬高的ST段、T波压低50%以上。此外，还可以通过TTC染色观察切片心肌的方法判定，即以1%的TTC溶液进行心肌切片染色，成功标志为梗死部位呈白色，正常心肌显示深红色。

3. BMSCs的培养、鉴定　采用全骨髓贴壁法分离培养大鼠BMSCs。选取3～4周龄50～70 g幼鼠颈椎脱臼处死，胫骨和股骨的髓腔中收集细胞。用含15%胎牛血清的L-DMEM完全培养基在37 ℃、5% CO_2 的条件下培养，每2 d换液1次。观察细胞形态，当细胞在瓶底融合基本达到80%～90%时，经0.25%胰蛋白酶－0.02% EDTA消化酶消化后收集细胞进行传代、扩增。原代培养10～12 d传至

P1，P1 培养 6～8 d 后传至 P2，P2 培养 4 d 后传至 P3。取 P3 细胞用于移植。200 倍镜下观察 P3 细胞，大部分为单核、梭形、多角形细胞贴壁聚集生长，排列具有一定的方向性，多呈旋涡状排列，形态较为一致。可以观察到有少量的死亡细胞。

4. 动物分组及处理方法

（1）动物分组：SD 大鼠随机分为假手术组、模型组、加味丹参饮组、丹参饮组、加味组共 5 组，每组 60 只，死亡以及不符合血瘀证特点的剔除：假手术组只穿线不结扎，其余组均制备血瘀证 IRI 模型。

（2）BMSCs 移植：造模成功后，对除假手术组外的其余组大鼠均注射等量 BMSCs 细胞培养液确定心肌梗死区，以梗死区为中心，以心尖方向为 6 点方向，选 3 点、9 点、6 点 3 个位点进行细胞移植。皮试用注射器将 EP 管内细胞悬浊液吹打 1～2 次，使细胞悬浊液充分混合，抽取 100 μL MSCs 细胞液，将注射器针尖部压平于心脏外壁，待局部跳动减弱后，刺入心肌，注入约 1/3 细胞液，同样方法选择另外两注射点将细胞溶液移植至心肌中。假手术组注射等量生理盐水。

（3）术后给药：术后 6 h 开始予以灌胃。假手术组和模型组：予以生理盐水按 3 mL/(kg・d) 进行灌胃，早、晚各 1 次；加味丹参饮组：予以加味丹参饮按 3 mL/(kg・d) 进行灌胃，早晚各 1 次（相当于生药含量 1.5 g/kg）；丹参饮组：予以丹参饮按 3 mL/(kg・d) 进行灌胃，早、晚各 1 次（相当于生药含量 0.6 g/kg）；加味组：予以中药按 3 mL/(kg・d) 进行灌胃，早、晚各 1 次（相当于生药含量 0.9 g/kg）。各组均连续灌胃 3 d、7 d、14 d 后进行取材。

5. 动态观察时相点、取材方法及检测指标　观察时相点：以假手术组作为 0 时相点，其余组术后第 3 d、第 7 d、第 14 d 进行取材。取材方法：术后大鼠以 10%的水合氯醛腹腔注射麻醉后，仰卧位固定，剪开胸腔。迅速取出心脏，用 4 ℃无菌生理盐水冲洗，洗净血液。将冠状动脉及其边缘心肌切除，心脏沿纵轴分为两半，取一半心脏的心梗边缘区心肌组织，大小约为心脏的 1/4，用 4%多聚甲醛固定，用免疫组化法测定 ang-1 蛋白的表达；其余部分保存备用。

6. 统计学方法　所有数据使用 SPSS 16.0 统计软件处理。连续变量以均数±标准差（$\bar{x}\pm s$）表示，以多因素方差分析比较不同的干预措施应用后不同的时间点的变化，若总体比较有统计学意义，则进一步用单因素方差分析进行各组间差异比较。不符合正态性和方差齐性时采用秩和检验。$P<0.05$ 为差异有统计学意义。

（三）实验结果

1. 实验大鼠情况　实验过程中共使用大鼠 275 只。其中 245 只用于造模。造模各组死亡情况见表 2-31，造模成功率为 43.3%。假手术组 30 只，死亡 3 只。每组选取 24 只（平均每个时相点 8 只）进行指标检测。

表 2-31　实验过程中各组大鼠使用数目（n）

组别	使用大鼠数	IRI 造模失败数	术中死亡数	术后死亡数	模型成功数	模型成功率/%
模型组	60	3	12	17	28	46.7
加味丹参饮组	60	7	7	22	24	40.0
丹参饮组	60	5	9	21	25	41.7
加味组	60	4	16	18	27	41.5

2. 心肌细胞 ang-1 蛋白表达（IOD）的比较　各组造模后 ang-1 的表达：假手术组在不同时相点有零星、散在的阳性表达；手术组均有不同程度的阳性表达，模型组可见少量、散在阳性表达，加味丹参饮组阳性表达最为密集，主要集中在梗死区心肌，丹参饮组及加味组可见较为密集的阳性物质表达（图 2-40）。经多因素方差分析进行组间检验，结果显示，Corrected Model（模型检验）$F=21.811$，$P=0.000$，总体比较有统计学意义。药物间 $F=24.964$，$P=0.000$，比较有统计学意义。时相点 $F=$

15.503，$P=0.000$，比较有统计学意义。与假手术组相比，模型组阳性表达升高，但比较无统计学意义，各用药组阳性表达均升高，差异有统计学意义；与模型组相比，给药组阳性表达均升高，差异有统计学意义；与加味丹参饮组相比，各拆方组阳性表达均降低，差异有统计学意义；与丹参饮组相比，加味组阳性表达稍有升高，但差异无统计学意义。除假手术组外，各手术组阳性表达随时间逐渐升高，比较差异有统计学意义；假手术组在各时相点阳性表达无明显变化，差异无统计学意义。（表 2－32）

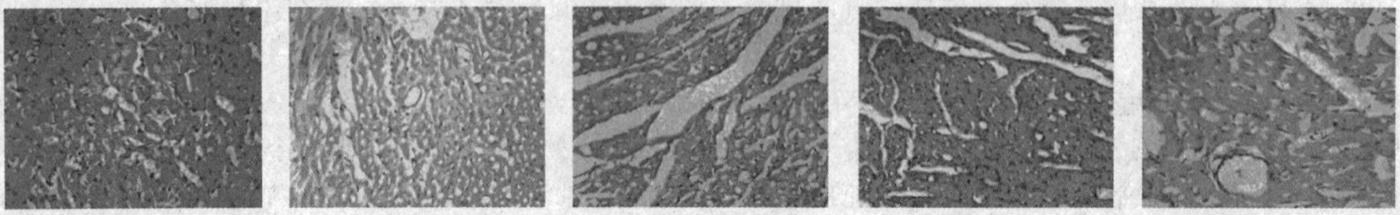

A. 假手术组　B. 模型组　C. 加味丹参饮组　D. 丹参饮组　E. 加味组

图 2－40　各组 ang-1 的阳性表达（×200）

表 2－32　各组不同时相点心肌细胞 ang-1 表达（IOD）的比较（$\bar{x}\pm s$）

组别	n	术后 3 d	术后 7 d	术后 14 d
假手术组	8	0.399±.0.112	0.363±0.112[a]	0.400±.0.158[ab]
模型组	8	0.484±0.120[c]	0.645±0.087[ac]	0.766±0.195[abc]
加味丹参饮组	8	1.44±0.580[cd]	2.68±0.481[acd]	5.84±0.334[abcd]
丹参饮组	8	0.873±0.143[cde]	1.069±0.175[acde]	2.265±0.982[abcde]
加味组	8	1.023±0.223[cdef]	1.380±0.156[acdef]	1.768±0.489[abcdef]

注：组内与术后 3 d 比较，[a]$P>0.05$；组内与术后 7 d 比较，[b]$P<0.05$；与假手术组相比，[c]$P<0.05$；与模型组相比，[d]$P<0.05$；与加味丹参饮组相比，[e]$P<0.05$；与丹参饮组相比，[f]$P>0.05$。

（四）讨论

血管生成素-1（ang-1）是一种单链碱性多肽，主要在肝脏中合成，是近年来发现的一种重要的血管生长因子，特异性的作用于内皮细胞，是血管内皮选择性酪氨酸激酶 Tie2 受体的配体，能够促进血管的生成，并促进初级血管生长为成熟的血管结构，在引导血管生长、促进损伤修复等方面起重要作用。另外，ang-1 在抑制内皮细胞凋亡、降低血管通透性、抑制炎症反应、促进内皮细胞出芽等方面具有重要的作用，而这一方面的作用对缺血性疾病的治疗具有重要的意义。加味丹参饮是在清代陈念祖《时方歌括》中的丹参饮化裁而成，全方由丹参、檀香、赤芍、川芎、当归、红花、生地黄 7 味中药组成，功能行气活血，化瘀止痛。加味丹参饮可以抑制心肌 IRI 时心肌细胞凋亡，有效保护心肌细胞超微结构，从而起到对 IRI 心肌的保护作用；加味丹参饮预处理可通过防止心肌细胞内钙离子超载、抗氧化等作用以起到对缺血心肌的保护作用。本实验中，取术后 14 d 心肌组织进行 HE 染色，假手术组心肌纤维排列整齐，无明显病理性改变；各手术组均可见不同程度的心肌纤维损害及炎症细胞浸润，通过与模型组比较可见各用药组均可改善缺血区心肌病理学形态，其中以加味丹参饮组效果最佳，丹参饮组与加味组比较效果略差。

免疫组化结果显示，各组 ang-1 均有阳性表达。与假手术组相比，模型组阳性表达稍有增高，但通过统计学比较差异无统计学意义，因此这不足以说明 IRI 心肌进行 BMSCs 移植可增加 ang-1 的阳性表达；与模型组相比，各给药组 ang-1 均明显升高（$P<0.05$），且加味丹参饮组效果优于其拆方组（$P<0.05$）。丹参饮组与加味组相比，ang-1 表达稍有减少，但其差异无统计学意义（$P>0.05$）。综上所述，本实验通过建立心肌缺血再灌注损伤大鼠模型，以直接心肌内注射的方法进行 BMSCs 移植，后以加味丹参饮及其拆方进行干预，采用 HE 染色、免疫组化等方法进行观察比较。发现加味丹参饮及其拆方均可增加 IRI 大鼠心肌细胞中 ang-1 的阳性表达，并起到保护心肌的作用，这说明加味丹参饮及其拆方治疗心肌缺血再灌注损伤是有效的。并且实验中加味丹参饮的作用明显优于其拆方组，这也说明中药物的配伍起到了协同促进的作用，加味丹参饮的组方是科学的。

本课题通过建立大鼠心肌缺血再灌注损伤模型，以直接心肌内注射的方法进行 BMSCs 移植，后以中药进行干预，研究加味丹参饮及其拆方对心肌细胞 ang-1 表达的影响，研究结论如下：①加味丹参饮及其拆方可以增加缺血心肌中 ang-1 的阳性表达，并且这一作用与缺血心肌 BMSCs 移植无关；②加味丹参饮及其拆方可以改善缺血心肌病理学状态，并且改善程度与 ang-1 的增加呈正相关，说明这一作用可能与 ang-1 的阳性表达增加有关；③通过各组间的比较，加味丹参饮的作用明显优于其拆方组，这说明加味丹参饮的组方是科学的，药物的配伍起到了协同促进的作用。

〔杨艳红　汪云鑫　吴若霞　陈　辉　侯　杏　黄政德〕

参考文献

[1] 朱妙章，袁文俊，吴博威，等. 心血管生理学与临床 [M]. 北京：高等教育出版社，2004：293-303.

[2] 王丽静，贾晓斌，陈彦，等. 中药复方拆方研究的思路与方法 [J]. 中成药，2008 (09)：1343-1346.

[3] 康姗姗，白林山. 中医理论在中药复方现代化中的作用 [J]. 中国药业，2010，19 (06)：1-2.

[4] 汪谦. 现代医学实验方法 [M]. 北京：人民卫生出版社，1997：96-97.

[5] 邓宇珺，符永恒，谭宁，等. 大鼠活体心肌缺血再灌注损伤模型的建立与综合评估 [J]. 中国病理生理杂志，2011，27 (02)：412-416.

[6] 齐志敏，张莹，王倩. 大鼠心肌缺血再灌注损伤实验模型研究 [J]. 中国临床康复，2004 (30)：6620-6621.

[7] 温剑艺，谭宁，杨大浩. 大鼠心肌缺血——再灌注模型的心电图变化 [J]. 岭南心血管病杂志，2011，17 (06)：503-506.

[8] 李树贵，于海翔，杨光. 大鼠 BMSCs 的体外分离培养和鉴定 [J]. 中国实验诊断学，2011，15 (11)：1840-1842.

[9] PITTENGER M F，ZHANG A M，BECK S C，et al. Multilineage potential of adult human mesenchymal stem cells [J]. Science，1999，284 (5411)：143.

[10] DAVIS S，ALDRICH T H，JONES P F，et al. Isolation of angiopoietin-1，aligand for the TIE2 receptor，by se-ceretion-trap expression cloning [J]. Cell，1966.

[11] 李鑫辉，黄政德，葛金文. 加味丹参饮对血瘀证兔心肌缺血再灌注损伤的影响 [J]. 中国中医药信息杂志，2011，18 (06)：37-39.

[12] 黄政德，王庆高，刘东亮，等. 加味丹参饮预处理对心肌细胞内钙超载的延迟保护作用 [J]. 湖南中医药大学学报，2007 (02)：37-39.

[13] 廖菁，黄政德，葛金文，等. 加味丹参饮对大鼠实验性心肌缺血损伤的影响 [J]. 湖南中医学院学报，2006 (03)：6-8.

第三章 加味丹参饮心血管疾病临床研究

第一节 加味丹参饮联合西药治疗冠心病心绞痛心血瘀阻证 68 例疗效观察

冠状动脉粥样硬化性心脏病简称冠心病（coronary heart disease，CHD），是指因冠状动脉狭窄、供血不足而引起的心肌功能障碍和/或器质性病变。根据卫生部公布的数据显示，2011 年中国城市居民冠心病死亡率为 63.3/10 万，占城市居民所有心脏病死亡率的 67%，占城市居民所有心血管病死亡率的 32%。由冠心病引发的胸痛称为心绞痛，属于中医学“胸痹心痛”范畴，病因有正虚、痰浊、瘀血、气滞、寒凝，主要病机为心脉瘀阻。我们采用加味丹参饮联合西药治疗冠心病心绞痛心血瘀阻证，现报道如下。

一、资料与方法

（一）诊断标准及中医辨证标准

CHD 的诊断参照《缺血性心脏病的命名及诊断标准》。

中医学心血瘀阻证辨证参照《中医病证诊断疗效标准》制定：心胸阵痛，如刺如绞，固定不移，入夜为甚，伴有胸闷心悸，面色晦暗。舌质紫暗，或有瘀斑，舌下络脉青紫，脉沉涩或结代。

（二）纳入标准

符合上述诊断标准及中医辨证标准；年龄 18～75 岁；冠状动脉造影证实 3 支主要冠状动脉或其重要分支中至少有 1 处狭窄 50%以上；患者签署知情同意书。

（三）排除标准

合并甲状腺功能亢进性心肌病、糖尿病性心肌病、肺源性心肌病、高血压性心肌病、风湿性心脏病、贫血性心脏病者；合并恶性肿瘤、甲状腺疾病、肝肾疾病、结核等传染病者；精神系统疾病者。

（四）一般资料

收集湖南中医药大学第一附属医院和湖南中医药大学第二附属医院 2013 年 4 月—2014 年 3 月冠心病心绞痛心血瘀阻证住院患者 128 例，采用随机数字表法分为治疗组 68 例和对照组 60 例。治疗组中男 39 例，女 29 例；年龄 55～70 岁，平均（48.3±10.8）岁；病程 12～57 岁，平均（25.6±8.3）个月。对照组中男 38 例，女 22 例；年龄 44～69 岁，平均（45.8±12.4）岁；病程 10～46 个月，平均（21.5±10.9）个月。两组患者临床资料比较，差异无统计学意义（$P>0.05$），具有可比性。

二、方法

（一）治疗方法

对照组给予冠心病心绞痛的一般护理和常规治疗措施：休息，吸氧，测血压，低脂低盐饮食；口服阿司匹林肠溶片（拜耳医药保健有限公司，国药准字 J20130078）每次 0.1g，每日 1 次；单硝酸酯异山梨酯片（齐鲁制药有限公司，国药准字 H20066717）每次 10 mg，每日 3 次；培哚普利片［施维雅（天津）制药有限公司，国药准字 H20034053］每次 4 mg，每日 1 次；琥珀酸美托洛尔缓释片（AstraZeneca AB，国药准字 J20100098）每次 47.5 mg，每日 1 次；阿托伐他汀钙片（Pfizer Ireland Pharmaceuticals，国药准字 J20120050）每次 10 mg，每日 1 次及极化液疗法改善心肌代谢，治疗 15

天。治疗组在对照组基础上给予加味丹参饮，组成：丹参 30 g，川芎 12 g，檀香 10 g，当归 15 g，赤芍 10 g，红花 10 g，生地黄 10 g，每日 1 剂，水煎，分早、晚 2 次口服，治疗 15 d。

（二）疗效判定

1. 临床疗效　治疗前后观察两组患者临床症状。参照文献。显效：胸闷、胸痛等主要症状明显消失，心电图 ST 段抬高达 0.15 mV 以上，主要导联（Ⅱ、Ⅲ、aVF、V1～V6）T 波倒置抬高达 50%，或 T 波由平坦变直立；有效：胸闷、胸痛症状发作频率及次数减少，程度减轻，心电图 ST 段表现为不同程度地抬高；无效：心绞痛发作频率无改善或加重，心电图无明显变化。

2. 心电图疗效评定标准　两组患者治疗前后进行心电图检查。参照《中药新药临床研究指导原则》评定，显效：心电图恢复至“大致正常”或“达正常心电图”；好转：ST 段的压低，在治疗后恢复 0.05 mV 以上，但未达正常水平，在主要导联 T 波改变变浅（达 25%以上），或 T 波由平坦变为直立，房室或室内阻滞改善者；无改变：心电图基本与治疗前相同者。

（三）安全性观察

治疗后监测两组患者的血、尿常规及肝、肾功能，记录治疗期间两组患者的不良事件。

（四）统计学方法

采用 SPSS 15.0 统计学软件进行数据处理，计数资料采用 χ^2 检验。

三、结果

（一）两组患者临床疗效比较

表 3-1 示，治疗组临床疗效总有效率为 90.8%，对照组为 62.1%，治疗组明显优于对照组（$P<0.01$）。

表 3-1　两组冠心病心绞痛心血瘀阻证患者临床疗效比较　例（%）

组别	例数	显效	有效	无效	总有效
治疗组	68	33（48.5）	29（42.6）	6（8.8）	62（90.8）
对照组	60	22（36.6）	15（25.0）	23（38.3）	37（62.1）

（二）两组患者心电图疗效比较

表 3-2 示，治疗组心电图总有效率为 82.5%，对照组为 69.2%，治疗组明显优于对照组（$P<0.05$）。

表 3-2　两组冠心病心绞痛心血瘀阻证患者心电图疗效比较　例（%）

组别	例数	显效	好转	无改变	总有效
治疗组	68	27（54.4）	29（42.6）	12（17.6）	56（82.5）
对照组	60	22（36.6）	20（33.3）	18（30.0）	42（69.2）

（三）不良事件

两组治疗后血、尿常规检查，肝、肾功能检查均无明显异常，对照组 2 例有出血倾向（牙龈出血），治疗组无不良事件发生。

四、讨论

冠心病心绞痛是冠心病临床当中最常见的一种表现类型，是威胁人类健康的重要疾病。该病的病理生理机制复杂，其主要改变是各种原因引起的冠状动脉硬化和痉挛，冠状动脉及其主要分支的血供减少，心肌急剧的缺血缺氧而导致心肌细胞失去氧供而引发。

加味丹参饮是我们多年临床应用治疗缺血性心脏病的经验方剂，该方从《时方歌括》中丹参饮化裁而来，方中重用丹参为君，其用量是余药的3倍，性苦平微寒，专入血分，内达脏腑而化瘀滞，外利关节而通脉络，具宣通运行之效；檀香味辛芳香，善入气分，“行气中血滞”而能活血通络，两药合用，气血双调；再辅以川芎、赤芍、红花、当归、生地黄，加强养血行气之功。全方共奏活血化瘀、行气止痛之功。实验证实，该方中、高剂量能显著增加麻醉犬冠状动脉血流量，提高动静脉血氧饱和度和血氧含量。另有研究报道加味丹参饮通过降低血脂、抗炎等机制对预防冠心病早期动脉粥样硬化起着重要作用，其疗效与血脂康片相当。易刚强等探讨了加味丹参饮对麻醉犬急性心肌缺血及相关血液生化指标的影响及作用机制，结果表明，加味丹参饮对麻醉犬心肌具有抗缺血和保护心肌细胞作用。

本研究在冠心病常规护理和治疗基础上加口服加味丹参饮，与对照组比较，明显改善了患者的临床症状和心电图状况，且未发现出血、不耐受等不良事件。由于本研究样本量较小，故研究结果的精确度有待更进一步的研究来证实。

〔唐梅森　黄政德　向忠军　黄海波　彭　岭　李　杰〕

参考文献

［1］ FINEGOLD J A，ASARIA P，FRANCIS D P．Mortality from ischaemic heart disease by country，region，and age：statistics from World Health Organisation and United Nations［J］．Int J Cardiol，2013，168（2）：934-945.

［2］ 王文，朱曼璐，王拥军，等，代表中国心血管病报告编写组．心血管病已成为我国重要的公共卫生问题——《中国心血管病报告2011》概要［J］．中国循环杂志，2012，27（06）：409-411.

［3］ 陶涛淇．缺血性心脏病的命名及诊断标准［J］．中华心血管病杂志，1981，9（01）：75-76.

［4］ 国家中医药管理局．中医病证诊断疗效标准［S］．南京：南京大学出版社，1994：19.

［5］ 中华医学会心血管分会．慢性收缩性心力衰竭治疗指南［J］．中华心血管病杂志，2002，30（01）：7.

［6］ 郑筱萸．中药新药临床研究指导原则［M］．北京：中国医药科技出版社，2002：68-73.

［7］ 李世兵，黄政德，廖菁．加味丹参饮对犬冠状动脉血流量和动静脉血氧饱和度及血氧含量的影响［J］．湖南中医药大学学报，2006（05）：18-20.

［8］ 潘小平，黄政德，杨伟峰，等．加味丹参饮治疗原发性高脂血症合并动脉硬化40例总结［J］．湖南中医杂志，2013，29（07）：12-14.

［9］ 易刚强，黄政德，邓红霞．加味丹参饮对麻醉犬心肌缺血及相关血液生化指标的影响［J］．湖南中医学院学报，2006（03）：9-11.

第二节　加味丹参饮治疗原发性高脂血症合并动脉硬化40例总结

加味丹参饮是黄政德教授结合多年临床经验，从《时方歌括》丹参饮化裁而来的用于防治冠心病的有效经验方，临床疗效满意。我们运用该方治疗原发性高脂血症合并周围动脉硬化40例，取得良好临床疗效，并与用血脂康治疗的40例作对照观察，现报告如下。

一、临床资料

（一）一般资料

80例观察病例均为2012年1月—2013年1月湖南中医药大学第二附属医院心血管内科住院患者，经检查确诊为原发性高脂血症合并动脉硬化。根据就诊先后按Doll’s临床病例随机表法随机分为两组，各40例。治疗组中男22例，女18例；平均年龄（56.7±8.5）岁；平均体质量指数（BMI）23.6±0.4；高胆固醇血症7例，高甘油三酯血症18例，混合型高脂血症5例，低高密度脂蛋白血症10例；合并原发性高血压29例、糖尿病11例。对照组中男23例，女17例；平均年龄（57.4±9.2）岁；平均体质量指数（BMI）23.4±0.5；高胆固醇血症8例，高甘油三酯血症16例，混合型高脂血症4例，低高密度脂蛋白血症12例；其中合并原发性高血压31例、糖尿病9例。两组在性别、年龄、BMI、血脂异常临床分型、心血管疾病主要危险因素等方面比较，差异无统计学意义（$P>0.05$），具有可比性。

（二）诊断标准

高脂血症参照《中药新药临床研究指导原则（试行）》及2007年《中国成人血脂异常防治指南》执行。在正常饮食情况下，2周内2次检测禁食12～14 h后的血脂水平，TC≥6.22 mmol/L（240 mg/dL），或TG≥2.26 mmol/L（200 mg/dL），或LDL-C≥4.14 mmol/L（160 mg/dL），或HDL-C<1.04 mmol/L（40 mg/dL），即可诊断为高脂血症；或原有高脂血症病史，此次血脂达到上述标准者。根据血脂情况分为高胆固醇血症、高甘油三酯血症、混合型高脂血症、低高密度脂蛋白血症4型。采用动脉硬化检测仪（BP-203RPE Ⅲ，OMRON，日本）测量肱动脉-踝动脉脉搏波波速（baPWV），根据文献baPWV≥1 400 cm/s为周围动脉硬化。

（三）纳入标准

纳入标准：①原发性高脂血症，baPWV≥1 400 cm/s，符合上述西医诊断标准者；②年龄在35～70岁（含35岁和70岁）之间；③虽服用调脂药物，但已停药2周以上，且血脂水平仍符合诊断标准者；④患者本人同意参加本试验，依从性好，并签署知情同意书者。

（四）排除标准

排除标准：①妊娠或哺乳期妇女，过敏体质或对本药已知成分过敏者；②半年内曾患急性心肌梗死、脑血管意外、严重创伤或重大手术后患者；③继发性高脂血症者；④家族性高胆固醇血症者；⑤难以控制的糖尿病（空腹血糖>7.0 mmol/L）、原发性高血压（SBP>150 mmHg和/或DBP>90 mmHg）；⑥需使用肝素、华法林、甲状腺素治疗药和其他影响血脂代谢药物的患者及近2周曾采用其他降脂措施者；⑦TG≥5.65 mmol/L（500 mg/dL）的重度高甘油三酯血症者；⑧合并有严重的心、脑、肝、肾及血液系统等疾患以及精神病、传染病患者。

（五）病例剔除、脱落和中止标准

病例剔除、脱落和中止标准：①受试者未按规定服药，或不能坚持治疗者，或患者无任何原因自行退出者；②病情恶化需紧急处理者；③发生严重不良反应、不良反应事件或并发症，不宜继续接受观察者。

二、治疗与观察方法

（一）治疗方法

①对照组：服用血脂康片（北大维信生物科技有限公司生产，批号：20120102，规格：0.3g/片），每次2片，每日2次，早晚饭后服用。②治疗组：予加味丹参饮中药配方颗粒（由广东一方制药有限公司提供，批号：20111230，组方：丹参20 g，檀香6 g，赤芍10 g，川芎6 g，红花6 g，当归6 g，生地黄12 g）治疗，每日1剂，分2次温开水送服。③治疗期间两组患者均保持原有生活饮食习惯。两组均连续治疗8周后统计疗效。

（二）标本采集及检测

采集空腹静脉血5 mL，静置30 min，1 h内于4 ℃，3 000 r/min离心10 min，用移液枪吸取上清，干燥EP管分装备检。采用全自动生化分析仪（CL-7200，瑞氏罗氏公司生产）测定血清TC、TG、LDL-C、HDL-C、APOAI、APOB水平；hs-CRP采用放射免疫法检测，严格按试剂盒操作，由检验科专人负责。

三、疗效观察

（一）观察指标

观察两组患者治疗前后血清TC、TG、LDL-C、HDL-C、APOAI、APOB和hs-CRP变化及治疗高脂血症的临床疗效。

（二）疗效标准

参照《中药新药临床研究指导原则（试行）》中“高脂血症”疗效判定标准。临床控制：治疗后血脂检测恢复正常。显效：治疗后血脂检测达到以下任一项者：TC 下降≥20%，TG 下降≥40%，HDL-C 上升≥0.26 mmol/L（10 mg/dL），TC-HDL-C/HDL-C 下降≥20%。有效，治疗后血脂检测达到以下任一项者：TC 下降≥10%但<20%，TG 下降≥20%但<40%，HDL-C 上升≥0.104 mmol/L（4 mg/dL）但<0.26 mmol/L（10 mg/dL），TC-HDL-C/HDL-C 下降≥10%但<20%。无效，治疗后血脂检测无明显改善或改善未达到以上标准者。

（三）统计学方法

采用 SPSS 16.0 统计分析软件分析。计量资料用均数±标准差（$\bar{x} \pm s$）表示，两组均数比较采用 t 检验；疗效分析采用秩和检验（或 Ridit 分析）。

（四）结果

1. 两组患者血脂及 hs-CRP 水平比较（表 3-3）

表 3-3 两组患者血脂及 hs-CRP 水平比较（$\bar{x} \pm s$）

项目	n	时间	TC/（mmol/L）	TG/（mmol/L）	LDL-C/（mmol/L）	HDL-C/（mmol/L）	APOAI/（g/L）	APOB/（g/L）
治疗组	40	治疗前	5.98±0.85	2.71±0.75	4.39±0.76	0.97±0.36	0.85±0.24	2.11±0.43
		治疗后	4.85±0.73[bc]	2.17±0.66[ac]	3.64±0.67[bc]	1.15±0.25[ac]	1.31±0.33[bc]	1.62±0.44[ac]
对照组	40	治疗前	5.96±0.82	2.68±0.72	4.36±0.78	0.96±0.31	0.82±0.26	2.09±0.45
		治疗后	4.84±0.76[b]	2.16±0.68[a]	3.65±0.64[b]	1.13±0.28[a]	1.28±0.30[b]	1.65±0.41[a]

注：经 t 检验，与本组治疗前比较，[a]$P<0.05$，[b]$P<0.01$；与对照组治疗后比较，[c]$P>0.05$。

2. 两组患者治疗前后高脂血症疗效比较（表 3-4）

表 3-4 两组患者高脂血症疗效比较 例（%）

组别	n	临床控制	显效	有效	无效	总有效率/%
对照组	40	14（35.0）	21（52.5）	4（10.0）	1（2.5）	97.5[a]
治疗组	40	11（27.5）	23（57.5）	5（12.5）	1（2.5）	97.5

注：经秩和检验，$P>0.05$，与对照组比较差异无统计学意义。

四、讨论

研究表明，高脂血症是导致动脉硬化的重要因素，而 hs-CRP 是参与动脉粥样硬化（As）进程的重要炎性因子和独立危险因素。加味丹参饮从《时方歌括》丹参饮化裁而来，具有活血祛瘀、行气止痛之功效。导师前期研究表明：加味丹参饮能显著降低 As 家兔血清总胆固醇、甘油三酯、低密度脂蛋白胆固醇含量，提高血清高密度脂蛋白胆固醇含量；能明显降低主动脉硬化斑块面积与动脉总面积比值，减轻主动脉病理变化，具有较好的调节血脂、抑制高脂饲料家兔动脉粥样硬化形成的作用，与本临床研究结果一致。本课题组针对加味丹参饮做了大量的实验研究工作，但临床研究较少。本临床研究表明：加味丹参饮能显著降低高脂血症合并动脉硬化患者的 TC、TG、LDL-C、APOB 和 hs-CRP 水平（$P<0.05$ 或 $P<0.01$），提高 HDL-C、APOAI 水平（$P<0.05$ 或 $P<0.01$），具有降脂、抗炎等作用，从而减缓动脉粥样硬化形成，与血脂康片比较差异无统计学意义（$P>0.05$）。但加味丹参饮对治疗前后 baPWV 的影响不大，考虑与观察时间有关，同时受研究经费限制，本研究没有重点针对动脉粥样硬化相关指标进行分析，有待今后进一步深入研究。

〔潘小平　黄政德　杨伟峰　胡剑卓〕

参考文献

[1]　贺哲淳，黄政德. 中西医结合治疗稳定性心绞痛37例总结 [J]. 湖南中医杂志，2010，26（05）：15－16.

[2]　吴湘，黄政德. 心痛舒片治疗气滞血瘀型不稳定性心绞痛30例疗效观察 [J]. 湖南中医杂志，2009，25（05）：3－4.

[3]　郑筱萸. 中药新药临床研究指导原则（试行）[S]. 北京：中国医药科技出版社，2002：85－89.

[4]　中国成人血脂异常防治指南制订联合委员会. 中国成人血脂异常防治指南 [S]. 中华心血管病杂志，2007，35（5）：390.

[5]　齐杰，韩清华，马锋. PWV、ABI、IMT与冠心病冠状动脉狭窄程度的相关性分析 [J]. 中西医结合心脑血管病杂志，2010，8（02）：161－162.

[6]　赵红敏，王铭维，王彦永. CRP与动脉粥样硬化斑块稳定性的研究进展 [J]. 临床合理用药杂志，2012，5（20）：165－166.

[7]　黄政德，张玉生，葛金文. 加味丹参饮对家兔动脉粥样硬化形成影响的研究 [J]. 湖南中医学院学报，2002（04）：4－6＋20.

第三节　中西医结合治疗稳定型心绞痛37例总结

稳定型心绞痛是在冠状动脉固定性严重狭窄的基础上，由于心肌负荷的增加引起心肌急剧的、暂时的缺血与缺氧的临床综合征，以发作性胸痛为主要临床表现。我们自2009年5月—2010年3月采用中西医结合治疗稳定型心绞痛37例，取得了较好的疗效，并与单用西医常规治疗的36例进行对照，现报道如下。

一、临床资料

两组73例均来源于2009年5月—2010年3月湖南中医药大学第一附属医院住院的稳定型心绞痛患者，诊断均符合WHO关于冠心病的命名和诊断标准，经心电图、心肌酶学检查排除急性心肌梗死，无严重高血压、水电解质紊乱及明显心力衰竭症状。将其随机分为治疗组37例和对照组36例。治疗组37例中，男性25例，女性12例；年龄46～72岁，平均（56.2±7.6）岁；病程5个月至6年，平均（3.4±2.3）年。对照组36例中，男24例，女12例；年龄48～72岁，平均（56.7±7.4）岁；病程6个月至6年，平均（3.2±2.6）年。两组性别、平均年龄、平均病程等资料比较差异均无统计学意义（$P>0.05$），具有可比性。

二、治疗方法

对照组采用西医常规治疗，主要包括应用硝酸酯类、钙拮抗药、抗凝及抗血小板药等药物治疗。治疗组在对照组治疗的基础上加用加味丹参饮和曲美他嗪治疗。曲美他嗪20 mg口服，3次/d；加味丹参饮：丹参20 g，当归10 g，檀香6 g，砂仁6 g，黄芪15 g，赤芍12 g，川芎10 g，红花6 g，生地黄12 g。每日1剂，水煎，分2次服。连服2周。

三、疗效观察

（一）观察指标

详细记录两组心绞痛发生次数、硝酸甘油的消耗量和心电图改变；治疗前后均需观察心电图运动试验情况（采用CENTRA Mar-quette型活动平板仪，按标准Bruce方案进行检查，运动中出现心绞痛、步态不稳，出现室性心动过速或血压下降等情况时应停止运动）、运动总时间、至ST段压低0.1 mV时间、ST段压低值和最大心率等指标，治疗前后常规检查血常规、肝肾功能、血糖、血脂等。

（二）统计学方法

用 SPSS 16.0 软件进行统计学分析，计量资料采用均数±标准差（$\bar{x}\pm s$）表示，计量资料采用 t 检验，计数资料采用 χ^2 检验。

（三）疗效标准

显效：静息性心电图缺血性改变恢复正常；有效：心电图缺血性下移的 ST 段抬高 0.05 mV 以上，但未达到正常水平，或主要导联的 T 波倒置变浅达 50%以上，T 波由平坦变为直立；无效：达不到上述指标者。

（四）两组心电图改善情况比较（表 3-5）

表 3-5 两组心电图改善情况比较

组别	n	显效	有效	无效	总有效率/%
治疗组	37	15	17	5	86.5*
对照组	36	11	15	10	72.2

注：与对照组比较，* $P>0.05$。

（五）两组治疗前后患者心绞痛发作次数及硝酸甘油消耗量比较（表 3-6）

表 3-6 两组治疗前后患者心绞痛发作次数及硝酸甘油消耗量比较（$\bar{x}\pm s$）

组别	n	心绞痛发作次数/（次/周）		硝酸甘油消耗量/（mg/周）	
		治前	治后	治前	治后
治疗组	37	7.51±3.48	1.25±1.03*△	5.41±3.74	0.81±0.72*△
对照组	36	7.47±3.61	2.14±1.63*	5.61±3.87	1.86±1.52*

注：与本组治疗前比较，* $P<0.05$；与对照组比较，△$P<0.05$。

（六）两组治疗前后运动试验结果比较（表 3-7）

表 3-7 两组治疗前后运动试验结果比较（$\bar{x}\pm s$）

观察项目	治疗组（n=37）		对照组（n=36）	
	治前	治后	治前	治后
运动总时间/s	412.5±79.3	574.8±111.9*	424.7±81.7	464.9±89.5
至 ST 段下移 0.1 mV 时间/s	208.3±54.3	324.0±65.7*△	201.9±53.2	245.2±56.7
ST 段下移值/mm	2.2±0.6	0.8±0.5*△	2.3±0.6	1.7±0.6
最大心率/bpm	157.4±12.3	151.5±11.7	156.8±12.5	152.5±11.5

注：与本组治疗前比较，* $P<0.05$；与对照组比较，△$P<0.05$。

四、讨论

冠心病心绞痛属于中医学“胸痹”“心痛”“厥心痛”等范畴。中医学认为，心是其发病之本，痰浊、气滞、血瘀为病之标。心主血脉，赖心气以推动，心气不足，无力推动血脉运行，则血流缓慢，加重血脉瘀阻，不通则痛。血不能滋润营养脏腑，脏腑亏损，气血失调，气滞血瘀而致血脉瘀阻。可见血瘀之病机贯穿冠心病的始终。活血化瘀是治疗该病的基本法则。加味丹参饮是在《时方歌括》丹参饮的基础上化裁而成，具有活血祛瘀、通络止痛之功。方中重用丹参活血化瘀，为君药；当归、赤芍、红花、川芎活血化瘀，通络止痛，以增强丹参活血通络、行气定痛之效，为臣药；檀香、砂仁温通阳气、行气止痛，为佐药；黄芪益气升阳，气旺则血行，瘀去络通，为使药。诸药合用，共奏活血化瘀、行气止痛之功，使瘀去络通，疼痛自止。现代药理学研究证明，活血化瘀药具有调节血脂代谢、抑制血管平滑肌增殖和保护血管内皮细胞等作用。稳定型心绞痛的常规治疗主要是使用血流动力学影响的药物以此降低心肌需氧量和增加心肌组织的供氧量。有研究显示，在冠心病发作时不仅冠状动脉张力改变，而且存在心肌细胞代谢变化，故在治疗冠心病时还应采用优化缺血细胞的能量代谢和防止细胞代谢性损伤的代谢类药物。曲美他嗪则是调节心肌能量代谢的药物，通过调节心肌细胞能量产生途径达到抗缺血和抗缺氧的目的，曲美他嗪还可抑制线粒体内脂肪酸氧化，促进葡萄糖氧化，以此产生更多的 ATP，提高心肌收缩性。本临床观察结果显示，治疗组心绞痛发作次数和硝酸甘油用量减少，运动耐量显著提高，至 ST 段压低 0.1 mV 时间明显延长，ST 段压低值显著减少，而患者的心率却无明显变化，提示加味丹参饮合曲美他嗪改善心肌缺血不是通过降低心肌耗氧量或减少心肌对氧的需求来实现的。由此可见在其基础治疗的前提下，服用加味丹参饮和曲美他嗪治疗稳定型心绞痛确有较好的临床疗效。

〔贺哲淳　黄政德〕

参考文献

[1] 陆再英，钟南山. 内科学（第 7 版）[M]. 北京：人民卫生出版社，2008：251-263.

[2] 罗初凡，杜志民，李向民，等. 运动心电图与电子束 CT 联合评价对冠心病的诊断价值 [J]. 中国医师杂志，2003（07）：877-879.

[3] 方东升，袁俊强，徐杰. 步长稳心颗粒治疗稳定性心绞痛并室性早搏疗效观察 [J]. 中国医疗前沿，2008（20）：82.

[4] 陆立志，李长文. 曲美他嗪治疗老年稳定性心绞痛 98 例 [J]. 河南职工医学院学报，2008（05）：467-468.

[5] KANTOR P F，LUCIEN A，KOZAK R，et al. The antianginal drug trimetazidine shifts cardiac energy metabolism from fatty acid oxidation to glucose oxidation by inhibiting mitochondrial long-chain 3-ketoacyl coenzyme A thiolase. [J]. Circulation Research，2000，86（5）：580-588.

第四章　其他研究与综述

第一节　黄政德教授治疗冠心病心绞痛临床经验

黄政德教授长期从事中医药治疗心血管疾病的研究和古代医学流派、古代著名医家学术思想及治疗经验的研究，临床经验丰富，擅长治疗心血管疾病、风湿性疾病、胃肠道疾病及疑难杂症。本章总结黄政德教授治疗冠心病心绞痛的临床经验，以飨同道。

一、病因病机

冠心病心绞痛包括稳定型心绞痛和不稳定型心绞痛，按其症状应属于中医学“胸痹心痛”范畴。年老体衰，饮食不节，情志内伤等都可导致本病的发生，关于病机，后世多推崇张仲景在《金匮要略·胸痹心痛短气病脉证治篇》中的观点：“夫脉当取太过不及，阳微阴弦，即胸痹而痛，所以然者，责其极虚也。今阳虚知在上焦，所以胸痹、心痛者，以其阴弦故也。”其概括本病的病机为“阳微阴弦”，阐发了胸痹心痛属上焦阳虚，阴邪上乘，胸阳闭塞，不通则痛的病机实质。沈金鳌在《杂病源流犀烛·心痛源流》中又云：“夫心主诸阳，又主阴血，故因邪而阳气郁则痛，阳虚而邪盛者亦痛，因邪而阴血凝注者痛，阴虚而邪盛者亦痛。”阐释本病的病机为本虚标实之证。黄教授认为本虚多为气阴两虚，标实多责之痰凝、血瘀、气滞，其原因多与现代人生活节奏过快，工作劳累，终日少动，饮食作息规律紊乱相关。工作劳累而少动之人体质多见气虚气滞，“气为血之帅”，气虚则推动无力而致血瘀；随着生活水平提高，人多食肥甘厚腻，致脾胃受损，运化失常，痰浊内生，阻滞脉道；脾为湿困生化不足，或年老体衰肾虚不荣，致心血不足而见阴虚诸症。

二、分证论治

黄政德教授临证注重辨证论治，病证结合，且强调发作期以标实为主，“急则治其标”，常见痰阻心脉证、气滞血瘀证和心血瘀阻证；缓解期以本虚为主，常见气阴两虚证。须标本兼治，且要做到补虚勿忘邪实，祛实勿忘本虚。

（一）痰阻心脉证

清代王燕昌在《王氏医存》中云：“心之隧道被脂膏瘀窄而气不宣畅。”所谓“脂膏”，即是因久食甘腻肥厚之品而致内生痰浊。痰浊属阴邪，凝聚脉道后

最易阻遏气机，使脉道不利，心脉痹阻不通而发胸痹心痛。其症见胸闷痛，或痛引肩背，体胖多痰，身体困重，苔白腻脉滑，治宜通阳散结、祛痰宽胸，方用瓜蒌薤白半夏汤加减。方中瓜蒌开胸散结、通络化滞，薤白辛温通阳，散结化痰，半夏化痰降逆、散结止痛，加陈皮、石菖蒲助法半夏化痰之功，加木香、厚朴助瓜蒌行气宽胸之力。

（二）气滞血瘀证

症见胸闷痛，胸胁胀满，舌质紫暗，脉弦涩，治宜活血祛瘀、行气止痛，方用加味丹参饮。加味丹参饮为黄政德教授自拟经验方，方中以丹参为君药，且重用，意在活血祛瘀；并辅以赤芍、红花活血化瘀，当归、生地黄能养血活血通经；川芎理血止痛，檀香行气散寒止痛，使气行则血和，血和则气畅；全方共奏行气活血，化瘀止痛之功。临床观察发现加味丹参饮片剂在治疗血瘀证不稳定性心绞痛时具有

明显疗效，可以缓解心绞痛的症状；实验研究证实加味丹参饮可以抑制心肌受损后的炎症因子的水平，缓解心肌纤维化；改善缺血再灌注后心脏的收缩和舒张功能，对左心室收缩的改善作用尤其明显，对缺血心肌有保护作用。

（三）心血瘀阻证

《针灸甲乙经》中首次明确记载瘀血可致胸膈满痛："胸中瘀血，胸胁榰满，膈痛。"瘀血阻于心脉，症见胸部绞痛或刺痛，舌质紫暗，因血属阴，故可见诸症于夜间加重。治宜活血化瘀、通脉止痛，方用血府逐瘀汤加减。血府逐瘀汤出自清代王清任所著《医林改错》，方由当归、生地黄、桃仁、红花、枳壳、赤芍、柴胡、甘草、桔梗、川芎、牛膝组成，活血而不耗血，理气而不伤阴，治疗"胸中血府血瘀之证"，后世医家颇为推崇，是治疗胸痹心痛的经典名方。现代研究发现血府逐瘀汤有扩血管、抗心肌损伤等作用。张秋雁等研究发现用血府逐瘀汤治疗急性心肌梗死大鼠，与对照组相比，内皮细胞数、微血管密度及血管内皮生长因子表达均明显升高，表明血府逐瘀汤能促进大鼠缺血心肌血管新生，对缺血心肌具有保护作用。临床观察发现血府逐瘀汤能有效治疗不稳定型心绞痛，可以减少心绞痛发作的次数及 24 h 心肌缺血总时间，抑制心电图 ST 段抬高。

（四）气阴两虚证

若气虚推动无力，阴虚脉道不畅，可致气血运行不畅而瘀滞，主要表现为胸痛时作时止，气短乏力，失眠多梦，舌红少苔，脉细数或脉结代，治宜益气养阴、活血通络，方用炙甘草汤加减。常以西洋参易人参，与炙甘草合用益气养阴；麦冬、生地黄、酸枣仁滋心阴安心神；佐以桂枝、生姜辛温通脉，滋而不腻。

黄政德教授还强调，治疗心血管疾病时须注重祛瘀生新，《金匮要略》云："干血不去，则足以留新血而灌溉不周。"《血证论》又云："凡血证总以去瘀为要。"可见祛瘀生新的重要性。无论是痰湿还是气滞，都会导致血脉瘀滞不通，"瘀血不去，新血不生"，因此可加用丹参、川芎、当归等活血化瘀之品以"祛瘀血，生新血"。相关研究表明血府逐瘀汤可以通过调控 VEGF-DLL4 信号通路，明显增加血清 NO 的含量，促进心肌梗死后缺血心肌区的血管新生，增强扩血管的作用，从而保护心肌，这种作用正是祛瘀生新（生新络）的重要机制之一。此外，活血化瘀时随症加用行气导滞之品，如伴脘腹胀满加木香、厚朴；伴积滞内停、大便不通加枳实；伴心腹冷痛加檀香等，取"气行则血行"之义。诸法合用，不可偏废，方有良效。

三、典型病案

病案 1：金某，女，58 岁。初诊：2012 年 11 月 16 日。主诉：胸部隐痛 1 年。现病史：患者近 1 年来常感胸部隐痛，伴头晕，活动后加重，10 月于当地医院查 ECG 示：窦性心动过缓；头部 CT 未见明显异常。诊断为冠心病（稳定型心绞痛）。既往有慢性浅表性胃炎病史。现症见：胸闷痛，劳累后加重，胃脘部胀闷不舒，纳少，寐欠安，大小便尚可。舌淡苔白腻，脉弦。中医诊断：胸痹心痛（痰浊内阻证）。治宜祛痰宽胸，通脉止痛。方拟瓜蒌薤白半夏汤加味：瓜蒌 15 g，薤白 10 g，法半夏 10 g，桂枝 5 g，丹参 15 g，当归 10 g，川芎 10 g，厚朴 10 g，甘草 3 g。每日 1 剂，水煎服，共 7 剂。复诊：2013 年 12 月 10 日。患者服药后症状明显缓解，现仅偶于活动后出现胸闷痛，胃脘部不适，食欲不振，夜寐尚可，舌淡胖，苔白，有齿痕，脉弱。中医诊断：胸痹心痛（脾胃气虚，痰浊内阻证）。治宜化痰益气，通脉止痛。瓜蒌子 15 g，薤白 19 g，法半夏 10 g，厚朴 15 g，党参 20 g，白术 10 g，茯苓 10 g，木香 10 g，丹参 15 g，川芎 10 g，延胡索 10 g，甘草 3 g。14 剂。服药后症状消失，随访半年未复发。

按语：患者有长期胃炎病史，脾胃功能失调，健运失司，精微不运，郁结中焦，凝结成痰，流于经隧，滞阻心脉发为本病。初诊时患者表现以标实为主，胸闷痛、苔白腻、脉弦为痰浊内盛的表现，故予瓜蒌薤白半夏汤以祛痰宽胸，通阳散结；加丹参、当归、川芎活血化瘀，祛瘀生新；桂枝、厚朴皆为辛温之品，既可燥湿清痰，又可行气通脉。全方宽胸祛痰、行气通脉，故效显。"急则治标，缓则治本"，二诊时患者胃脘不适，食欲不振，舌淡胖有齿痕，皆为脾胃气虚之象，故予瓜蒌薤白半夏汤加参、苓、术、草益气健脾，丹参、川芎活血，木香、延胡索行气止痛，使补而不滞，“气行则血行”。

病案2：王某，男，70岁。初诊：2012年6月4日。主诉：活动后胸闷胸痛10余年。现病史：患者活动后胸闷胸痛已10余年，经治疗效果一般。2012年5月14日于当地医院诊断为：①冠心病（不稳定型心绞痛）；②原发性高血压3级，极高危。经扩冠、抗凝、抗血小板聚集、降脂降压等处理，临床症状改善不明显。ECG示：①窦性心律；②V2～V4导联ST-T改变。心肌酶谱正常。现症见：活动后胸闷胸痛，刺痛为主，伴胸胁胀满，纳可，二便正常。舌苔黄厚，脉弦。中医诊断：胸痹心痛（气滞血瘀，郁久化热证）。治宜行气化瘀，通脉止痛，解郁除热。方用加味丹参饮：丹参15 g，川芎15 g，红花10 g，生地黄15 g，当归10 g，柴胡10 g，薏苡仁20 g，牛膝20 g，黄芩6 g，甘草3 g。7剂，每日1剂，水煎服。二诊：2012年7月9日。患者服药后症状明显缓解，但停药后复发，活动后出现胸部刺痛，气短乏力，头晕，口干，夜寐欠安，纳可，二便调。舌红苔少，脉弦细。中医诊断：胸痹心痛（气阴两虚，瘀血阻络证）。治宜益气养阴、活血通络，方用炙甘草汤合加味丹参饮加减：炙甘草25 g，西洋参15 g，桂枝10 g，生地黄15 g，玄参10 g，丹参15 g，当归10 g，红花5 g，川芎10 g，五味子5 g，酸枣仁10 g，厚朴10 g。14剂。服药后症状明显缓解。

按语：患者以胸部刺痛为主，且胸胁胀满，为气滞血瘀之象。因患者病程日久，瘀滞化热，可见舌苔黄厚。血与气关系密切，不可须臾相离，气行则血行，气滞则血凝，故予加味丹参饮活血化瘀，加柴胡行气除胀，并助血行。因有郁热之象，加清热燥湿之黄连、胜湿清热之薏苡仁、引火下行之牛膝，从上中下三焦清热解郁。二诊时仍有胸部刺痛之瘀血未尽之象，另见气短乏力、头晕口干、夜寐欠安，结合舌脉可辨证为气阴两虚证，多为胸痹心痛久病之后的表现；因痰瘀久滞，郁而化热，耗伤气血精液。治宜益气养阴，活血通络，处之炙甘草汤合加味丹参饮。方中重用炙甘草甘温益气，通经脉，利血气，缓急养心；以西洋参易人参，合生地黄气阴双补，生津止渴，并可防桂枝辛香走窜太过；五味子益气生津除烦，虚烦不寐加酸枣仁宁心安神，阴虚烦渴加玄参滋阴降火；加味丹参饮活血通络，祛瘀生新。全方既可甘温益气养阴，又可辛香活血通络，温而不燥，滋而不腻，故而取效。

〔吴若霞　黄政德　谢雪姣　李鑫辉　谭　琦　任　婷〕

参考文献

［1］ 吴湘，黄政德. 心痛舒片治疗气滞血瘀型不稳定性心绞痛30例疗效观察［J］. 湖南中医杂志，2009，25（05）：3-4.

［2］ 李鑫辉，黄政德，喻嵘，等. 加味丹参饮对血瘀证家兔缺血再灌注损伤心肌细胞凋亡的影响［J］. 湖南中医药大学学报，2009，29（04）：21-23，29.

［3］ 黄政德，葛金文，张玉生. 加味丹参饮对家兔缺血再灌注损伤心肌延迟保护作用的研究［J］. 湖南中医杂志，2003（06）：52-53.

［4］ 张秋雁，王权礼，苏剑峰，等. 血府逐瘀汤促急性心肌缺血大鼠心肌血管新生及对血管内皮细胞生长因子的影响［J］. 中国中医药信息杂志，2011，18（02）：53-54.

［5］ 孟薇，李敬孝. 血府逐瘀汤辅助治疗不稳定型心绞痛的临床研究［J］. 中医药学报，2014，42（05）：141-143.

［6］ 王婷，罗尧岳，谢海波，等. 血府逐瘀汤对心肌缺血大鼠模型血清NO及缺血区心肌组织VEGF、DLL4蛋白表达的影响［J］. 中医药导报，2014，20（07）：62-65.

第二节　活血化瘀法防治心肌缺血再灌注损伤的研究思路

随着急诊溶栓、经皮冠状动脉腔内成形术（PTCA）、冠状动脉内支架植入术和冠状动脉旁路移植术等血管再通术的飞速发展和迅速推广，其已成为治疗缺血性心脏病的重要手段。但是缺血心肌在恢复血流灌注时会出现再灌注损伤，心肌缺血再灌注损伤（IRI）已成为阻碍缺血心肌从再灌注治疗中获得最佳疗效的主要难题。如何有效防治心肌IRI是近年临床和科研的研究热点。大量实验研究和我们的前期研究也证实中医药尤其是活血化瘀中药预处理对心肌 IRI 有着很好的保护作用，理清活血化瘀法保护心肌 IRI 的研究思路有着重要的现实意义。

一、活血化瘀法应用于 IRI 的理论基础

近年来，血瘀证一直是中医学和中西医结合研究中较为活跃的领域。血瘀是冠心病最常见的病理现象，其病机是寒凝、气滞、痰浊、阴虚、阳虚、热结等致瘀。郭光等认为冠心病的发生多与寒邪内侵、饮食不当、情志失调、年老体虚等因素有关，但本病的病理结果都是瘀血内阻于心，故治宜活血化瘀为主。目前公认血瘀证与冠心病关系密切，血脉瘀阻贯穿于冠心病的整个发病过程。血瘀证的主要病理改变为血液循环障碍（特别是微循环），血瘀证积分越大，冠状动脉血管病变支数越多，狭窄程度越重，PTCA 术后再狭窄的发生与中医血瘀证有一定关系，改善患者血瘀状态可能是中药发挥作用的重要途径。心肌缺血的患者，再灌注治疗能在短时间内使血流运行通畅，发挥祛除瘀滞的“治标”作用，但脏气亏虚的“本”仍在，缺血后的再灌注相当于中医学的“破血作用”，“破血”则耗气伤血，加重脏气不足，血瘀更加严重。活血化瘀是研究后再灌注时代难题的主要途径。

二、单味活血化瘀中药及其成分防治 IRI

（一）丹参

丹参具有抗心肌缺血、抗血小板、抗血栓形成、调血脂、抗氧化及抗动脉粥样斑块形成等作用，在心肌细胞 IR 时能清除自由基，减轻膜脂质过氧化反应程度，保护心肌细胞；抑制蛋白激酶 C 的活性，降低其血中浓度，从而能影响钙超载，阻滞经 L 型钙通道的 Ca^{2+} 内流，降低胞浆内的 Ca^{2+} 浓度，有利于线粒体将堆积的 Ca^{2+} 排出，保护心肌功能与结构的正常；减轻微循环损害，抑制白细胞呼吸爆发，调控细胞凋亡相关基因，减少细胞凋亡。丹酚酸 B 是丹参中的主要水溶性成分，张良等发现其可能是通过调节内皮素/一氧化碳（ET/NO）系统的平衡，维持冠状动脉血管张力，改善血管扩张充血、心肌间质水肿、炎细胞浸润及心肌能量代谢障碍；王晓斌等研究认为其能减少内皮细胞氧化性损伤、降低血管内皮细胞表面细胞黏附分子表达和抑制中性粒细胞黏附，从而减少 IRI 炎细胞浸润，调节内皮细胞功能，改善血液流变学；杨富国等认为其能对抗自由基生成，直接促进自由基清除，或通过增强超氧化物歧化酶（SOD）及过氧化物酶活性间接加强自由基清除；还能拮抗钙离子，防止内皮细胞及血小板内钙超载，稳定内皮细胞及血小板膜，从而保护内皮细胞及抑制血小板活化，实现丹酚酸 B 对心肌 IRI 的保护作用。

（二）川芎

川芎嗪是中药川芎的主要活性成分，具有良好的心肌保护作用。尚立芝等研究认为，川芎嗪预处理通过显著降低乳酸脱氢酶（LDH）、肌酸激酶（CK）的释放，减轻心肌细胞膜损伤，增加心肌具有内源性保护作用的热休克蛋白 25（HSP25）表达，提高 SOD 活力，增加细胞的应激反应能力，下调 p38 有丝分裂原激活蛋白激酶（p38 MAPK）的表达，抑制心肌肿瘤坏死因子-α（TNF-α）、白细胞介素-6（IL-6）释放，减轻炎症损伤反应，保护 IRI 心肌。川芎中另一主要成分川芎内酯 A 对 IRI 也有一定保护作用，梁日欣等研究发现其在大鼠离体心脏缺血再灌注损伤模型上，能够增加冠状动脉流量和心肌收缩力，不但降低心律失常的发生率，而且推迟心律失常的发生时间，缩短持续时间和恢复时间；对 LDH、丙二醛（MDA）和 SOD 的释放有明显的改善作用，降低血栓素 B2/6-酮-前列腺素 1α（TXB2/6-酮-PGF1α）值，调节血管舒张与收缩平衡，对血管内皮细胞产生潜在保护；通过细胞培养实验研究发现其能提高损伤的心肌微血管内皮细胞的存活数；同时提高细胞培养液中 NO、NOS 的活性，减少细胞培养液中 ET 的活性，上调内皮细胞中诱导型一氧化氮合成酶 iNOS mRNA 的表达，下调内皮细胞中 ETmRNA 的表达，减轻内皮细胞损伤，对心肌的血管内皮细胞具有保护作用。

（三）当归

当归具有清除氧自由基、降低胆固醇、抗血栓形成等作用。王成夭等研究认为，当归预处理能诱导

IR心肌热休克蛋白70（HSP70）的表达，同时减弱核转录因子-κB（NF-κB）活化，增强SOD活性，减低MDA含量，减轻IR心肌超微结构损伤。张端莲等研究发现与细胞凋亡相关的p53在IRI表达增加，当归注射液使p53表达极弱或阴性表达，具有抗氧化、增加HSP70的表达和减低NF-κB的活性，下调心肌组织中Survivin蛋白的表达水平，抑制心肌缺血再灌注时内皮细胞合成释放细胞因子等炎症介质作用。

（四）三七

三七及其单体是临床广泛应用于心脑血管疾病的中药，具有清除氧自由基等抗氧化作用，从而稳定心肌细胞膜结构和功能，减少细胞间黏附分子-1（ICAM-1）蛋白表达。廖菁等研究认为三七预处理延迟保护作用可能通过诱导蛋白激酶C（PKC）以及下游激酶酪氨酸激酶（TK）活化，通过转录因子，刺激细胞核加速基因转录和表达，使NF-κB等蛋白质合成增加及心肌抗氧化储备增加，使机体对缺血的耐受性明显增强，而产生延迟心肌保护作用。三七总皂苷通过抑制Bax蛋白表达，明显升高Bcl-2/Bax比例，拮抗细胞外钙离子内流，抑制NF-κB的活化等，起到保护心肌IRI的作用。

（五）灯盏细辛

灯盏细辛的有效成分为灯盏花乙素，可抑制血小板聚集和抗血栓形成，调节血脂，降低血液黏度，改变血液流变学，舒张血管，改善微循环。王利果等研究认为其可能通过抗自由基产生，下调p53和Cyt-C蛋白表达，抑制了心律失常和细胞凋亡。灯盏花素是从中药灯盏细辛中提取的灯盏甲素和灯盏乙素两者的混合物，具有抗心肌缺血、缩小心肌梗死范围和改善心功能的作用。赵国安等发现灯盏花素联合预适应较单纯预适应能进一步加强对缺血再灌注损伤心肌的保护作用，通过增加细胞内Bcl-2蛋白表达、抑制Bax蛋白表达，使Bcl-2/Bax比值增高从而抑制细胞凋亡。贾俊海等发现其通过提高SOD活性，增高谷胱甘肽-过氧化物酶（GSH-PX）水平，降低MDA含量，减轻脂质过氧化和自由基损伤，改善心肌组织功能，减少ICAM-1蛋白表达，起心肌保护作用。刘晓健等发现其能明显降低再灌注心律失常的发生率，缩短心律失常持续时间，降低ST段的抬高程度，可减少血中LDH和心肌中MDA的含量，保护心肌SOD活性，对大鼠心肌缺血再灌注心律失常有保护作用，其机制与清除氧自由基，抑制脂质过氧化反应有关。

三、活血化瘀中药复方对IRI的防治

（一）芪丹通脉片

芪丹通脉片（黄芪15 g，丹参15 g，当归15 g，红花30 g，桂枝10 g，提取浸膏干粉）有益气活血、化瘀通脉的功效，用于防治缺血性心脏病，能够保护心肌。王宗仁等大量研究发现其能促进内源性IL-10大量释放，减少炎症反应，改善受损的心肌超微结构；抑制心肌组织中iNOS的活性，增加eNOS活性，提高清除自由基酶活性，抑制IR心肌细胞膜脂质过氧化反应，减少受损心肌LDH的释放，提高心肌细胞对再灌注损伤的耐受能力，调节再灌注心肌中Bcl-2、Bax的表达，抑制再灌注所致的心肌细胞凋亡和心肌组织的破坏；抑制IR大鼠心肌中NF-κB蛋白的表达；增强IRI大鼠心肌细胞总葡萄糖转运蛋白（GLUT4）的表达，并促进其向细胞膜转位，共同起到保护缺血心肌目的。

（二）双参通冠方

双参通冠方是由人参、丹参、延胡索3药的有效组分提取物（人参总皂苷、丹参总酚酸、延胡索总生物碱）组成，可扩张冠状动脉血管，降低冠状动脉阻力，增加冠状动脉血流量，降低心肌耗氧量，改善心肌的供血供氧，调整心脏血管的顺应性，对心血管系统起调整和改善作用。刘建勋等研究认为其通过抑制NF-κB的活化，阻断NF-κB信号途径，下调血清中TNF-α、ICAM-1水平，抑制连接蛋白43（Cx43）的降解，起到心肌保护作用；缺氧/复氧损伤中，双参通冠方药物血清可对抗心肌细胞Ca^{2+}超载，抑制其胞内受体钙调素（CaM）及Ca^{2+}/CaM依赖性蛋白激酶（CaMPK Ⅱ δ）的活性。

（三）首乌丹参方

首乌丹参方（何首乌、丹参、三七等）预处理，可以减轻TNF-α、IL-1β介导的心肌炎性反应，起

到进一步缩小心肌梗死面积，促进 IR 大鼠心肌的 PKC 表达，其通过激动 PKC，使心肌组织 iNOS mRNA 弱表达。

（四）温阳通脉方

温阳通脉方（三七、人参、枳实、薤白、桂枝等）预处理后，降低 MDA 含量，升高 SOD 含量，降低 CK-MB、LDH 的含量。

（五）加味丹参饮（心痛舒）

加味丹参饮由丹参、檀香、赤芍、川芎、当归、红花、生地黄等组成，具有活血祛瘀、行气止痛之功效。前期实验研究显示加味丹参饮预处理对缺血再灌注损伤心肌有明显的延迟保护作用。加味丹参饮预处理后，可明显诱导腺苷、降钙素基因相关肽及 iNOS 等内源性触发物质的释放增多，促进 PKC 活性增强及影响 NF-κB mRNA 及 HSP70 mRNA 表达，能显著减少家兔 IRI 心肌的缺血面积和梗死面积。实验研究还观察到 IRI 后 TNF-α、IL-2 和 TXB_2 水平均明显升高，加味丹参饮能明显降低 TNF-α、IL-2 和 TXB_2 水平，升高 6-酮-PGF1α 水平，表明心肌 IRI 后炎症因子水平明显升高，而加味丹参饮可明显降低炎症因子水平，防止炎症因子在缺血区血管中黏附、聚集，造成内皮损伤，斑块破裂，防治微血管强烈收缩和血栓形成，遏制无复流现象。

四、思路

（一）血瘀证与信号转导通路及活血化瘀中药干预研究

IRI 的机制包括触发的内源性活性物质—信号转导中介物质—保护性效应物质三个环节，目前多数研究是针对触发物质和效应物质，而对中介物质即细胞内信号转导通路研究较少。探讨细胞内信号转导通路与 IRI 之间的关系，有助于从分子水平研究 IRI 的机制，从而为治疗 IRI 提供新的作用靶点。Janus 激酶/信号转导和转录激活子（JAK/STAT）信号转导通路是目前心血管研究的热点。JAK/STAT 信号转导通路是一条反应敏感性通路，近年来备受关注，代表从细胞膜到细胞核的信号转导，已经成为细胞因子及氧化应激信号转导的一条重要通路。大量研究及我们前期实验证实，IR 时，许多神经激素（AngⅡ、腺苷、内皮素等）及细胞因子（IL、TNF 等）等细胞外信号被激活，其改变对 IRI 的发生、发展和转归起着重要作用，因此 JAKSTAT 信号转导通路可能参与了 IRI 过程。研究也证实了 JAK-STAT 信号转导通路参与了 IRI 过程。活血化瘀中药预处理是否也通过 JAK-STAT 信号转导通路起到心肌 IRI 保护作用？IRI 导致了心肌细胞的死亡和不可逆的功能丧失，细胞凋亡越来越被认为是心脏 I/R 时心肌细胞死亡的主要机制之一，是 IRI 的特征性改变，细胞凋亡的多少决定着 IRI 的轻重，凋亡相关基因和酶的改变是由细胞内信号转导介导的级联反应过程，JAK-STAT 信号转导通路广泛参与细胞的凋亡。研究表明 STAT1 的激活与缺血引起的心肌细胞凋亡有关，而 STAT3 具有抗凋亡的心脏保护作用。Bcl-2、Bax、半胱氨酸蛋白酶 3（Caspase-3）是控制凋亡发生的相关基因和酶。那么血瘀证心肌 IRI 时 JAK-STAT 信号转导通路中的哪些成员被激活？其时程变化规律如何？JAKSTAT 信号转导通路与其下游 Bcl-2、Bax、Caspase-3 在血瘀证心肌 IR 时发生了什么变化？之间是否存在联系？通过何种方式起作用？阻断 JAK/STAT 信号转导通路对细胞凋亡有何影响？活血化瘀中药能否减少细胞凋亡，其机制又是如何？值得深入研究。

（二）活血化瘀中药对细胞信号转导网络的影响

以上文献回顾和目前认识，认为中药的治疗作用发挥了多层次、多靶点、多维效应的特点。IRI 的细胞保护是通过一个复杂的信号转导网络调控实现的，细胞内存在着多种信号转导方式和途径，各种方式和途径间又在多个层次上具有交叉调控，形成了一个十分复杂的信号网络系统。阐明细胞信号转导复杂性机制对于认识细胞在整个生命过程中的增殖、分化、代谢、癌变及死亡等诸方面的表现和调控方式，进而理解生命活动的本质具有重大意义，但目前研究尚少。根据蛋白芯片或基因芯片等现代生物技术手段，在部分信号网络定量分析的基础上，结合目前高速发展的数学及强大的计算机系统，构建数学模型及对信号网络进行数学模拟分析，探索中药在干预疾病信号转导网络中主要相关基因表达及其生物分子等方面发挥“多因微效”（多靶点）的整体调节作用，为中医药治疗疾病研究提供新的思路及方法，具有重大现实意义。

（三）活血化瘀中药对心肌IRI血管新生的研究

目前认为骨髓干细胞（BMSCs）具有多向分化潜能，已证实在一定条件下能分化为内皮、神经和心肌等细胞，干细胞心脏移植可能是心肌梗死后诱导心肌再生和血管再生的有希望的治疗途径。大量实验研究表明多种中药对干细胞的定向分化有调控作用，王文等研究活血化瘀中药复方芪丹通脉片时大鼠骨髓间充质干细胞（MSCs）移植后在缺血心肌组织中分化为内皮细胞的协同作用，发现其有促进MSCs在缺血心肌中转化为内皮细胞，增加毛细血管密度的作用。因此，随着干细胞研究的不断深入，从某些抗心肌缺血确有疗效的中医著名方药和经验方中，筛选具有诱导分化骨髓干细胞促心肌再生和促血管生成的中药及其有效成分部位和合理配伍处方，将揭开急性心肌梗死治疗新的一页，将可能成为中医药走向现代化的一个标志。

〔胡　华　黄政德　周德生〕

参考文献

[1] 郭光，高克颜．活血通脉汤治疗冠心病心绞痛（心血瘀阻型）62例［J］．中医研究，2004，17（1）：28-29．

[2] 徐浩，鹿小燕，陈可冀，等．血瘀证及其兼证与冠脉造影所示病变及介入治疗后再狭窄的相关性研究［J］．中国中西医结合杂志，2007，27（1）：8-13．

[3] 史载祥．冠心病血运重建后中西医结合治疗思考［J］．医学研究杂志，2007，36（7）：2-5．

[4] 季海刚，司亮．丹参对心肌缺血再灌注损伤保护作用的研究进展［J］．光明中医，2006，21（3）：52-54．

[5] 张良，袁冬平，徐立，等．丹酚酸B对大鼠心肌缺血再灌注损伤的保护作用机制研究［J］．中药新药与临床药理，2008，19（6）：467-469．

[6] 王晓斌，于锋，刘飞．丹酚酸B对内皮细胞氧化损伤的保护作用及机制研究［J］．东南大学学报（医学版），2008，27（1）：42-46．

[7] 杨富国，张安勇，陈作元，等．丹酚酸B对兔缺血再灌注心脏内皮细胞功能和血小板活化的影响［J］．中西医结合学报，2008，6（12）：1250-1254．

[8] 尚立芝，韦大文，王峰．川芎嗪对心肌缺血再灌注损伤大鼠HSP25和p38 MAPK表达的影响［J］．中华中医药杂志，2008，23（10）：882-884．

[9] 呼敏凤，尚立芝，韦大文．川芎嗪预处理对心肌缺血再灌注损伤大鼠保护作用的实验研究［J］．上海中医药杂志，2008，42（4）：66-68．

[10] 尚立芝，王峰，王建人．川芎嗪预处理对心肌缺血再灌注损伤大鼠p38 MAPK和TNF-α表达的影响［J］．河南中医学院学报，2008，23（5）：24-25．

[11] 梁日欣，肖永庆，高伟．川芎内酯A预处理对大鼠离体心脏缺血再灌注损伤的保护作用［J］．中药药理与临床，2004，20（6）：1-3．

[12] 高伟，梁日欣，肖永庆，等．川芎内酯A预处理对大鼠离体心脏缺血再灌注所致血管内皮细胞损伤的保护作用［J］．中国中药杂志，2005，30（18）：1448-1451．

[13] 高伟，梁日欣，肖永庆，等．川芎内酯A预处理对心肌微血管内皮细胞缺氧/复氧损伤保护作用及机制研究［J］．中国中药杂志，2007，32（2）：133-137．

[14] 王成夭，王焱林，陈锋，等．当归对大鼠缺血再灌注心肌HSP70和NF-κB的影响［J］．武汉大学学报（医学版），2005，26（1）：31-34．

[15] 许进军，张端莲．当归注射液预处理对大鼠心肌缺血再灌注损伤后p53蛋白表达的影响［J］．数理医药学杂志，2007，20（4）：465-467．

[16] 刘锴，张端莲．当归注射液预处理对大鼠心肌缺血再灌注损伤后心肌组织中Survivin的表达［J］．数理医药学杂志，2009，22（1）：29-31．

[17] 朱晓奕，周亚平，辛淮生，等．三七超细粉体对兔心肌缺血再灌注损伤的保护作用［J］．时珍国医国药，2009，20（5）：1114-1115．

[18] 朱晓奕，周亚平，吴建农，等．三七超细粉体对兔缺血再灌注心肌 ICAM-1 蛋白表达的影响 [J]．江苏大学（医学版）学报，2009，19 (3)：268-269.
[19] 廖菁，黄政德，易刚强，等．三七注射液对兔缺血再灌注损伤的延迟预处理作用及信号机制研究 [J]．中国中医基础医学杂志，2006，12 (6)：429-432.
[20] 顾国嵘，黄培志，童朝阳，等．血塞通预处理对心肌缺血再灌注损伤的早期保护作用 [J]．中国急救医学，2005，25 (4)：264-265.
[21] 王利果，李树青．灯盏细辛对大鼠心肌缺血再灌注心律失常和细胞凋亡的影响 [J]．中西医结合心脑血管病杂志，2009，7 (1)：52-54.
[22] 赵国安，丁明伟，陈丹．灯盏花素联合预适应对兔心肌缺血再灌注细胞凋亡的影响 [J]．华南国防医学杂志，2009，23 (1)：4-7.
[23] 贾俊海，陈素仙，苏一星，等．灯盏花素对大鼠心肌缺血再灌注损伤的保护作用 [J]．江苏大学（医学版）学报，2006，16 (6)：477-480，484.
[24] 刘晓健，王欣楠，马岩，等．灯盏花素注射液对大鼠心肌缺血再灌注心律失常的影响 [J]．中药药理与临床，2008，24 (1)：33-34.
[25] 黄烨，王宗仁，解娟，等．芪丹通脉片对心肌缺血/再灌注大鼠白细胞介素-10 的影响 [J]．中国中医药信息杂志，2008，15 (4)：38-40.
[26] 王宗仁，李军昌，王文，等．芪丹通脉片对缺血再灌注大鼠心肌损伤的保护作用 [J]．中西医结合心脑血管病杂志，2007，5 (9)：821-823.
[27] 解娟，王宗仁，王跃民，等．芪丹通脉片对缺血再灌注大鼠心电图及心肌中 NF-κB 表达的影响 [J]．中国中医急症，2008，17 (4)：499-500，515.
[28] 李军昌，王文，王宗仁，等．芪丹通脉片对急性缺血/再灌注大鼠心肌一氧化氮合酶系统的影响 [J]．中国中医药信息杂志，2008，15 (7)：30-32.
[29] 王彬，王宗仁，李军昌，等．芪丹通脉片对大鼠缺血/再灌注损伤心肌细胞 GLUT4 的影响 [J]．心脏杂志，2007，19 (3)：255-257.
[30] 刘建勋，韩笑，马晓斌，等．双参通冠方对急性心肌缺血再灌注模型核因子-κB 信号途径及细胞间隙连接通讯的影响 [J]．中国中西医结合杂志，2005，25 (3)：228-231.
[31] 韩笑，刘建勋．双参通冠方药物血清对缺氧/复氧心肌细胞 Ca2+－CaM－CaMPKⅡ信号系统的影响 [J]．中国药理学通报，2006，22 (7)：876-879.
[32] 王怡，王少峡，姜志浩，等．首乌丹参方预处理对大鼠心肌缺血再灌注损伤 iNOS mRNA 表达的影响 [J]．辽宁中医杂志，2007，34 (12)：1811-1814.
[33] 王怡，王少峡，任明，等．首乌丹参方预处理对大鼠心肌缺血再灌注损伤 PKC 与 iNOS mRNA 表达的影响 [J]．上海中医药杂志，2007，41 (10)：75-78.
[34] 马骏，石月萍，赵建宇．温阳通脉方预处理对心肌缺血再灌注大鼠 MDA 及 SOD 的影响 [J]．中西医结合心脑血管病杂志，2008，6 (6)：664-665.
[35] 石月萍，马骏，唐艺超．温阳通脉方预处理对心肌再灌注大鼠 CKMB LDH 的影响 [J]．中华中医药学刊，2008，26 (10)：2245-2246.
[36] 黄政德，王庆高，刘东亮，等．加味丹参饮预处理对心肌细胞内钙超载的延迟保护作用 [J]．湖南中医药大学学报，2007．27 (2)：37-39.
[37] 黄政德，李鑫辉，谢雪姣，等．活血化瘀药对血瘀证心肌缺血再灌注损伤家兔内源性活性因子及炎症因子的影响 [J]．中华中医药学刊，2007，25 (7)：1319-1321.
[38] 王庆高，黄政德，肖健，等．加味丹参饮预处理对乳鼠缺氧/复氧心肌细胞的延迟保护作用及对蛋白激酶 C 的影响 [J]．中西医结合心脑血管病杂志，2007，5 (10)：953-955.
[39] 李鑫辉，黄政德，司友琴，等．益气活血法对缺血再灌注损伤血瘀证兔心肌细胞间黏附分子-1 表达的影响 [J]．湖南中医药大学学报，2007，27 (6)：30-33.
[40] 黄政德，李鑫辉，张少泉，等．益气活血法对血瘀证兔缺血再灌注心肌细胞核因子 κB 蛋白表达影响 [J]．中华中医药学刊，2008，26 (8)：1629-1631.
[41] 廖菁，黄政德，胡华，等．加味丹参饮对大鼠实验性心肌缺血损伤的抗凝血作用研究 [J]．中国中医药信息杂

志，2009，16（1）：44－45，98.
[42] 黄文林，朱孝峰. 信号转导［M］. 北京：人民卫生出版社，2005：182－191.
[43] 王高频，刘义，孙英贤，等. 大鼠心肌缺血再灌注心功能变化与 JAK/STAT 信号通路相关性研究［J］. 中国心血管杂志，2008，13（2）：90－94.
[44] DAWN B，XUAN Y，GUO Y，et al. IL-6 plays an obligatory role in late preconditioning via JAK-STAT signaling and upregulation of iNOS and COX-2［J］. Cardiovasc Res，2004，64（1）：61－71.
[45] BOLLI R R，DAWN B，XUAN Y. Emerging role of the JAK-STAT pathway as a mechanism of protection against ischemia/reperfusion injury［J］. J Mol Cell Cardiol，2001，33（11）：1893－1896.
[46] PIRAT B，MUDERRISOGLU H，UNAL M T，et al. Recombinant humanactivated protein C inhibits cardiomyocyte apoptosis in a rat model of myocardial ischemia-reperfusion［J］. Coron Artery Dis，2007，18（1）：61－66.
[47] RUIXING Y，AI-GHAZALI R，JINZHEN W. Pretreatment with probucol attenuates cardiomyocyte apoptosis in a rabbit model of ischemia/reperfusion［J］. Scand J Clin Lab Invest，2006，66（7）：549－558.
[48] 刘艳霞，顾云，辛毅，等. 大鼠急性心肌缺血再灌注损伤诱导细胞凋亡的实验研究［J］. 心肺血管病杂志，2009，28（3）：191－194.
[49] JUGDUTT B I，SAWICKI G. AT1 receptor blockade alters metabolic，functional and structural proteins after reperfused myocardial infarction：detection using proteomics［J］. Mol Cell Biochem，2004，263（1－2）：179－188.
[50] STEPHANOU A. Role of STAT-1 and STAT-3 in ischemia/reperfusion injury［J］. J Cell Mol Med，2004，8（4）：519－525.
[51] 陈运贤，何敏，刘建华，等. 心肌梗死大鼠血清促进骨髓间质干细胞分化为心肌细胞的作用［J］. 中国病理生理杂志，2007，23（5）：853－857.
[52] 陈运贤，钟雪云. 骨髓干细胞在再生医学中的临床应用［J］. 现代医学仪器与应用，2008，20（1）：44－48.
[53] 胡俊，黄秀榕. 祁明信，等. 中药诱导干细胞定向分化的研究进展［J］. 中草药，2006，37（1）：147－149.
[54] 王文，李军昌，张金洲，等. 芪丹通脉片对移植后骨髓间充质干细胞分化为内皮细胞的协同作用［J］. 中华老年心脑血管病杂志，2007，9（7）：482－484.

图书在版编目（ＣＩＰ）数据

加味丹参饮的现代研究进展 / 易刚强，李杰，李鑫辉主编. — 长沙 ：湖南科学技术出版社，2024.4

ISBN 978-7-5710-2847-3

Ⅰ. ①加… Ⅱ. ①易… ②李… ③李… Ⅲ. ①丹参—饮片—研究 Ⅳ. ①R283.3

中国国家版本馆 CIP 数据核字(2024)第 077785 号

JIAWEI DANSHENYIN DE XIANDAI YANJIU JINZHAN

加味丹参饮的现代研究进展

主　　审：黄政德

主　　编：易刚强　李　杰　李鑫辉

出 版 人：潘晓山

责任编辑：李　忠

出版发行：湖南科学技术出版社

社　　址：长沙市芙蓉中路一段 416 号泊富国际金融中心

网　　址：http://www.hnstp.com

湖南科学技术出版社天猫旗舰店网址：

http://hnkjcbs.tmall.com

邮购联系：0731-84375808

印　　刷：湖南省众鑫印务有限公司

（印装质量问题请直接与本厂联系）

厂　　址：长沙县榔梨街道梨江大道 20 号

邮　　编：410100

版　　次：2024 年 4 月第 1 版

印　　次：2024 年 4 月第 1 次印刷

开　　本：889mm×1194mm　1/16

印　　张：7.25

字　　数：215 千字

书　　号：ISBN 978-7-5710-2847-3

定　　价：98.00 元

一、领导关怀

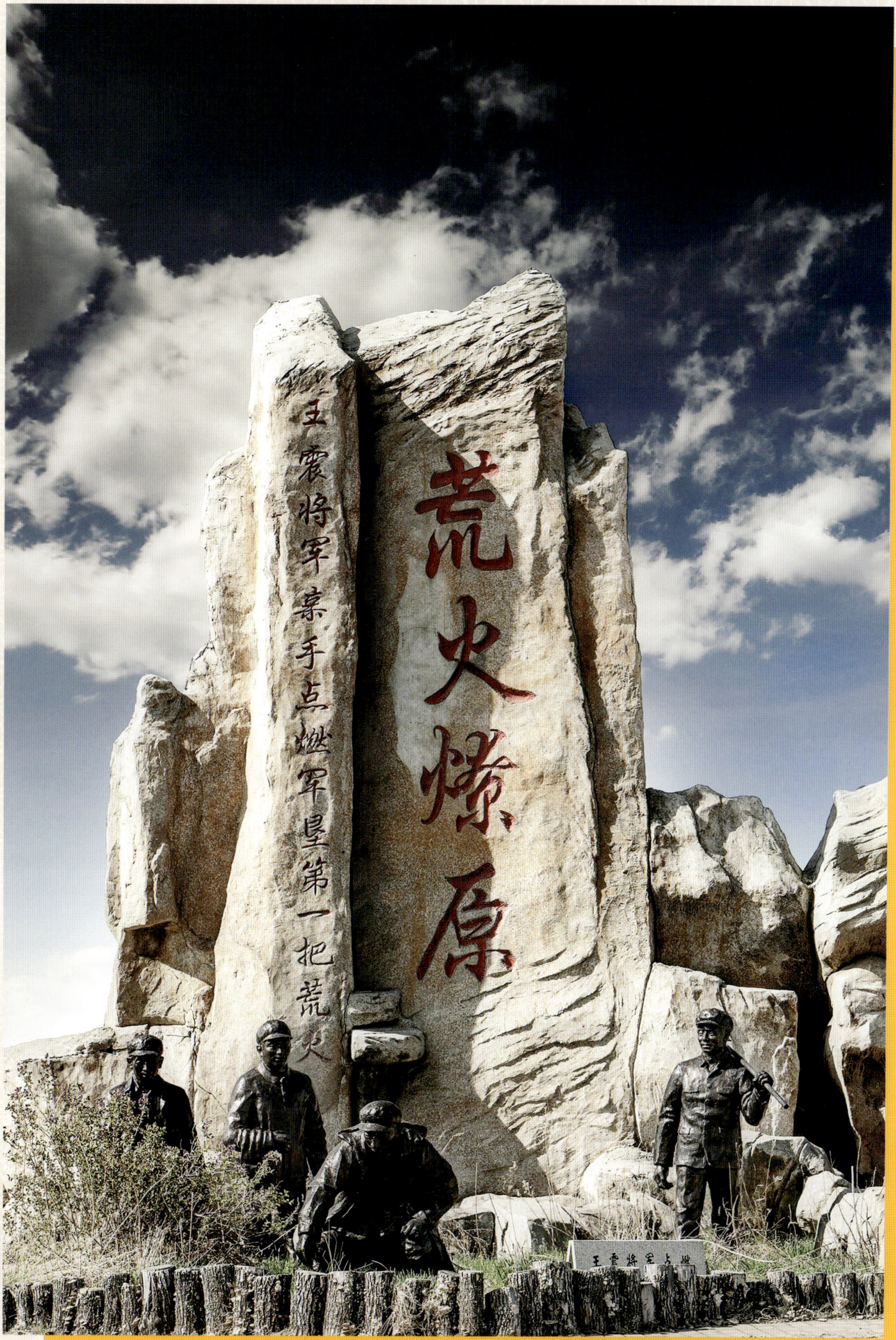

1955 年初春，王震将军在虎林县爱民大队（现第一作业站）亲手点燃军垦第一把荒火，图为纪念雕塑（于涛　摄）

密虎寶鏡·千里沃野變良田

完達山下 英雄建國立家園

1956 年 5 月，农垦部部长王震赠给铁道兵复转军人的对联

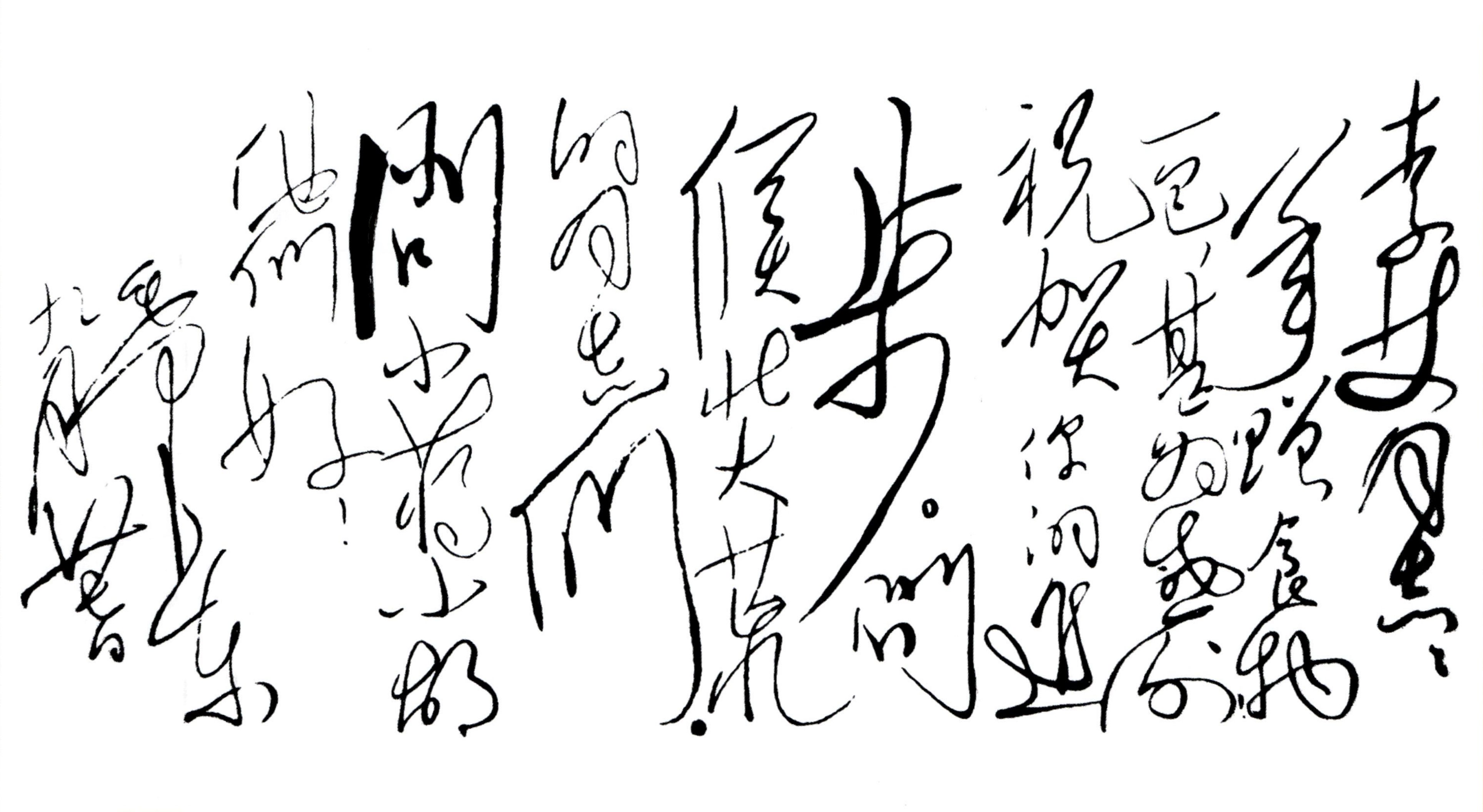

1959年9月27日，毛主席写给在八五〇农场工作的军垦战士的信，信中“问候北大荒的同志们”

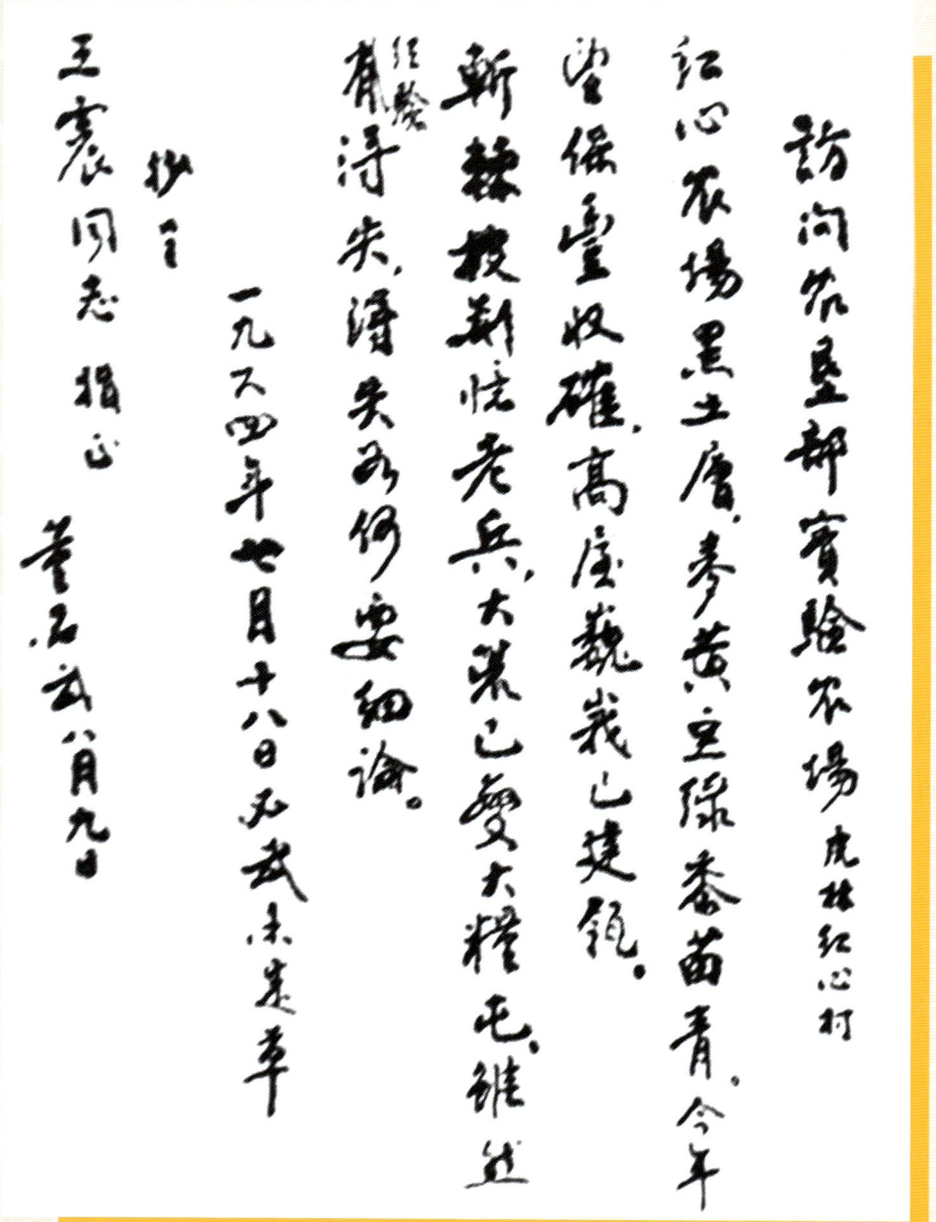

1964 年 7 月 18 日，朱德委员长、董必武副主席来农垦部实验农场视察，董老赋诗一首

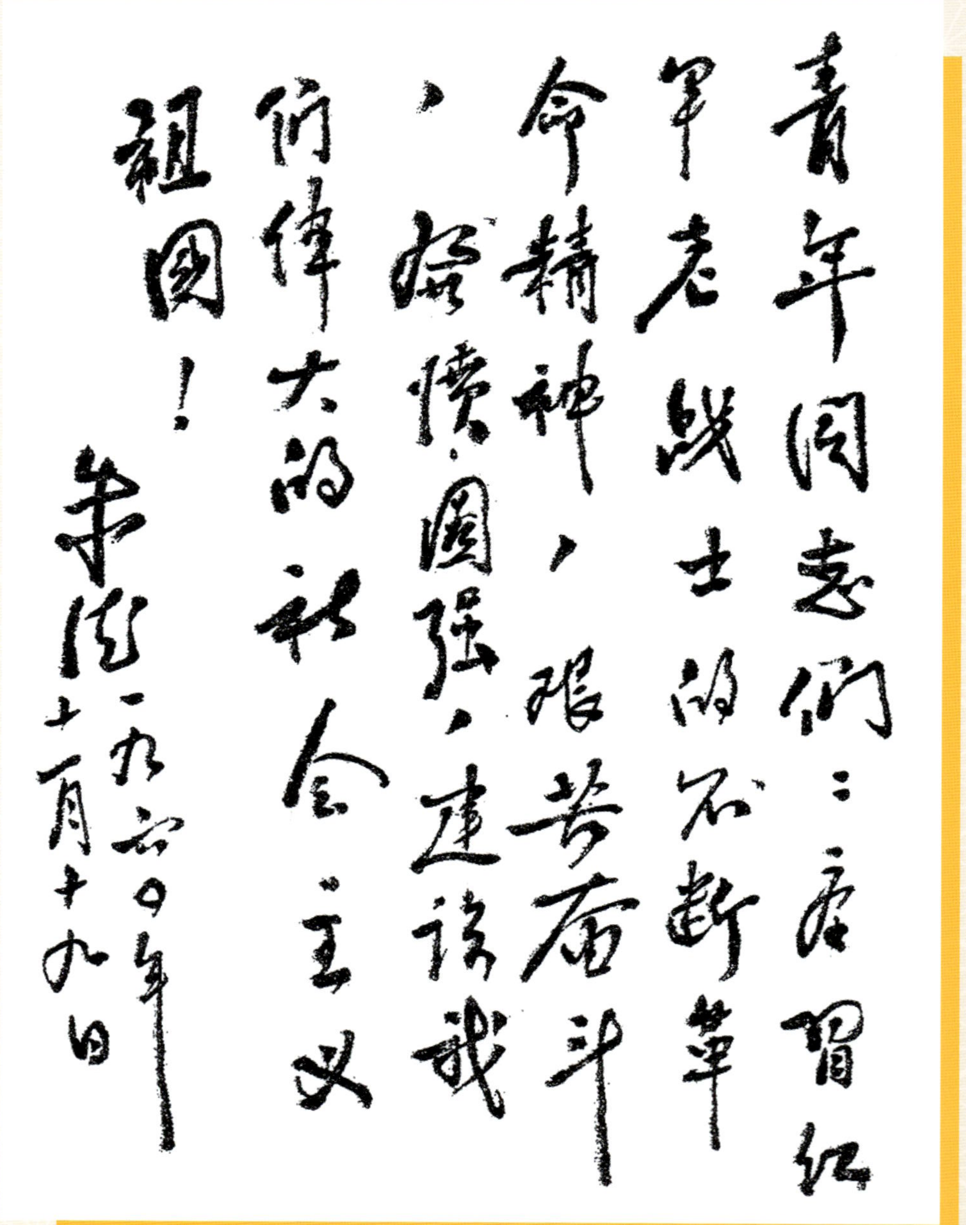

1960 年，全国人大常委会委员长朱德在第 23 期《中国青年》杂志上题词，号召青年同志们学习北大荒红军老战士的不断革命精神

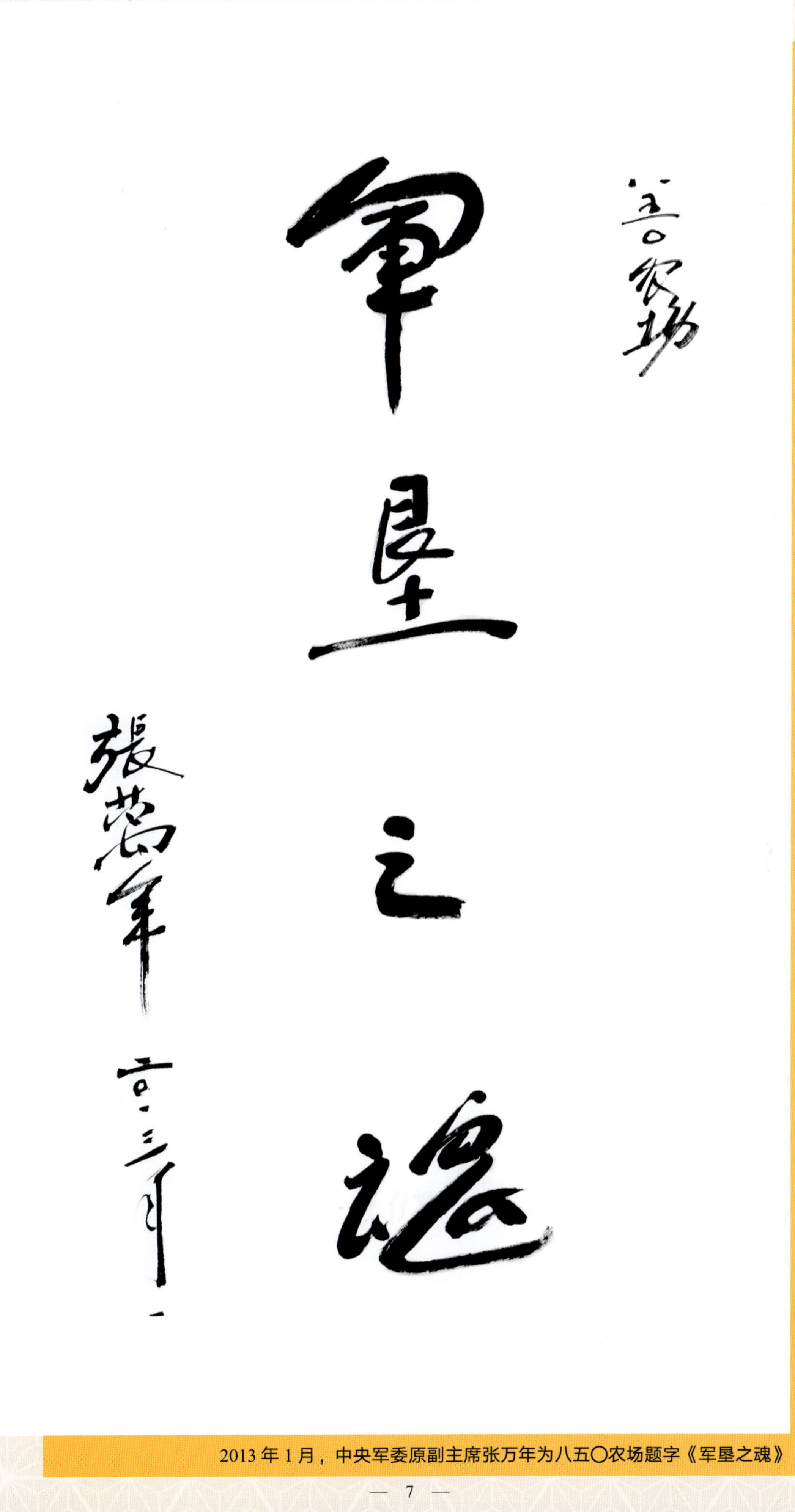

2013 年 1 月，中央军委原副主席张万年为八五〇农场题字《军垦之魂》

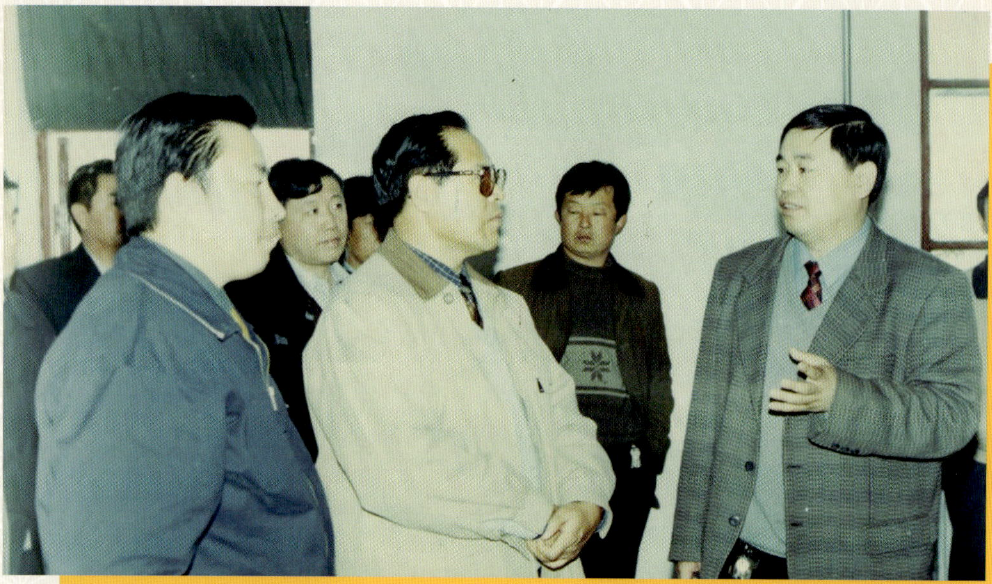

1997 年 6 月 20 日，总局局长王玉林（前排右二）来农场检查工作，
农场场长李顺（右一）陪同

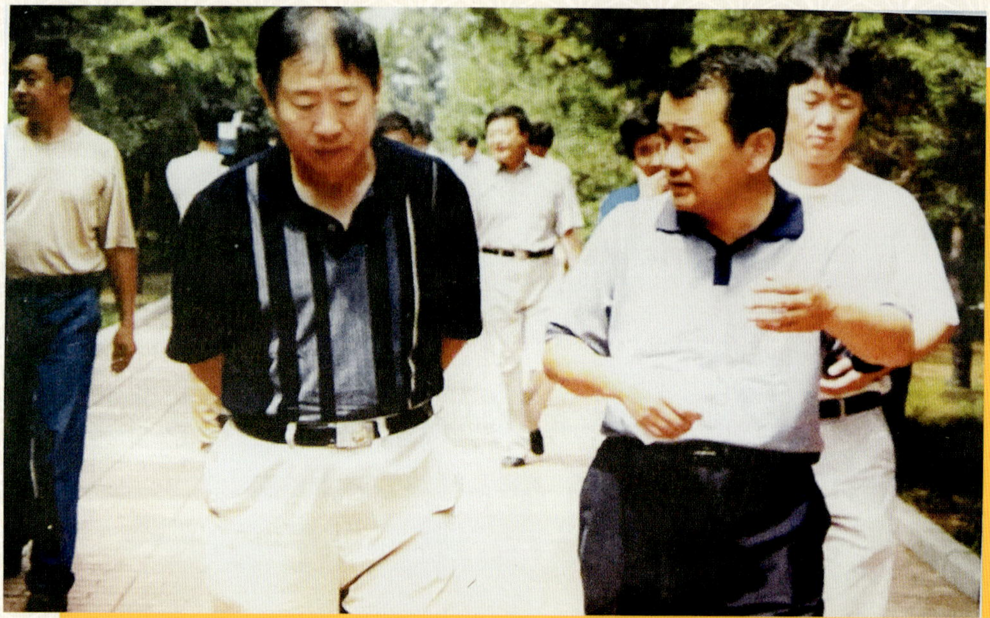

2006 年 7 月 13 日，黑龙江省政协主席王巨禄（前排左）来八五〇农场视察工作

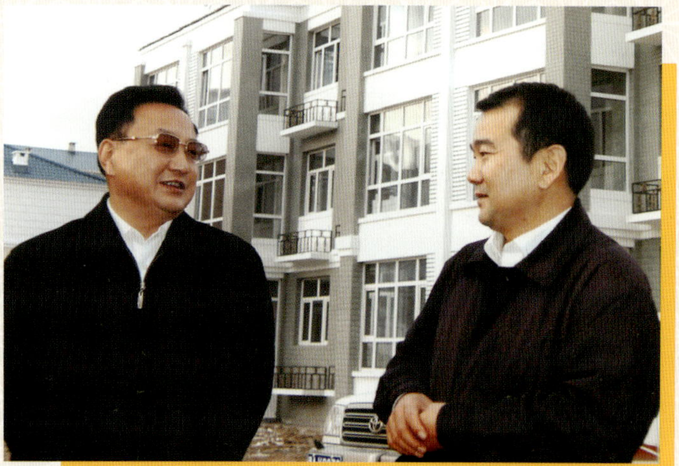

2006 年 10 月，黑龙江省副省长申立国（左）
来农场调研，农场场长郑绪凯（右）陪同

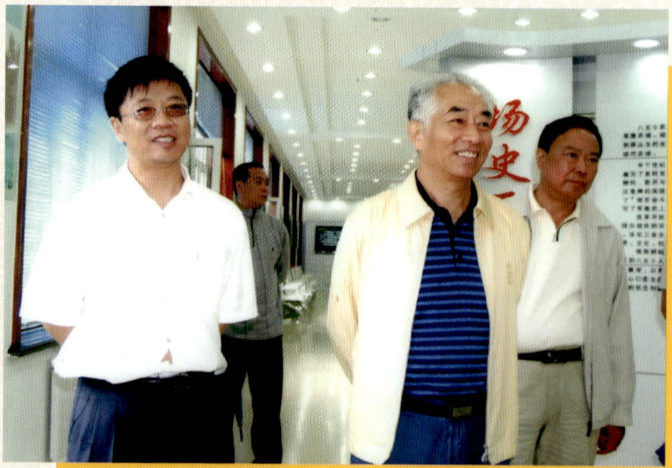

2007 年 6 月 29 日，国家水利部前部长汪恕诚（前排左二）
一行 6 人到农场调研，农场党委书记张宏雷陪同（左一）

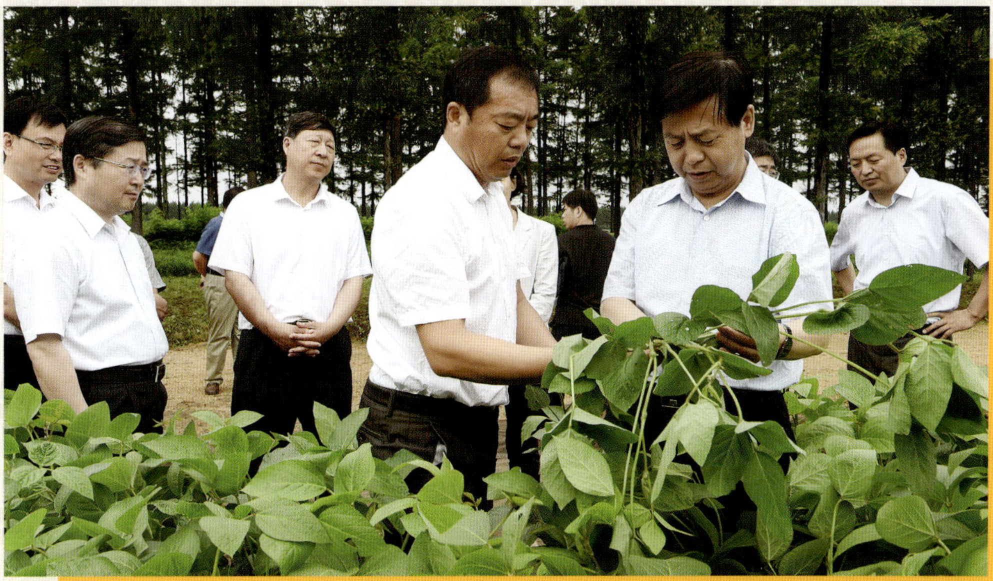

2015 年 7 月 26 日，黑龙江省委书记王宪魁（前排右一）来到农场调研，农场场长刘佳明（前排右二）陪同

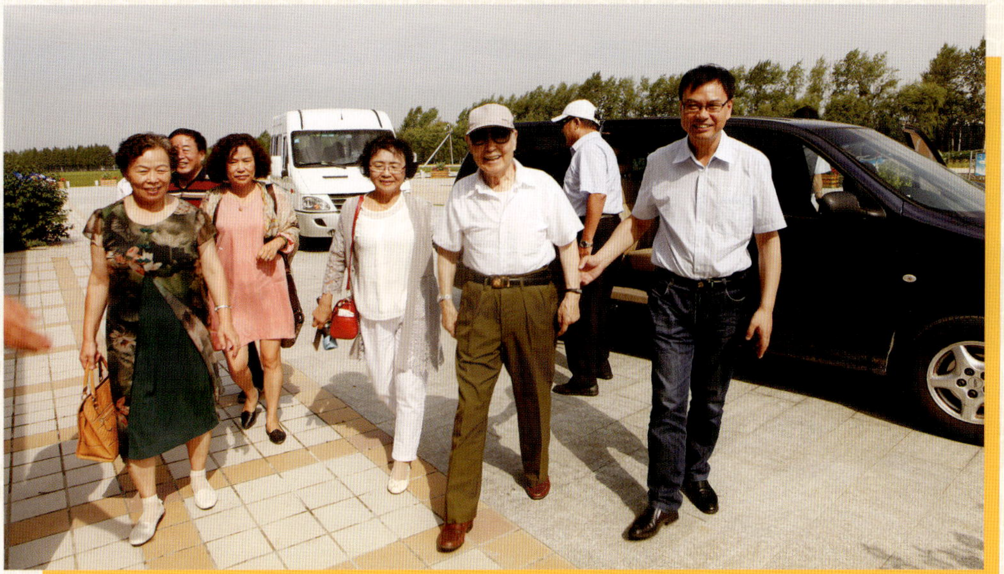

2016 年 8 月 5 日，原三十八团团长冯宗诚（前排右二）回访八五〇农场，农场党委书记张卫华（右一）陪同

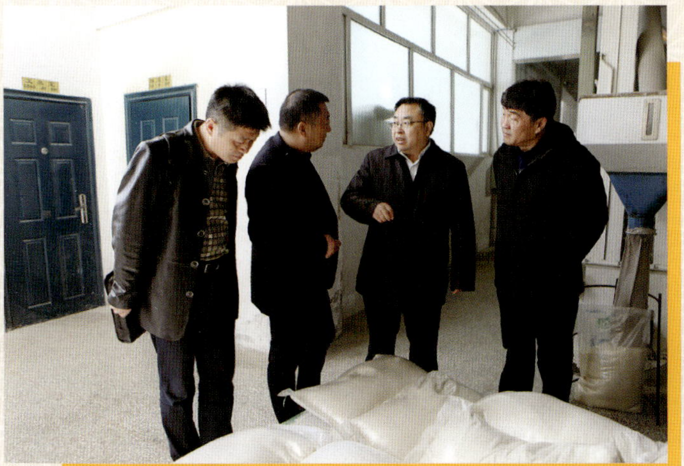

2018 年 10 月 12 日，国家粮食和物资储备局副局长卢景波（右二）来到农场调研，农场党委书记石万峰（右一）陪同调研

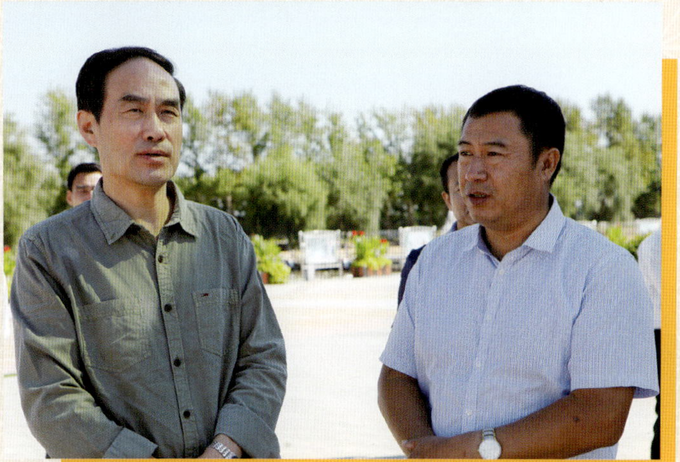

2020 年 8 月 21 日，农业农村部巡视组组长崔军（左）带领调研组来农场调研，农场有限公司党委书记、董事长、农场场长王洪斌（右）陪同

二、现代农业

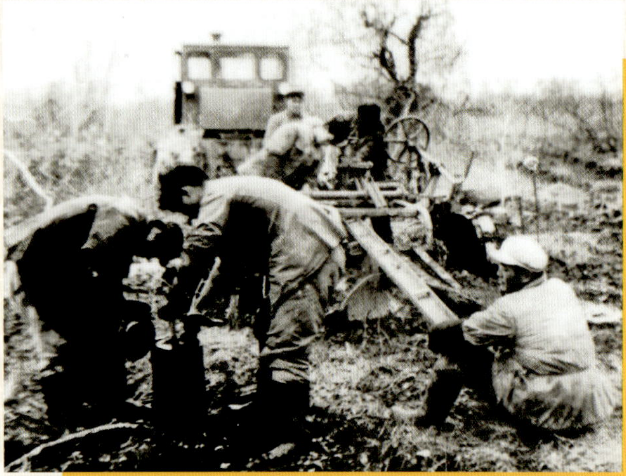

1958 年，八五〇农场一分场开荒建点时的情景

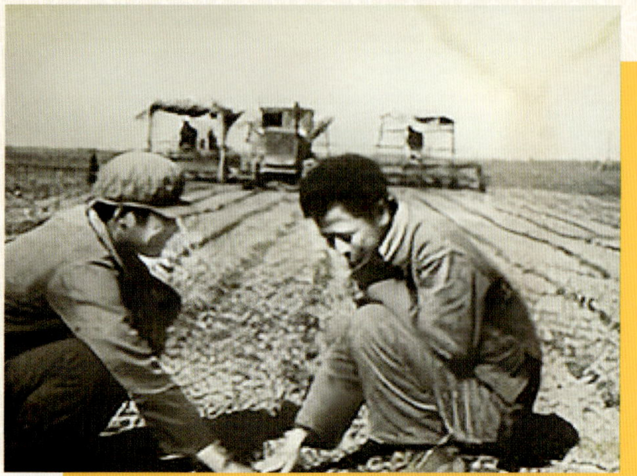

20 世纪 70 年代，农业技术人员查看春播生产

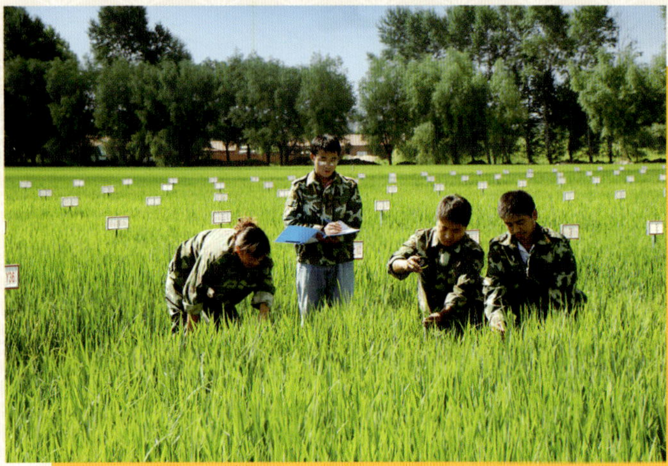

2009 年 7 月，农场科技人员进行田间数据调查

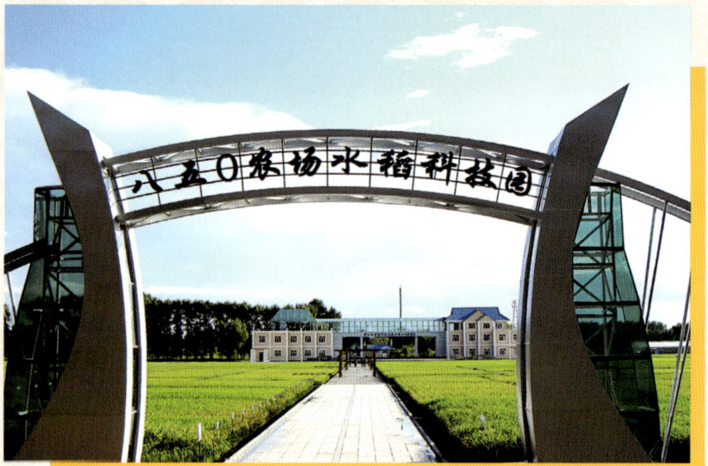

2011 年 8 月，水稻科技园

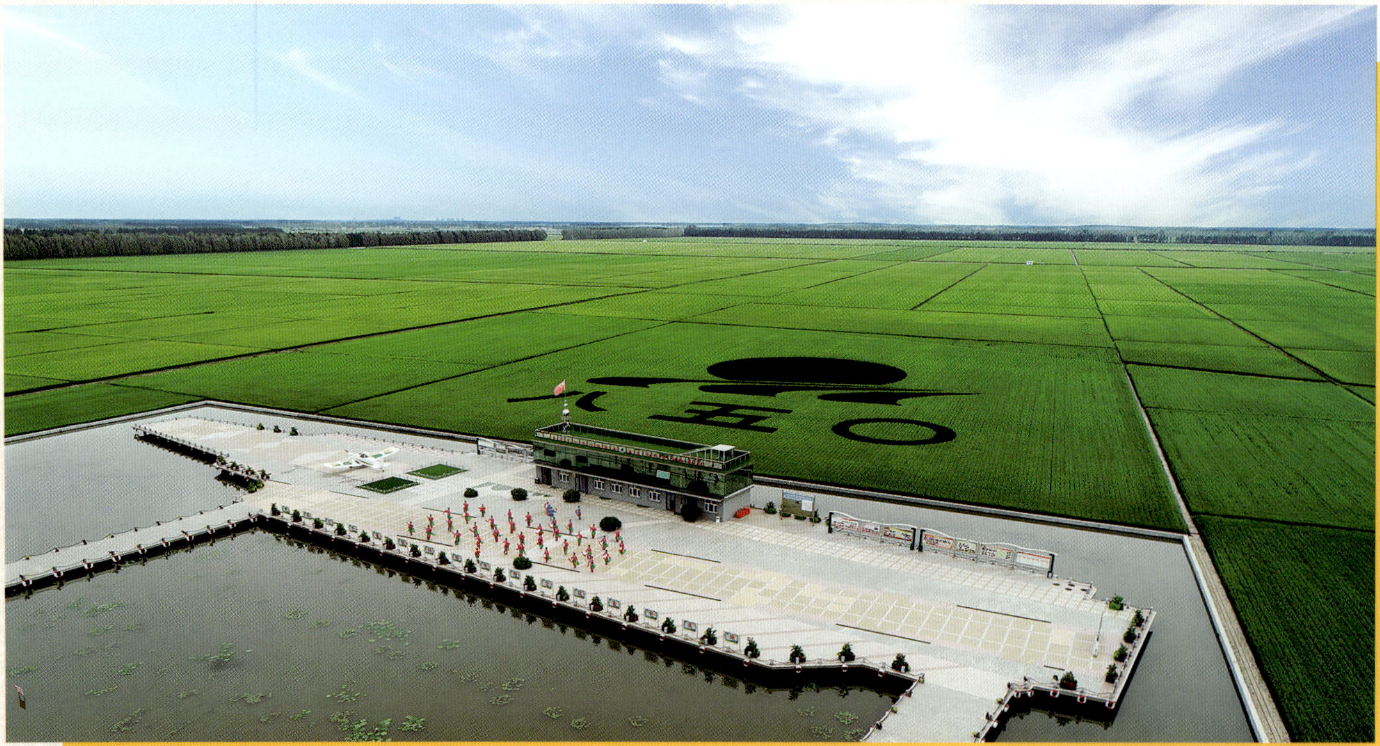

2013 年，竣工的“军垦一号水稻航母”数字农业展示区

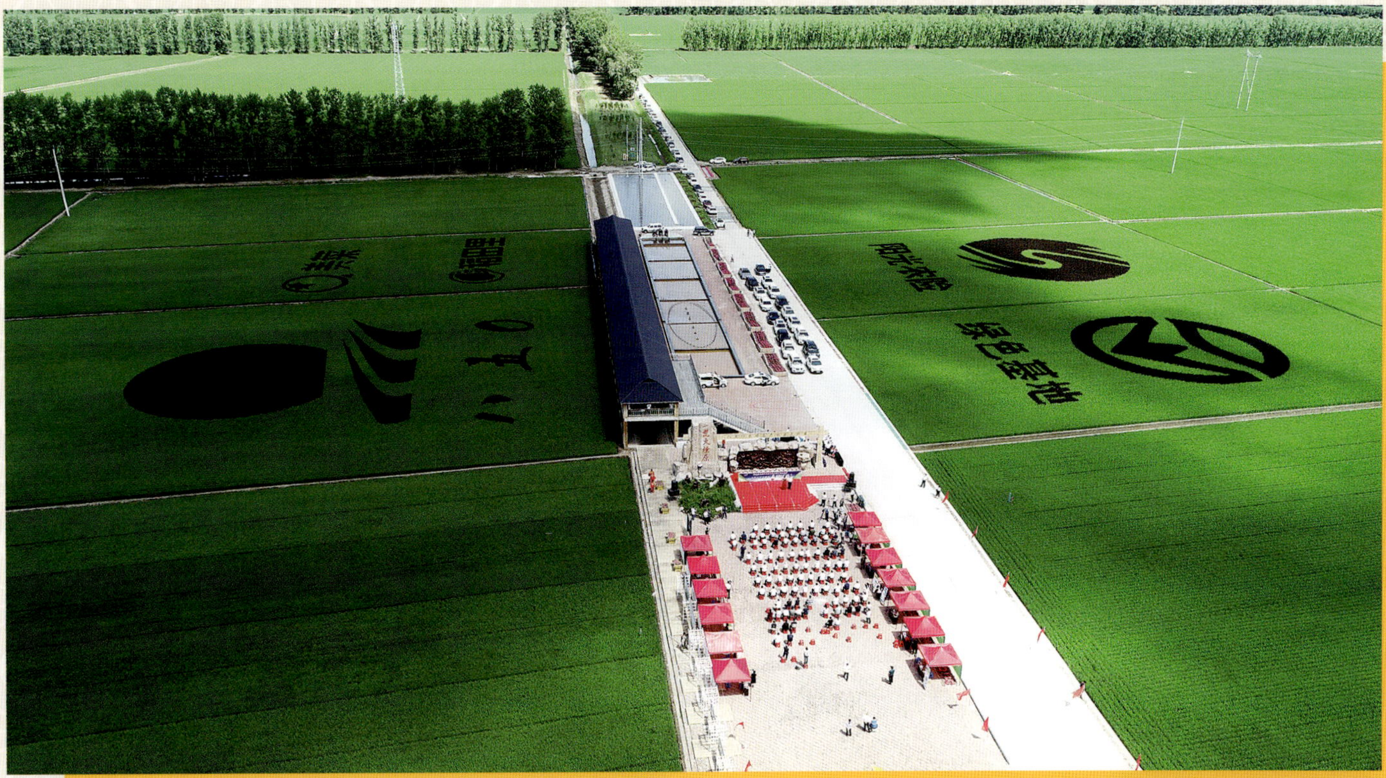

八五〇农场"荒火燎原"现代农业展示区

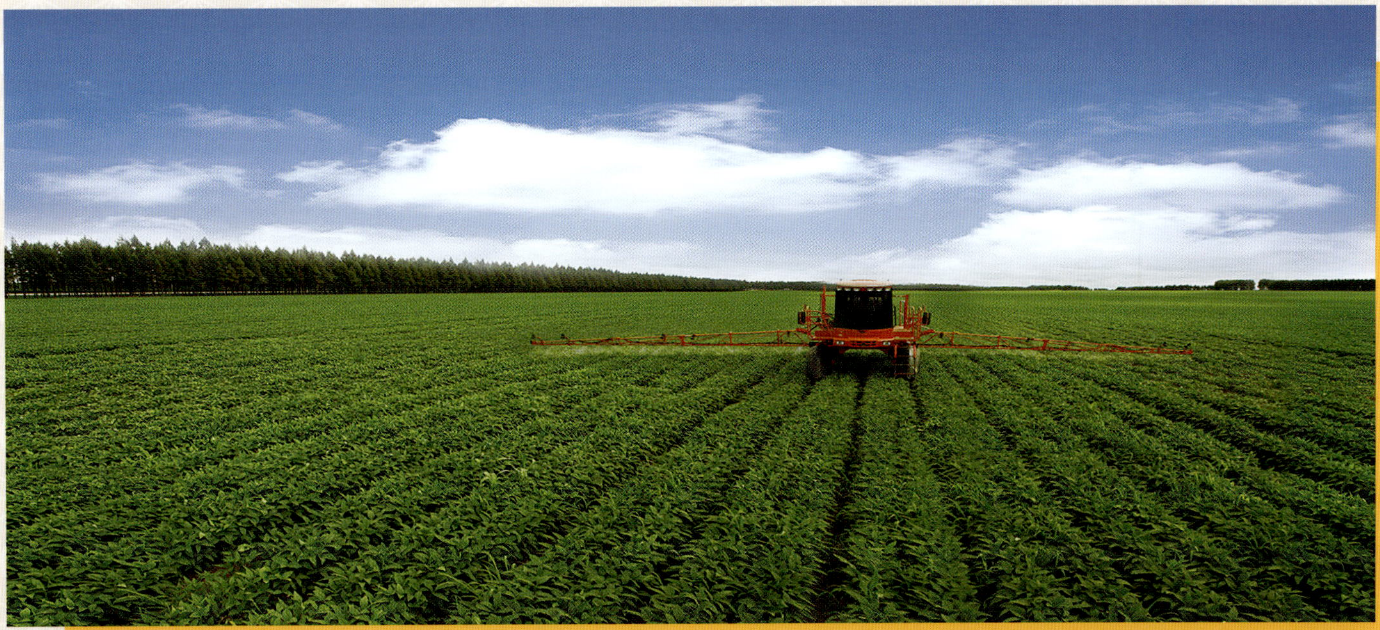

2011 年，农场大豆高产示范区

三、农机装备

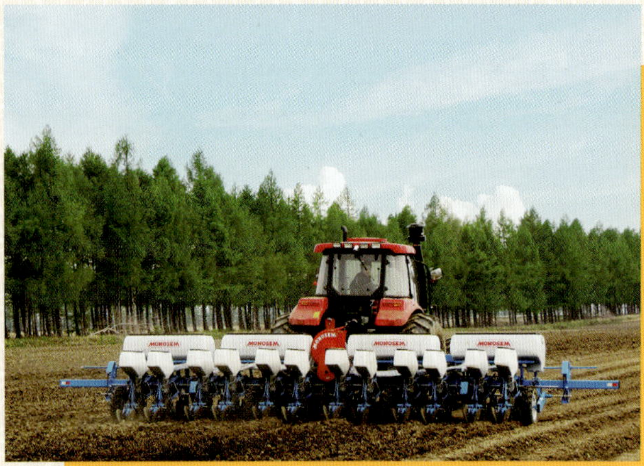

2010 年，引进 4 台美国十方播种机（12 行）

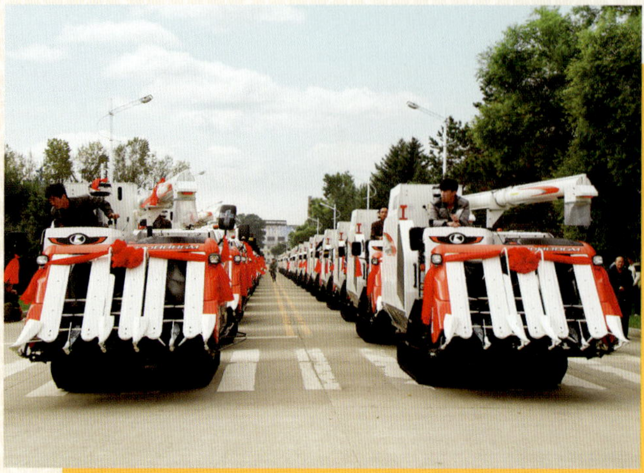

2013 年，农场一次性引进 52 台半喂入水稻收获机械

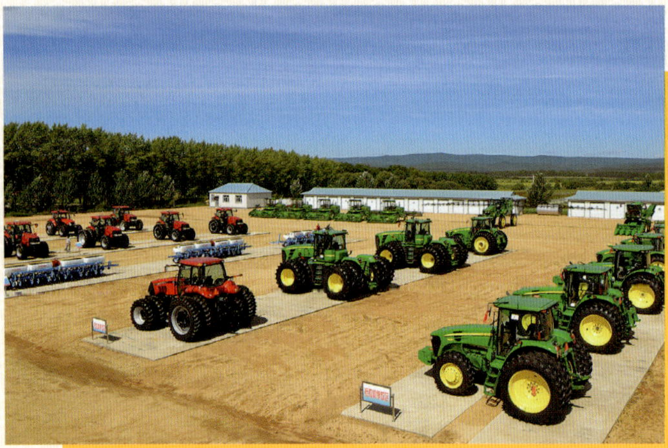

2014 年，八五〇农场被农业部授予“全国农机标准化示范场”

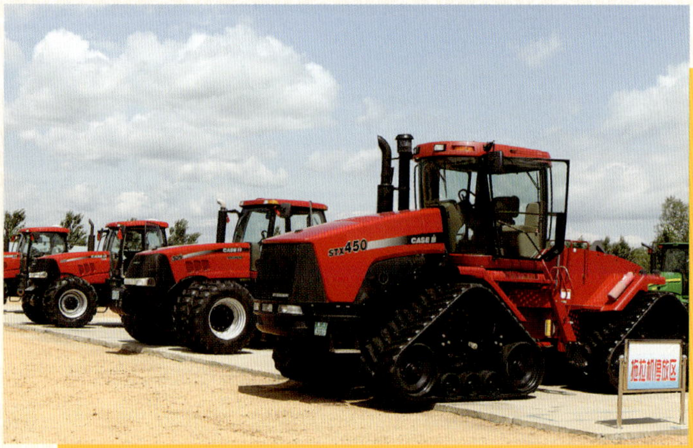

2020 年，农场农机总动力 15.2 万千瓦，综合机械化水平 99.8%

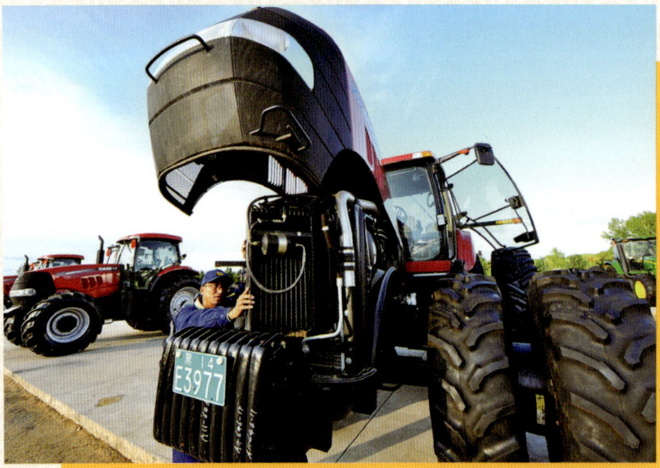

2020 年底，八五〇农场旱田大马力拖拉机全部安装导航系统，实现导航起垄、播种、中耕、耙地等智能化作业

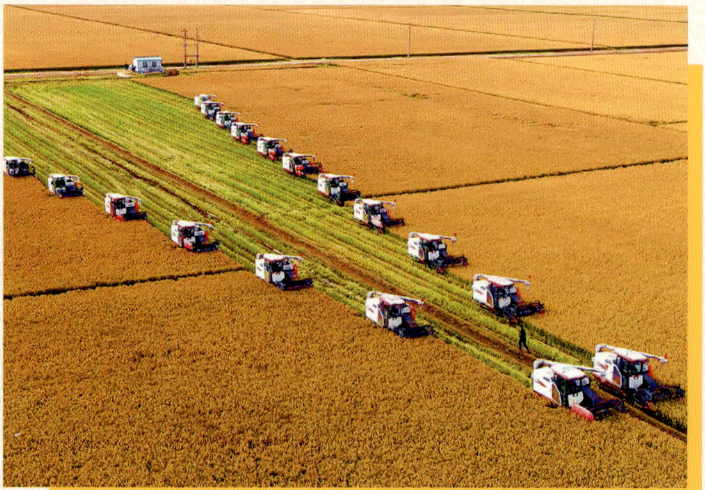

2020 年 10 月 11 日，八五〇农场水稻机械收获集群作业

四、特色农业

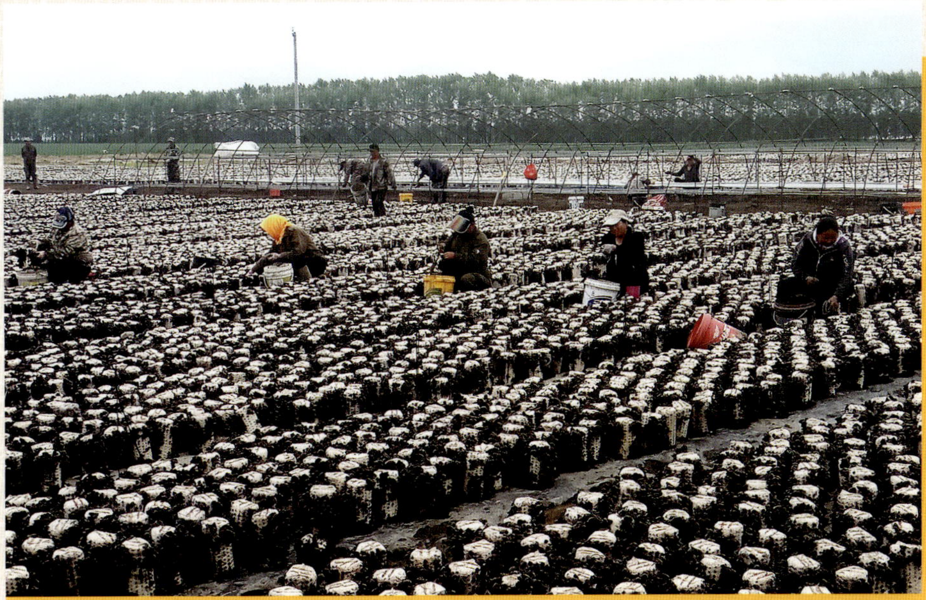

八五〇农场木耳种植基地

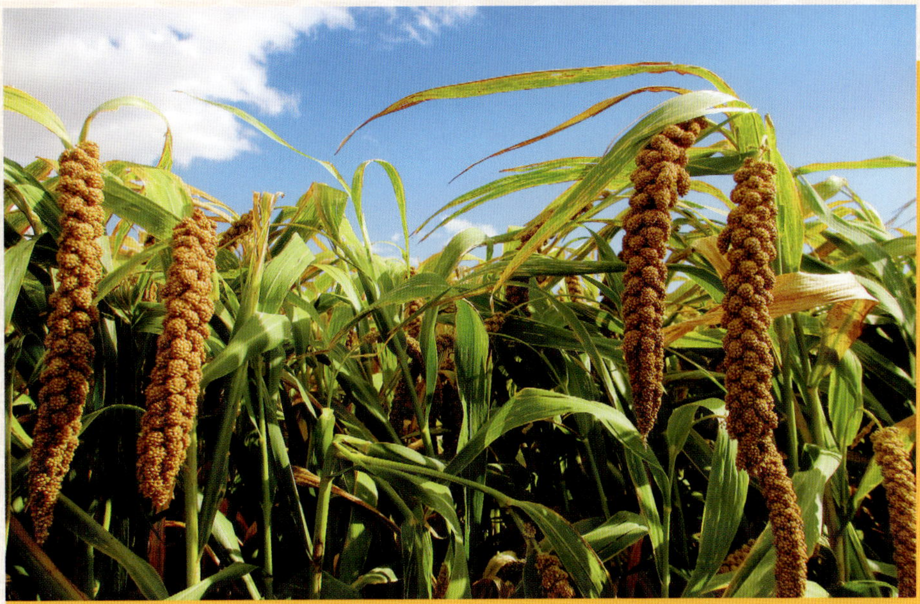

八五〇农场科研中心种植的谷子

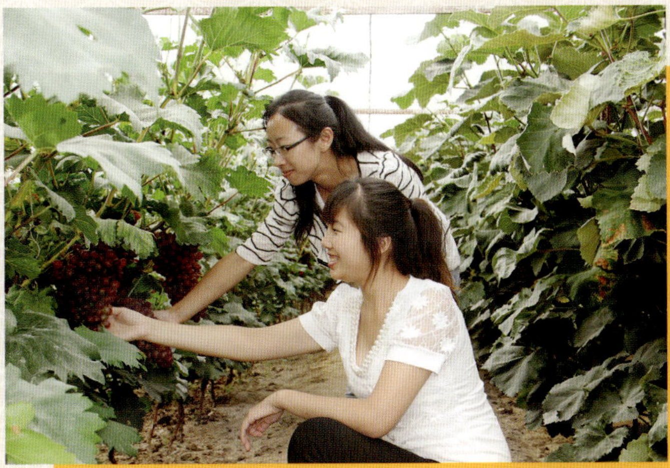

葡萄种植大棚

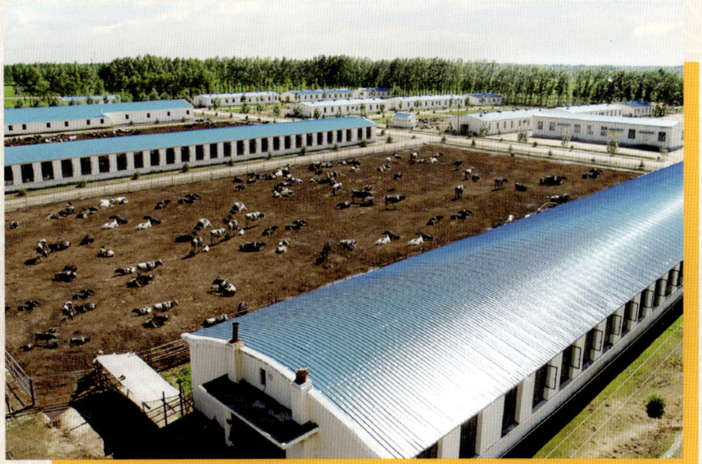

八五〇农场先后投资建设 4 个标准化奶牛小区

五、工业产业

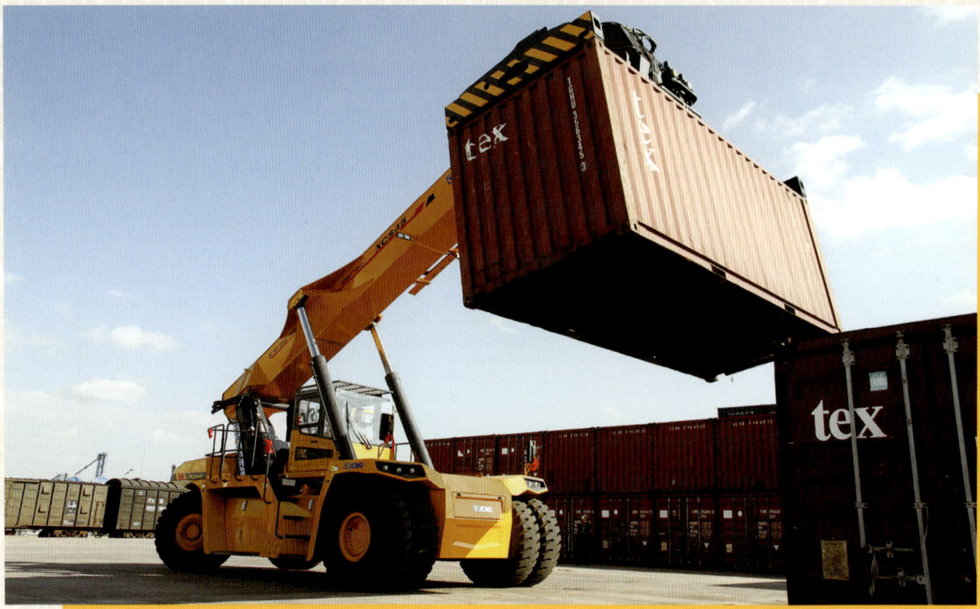

可承办国内和国际海运业务的“八五〇内陆港”

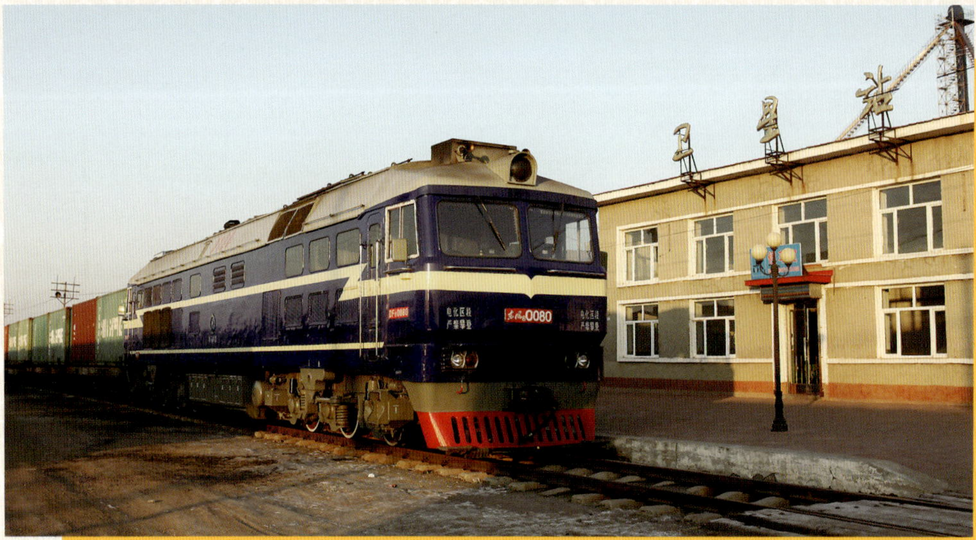

2011 年首列粮食集装箱专列离站

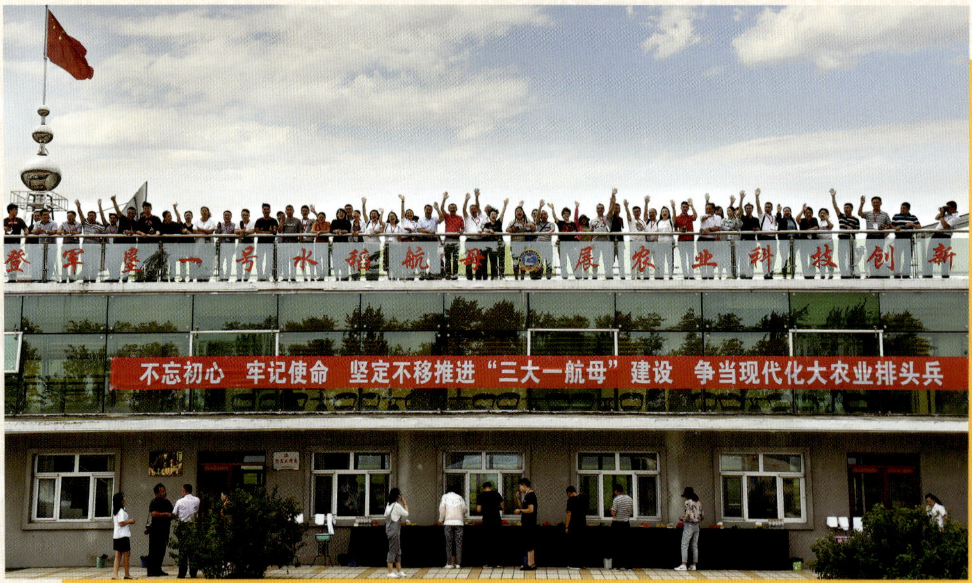

2019 年 8 月 8 日，中国连锁经营协会采购委走进八五〇农场参观考察

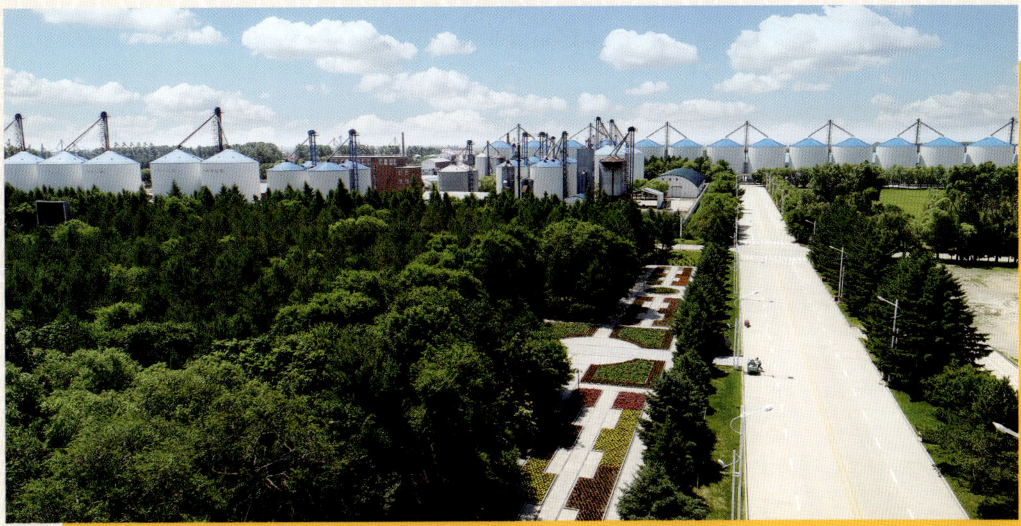

八五〇农场粮仓

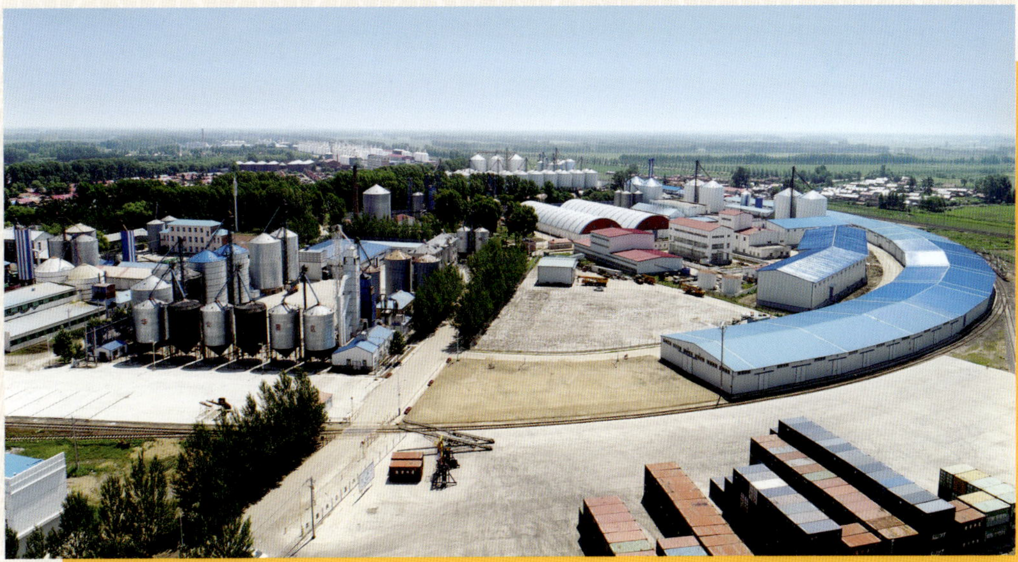

农产品加工产业集群园区鸟瞰图

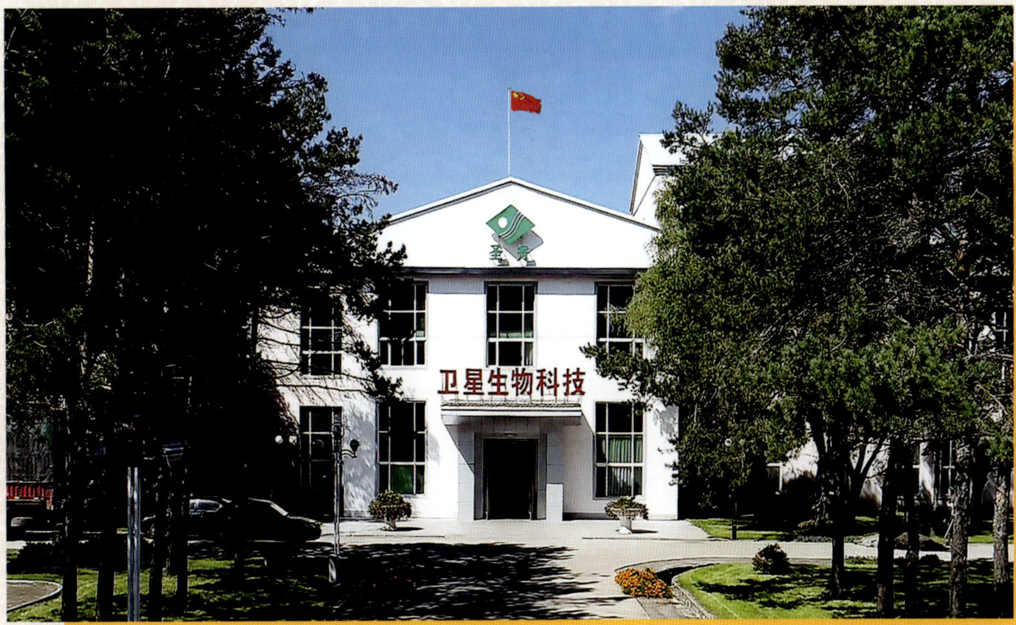

卫星生物科技有限公司外景

六、城镇建设

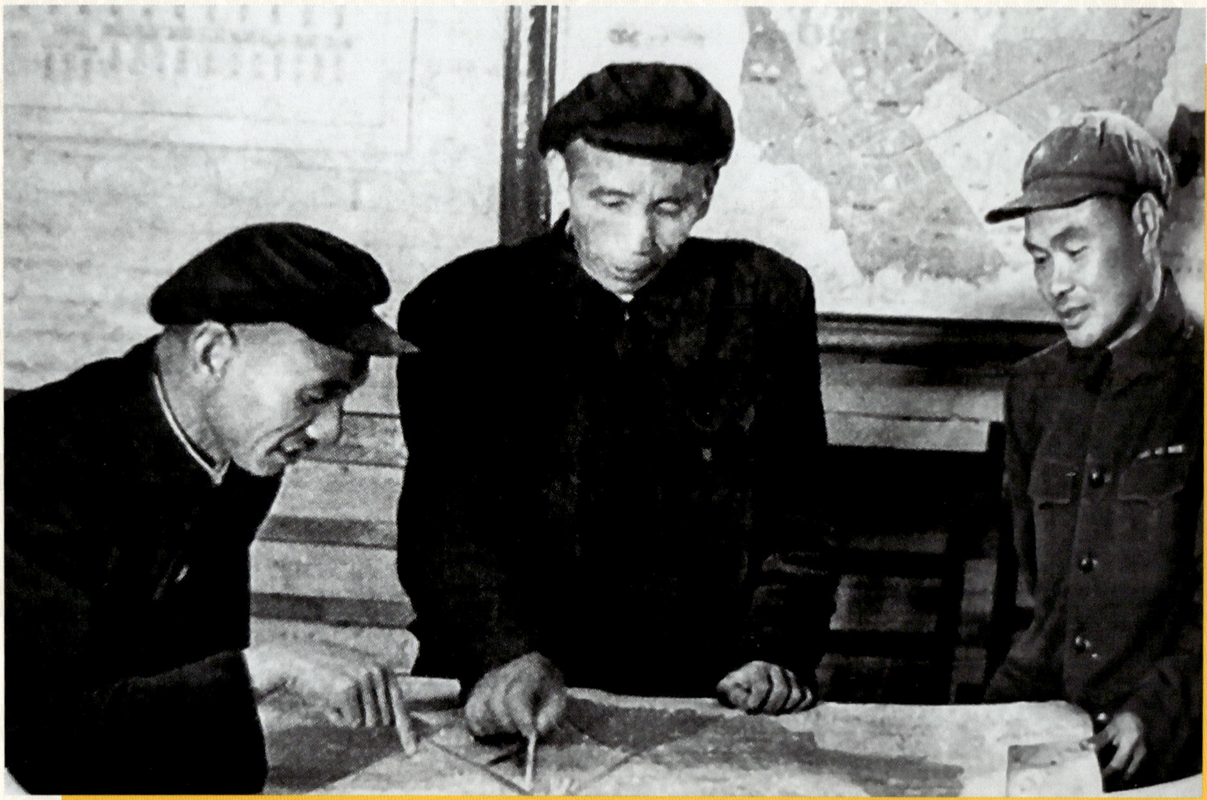

1958 年，第一任场长余友清（中）和书记张其俭（左）、副场长曾纪银（右）研究八五〇农场规划

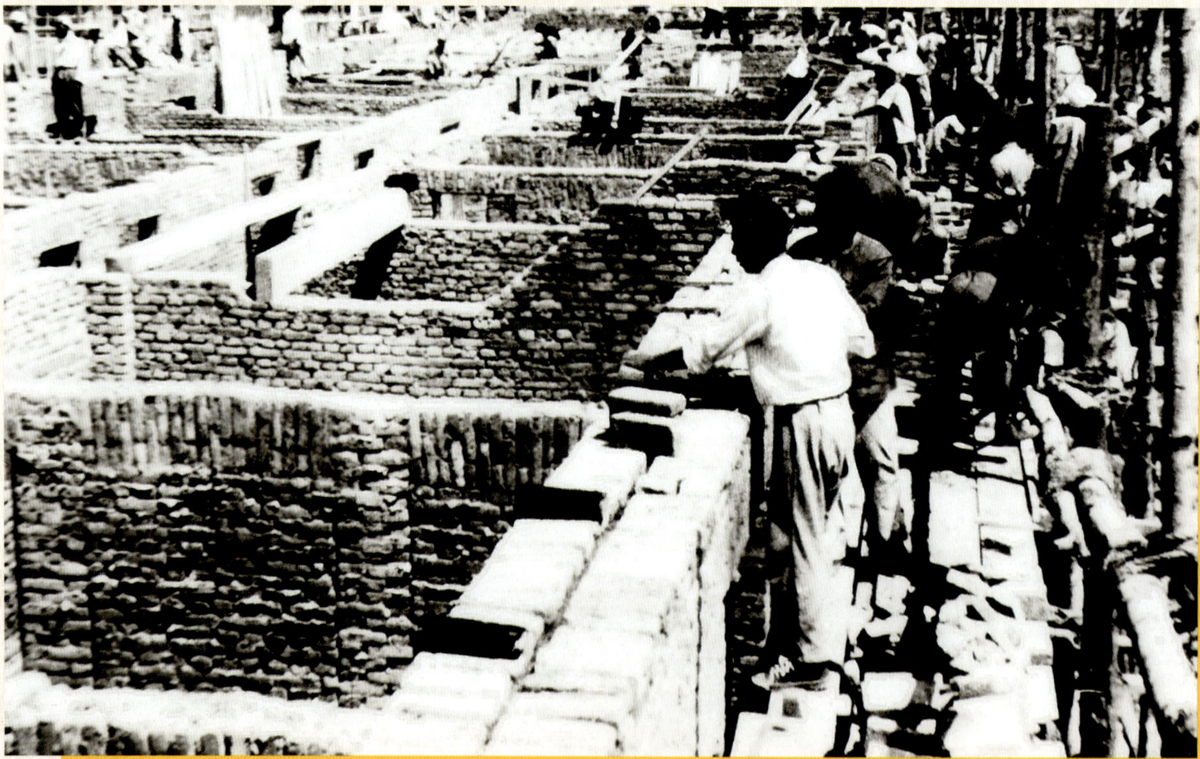

1959 年 8 月，王震部长提出在八五〇农场五分场建设“卫星城”

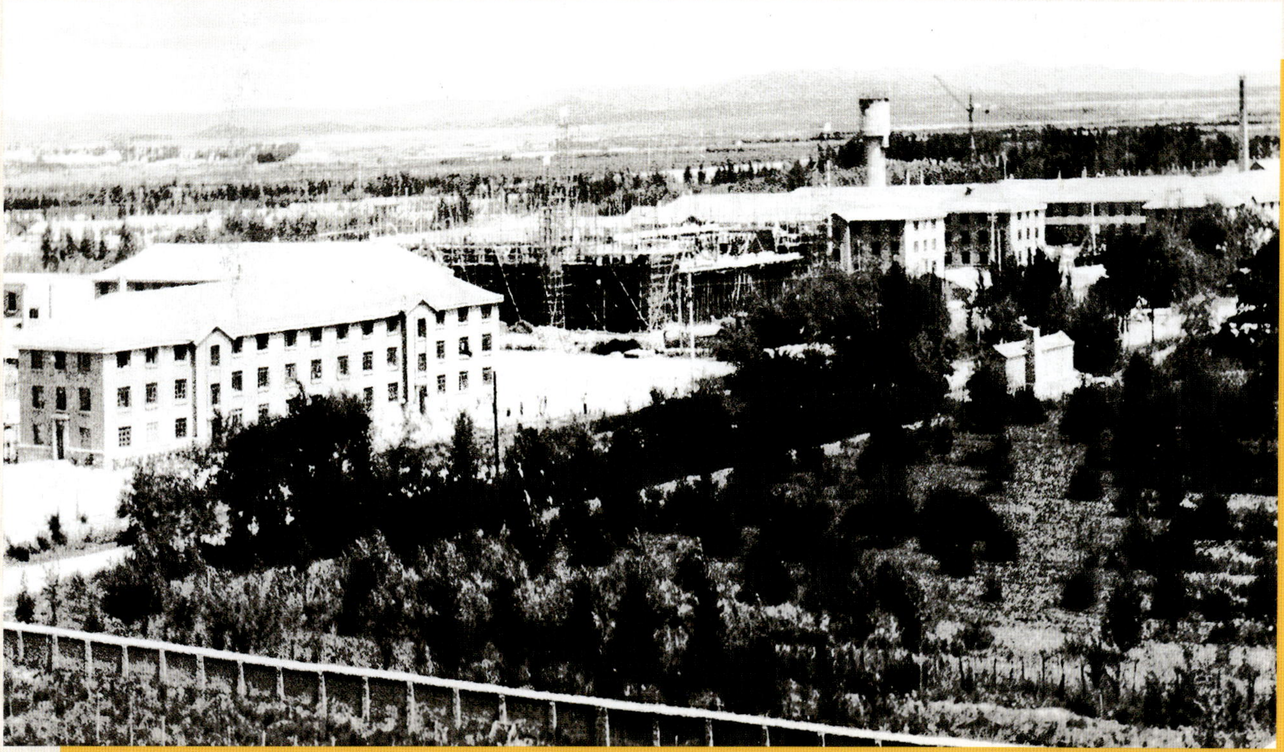

20 世纪 80 年代的八五〇农场场部中心

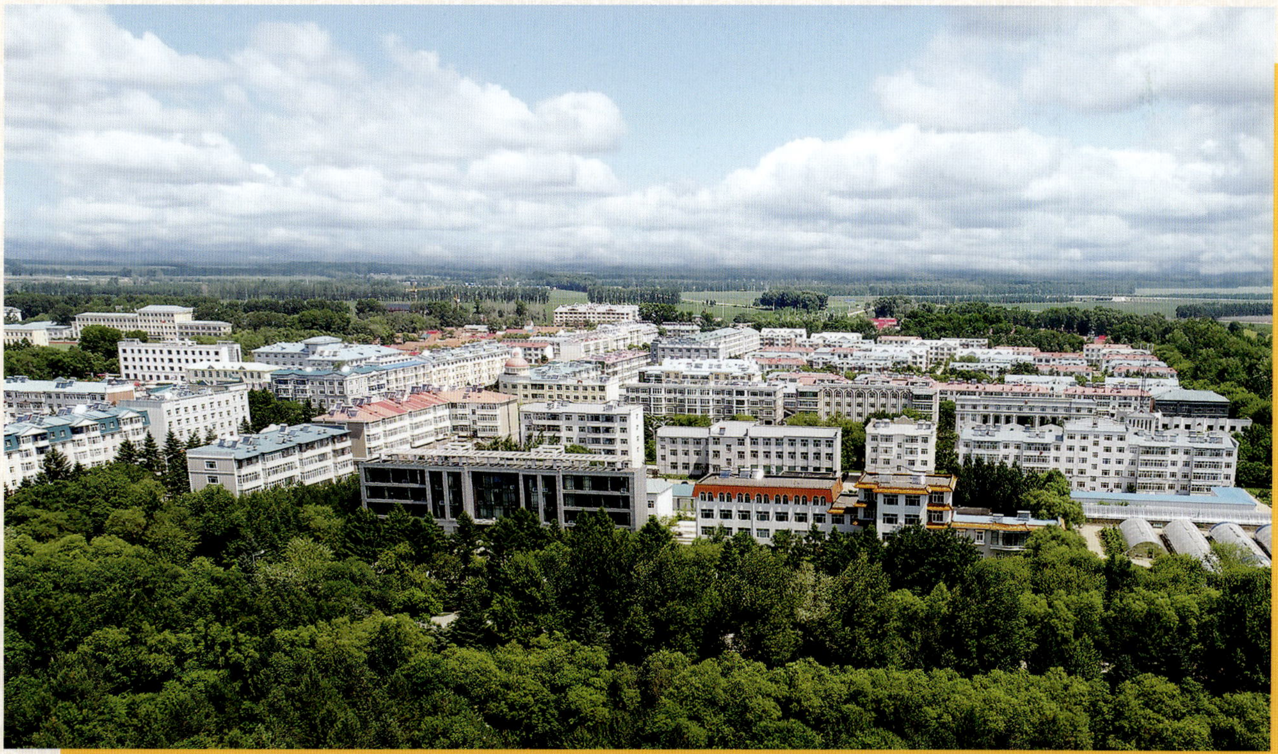

“人在城中，城在林中”，农场先后被授予“国家级生态示范区”“国家级优美乡镇”“全国绿化国家级先进集体”称号

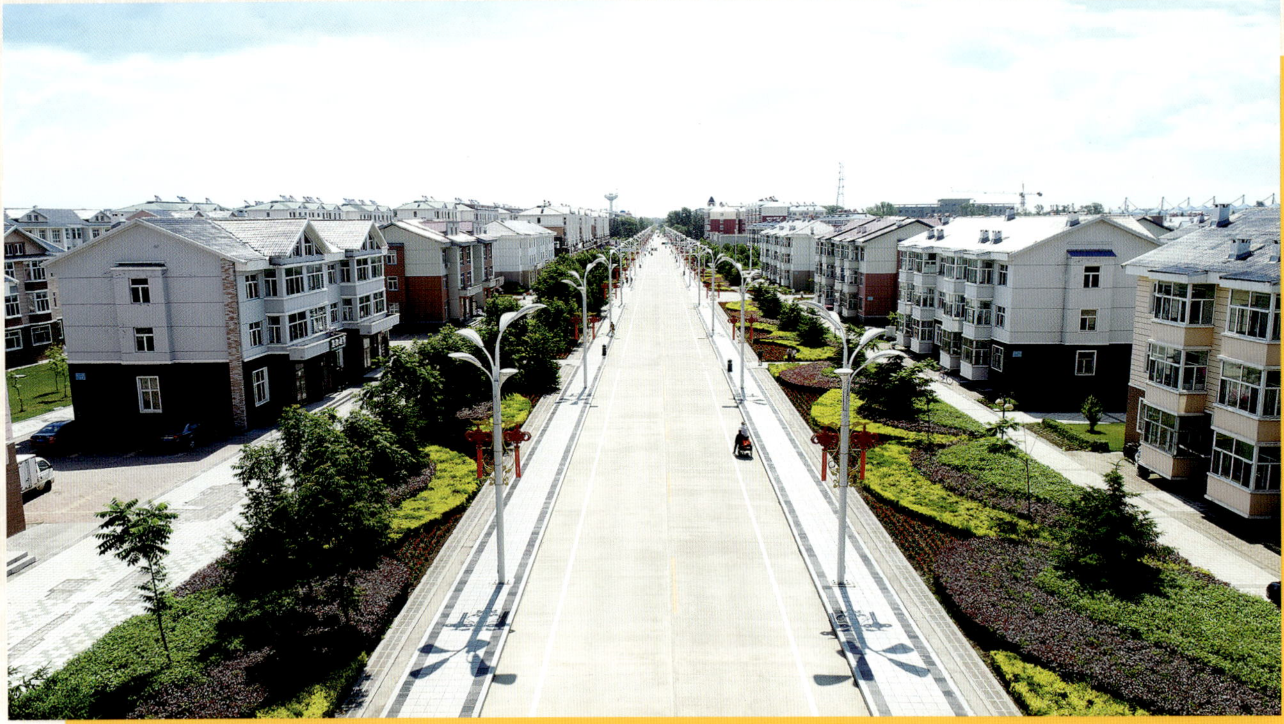

2013 年，八五〇农场以打造“军垦第一场”为主题，建设军垦文化名城，将城镇街道命名为具有军垦文化特色的“将军路”“军垦街”“铁兵路”“星城路”等

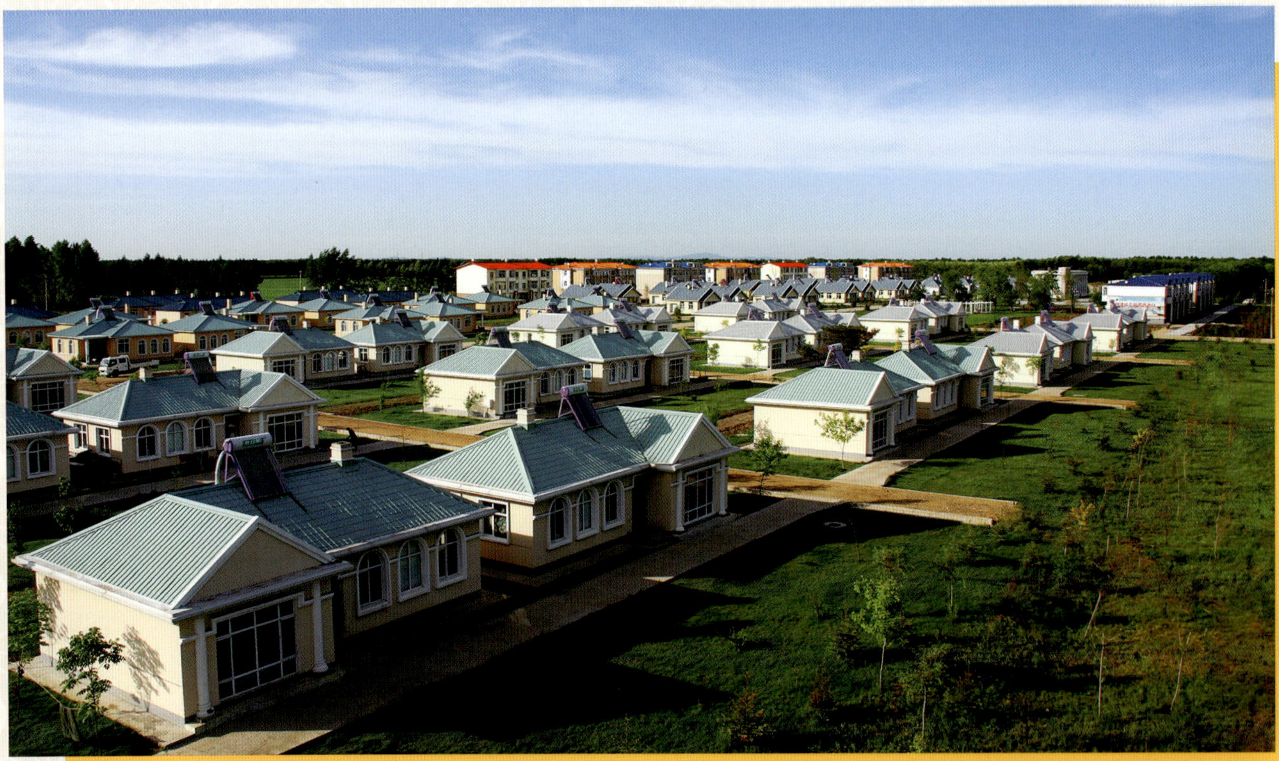

2015 年，第七管理区荣获全国“文明村镇”称号

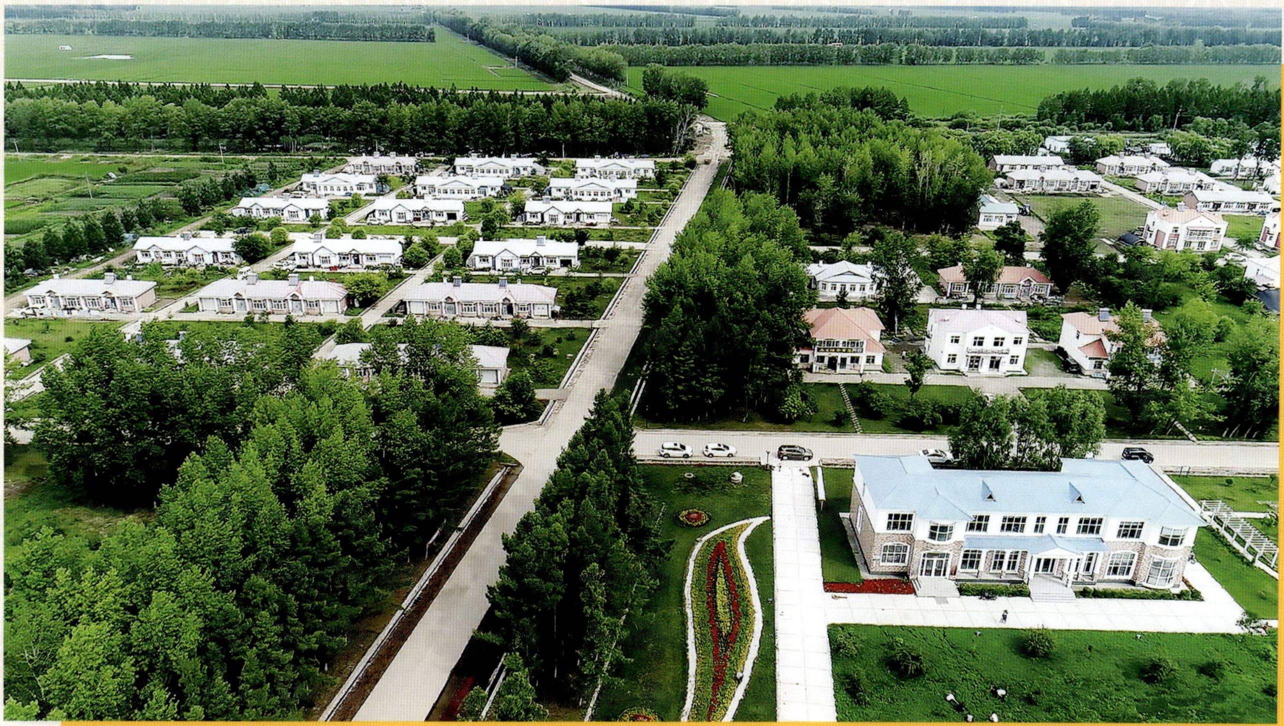

2017年，第五管理区荣获全国“文明村镇”称号

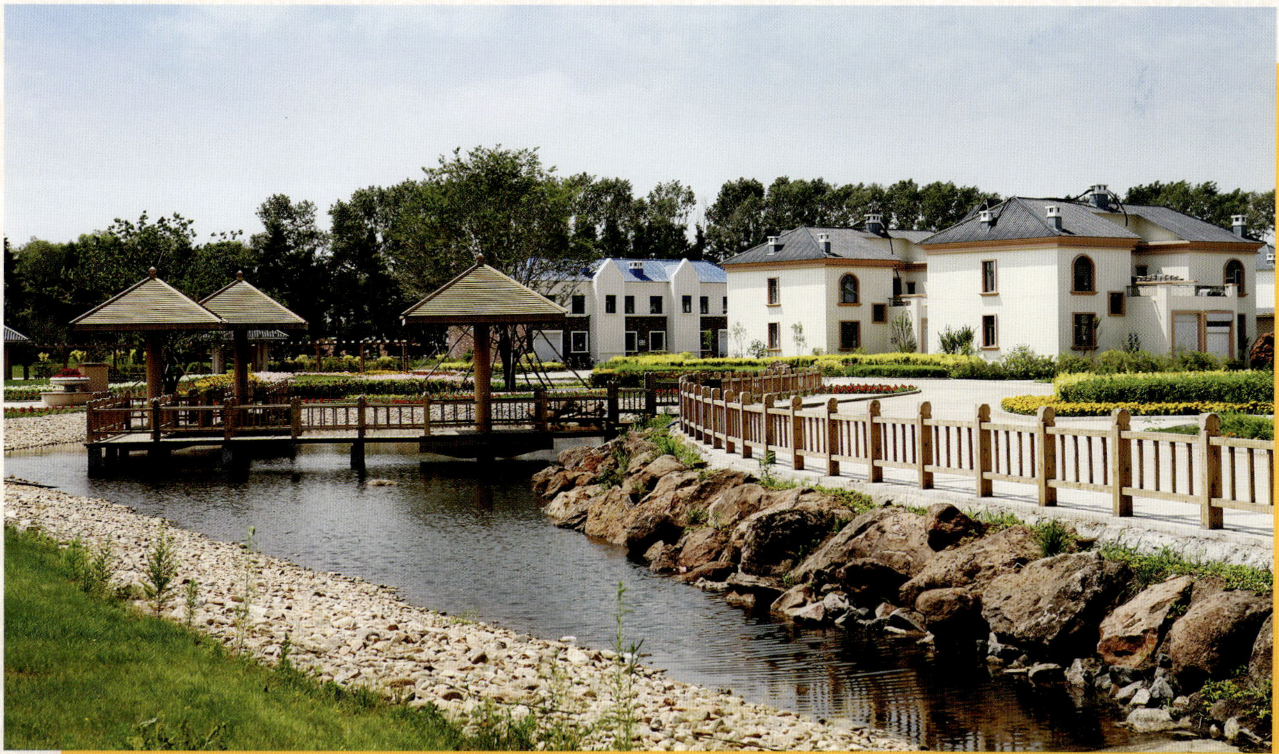

“绿色家园”小区一角

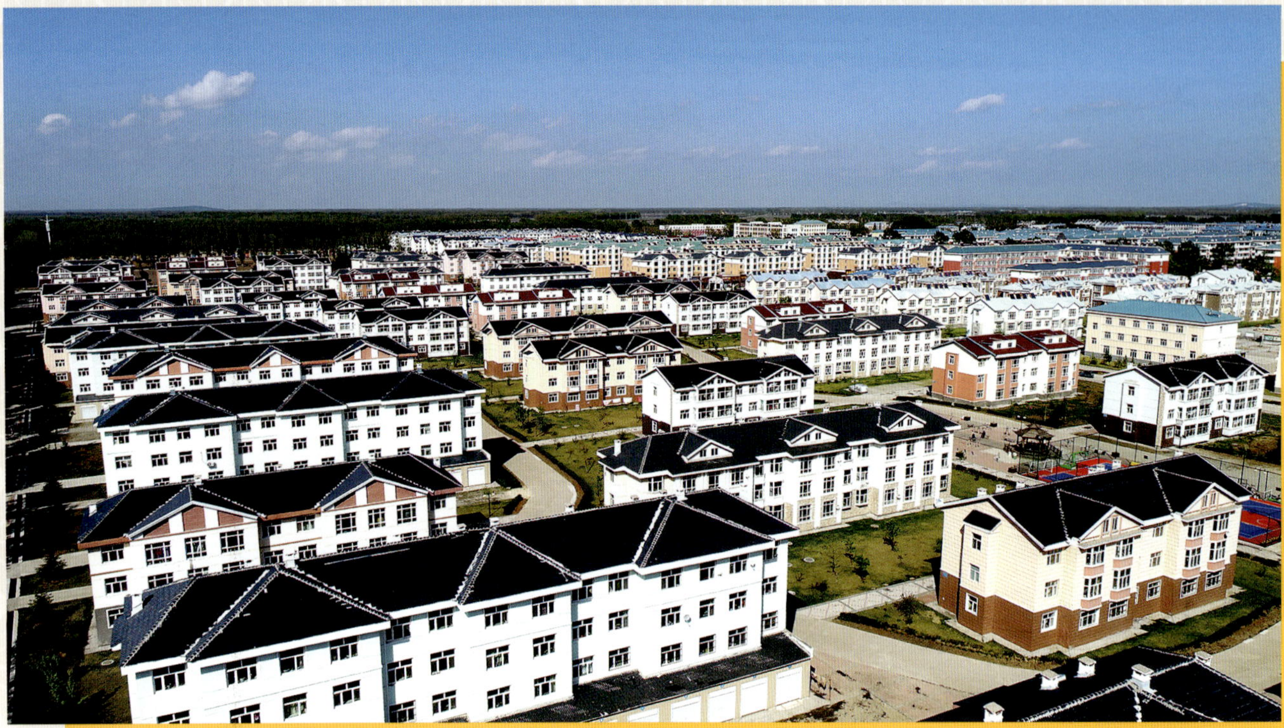

农场场直地区共有同德、瑞园、连心、鹏利、祥园、龙泽、吉祥、安康、长安、绿色家园 10 个小区

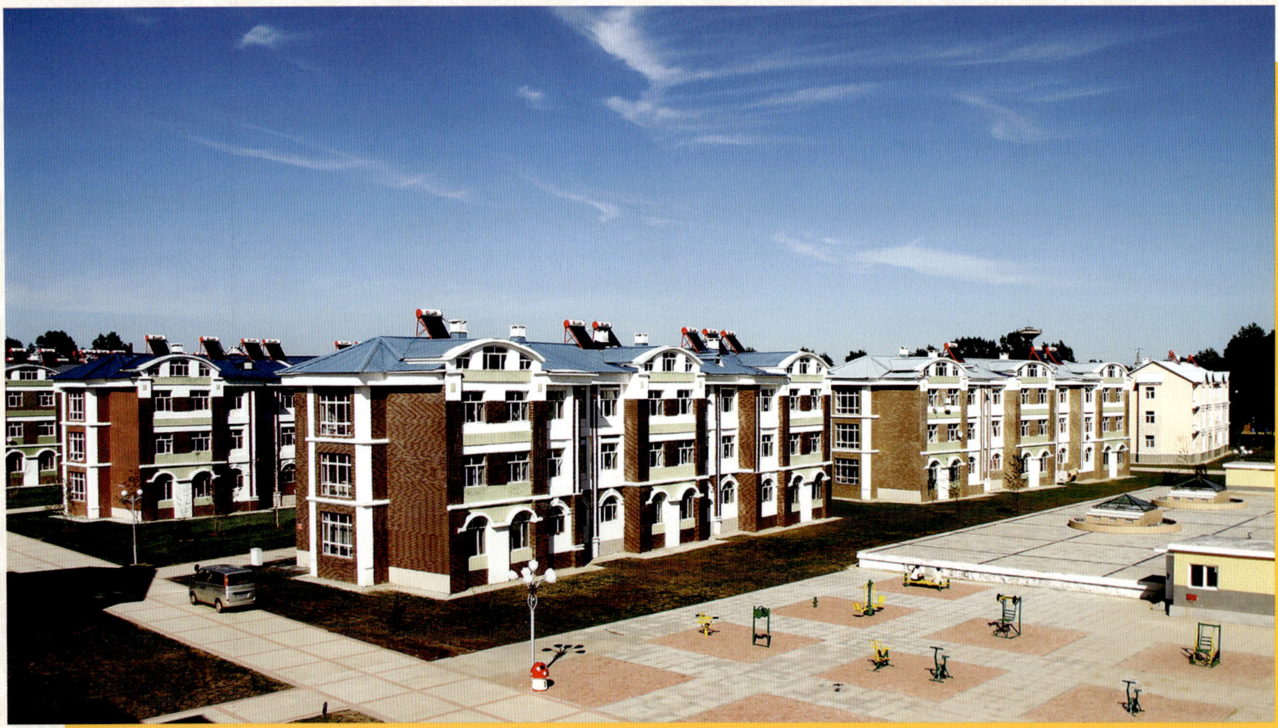

“吉祥”住宅区一角

七、社会事业

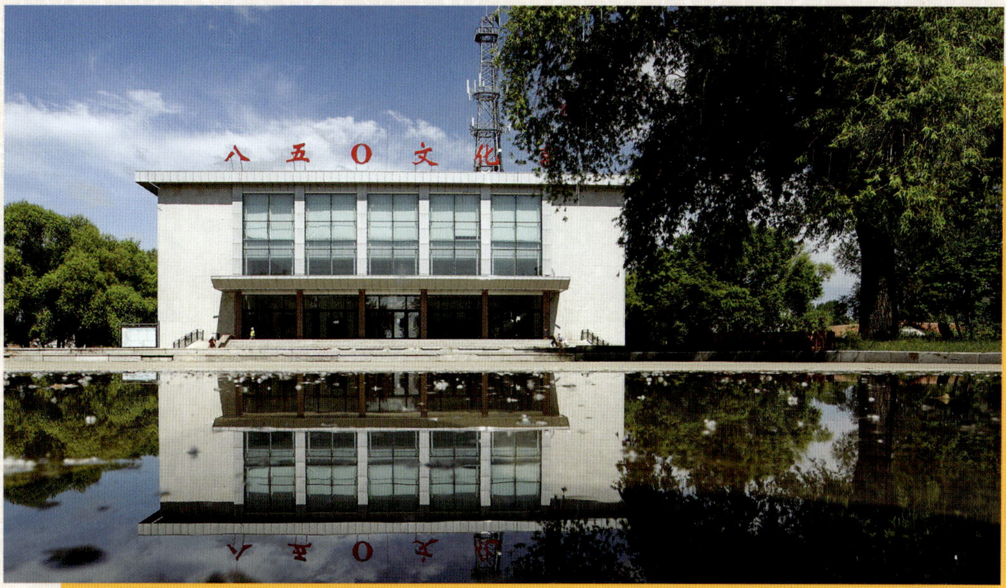

八五〇文化宫（于涛　摄）

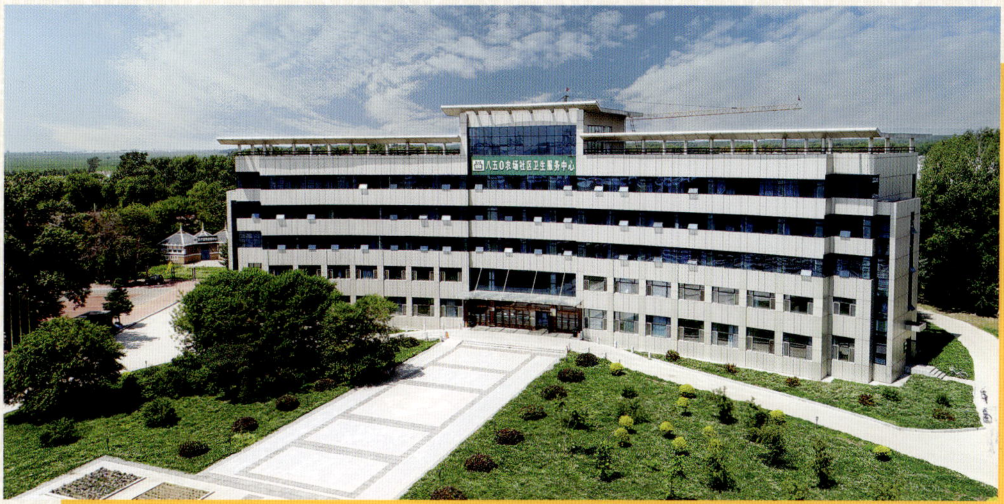

1995 年 7 月，八五〇农场医院被卫生部授予“一级甲等医院”

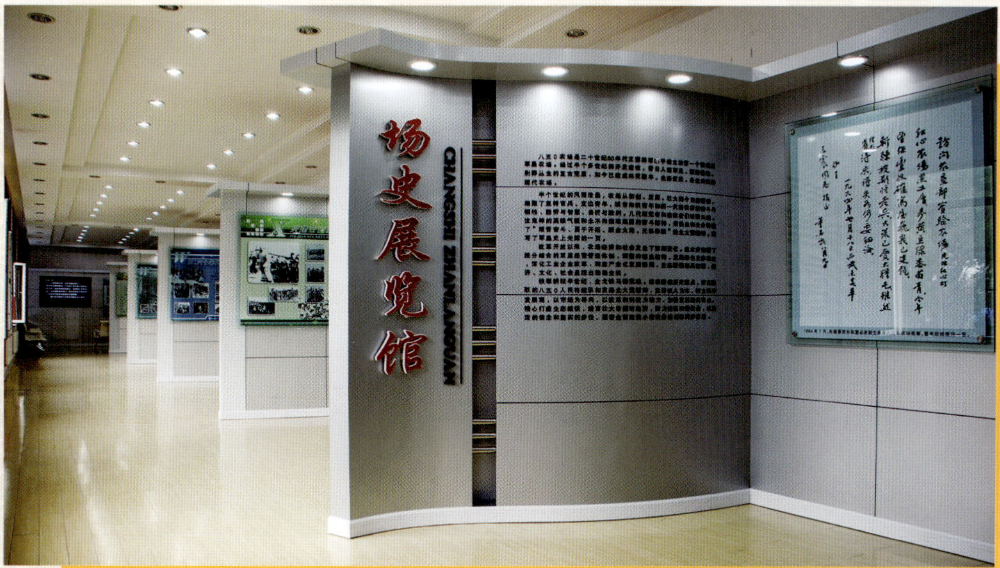

2006 年 9 月 2 日，八五〇农场场史展览馆建成开馆，列为农场“北大荒精神”教育基地之一

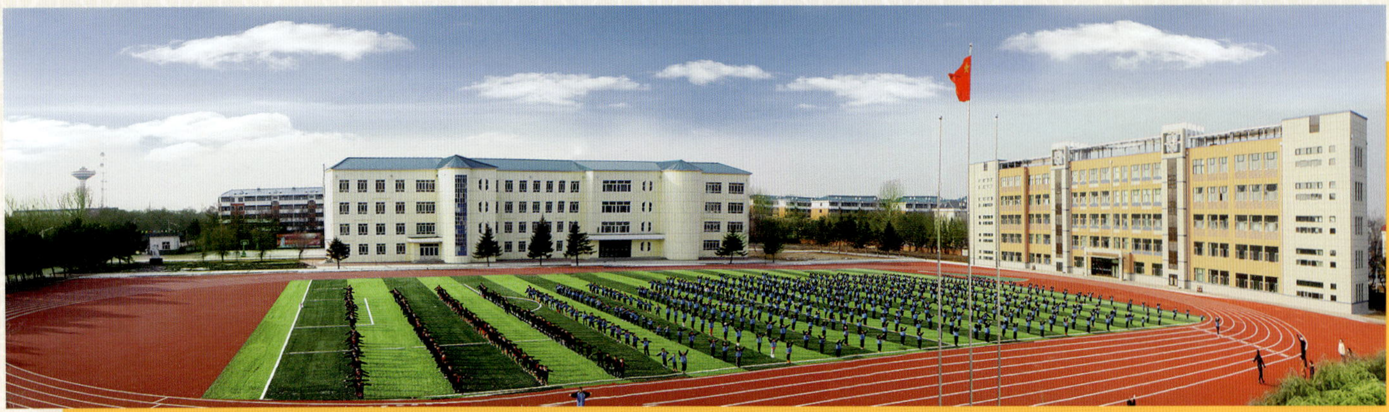

2012 年，八五〇农场学校被评为“省级标准化先进学校”

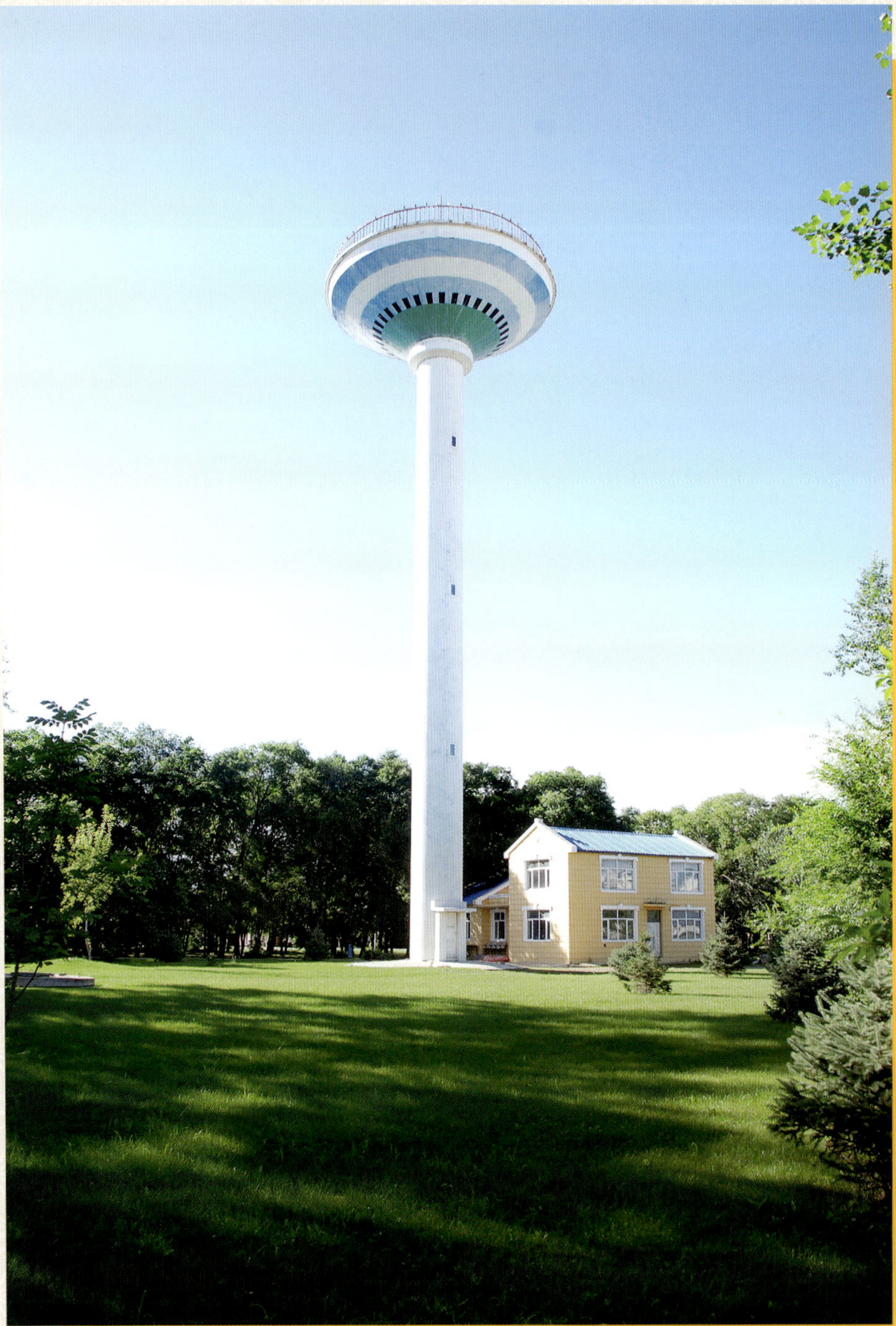

八五〇农场自来水塔

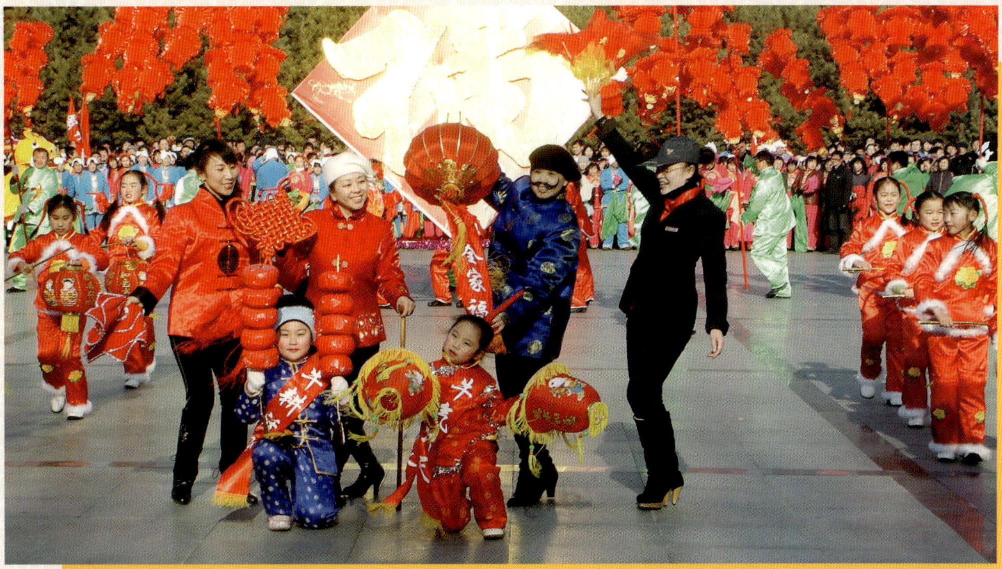

2009 年，“元宵节”秧歌表演

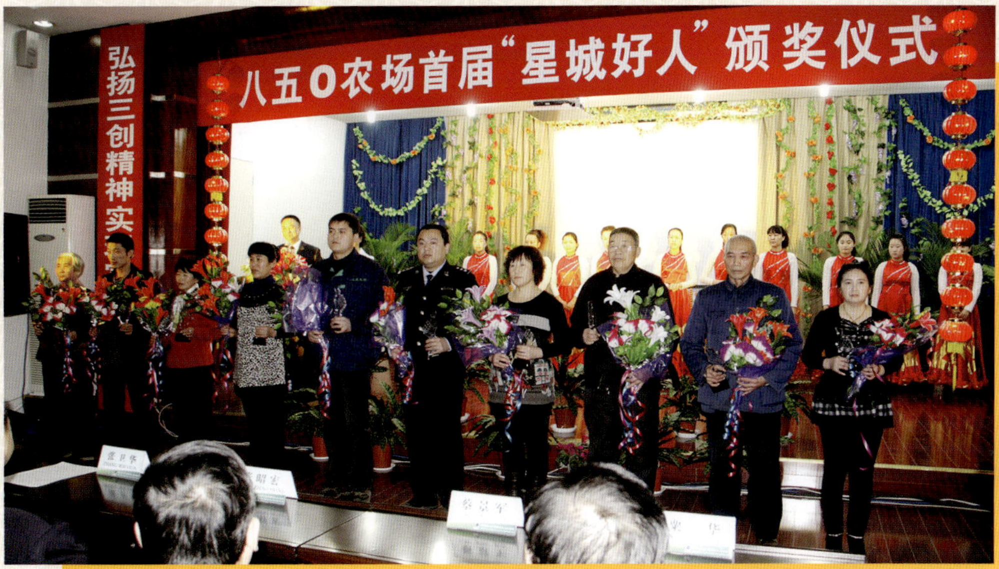

2012 年，八五〇农场首届“星城好人”颁奖仪式

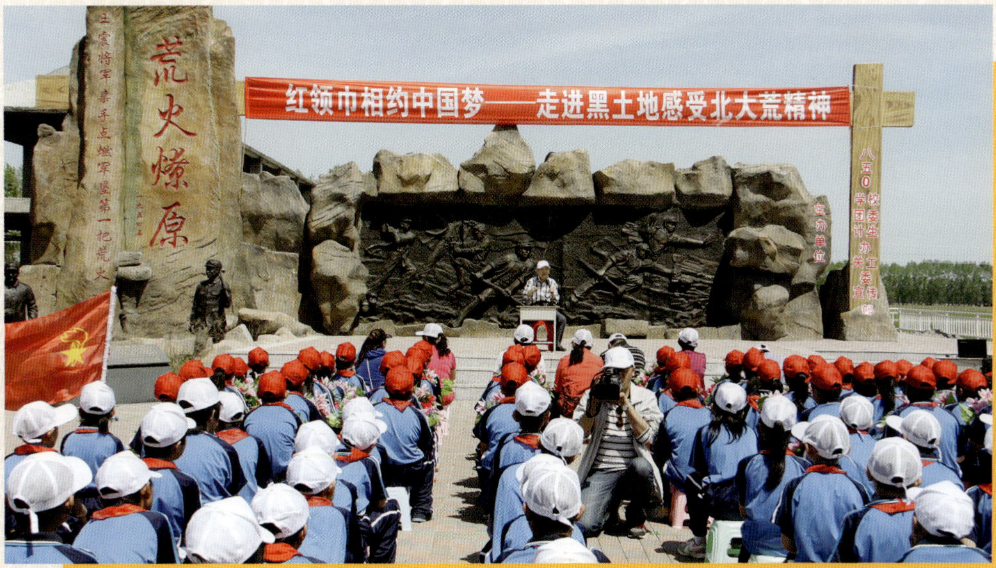

2014 年，“荒火燎原”基地被黑龙江农垦总局列为“北大荒精神”教育基地

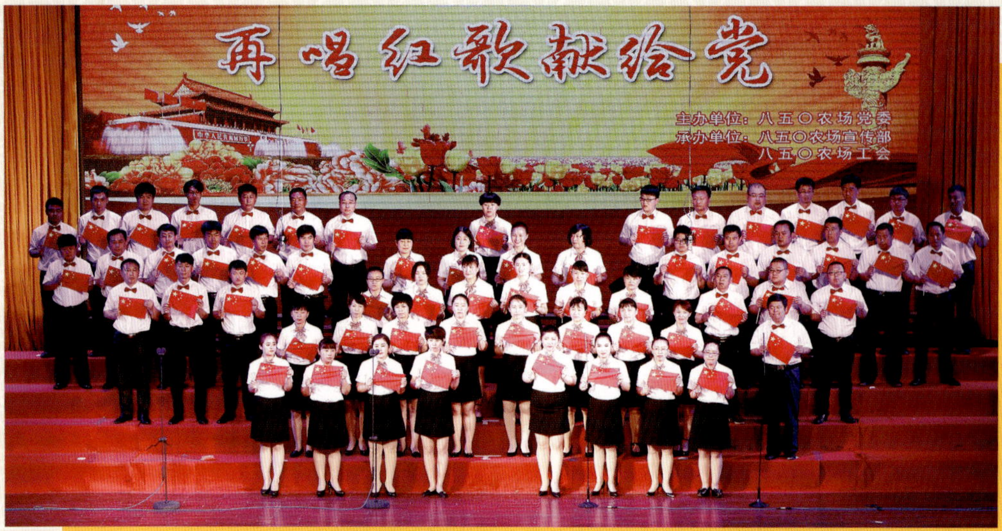

2016 年，“再唱红歌献给党”纪念建党 95 周年红歌赛（机关代表队演出）

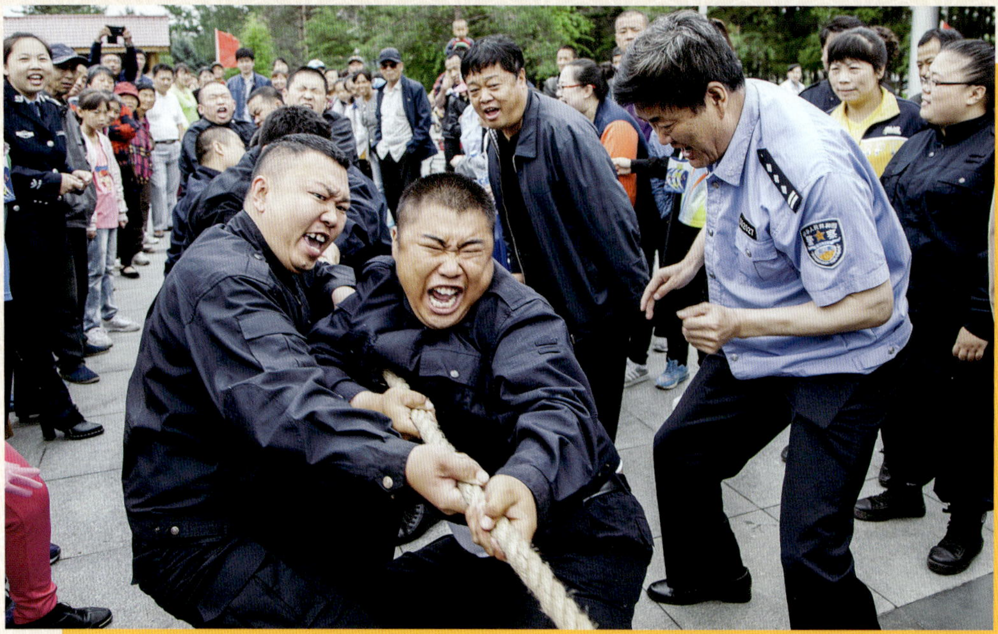

2017 年 6 月 20 日，拔河比赛场景

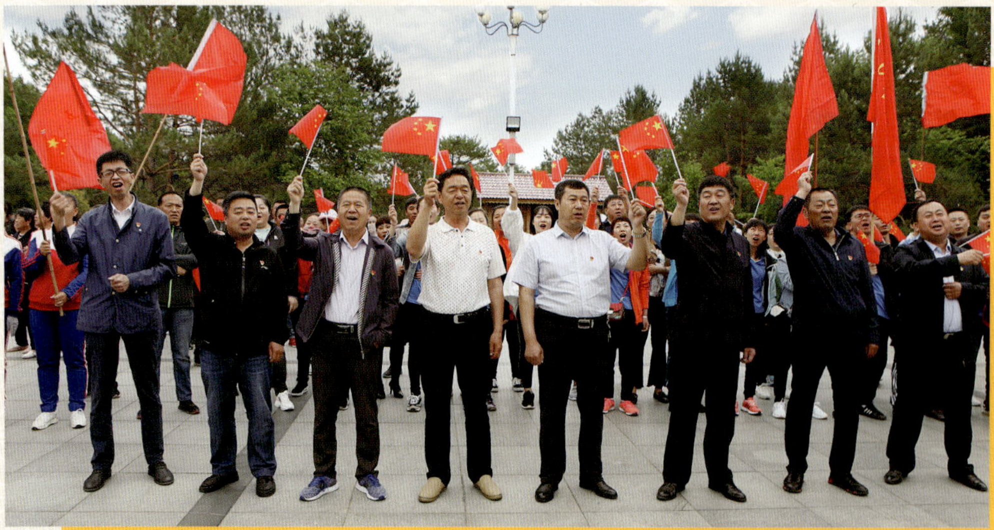

2019 年，“我和我的祖国”快闪录制活动现场

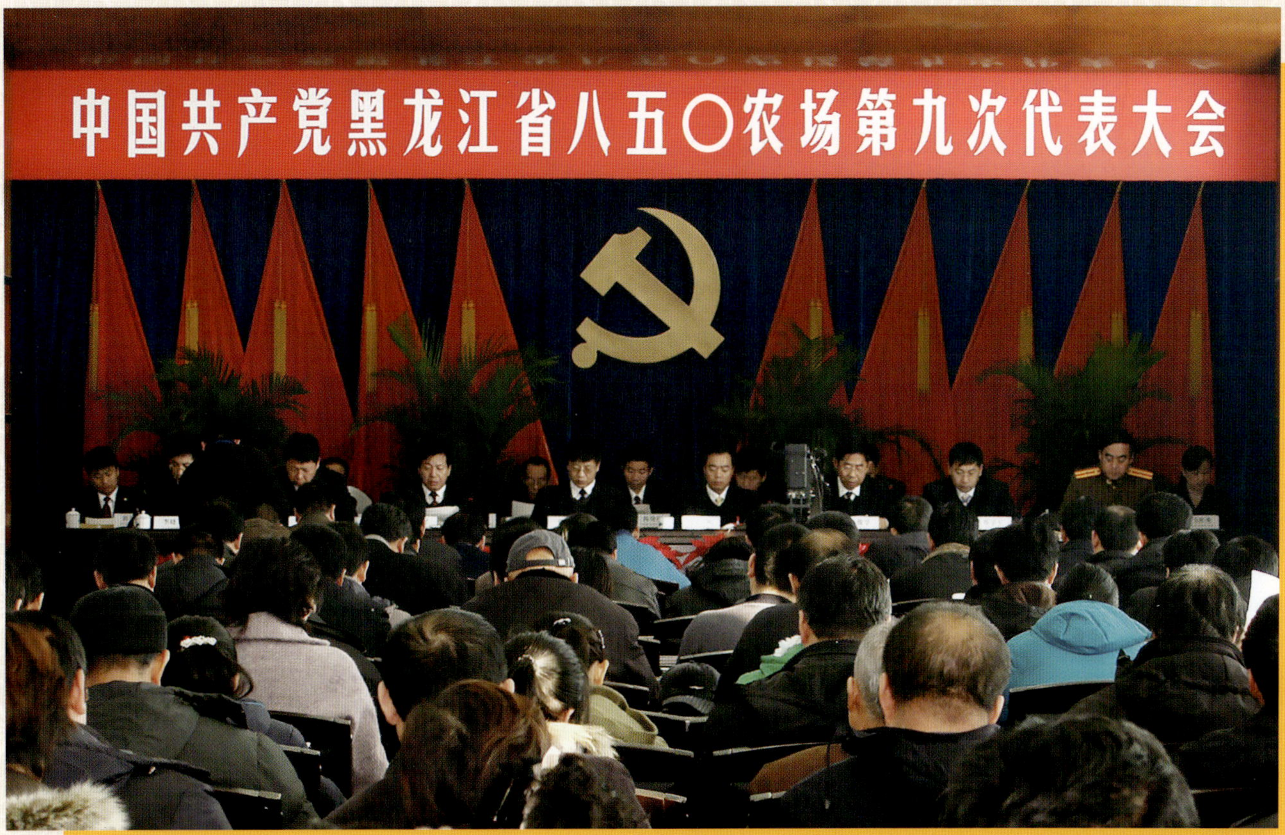

2008年，中国共产党黑龙江省八五〇农场第九次代表大会在文化宫三楼召开

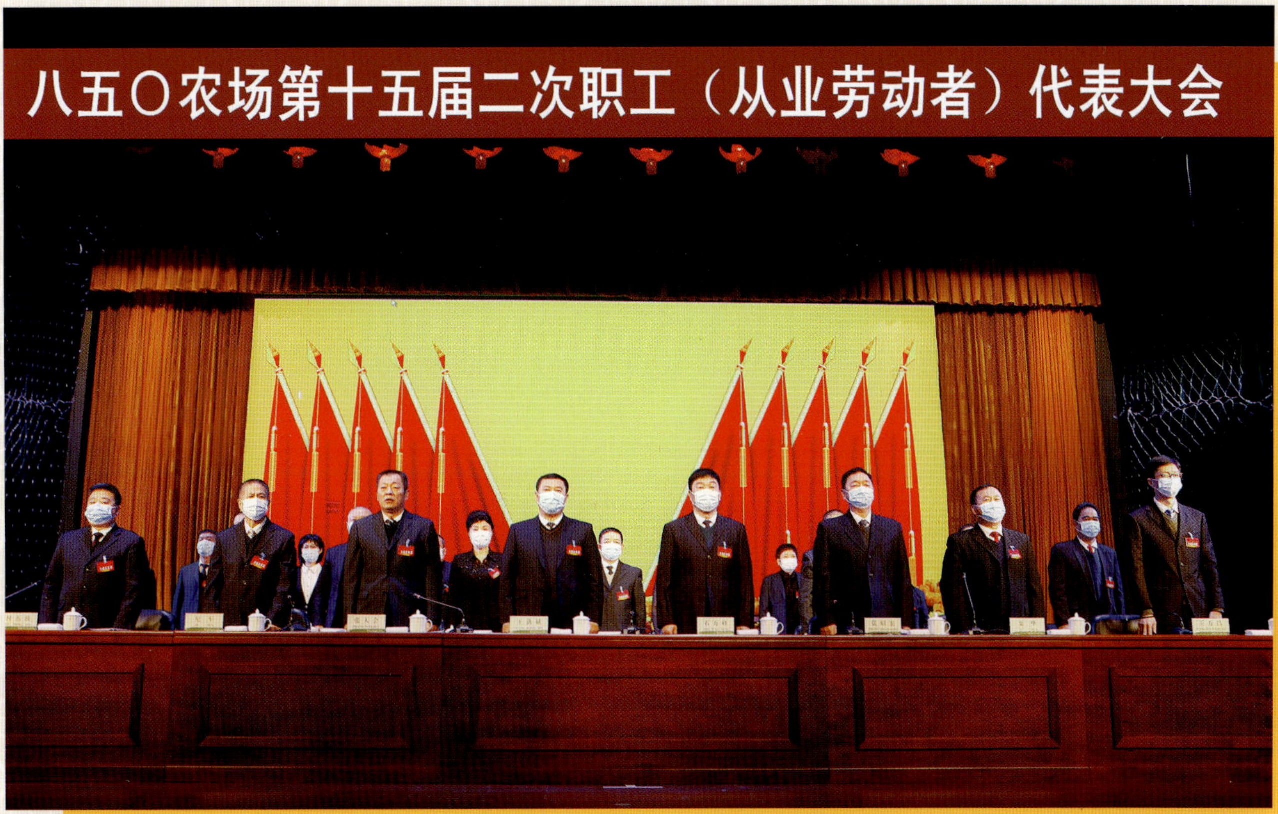

2020年12月18日，八五〇农场第十五届二次职工（从业劳动者）代表大会

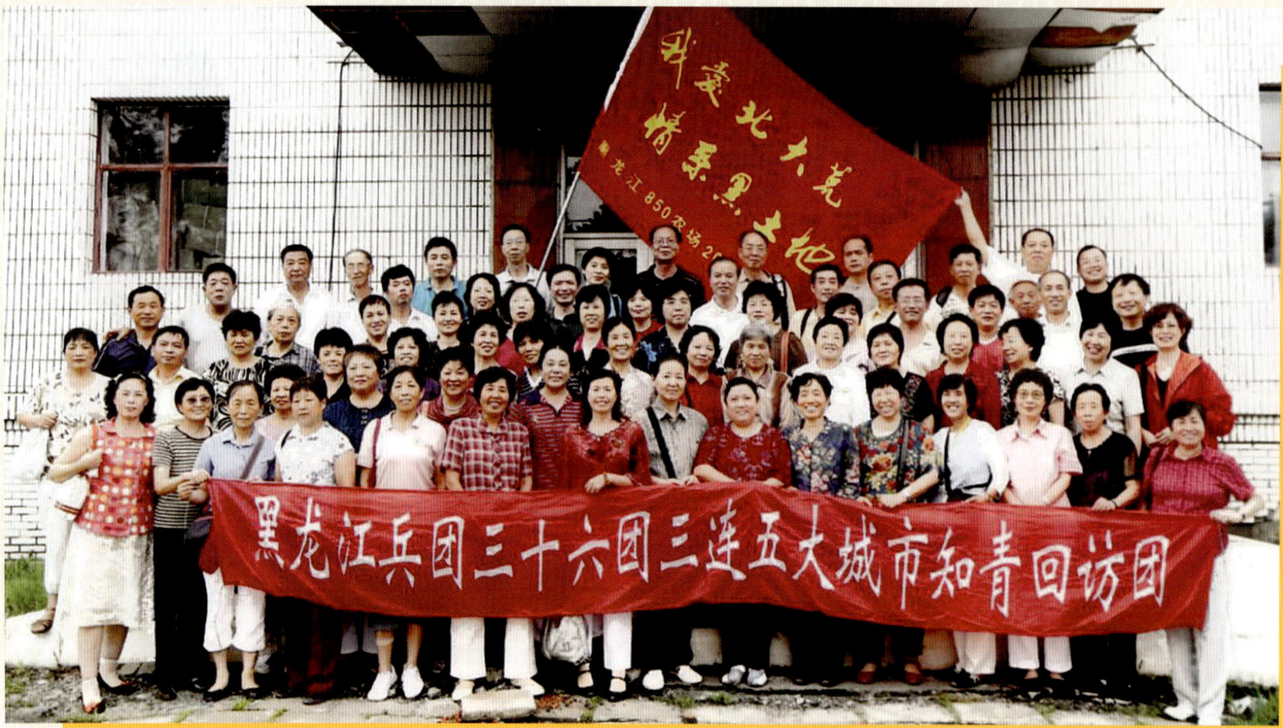

1963—1976 年，来自北京、上海、天津、宁波、哈尔滨、齐齐哈尔、牡丹江等地的数千名城市知识青年，响应号召“上山下乡”，参加农场建设

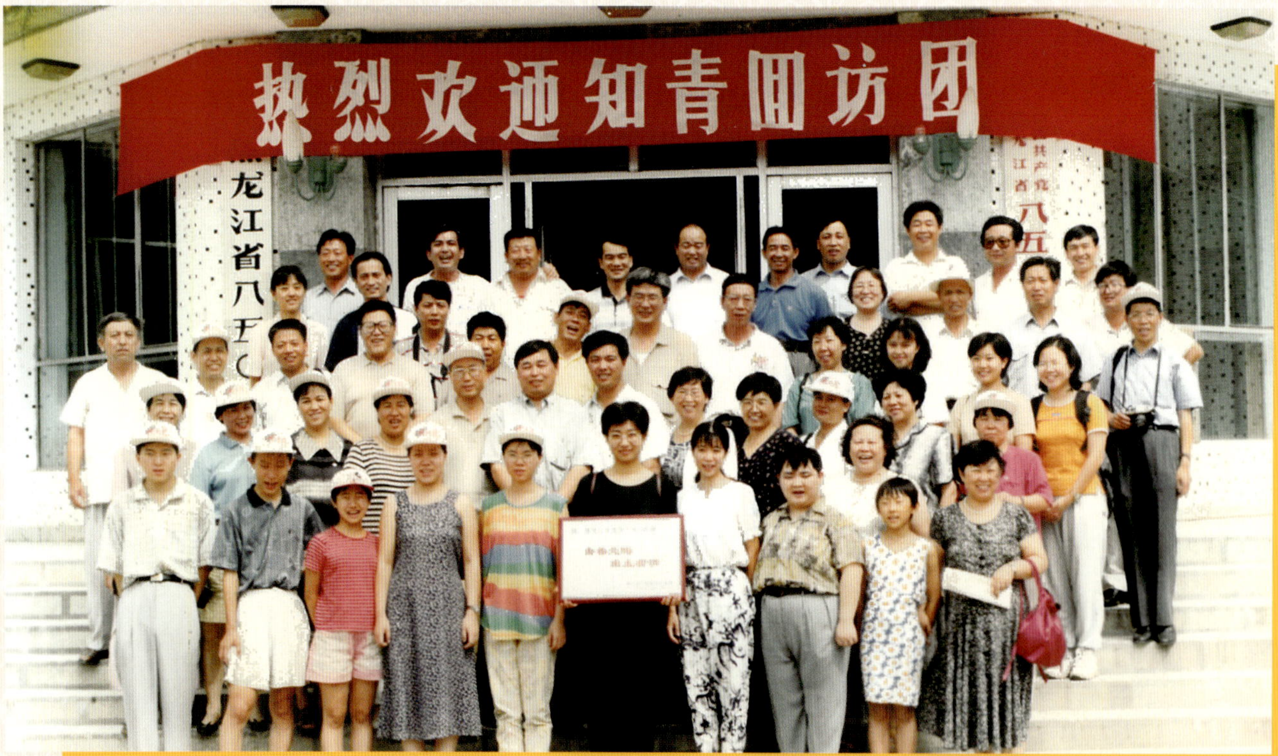

1998 年，北京知青回访团与农场部分领导及老职工在农场“星城宾馆”楼前合影

八、农场风貌

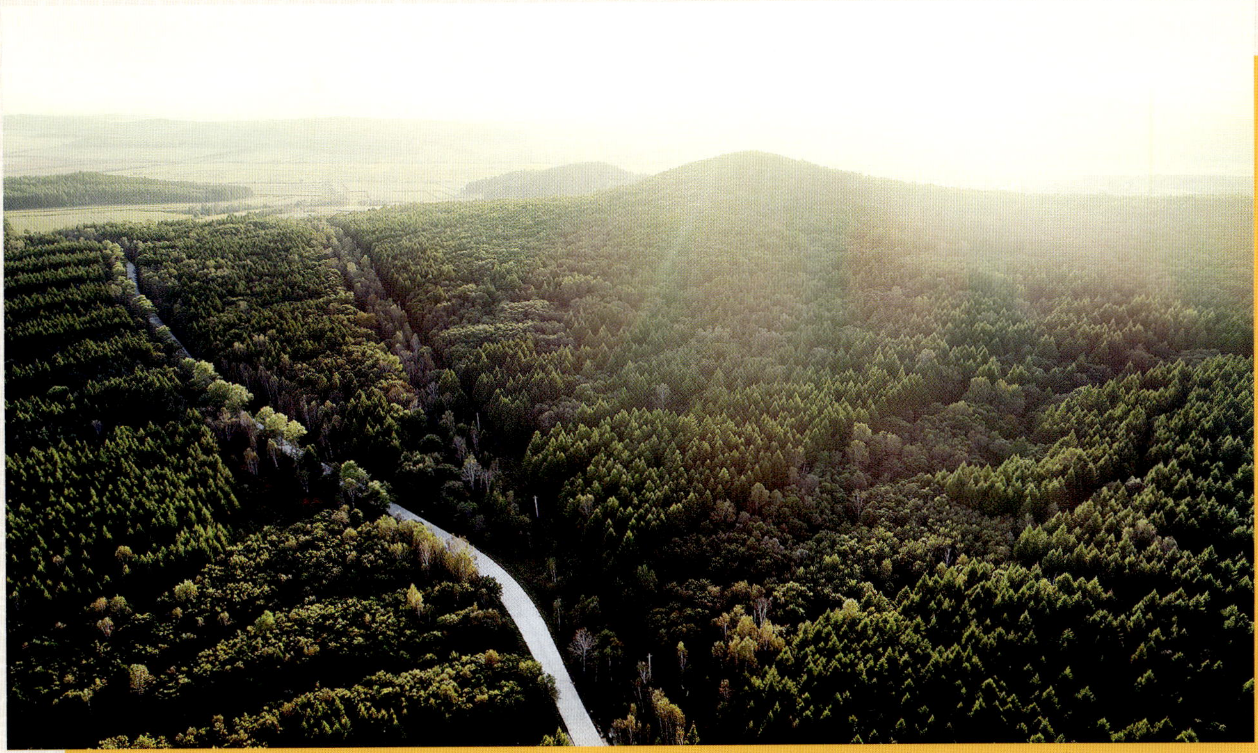

八五〇农场森林面积 10.5 万亩，森林覆盖率 18.9%

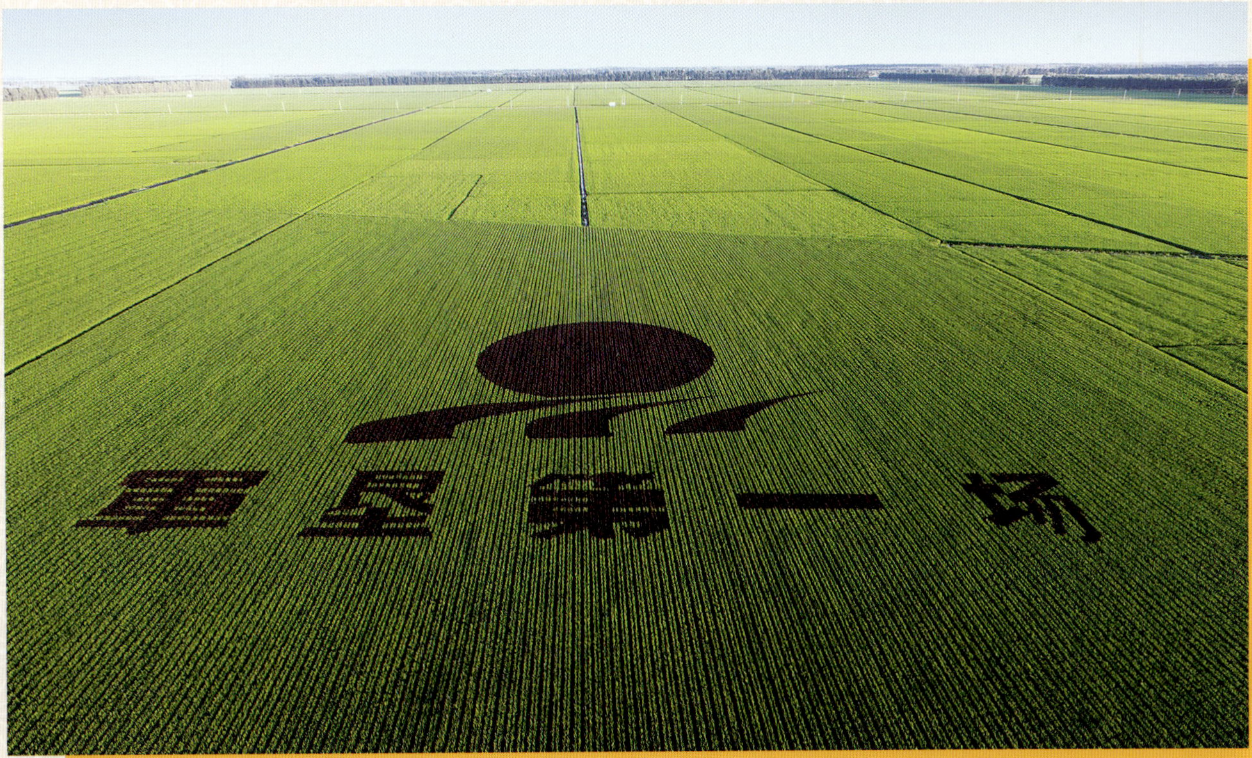

八五〇农场“农业航母现代农业示范区”水稻田

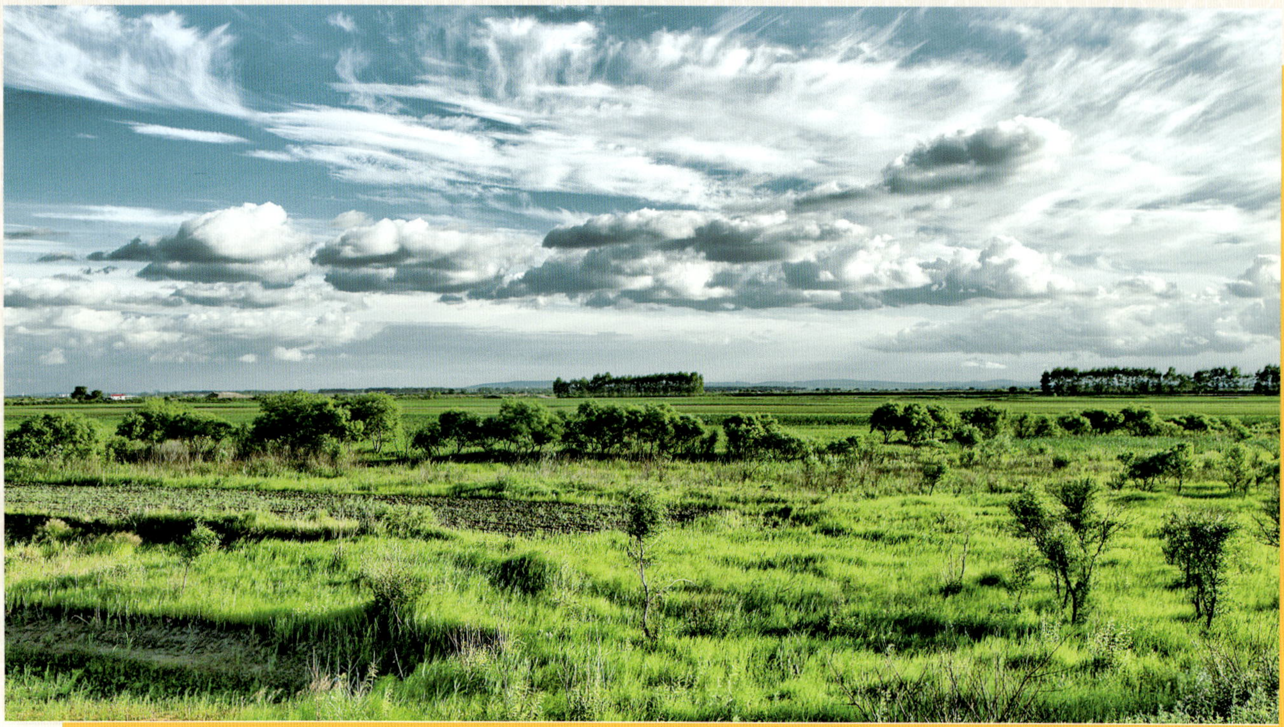

八五〇农场湿地（王永强　摄）

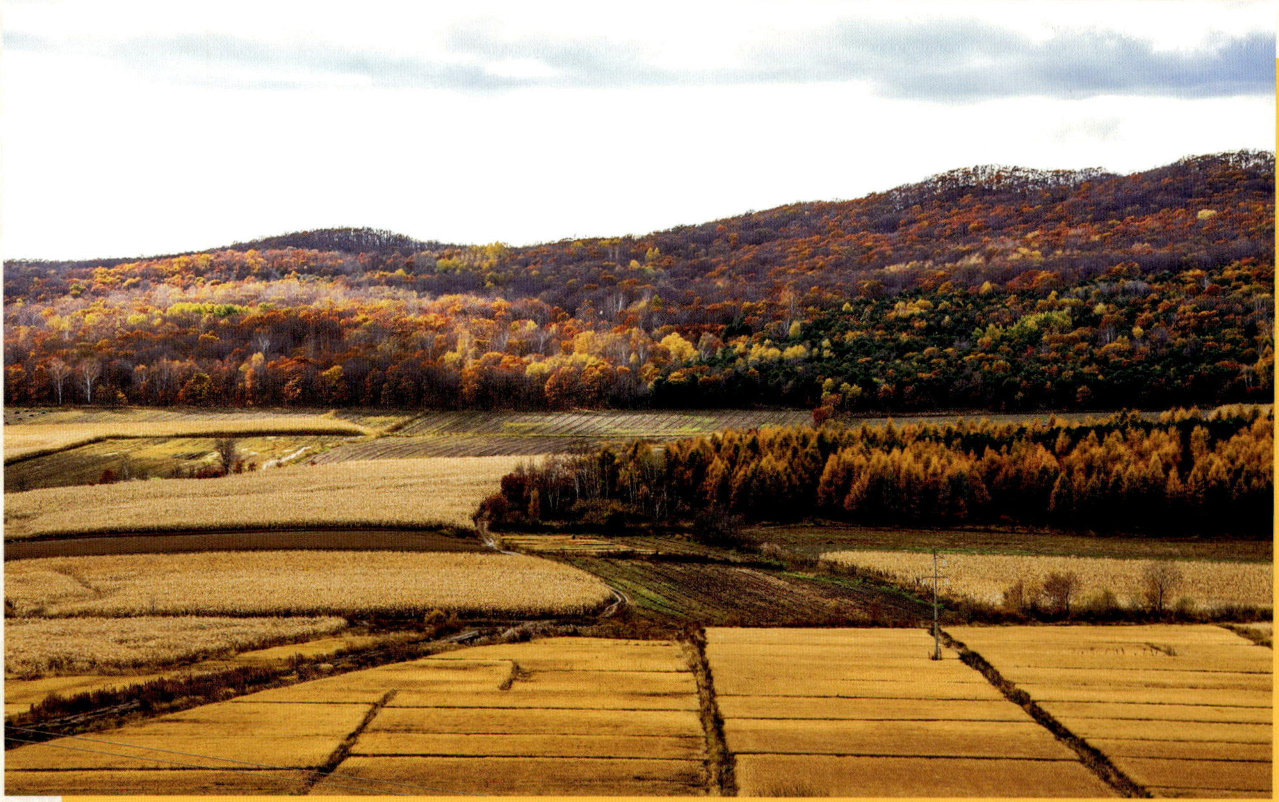

“东沟”秋韵（王永强　摄）

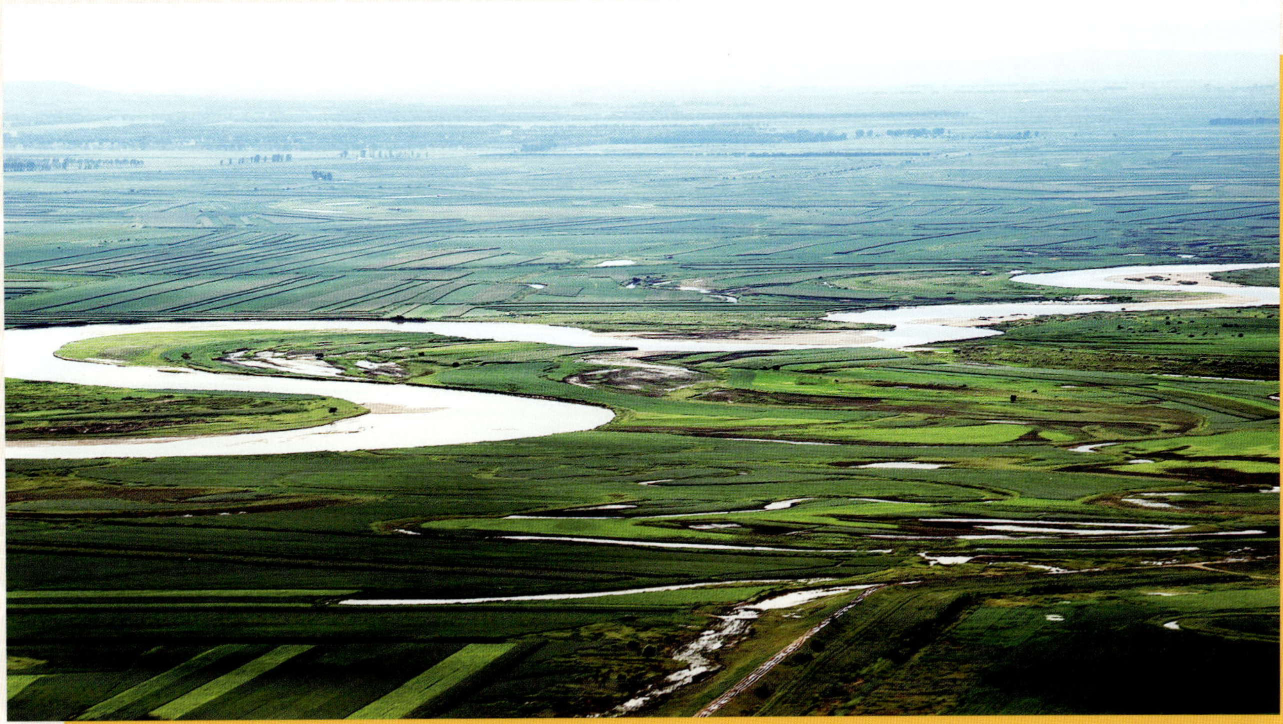

“穆棱河”地貌

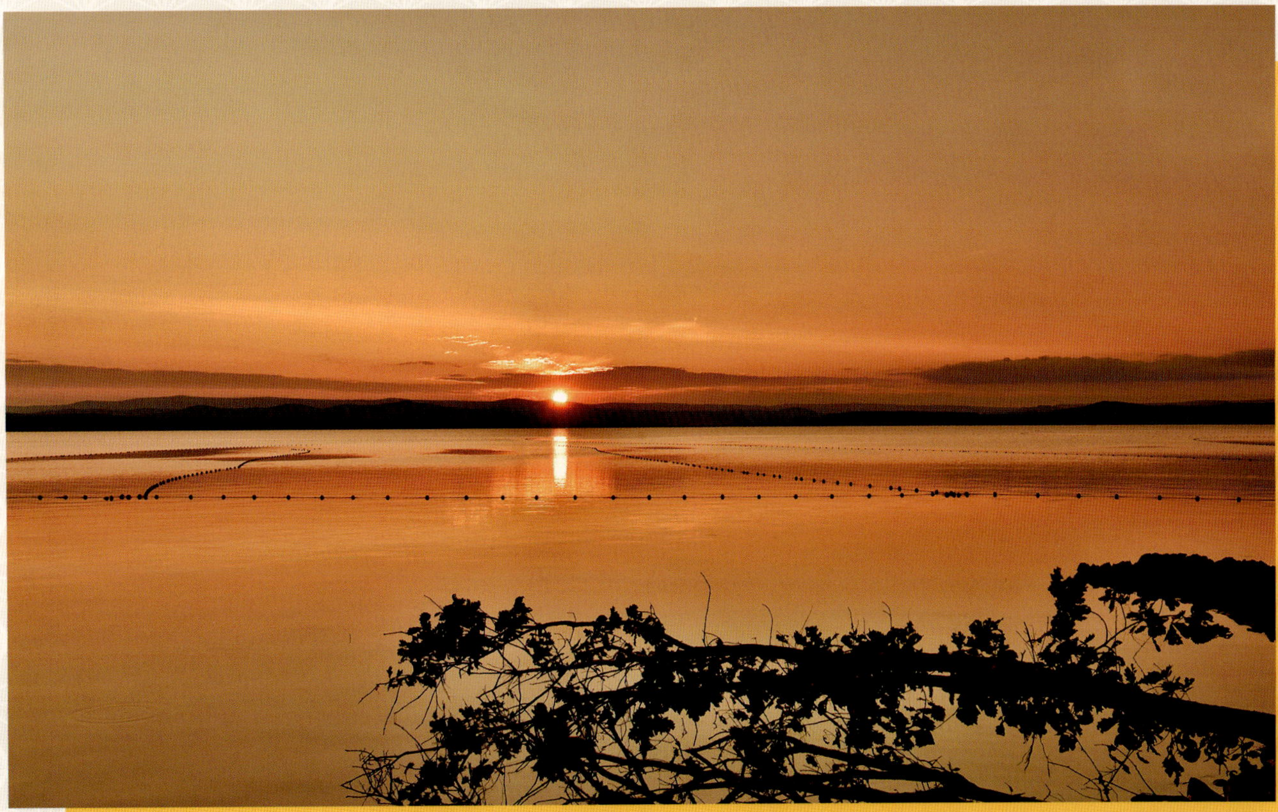

日落“平山水库”（谢亚滨　摄）

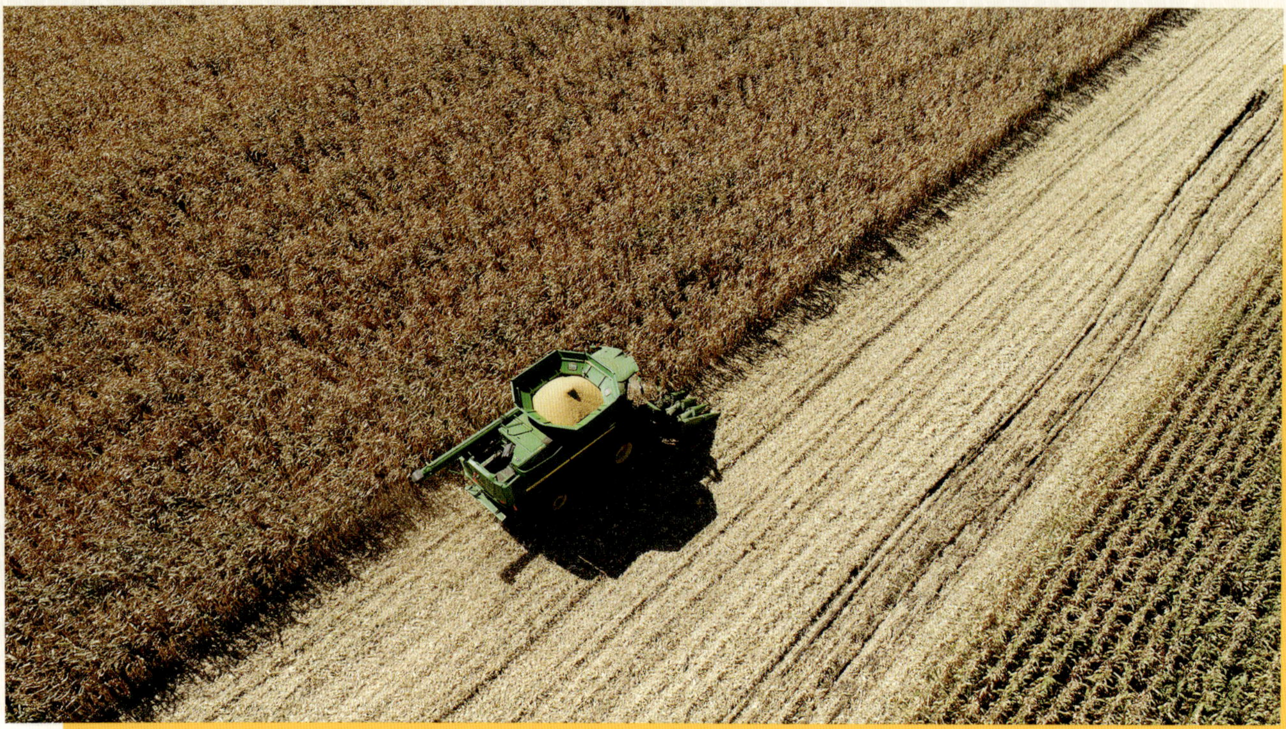

丰收喜悦

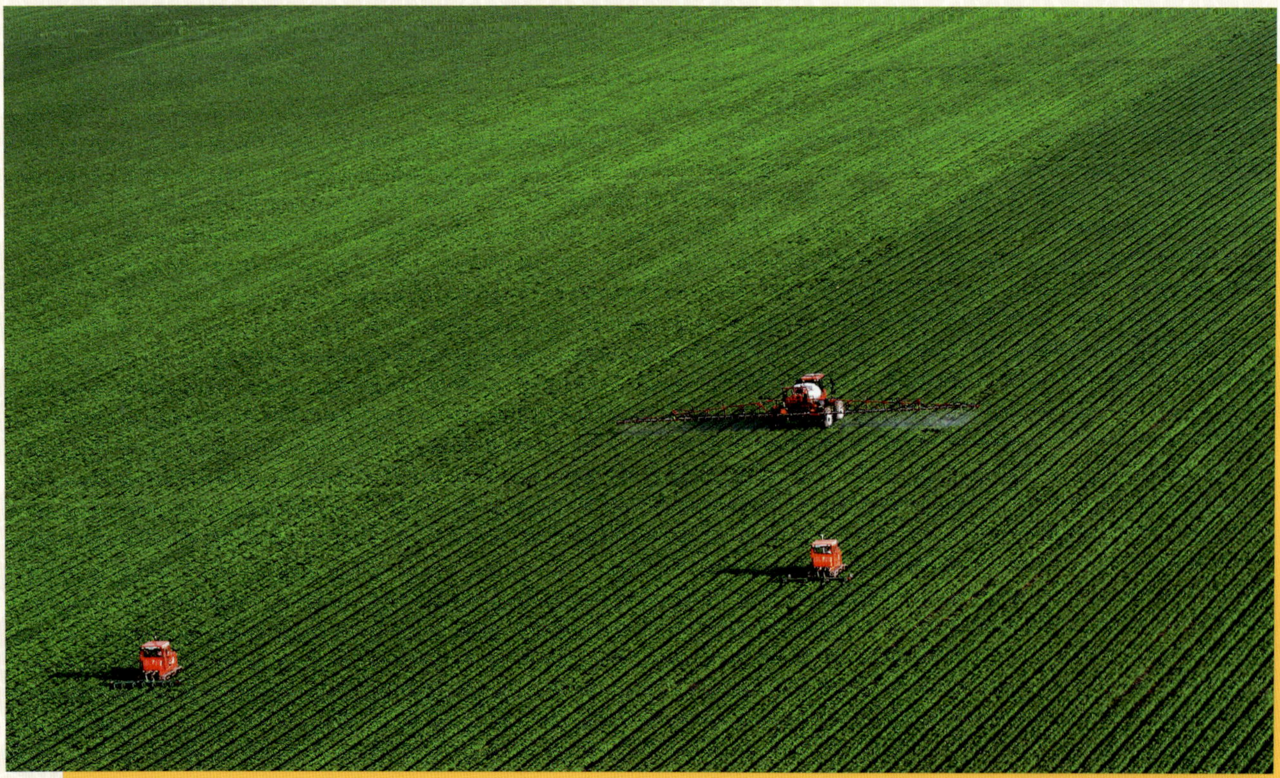

耕耘（范晓波　提供）

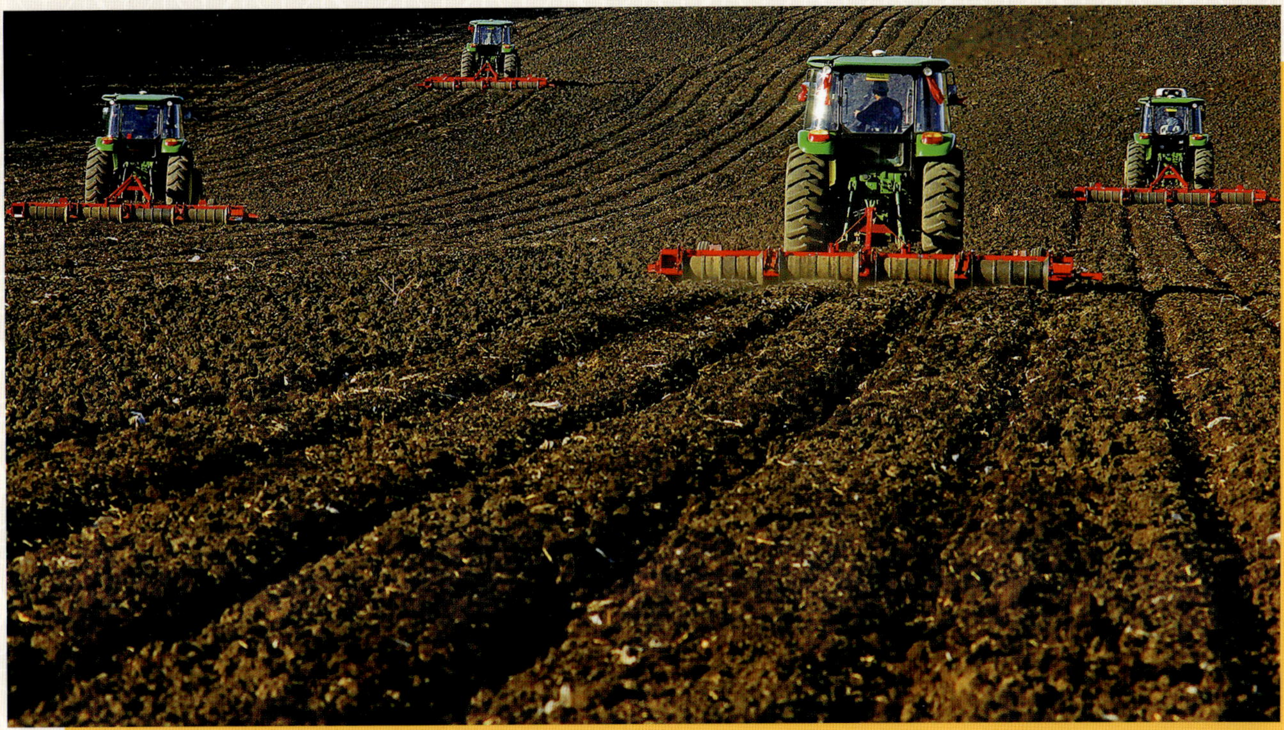

深耕细作（范晓波　摄）

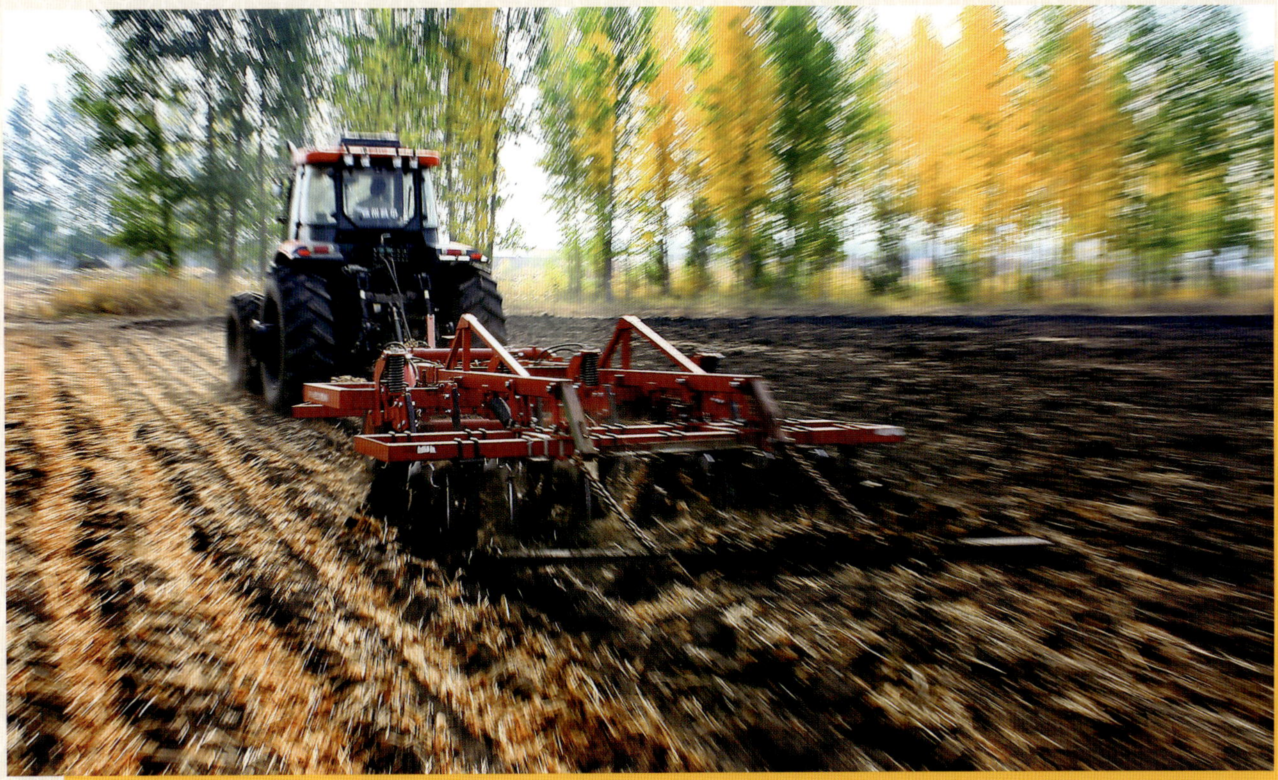

一年之计在于春（范晓波　摄）

黑龙江省八五〇农场行政区划图（2020年）

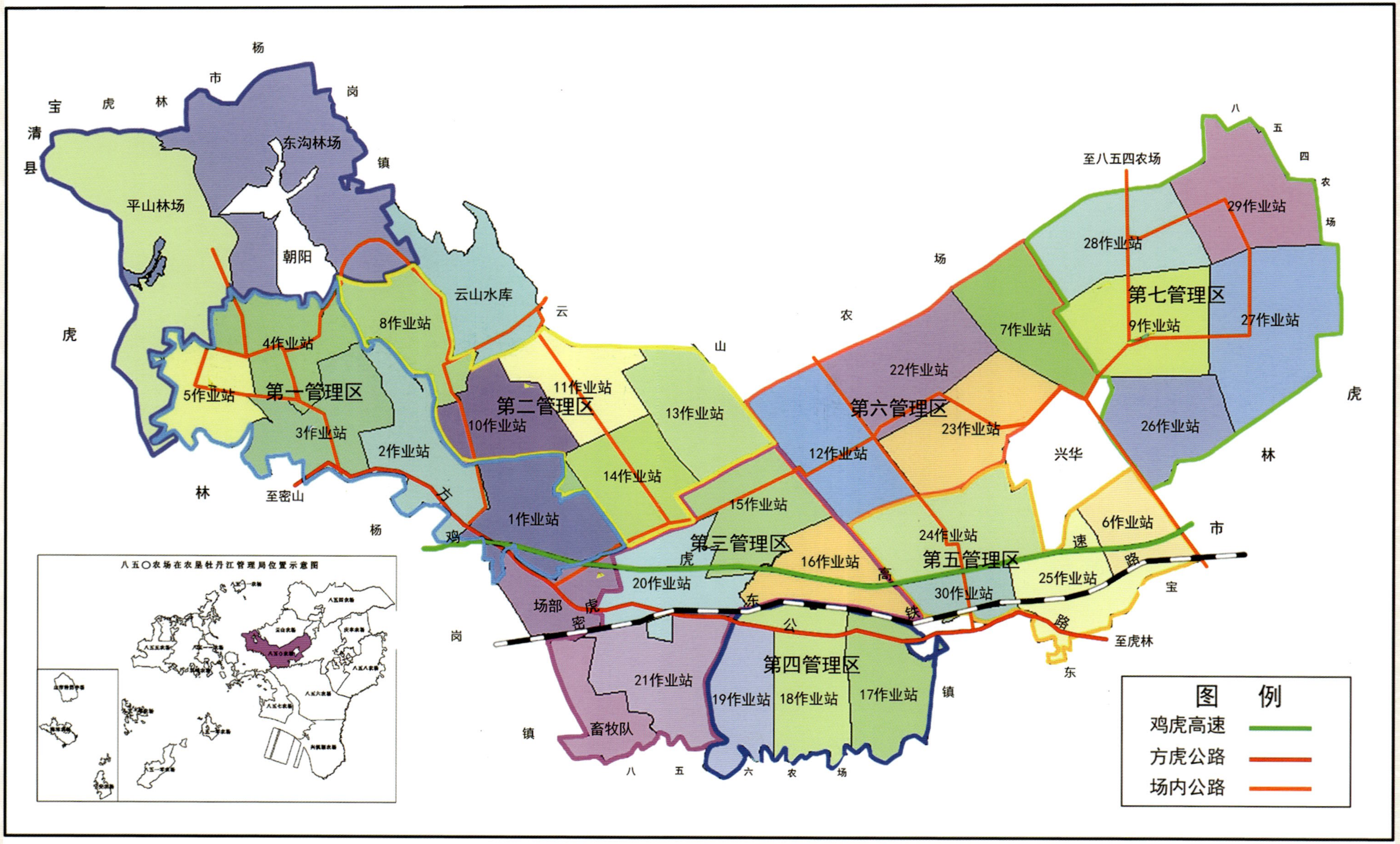

中国农垦农场志丛编纂委员会

中国农垦农场志丛编纂委员会办公室

中国农垦农场志丛

黑龙江八五〇农场志编纂委员会

主　　任　王洪斌　石万峰

常务副主任　纪　军

副 主 任　张天会　张昭宏　粟　华　付东波

委　　员（按姓氏笔画排序）

于　强　于均一　于瑞全　王　伟　王　雷
王万昌　韦志林　田　鑫　付玉勇　孙　昕
苏会武　李连国　李保江　吴长河　余同宴
汪龙凤　张春和　张海波　陈宣蓉　周保国
郑洪喜　赵志强　胡建明　秦传东　贾云武
原　波　郭龙江　陶晓彬　董元民　韩密生
谢延龙

黑龙江八五〇农场志编纂人员

主　　编　张仁群　郭思宝（特邀）

副 主 编　于　涛

编　　辑　贾生平　何　莉

撰写人员（按姓氏笔画排序）

于　涛　于　溦　于均一　于志伟　于瑞全
于瑞国　万云红　王宏伟　王绮鸿　韦芳芳
毛丽娜　田　鑫　毕国强　曲仁凤　吕　明
吕孝华　乔世佳　刘万忠　刘志忠　刘春发
闫国亮　关明月　李　扬　李　孟　李吉文
李海霞　杨　静　杨彦忠　何　英　何　莉
张仁群　张世喜　张洪龙　范晓波　金展鹏
周志宇　周良臣　郑洪喜　郑雪梅　郑源贵
赵　卫　宫兰芬　贾生平　徐林诚　徐颂祥
高　峻　高伟宏　高向达　崔胜男　董金虎
韩　蕊　管天娇

校　　稿　于均一　赵　卫　潘　华　董元民　周保国
于长春　郝　萍　田永利　原　阳

总序

中国农垦农场志丛自2017年开始酝酿，历经几度春秋寒暑，终于在建党100周年之际，陆续面世。在此，谨向所有为修此志作出贡献、付出心血的同志表示诚挚的敬意和由衷的感谢！

中国共产党领导开创的农垦事业，为中华人民共和国的诞生和发展立下汗马功劳。八十余年来，农垦事业的发展与共和国的命运紧密相连，在使命履行中，农场成长为国有农业经济的骨干和代表，成为国家在关键时刻抓得住、用得上的重要力量。

如果将农垦比作大厦，那么农场就是砖瓦，是基本单位。在全国31个省（自治区、直辖市，港澳台除外），分布着1800多个农垦农场。这些星罗棋布的农场如一颗颗玉珠，明暗随农垦的历史进程而起伏；当其融汇在一起，则又映射出农垦事业波澜壮阔的历史画卷，绽放着“艰苦奋斗、勇于开拓”的精神光芒。

（一）

“农垦”概念源于历史悠久的“屯田”。早在秦汉时期就有了移民垦荒，至汉武帝时创立军屯，用于保障军粮供应。之后，历代沿袭屯田这一做法，充实国库，供养军队。

中国共产党借鉴历代屯田经验，发动群众垦荒造田。1933年2月，中华苏维埃共和国临时中央政府颁布《开垦荒地荒田办法》，规定“县区土地部、乡政府要马上调查统计本地所有荒田荒地，切实计划、发动群众去开荒”。到抗日战争时期，中国共产党大规模地发动军人进行农垦实践，肩负起支援抗战的特殊使命，农垦事业正式登上了历史舞台。

20世纪30年代末至40年代初，抗日战争进入相持阶段，在日军扫荡和国民党军事包围、经济封锁等多重压力下，陕甘宁边区生活日益困难。“我们曾经弄到几乎没有衣穿，没有油吃，没有纸、没有菜，战士没有鞋袜，工作人员在冬天没有被盖。”毛泽东同志曾这样讲道。

面对艰难处境，中共中央决定开展“自己动手，丰衣足食”的生产自救。1939年2月2日，毛泽东同志在延安生产动员大会上发出“自己动手”的号召。1940年2月10日，中共中央、中央军委发出《关于开展生产运动的指示》，要求各部队“一面战斗、一面生产、一面学习”。于是，陕甘宁边区掀起了一场轰轰烈烈的大生产运动。

这个时期，抗日根据地的第一个农场——光华农场诞生了。1939年冬，根据中共中央的决定，光华农场在延安筹办，生产牛奶、蔬菜等食物。同时，进行农业科学实验、技术推广，示范带动周边群众。这不同于古代屯田，开创了农垦示范带动的历史先河。

在大生产运动中，还有一面“旗帜”高高飘扬，让人肃然起敬，它就是举世闻名的南泥湾大生产运动。

1940年6—7月，为了解陕甘宁边区自然状况、促进边区建设事业发展，在中共中央财政经济部的支持下，边区政府建设厅的农林科学家乐天宇等一行6人，历时47天，全面考察了边区的森林自然状况，并完成了《陕甘宁边区森林考察团报告书》，报告建议垦殖南泥洼（即南泥湾）。之后，朱德总司令亲自前往南泥洼考察，谋划南泥洼的开发建设。

1941年春天，受中共中央的委托，王震将军率领三五九旅进驻南泥湾。那时，南泥湾俗称“烂泥湾”，“方圆百里山连山”，战士们“只见梢林不见天”，身边做伴的是满山窜的狼豹黄羊。在这种艰苦处境中，战士们攻坚克难，一手拿枪，一手拿镐，练兵开荒两不误，把“烂泥湾”变成了陕北的“好江南”。从1941年到1944年，仅仅几年时间，三五九旅的粮食产量由0.12万石猛增到3.7万石，上缴公粮1万石，达到了耕一余一。与此同时，工业、商业、运输业、畜牧业和建筑业也得到了迅速发展。

南泥湾大生产运动，作为中国共产党第一次大规模的军垦，被视为农垦事业的开端，南泥湾也成为农垦事业和农垦精神的发祥地。

进入解放战争时期，建立巩固的东北根据地成为中共中央全方位战略的重要组成部分。毛泽东同志在1945年12月28日为中共中央起草的《建立巩固的东北根据地》中，明确指出“我党现时在东北的任务，是建立根据地，是在东满、北满、西满建立巩固的军事政治的根据地”，要求“除集中行动负有重大作战任务的野战兵团外，一切部队和机关，必须在战斗和工作之暇从事生产”。

紧接着，1947年，公营农场兴起的大幕拉开了。

这一年春天，中共中央东北局财经委员会召开会议，主持财经工作的陈云、李富春同志在分析时势后指出：东北行政委员会和各省都要“试办公营农场，进行机械化农业实验，以迎接解放后的农村建设”。

这一年夏天，在松江省政府的指导下，松江省省营第一农场（今宁安农场）创建。省政府主任秘书李在人为场长，他带领着一支18人的队伍，在今尚志市一面坡太平沟开犁生产，一身泥、一身汗地拉开了“北大荒第一犁”。

这一年冬天，原辽北军区司令部作训科科长周亚光带领人马，冒着严寒风雪，到通北县赵光区实地踏查，以日伪开拓团训练学校旧址为基础，建成了我国第一个公营机械化农场——通北机械农场。

之后，花园、永安、平阳等一批公营农场纷纷在战火的硝烟中诞生。与此同时，一部分身残志坚的荣誉军人和被解放的国民党军人，向东北荒原宣战，艰苦拓荒、艰辛创业，创建了一批荣军农场和解放团农场。

再将视线转向华北。这一时期，在河北省衡水湖的前身“千顷洼”所在地，华北人民政府农业部利用一批来自联合国善后救济总署的农业机械，建成了华北解放区第一个机械化公营农场——冀衡农场。

除了机械化农场，在那个主要靠人力耕种的年代，一些拖拉机站和机务人员培训班诞生在东北、华北大地上，推广农业机械化技术，成为新中国农机事业人才培养的“摇篮”。新中国的第一位女拖拉机手梁军正是优秀代表之一。

（二）

中华人民共和国成立后农垦事业步入了发展的“快车道”。

1949 年 10 月 1 日，新中国成立了，百废待兴。新的历史阶段提出了新课题、新任务：恢复和发展生产，医治战争创伤，安置转业官兵，巩固国防，稳定新生的人民政权。

这没有硝烟的“新战场”，更需要垦荒生产的支持。

1949 年 12 月 5 日，中央人民政府人民革命军事委员会发布《关于 1950 年军队参加生产建设工作的指示》，号召全军“除继续作战和服勤务者而外，应当负担一部分生产任务，使我人民解放军不仅是一支国防军，而且是一支生产军”。

1952 年 2 月 1 日，毛泽东主席发布《人民革命军事委员会命令》：“你们现在可以把战斗的武器保存起来，拿起生产建设的武器。”批准中国人民解放军 31 个师转为建设师，其中有 15 个师参加农业生产建设。

垦荒战鼓已擂响，刚跨进和平年代的解放军官兵们，又背起行囊，扑向荒原，将“作战地图变成生产地图”，把“炮兵的瞄准仪变成建设者的水平仪”，让“战马变成耕马”，在戈壁荒漠、三江平原、南国边疆安营扎寨，攻坚克难，辛苦耕耘，创造了农垦事业的一个又一个奇迹。

1. 将戈壁荒漠变成绿洲

1950 年 1 月，王震将军向驻疆部队发布开展大生产运动的命令，动员 11 万余名官兵就地屯垦，创建军垦农场。

垦荒之战有多难，这些有着南泥湾精神的农垦战士就有多拼。

没有房子住，就搭草棚子、住地窝子；粮食不够吃，就用盐水煮麦粒；没有拖拉机和畜力，就多人拉犁开荒种地……

然而，戈壁滩缺水，缺“农业的命根子”，这是痛中之痛！

没有水，战士们就自己修渠，自伐木料，自制筐担，自搓绳索，自开块石。修渠中涌现了很多动人故事，据原新疆兵团农二师师长王德昌回忆，1951 年冬天，一名来自湖南的女战士，面对磨断的绳子，情急之下，割下心爱的辫子，接上绳子背起了石头。

在战士们全力以赴的努力下，十八团渠、红星渠、和平渠、八一胜利渠等一条条大地的“新动脉”，奔涌在戈壁滩上。

1954 年 10 月，经中共中央批准，新疆生产建设兵团成立，陶峙岳被任命为司令员，新疆维吾尔自治区党委书记王恩茂兼任第一政委，张仲瀚任第二政委。努力开荒生产的驻疆屯垦官兵终于有了正式的新身份，工作中心由武装斗争转为经济建设，新疆地区的屯垦进入了新的阶段。

之后，新疆生产建设兵团重点开发了北疆的准噶尔盆地、南疆的塔里木河流域及伊犁、博乐、塔城等边远地区。战士们鼓足干劲，兴修水利、垦荒造田、种粮种棉、修路架桥，一座座城市拔地而起，荒漠变绿洲。

2. 将荒原沼泽变成粮仓

在新疆屯垦热火朝天之时，北大荒也进入了波澜壮阔的开发阶段，三江平原成为“主战场”。

1954 年 8 月，中共中央农村工作部同意并批转了农业部党组《关于开发东北荒地的农建二师移垦东北问题的报告》，同时上报中央军委批准。9 月，第一批集体转业的“移民大军”——农建二师由山东开赴北大荒。这支 8000 多人的齐鲁官兵队伍以荒原为家，创建了二九〇、二九一和十一农场。

同年，王震将军视察黑龙江汤原后，萌发了开发北大荒的设想。领命的是第五师副师长余友清，他打头阵，率一支先遣队到密山、虎林一带踏查荒原，于1955年元旦，在虎林县（今虎林市）西岗创建了铁道兵第一个农场，以部队番号命名为“八五〇部农场”。

1955年，经中共中央同意，铁道兵9个师近两万人挺进北大荒，在密山、虎林、饶河一带开荒建场，拉开了向三江平原发起总攻的序幕，在八五〇部农场周围建起了一批八字头的农场。

1958年1月，中央军委发出《关于动员十万干部转业复员参加生产建设的指示》，要求全军复员转业官兵去开发北大荒。命令一下，十万转业官兵及家属，浩浩荡荡进军三江平原，支边青年、知识青年也前赴后继地进攻这片古老的荒原。

垦荒大军不惧苦、不畏难，鏖战多年，荒原变良田。1964年盛夏，国家副主席董必武来到北大荒视察，面对麦香千里即兴赋诗：“斩棘披荆忆老兵，大荒已变大粮屯。”

3. 将荒郊野岭变成胶园

如果说农垦大军在戈壁滩、北大荒打赢了漂亮的要粮要棉战役，那么，在南国边疆，则打赢了一场在世界看来不可能胜利的翻身仗。

1950年，朝鲜战争爆发后，帝国主义对我国实行经济封锁，重要战略物资天然橡胶被禁运，我国国防和经济建设面临严重威胁。

当时世界公认天然橡胶的种植地域不能超过北纬17°，我国被国际上许多专家划为“植胶禁区”。

但命运应该掌握在自己手中，中共中央作出“一定要建立自己的橡胶基地”的战略决策。1951年8月，政务院通过《关于扩大培植橡胶树的决定》，由副总理兼财政经济委员会主任陈云亲自主持这项工作。同年11月，华南垦殖局成立，中共中央华南分局第一书记叶剑英兼任局长，开始探索橡胶种植。

1952年3月，两万名中国人民解放军临危受命，组建成林业工程第一师、第二师和一个独立团，开赴海南、湛江、合浦等地，住茅棚、战台风、斗猛兽，白手起家垦殖橡胶。

大规模垦殖橡胶，急需胶籽。“一粒胶籽，一两黄金”成为战斗口号，战士们不惜一切代价收集胶籽。有一位叫陈金照的小战士，运送胶籽时遇到山洪，被战友们找到时已没有了呼吸，而背上箩筐里的胶籽却一粒没丢……

正是有了千千万万个把橡胶看得重于生命的陈金照们，1957年春天，华南垦殖局种植的第一批橡胶树，流出了第一滴胶乳。

1960年以后，大批转业官兵加入海南岛植胶队伍，建成第一个橡胶生产基地，还大面积种植了剑麻、香茅、咖啡等多种热带作物。同时，又有数万名转业官兵和湖南移民汇聚云南边疆，用血汗浇灌出了我国第二个橡胶生产基地。

在新疆、东北和华南三大军垦战役打响之时，其他省份也开始试办农场。1952年，在政务院关于“各县在可能范围内尽量地办起和办好一两个国营农场”的要求下，全国各地农场如雨后春笋般发展起来。1956年，农垦部成立，王震将军被任命为部长，统一管理全国的军垦农场和地方农场。

随着农垦管理走向规范化，农垦事业也蓬勃发展起来。江西建成多个综合垦殖场，发展茶、果、桑、林等多种生产；北京市郊、天津市郊、上海崇明岛等地建起了主要为城市提供副食品的国营农场；陕西、安徽、河南、西藏等省区建立发展了农牧场群……

到1966年，全国建成国营农场1958个，拥有职工292.77万人，拥有耕地面积345457公顷，农垦成为我国农业战线一支引人瞩目的生力军。

(三)

前进的道路并不总是平坦的。“文化大革命”持续十年，使党、国家和各族人民遭到新中国成立以来时间最长、范围最广、损失最大的挫折，农垦系统也不能幸免。农场平均主义盛行，从1967年至1978年，农垦系统连续亏损12年。

“没有一个冬天不可逾越，没有一个春天不会来临。”1978年，党的十一届三中全会召开，如同一声春雷，唤醒了沉睡的中华大地。手握改革开放这一法宝，全党全社会朝着社会主义现代化建设方向大步前进。

在这种大形势下，农垦人深知，国营农场作为社会主义全民所有制企业，应当而且有条件走在农业现代化的前列，继续发挥带头和示范作用。

于是，农垦人自觉承担起推进实现农业现代化的重大使命，乘着改革开放的春风，开始进行一系列的上下求索。

1978年9月，国务院召开了人民公社、国营农场试办农工商联合企业座谈会，决定在我国试办农工商联合企业，农垦系统积极响应。作为现代化大农业的尝试，机械化水平较高且具有一定工商业经验的农垦企业，在农工商综合经营改革中如鱼得水，打破了单一种粮的局面，开启了农垦一二三产业全面发展的大门。

农工商综合经营只是农垦改革的一部分，农垦改革的关键在于打破平均主义，调动生产积极性。

为调动企业积极性，1979年2月，国务院批转了财政部、国家农垦总局《关于农垦企业实行财务包干的暂行规定》。自此，农垦开始实行财务大包干，突破了“千家花钱，一家（中央）平衡”的统收统支方式，解决了农垦企业吃国家“大锅饭”的问题。

为调动企业职工的积极性，从1979年根据财务包干的要求恢复“包、定、奖”生产责任制，到1980年后一些农场实行以“大包干”到户为主要形式的家庭联产承包责任制，再到1983年借鉴农村改革经验，全面兴办家庭农场，逐渐建立大农场套小农场的双层经营体制，形成“家家有场长，户户搞核算”的蓬勃发展气象。

为调动企业经营者的积极性，1984年下半年，农垦系统在全国选择100多个企业试点推行场（厂）长、经理负责制，1988年全国农垦有60%以上的企业实行了这项改革，继而又借鉴城市国有企业改革经验，全面推行多种形式承包经营责任制，进一步明确主管部门与企业的权责利关系。

以上这些改革主要是在企业层面，以单项改革为主，虽然触及了国家、企业和职工的最直接、最根本的利益关系，但还没有完全解决传统体制下影响农垦经济发展的深层次矛盾和困难。

“历史总是在不断解决问题中前进的。”1992年，继邓小平南方谈话之后，党的十四大明确提出，要建立社会主义市场经济体制。市场经济为农垦改革进一步指明了方向，但农垦如何改革才能步入这个轨道，真正成为现代化农业的引领者？

关于国营大中型企业如何走向市场，早在1991年9月中共中央就召开工作会议，强调要转换企业经营机制。1992年7月，国务院发布《全民所有制工业企业转换经营机制条例》，明确提出企业转换经营机制的目标是：“使企业适应市场的要求，成为依法自主经营、自负盈亏、自我发展、自我约束的商品生产和经营单位，成为独立享有民事权利和承担民事义务的企业法人。”

为转换农垦企业的经营机制，针对在干部制度上的“铁交椅”、用工制度上的“铁饭碗”和分配制度上的“大锅饭”问题，农垦实施了干部聘任制、全员劳动合同制以及劳动报酬与工效挂钩的三项制度改革，为农垦企业建立在用人、用工和收入分配上的竞争机制起到了重要促进作用。

1993年，十四届三中全会再次擂响战鼓，指出要进一步转换国有企业经营机制，建立适应市场经济要求，产权清晰、权责明确、政企分开、管理科学的现代企业制度。

农业部积极响应，1994年决定实施“三百工程”，即在全国农垦选择百家国有农场进行现代企业制度试点、组建发展百家企业集团、建设和做强百家良种企业，标志着农垦企业的改革开始深入到企业制度本身。

同年，针对有些农场仍为职工家庭农场，承包户垫付生产、生活费用这一问题，根据当年1月召开的全国农业工作会议要求，全国农垦系统开始实行“四到户”和“两自理”，即土地、核算、盈亏、风险到户，生产费、生活费由职工自理。这一举措彻底打破了“大锅饭”，开启了国有农场农业双层经营体制改革的新发展阶段。

然而，在推进市场经济进程中，以行政管理手段为主的垦区传统管理体制，逐渐成为束缚企业改革的桎梏。

垦区管理体制改革迫在眉睫。1995年，农业部在湖北省武汉市召开全国农垦经济体制改革工作会议，在总结各垦区实践的基础上，确立了农垦管理体制的改革思路：逐步弱化行政职能，加快实体化进程，积极向集团化、公司化过渡。以此会议为标志，垦区管理体制改革全面启动。北京、天津、黑龙江等17个垦区按照集团化方向推进。此时，出于实际需要，大部分垦区在推进集团化改革中仍保留了农垦管理部门牌子和部分行政管理职能。

“前途是光明的，道路是曲折的。”由于农垦自身存在的政企不分、产权不清、社会负担过重等深层次矛盾逐渐暴露，加之农产品价格低迷、激烈的市场竞争等外部因素叠加，从1997年开始，农垦企业开始步入长达5年的亏损徘徊期。

然而，农垦人不放弃、不妥协，终于在2002年“守得云开见月明”。这一年，中共十六大召开，农垦也在不断调整和改革中，告别“五连亏”，盈利13亿。

2002年后，集团化垦区按照“产业化、集团化、股份化”的要求，加快了对集团母公司、产业化专业公司的公司制改造和资源整合，逐步将国有优质资产集中到主导产业，进一步建立健全现代企业制度，形成了一批大公司、大集团，提升了农垦企业的核心竞争力。

与此同时，国有农场也在企业化、公司化改造方面进行了积极探索，综合考虑是否具备企业经营条件、能否剥离办社会职能等因素，因地制宜、分类指导。一是办社会职能可以移交的农场，按公司制等企业组织形式进行改革；办社会职能剥离需要过渡期的农场，逐步向公司制企业过渡。如广东、云南、上海、宁夏等集团化垦区，结合农场体制改革，打破传统农场界限，组建产业化专业公司，并以此为纽带，进一步将垦区内产业关联农场由子公司改为产业公司的生产基地（或基地分公司），建立了集团与加工企业、农场生产基地间新的运行体制。二是不具备企业经营条件的农场，改为乡、镇或行政区，向政权组织过渡。如2003年前后，一些垦区的部分农场连年严重亏损，有的甚至濒临破产。湖南、湖北、河北等垦区经省委、省政府批准，对农场管理体制进行革新，把农场管理权下放到市县，实行属地管理，一些农场建立农场管理区，赋予必要的政府职能，给予财税优惠政策。

这些改革离不开农垦职工的默默支持，农垦的改革也不会忽视职工的生活保障。1986年，根据《中共中央、国务院批转农牧渔业部〈关于农垦经济体制改革问题的报告〉的通知》要求，农垦系统突破职工住房由国家分配的制度，实行住房商品化，调动职工自己动手、改善住房的积极性。1992 年，农垦系统根据国务院关于企业职工养老保险制度改革的精神，开始改变职工养老保险金由企业独自承担的局面，此后逐步建立并完善国家、企业、职工三方共同承担的社会保障制度，减轻农场养老负担的同时，也减少了农场职工的后顾之忧，保障了农场改革的顺利推进。

从 1986 年至十八大前夕，从努力打破传统高度集中封闭管理的计划经济体制，到坚定社会主义市场经济体制方向；从在企业层面改革，以单项改革和放权让利为主，到深入管理体制，以制度建设为核心、多项改革综合配套协调推进为主：农垦企业一步一个脚印，走上符合自身实际的改革道路，管理体制更加适应市场经济，企业经营机制更加灵活高效。

这一阶段，农垦系统一手抓改革，一手抓开放，积极跳出“封闭”死胡同，走向开放的康庄大道。从利用外资在经营等领域涉足并深入合作，大力发展“三资”企业和“三来一补”项目；到注重“引进来”，引进资金、技术设备和管理理念等；再到积极实施“走出去”战略，与中东、东盟、日本等地区和国家进行经贸合作出口商品，甚至扎根境外建基地、办企业、搞加工、拓市场：农垦改革开放风生水起逐浪高，逐步形成“两个市场、两种资源”的对外开放格局。

（四）

党的十八大以来，以习近平同志为核心的党中央迎难而上，作出全面深化改革的决定，农垦改革也进入全面深化和进一步完善阶段。

2015 年 11 月，中共中央、国务院印发《关于进一步推进农垦改革发展的意见》（简称《意见》），吹响了新一轮农垦改革发展的号角。《意见》明确要求，新时期农垦改革发展要以推进垦区集团化、农场企业化改革为主线，努力把农垦建设成为保障国家粮食安全和重要农产品有效供给的国家队、中国特色新型农业现代化的示范区、农业对外合作的排头兵、安边固疆的稳定器。

2016 年 5 月 25 日，习近平总书记在黑龙江省考察时指出，要深化国有农垦体制改革，以垦区集团化、农场企业化为主线，推动资源资产整合、产业优化升级，建设现代农业大基地、大企业、大产业，努力形成农业领域的航母。

2018年9月25日，习近平总书记再次来到黑龙江省进行考察，他强调，要深化农垦体制改革，全面增强农垦内生动力、发展活力、整体实力，更好发挥农垦在现代农业建设中的骨干作用。

农垦从来没有像今天这样更接近中华民族伟大复兴的梦想！农垦人更加振奋了，以壮士断腕的勇气、背水一战的决心继续农垦改革发展攻坚战。

1. 取得了累累硕果

——坚持集团化改革主导方向，形成和壮大了一批具有较强竞争力的现代农业企业集团。黑龙江北大荒去行政化改革、江苏农垦农业板块上市、北京首农食品资源整合……农垦深化体制机制改革多点开花、逐步深入。以资本为纽带的母子公司管理体制不断完善，现代公司治理体系进一步健全。市县管理农场的省份区域集团化改革稳步推进，已组建区域集团和产业公司超过300家，一大批农场注册成为公司制企业，成为真正的市场主体。

——创新和完善农垦农业双层经营体制，强化大农场的统一经营服务能力，提高适度规模经营水平。截至2020年，据不完全统计，全国农垦规模化经营土地面积5500多万亩，约占农垦耕地面积的70.5%，现代农业之路越走越宽。

——改革国有农场办社会职能，让农垦企业政企分开、社企分开，彻底甩掉历史包袱。截至2020年，全国农垦有改革任务的1500多个农场完成办社会职能改革，松绑后的步伐更加矫健有力。

——推动农垦国有土地使用权确权登记发证，唤醒沉睡已久的农垦土地资源。截至2020年，土地确权登记发证率达到96.3%，使土地也能变成金子注入农垦企业，为推进农垦土地资源资产化、资本化打下坚实基础。

——积极推进对外开放，农垦农业对外合作先行者和排头兵的地位更加突出。合作领域从粮食、天然橡胶行业扩展到油料、糖业、果菜等多种产业，从单个环节向全产业链延伸，对外合作范围不断拓展。截至2020年，全国共有15个垦区在45个国家和地区投资设立了84家农业企业，累计投资超过370亿元。

2. 在发展中改革，在改革中发展

农垦企业不仅有改革的硕果，更以改革创新为动力，在扶贫开发、产业发展、打造农业领域航母方面交出了漂亮的成绩单。

——聚力农垦扶贫开发，打赢农垦脱贫攻坚战。从20世纪90年代起，农垦系统开始扶贫开发。“十三五”时期，农垦系统针对304个重点贫困农场，绘制扶贫作战图，逐个建立扶贫档案，坚持“一场一卡一评价”。坚持产业扶贫，组织开展技术培训、现场观摩、产销对接，增强贫困农场自我“造血”能力。甘肃农垦永昌农场建成高原夏菜示范园区，江西宜丰黄冈山垦殖场大力发展旅游产业，广东农垦新华农场打造绿色生态茶园……贫困农场产业发展蒸蒸日上，全部如期脱贫摘帽，相对落后农场、边境农场和生态脆弱区农场等农垦“三场”踏上全面振兴之路。

——推动产业高质量发展，现代农业产业体系、生产体系、经营体系不断完善。初步建成一批稳定可靠的大型生产基地，保障粮食、天然橡胶、牛奶、肉类等重要农产品的供给；推广一批环境友好型种养新技术、种养循环新模式，提升产品质量的同时促进节本增效；制定发布一系列生鲜乳、稻米等农产品的团体标准，守护“舌尖上的安全”；相继成立种业、乳业、节水农业等产业技术联盟，形成共商共建共享的合力；逐渐形成“以中国农垦公共品牌为核心、农垦系统品牌联合舰队为依托”的品牌矩阵，品牌美誉度、影响力进一步扩大。

——打造形成农业领域航母，向培育具有国际竞争力的现代农业企业集团迈出坚实步伐。黑龙江北大荒、北京首农、上海光明三个集团资产和营收双超千亿元，在发展中乘风破浪：黑龙江北大荒农垦集团实现机械化全覆盖，连续多年粮食产量稳定在400亿斤以上，推动产业高端化、智能化、绿色化，全力打造“北大荒绿色智慧厨房”；北京首农集团坚持科技和品牌双轮驱动，不断提升完善“从田间到餐桌”的全产业链条；上海光明食品集团坚持品牌化经营、国际化发展道路，加快农业

“走出去”步伐，进行国际化供应链、产业链建设，海外营收占集团总营收20%左右，极大地增强了对全世界优质资源的获取能力和配置能力。

千淘万漉虽辛苦，吹尽狂沙始到金。迈入“十四五”，农垦改革目标基本完成，正式开启了高质量发展的新篇章，正在加快建设现代农业的大基地、大企业、大产业，全力打造农业领域航母。

（五）

八十多年来，从人畜拉犁到无人机械作业，从一产独大到三产融合，从单项经营到全产业链，从垦区“小社会”到农业“集团军”，农垦发生了翻天覆地的变化。然而，无论农垦怎样变，变中都有不变。

——不变的是一路始终听党话、跟党走的绝对忠诚。从抗战和解放战争时期垦荒供应军粮，到新中国成立初期发展生产、巩固国防，再到改革开放后逐步成为现代农业建设的“排头兵”，农垦始终坚持全面贯彻党的领导。而农垦从孕育诞生到发展壮大，更离不开党的坚强领导。毫不动摇地坚持贯彻党对农垦的领导，是农垦人奋力前行的坚强保障。

——不变的是服务国家核心利益的初心和使命。肩负历史赋予的保障供给、屯垦戍边、示范引领的使命，农垦系统始终站在讲政治的高度，把完成国家战略任务放在首位。在三年困难时期、“非典”肆虐、汶川大地震、新冠肺炎疫情突发等关键时刻，农垦系统都能“调得动、顶得上、应得急”，为国家大局稳定作出突出贡献。

——不变的是“艰苦奋斗、勇于开拓”的农垦精神。从抗日战争时一手拿枪、一手拿镐的南泥湾大生产，到新中国成立后新疆、东北和华南的三大军垦战役，再到改革开放后艰难但从未退缩的改革创新、坚定且铿锵有力的发展步伐，“艰苦奋斗、勇于开拓”始终是农垦人不变的本色，始终是农垦人攻坚克难的“传家宝”。

农垦精神和文化生于农垦沃土，在红色文化、军旅文化、知青文化等文化中孕育，也在一代代人的传承下，不断被注入新的时代内涵，成为农垦事业发展的不竭动力。

“大力弘扬‘艰苦奋斗、勇于开拓’的农垦精神，推进农垦文化建设，汇聚起推动农垦改革发展的强大精神力量。”中央农垦改革发展文件这样要求。在新时代、新征程中，记录、传承农垦精神，弘扬农垦文化是农垦人的职责所在。

（六）

随着垦区集团化、农场企业化改革的深入，农垦的企业属性越来越突出，加之有些农场的历史资料、文献文物不同程度遗失和损坏，不少老一辈农垦人也已年至期颐，农垦历史、人文、社会、文化等方面的保护传承需求也越来越迫切。

传承农垦历史文化，志书是十分重要的载体。然而，目前只有少数农场编写出版过农场史志类书籍。因此，为弘扬农垦精神和文化，完整记录展示农场发展改革历程，保存农垦系统重要历史资料，在农业农村部党组的坚强领导下，农垦局主动作为，牵头组织开展中国农垦农场志丛编纂工作。

工欲善其事，必先利其器。2019年，借全国第二轮修志工作结束、第三轮修志工作启动的契机，农业农村部启动中国农垦农场志丛编纂工作，广泛收集地方志相关文献资料，实地走访调研、拜访专家、咨询座谈、征求意见等。在充足的前期准备工作基础上，制定了中国农垦农场志丛编纂工作方案，拟按照前期探索、总结经验、逐步推进的整体安排，统筹推进中国农垦农场志丛编纂工作，这一方案得到了农业农村部领导的高度认可和充分肯定。

编纂工作启动后，层层落实责任。农业农村部专门成立了中国农垦农场志丛编纂委员会，研究解决农场志编纂、出版工作中的重大事项；编纂委员会下设办公室，负责志书编纂的具体组织协调工作；各省级农垦管理部门成立农场志编纂工作机构，负责协调本区域农场志的组织编纂、质量审查等工作；参与编纂的农场成立了农场志编纂工作小组，明确专职人员，落实工作经费，建立配套机制，保证了编纂工作的顺利进行。

质量是志书的生命和价值所在。为保证志书质量，我们组织专家编写了《农场志编纂技术手册》，举办农场志编纂工作培训班，召开农场志编纂工作推进会和研讨会，到农场实地调研督导，尽全力把好志书编纂的史实关、政治关、体例关、文字关和出版关。我们本着“时间服从质量”的原则，将精品意识贯穿编纂工作始终。坚持分步实施、稳步推进，成熟一本出版一本，成熟一批出版一批。

中国农垦农场志丛是我国第一次较为系统地记录展示农场形成发展脉络、改革发展历程的志书。它是一扇窗口，让读者了解农场，理解农垦；它是一条纽带，让农垦人牢记历史，让农垦精神代代传承；它是一本教科书，为今后农垦继续深化改革开放、引领现代农业建设、服务乡村振兴战略指引道路。

修志为用。希望此志能够“尽其用”，对读者有所裨益。希望广大农垦人能够从此志汲取营养，不忘初心、牢记使命，一茬接着一茬干、一棒接着一棒跑，在新时代继续发挥农垦精神，续写农垦改革发展新辉煌，为实现中华民族伟大复兴的中国梦不懈努力！

中国农垦农场志丛编纂委员会

2021年7月

黑龙江八五〇农场志
HEILONGJIANG BAWULING NONGCHANGZHI

序言

八五〇农场作为第一批中国农垦农场志编纂农场之一，为了更好地记录传承历史，按时、保质、保量地完成《黑龙江八五〇农场志》的编纂工作，并在中国共产党建党100周年之际，完成这一重要职责和神圣任务。自2020年启动以来，八五〇农场本着为事业负责、为历史负责和为后人负责的态度，积极推进志书的编纂工作。在八五〇农场党委高度重视和支持下，由八五〇农场志编纂委员会承编，机关各部门及相关单位参编，多次易稿，形成初稿。经黑龙江北大荒集团史志办初审，中国农垦农场志丛编纂委员会终审定稿，即将付梓与读者见面。在此，谨对农业农村部农垦局、中国农垦经济发展中心、中国农业出版社、北大荒农垦集团史志办、八五〇农场党委、农场机关各部门及相关单位，对所有关心、支持本志编写的领导和同志们，一并表示感谢。

一

这本志书真实记录了1955—2020年，黑龙江八五〇农场的历史沿革和发展巨变，内容涵盖农场政治、经济、文化、改革、发展的历程。

八五〇农场的发展历程可以说是北大荒军垦史的一个缩影，更是不断改革创新的过程：这里是王震将军点燃第一把荒火的地方；这里是十二个“八字头”军垦农场的母亲场；这里是农垦部第一个实验农场；这里是全国垦区第一个示范农垦城；这里诞生了垦区第一所农业大学；这里成立了垦区第一个农业科研试验站；这里是北大荒精神发源地核心区和铁道兵军垦文化发祥地……

斗转星移、沧桑巨变。六十五年来，经过铁道兵、复转官兵、支边青年、知识青年、科技工作者、大学毕业生等几代八五〇人的不懈奋斗，八五〇农场的各项事业得到飞速发展。从当初的人拉犁开荒、人工播种、人工除草、人工收获到现在的机械作业、飞机航化、轨道农业、智能导航，生产方式和工作效能以及作业标准发生了翻天覆地的变化。从当初住的马架子、地窨子、草辫子房到现在的居住城镇化、环境生态化，生活条件有了质的飞跃。从当初的天苍苍、野茫茫、一片衰草和苇塘到现在的稻海无垠、粮豆满仓，国家粮食安全“压舱石”的地位日益凸显。

尤其是中共十九大胜利召开以后，八五〇农场不忘初心，牢记使命，继承北大荒精神，弘扬红色军垦文化，围绕全面加强党的建设、农场企业化改革、农业供给侧结构性改革、双控一服务、绿色智慧厨房、大营销战略布局、精准扶贫等中心工作精准发力，不断提升企业管理水平和经营增收能力。目前，八五〇农场已建设成为以生产绿色食品为主，集粮食种植、仓储、物流、加工、销售为一体，产业链健全的大型现代化国有农业企业。土地使用面积 76.79 万亩，耕地面积 51.25 万亩，保有大中型拖拉机及收获机械 2113 台，机械总动力 15.2 万千瓦，农业机械化程度和科学管理水平处于全国领先。八五〇农场内陆港可以开办国际、国内集装箱多式联运业务，是黑龙江省牡丹江市以东地区重要的粮食物流集散地。2020 年，八五〇农场实现粮食总产 28.4 万吨，比 1955 年增长 83 倍；实现营业收入 4.44 亿元。先后被评为“全国农业标准化示范农场”“国家级生态乡镇（农场）”“全国文明单位”“第一批全国粮食现代物流建设示范单位”。

雄关漫道真如铁，而今迈步从头越。站在新时代新起点上，八五〇农场坚持以高质量发展为目标，以强化企业化经营为主攻方向，继承红色基因、绿色理念、金色未来“三色调和”的发展理念，加快从行政思维到经营思维、从种植效益向市场效益、从生产管理到技术服务的转变，积极推进第一、第二、第三产业深度融合。突出党建领航的统领作用，重点加强工业产业园和文化产业园建设，实施优质农产品基地建设、数字智慧农业建设、仓储扩容、物流拓展、加工升级、品牌创建、营销增收、文化旅游等“八项工程”，激发企业的内生动力和发展活力，加快构建符合场情和现代企业制度要求的发展新格局，为经济高质量发展提供保障。

二

《黑龙江八五〇农场志》是在农业农村部农垦局的统一部署下，作为向中国共产党建党100周年献礼的一项重要工程。该场志记载了农场从1955—2020年地理、沿革、风俗、人物以及政治、经济、社会、文化、自然、科技等基本情况，是加强场情资料建设、科学记载和总结研究农场经济发展和社会进步的需要；是发展先进文化、弘扬北大荒精神和开展爱场、爱垦区、爱国教育的现实需要，旨在承前启后，继往开来，映照历史，昭示未来。

此次场志编纂工作，坚持实事求是，强化责任担当。场志涉及全场经济社会发展的各个方面。农场史志办做到认真调查、走访、考证，全面、系统、真实、客观地反映农场1955—2020年的政治、经济、文化、自然、科技、社会进步等诸多方面的发展变化。强化责任落实，组织协调指导。成立了由农场主要领导担任主任、副总经理任副主任、各部门负责人为成员的农场志编纂委员会和农场志编写办公室，农场党办副主任担任主编，具体负责这次志书的编纂工作，统筹协调、指导、监督落实编纂工作全过程。根据农业农村部农垦局既定目标任务，结合农场编修工作实际，精心安排，合理部署，将工作任务层层细化分解，按七个阶段落实任务，明确时限和标准要求，切实抓紧抓好。加大督查力度，不定期对各单位、各部门编修进展情况进行督促检查，并将督查情况纳入年度目标考核，确保志书编修进度和质量。

在志书编纂过程中，坚持把握军垦文化特色和时代特点。八五〇农场是1955年王震将军亲手创建的第一个铁道兵军垦农场。在场志“建置和自然地理编”中增加了“开荒建场”章，对农场的诞生、以场扩场、支援全国垦区建设（建场、建医院）等内容进行重点介绍。在“文化编”中增加了“传承精神”节，重点介绍了以王震将军、余友清为代表的老一辈军垦战士创造出八五〇人独有的“军垦精神”及几代八五〇人、北大荒人铸就的宝贵精神财富——“艰苦奋斗、勇于开拓、顾全大局、无私奉献”的“北大荒精神”。介绍了农场传承红色基因，不忘初心使命，砥砺奋进的内容。2011—2020年，是推进农场新型城镇化建设、推进农业供给侧结构性改革、推进农场企业化改革、推进军垦文化建设，推进高质量发展和全面建成小康社会战略目标的关键时期，农场史志办在编写过程中重点突出这一时代的特点，以改革发展为主线，全面记述农场这一时期翻天覆地的变化，认真总结农场改革发展和现代化建设的进程及实践经验，以供后人借鉴。找准农场的历史定位、时代定位、经济定位、文化定位、产业定位，从地理环境、民俗风情、地域文化、特色经济、名优特产等方面突出铁道兵军垦第一场——八五〇的特色。

在志书编纂过程中，坚持“修志为用”的原则，注重志书的实用性。从志书的篇幅控制、结构编排、资料征集、内容取舍等方面更加贴近生活，贴近人民群众，使志书既能存史资政、教化后人，又能传播信息、服务社会，从而更好地为八五〇农场高质量发展服务。并从各个环节严把质量关，把精品意识贯穿于修志的全过程，使农场志书与八五〇的历史地位相适应。

在志书编纂过程中，坚持质量第一。严格按照《中国农垦农场志编纂技术手册》行文规范的要求编修场志。为在有限的时间内编纂出高质量的志书，八五〇农场史志办工作人员克服困难，放弃元旦、春节、“五一”等节假日和平时双休日时间，加班加点工作，甚至有个别同志连续五六个月每天工作10余个小时。为推进志书的编纂进度，提高志书的质量，成立了校对工作小组，明确分工，专人负责校对表格、数据、行文规范、图片、文字等。成立了审核小组，特邀农场党委领导、退休干部、建场元老、文字能力强的人员对场志进行审核校对。还采取整篇校对、分类校对、专业校对、交叉校对等多种形式严关质量关。经过场志办工作人员和各部门、各审核小组逐字逐句反复十几轮校对，提高了场志审核校对效率和质量。期间查阅并核对大量资料及数据，以最大程度做到内容翔实、准确无误，全力保证志书科学严谨，不虚构、杜撰，不掺杂个人观点，保持历史的真实性。

编纂志书是一项慰藉前人、启迪后人的光荣工作，也是一项承前启后、继往开来、服务当代、有益后世的千秋伟业，更是我们当代人创造历史、记载历史、发展历史义不容辞的责任。八五〇农场全体参编人员发扬“功成不必在我、功成必定有我”的奉献精神，展现八五〇人敢于担当、不负使命的优良传统，各司其职，紧密配合，团结协作，高标准、高质量、按时完成了《黑龙江八五〇农场志》编纂工作。由于本志书编修时间仓促，错漏之处在所难免，诚望广大读者批评指正。

黑龙江八五〇农场志编纂委员会

2021年7月

凡例

一、本志遵循马克思主义的辩证唯物主义和历史唯物主义的原则，实事求是地记述八五〇农场1955—2020年自然和社会发展的历史及现状。力求达到思想性、科学性和资料性的统一。

二、本志为中国农垦农场志丛之一。本志上限起于1955年1月，下限断于2020年12月，共65年。为完整记述事物发展，少数内容上溯至1954年，如开荒建场一章内容。

三、全志分三大部分：卷首部分包括图片、总序、序言、凡例、概述、大事记；专志部分包括建置和自然地理、改革开放、农业经济、工业和服务业、经营管理、组织机构、文化、社会、人物；卷尾部分包括附录、后记。

四、本志对单位称谓在文章开头用全称，之后使用简称。例如：黑龙江省简称省；黑龙江省人民政府简称省政府；黑龙江省农垦总局简称总局；黑龙江省农垦总局牡丹江分局简称分局，1996年以前称管局，2011年以后称管理局。

五、本志综合运用述、记、志、传、图（照）、表、录诸体并用，以志为主，横排门类，纵述史实。分9编37章155节，近100万字。

六、本志行文规则、体裁、人物收录、计量、数字等，均按方志编纂通例办理。统计数字以统计部门或业务部门数据入志。

七、本志资料来自《八五〇农场史》（1955—1984）、《八五〇农场志》（1985—2000）、《八五〇农场志》（2001—2010）及由农场机关各部门、各基层单位上报的《八五〇农场志》（2011—2020）编纂基础材料；黑龙江八五〇农场组织史资料（1955—1993）、八五〇纪实《红星闪闪传万代》、八五〇征文集《记忆50年》、4本《荒火燎原》画册等书籍；农场综合档案室的室藏档案材料及采访口述材料。为节省篇幅，没有注明参考资料出处。本志所有照片均由农场宣传部、工会等各业务部门及摄影协会提供。

八、受篇幅限制，按照“生不立传”的要求，对在农场建设中有较大影响或有突出贡献的人物，分别列表或作人物简介。专志部分和列表中的先进人物只记述获得过农垦总局“劳动模范”“特等劳动模范”及省部级以上荣誉。

中国农垦农场志丛

目 录

第四编　工业和服务业

第五编　经营管理

第六编　组织机构

第七编　文　化

第八编　社　会

第九编　人　物

中国农垦农场志丛

概　述

黑龙江八五〇农场（简称八五〇农场）始建于1955年1月，是王震将军在北大荒创建的第一个铁道兵军垦农场。曾命名为中国人民解放军铁道兵八五〇部农场（简称八五〇部农场）、铁道兵农垦局八五〇农场（简称八五〇农场）、黑龙江省八五〇农场（简称八五〇农场）、沈阳军区黑龙江生产建设兵团四师三十六团（简称三十六团）、沈阳军区黑龙江生产建设兵团四师三十八团（简称三十八团）、黑龙江省卫星农场（简称卫星农场）、八五〇农场、黑龙江北大荒农垦集团八五〇农场有限公司（简称八五〇农场有限公司）。

八五〇农场位于黑龙江省虎林市西部，坐落在完达山脉南麓，穆棱河北岸，七虎林河贯穿农场。地理坐标北纬45°40′至北纬45°54′，东经132°15′至东经132°51′。北与云山农场及八五四农场接壤，南邻穆棱河与八五六农场相望，东面是虎林市宝东乡、新乐乡，西部与石头河水库及虎林市杨岗乡相邻。农场居于北大荒农垦集团总公司牡丹江分公司农场群中心，哈尔滨—东方红铁路、方虎公路贯穿场域，域内设有建鸡（建三江—鸡西市）高速公路出入口，区位优势、交通优势和资源优势明显。场域内地形西北部以山区为主，中部为山前漫岗，东部为平原。

八五〇农场自然生态资源丰富。2020年，农场土地使用面积76.79万亩*，其中耕地51.25万亩、林业用地面积14.88万亩。

水资源总量每年1.26亿立方米，其中地表水拥有量为每年0.7亿立方米，地下水可开采量每年0.56亿立方米，人均水资源占有量每年8723立方米。林业用地面积14.88万亩，其中天然林地面积8.71万亩，森林覆盖率18.9%。土特产品主要有木耳、蘑菇、猴头、榛子、蕨菜、薇菜等山野产品，野生药材主要有人参、五味子、刺五加、冬青等。农场属温带大陆季风性气候，有效积温2806.2℃，年平均降水量796.5毫米，全年平均日照2375.4小时，无霜期155天。

农场成立以后，在几代八五〇人的艰苦努力下，把这片曾经人迹罕至的亘古荒原建设成了一座美丽富饶的军垦名城，成为国家重要商品粮基地，累计为国家生产粮食651.08

* 亩为非法定计量单位，1亩≈667平方米。——编者注

万吨，先后被确定为国家级生态示范区，被授予国家级生态乡镇、全国农业标准化示范农场、全国农垦农机标准化先进示范农场、全国绿化先进集体、全国第一批粮食现代物流建设示范单位、全国绿色食品原料标准化生产基地、全国粮食经纪人模范集体，连续被评为全垦区农业标准化的标兵。2020年，农场有农业单位8个、工商运服企业29个，总人口1.42万人，是一个以生产绿色食品（粮食生产）为主，集农、工、贸为一体的现代化大型国有企业。

一

1954年，中国人民解放军铁道兵第五师（八五〇五部队）从抗美援朝前线回到祖国东北，在黑龙江伊春地区抢修森林铁路。1955年元旦，副师长余友清率领铁五师的复转官兵，在虎林县创建了铁道兵所属的第一个军垦农场——中国人民解放军铁道兵八五〇部农场，即今日八五〇农场。

1955—1984年，八五〇农场经历了四改体制、五易场名和一次撤并。1979年，为继承军垦光荣传统，经上级决定将卫星农场更名为八五〇农场。这期间，农场的发展主要经历了创建时期、农垦局时期、兵团时期、管理局时期等重要发展阶段。

1954—1956年为铁道兵军垦时期，也是八五〇农场从无到有，从军垦到国营企业的创建时期。1954年，抗美援朝战争刚刚结束，部队大批官兵复员转业需要安置，时任铁道兵司令员的王震将军，为国分忧，不辞辛劳地筹划开发北大荒，建设国家商品粮基地。他亲赴绥化、佳木斯、密山、虎林、宝清、饶河等地考察荒原，试办以铁道兵复转官兵为主体的八五〇部农场以取得经验。1955年，王震向中央军委、毛主席请示，提出了关于铁道兵预备官兵在北大荒创办国营农牧企业的建议："以八五〇部农场为基础，加以扩大和发展，用五六年的时间，开垦一二千万亩荒地，可以年产粮食十亿公斤，既能储备后备兵员，又符合国家发展经济的需要。"王震的建议被中央军委采纳并获得批准。王震将军亲临指挥和实地踏查，使八五〇部农场得以在1955年1月正式创立。

1957—1962年为铁道兵农垦局至牡丹江农垦局时期。经过1955年的创建，1956年的巩固，1957年的扩大，1958年八五〇农场进入了大发展时期，但随即经历了连续三年的严重困难时期和"大跃进"运动，八五〇农场因此受到严重挫折和损失，直到1961年贯彻了中央"八字"方针调整、巩固、充实、提高后，农场生产秩序才得到恢复，进入了一个新的发展时期。八五〇农场在农垦局领导时期的特点是：积极贯彻社会主义建设总路线，转业官兵和支边青年大批进场，转业干部又大批调往兄弟垦区，耕地面积不断增加，基本建设项目纷纷上马。“以场扩场”在继续，农场尚未定型，继续执行“五边”方针（1954年开发建设农场时，由王震提出的“五边”方针。即边开荒、边生产、边建设、边扩大、边积累）。在这一历史时期，广大转业官兵成为生产建设的主力军，他们继承和发扬了“老八路”的光荣传统和南泥湾垦荒精神，“誓把北大荒变成北大仓”，在非常的年代，创立了非凡的业绩。这一时期建成的许多项目，为后来的发展打下了基础，如云山水库、穆棱干渠、红星村建设等，至今仍在发挥着重要作用。

1963—1967年为东北农垦总局时期。在农垦部和东北农垦总局双重领导下，这是八五〇农场发展中的重大转折时期，也是农场历史上的最好时期之一。1963年3月，东北农垦总局将三级制八五〇农场分立为八五〇农场、云山农场和实验农场。农垦部将八五〇农场五分场改为农垦部直属农场，即农垦部实验农场。实验农场的建场宗旨是：“为了通过试点，总结各项工作经验，推动全局”，确定实验农场为“事业单位，企业经营”。这一体制的特点就是实验农场的生产、计划、财务、基建、物资、人事等工作直接由农垦部各局分别管理，具体工作由农垦部农业生产总局负责，同时受东北农垦总局领导，列为总局的重点场之一。1965年3月，农垦部又指示将实验农场下放由农垦总局代管，权限是人、财、物仍由农垦部直供，党、政、工会、共青团、妇联、卫生由总局负责。场部设在红星村。实验农场建立后，恢复、建立和健全了各项规章制度，加强了经营管理，进行了工资制度改革。进一步明确了“以粮为纲，农牧并举，多种经营”的经营方针，使农场经济在恢复调整中得到发展。1965年以后连年增产盈利，扭转了1959—1964年连续五年亏损的局面，农场职工生活水平相应提高。

1968—1976年为生产建设兵团时期。根据1968年6月18日中央《关于成立沈阳军区黑龙江生产建设兵团批示》（即“六·一八批示”）精神，东北农垦总局建制划归兵团领导。1968年，先后将八五〇农场组建为兵团四师三十六团，实验农场组建为兵团四师三十八团，团以下基层单位统称连队。和以往历次调整不同，“旧农场”被全盘否定，“文化大革命”“极左”的东西，在组建兵团三十八团后被继续贯彻执行，生产水平逐年下降，经营状况恶化；一直到1973年才有所改观，生产水平开始回升。兵团成立之际，正值苏联对我国边境挑衅活动日益加剧之时，各师团在加强战备，巩固边防方面起到积极作用。1975年，四师、兵团、省三级党委决定撤销三十六团，大部分连队划归三十八团。1976年年初，黑龙江生产建设兵团正式撤销，成立黑龙江省国营农场总局。

1977—1984年为牡丹江管理局时期。1977年2月，兵团撤销，恢复农场建制，三十八团更名为卫星农场，隶属黑龙江省农场总局牡丹江管理局。1979年2月，为继承铁道兵部队首战荒原的光荣传统，经总局决定将卫星农场改为八五〇农场，以示继承和发扬军垦传统。中共十一届三中全会以后，农场建设逐步走向复苏，进入了一个新的历史时期。1979年，在恢复农场体制、落实各项政策的同时，着手进行调整经济结构，发展多种经营。在这8年中，农业生产经受了3次严重旱涝灾害的打击，也获得了两年空前的高产丰收。1984年，在天灾造成的严重困难形势下，农场进行了管理体制改革，打破了30年不变的“大锅饭”体制，改革了生产队建制，建立起八五〇农场历史上第一批家庭农场，农场机关成立了经济实体公司。逐步改变了单一农业，单纯生产原料的状况，实行了“以农为主，全面发展。种、养、加结合，农工商综合经营，发展商品生产”的方针。农场由封闭的生产型向开放的生产经营型转化，在这一转化中，农场主动探索，注重实践，摸着石头过河。

经过30年的艰苦创业，八五〇农场发展成为初具规模的大型机械化国营农场。截至1984年，拥有耕地45万亩；农牧生产单位33个，工商运建服企业18个；完全小学7所，普通中学、职业高中、职工中专各1所；职工医院1所；总人口19092人，职工9578人；林路、沟渠形成网络，砂石公路349公里；有大型拖拉机323混合台，联合收割机159台，水利工程机械21台，载重汽车50台；30年共生产粮豆41.7万吨，累计上交粮豆24.9万吨（商品率60%以上），上交肥猪4.3万余头；1984年工农业总产值3107.4万元。

二

1985—2000年，八五〇农场进入了一个新的历史时期，也是实施二次创业时期。这一阶段主要特点就是深化改革，转变观念，抛弃“铁饭碗”和“大锅饭”，轻装上阵，走上社会主义市场经济的道路。这是一种新旧转变，抛弃了旧模式，向新观念和新领域进军，可以称得上是二次革命。

八五〇农场在全国和垦区改革大潮的推动下，顺势而为地走上了改革之路。

（一）农业改革

1. 兴办家庭农场。1983年，农牧渔业部下发《关于在国营农场兴办职工家庭农场的意见》，垦区以兴办家庭农场为突破口的经济体制改革开始了。1984年，农场在3个生产队进行兴办家庭农场的试点，年末全面铺开。1985年，全场兴办家庭农场1421个。从此，农场职工那种“生活靠工资，生产听指挥”的历史结束了，开始向生产、经营和利益风险的主体转变。

2. “大农场套小农场”双层经营体制改革。1993年，农场全部放开政策，实行“四到户、两自理”（土地、机具、核算、盈亏到户，生活费自理和生产费自理）。采取划小核算单位，凡是适宜家庭农场经营的项目，都包给家庭农场经营，使承包搞实搞细、核算到户、定额上交、自负盈亏。生产、生活费由农场垫支向家庭农场全部自理过渡，促使家庭农场向投资、风险、受益的独立主体转变。1995年，在逐步实行“两费”自理的前提下，积极推行股份合作农场，形成股份合作经营、家庭经营、租赁经营、专业化经营、承包经营等多种经营形式并存的格局。到1996年，农场90%以上耕地都承包给家庭农场，农机设备也全部折价转让给家庭农场，当年农业生产投入1347万元，全部由家庭农场自理，生活费自理率已达100%。至此，“四到户”的农业改革全部到位，“大农场套小农场”的统分结合的双层经营体制基本确立。到2000年，家庭农场达3257户，承包耕地44.1万亩，占全场耕地总数的94.2%。

3. 调整农业结构，构建产业化发展格局。随着改革的不断深入，农业内部结构不合理的矛盾日益显露出来。因此，进行农业结构调整，构建产业化发展格局就成为经济发展的内在要求。一是调整种植结构。逐年减少麦豆种植面积，扩大效益高的水稻和经济作物种植面积，旱田改水田，以稻治涝。到2000年，水稻种植面积达26.5万亩，占全场耕地面积的56.6%，而麦豆种植面积仅13.4万亩，由原来占全场耕地50%以上缩小到28.6%。同时，适度发展经济作物，建立白瓜子、西瓜、地瓜、花生等作物种植基地。水田、旱田、经济作物种植面积比例为6∶3∶1。二是优化品种结构。农场加大优良品种的引进、培育力度，推广适合农场环境和市场需求的优良品种。2000年，实现了优良品种覆盖率100%。三是构建绿色生态农业。按照绿色食品生产的技术要求，扩大绿色食品和有机农业种植面积，积极探索和发展AA级绿色食品的种植。到2000年，绿色食品作物种植面积已达7.7万亩。四是调整农畜结构。把发展奶牛为主，肉牛、猪、禽并重的质量效益型畜牧业作为新的经济增长点。出台各项畜牧优惠政策，完善服务体系，强化管理，保证畜牧业加快发展。到2000年，奶牛存栏1420头，产奶5100吨，比改革前增长了21.7%。五是连接市场渠道，构建产业化发展格局。重点扶持米、面、药、糖、肥领域的五个工业企业，培育“水稻、小麦、大豆、奶牛、甜菜、种子”六个产业基地，完善“稻米、麦粉、豆粉、牛乳、甜菜、种子”六条产业链，逐步实现龙头带基地的产业化发展格局。卫星面粉厂平均每年为农场转化原粮3500吨，卫星精米厂平均每年转化水稻2万吨左右，产品远销国内14个大米市场。

（二）工商运建服行业的改革

1984年，八五〇农场有工、商、运、建、服等企业18家。这些企业是计划经济体制下产生的，是农场行政机关的下属单位，实行集中管理，企业没有生产、经营的自主权。财务统收统支、产品统购统销、劳动力统配统包，分配上实行与农场行政人员一样的等级工资制，干多干少与工资无关，企业吃农场“大锅饭”，职工吃企业“大锅饭”，导致企业缺乏活力，严重影响了职工的积极性。为了使这些企业从计划经济体制下走出来，向市场经济方面发展，1985年，农场根据上级有关精神，对这些企业进行改革。从扩大企业自主权，实行承包经营责任制开始，场办工业企业通过实行厂长（经理）负责制、风险抵押、租赁经营、兼并、转让、拍卖、“租壳卖瓤”、停产等多种形式转换经营体制。到2000年，除移栽灵厂和卫星制药厂实行农场参股的股份制经营，乳品厂并归完达山乳业集团外，其余如卫星糖厂、粮油食品总厂、修造厂、砖瓦厂、饮料厂等16家企业全部转给个人或民营企业经营。

（三）其他改革

在经济体制改革的同时，八五〇农场还进行了一系列的相应改革。如进行养老保险制度的改革，建立最低生活保障制度；进行职工医疗制度的改革；进行职工下岗再就业的组织和实施；支持并规范个体经济的发展；职工住房实行商品化；进行教育体制改革，教育结构调整，学校并点改革，标准化建设，加强职教、幼教管理；农场机关多次精简和调整，由单纯行政管理型向市场服务型转变；加强社会主义精神文明建设等。所有这些改革措施，对农场经济发展和社会进步都起到了积极的促进作用。

（四）改革成果

经济体制的改革，解放了生产力，为农场经济的发展注入了生机和活力。到2000年，八五〇农场已发展成为林茂粮丰、百业兴旺的繁荣小社会；农场已发展为农牧业、工业、商贸综合经营的现代化企业。农场总人口达15580人，从业人员7641人；有32个农牧生产队，家庭农场3257户，占生产队户数的96.8%；从事工商运建服行业的自营经济业户有2784户，占全场总户数的50%。2000年粮豆总产16.8万吨，是1984年的6.8倍；社会总产值3.5亿元，是1984年的10.6倍；农场生产总值1.9亿元，是1984年的6.1倍；年产牛奶5100吨，是1984年的1.3倍。由于生产力的发展，职工收入逐年提高。到2000年，人均年收入3750元，比改革前1984年的500余元增长了6倍；职工工资收入也有大幅度提高，比1984年的职工年人均工资614.96元，增长了7.5倍。全场32个农牧生产队，已有26个队跨入小康队行列。

三

2001—2010年是农场快速发展时期。这个阶段的主要特点是全场上下进一步解放思想，抓住机遇，推动经济和社会步入发展快车道。突出做好“深化改革、现代化大农业、新型工业、社会事业”四篇文章。

一是做好深化改革文章。推进了农业经济体制改革和机制创新，实施了撤队建区，撤销了生产队建制，对基层管理资源进行重新整合，减少管理层次，精简管理机构，提高办事效率，降低管理费支出。到2010年，全场共设置管理区13个、独立居民组1个、独立作业站2个。工业企业实行资产重组，对卫星制药厂、移栽灵厂、种子公司实行了股份合作制改造。农场实行内部政企分开体制改革，建立了社区管理委员会，实行两套机构、两套牌子。先后两次对机关管理机构体制进行改革，建立了配置合理、机构精简、运转协调、办事高效的管理机构。

二是做好现代化大农业文章。2001年，农场以“发扬北大荒精神，率先实现农业现代化”为奋斗目标，坚持和完善家庭农场，加大扩种水田力度，鼓励水旱田承包长期固定，农业技术不断更新，种植水平不断提高，朝着科学化、数字化、信息化、机械化方向发展。按照“稳稻、兴牧、少粮、多经”的原则，突出“稻、牛”主线，不断加快种植结构的调整。到2010年，水稻种植面积增至35万亩，比2001年增加了6万亩，占总播种面积的72%；玉米播种面积由2001年的1.37万亩，增加到2010年的7.2万亩，增加了5.83万亩。同时，积极发展以奶牛为重点的畜牧业。先后投资建设了4个标准化奶牛小区，实现了从散养过渡到100%舍饲，2010年，奶牛存栏7436头，年产鲜奶2.95万吨。加快了集卫星定位、数字遥感、信息化采集系统为一身，世界一流的智能化大功率拖拉机、收获机及配套的大型农机具的引进和更新，截至2010年，农场拥有农机总动力13.9万千瓦，十年间增长153%。拥有各类型农机具12804台，十年间增长83.17%，农机更新11377台，田间作业综合机械化率达到96.8%。基本实现了农业生产全过程机械化。积极争取上级资金，不断改善农业基础设施条件，农业综合开发建设项目16个，完成投资1.06亿元，为建设现代化农业示范区奠定了良好的基础。2007年被列为国家大型优质水稻基地建设项目，同年被农业部确定为全国农垦现代农业示范区。

三是做好新型工业文章。自2002年起，农场以“倾力打造总局级现代化大农业工业园区”为发展目标，坚持科学规划、生态环保、节能减排、循环发展原则，加大引资建厂和企业规模能力提升力度。在场部东南、西南、南部形成了工业园区为主的产业基地。吸引场外资本、个人出资到工业园区兴办工业企业。先后引资投建了圣丹、圣邦、盛泰、华彬、尊合、绿垦等制米制油企业，初步建立了以稻米生产为主的农产品加工产业集群，奠定了农场工业产业发展基础，拉动了农场经济增长，增加了就业岗位。农场确定以粮食产品加工和生物系列农用产品生产为发展重点，逐步建立现代企业制度，实施品牌战略，培育“圣丹”品牌，扶持非国有企业发展壮大的总体思路，全力推进工业改革与发展。充分发挥铁路专用线的作用和效能，加快物流园区健康发展，十年间，总投资2000余万元，建设货场、罩棚、延长铁路专用线、发货站台等基础设施。成为本地区并辐射周边地区重要的粮食集散地和物流中心。2010 年 12 月，农场稻米工业园区被省发改委、农委和粮食局确定为全省首批六个园区中唯一以农场命名的“黑龙江省稻米加工园区”，并成为省宏观调控骨干粮油加工企业。

四是做好社会事业文章。合理规划，撤队建区。将 13 个管理区 32 个居民点实施整体搬迁，除将第一、五、七管理区整合成三个永久性管理区外，其余管理区居民全部搬迁至场部居住。十年间，农场新建房屋总面积 21.04 万平方米。公益事业新增建筑物面积 1.23 万平方米。完成水泥路建设 100.2 公里，场部地区主要道路全部实现硬化路面，各管理区实现了水泥路面区区通。加强生态城镇建设，农场小城镇绿化覆盖率达到 42%，人均绿地面积达 68 平方米。完善教育设施，提高教学质量。2001 年，农场子弟校被评为“省级绿色学校”；2007 年，农场中学被评为省一类学校；2009 年 12 月，黑龙江省垦区农业广播电视学校八五〇农场分校被农业部评为“全国县级农业广播电视学校办学水平 A 级校”。不断改善医疗条件，投资购置医疗设施设备 34 件，新建和改建 22 个基层卫生所；建立和完善了社区卫生服务体系。关注民生建设，实施扶低共富工程，先后设立了助学基金、救济基金、扶持创业基金、社会救助基金，使贫困家庭共享农场改革发展成果。

农场党委坚持科学发展观，秉承总局“抓城、强工、带农”战略部署，大力实施社会主义新农村建设、城乡一体化建设、现代化大农业建设、构建社会和谐普惠区，坚持四个文明建设同步发展，协调并进，加强企业管理，注重企业文化、生态环境、文教卫生、自营经济等建设，使农场经济社会快速发展，经济建设取得显著成果，职工群众生活质量不断改善。十年间，农场国内生产总值增长 4.56 倍；社会总产值增长 4.68 倍；农业总产值增长 3.98 倍；工业总产值增长 7.17 倍；粮豆总产增长 1.56 倍；人均纯收入增长 3.95 倍；住宅和公共设施楼房建设是之前楼房建筑面积总和的 6 倍。农场被授予“黑龙江省文明单位标兵”“国家级生态乡镇”。2009 年，八五〇农场被环保部授予“国家级优美乡镇”荣誉称号，建成省级五星级新农村 1 个、四星级新农村 1 个。

四

2011—2020 年，是农场经济社会发展实施奋力超越的重要时期，也是实现农场高质量发展、率先实现全面建成小康社会目标的关键时期。

这一时期，农场企业化改革取得了实质性突破，由国有企业向公司化企业转变。实现了政企分开、事企分开、社企分开，使企业结构和管理层级更加优化，降低了经营成本，企业轻装上阵，为打造“中国农业领域航母”，保障国家粮食安全提供支撑。2018—2020年，完成了农场政府行政职能全部移交，原农场的卫生计生、安全应急、住建、民政、婚姻登记、退役军人、残联、林业、水务、畜牧等2189项政府行政职能，全部移交虎林市政府对应部门，办社会职能平稳对接。农场学校整建制移交给虎林市并更名为虎林市卫星学校；驻农场社保经办机构对应移交属地政府，移交了职能、机构、人员；推进完成了社区管理职能移交；推进落实了消防职能调整移交；推进落实国有企业退休人员社会化管理；积极推进农场“两供两治一业”、城市环卫管理、市政设施管理等办社会职能改革，实行内部分开、管办分离；农场企业化改革整体推进。2018年8月，成立了八五〇农场有限公司，完成公司治理结构、“三会一层”运行机制和内部控制体系、“三项制度”等配套改革，配套内控制度。在农垦集团率先试点公司化模拟化运行，对公司和农场机关部门进行整合，按照现代企业要求稳妥规范运行。

这一时期，农业生产向智能化稳步迈进，现代农业实现全面发展。全面落实习近平总书记在垦区考察时的重要讲话精神，牢记“中国人要把饭碗端在自己手里，而且要装自己的粮食”。一是优化种植结构，打造高效农业。把农业结构调顺、调好、调优、调精作为重点任务。加快“大基地”建设。水田种植调减圆粒品种的种植面积，扩大市场认可度高的中长粒、长粒以及清香、浓香型品种的种植面积，做到“长短结合、粳糯结合”。2020年，优质米种植面积占水田总面积的70%。同时，加强与水稻加工企业的对接，扩大品种订单种植，实现订单种植、定向销售，市场前置、规避风险。在旱田结构调整上，理性分析国家农业补贴政策，合理调整玉米、大豆种植比例，鼓励扶持有订单的高效经济作物种植。2020年，落实粮食作物播种面积50.7万亩，粮食作物总产28.4万吨，取得了大灾之年粮食保产不减产的历史性突破，实现了“十七连丰”。二是注重农产品质量安全，打造绿色农业。农场从2015年开始发展优质米订单种植，通过实施绿色农业标准化生产，集成新品种、应用蚯蚓有机肥、绿色生资、生物药剂等技术，实现“减肥、减药、减除草剂”，同时针对优质米种植开展产品精准溯源工作，转变传统的生产方式，生态效益、社会效益和经济效益显著提高，促进了农业供给侧结构性调整。2020年，农场水稻种植全面开展农垦农产品质量追溯工作。实现了生产有履历、安全有监管、质量有检测、产品有身份的全程可追溯。落实“三减”面积达15万亩。三是推进农业信息化建设，打造数字农业。积极推进“互联网+农业”进程，运用信息系统工程，建成了农业生态监测系统和农田监控系统，通过监测数据指导农时活动，提升防灾减灾能力。同时，通过政策引导和资金补贴，鼓励和扶持种植户更新现代化的农机装备，由2012年向高质量、高科技、高性能、低能耗、低排放和多功能方向发展，到2018年向数字化、智能化、高效节能型转型升级。2018—2020年引进更新插秧机辅助直行驾驶系统122套、高标准平地机63台、田间轨道车17套等一系列与先进农业技术相配套的农机具。2020年，示范推广无人驾驶播种、插秧及整地13万亩。农机装备的不断优化，推进了农业生产全程机械化、农业生产标准化，综合机械化水平达99.8%，达到国内领先水平，被北大荒集团有限公司授予2020年度农业工作标兵单位。“开着轿车、穿着西服去种地，吹着空调去收割”，成为农场种地人的真实写照。

这一时期，农场工业快速发展，全产业实现深度融合。以“农头工尾，粮头食尾”为抓手，重点育好产业增值龙头雁、念好“三产”联动融合经。2011年，经铁道部批准获得集装箱运输业务资质，成为黑龙江省牡丹江市以东唯一可开办6.096米和12.192米集装箱铁海联运业务，可承办国内和国际海运业务的场站。历经国企改革后，2011年，按照农垦总局“三年强工”工作任务要求，农场依托物流优势将工业发展重点转移到资源整合与招商引资上来，并逐步完善了工业园区各项功能，结合农场资源禀赋，园区入驻企业达到18家，其中稻米加工企业8家、生物制药企业1家、粮食收储企业5家、粮食贸易企业1家、植物油加工企业1家、生物质热能企业1家以及乳豆制品加工企业1家，不断推进农场工业产业化发展进程；年末被农垦总局评定为首批“总局级工业园区”。2016年，农场开始逐步推进工业园区功能改造，重点向完备园区基础设施建设、道路硬化等转变，粮食深加工项目、仓储业务及物流体系相互融合，做大做强全链条物流、陆港，为园区多元化发展提供了切实的保障。2020年按照集团要求，以“绿色智慧厨房”为牵引，用“双控一服务”建设大基地，用“一体两翼”建设大企业，用“三库一中心”建设大产业，努力形成农业领域航母。结合农场园区发展方向，逐步贯通生产、加工、流通与农场粮食统营之间的相互联系，通过基地建设、科技创新、产业化发展、品牌营销等措施，促进园区提质增效，逐步构建“产、储、运、加、销”全产业链发展模式，推进自有加工体系建设项目，把加工、营销、科技、文化、品牌等体系化，提高园区企业产能，为“农业领域航母”赋能添力。

这一时期，农场职工群众生活品质全面提升，实现全员奔小康。全场有70%的居民（4617户）住上楼房或别墅式平房，人均住房面积45平方米。生活环境优雅舒适，住宅小区配套建设了广场、健身器材、超市等便民设施，设置了社区管理机构，配备了社区医疗机构。场内主干路全部实现硬化，自来水普及率达到100%、燃气普及率95%、集中供热面积覆盖70%以上，绿化覆盖率达到45%以上，实现了“林在城中、城在林中”的规划构想。实现了当初创建“卫星城”时“五化”设想，（1959年，八五〇农场五分场在建设“卫星城”规划中提出的未来城镇发展目标。即“结构砖瓦化、层数楼房化、给水自动化、防寒暖气化、照明电气化”）实现了居住城镇化、环境生态化。教育设施不断完善，教育水平不断提高。医疗设备齐全先进，医疗保障水平不断提高。社会保险实现全覆盖。鼓励全民创业、自主就业，制定优惠政策，扶持居民创办小微企业，推动就业，提高收入。消除贫困，改善民生，通过开展共同富裕、精准扶贫打赢脱贫攻坚战，促进全体职工群众共享改革发展成果。

这一时期，八五〇农场军垦文化发展得到快速推进，实现了文化新发展。为了传承红色基因，教育后人，铭记历史，推动农场事业再创辉煌，农场注重军垦文化主阵地建设，专门成立了红色文化办公室；派人访查了样板戏《红灯记》创作者之一的复转军人罗国士、建场初期6人踏查小组成员之一的老科技工作者杨淑云、第一任场长余友清的家人、毛泽东主席回信关心的中南海文工团员李艾、北大荒第一任女列车长梁晓芳、北影著名演员袁玫等，收集了一些珍贵的资料和文物；提出了“七个一”文化品牌工程的建设规划，其中，为传承铁道兵军垦文化，于2019—2020年筹建了“八五〇军垦开发建设纪念馆”。以王震将军点燃第一把荒火为原型，农场建设了荒火燎原纪念基地，被列为第三批总局级北大荒精神教育基地。以航母造型和军垦一号飞机模型为重点，建设了现代农业航母基地，寄意农场面向金色未来破浪前行。在街道等公共文化场所突出军垦文化元素，将场部街道全部重新命名，改成具有军垦文化特色的将军路、军垦街等新名称。利用户外擎天柱广告牌，宣传“红灯记原著诞生的地方”“军垦文化名城”等内容，提升了军垦文化的影响力。

这十年，农场坚定不移地实施垦区“三步走”发展战略，以“强工、兴城、优农”统筹发展为方针，以建设现代化大农业为目标，优化农业种植结构，发展精准农业、数字农业、观光农业、生态农业；加速构建全产业链发展体系，实现强工重点突破；强力推第动一、第二、第三产业协调发展，做优做强稻米加工、生物科技和粮食仓储物流“三大产业”；着力构建绿色农业、绿色产业、绿色城镇“三大绿色体系”；创新社会管理模式，推进民生工程和社会建设，增强社会保障功能；以打造“军垦第一场”为主题，建设军垦文化名城，彰显军垦文化底蕴。经过这十年的发展，农场经济综合实力不断增强，居民的幸福指数大幅度提高。2011—2018年，农场生产总值增长51.1%；社会总产值增长28.9%；农业总产值增长14.4%；工业总产值增长43.5%。2019—2020年，农场企业化改革，企业增加值核算为国有口径。2020年实现企业增加值4.3亿元，比2019年增长11.1%，实现居民人均可支配收入2.44万元，十年间增长64.6%；实现粮食总产量28.4万吨，十年间增长16.7%；营业收入4.44亿元，创历史新高；实现利润总额3976万元，其中土地外增收实现利润2396万元；率先实现了全面建成小康目标。

五

在60多年的发展中，八五〇农场的成长一直得到中央领导的亲切关怀。王震将军一直把农场作为他的试验点，直接参与农场的整体规划，并具体指导。他在这里创造的科学种田、加强机械化建设以及发展农垦新城的规划，都在北大荒垦区和全国农垦战线起到了示范作用。八五〇农场这颗红星因此为全国瞩目，为党中央重视。当时的国家领导人朱德、董必武、邓子恢以及康克清、廖鲁言、李水清、高扬、张林池等中央和中央部门领导先后来八五〇农场视察。董必武副主席来场视察时，为农场写下了诗篇，讴歌拓荒业绩，勉励屯垦精神。2013年1月，中共中央政治局原委员、中央书记处书记、中央军委副主席张万年上将亲笔为八五〇农场题字“军垦之魂”。

各级领导的关怀和各界人士的支持，极大地鼓舞了全场人民的信心，有力促进了农场各项事业的健康发展。现如今的八五〇农场已变成了一座宜居、宜旅、宜商的现代化军垦名城，实现了农场城镇化、农区工业化、农业现代化的目标，百姓过上了“耕作在广袤田野上，居住在现代化城镇里”的幸福生活。

大　事　记

1954—1970 年

1954 年 6 月 5 日，王震司令员亲自向战斗在汤—林线（汤旺河上游的森林铁路）上的铁五师部分指战员作开发北大荒的动员。

1954 年 9 月 3 日，中国人民解放军铁道兵第五师副师长余友清率人踏查了佳木斯、密山、虎林、饶河等地区的荒原后，确定将农场建在虎林。

1954 年 10 月 14 日，副师长余友清、政委阎斌率先遣队 800 余人从伊春出发进驻虎林组建农场。

1954 年 12 月 21 日，由余友清、阎斌、周长岑、黄世元、杨淑云、杨笃信等六人组成中国人民解放军八五〇五部农场筹建组。

1954 年 12 月 25 日，由场长余友清、书记阎斌、副场长黄世元、副书记周长岑等组成中国人民解放军八五〇五部农场临时党组织——中共八五〇五部农场委员会。

1955 年 1 月 1 日，以中国人民解放军铁道兵的代号“八五〇”为名，在虎林县政府礼堂举行农场成立大会。

1955 年 1 月 10 日，中共八五〇部农场临时委员会决定场部设在西岗，下设三个大队：一大队在宝东，二大队在清河，三大队在爱民。

1955 年 5 月 13 日，农场接收 198 名志愿支援北大荒建设的四川姑娘。

1955 年 6 月，余友清带 12 人赴迎门顶子、南横林子、太和镇等地踏查荒原，历时 20 天。

1955 年 10 月 10 日，王震司令员来信指示：准备接收 1.5 万名复转官兵，做好安置工作，同时指示派人去虎头一带探查日军的地下仓库。

1956 年 3 月 9 日，中央警卫师和坦克部队转业军人 520 人分两批来到八五〇部农场。

1956 年 4 月 10 日，河南大队在安兴建点成立分场，后扩建为八五八农场。

1956 年 4 月 20 日，八五〇部农场伊春分场正式移交给伊春县管辖。

1956 年 5 月，副场长李瑶含调往迎门顶子组建八五四农场，副场长黄振荣调往宝清组建八五二农场。

1956年6月5日，农场新成立了“虎头大队”“六大队”“八五〇五大队”。

1956年6月29日，铁道兵二、三、四、五、六、九、十一等师和军官预备队1.74万人先后从南方转业来到农场。铁九师调来一个机械大队和桥梁团到农场。

1956年8月6日，八五〇四农场开始独立核算，与八五〇部农场脱离领导关系。

1956年8月12日，佳木斯160多名支边青年到八五〇农场（饶河农场前身）参加垦荒建设。

1956年11月19日，中共八五〇部农场委员会在西岗召开了第一届党员代表大会，出席正式代表128人，因公缺席4人，列席代表55人。

1956年12月7日，农场成立工会委员会。

1956年12月25日，铁道兵农垦局所属各农场确定由农垦局和所在县双重领导。

1957年1月6日，铁道兵八五〇农场将所属二大队改为四分场。五分场场部由爱民村搬到辉崔（现八五〇农场第三管理区第二十作业站）。

1957年1月7日，虎林县属“湖北”兴凯湖以北示范农场（1948年建场）移交给八五〇农场作为试验场。

1957年3月11日，八五〇五大队调归青山农场（现八五六农场）建制。

1957年4月3日，140名技校生来到八五〇农场工作。

1957年4月5日，全国第一个女拖拉机手梁军，从北京农机学院（北京农业机械化学院）毕业来农场实习，在农场担任开荒队长。

1957年5月16日，农垦部王震部长来场视察时做了整风动员报告。

1957年6月5日，五分场从总场接收来自四川支边青年60人，大多数是女同志。

1957年10月3日，打通了连接七虎林河、穆棱河之间的第二主干渠——“穆棱二干”。

1958年3月4日，第一批复转官兵1.2万人来到八五〇农场。

1958年5月1日，农场动员6000人全力以赴修建云山水库，王震为云山水库挑土奠基。2日，云山水库正式施工，11月12日竣工，历时194天。副场长侯敬甫担任总指挥。

1958年5月6日，总场先后接收了虎林县的爱民村、凉水泉、西岗、联义等农业社作业区和县畜牧队4400多人，组成“八五〇人民公社”。

1958年7月15日，苏联农业部水利代表团在团长弗伊河尔夫斯基的率领下，由牡丹江专署闻鹏陪同，到“湖北闸”视察。

1958年7月25日，密虎铁路共101公里正式通车。

1958年10月15日，中共八五〇农场委员会召开了第二届党员代表大会。

1958年11月20日，经黑龙江省委批准“局、县”合一，“场、社”合一，农场成为政企合一的整体。

1959 年 1 月 1 日，中共八五〇农场委员会决定全场进行社会主义和共产主义教育运动，以巩固整风“反右”斗争成果。

1959 年 2 月 23 日，接到农垦局通知，拟从农场 2670 名劳动军官中调出 1500—2100 名去其他垦区工作。

1959 年 3 月 10 日，从农场调到青海 22 级以上干部 160 人。

1959 年 8 月 4 日，划定八五〇农场与虎林县及八五七农场边界和场界。

1959 年 8 月 17 日，经省委批准，将虎林地区的“太和”“宝东”“杨岗”公社正式并入八五〇农场。

1959 年 9 月 4 日，山东支边青年 3000 人来到八五〇总场。

1959 年 10 月 5 日，王震部长决定在五分场三队东南一公里处柞树林建设“卫星城”。

1959 年 10 月 20 日，五分场由总场接来自山东支边青年 800 多人。

1959 年 10 月 25 日，湖北（凯北）、合民、富国三个生产队正式划归农场五分场。

1959 年 11 月 29 日，八五〇农场五分场成立基建指挥部，筹建卫星城，余友清场长任总指挥，五分场书记李子英任副总指挥。

1959 年 12 月 16 日，八五〇农场五分场改为农垦部试验田，作为全国国营农场试验点，规划兴建“卫星城”，计划全场职工都集中住在卫星城大楼里，来回乘汽车到各田间作业点劳动。

1960 年 1 月 4 日，从辽宁、山东、河南、四川等省农村来场探亲投友的 600 多人在农场安家落户。

1960 年 3 月 3 日，中共牡丹江农垦局委员会决定，从八五〇农场调出 66 名干部去充实垦区其他单位的领导力量。

1960 年 4 月 6 日，总场成立开荒指挥部，下设一个开荒大队，五分场副场长杨振义任大队长，赴内蒙古、河北、湖北等省支援开荒。

1960 年 5 月 13 日，王震部长在八五〇农场五分场召开水利现场会，要求全场突击 10 天实现田间沟网化。

1960 年 5 月 26 日，王震部长在八五〇农场做“关于五分场规划纲要”的报告，他强调说：“五分场作为办现代化农场的一个点，通过点的实践，要总结出经验推广到面上去。”

1960 年 6 月 4 日，农场调往呼伦贝尔和黑河两垦区 106 名干部。

1960 年 6 月 19 日，奉王震部长之命，调八五〇农场副场长付传友到呼伦贝尔任总场场长，副书记王思润任总场书记。

1960年7月5日，农场调往甘肃垦区19级以上干部20人。

1960年10月6日，“卫星城”建成1万平方米的孵化大楼，同时从密山运来3万多只小鸡放入孵化楼饲养。

1960年10月，农垦部在八五〇农场召开全国农垦系统玉米生产会议，第一次提出推广玉米杂交种。

1960年11月19日，因雨成灾，粮食减产，经营亏损，“卫星城”停建，只完成计划建筑面积的50%。

1961年，王震部长陪同邓子恢副总理到八五〇农场视察，重点视察了五分场新乐生产队（公社并入）。

1961年3月1日，因困难时期国家停止基本建设，“卫星城”停工，撤销指挥部。

1961年6月20日，云山畜牧场改为畜牧繁殖场。

1961年12月13日，中共八五〇农场委员会请示上级将六分场（富国）合并到八五七农场杨岗分场。

1962年2月28日，牡丹江农垦局和虎饶县，分别恢复虎林、饶河县和牡丹江农垦局。

1962年3月3日，除大连屯、爱民屯、自然屯外，将过渡到全民所有制的人民公社所有生产队都恢复到集体所有制（即场、社分家）。

1962年3月6日，中共五分场委员会在红星村召开第五届党代会，出席代表59人，列席代表10人。

1962年6月6日，农业部部长廖鲁言同王震部长视察五分场七队五号地的玉米。

1962年6月26日，八一农垦大学经营管理系第一批毕业生分配6名来八五〇农场五分场，王震部长指示：都下基层生产队工作。

1962年12月1日，八五〇农场五分场改为农垦部实验场，“卫星城”改为“红星村”。

1962年12月19—25日，王震部长来五分场视察，并做重要指示。

1963年2月19日，五分场（实验农场）公安业务工作正式交由地方政府管理。

1963年3月20日，五分场（实验农场）调往海林林业局生产队以上干部85人。

1963年3月25日，八五〇农场由三级（总、分场、生产队）制改为二级制农场（农场、生产队）制管理。划为三个农场：一分场和云山畜牧场合并称“云山农场”；二、三、四分场合并称“八五〇农场”；五分场为“农垦部实验农场”。

1963年9月20日，实验农场接收安置了从北京来的101名青年。

1963年10月25日，虎林县宝东中学正式改为八五〇农场职工子弟中学，李会任校长。

1963年11月20日，农场正式实行边境地区通行证（居民证）制度。

1964年7月14日，朱德委员长携同夫人康克清，董必武副主席携同夫人何莲芝来实验农场视察，康克清慰问了场部电工赵资荫的家庭，两位领导人视察了场部机关和第一生产队的农作物。视察后还赋诗勉励。

1964年8月5日，中共实验农场委员会决定成立社教办公室。

1964年10月8日，实验农场接来第二批北京知识青年143人（应届高中、初中毕业生）。

1964年12月2日，农垦部社教工作团实验农场分团由分团长景明远（农垦部基建局长）和副分团长陈重（农垦部生产局副局长）率领团员来到实验农场。

1964年12月24日，第二批社教团工作队来到实验农场。

1965年1月4日，中共实验农场委员会召开党委扩大会议，由场长兼第一书记曾纪银作"四清"第一次自查报告。

1965年3月20日，接到农垦部指示，实验农场下放东北农垦总局代管。

1965年5月2日，中共实验农场委员会决定成立职工医院，设床位30个，院长徐发谦。

1965年5月27日，中共实验农场委员会在红星村召开首届党代会，出席代表79人。

1965年7月21日，东北农垦总局决定，云山水库交由农垦部实验农场代管。

1965年12月11日，实验农场副场长肖毓秀，五队政治指导员金炳昊赴北京参加全国高产会议，党和国家领导人周恩来总理、朱德委员长同与会人员合影。

1966年2月17日，中共实验农场委员会召开第二届党员代表大会，出席代表114人。

1966年3月，农垦部颁发《关于国营农场管理制度若干问题的补充规定》，进一步明确"定支定收，以收抵支"的资金管理办法。

1966年6月23日，实验农场正式成立"文化革命"办公室。

1966年9月22日，实验农场成立"文化革命"领导小组。

1967年6月23日，实验农场向总局要知识青年300名。

1967年12月20日，实验农场成立"革命委员会"。下设政治委员会、生产委员会。

1968年3月9日，实验农场革命委员会成立黑龙江生产建设兵团筹建组。

1968年4月13日，实验农场革命委员会成立党的核心领导小组。

1968 年 6 月 8 日，实验农场首次用飞机喷施 2,4-D 丁酯，防治麦田玉米地杂草。

1968 年 6 月—10 月 20 日，北京、上海、天津市 674 名知识青年来场工作。

1968 年 10 月 24 日，实验农场机关成立司令部、政治处、后勤处三大部门。

1968 年 10 月 31 日，在密山北大营召开隆重大会，宣布沈阳军区黑龙江生产建设兵团四师成立，将 13 个农场编为 12 个团和一个独立营，八五〇农场编为三十六团，实验农场编为三十八团。

1968 年 11 月 22 日，哈尔滨市 330 名知识青年来场工作。

1968 年 12 月 8 日，三十八团（实验农场）团长冯宗诚带军务股长孙双亭来到农场上任。

1969 年 1 月 2 日，解放军农场于宽林调来三十八团任政委。

1969 年 2 月 14 日，沈阳军区黑龙江生产建设兵团四师三十八团，在红星村召开“建团”大会，出席代表 450 人。

1969 年 4 月 5 日，由四十三团（现兴凯湖农场）调来农场新就业职工 300 余人，加上家属共有 1000 人之多。

1969 年 4 月 7 日，团司令部发出“建立番号和通信信箱”的通知。团的番号为“铁字 406 号信箱”。团司、政、后的番号为一、二、三中队。

1969 年 5 月 17 日，浙江省宁波市 238 名知识青年来场工作。

1970 年 3 月 21 日，中共三十八团委员会在红星村召开首届党员代表大会，会期 5 天，参加代表 143 人，列席代表 13 人。

1970 年 10 月 15 日，中共三十八团委员会决定成立一个武装连，在炮连的基础上组建，进驻边境地区。

1971—1984 年

1971 年 2 月 23 日，三十八团文艺宣传队开始演出样板戏《沙家浜》，很受观众欢迎。

1971 年 3 月 25 日，全团开始用现金买粮，取消记账扣工资的办法。

1971 年 4 月 7 日，全团地区出现二十多年未遇的八级以上的大风，人难走，车难行，已播的麦种大部分被风卷走。

1972 年 11 月 14 日，中共黑龙江生产建设兵团四师委员会决定，云山水库管理站由三十八团移交给四师机关。

1974 年 3 月 21 日，由哈尔滨铁路局勘测设计所设计，农场自行施工的糖厂专用铁路线正式开工修建。

1974年9月13日，农场决定糖厂十月一日正式开工生产。

1975年2月3日，接到三级（省、兵团，四师）党委指示，撤销三十六团建制，下属连队分别划并给三十八、三十九、三十三团管理，团机关干部由四师安排。

1976年6月2日，将第二中学改为“七·二一”大学，专门培养中小学师资。

1976年11月4日，中共三十八团党委办公会决定，组成招生办，由王金昆负责，各大专院校在我团共招生30人。

1976年12月15日，各大城市知识青年开始办病退返城手续。

1977年4月6日，兵团撤销后，从滴道往回运煤的“军运号”也随之作废。“逆流”运输，铁路不允许（军运可以），农场革命委员会副主任范振海前往哈尔滨市与沈阳军区军运处驻哈办事处联系继续使用“军运号”问题。

1978年11月18日，老红军战士原铁道兵五师副师长，八五〇农场第一任场长余友清在长沙逝世。

1979年2月15日，为继承和发扬军垦的光荣传统，总局批复将“卫星农场”改名“八五〇农场”。

1979年5月3日，经省、地和总局党委决定撤销农场革命委员会，实行党委领导下的场长分工负责制。

1979年8月17日，农垦部副部长张省三在总局王正林局长和管局柏华副局长的陪同下，来农场检查工作。

1979年10月17日，农场决定糖厂的奶粉商标为“卫星”牌，并上报管局、总局、省审批。

1979年11月4日，农垦部部长高扬来八五〇农场糖厂视察工作。

1979年11月7—10日，中共八五〇农场委员会在红星村召开第二届党员代表大会，出席代表258人。

1980年1月1日，农场决定全场实行浮动工资生产责任制，定额记分，以分计酬，机关实行岗位责任制，百分考核以分计奖。

1980年8月9日，全场小麦平均亩产达324.6斤*，创农场小麦亩产的历史最高纪录。

1980年11月3日，农场购进一台大型客车，为东片边远连队的场内班车，方便职工群众到场部办事、就医。

---

* 斤为非法定计量单位，1斤=500克。——编者注

1981 年 2 月 14 日，农场决定将全场初级中学都集中到红星村，将二中和三中合并为职业高中。

1981 年 6 月 20 日，中、东片一次降雨 51.6 毫米。第十一、第十三生产队地号一片汪洋，农作物受淹，夏菜受到严重损坏。

1981 年 6 月 23 日，第九、第十一、第十三、第二十二、第二十三、第二十六生产队降大冰雹，个大如核桃，半小时内覆盖地面，厚 15 厘米，80%的农作物被砸毁，菜苗片叶未留。

1981 年 6 月 25 日，农场除机关、学校、医院外，其他农牧业生产连队均实行浮动工资，工副业单位采取全面完成指标，拿农牧连队平均数的 95%奖金，全面超指标，拿平均数的 100%奖金，机关实行业、体（制）挂钩，政工部门实行岗位责任制。

1981 年 7 月 29 日，农场一次暴雨降雨 70.6 毫米，东片生产队将近 130 毫米，田间成了汪洋大海，云山水库随时都有决口的危险，第十一生产队职工家属，昼夜都在待命搬迁。

1981 年 8 月 3 日，加工厂的面粉获垦区“优质产品”称号。

1982 年 8 月 2 日，为适应秸秆还田的需要，各单位先后研制出“秸秆粉碎机”。

1982 年 9 月 3 日，农场广播电视站播放第一部自己摄制的新闻纪录片《医院制剂室建成正式投产》。

1982 年 12 月 30 日，农场已建成沙、石主干道路 104 公里，客运班车线分东、北、西三条。东线一日一发，西、北两线隔日一发。

1983 年 2 月 25 日，中共八五〇农场委员会在红星村召开第三届党代会，出席代表 200 人。

1983 年 8 月 24 日，国家科学技术委员会把三江平原垦区农业区域增产综合技术攻关试验基点之一，设在八五〇农场。

1983 年 9 月 11 日，农场粮油加工厂生产的面粉分别获省、农垦部优质产品称号。

1984 年 5 月 8 日，农场与北京长阳农场联合在京建立“长星综合食品厂”“长星家具组装厂”。

1984 年 5 月 16 日，农场决定撤销西岗医院，建立食用菌厂。

1984 年 9 月 15 日，为认真办好职工家庭农场，农场决定改革生产队为“服务管理站”。

1984 年 10 月 8 日，糖厂生产的“卫星牌双喜酥心糖果”，被评为省“优质产品”。

1984 年 12 月 12 日，成立“八五〇卫星投资开发股份有限公司”，并制定章程。

1984年12月31日，农场举行建场30周年庆祝活动，全场1200人参加大会。并邀请上级机关、友邻单位代表及已调出的建场元老118名来宾，莅临指导。

1985—2000年

1985年3月1日，农场全面推行家庭农场经营体制。

1985年5月23日，农场成立八五〇农场保险工作促进委员会和虎林县保险支公司八五〇代办处。

1985年7月28日，农牧渔业部副部长张林池来农场视察工作。

1985年10月24日，日处理甜菜700吨糖厂扩建工程建成，建筑面积5678.88平方米，总投资1554.4万元。

1985年11月18日，管局“三江攻关项目”八五〇基础课题鉴定会在八五〇农场召开。经40余名专家、科技人员鉴定，“大豆高光效高固氮共生固氮体系研究”达到国际先进水平。另有19项技术达到国内先进水平，42项技术达到省内先进水平。

1985年12月26日，农场被省委省政府授予“文明单位”称号。

1986年6月15日，农场建成由国家计委下达的工业试验项目粮食干燥厂1座，日处理粮食800～1000吨，工程总投资475万元。

1986年8月27—29日，省精神文明检查团对农场参加“全省百个县镇文明建设竞赛”进行检查验收。农场获“省百个县镇文明建设竞赛农垦组第三名”。

1986年9月6日，农牧渔业部部长高扬来八五〇农场视察。

1986年12月，农场卫星牌奶粉首次获“部优产品”。

1987年8月6日，农牧渔业部副部长张林池等一行9人来八五〇农场考察。

1987年8月20日，农场举行千瓦电视台落成庆祝总结大会。省、总局、管局领导前来祝贺。省电视厅对新设备的安装、布局及播放效果均满意，决定通过验收。农场人民捐款10万余元自建大功率电视台，从而结束了农场开播电视8年有三分之二的边远单位看不到农场电视节目的历史。

1987年9月30日，农场召开颁发居民身份证大会，居民身份证10月1日正式启用，原边境居民证、原户口废止。

1988年3月19日，农场实行场长负责制，管局局长与场长李希桐在农场职代会上签订“场长三年任期责任状”。

1989年6月26日，第十六队、二十四队、二十三队遭冰雹袭击，4万亩大豆被砸绝产，近3万亩小麦减产30%。

1989 年 7 月 26 日，国务委员、国家科委主任宋健一行 9 人，由戴谟安副省长、总局刘成果局长、管局王文彬局长等陪同，视察八五〇农场示范区，并听取了李希桐场长关于示范区攻关情况汇报。

1990 年 1 月 4 日，农场粮油食品总厂生产的小麦标准粉、标准挂面获 1989 年农业部优质产品奖。

1990 年 7 月 1 日，农场召开第五次党代会，历时 3 天。选举产生了由 9 人组成的新一届委员会。张志俊任书记，吴军、李华森任副书记，王德胜、许万庆、孙爱国、廖春先、郑崇文、刘汉勋任委员；选举产生了新一届纪律检查委员会，孙爱国任书记。

1990 年 8 月 2 日，国家副主席王震来农场视察慰问。在文化宫举行的有 1500 人参加的大会上，王震副主席作了重要讲话，代表中共中央、国务院、中央军委向广大复转官兵、科技人员和知识青年表示亲切的慰问。随同王震副主席来场的有夫人王季青、原农业部部长兼中国科协副主席何康、农业部副部长刘江、省委副书记王海彦、省委副秘书长张厚生及总局、管局领导。

1991 年 1 月 10 日，农场从黑龙江省方正县引进水稻种植专业户 100 余户。

1991 年 1 月 15 日，农场在首都人民大会堂举办“八五〇农场产品展示会”和新闻发布会。中顾委（中国共产党中央顾问委员会）常委李德生、陈丕显、陈锡联、王平，中顾委秘书长李力安、全国政协副主席王光英以及 26 家新闻单位参加了展示会。全国政协副主席王光英为八五〇农场题词“实至名归”。

1991 年 7 月 31 日，农场党政领导班子当晚召开紧急会议，研究布置防汛抢险工作。穆棱河汛情严重，已达到警戒水位，是 200 年来遇到的特大洪水；云山水库水位超过警戒线 70 厘米；石头河桥被冲断，三队至四队路面、八队路面有明水，道路桥涵受到严重破坏。农场 1000 人组成 3 个梯队投入湖北闸东堤各段抢险。

1991 年 8 月 10 日，农场召开“抗洪抢险表彰大会”，表彰英勇抗洪的各单位民兵和干部。

1991 年 11 月 18 日，在场部地区兴建的“卫星集贸市场”经过 3 个月紧张施工，竣工开业。建筑面积 1100 平方米，工程总造价 35.8 万元。

1992 年 7 月 30 日，中直机关老干部回访团来农场回访。回访团团长、新华社高级记者戴煌，成员有作家刘蒙、光明日报出版社社长殷毅、清史副研究员于善浦等 20 人。

1992 年 12 月 15 日，农场第一栋商品住宅楼交付使用。新楼为 4 层，建筑面积 2299.3 平方米，工程总造价 136 万元，可容住户 32 户。

1993 年 2 月 1 日，农场对农牧单位实行“四到户、两自理”土地承包经营政策。

1993年9月7日，经省政府批准农场中学教师刘积林为特级教师，每月享受政府特殊补贴80元。

1994年5月10日，星城宾馆竣工交付使用。宾馆为五层建筑楼，总面积4000平方米，总造价510万元。

1994年7月10日，为接待三江平原区域开发攻关专家、科技人员开展科研活动，农场在十四队建造一座面积为640平方米，造价为48万元的专家楼，竣工交付使用。是日，农场殡仪馆建成，建筑面积396平方米，总造价19.3万元。

1994年11月24日，卫星糖厂因负债6389万元，负债率达148%，资不抵债，无法继续经营，牡丹江农垦法院，根据《破产法》，裁定破产还债。

1994年12月10—12日，农场召开第六次党代会，历时3天，选举产生了9人组成的新一届委员会。

1995年1月14日，省土地局为八五〇农场颁发土地使用管理证。

1995年2月18日，农场通过《关于工商运建服企业深化改革的意见》《农业深化改革的意见》《股份合作农场章程以及机关改革方案的意见》。

1995年4月，八五〇农场被列为全国农垦系统“三百工程”首批试点企业。

1995年6月5日，农场实行五日工作制，星期六和星期日为休息日。

1995年10月2日，“黑龙江省卫星糖业有限公司”成立，后更名为“黑龙江省卫星制糖工业总厂”。

1995年12月24日，全场各基层单位主管领导、工会主席、职工代表384人，在文化宫参加委托经营招标大会。农场吴军、李德轩、杨广明、陈家德、缪伟雄5人投标，最后吴军中标，成为八五〇农场首任委托经营场长。

1996年，八五〇农场试验区三江平原低湿耕地农业综合发展研究专题获国家“八五”科技攻关计划重大科技成果奖。

1996年1月1日，根据省委、省政府《关于虎林县区域经济一体化发展改革试点方案》的通知精神，虎林境内农垦、森工企业“将行政司法权移交地方政权机关”。场内公安、法庭、检察、工商、交通等部门划归虎林县领导和管理。

1996年5月8日，黑龙江省委副书记王建功在总局书记申立国、总局副局长局长王德胜、管局书记杨喻晓陪同下，到农场检查指导工作。

1996年6月26日，北京知青陈平安夫妇回农场探访，为农场捐款10万元，作为“兴科重教”奖励基金。

1996年7月4日，农场机关机构改革，定编57人。同时成立乳业公司、水稻开发公司、种子管理公司、物资经营公司、科技开发公司、工业管理公司。

1996年8月24日，小学实行并点办学。从队办到片办，最后集中到场部小学，结束了34年分校办学的历史。

1996年12月20日，卫星乳品厂归并到完达山乳业集团，成为乳业集团的第三分厂。

1997年1月9日，农场对水稻开发服务中心、种子管理经营服务中心、水利队、生活服务站、公路管理站、转运站、糊精厂、修造厂等8个单位实行委托经营，以新的机制和改革的方式，重新产生经营者及领导班子。

1998年1月6日，撤销八五〇农场农工商公司、庭院经济开发公司、商业科、卫星商场、劳动服务公司建制，合并成立农场商业贸易公司；撤销街道办、生活服务站、汽车队建制，合并成立生活服务管理站。

1998年3月20日，农场10万亩水稻开发项目报总局。总局投资1400万元，国家开发银行贷款875万元。

1998年4月29日，根据农场工业企业转制工作总方针，确定将砖瓦一厂、砖瓦二厂、修造厂、粮油加工厂（豆油车间、大米车间）、饮料厂拍卖给个人经营，变为私营企业；糊精厂、粮油加工厂的面粉车间为租赁经营。

1998年5月24日—7月1日，10次累计降雨18毫米，造成干旱，使全场小麦绝产1718亩，减产地2万亩，平均减产41%，少收小麦7200吨，直接经济损失达1000多万元。

1998年7月1日，虎林区域经济试点终止，农场公、检、法、工商、交通、土地、司法、民政、共青团工作回归农垦。

1998年7月4日，随着虎林区域经济一体化试点终止，驻场的虎林市政府卫星办事处行政机构撤离八五〇农场。

1998年9月16日，农场安置嫩江、松花江洪水造成灾害的肇源灾民50户179人。

1998年9月20日，由于天气长期干旱，而导致严重的病虫害，全场19万亩大豆全部受病虫害。其中，受灾1至3成的有6万亩；3至4成的4万亩；4至5成的4万亩；5至6成的2.5万亩；6至7成的1万亩；绝产的1.5万亩，共少收大豆万余吨，直接经济损失2000多万元。

2000年1月25日，农场机关进行机构改革，由原来的108人减至64人，部门由24个减至13个。

2000年3月28日，农场与哈尔滨通胜糖业中心签订糖厂资产转让协议书，转让资产总值700万元，分三年付清。

2000 年 5 月 1 日，召开移栽灵厂股东大会，选举 5 名董事，农场场长李顺任董事长，聘任李代春为经理。这次会议共筹资 95.8 万元。

2001—2010 年

2001 年 1 月 19 日，农场将水利工程公司和基建公司公开拍卖，分别以 85 万元和 60 万元转让给何留春和孙兰君私人经营，实现国有资本全部退出。

2001 年 10 月 11 日，农场新水塔开工建设，该水塔容积 150 立方米，高 48 米。

2001 年 12 月 15 日，农场被授予省级小城镇建设先进单位。

2002 年 2 月 7 日，农场按照上级要求实行政企分开，部分科室及人员调整，劳资、社保分开；卫生科、医院分开；广播电视新闻部合并到党委工作部。

2002 年 8 月 19 日，农场水田正式引入竞标方式发包，下发了《2002 年水田发包实施方案》文件，第六生产队为第一个试点单位。

2004 年 4 月 6 日，根据总局电视电话会议精神，落实“一免两补”工作。自 2004 年起免收农业税，粮食直补每亩平均 13 元，粮种补贴每亩平均 15 元，补贴由农场统一代领分配到户。

2004 年 10 月 29 日，农场场部通乡路工程竣工。总长度 6 公里，总投资 800 多万元，结束了场部地区无水泥路的历史。

2005 年 5 月 5 日，农场被环境保护总局授予国家级生态示范区。

2005 年 8 月，全国人大常委会副委员长蒋正华来八五〇农场视察。

2005 年 9 月 28 日，农场隆重召开建场 50 周年庆祝大会。

2005 年 11 月 9 日，农场被农业部授予“无公害农产品示范基地”。

2006 年 2 月 22 日，农场被列为新农村建设省级试点单位。

2006 年 3 月 23 日，农场设立扶贫帮困基金。分设助学基金、扶贫基金、救济基金和低保基金四部分，总金额达到 200 余万元。

2006 年 4 月 7 日，农场投资 200 余万元改扩建飞机跑道近 2 万平方米，大大提高了航化作业效率。

2006 年 7 月 13 日，省政协主席王巨禄到八五〇农场调研社会经济发展和社会主义新农村建设工作。

2006 年 8 月 16 日，全国人大常委会委员厉以宁教授一行到八五〇农场调研。

2006 年 9 月 2 日，“八五〇农场场史馆”开馆，共展示历史照片 237 张，改革开放以来照片 53 张，领导题词、视察照片 10 张，总计 300 张。

2007年3月5日，农场骤降大暴雪，降雪量为28.2毫米，雪深达40～50厘米，为农场有资料记载以来最大的一次降雪。

2007年3月15日，经分局批准，农场场部二区、三区179户居民拆迁，是建场以来涉及户数最多、规模最大的一次拆迁。

2007年4月3日，国家发改委下发文件，八五〇农场被列为国家大型优质水稻生产基地建设项目。

2007年6月8日，农场被农业部确定为“全国农垦现代农业示范区”。

2007年6月10日，为顺利完成场部二区、三区房屋拆迁工程，农场投资166万元，在第13居民区开工建设10栋2600平方米的安置房，投资26万元对安置区的道路和居住环境进行改造。

2008年4月3日，气象测雨雷达投入使用，对120公里以内的临近、即时天气进行有效监测，提高了灾害性天气的预防能力。

2008年5月16日，全场为“5·12”汶川大地震捐款33.63万元。

2008年5月23日，全场党员为抗震救灾缴纳特殊党费1.13万元。

2008年7月18—20日，以原三十六团九连知青郭凯利为团长，一行90余人组成的“纪念知识青年上山下乡40周年”知青回访团抵达农场，并向农场赠送了带有全体回访知青签名、写有“纪念知识青年上山下乡40周年”的红旗。

2008年10月16日，农场完成14.9公里通村公路工程。

2009年6月8日，“大连保税区稻米交易市场八五〇指定交收仓库”签约授牌仪式在农场机关三楼会议室举行。

2010年3月，农业科研中心被认定为全国农技推广示范县农业科技试验示范基地。

2010年5月27日，省委书记吉炳轩到农场调研。

2010年8月3日，中国作物学会栽培研究会主任、农业部水稻高产创建核心技术、水稻精确定量栽培技术创始人凌启鸿教授同南京农业大学、扬州大学农学院及农垦科学院水稻所等科研单位的专业技术人员，来到八五〇农场实地查看水稻高产创建工作的进展情况。

2010年9月，八五〇农场在第五管理区建设智能化水稻芽种生产中心，占地总面积1.5万平方米，车间建筑总面积6255平方米，生产车间6个，可满足全场35.2万亩水田芽种供应，实现全场100％高标准统供芽种。

2010年11月15日，农场八个生产队（第九、第十一、第十九、第二十三、第二十五、第二十六、第二十七、第三十生产队）766户居民，实施整体搬迁。

2010 年 12 月 3 日，八五〇农场稻米加工园区被省发改委、省农委、省粮食局确认为全省首批稻米加工园区，成为黑龙江省唯一以农场命名的省级稻米加工园区。

2011—2020 年

2011 年 1 月 25 日，虎林—八五〇公路客车正式通车，实现了客运公交化。

2011 年 5 月 11 日，农场集中供热中心工程奠基开工。项目投资 1500 万元，总建筑面积达 2400 平方米，供热锅炉总吨位 100 吨，铺设供热管线 1.8 万米。该工程于 9 月底竣工。

2011 年 7 月 17 日，原中央警卫团文工队成员吴凤君（女）一行回场。此行，吴凤君将当年在修造厂工作期间，毛泽东主席 1959 年 1 月 28 日给其的亲笔回信（水印件）赠送给农场留存。

2011 年 7 月 18 日，全国政协常委、港澳台侨委员会主任、海峡两岸关系协会会长，国务院台湾事务办公室原主任陈云林一行到八五〇农场参观考察。

2011 年 9 月 3 日，中共中央政治局委员、国务院副总理回良玉到农场视察指导粮食和农业生产工作。

2011 年 12 月 13 日，农场铁海联运集装箱办理站正式启运，首批启运 80 个集装箱。

2012 年 7 月 12 日，农场顺利通过省级文明村标兵初验。

2012 年 7 月 22 号，中共中央党校副校长孙庆聚带领中央党校及大型企业党校校长共 79 人，来农场参观考察大农业生产情况和小城镇建设情况。

2012 年 8 月 6 日，农场医院综合楼正式投入使用。医院综合楼于 2011 年 4 月开工奠基，集医疗、预防、保健、康复于一体，建筑面积 6400 余平方米，总投资 1800 万元。

2013 年 1 月 18 日，举行卫星安泰养老康复中心开业典礼。卫星安泰养老康复中心是由吴长海、孟庆业夫妇个人投资 1400 万元新建的一座集生活、健身、娱乐、医疗于一体的高标准公寓式敬老院。

2013 年 1 月，中共中央政治局原委员、中央书记处书记、中央军委副主席张万年上将亲笔为八五〇农场题字“军垦之魂”和“铁道兵军垦博物馆”，勉励农场抓住机遇，大力发展红色军垦文化事业，加快建设铁道兵军垦博物馆。

2013 年 4 月 2 日，农场被授予“2012 年全省稻米产业调研优秀组织单位”。

2013 年 4 月，农场荣获首批省级“平安农场”。

2013 年 5 月，农场建成第一个拖拉机 GPS（全球定位系统）导航基站，基站信号覆盖范围为半径 50 公里，已为 6 台旱田大功率拖拉机提供导航信号服务。

2013年7月2日，黑龙江省电视台专题摄制组来到八五〇农场，就党的先进性和北大荒精神等内容开展实地调研，并对农场老铁兵进行了采访。通过镜头重新描绘了当年王震将军带领广大复转官兵铸剑为犁、开荒破土，点燃第一把荒火时的情形。

2013年7月8日，著名学者胡鞍钢来到农场，就北大荒精神的发源、军垦精神的发扬进行了深入调研。

2013年7月，农场被国家粮食和物资储备局办公室（简称“国粮办”）列为第一批国家级粮食现代物流建设示范单位（黑龙江省唯一一家）。

2013年10月30日，由哈尔滨铁路局、鸡西车务段、鸡西工务段等部门组成的验收组，对八五〇农场铁路专用线改扩建工程进行了竣工验收，工程质量全部合格，为加快八五〇内陆港发展奠定了基础。

2013年10月，农场第三管理区退休职工陶恭喜被评为全省“孝老爱亲道德模范”。

2014年6月，农场卫星粮油仓储公司被授予中央储备粮代储资格企业。

2014年10月28日，农场国家级现代粮食物流园区的新粮专三线工程历经两年的建设，正式开通，每年的吞吐能力达到80万吨。

2015年5月，农场荣获“第四届全国文明单位”。

2015年6月5日，农场投资465万元建设的垃圾处理厂，完成项目验收，投入使用。

2015年7月9日，上海市市长杨雄一行40余人来到农场就现代化大农业建设、绿色食品品牌建设、小城镇建设情况进行参观考察。

2015年7月26日，省委书记王宪魁到农场就现代化大农业发展情况进行调研。

2015年9月2日，农场召开庆祝建场60周年庆祝大会。

2016年1月1日，农场有线电视网络正式从农场分离，归属省龙江网络公司。

2016年10月，农场荣获“全国绿化先进集体”荣誉称号。

2017年1月，农场体制改革，合并农业单位（管理区），由13个管理区合并为7个管理区。

2017年6月11日，黑龙江省委常委、省纪委书记王常松一行来农场，就农业现代化发展、小城镇建设等方面进行调研。

2017年7月，农场学校被批准为“国家级足球特色学校”。

2017年9月4日，农场顺利通过了“全国文明单位”复检验收。

2017年10月，中央电视台第七套农业频道《科技苑》栏目的摄制组走进卫星生物科技公司采访拍摄，通过对蚯蚓粪种植桃子、葡萄、各种蔬菜的调查采访，以及寒地蚯蚓养殖、蚯蚓活体转化叶面肥等技术的了解，将蚯蚓粪肥不为人知的秘密呈现在电视荧屏上。

2017 年 11 月 20 日，农垦华彬粮油经贸有限公司代表黑龙江省农垦总局各农牧场的加工企业参加了由省农委联合省商务厅、省政府新闻办等部门共同主办、黑龙江广播电视台承办的首届“农担杯”黑龙江省优质农产品营销大赛。最终以 89.77 分获得小组第一，总排名第五名。

2018 年 1 月 7 日，华彬粮油经贸有限公司代表垦区参加黑龙江省首届优质农产品营销大赛，荣获单项品类一等奖，总决赛第二名。

2018 年 8 月 8 日，农场举行电商服务中心开业典礼。有 13 家企业及个人的产品入驻八五〇农场电商服务中心。

2019 年 9 月 12 日，农场卫星蚯蚓养殖专业合作社参加第八届中国创新创业大赛暨第七届黑龙江省创新创业大赛总决赛，荣获“全省双创企业五十强”“创新之星”称号。

2019 年 12 月 30 日，农场与黑龙江省卫星生物科技有限公司、四川师范大学、四川师大绿环生物科技有限公司、遂宁新景源生物环保科技有限公司共同完成的项目《奶牛粪便蚯蚓生物转化与循环利用关键技术创新及应用》，获“2019 年中国产学研合作创新成果优秀奖”。

2020 年 1 月 24 日，面对突如其来的新冠肺炎疫情，农场遵照“宁可十防九空，不可不防万一”的原则，在火车站、客车站、高速公路卡口安排专业医务人员进行测温排查，严格落实门诊预检分诊、发热患者的筛查工作，严把疫情防控第一关。

2020 年 3 月 4 日，八五〇农场与虎林市人民政府签订农垦教育行政职能及义务教育学校属地移交协议，移交涉及人员档案。学校资产、负债、人员经费及公用经费等费用仍由农场承担。

2020 年 3 月 13 日，八五〇农场有限公司（八五〇农场）党委按照集团总公司批复的《八五〇农场有限公司和农场职能、机构、编制设置方案》（简称“三定”方案），制定了新设机构负责人，并按照新的职能开展工作。

2020 年 3 月，八五〇农场有限公司全场党员干部捐款 10.21 万元支持新冠肺炎疫情防控工作。

2020 年 4 月 15 日，农场与虎林市政府签订《垦区属地化管理移交协议》，农场的场直社区和管理区社区“八项职能”全部移交属地政府。

2020 年 5 月 15 日，八五〇农场学校更名为虎林市卫星学校。

2020 年 6 月 8 日，农场退休职工陶恭喜荣登黑龙江省二季度“龙江好人榜”。

2020 年 6 月 30 日，农场与虎林市政府签订国有企业退休人员社会化移交框架协议。

2020 年 7 月 10 日，北大荒农垦集团总公司牡丹江分公司新媒体营销联盟签约仪式在八五〇农场有限公司举行，来自分公司的12家子公司凝聚合力，携手共创“互联网+农业”电商营销大格局。

2020年10月11日，八五〇农场有限公司与“美菜网”合作开展“新米节暨新米品鉴会”，并签署认购协议。

2020年11月20日，八五〇农场有限公司顺利通过“全国文明单位”复查验收。

2020年12月11日，根据牡丹江、东宁、绥芬河等地突发新冠肺炎疫情形势，八五〇农场有限公司按照虎林市疫情防控指挥部的要求，重新启用高速疫情防控检查站，筑牢防疫安全警戒线。

2020年12月，八五〇农场有限公司被北大荒农垦集团有限公司授予“2020年度农业工作标兵单位”。

第一编

建置和自然地理

八五〇农场位于黑龙江省三江平原东部的虎林市境内。地形呈西北高，东南低，顺势由西北向东南倾斜。属于寒温带季风气候。农场内有五条河流和三个水库，水资源丰富。土壤分为五大类型。有 800 余种植物。土地使用权面积 76.79 万亩，其中耕地 51.25 万亩，林业用地面积 14.88 万亩。

在王震将军的指挥下，八五〇农场于 1955 年元旦成立，3 月亲自点燃了第一把荒火，揭开了艰苦创业的序幕。1956—1958 年，以“母鸡下蛋”的方式，相继在虎林县、饶河县和宝清县创建了八五一、八五二、八五三、八五四、八五八、八五九农场。截至 1960 年，以“八”字头命名的十二个农场组成的农场群在完达山南北麓诞生；农场先后抽调 5524 名干部，支援全国垦区建设；三次抽调 190 名医务人员，援建内蒙古、新疆和海南农垦医院；仅用 194 天的时间，完成了云山水库（蓄水 4700 万立方米）的建设任务；有 3 万余名复转官兵、4000 多名支边青年和数千名城市知识青年（简称知青），不畏艰难，前赴后继，投入到八五〇农场建设中来。

2020 年，八五〇农场辖属农业单位 8 个、工商运建服单位 29 个。

第一章　区域建置

八五〇农场地处黑龙江省虎林市辖区内，1955年元旦在虎林县建场。1963年，由三级管理制农场改为三个二级管理制农场，分别为八五〇农场、云山农场和实验农场。1968年，八五〇农场变更为沈阳军区黑龙江生产建设兵团四师三十六团（简称三十六团），实验农场变更为沈阳军区黑龙江生产建设兵团四师三十八团（简称三十八团）。1975年，三十六团撤销，18个单位合并到三十八团。1977年，变更为黑龙江省卫星农场（简称卫星农场），1979年承名八五〇农场至今。

第一节　位置面积

八五〇农场位于黑龙江省虎林市内，全场土地使用权面积76.79万亩，耕地51.25万亩。

一、地理位置

八五〇农场位于黑龙江省三江平原东部的虎林市境内，北倚完达山，南依穆棱河。地理坐标为：北纬45°41′～北纬45°54′，东经132°15′～东经132°51′。东与八五四农场相接；西连虎林市石头河水库，与杨岗镇为邻；西北端有约2千米场界与宝清县相连；北与七虎林林场、云山农场相接；南与八五六农场隔穆棱河相望；虎林市宝东镇的兴华大队、杨岗镇的朝阳、永昌等生产队插花在八五〇农场域内。

八五〇农场位于黑龙江农垦总局牡丹江管理局（简称牡丹江管理局）农场群中心。地缘边界全长169.75千米，地形西北部以山区为主，中部为山前漫岗，东部为平原。场部东距虎林市38千米，西距密山市72千米，距鸡西市148千米。密（山）虎（林）公路和哈（尔滨）东（方红）铁路线横贯场区，交通便利。

八五〇农场建场65年来，由于规模和体制的不断变化，场界也随之经常变动。1954—1959年，八五〇农场布点开荒在虎林县城东西两侧：东起火石山与八五一农场连接；南依穆棱河与青山、八五八农场隔河相望；西至杨岗与八五一一农场相接；北沿七虎林河与八五四农场为邻。跨越北纬 56°62′至 51°03′，东经 132°86′至 133°42′。

1958 年底，八五〇农场的六分场（清河一带）划归八五八农场。

1963 年，由三级制的八五〇农场改为三个二级制农场。即：五分场改为实验农场，畜牧场和一分场合并，成立黑龙江省云山农场（简称云山农场）。二、三、四分场合称为八五〇农场。由此各农场的场界划分是：八五〇农场东起石青山与富荣、新乐等人民公社相连；南沿穆棱河与黑龙江省八五六农场（简称八五六农场）为邻；西至穆棱一干与实验农场相接；北沿七虎林河与黑龙江省八五四农场（简称八五四农场）、云山农场隔河相望；地理坐标为北纬 45°41′至 46°42′，东经 132°至 150°。实验农场的四周场界：东以穆棱一干与八五〇农场相邻；南沿穆棱河与八五六农场隔河相望；西与杨岗人民公社相接；北至完达山里的石庙子及沿七虎林河与云山农场为界；地理坐标是北纬 45°44′东经 132°28′。

1975 年撤销三十六团时，其中有 18 个农牧工副业连队划归三十八团，在撤销兵团恢复农场建制后称卫星农场，1979 年承名八五〇农场。

二、土地面积

八五〇农场的土地面积因体制的变动而随之变化。建场初到 1958 年，三级制的八五〇农场土地总面积是 1928 平方千米。1963 年八五〇农场体制调整，由原三级制的八五〇农场变为三个二级制的农场（八五〇农场、实验农场、云山农场）。改制后的八五〇农场，土地面积 520 平方千米；实验农场，土地面积 257 平方千米。1975 年，兵团时期三十六团撤销，部分连队并入三十八团，土地总面积为 505.3 平方千米，控制土地面积 45.39 万亩，耕地面积 44.32 万亩。

由于体制多次变动，八五〇农场实际控制的土地面积也几经变化，直到 20 世纪 80 年代初才基本稳定下来。但是，因当时条件有限，对全场土地资源和土壤类型性质等状况，并没有详细地测量和勘察过，只是按照历年资料进行概略统计，并不十分翔实和精确。1983—1986 年，中华人民共和国科学技术委员会（简称国家科委）把八五〇农场选定为三江平原区域开发“六五”攻关示范区，并组织专家对全场的自然资源（包括土地、水、植物、气候等）进行历时一年半的勘察和测试，得出科学可靠的数据。20 世纪 90 年代初，八五〇农场又根据中华人民共和国国务院（简称国务院）《关于进一步开展土地资源调查工作的通知》精神，在黑龙江省土地资源详查办公室和虎林县人民政府的统一部署下，1991 年 9 月—1993 年 10 月，进行了一次全面的土地详查，查清了全场土地面积、分布、权属和利用现状。

截至2000年年底，农场土地总面积为78.11万亩。其中农业用地46.84万亩，林业用地13.55万亩，牧业用地（天然草地）1.09万亩，居民点、工矿用地2.33万亩，交通用地1.43万亩，水域7.02万亩，未利用土地5.86万亩。

2002年1月9日，省人民政府为农场颁发了《中华人民共和国国有土地使用证》。登记用途为农用地，使用权类型为划拨，使用权面积78.90万亩。

2018年5月，农场根据省文件通知要求，下发了《关于成立农场第三次土地调查领导小组的通知》文件，召开了农场级土地第三次调查协调会议，协调农场在全国第三次土地调查之前，在全场范围内开展二调成果与土地利用现状不符情况的调查工作。

2019年6月，通过农场管理区、作业站、测量队三方单位共同合作完成了第三次全国国土调查外业核实图斑2997块。

2020年10月22日，颁发不动产产权证。农场土地使用权面积76.79万亩，其中耕地51.25万亩，林业用地面积14.88万亩。

第二节　农场沿革

1954年3月，刚从朝鲜战场胜利回国的中国人民解放军铁道兵部队（番号为850部）第五师（番号为8505部队），奉命直奔黑龙江省伊春，执行抢修汤旺河林业铁路的任务。6月20日，铁道兵第五师根据王震司令员指示，派余友清副师长去伊春接受森工局乌马河林场移交给部队的一个集体农场，这个小农场有耕地1800亩，草房十几间，安排了复转大队官兵90余人在那里种菜养猪供应施工部队。9月初，汤旺河林业铁路工程结束，这支部队的先遣队抵达虎林开荒建设农场，余友清副师长率人踏查了密山、虎林、宝清、饶河和佳木斯等地的荒原，确定农场建在虎林。10月，分别在虎林境内的清河、宝东、爱民建点。

1955年元旦，八五〇部农场成立，1月10日，中共八五〇部农场临时委员会决定场部设在虎林县西岗，下设三个大队：一大队在兴华，二大队在清河，三大队在爱民。

1956年5月12日，国务院成立农垦部，同年6月，中国人民解放军铁道兵农垦局在密山成立，直属中华人民共和国农垦部（简称农垦部），“中国人民解放军八五〇部农场”易名为“铁道兵农垦局八五〇农场”。在边开荒、边生产、边建设、边积累、边扩大的发展过程中，八五〇农场先后建立了六个分场、一个畜牧场，形成三级管理体制（总场、分场、生产队）。1956年8月，农场成立云山畜牧场；9月，农场在一大队的基础上建立六分场（1958年底划归八五八农场）；10月，农场在三大队的基础上建立五分场。1957年5月，农场成立三分场；11月，农场在二大队的基础上建立四分场。1958年1月，农场成立一分场；3 月，农场成立二分场。

1963 年 3 月 25 日，根据东北农垦总局的决定，八五〇农场由三级制农场改为二级制农场。划为三个农场：一分场和云山畜牧场合并称“云山农场”；二、三、四分场合并称“八五〇农场”；五分场为“农垦部实验农场”。

1968 年 10 月 31 日，沈阳军区黑龙江生产建设兵团第四师在密山成立，八五〇农场编为三十六团，实验农场编为三十八团，生产队改称连，列入解放军序列。

1975 年 5 月 11 日，三十六团被撤销，18 个单位划归三十八团。1976 年 2 月，撤销生产建设兵团，恢复农场管理体制。

1976 年 3 月 26 日，牡丹江国营农场管理局成立。

1977 年 3 月，三十八团更名为卫星农场。

1979 年 2 月 15 日，卫星农场承名八五〇农场。

1996 年 1 月 1 日，根据中共黑龙江省委、黑龙江省人民政府《关于在虎林地区实行区域经济一体化发展改革试点的规定》，位于虎林地区的农场、森工企业，将行政、司法权交归地方政府，还经营权于企业，各企业实行委托经营。据此，八五〇农场于 1996 年 1 月 1 日将公、检、法、工商、土地等部门和这些部门工作人员共计 38 人，划归虎林县管理。同年，农垦总局对农场实行委托经营。

1998 年 7 月 1 日，中共黑龙江省委、黑龙江省人民政府决定停止虎林地区实行区域经济一体化试点，原属农场的公、检、法、工商、土地等部门及其工作人员，回归农场管理。

2018 年 8 月，八五〇农场改制为“黑龙江北大荒农垦集团八五〇农场有限公司”（简称公司）（图 1-1-1）。

2019 年 6 月，按照农垦改革要求，农垦系统内的公、检、法及各执法部门的行政职能移交虎林市政府，公司保留八五〇农场的牌子（表 1-1-1）。

表 1-1-1　体制沿革表

<table>
<tr><th>时间</th><th>农场名称</th><th>分场（大队）数</th><th>基层单位（中队）数</th><th>隶属关系</th><th>备注</th><th></th></tr>
<tr><td>1954 年 6 月</td><td>筹建八五〇五部农场</td><td>—</td><td>下设 3 个临时党支部</td><td rowspan="2">中国人民解放军铁道兵</td><td>现役</td><td rowspan="6">三级制时期</td></tr>
<tr><td>1955 年 1 月</td><td>八五〇部农场</td><td>3 个大队</td><td>24 个中队</td><td>非现役</td></tr>
<tr><td>1956 年 6 月</td><td>八五〇农场</td><td>4 个大队
3 个分场</td><td>28 个中队</td><td rowspan="3">铁道兵农垦局</td><td>1956 年 5 月 12 日，国家成立农垦部</td></tr>
<tr><td>1957 年</td><td>八五〇农场</td><td>2 个大队
5 个分场</td><td>36 个单位</td><td rowspan="3">1. 1959—1962 年为“场社合一”，也称（八五〇人民公社）
2. 单位中包括工、副业单位和事业单位</td></tr>
<tr><td>1958 年</td><td>八五〇农场</td><td>6 个分场</td><td>111 个单位</td></tr>
<tr><td>1959 年</td><td>八五〇农场</td><td>6 个分场</td><td>—</td><td>农垦部牡丹江农垦局</td></tr>
</table>

（续）

<table>
<tr><th>时间</th><th>农场名称</th><th>分场（大队）数</th><th>基层单位（中队）数</th><th>隶属关系</th><th>备注</th><th></th></tr>
<tr><td>1963年3月</td><td>农垦部实验农场</td><td>—</td><td>30个单位（其中12个农牧生产队）</td><td>农垦部直管，东北农垦总局虎林分局代管</td><td>原八五〇农场五分场</td><td rowspan="12">二级制时期</td></tr>
<tr><td>1963年3月</td><td>八五〇农场</td><td>—</td><td>25个单位（其中13个农牧生产队）</td><td>东北农垦总局虎林分局</td><td>原八五〇农场二、三、四分场</td></tr>
<tr><td>1968年12月—1975年1月</td><td>四师三十六团（原八五〇农场）</td><td>—</td><td>40个单位（其中21个农牧生产连队）</td><td rowspan="3">沈阳军区黑龙江生产建设兵团</td><td rowspan="3">1. 军队编制
2. 1975年2月撤销三十六团，后将原三十六团的18个单位并入三十八团
3. 1976年2月25日，撤销兵团建制</td></tr>
<tr><td>1968年12月</td><td>四师三十八团（原实验农场）</td><td>—</td><td>35个单位（其中19个农牧连队）</td></tr>
<tr><td>1975年2月</td><td>四师三十八团</td><td>—</td><td>58个单位（其中29个农牧连队）</td></tr>
<tr><td>1977年3月</td><td>卫星农场</td><td>—</td><td>59个单位（其中30个农牧生产队）</td><td rowspan="2">黑龙江省国营农场总局牡丹江国营农场管理局</td><td>1977年3月，三十八兵团更明卫星农场</td></tr>
<tr><td>1979年2月</td><td>八五〇农场</td><td>—</td><td>59个单位（其中30个农牧生产队）</td><td>1979年2月卫星农场承名八五〇农场</td></tr>
<tr><td>1996年—2003年</td><td>八五〇农场</td><td>—</td><td>29个生产队，1个畜牧队，1个林场</td><td rowspan="4">黑龙江省农垦总局牡丹江分局（1996年3月—2010年12月）
黑龙江农垦总局牡丹江管理局（2011年1月—2019年7月）</td><td></td></tr>
<tr><td>2004年</td><td>八五〇农场</td><td>—</td><td>28个生产队，2个作业站，1个林场</td><td>农场开始撤队并区</td></tr>
<tr><td>2010年</td><td>八五〇农场</td><td>—</td><td>13个管理区，2个作业站，1个林场</td><td></td></tr>
<tr><td>2017年</td><td>八五〇农场</td><td>—</td><td>7个管理区，2个作业站，1个林场</td><td>农场合并管理区</td></tr>
<tr><td>2018年8月</td><td>八五〇农场（有限公司）</td><td>—</td><td>7个管理区，1个林场</td><td>北大荒农垦集团有限公司牡丹江分公司</td><td>农垦企业化改革，同时挂“八五〇农场有限公司”的牌子</td></tr>
</table>

第三节　机构设置

1955年建场以后，八五〇农场机构经过多次的调整和改革，到2020年，八五〇农场内设机构6个，下设机构4个，社会公共服务机构9个。公司设党群机构5个，公司内设机构8个，下设机构10个。上划机构7个。

一、农场机构

（一）内设机构

八五〇农场设社会事务部，内设机构6个：办公室、计划财务办公室、人力资源办公室、安全应急管理办公室、城镇管理办公室、公共管理办公室。总编制数20人。

（二） 下设机构

八五〇农场下设机构 4 个：场直社区管理服务中心，编制人数 7 人；社区居民委员会，总编制人数 15 人，按照场直社区划定的管辖范围开展工作；医院，事业编制人数 163 人，其中管理人员编制为 8 人；幼儿园，编制人数 29 人，其中管理人员编制为 4 人。

（三） 社会公共服务机构

社会公共服务机构 9 个：广播电视局（含网络管理）、文化中心、老干部活动中心、不动产登记中心、就业中心（与人才交流中心合署）、农业科研中心、林业管理站、水利服务管理站、农场接待中心（星城宾馆）。

二、公司机构

（一） 党群机构

党群机构 5 个：党委工作部、纪委、工会、人民武装部和社会稳定办。总编制数 18 人。

（二） 公司内设机构

公司内设机构 8 个：综合办公室、人力资源部、财务管理部、农业发展部、产业营销部、合规风控部、审计部、工程建设管理部。总编制数 34 人。

（三） 下设机构

公司下设机构 10 个：七个管理区和一个林场，管理人员总编制人数 98 人；农业科技服务中心由农业发展部直管，编制人数 13 人；卫星粮油仓储公司，管理人员编制 8 人。

三、上划机构

上划机构有 7 个：红兴隆人民检察院卫星检察室、红兴隆人民法院卫星人民法庭、八五〇司法分局、卫星市场监督管理所、八五〇国土资源所、八五〇农场交通科、八五〇社保分局（表 1-1-2）。

表 1-1-2 1955—2019 年机构设置演变情况

1955 年 1 月 八五〇部农场	1957 年 八五〇农场		1963 年 农垦部实验农场		1968 年 12 月 三十八团		1977 年 卫星农场		1980 年 八五〇农场
党委办公室	政治部		党委办公室		司令部		政治处		组织部
政工科		党委秘书室		政治处下设		作训股、通讯股		组织科	宣传部
财务科		组织科		组织、宣传		军务股、生产股		宣传科	纪检委

（续）

<table>
<tr><th colspan="2">1955 年 1 月
八五〇部农场</th><th colspan="2">1957 年
八五〇农场</th><th colspan="2">1963 年
农垦部实验农场</th><th colspan="2">1968 年 12 月
三十八团</th><th colspan="2">1977 年
卫星农场</th><th>1980 年
八五〇农场</th></tr>
<tr><td colspan="2">畜牧科</td><td rowspan="5">政治部</td><td>宣传科</td><td colspan="2">干部、文教</td><td colspan="2">管理股、机务股</td><td colspan="2">文教科</td><td>团委</td></tr>
<tr><td colspan="2">经理科</td><td>团委</td><td colspan="2">青年、妇女</td><td colspan="2">工副业办</td><td colspan="2">保卫科</td><td>工会</td></tr>
<tr><td colspan="2">管教科</td><td>妇联</td><td colspan="2">监委、公安派出所</td><td rowspan="5">政治处</td><td>宣传股</td><td colspan="2">团委</td><td>文教科</td></tr>
<tr><td colspan="2">生产办公室</td><td>监委</td><td colspan="2">武装部</td><td>组织股</td><td colspan="2">工会</td><td>职教办</td></tr>
<tr><td rowspan="4">1956 年增设</td><td>机务科</td><td>公安分局</td><td rowspan="13">场长办公室</td><td>生产科</td><td>干部股</td><td colspan="2">监委</td><td>武装部</td></tr>
<tr><td>水利科</td><td rowspan="12">场长办公室</td><td>农林科</td><td>计财科</td><td>保卫股</td><td colspan="2">武装部</td><td>法庭</td></tr>
<tr><td>卫生科</td><td>水利科</td><td>供销科</td><td>秘书室</td><td colspan="2">法庭</td><td>公安分局</td></tr>
<tr><td>工会</td><td>多种经营科</td><td>工交科</td><td rowspan="5">后勤处</td><td>装备股</td><td colspan="2">公安分局</td><td>场办、劳资科</td></tr>
<tr><td colspan="2">—</td><td>工业交通科</td><td>基建科</td><td>营房股</td><td rowspan="9">场长办公室</td><td>劳资科</td><td>计财科、外贸科</td></tr>
<tr><td colspan="2">—</td><td>机电科</td><td>水利科</td><td>供应股</td><td>计财科</td><td>工副业科、粮食科</td></tr>
<tr><td colspan="2">—</td><td>基建科</td><td>商业科</td><td>物资股</td><td>工副业科</td><td>农业科、农机科</td></tr>
<tr><td colspan="2">—</td><td>计划科</td><td>畜牧科</td><td>商业股</td><td>外贸科</td><td>基建科、林业科</td></tr>
<tr><td colspan="2">—</td><td>供销科</td><td>—</td><td colspan="2">—</td><td>农业科</td><td>农建办、交通科</td></tr>
<tr><td colspan="2">—</td><td>劳武科</td><td>—</td><td colspan="2">—</td><td>机务科</td><td>科技办、物资科</td></tr>
<tr><td colspan="2">—</td><td>卫生福利科</td><td>—</td><td colspan="2">—</td><td>水利科</td><td>畜牧科</td></tr>
<tr><td colspan="2">—</td><td rowspan="2">科委和外贸办公室</td><td>—</td><td colspan="2">—</td><td>物资科</td><td>种子公司</td></tr>
<tr><td colspan="2">—</td><td>—</td><td colspan="2"></td><td>畜牧科</td><td>劳动服务公司</td></tr>
</table>

<table>
<tr><th>1993 年
八五〇农场</th><th colspan="2">2000 年
八五〇农场</th><th colspan="2">2002 年
八五〇农场</th><th>2004 年
八五〇农场</th><th colspan="2">2010 年
八五〇农场</th><th colspan="2">2019 年八五〇
农场有限公司（农场）</th></tr>
<tr><td>组织部（人事）</td><td>行政职能部门</td><td>办公室</td><td>党群机构</td><td>纪律检查委员会</td><td>党委工作部</td><td>机关</td><td>办公室</td><td>党群机构</td><td>党委工作部</td></tr>
<tr><td>宣传部</td><td></td><td>生产管理部</td><td></td><td>组织部</td><td>纪律检查委员会</td><td></td><td>党委工作部</td><td></td><td>纪委</td></tr>
<tr><td>纪委（监察）</td><td></td><td>科技畜牧科</td><td></td><td>宣传部</td><td>工会委员会</td><td></td><td>工会团委</td><td></td><td>工会</td></tr>
<tr><td>检察室</td><td></td><td>企业管理部</td><td></td><td>工会、团委</td><td>武装部</td><td></td><td>纪委</td><td></td><td>人民武装部</td></tr>
<tr><td>工会</td><td></td><td>计划财务部</td><td>社区管理机构</td><td>办公室（与农场办公室合署）</td><td>办公室</td><td></td><td>武装部</td><td></td><td>社会稳定办</td></tr>
<tr><td>政研室</td><td></td><td>市场营销部</td><td></td><td>财务室（与农场计划财务科合署）</td><td>生产管理部</td><td></td><td>民政局</td><td>公司机构</td><td>综合办公室</td></tr>
<tr><td>老干部科</td><td></td><td>武装司法部</td><td></td><td>劳动和社会保障科</td><td>计划财务部</td><td></td><td>计划财务部</td><td></td><td>人力资源部</td></tr>
<tr><td>办公室</td><td></td><td>基本建设部</td><td></td><td>建设科</td><td>建设管理部</td><td></td><td>企业发展部</td><td></td><td>财务管理部</td></tr>
<tr><td>生产办公室</td><td></td><td>水利局</td><td></td><td>教育科</td><td>企业发展部</td><td></td><td>生产管理部</td><td></td><td>农业发展部</td></tr>
<tr><td>水利科（局）</td><td></td><td>劳动保险部</td><td></td><td>卫生科</td><td>劳资科</td><td></td><td>基本建设部</td><td></td><td>产业营销部</td></tr>
<tr><td>计财科、劳资科</td><td></td><td>纪检部、教育科</td><td></td><td>武装部</td><td>—</td><td></td><td>市场营销部</td><td></td><td>合规风控部</td></tr>
<tr><td>社保分局</td><td></td><td>审计科、卫生科</td><td>农场经营管理机构</td><td>办公室</td><td>—</td><td></td><td>农机科</td><td></td><td>审计部</td></tr>
<tr><td>审计科、科技科</td><td></td><td>广播电视局</td><td></td><td>企业管理部</td><td>—</td><td></td><td>水务局</td><td></td><td>工程建设管理部</td></tr>
<tr><td>工业科（资源办）</td><td>群团组织</td><td>工会、团委</td><td></td><td>计划财务部</td><td>—</td><td></td><td>林业科</td><td>农场机构</td><td>办公室（与综合办公室合署）</td></tr>
<tr><td>农机科（监理所）</td><td></td><td>科协、女工</td><td></td><td></td><td>—</td><td></td><td>畜牧科</td><td></td><td></td></tr>
<tr><td>基建科、安全办</td><td></td><td></td><td></td><td></td><td>—</td><td></td><td>卫生科</td><td></td><td></td></tr>
<tr><td>粮贸科（经协）</td><td></td><td></td><td></td><td></td><td>—</td><td></td><td></td><td></td><td></td></tr>
</table>

（续）

1993 年 八五〇农场	2000 年 八五〇农场		2002 年 八五〇农场	2004 年 八五〇农场	2010 年 八五〇农场		2019 年 农场有限公司（农场）
畜牧科渔业科	协管政法机构	公安分局、法院	审计科	—	商务旅游办		计划财务办公室（与财务管理部合署）
广播电视局			生产管理部	—	机构上划和垂直管理部门	教育科和学校	人力资源办公室（与人力资源部合署）
法庭、司法民政		检查室	畜牧科	—		公安分局	安全应急管理办公室
土地科（所）	协管职能部门	工商、土地局	市场营销部	—		疾控中心	城镇管理办公室
交警中队			科技科	—			公共管理办公室
工商局、卫生科		交通科	—	—		—	—

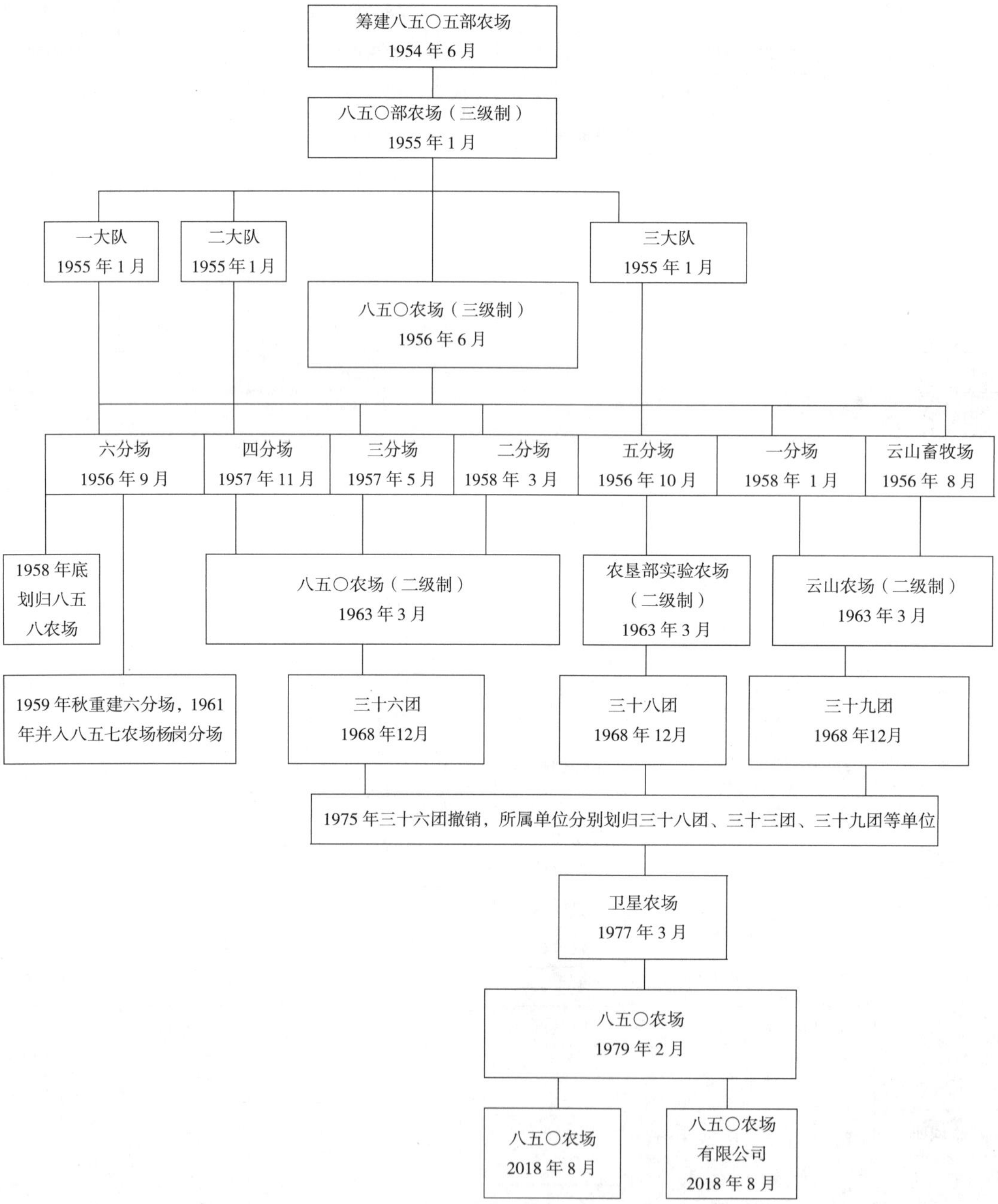

图 1-1-1　八五〇农场历史沿革图

第四节　辖属单位

截至2020年，八五〇农场辖属农业单位8个、工商运建服单位29个，驻场单位（机构）19个。

一、农业单位

2020年，农场有农业单位8个。

（一）第一管理区

八五〇农场第一管理区辖第一、第二、第三、第四、第五作业站。西至虎林市杨岗镇六人班村，南和虎林市杨岗镇富国村相邻，北靠东沟林场，东与第二、三管理区相邻。耕地面积7.63万亩，其中水田2.21万亩，旱田5.42万亩。其中第三作业站拥有小康房46栋，建筑面积9433平方米。常住52户，人口120人。均配备室内卫生间、厨房等，功能设施齐全；户籍人口837人，其中外来人员57人，户口在本地承包土地人员505户，其中职工247户。2020年，有旱田联合收获机6台、73.5千瓦以上轮式拖拉机24台、147千瓦以上轮式拖拉机11台、高速插秧机25台，机械总动力7685千瓦，人均可支配收入2.24万元。

（二）第二管理区

八五〇农场第二管理区辖第八、第十、第十一、第十三、第十四作业站。北靠云山水库；南接第一作业站、第十五作业站；东接第十二作业站；西接架子山、第二作业站。土地总面积9.62万亩，耕地面积7.11万亩（其中水田5.44万亩，旱田1.67万亩），林地8370亩，牧草地8340亩，水面315亩。居民388户，人口851人。第二管理区大部分为水田，90%以上实现了电灌，田间沙石路30千米、粮食晒场面积7.33万平方米，农机具库房3500平方米，绿色食品基地面积100%，机械总动力2.58万千瓦，科技贡献率提高，粮食产量实现10连丰。2020年，人均可支配收入2.5万元。

（三）第三管理区

八五〇农场第三管理区辖第十五、第十六、第二十（包括原修造厂、水利队、南厂）、第二十一、畜牧队5个作业站。地处农场场部以东5千米处，东与农场第四管理区为邻，西至虎林市杨岗镇合民村，南与八五六农场隔河相望，北靠农场第二管理区，2013年2月，畜牧队正式改为第五管理区畜牧队作业站。2010年9月，农场水稻芽种中心在第五管理区建成，2011年春投入使用，年生产芽种1500吨，承担全场水稻芽种供应任务，实现全场100%高标准统供芽种。辖区总面积8.35万亩，其中：耕地面积7.02万亩，2020年，实现粮食总产3.76万吨，总户数：661户，总人口2100人。各种禽类饲养量6200只，生猪饲养量1200头，人均可支配收入2.57万元。

（四） 第四管理区

八五〇农场第四管理区辖第十七、第十八、第十九作业站。位于场部以东10千米处，东与第五管理区、虎林市宝东镇凉水村为邻，西至第三管理区，南与八五六农场以穆棱河为界，北靠第三管理区。耕地面积4.43万亩。2020年，种植水田2.33万亩、旱田2.09万亩，大豆6930.45亩，其他作物（包括万寿菊、辣椒等）366亩；拥有大中型轮式拖拉机177台，联合收获机72台，牵引农机具45台；有种植户262户，其中水田种植户96户；从业人员413人；人均可支配收入2.42万元。

（五） 第五管理区

八五〇农场第五管理区辖第六、第二十四、第二十五、第三十作业站。位于场部以东22千米处。东与虎林市宝东镇宝东村、北与宝东镇兴华村、第六管理区、西与农场第三管理区、南与宝东镇共乐村、凉水村相邻。辖区耕地面积5.33万亩。第五管理区是农场“一城三区”重点单位，常住人口395人。建有4栋楼房，10栋别墅，31栋小康平房。人均住房面积30.4平方米。自来水入户率100%、生活污水集中排放100%。建有集日常办公、医疗卫生、职工书屋、培训娱乐、信息网络、社会治安等综合服务中心一座。配有电脑10台、藏书8000余册，室外建有休闲广场1.25万平方米，健身器材20套。综合办公楼前建有集花园、荷花池、凉亭、绿地、绿化林带、步行甬道一体的休闲广场一处。集中供热中心占地面积360平方米，居民实行100%集中供热，建有面积790平方米封闭式塑胶地面多功能球场一座。现拥有大中型轮式拖拉机216台，配套农机具306台套，旋转耙6台，刨地机32台，激光平地机16台，联合收割机92台，机动水稻插秧机232台（其中高性能插秧机104台）。2020年，人均可支配收入2.65万元。

农场第五管理区在2011年被授予黑龙江省“生态村”、黑龙江省“四星级新农村”，2013年被评为黑龙江“省级文明村”，2015年被授予黑龙江省“文明村标兵”，2017年被授予“全国文明村镇”称号。

（六） 第六管理区

农场第六管理区辖第七、第十二、第二十二、第二十三作业站，北邻云山农场，西靠八五〇农场第二管理区，南邻八五〇农场第五管理区，东靠虎林市宝东镇兴华村、第七管理区，是一个以水田为主的农业单位。2020年，耕地面积7.74万亩，其中种植水田7.18

万亩，优质品种植率达 71.2%；实现单产 640 千克，总产量 4.6 万吨；旱田 5536.95 亩，其中大豆 3007.2 亩，玉米 2405.85 亩，实现了合理轮作；水田种植 253 户，旱田种植 67 户，在水稻秧苗移栽后，充分利用育秧大棚种植红小豆、大豆 120 栋，辣椒 150 栋，黏玉米 2 栋，万寿菊 5 栋等经济作物，实现二次利用，增加了收益。水泥晒场面积 7.8 万平方米；有轮式拖拉机 242 台、收获机械 105 台、高性能插秧机 203 台、无人机 16 架、插秧机自动导航仪 44 台；库房 5387 平方米，人均可支配收入 2.54 万元。

（七）第七管理区

八五〇农场第七管理区辖第九、第二十六、第二十七、第二十八、第二十九作业站。地处八五〇农场东北部距场部 27 千米，东临宝东镇平原村、八五四农场第二十六作业站，西与宝东镇兴华村、八五〇农场第六管理区毗邻，北靠云山农场第十管理区、八五四农场第二十七作业站，南与宝东镇相邻，土地总面积 13.19 万亩，耕地面积 10.74 万亩（其中水田 9.45 万亩，旱田 1.29 万亩），林地 9420 亩，牧草地 4005 亩，水面 225 亩。第七管理区小城镇建设始建于 2008 年，2011 年建成，是农垦特色的东北部卫星城，建设之初以低碳环保理念为指导，结合当地特色，将欧洲建筑设计风格融入新区建设上，按照“功能楔入、住宅聚合、设施保障、资源集约”的方式，按五区分开的原则，全面展开了社会主义新农村建设。管理区中心区建筑总面积 2.7 万平方米，供水、供热、排污系统配套，文化广场、运动场、职工活动中心配套齐全。机械总动力 4.42 万千瓦，实现了从播种、管理、收获、整地全程机械化。2012 年管理区借助八五〇农场招商优惠政策引进民营资本，组建虎林市森林米业收储中心一处，占地面积 1 万平方米，日烘干水稻 350～500 吨，仓储能力达 2.4 万吨。畜牧小区从事肉牛养殖 15 户，养猪户 1 户，2020 年末存栏肉牛 316 头，饲养母猪 4 头，年出栏肥猪 100 余头。2020 年，管理区常住人口 1090 人，323 户，以种植业为主，畜牧、商贸、代耕、深加工等多种经济发展方式齐头并进，人均可支配收入 2.71 万元。

第七管理区 2011 年被授予“黑龙江省新农村建设五星级管理区”“黑龙江省级生态村”“黑龙江省级工人先锋号”“黑龙江省模范职工之家”，2012 年被授予黑龙江省“民主法治单位”，2014 年被授予“全国工人先锋号”，2015 年被授予“全国文明村镇”。

（八）东沟林场

八五〇农场东沟林场是以林业为主、农业种植、林业经济种植、养殖为一体的独立居民组，位于八五〇农场场部西北 18 千米处，东与云山农场隔七虎林河为界，西至杨岗镇、南与第一、第二管理区相连，北靠七虎林林场。辖区森林面积 10.5 万亩，担负八五〇农场森林管护、林政及护林防火任务。林场耕地 5705.85 亩，其中水稻 1263 亩，旱田

4442.85 亩；种植的品种主要以大豆、玉米等经济作物为主，其中大豆 3642.6 亩，玉米 463.05 亩，红树莓 69 亩，其他为果树地；常住人口 38 人，21 户。实现粮豆总产 1221 吨；东沟林场充分发挥现有的资源优势，大力发展以红树莓采摘，挂袋式木耳、天麻、芍药、万寿菊等中草药种植以及蘑菇、榛子、猴菇菌、松子、山野菜，森林生态猪、柴鸡、红树莓调制酒等一系列山产品及绿色农产品的推广及销售。现发展红树莓种植面积 69 亩，每亩产量 250 千克，每亩效益在 2500 元左右；种植挂袋式黑木耳 3 万袋，地栽式黑木耳 2 万袋。生态养殖场现存栏生猪 400 余头，其中母猪 50 头，仔猪 60 余头，公猪 2 头。当年可繁殖生猪 600 余头，年出栏 400 余头；种植天麻 400 平方米，每平方米可产天麻 3.5 千克，年产量可达 1500 千克，种植万寿菊 10.05 亩，每亩产量在 2000 千克以上。2020 年自营经济全年创产值 383 万元，纯利润 157 万元，人均可支配收入 2.45 万元。

二、文教卫生单位

2020 年，有文教卫生单位 2 个。

（一） 八五〇农场医院（简称农场医院）

2013 年 3 月 7 日，“八五〇农场职工医院”更名为“八五〇农场医院”，并挂“八五〇农场社区卫生服务中心”牌子，为一级甲等医院；设有内科、外科、妇科、儿科、检验科、放射科、口腔科、门诊、健康管理办公室。占地面积 3.12 万平方米。五层综合楼一栋，建筑面积 6400 平方米；两层预检分诊楼一栋，建筑面积 1500 平方米。有各类医疗设备 300 多台套，其中有全血血球分析仪、全自动生化分析仪、彩色多普勒超声诊断仪、数字化 X 射线机、胃肠机等大中型医疗设备 14 台；职工 118 人，其中医务人员 100 人；基层卫生所 5 个，卫生人员 8 人；社区卫生服务站 1 个，有卫生人员 19 人。

八五〇农场医院 2016 年 1 月被黑龙江省卫生和计划生育委员会授予“农垦系统省级示范社区卫生服务中心”。

（二） 八五〇农场幼儿园

2018 年 3 月，“八五〇农场场直幼儿园”更名为“八五〇农场幼儿园”。法定代表人宫兰芬，变更时间为 2020 年 5 月 18 日。2020 年，在册人员 43 人，其中幼教 25 人，保育员 9 人，其他人员 9 人。有 9 个教学班，入园幼儿 246 名。占地面积 9743 平方米，教学楼建筑面积 1737 平方米。院内有葡萄架、迷宫、沙池、彩砖地面、大型玩具等。室内设有幼儿活动室、寝室、卫生保健室、盥洗室、微机室、音体美综合活动室，是全日制总局示范类（省一类）园所。

八五〇农场幼儿园2004年被授予“黑龙江省幼儿教育先进集体”。

三、运建服单位

2020年，有运建服务单位5个。

（一）八五〇农场场直社区管理服务站

2014年4月，成立“八五〇农场场直社区管理服务站”，下设四个居民委。2020年，有干部工作人员13人。场部地区居住户数5658户，常住人口1.1万余人；场部辖区内有平房344栋、楼房265栋、门市538户、车库769个。草坪面积46万平方米，花带面积2.8万平方米，绿地6.7万平方米，林带21.2万平方米，绿化面积77万平方米。有街道保洁工86人，小区管理员58人，负责街道2.2万米。

（二）八五〇农场公路管理站

八五〇农场公路管理站（简称公路管理站）为全民所有制单位，2020年，有员工42人，养路工人22人，客运站5人。法定代表人赵忠富。主要经营范围：公路养护。有各种养路机械设备21台。负责全场268.43千米的道路建设、养护和管理工作，其中：水泥路97.87千米（乡道水泥路72.05千米，村道水泥路25.82千米），砂石路10.65千米，无路面159.91千米，桥梁17座268.1米，涵洞92个。

公路管理站2015—2019年连续5年被授予“全省农村公路管理养护工作优秀单位”。

（三）八五〇农场生产资料公司

八五〇农场生产资料公司（简称生资公司）为全民所有制单位。地处八五〇农场场部工业园区，与卫星车站毗邻，位于铁兵路最南端，交通便利。占地面积2.62万平方米，分为办公区和仓储区，办公区有员工办公室、休息室和警卫室。仓储区有砖混库房4座，使用面积2520平方米，可储存肥料4000吨。公司经营项目包括：农药、化肥、农用薄膜、农业机械及配件、农用金属工具零售；建筑装饰用石开采、建筑用沙开采；建材批发零售。2017—2020年，公司主营项目为化肥、农药（农药为农场飞机航化用药，由八五〇农场统供）。2020年，采购肥料1.05万吨，购入航化物资34.23吨，利润150万元。

2020年12月31日，按照农垦集团化改革要求，八五〇农场生产资料公司更名为“黑龙江八五零农场生产资料有限公司”，正式成为八五〇农场二级独立法人子公司。有工作人员17人。执行董事、总经理郭四清，监事张长权。

（四）黑龙江省牡丹江农垦卫星粮油仓储有限公司

成立于2009年7月28日，属国有独资企业，隶属于八五〇农场，位于农场南部工业园区，注册资产200万元，占用土地面积15万平方米。主要经营范围有粮食收购、销售、粮食仓储、场地租赁等。2012年12月，对公司进行体制改革，实行股份合作制运行机制，独立核算，自主经营，自负盈亏。2020年，有固定职工38人。公司有5000吨平房仓1座，1000吨立筒仓10个，3000吨保温立筒仓10个，日烘干能力500吨烘干塔1座，总仓容4.5万吨。公司有各种机械设备65台套，厂房、仓库面积约1.68万平方米。日收购粮食能力达到2000吨。农场自有2.9千米铁路专用线直通公司院内，日发运能力1000吨。公司内陆港位于哈东铁路附近，有铁路发运专用罩棚2万平方米，场地7万平方米，是集散集运输、袋集运输和集装箱运输于一体的综合性运输服务体系，年吞吐量达80万吨。场占地1.5万平方米，库房及办公室450平方米，有集装箱正面吊1台及叉车2台。2020年，扩大经营范围，开展互联网销售业务，组建了专业的线上直播运营团队，以多种方式扩大公司业务范围，促进公司经营稳定健康发展。

（五）八五〇农场粮库

八五〇农场粮库（简称农场粮库）始建于1998年，占地面积7万平方米，职工38人，仓容6.5万吨，其中3000吨立筒保温仓10座，1500吨立筒保温仓8座，5000吨房式仓1座，500吨烘干塔1座及配套的粮食收储设施，是国家粮食收购委托收储库点。存有国家政策收购水稻3.68万吨。

四、工业单位

截至2020年，农场域内企业有21个。

（一）粮食加工企业

粮食加工企业有8个：黑龙江省北大荒米业集团有限公司卫星制米厂、黑龙江省牡丹江农垦汇粮粮油加工有限公司、黑龙江省牡丹江农垦盛泰米业加工公司、黑龙江农垦华彬粮油经贸有限公司、黑龙江省牡丹江农垦尊合米业有限公司、黑龙江省珍宝岛食品有限公司、黑龙江省牡丹江农垦圣邦米业有限责任公司、黑龙江龙祥米业经销有限公司。其中，黑龙江省北大荒米业集团有限公司卫星制米厂、黑龙江农垦华彬粮油经贸有限公司和黑龙江龙祥米业经销有限公司（股份制）为年加工能力30万吨以上的龙头企业。

（二）生物制药企业

黑龙江省卫星生物科技有限公司（股份制）。

（三）粮食收储企业

黑龙江省牡丹江农垦卫星粮油仓储有限公司、黑龙江省星华粮油经贸有限公司（股份制）、黑龙江省牡丹江农垦金辉粮食经销有限公司、黑龙江北琴海供销粮食产业有限公司、黑龙江省牡丹江农垦龙田粮油加工有限公司。

（四）粮食贸易企业

黑龙江省牡丹江农垦超越贸易有限公司。

（五）植物油加工企业

黑龙江省牡丹江农垦绿垦植物油加工有限公司。

（六）生物质热能企业

黑龙江省牡丹江农垦卫星供热供水有限公司。

（七）乳豆制品加工企业

黑龙江省完达山豆奶食品有限公司八五〇农场分公司。

（八）其他粮食企业

黑龙江省牡丹江农垦天昊粮油经销有限公司、黑龙江省天顺米业有限公司、久联粮食收购站。

五、建筑单位

有建筑单位 1 个：黑龙江省牡丹江垦区三园建筑公司。公司成立于 2003 年 8 月 29 日，法定代表人孙兰君，注册资本：618 万元。主要经营范围：房屋建筑施工总承包叁级，可承担单项建安合同额不超过企业注册本金 5 倍的下列房屋建筑工程的施工：14 层及以下的房屋建筑工程；高度 70 米及以下的构筑物；建筑面积 6 万平方米及以下的住宅小区或建筑群体。建筑公司 2005 年开始承建农场建设项目，2005—2020 年，建设商贸楼和办公楼 4.87 万平方米、水稻催芽基地项目 1495.6 平方米、危房改造项目 9.02 万平方米、水泥晒场 7 万平方米、改造维修农场史馆项目 1100 平方米。建筑公司以重信誉、质量优为出发点，优先招收农场下岗工人到建筑公司工作，解决了一部分下岗工人再就业问题。

六、驻场单位（机构）

驻场机构（单位）有 19 个：黑龙江省垦区公安局牡丹江分局八五〇派出所、虎林市卫星学校、北大荒垦丰种业股份有限公司八五〇农场分公司、阳光农业相互保险公司鸡西中心支公司八五〇保险社、虎林市卫星行政管理服务中心、黑龙江农垦广播电视网络有限公司牡丹江分公司卫星运维管理站、国网黑龙江牡丹江垦区兴凯湖电业局有限公司卫星供电分公司、黑龙江农垦通信有限公司八五〇通信中心、中国邮政集团股份有限公司卫星支局、中国建设银行股份有限公司连珠山卫星支行、中国农业银行有限公司黑龙江鸡西虎林卫星支行、黑龙江虎林农村商业银行股份有限公司卫星支行、国家税务总局虎林市税务局卫星税务分局、鸡西车务段卫星站、中央储备粮虎林直属库有限公司、鸡虎高速八五〇收费站、中油黑龙江农垦石油有限公司卫星加油站、中国石油黑龙江农垦石油有限公司卫星油库、中国人寿保险股份有限公司虎林支公司卫星营销服务部。

第二章　自然地理

八五〇农场位于完达山支脉的隆起地带和兴凯湖凹陷的沉降地带之间。西北部为山区丘陵，中东部为平原。季节性明显，属于寒温带大陆性季风气候。境内有五条河流和三个水库，水资源丰富。土壤分为暗棕壤、白浆土、草甸土、沼泽土、水稻土五大类型。植物资源丰富，共有18类800余种。

第一节　自然概况

八五〇农场地处完达山南麓，在大地构造上属于隆起带和沉降带过渡地带；地形呈西北高，东南低，顺势由西北向东南倾斜；属于寒温带大陆性季风气候；水资源比较丰富，总量达每年1.26亿立方米；土壤分为五大类型；天然林地面积8.71万亩。

一、地质地貌

（一）地质

八五〇农场位于完达山支脉的隆起地带和兴凯湖凹陷的沉降地带之间，区域地质构造较为复杂。西北山区丘陵地带，是以火山堆积为主的一套地层，出露于石头河水库附近。上部岩性为流纹岩、英安岩、砂质板岩、绢云母千枚岩；下部为紫色、灰色的凝灰岩。地层厚度＞2000米。以一套陆相碎屑含煤系为主的夹火山角砾岩，广泛出露于场区西部。地层厚度在197～640.6米。分布场区西部山前漫岗的第二管理区第八作业站附近地区，多为玄武岩，岩性特征为致密块状，隐晶质结构，具气孔或杏仁状结构，风化裂隙和柱状节理比较发育，含铁、锰结核，裂隙宽度一般在2～6毫米，其内充填物较少。山前漫岗向平原逐步过渡地带，其变化起伏的基岩上，覆盖着由黄褐色、黄灰杂色亚黏土组成的堆积层，厚度6～25米，一般由山前向平原逐步变薄。

场区中部和东部广大平原地区，层层迭复不同时期不同成因类型的沉积物。中部厚度在8.7～63.4米，由西向东逐渐增厚。东部厚度60～80米，岩性为黄棕色或灰白色细砂中砂、粗砂、砂砾石、角砾等夹粉质亚黏土，夹层中富含植物残体，局部可见草炭薄层。砂粒成分为石英、长石等。有些地带铁锈浸染较重，含铁锰结核，砂粒多，塑性差。

沿七虎林河右岸和穆棱河左岸的漫滩，是近代河水逐年冲积而成，一般在5～10米。岩性为浅黄色亚黏土、亚砂土、粉细砂、中粗砂、砾砂等。空间上呈互层分布，局部夹淤泥质亚黏土。砂、砾成分以石英、长石为主，其次为暗色矿物。七虎林河、穆棱河和石头河的河床覆盖物，为现代冲积层。岩性与河滩漫滩略同，此层厚度一般小于10米，砾石磨圆度较差，多为棱角状，粒径3～20毫米，分选性较好，具水平或交错层理。

（二）地貌

八五〇农场位于完达山南麓，在大地构造上属于隆起带和沉降带过渡地带。西部的低山丘陵，长期以来一直为上升区；中、东部低平原区属于兴凯湖凹陷的一部分。由于兴凯湖地区地壳长期处于大面积的间歇性沉降运动中，沉积物层层迭复，在地貌形态上形成了低山丘陵、山前漫岗和平原为主体的地貌景观，三者面积比例为1∶2∶4.6，坡降1/1000～1/3000，局部地区1/8000。地形呈西北高，东南低，顺势由西北向东南倾斜。

西北部低山丘陵地区（平山、东沟林场、第一管理区第四、五作业站一带）属于完达山支脉，南坡坡脚分布零星的残丘，海拔高度在570～150米，面积约为69.9平方千米，占全场面积13.4%。此区覆盖层为亚黏土夹碎石，有的基岩裸露地表，坡度较陡，坡角大于20°，呈锥形；丘陵多呈浑圆状，坡度较缓，相对高度较小。区间老岗山为最高，海拔570.8米，低山切割深度250～150米，面积330平方米。架子山矗立在老岗山东南约10千米处，海拔199.3米，两山与妖精泡西北207高地，形成三足鼎立之势；周围群山环绕延绵，气势雄伟，构成八五〇农场西北界的天然屏障。夏秋季节，植被发育，林木茂密，峰峦叠翠；严冬季节，白雪皑皑，银装素裹，不仅显示了北国特有风光，还能阻挡来自西北方寒流的侵袭。

自西北浅山区顺坡向东南延伸，在第一管理区第一、第二、第三作业站和第二管理区第八、第十作业站间，属丘陵漫岗地带，海拔150～100米，陡坡不明显，地势较为平缓，向东南方向倾斜。地面堆积了较厚的亚黏土层，其间夹有冲积相砂，砾石薄夹层，面积80.2平方千米，占全场面积的15.4%。

再向东南延伸到中部和东部，属穆棱河冲积平原，除东南边界处的两圈山（海拔165米）和东山头（海拔113米）地势略有隆起外，其余大部地区，海拔在70～87米。面积371.5平方千米，占全场面积71.2%，地形宽阔平坦，无明显切割，适宜耕种。

北部地带多沼泽。由于七虎林河长年浸漫，微地貌复杂，鱼眼泡、蝶线形洼地星罗棋布。

穆棱河北岸支流以及石头河两岸，高低漫滩界限不明显，其上发育大片低湿地、水滩等。

二、气候

八五〇农场属于寒温带大陆性季风气候，由于地处完达山南麓、穆棱河北岸的狭长地带，热量和水分受地形影响，变化较大，四季分明。其气候特征是：春季风多雨少容易干旱；夏季高温多雨，降水分布极度不均，昼长夜短；秋季降温迅速，昼夜温差大；冬季寒冷漫长，夜长昼短。近十年，受全球气候变化影响，八五〇农场气温也有所上升，降水有逐年增加趋势。根据“三江平原六五攻关详查报告”，八五〇农场四季划分如下：春季3—5月，夏季6—8月，秋季9—10月；冬季11—翌年2月。上述划分与八五〇农场日平均气温≥0℃、≥15℃的初、终平均日期相对照比较吻合，相差不过几天。其中3月份虽春寒料峭，乍暖还寒，因本地已处于备耕阶段，故算在春季中。

（一）气温

建场至2020年平均气温3.4℃（年平均气温1.9～4.7℃），历年极端高温38.0℃（2010年6月25日）。极端最低温度－39.1℃（1970年1月3日），两者间温差达77.1℃。全年有5个多月（11月至翌年3月）平均气温在0℃以下，二月份（立春）开始气温逐月上升，八月份（立秋）以后逐月下降，七月份最热，平均气温20℃以上，一般在30℃以上，历史上最高气温的2010年为38.0℃，最冷是一月，平均温度约为－20℃，最低一般在－35℃，历史上最低温度的1970年为－39.1℃，温度的剧变在春秋两季最为明显，形成聚冷聚热天气。

1. 平均气温年际变化。1961—1984年年平均气温为2.7℃，1985—2000年年平均气温为3.5℃，2001—2010年年平均气温为3.7℃，2011—2020年年平均气温为3.8℃，1961—2020年年平均气温为3.4℃，八五〇农场气温总体呈上升趋势，逐年气温在1.9～4.7℃浮动。

2. 气温的年较差（年内最热月与最冷月平均气温之差）。1961—2020年年较差39.8℃，变化区间为35.4～47.0℃，1955—1984年为40.8℃，变化区间为38.2～47.0℃，1985—2000年40.4℃，变化区间为35.4～45.3℃，2001—2010年为39.0℃，变化区间为33.1～43.6℃，2011—2020年为39℃变化区间为35.4～42.6℃，年较差逐年变小，说明八五〇农场冬季气温逐渐变暖，夏季气温不高。

3. 气温月变化（每年10月中旬到次年3月中旬）。八五〇农场气温在0℃以下，最冷月份为12月和1月；极端最低气温为－39.1℃（1970年1月3日）；1985—2020年冬季各月气温略高于1955—1984年；最热月份为7—8月份历年极端高温38.0℃（2010年6月25日），2011—2020年各月气温略高于1961—2010年，气温呈现上升趋势。

年≥10℃活动积温变化。1961—2020年，年≥10℃活动积温为2611.6℃，比1961—1984年的2511.3℃高100.3℃，比1985—2000年高30.6℃，比2001—2010年少116.4℃，比2011—2020年少113.2℃，建场初期至今八五〇农场活动积温逐年增加，热量资源丰富有利于农作物生长，特别是近20年活动积温高达2700℃以上，适合八五〇农场种植的中晚熟农作物品种得到了极大的丰富。

（二）降水量

年总降水量多年平均为556.6毫米。最高年（2019年）降雨量为872.8毫米；最低年（2011年）降雨量为312.6毫米。雨量多集中在夏季，降雨量在155.3～611.5毫米，约占全年降雨量的56%。秋季次之，一般降雨量较为正常，占全年的22%。冬季、春季降水量较少，共占全年的22%。

八五〇农场由于地形原因，靠山与平原的地区降水量也不一致，夏秋两季山区降雨较多，有时多降50毫米左右。

冬季，完全受西伯利亚冷空气控制，雪量一般不大，最大积雪厚度为51厘米（1960年）。历年10月10日左右初冻，多年在11月5日前后封冻，常年的水面冰冻层约为1.5米。

1. 降水年际变化(建场至今降水呈增加趋势)。2011—2020年来，八五〇农场年平均降水量为607毫米，比2001—2010年平均多86.9毫米，比1961—1984年平均降雨多61.8毫米，比1985—2000年平均多55.2毫米，比2001—2010年平均多76.5毫米，年际间降水量变化较大，最多年（2019年）全年降水量达872.8毫米，最少年（2011年）312.6毫米。

2. 降水各月分布不均。全年大部分降水，集中于农作物生长期内，雨热同季，对农业生产有利，但全月的降水日数不如降水量那样相差悬殊，夏季的6—8月平均每月13.6天（≥0.1毫米）左右，而冬季平均每月也有5.2天，但≥5毫米的降水日则集中于4—10月，6—8月平均每月有5.7天，而冬季各月平均只有0.6天。2011—2020年春季和冬季降水较前50年略有增加的趋势（图1-2-1）。

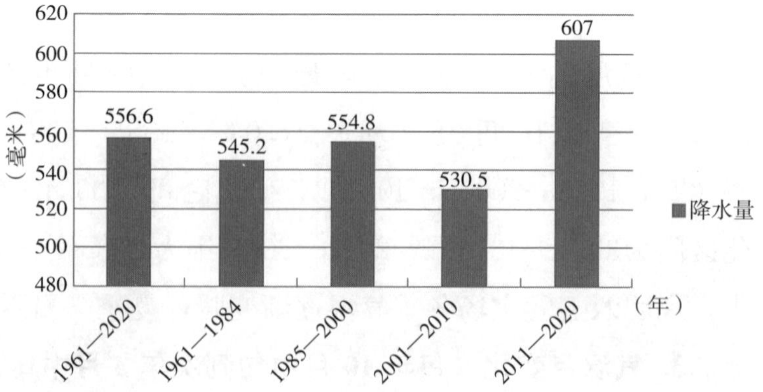

图1-2-1　1961—2020年年内降水量变化图

无论与全省还是与三江平原各

地相比，八五〇农场降水日数均属于高值区范围内，即多降水日地区。

（三） 风速及风向

八五〇农场处于黑龙江省大风区之一的三江平原西南边缘上。全年平均风速为2.7米/秒，一年中，以春季风多、风大，秋、冬季次之，夏季最小。其中4月为全年之最大，极大时可达9～10级；平均风速达4.5米/秒，8月为全年最小，平均风速只有2.2米/秒。原因是八五〇农场处于亚洲大陆东岸，春秋季节，极风进退，气候温差大和反气旋活动频繁。

（四） 无霜期

据气象资料显示，建场至2020年，八五〇农场地区无霜期年平均为143.3天，历年初霜一般在9月29日前后，终霜期在5月11日前后，最早初霜期为1977年9月16日，最早终霜期为1970年6月1日，60年来受气候变暖的影响，无霜期天数有逐渐延长的趋势，2011—2020年最早初霜期为2011年9月20日，最早终霜期为2012年4月26日。按10年分段，20世纪60年代无霜期年均为131.9天，20世纪70年代为139.7天，20世纪80年代为141.8天，20世纪90年代为142.8天，2001—2010年为148.2天，2011—2020为155.6天。

（五） 日照

八五〇农场全年日照时（阳光实际照射时数）2011—2020年，年均日照时长2046.6小时，比前47年2219.1小时少172.5小时。年际间变化较大，最大值2608.0小时（2017年），最小值1940.1小时（2015年）。

夏季多阴雨天，日照时数相对减少，但变异系数大，如遇旱年，7月日照可达273.8小时，多雨年则只有139.0小时。年内月平均以3月份最大（226.7小时），11月份最小（142.2小时）。由于八五〇农场纬度较高，阳光照射角度大，一年之中可照时（指日出至日落间时数）变化很大。冬季很短，冬至可照时只有8小时20分，夏至达最高值，可照时长达15小时40分，属长日照地区，如考虑日出前、日落后天空散射的照射时间，则从天亮到天黑还要比可照时长1个多小时。

（六） 蒸发

由于观测规范改革，八五〇农场属于一般观测站，2016年以后蒸发不再做观测选项。2001—2016年，八五〇农场年平均蒸发量为1130.2毫米，比前27年蒸发量1187.9毫米少57.7毫米。其中以5月最大（平均181.9毫米），蒸发量最高月达239.9毫米，出现在2014年6月；冬季最少（平均25.9毫米），蒸发量最少的月份为12月（平均18.3毫米），蒸发量最低月为0.9毫米，出现在2016年12月。

三、河流水系

八五〇农场境内有五河三库。三条河流均属乌苏里江水系。一级支流有穆棱河、七虎林河；二级支流有石头河、辉崔河；三级支流有石头河支流龙爪沟。三库为云山水库、金沟水库和平山水库。

（一）穆棱河

穆棱河发源于黑龙江省穆棱县（现穆棱市）与东宁县（现东宁市）交界处的窝集岭，流经鸡西、密山、虎林等市境内，流入乌苏里江，全长870千米，位于八五〇农场南部边界，湖北闸至凉水泉之间的17千米河段，是八五〇农场与八五六农场的分界线。河道宽度在40～100米，弯曲系数为2，水深2～3米，平均坡降1/1000，最大流量为364立方米/秒，最大安全泄量88立方米/秒。每逢洪汛和夏秋雨季，河水肆意外溢，淹没土地。八五〇农场于1958年和1986年先后两次修建了3.5千米长的防洪堤，挡住了河水泛滥，保护了耕地。

（二）七虎林河

七虎林河原名系满语“稀忽林”河，为“沙鸥”之意，后转音为七虎林河。发源于完达山脉南麓的老龙背河老岗山，与穆棱河平行流入乌苏里江，全长260千米，弯曲系数1.82～2.4，位于八五〇农场北部边界，流经八五〇农场14.75千米。河道宽度5～30米，水深3～4米，正常流量为7～40立方米/秒。河道弯曲，流水不畅，经常泛滥，水患严重。为了根除水害，先后进行了人工治理，较大的工程有两项：一是修建云山水库，二是开挖新河道，两岸筑堤，称中游新河。

（三）石头河

石头河位于八五〇农场西部，从石头河水库流出，经第一管理区第五、第四、第三作业站到水坝桥穿公路而过，向南流入穆掕河。流经八五〇农场8.32千米（2019年工程划界数），正常流量为5～100立方米/秒，河宽5～25米，水深2～3米。2013年，八五〇农场利用“小水”资金将第五作业站和第三作业站桥进行了重建，并于2014年对第三作业站7号地以东段河道进行了扩建，提高了洪水排泄能力。

（四）龙爪沟

龙爪沟位于八五〇农场西北部，龙爪沟起点永红乡南侧，终点为奋斗村南侧八五〇农场边界与龙爪沟交汇处，全长6.85千米，经杨岗镇河段汇入石头河水库。

（五）辉崔河

辉崔河起点卫星粮库养猪场东侧，在第十九作业站国道 331 南侧一支经莲排干汇入穆棱一干，再汇入穆棱河；另一支向北过国道及铁路，进入南排干，汇入穆棱一干，再进入穆棱河，长度 8.918 千米。

（六）云山水库

云山水库位于七虎林河上游，1958 年由八五〇农场复转官兵修建。水库现蓄水量为 5407 万立方米，控制了七虎林河上游 267 平方千米的集水量。水库下游的新河道于 1978 年挖成。2010 年对水库大坝进行加固，主要工程有三项：一是将原上游石头护坡拆除改至下游护坡，上游护坡改为现浇砼护坡；二是重建输水洞和溢洪道；三是坝顶路面由砂石改建成混凝土路面，加固后的水库能够按设计调洪。八五〇农场每年利用云山水库水源可灌溉水田 3.2 万亩。

（七）平山水库

平山水库位于东石头河中游（原四队鱼池），2004 年由八五〇农场利用“农发”资金修建，水库蓄水量 87.34 万立方米，为年调节水库，控制了上游 34.5 平方千米的集水量，每年可灌溉水田 5500 亩。平山水库管理单位为八五〇农场水务局。平山水库库容较小，调节洪水能力弱，几乎每年汛期都会发生上下游耕地短时淹地。2013 年利用土地补建项目对总干渠进行了清淤；2015 年利用小水资金，对总干渠填方渠道段进行了衬砌。2019 年秋季利用自筹资金，对东石头河排干进行了清淤。2020 年黑龙江省水利厅拨付维修养护资金 4 万元，用于更换启闭设备、破损护坡修整、坝坡除草等。2020 年进行了水库安全鉴定，鉴定为 B 级（不用消险加固）。

（八）金沟水库

金沟水库位于石头河一支上游，2008 年由八五〇农场利用“小水”资金修建，水库蓄水量 149 万立方米，为多年调节水库，控制了上游 8.5 平方千米的集水量，每年可灌溉水田 1600 亩。金沟水库管理单位为八五〇农场水务局。2015 年利用“小水”资金，对泄洪沟进行了衬砌。2020 年黑龙江省水利厅拨付维修养护资金 6 万元，用于坝顶道路修整、破损护坡修整、坝坡除草等。2020 年进行了水库安全鉴定，鉴定为 B 级（不用消险加固）。

八五〇农场的人工排灌渠系，近 10 年来有少许变化，主要是进行了衬砌和清淤。衬砌的沟道有云山南灌区总干渠、总干一支、总干三支的一分支、二分支，北排干二支的 3 分支和四分支，中排干等。

对东总排干、七排干、九排干、北排干、南排干、穆棱一干五支、穆棱二干四排一支、穆棱二干五排干、穆棱二干一支等干支沟的部分淤积严重区段，用挖掘机清淤，提高了排涝标准。

四、土壤

八五〇农场山区丘陵地带的土壤，由花岗岩和玄武岩风化后的残积物发育而成；平原区土壤主要是冲积、沉积的亚黏土，其下为砂层；穆棱河北岸滩地，砂层部位较高；八五〇农场东北角砂层较深，在0.8～1.0米。全场土壤分为暗棕壤、白浆土、草甸土、沼泽土、水稻土（潜育白浆土型）五大类型。各种土壤随地形变化的规律是：山地分布暗棕壤，山前漫岗主要有白浆化草甸土和白浆土，平原区的高平地为草甸白浆土，低平地为潜育白浆土和潜育草甸土，洼地为沼泽土。

（一）暗棕壤

暗棕壤分山地暗棕壤、草甸暗棕壤和砂性暗棕壤，面积11.66万亩，占全场面积的14.9%。主要分布于场区西北山地、中部平原的残丘和小岗。山地暗棕壤的黑土层厚度小于10厘米，为薄层型；另两种黑土层为10～20厘米，多为中层型。土壤质地轻，局部有砾石和砂层裸露地表，为宜林土壤。

（二）白浆土

白浆土分白浆土、草甸白浆土和潜育白浆土三个亚类，面积约33.49万亩，占全场面积的42.8%，是本场分布最广的土壤，主要在中东部平原地区。白浆土层厚度在17.1～23.3厘米，上覆黑土层为15～20厘米，为宜农土壤。

（三）草甸土

草甸土分白浆化草甸土、潜育草甸土和砂性草甸土，面积15.26万亩，占全场面积的19.5%。砂性草甸土的土质轻，其他两种属黏性中厚层型，是场区较好的土壤。

（四）沼泽土

沼泽土分草甸沼泽土、腐泥沼泽土和泥炭沼泽土，面积17.37万亩，占全场面积22.2%，多为不稳定耕地。它的分布和开垦面积在全场居第二位。沼泽土多成蛛网状和斑块状穿插交错分布于草甸土和白浆土之间，质地黏重，改良难度大，宜作牧、副、农地。

（五）水稻土

水稻土分布于老稻田，主要是在潜育白浆土的基础上，长期种植经水浸泡发育而成。随着水稻种植面积不断扩大，此种土壤将会逐年增加。

此外，在穆棱河北岸，砂性草甸土、潜育草甸土和草甸沼泽土，呈复区分布，零星破碎，砂层部位较高，个别地方裸露黄沙。

第二节　自然资源

建场初期，八五〇农场野生动物、鱼类及植物、水资源等自然资源十分丰富，20 世纪 80 年代后，野生动物逐渐减少，鱼类以人工养殖为主。2020 年，还有天然林地 8.71 万亩，有 18 类 800 余种植物。人均水资源占有量 8723 立方米/年。

一、动物

建场初期，这里是荒无人烟，飞禽走兽随处可见。“棒打狍子瓢舀鱼，野鸡飞到饭锅里”是这里的生活写照。当时主要的野生动物有：狍子、麂、熊、野猪、狐狸、黄鼠、水獭、獾子、狼、松鼠、山兔、猞猁以及野鸡、野鸭等。随着八五〇农场的开发建设，荒原被开垦，野生动物随藏身生存之地减少而日益稀少。自 1989 年 3 月 1 日《中华人民共和国野生动物保护法》实施以来，野生动物的生存环境才有所改善。

现在野生动物有：野鸡、野鸭、野鸽、猫头鹰、松鼠、麻雀、燕子、大雁、乌鸦、普通䴓（别名蓝大胆），偶有野猪出没。

水产有：鲤鱼、鲫鱼、鲶鱼、鳙鱼（俗称胖头鱼）、泥鳅、鲛鳈（俗称蛤蟆鱼、老头鱼）等十余种。20 世纪 80 年代以前，野生鱼类很丰富，“有沟就有水，有水就有鱼”就是对那个时候的描述。现在，野生鱼类已很少，主要以人工养殖为主。

二、植物

建场初期，八五〇农场植物资源十分丰富。随着大量树木的采伐和农场体制的变化，天然林木面积逐年缩小，三级制时期，有天然林 85.4 万亩；1984 年，二级制农场时期，有天然林 8.72 万亩；2020 年，天然林地面积 8.71 万亩。

据“三江平原区域开发‘六五’攻关示范区”的《农业自然资源详查报告》中统计，八五〇农场植物资源可分为 18 类 800 余种。主要分布在林区、河滩、湿地和农区。

（一）林区植物天然树种

主要有乔木、亚乔木、灌木、藤本、草本和菌类。

1. 乔木。柞树、桦树、杨树、椴树、水曲柳、黄菠萝、胡桃楸、榆树、槭树等。

2. 亚乔木。毛赤杨、暴马丁香、茶条槭、茶镳子、山槐、山丁子、山楂、山桃稠李、山杏、欧李、稠李、乌苏里鼠李、柳树等。

3. 灌木。山柳、榛子、忍冬、接骨木、托盘、杜鹃、刺玫果、红瑞木、胡枝子、刺五加、短梗五加、龙牙楤木、鸡树条荚蒾、东北山梅花、乌苏里茶藨、溲疏、卫矛、珍珠梅、三颗针等。

4. 藤本。山葡萄、五味子、狗枣猕猴桃、软枣猕猴桃。

5. 草本。人参、党参、沙参、芍药、龙胆、百合、完达蜂斗菜、桔梗、薇菜、蕨菜、黄瓜香、猴腿、柴胡、萱草、铁线蕨、白蕊草、冰凌花、细辛、马兜铃、玉竹、石竹、石花、节松萝、地线、卷柏、问荆、升麻、毛茛、金莲花、白屈菜、垂果南芥、土三七、驴蹄草、三叶草、白藓、双花堇菜、老山芹、防风、藿香、野芝麻、透骨草、山韭菜、山葱等50余种。

6. 菌类。元蘑、榛蘑、猴头菇、松蘑、花脸蘑、黑木耳、树舌、灵芝、云芝、马勃等。

（二）河滩植物

主要集中在穆棱河北岸。植物有：独活、柳穿鱼、卫矛、地榆、柳树、红瑞木等。

（三）湿地植物

主要分布在沟渠、水塘周边及低洼地。植物有：芦苇、菖蒲、水葱、菱角、荷花、睡莲、大叶章、香蒲、达香蒲、狼毒大戟、雨久花、眼子菜、狐尾藻、东北婆婆纳等20余种。

（四）农区植物

主要分布在农田防护林带、田间路、田间。植物有：问荆、毛水苏、益母草、筋骨草、山梗菜、车前子、马齿苋、黄连花、翠南报春、白头翁、牛蒡、蒲公英、苦参、黄金菊、蒿子、鬼针、刺儿菜、苣荬菜、苍耳等20余种。

三、水资源

八五〇农场水资源比较丰富，总量每年1.26亿立方米，其中地表水拥有量约为每年7000万立方米，地下水可开采量每年5600万立方米，人均水资源占有量每年8723立方米，亩耕地平均占有量为每年250立方米。

（一）地表水

地表水主要补给来源是降水，年降水量随着丰、平、枯水周期有所变化，但长期平均值是基本稳定的。据“三江攻关”调查，八五〇农场年降水量为567.2毫米，4—6月为163毫米，7—9月为308毫米。八五〇农场的多年平均径流深为138～162毫米，地表水量约为7000万立方米，地表水资源除降水外，尚有客水，即界河的水量。七虎林河上游的云山水库，为多年调节的中型水库，按设计每年可供灌溉用水量4700万立方米，其中按设计50%可供八五〇农场使用，即每年有2400万立方米来自七虎林河。穆棱河的客水量，由于湖北闸有向小兴凯湖分流的实际情况，实际控制用水只为来水量的30%左右，按此计算径流量为14.48亿立方米，而据1979—1982年实测闸下径流量仅占闸上总来水量的16%，即2.5亿立方米。又根据历年灌水实际情况，真正缺水的是4—6月，而这期间闸下来水量只占年总量的37%，即9500万立方米。下游虎林市已建三处抽水站，八五〇农场最大可能利用量只有4650万立方米。石头河水库可利用量300万立方米。

（二）地下水

八五〇农场地处穆棱河冲积平原，地下水储量比较丰富，开采条件较好。从山区到平原，地势呈阶梯下降，由于大地构造运动，形成种种裂隙，为降水入渗、贮存、运移提供良好条件；又因平原地层下降幅度不一，基底形成了一个瓢形凹地，最大凹陷深处位于第二十七作业站。受古河流下切作用影响，在玄武岩基底山形成了从第一作业站、辉崔、第二十二作业站、第二十四作业站到第二十九作业站一线的地下分水岭。由于地质结构和水文条件的改变，地下水贮存条件亦各异。地下水的埋藏从西部到东部由深变浅，富水性由弱到强。低山丘陵大部分地区含水层较深，一般埋深25～55米，最深处85米；山前漫岗区埋深4～22米，即可见水。平原地区地下水埋深2.5～5米，开采条件比较好。大部分地区单井涌水量一般在1000～5000吨/日（指井径300毫米，降深5米时最大涌水量）。场部东部一些地区，单井涌水量大于5000吨/日；石头河河谷区域，含水层受季节影响差异较大，单井涌水量小于500吨/日；第一作业站、第二作业站、第八作业站、第十作业站所处的漫岗区，由于亚黏土层只存少量微孔隙水（壤中水），水源贫乏，单井涌水量一般小于20吨/日。

地下水补给、径流、排泄有以下特点：山丘区地下水补给来源为大气降水，径流于地表水径流一致，区内树枝状河系发育，地表切割严重，故地下水径流途径较短，最后排泄于石头河和七虎林河。平原区大气降水入渗，占总补给量的89.4%，此外还接受穆棱河汛期补给，云山水库通过排干补给，渠系渗漏也成为地下水补给来源。蒸发为地下水主要排泄方式，占总排泄量的91.2%。

四、矿产

地下矿藏有：石灰石及各种岩石、河沙，是很好的基建材料。风化石用于铺路、美化环境，特别是无烟煤蕴贮极为丰富，为八五〇农场的生产和生活提供了得天独厚的条件。

第三节 自然灾害

自然灾害包括气象灾害和生物灾害。气象灾害主要有：涝灾、旱灾、雹灾、风灾、低温和霜冻等；生物灾害主要有：病、虫、草、鼠等灾害。自然灾害在八五〇农场每年多有发生，由于初霜早、终霜晚、夏季低温、寡照、大风、暴雨、冰雹、旱涝、台风等原因，对农作物造成很多灾害。还有暴风雪（俗称“大烟炮”）影响交通和电讯，给人们生活带来不便。

几十年来，八五〇农场通过不断加强农田水利基础设施建设，提高了农业抗逆减灾的能力，农田水利设施实现三日暴雨一日排出的能力。

一、气象灾害

（一）涝灾

建场以后，八五〇农场自然灾害中影响最大的是涝灾，1959—1981年几乎每十年一次涝灾。1959年，遭到中华人民共和国成立以来的特大涝灾和雹灾。年降水量803.2毫米，受灾面积2.5万余亩。1960年，八五〇农场又遭受三十多年来所未有的特大涝灾。5—10月的184天内，阴天95天，雨天77天，全年降水量800.6毫米，加之1959年全年降水803.2毫米，形成涝害叠加。1971年、1974年、1981年又出现大涝，年降水量均>800毫米，最大降水量841.6毫米。1985—2000年，分别在1991年和1994年发生过2次涝灾，降雨量大于800毫米。2013年，四涝叠加，旱田播期滞后、夏秋连续强降雨造成严重内涝，导致农作物生育进程延迟成熟偏晚。2016年，春涝对旱田播种影响大，造成最晚播种到7月12日。2019年，遭遇了多年以来的强降水，阶段性洪涝，水稻千粒重下降。2020年，遭遇了春季的降雪、夏季洪涝、秋季的“巴威”“美莎克”“海神”三场台风造成农田严重内涝，严重影响秋收。

（二）干旱

1982年是建场以来的一个特大旱年，从大田播种开始到麦收完（6月下旬到8月上旬）近80多天没下透雨，6月份降水20.4毫米，是建场以来降水量最少的一年，严重影响苗期生育，致使农作物近35万亩地受到不同程度的旱灾。典型年份是1993年，全年总降水量407.7毫米，5—7月累计降水量为119毫米，仅为历年平均数的39%。干旱使30

万亩小麦保苗不足，甜菜全部毁种，这一年的干旱造成的经济损失千万元以上。1998 年 6 月干旱，35 天中累计降雨 18 毫米，使全场小麦绝产 1718 亩，减产 2 万亩，少收小麦 7200 吨。2011—2020 年，只有 2011 年和 2017 年是旱年，2018 年 5—6 月阶段性干旱严重，对穆棱河沿线片及砂性土壤较重的旱田影响较大。

（三） 冰雹

1959 年 6 月 30 日下午 1 时 30 分许，八五〇农场一分场、三分场及西岗畜牧场的部分生产队遭受猛烈的条带状降冰雹，20 分钟左右受灾面积 2.5 万余亩。其中已造成轻重不同的损失面积 1.47 万亩，部分受灾较严重地号禾苗几乎全部毁折，轻者也伤苗 10%～20%。最大冰雹直径 3～4 厘米，到西岗时冰雹直径为 0.5～1 厘米。1981 年 6 月 26 日，十三队、十一队、二十二队、二十三队、二十六队、九队降一次大冰雹，冰雹平均覆盖地面厚 7～8 厘米，最厚的达 19 厘米，50 多分钟尚有未化完的颗粒，除小麦稍受损失外，其他如：蔬菜、大豆、玉米、甜菜均被打死、压死而绝产。1989 年 6 月 26 日，十六队、二十队、二十三队遭冰雹袭击，3 万～4 万亩大豆被砸绝产，2 万～3 万亩小麦减产 30%。1990 年 8 月 24 日，六队、二十五队 5000 多亩大豆被冰雹砸光。1997 年 10 月 20 日，在大豆即将收割的时候，辉崔片突遭冰雹袭击，最重的是十七队，有 5000 多亩大豆 60%以上的豆荚被砸，经济损失惨重。1998 年 9 月 26 日，八五〇农场东片二十三队、二十四队、二十六队、三十队遭冰雹，约 5 万亩大田作物受灾，减产在 2 成左右。2003 年，雹灾面积 10 万亩，其中：减产 50%～80%面积为 2.3 万亩，减产 80%以上至绝产面积 420 亩。2010—2020 年，冰雹发生 5 次，较 2010 年之前有减少的趋势，对农作物未产生大的危害。唯有 2019 年 6 月 2 日，农场出现特大冰雹，对农作物造成很大危害。

（四） 夏季低温冷害

八五〇农场纬度较高，气温高于 10℃的积温值平均为 2721.1℃，年际间变动大，变动幅度在 38.3℃左右，属于不稳定型。夏季尤其是水稻处于减数分裂期遇低温，造成水稻空秕率提高，导致减产。20 世纪 60 年代中期至 20 世纪 80 年代初期近 20 年间，低温年有 8 个，占 40%，平均每 3 年有 1 次低温年，并且有连发性，如在 1969—1974 年中就有 5 年是低温年。低温年中夏季（6—8 月）低温占多数，对农作物生产危害较大。1985—1998 年，在农作物生长期（6—8 月），出现 5 个低温年（1986 年、1987 年、1989 年、1993 年、1996 年），出现率为 35.7%。2000—2020 年，随着气候逐渐变暖，冷害次数明显下降，只有 2002 年、2003 年和 2015 年受冷害比较严重。其中：2002 年，全部农作物都有不同程度的减产，水稻受灾面积 30 万亩，受灾户数 1674 户，减产 30%～50%面积为 22 万亩，减产 50%～80%面积为 3.7 万亩，减产 80%以上至绝收的面积为 4.5 万亩；玉米受低温冷害影响，减产 50%～80%面积为 4100 亩，减产 80%以上至绝收面积 135 亩；大豆受低温冷害成灾面积 9300 亩，减产 50%～80%面积为 2900 亩，减产 80%以上至绝产面积 1100 亩。

（五）风害

八五〇农场大风灾害多发生于春季，春季大风能将秧棚摧毁，夏末秋初也时有发生，使作物倒伏，籽粒脱落，如逢旱年，大风容易引起火灾。1971 年 5 月出现 22～24 米/秒的八至九级南风。持续时间长达一个多月，这是场内少有的大风危害，受灾面积 4.58 万亩，造成大量补播。2014 年 7 月 6 日晚，一场暴风造成玉米倒伏，损失惨重。2011—2020 年，8 级以上大风（17 米/秒）出现过 66 次，其中 3—5 月共出现 36 次。最大风速达 31.8 米/秒。

（六）霜冻

八五〇农场秋季早霜冻，发生早的年份在 9 月上旬，比平常年提前 20 天左右，对喜温作物中的晚熟品种，造成危害而减产。终霜一般在 5 月中旬，晚者到下旬，此时，水稻正处于插秧期，对秧苗不利。1960 年与 1964 年遭受两次较为严重的霜冻。1995 年的早霜，使西部山间冷凉地区的玉米、大豆损失惨重。1996—2020 年未发生早霜。

（七）寡照

光照是农作物进行光合作用的必要条件。八五〇农场的夏季（6—8 月），如逢低温年，则一般多阴雨，日照时大幅度减少。如 6、7 月份，旱年日照时高达 476.2 小时，低温多雨年只有 308.5 小时，相差 167.7 小时，寡照影响农作物光合作用，造成减产。

二、生物灾害

（一）病害

2006 年，全场稻瘟病发生严重，受灾面积 30.6 万亩，成灾面积 12.8 万亩，全场绝产面积 1200 亩。玉米病虫害也普遍发生，成灾面积 9400 亩，其中有 735 亩减产 50%以上。2007 年，水稻有较重病害发生，成灾面积 9900 亩，减产程度都在 30%以上。2008 年，水稻病虫害有发生，减产 30%以上面积 1080 亩。2009—2020 年八五〇农场未大面积发生病害，没有造成经济损失。

（二）虫害

1961 年，黏虫发生较严重，发现得晚，当年受害面积 2.47 万亩。主要危害玉米、小麦，受害率高达 62%～75%。1962 年，玉米地受害率为 12%～15%。2012 年 8 月份，八五〇农场部分地块发生三代黏虫虫害。2013—2020 年农场未大面积发生虫害，没有造成经济损失。

第四节　环境状况

八五〇农场从 20 世纪 70 年代开始，加快了工业的发展。进入到 20 世纪 80 年代，农场工业发展迅猛，1984 年农场已拥有工业企业 12 个，工业产值占农场总产值的一半以上，但随之带来的是环境污染日益加重。2000 年，全场共有各种锅炉 46 台，加上居民冬季生炉取暖，秸秆焚烧等，各种烟气污染叠加，给居民生活及健康造成很大的影响。2000 年以后，农场通过采取一系列综合治理措施，环境质量得到明显改善。

一、环境质量

八五〇农场位于三江平原的虎林市内，场部城镇空气污染以煤烟型污染为主。同时，场部气候干燥多风，建筑扬尘对空气质量构成威胁，城镇交通繁华地段污染相对严重。空气质量季节性变化明显，每年的第一、第四季度采暖期污染重于第二、第三季度非采暖期。烟尘、总悬浮颗粒物为主要污染物。场部没有大型的工业废弃污染源，场部地区楼房全部实行集中供热，供热锅炉均配备了除尘设备，最大限度地减少了粉尘污染。

根据 2009 年《黑龙江省虎林环境监测站监测报告》，农场区域内的江河水质各项指标符合 DB 23/485—1998Ⅲ类水体标准，空气质量符合 GB 3096—1996 一级标准，区域内声环境符合 GB 3096—93 标准要求；辖区内工业企业多为以农产品为原料的加工企业，无产生重度污染的工业企业；生产和生活锅炉设施都安装了有效的除尘脱硫设施，经环保检测，烟尘排放达标。

二、污染防治

（一）空气污染治理

20 世纪 80 年代，是农场工业的快速发展期，工业生产的燃煤大量燃烧所造成的空气污染比较严重。20 世纪 90 年代中后期，随着工业企业的转制、转产、关停等措施，消除了工业空气污染源。

进入 21 世纪后，农场空气污染主要是烟尘污染，以春、秋、冬季为主，夏季较轻。

主要污染原因：一是冬季集中供暖锅炉和居民取暖火炉产生的烟尘；二是春、秋季节的秸秆焚烧。

2000年，全场共有各种锅炉46台，砖瓦窑2座，加之居民冬季取暖生炉，全场年耗煤近2万吨。另外，全场共有各种车辆2100台，年耗汽油1100吨，耗柴油2900吨，空气中烟尘、一氧化碳、二氧化硫的含量超过国家标准，尤其是冬季，取暖供热比较集中，场部地区的污染就更为严重。2011年，农场在居民区一公里外新建了供热中心。解决了场直地区最大的空气污染源。

2018年，黑龙江省开始实施秸秆露天禁烧令，每年3月10日至5月15日和9月15日至12月10日期间为秸秆露天禁烧期。对违反者，依法进行处罚。八五〇农场按照省委、省政府的要求，以宣传教育为主，行政处罚为辅，多部门参与，采取综合治理等措施。空气质量得到了明显的改观。

（二） 水污染治理

贯穿农场境内有两条河流，穆棱河和七虎林河。1985年以前，农场工业废水和生活废水通过灌渠排入穆棱河。

1990年以后，针对糖厂、乳品厂、制药厂污水排放，农场投资35万元修建了污水处理氧化塘。1995年投资18万元，修建了医院污水处理站。2000年，又投资200万元修建了2300米长的排污下水道。同时，配合上级部门完成对糖厂、乳品厂、制药厂及其他民用生产建筑工程环境质量影响的评价工作。

（三） 其他污染处理

第一产业所产生的牲畜粪便污染，通过合理选择集中畜牧养殖地点、堆肥抛洒到农田的方式解决；第二产业新建项目实施之前，严格按照环保“三同时”规定，落实项目《环境影响评价》要求；新旧企业运行期间，对各企业的环保设施运行情况进行监管，出现异常情况及时依法处理。2008年，根据城镇规划，原城镇东部的垃圾场停止使用，原址改造成森林公园，该项目得到环保部50万元资金支持。2010年，基本消灭了固废污染，如将稻壳作为热电厂发电的燃料、米糠加工为油料。第三产业产生的垃圾通过集中掩埋的方式处理。

2018年，卫星生物科技有限公司在卫星奶牛养殖小区修建蚯蚓养殖与生态农业循环试验示范基地，对畜禽粪进行无害化处理、资源化利用，变废为宝，不仅使脏乱差得到了根治，也为绿色生态农业发展提供了技术支持。

2014—2019年，先后投资800万元，引进和完成了牛粪无害化处理—蚯蚓养殖基地建设、扩建项目。其生产的“蚯蚓粪”为农场绿色生态循环农业发展提供了支持（图1-2-2）。

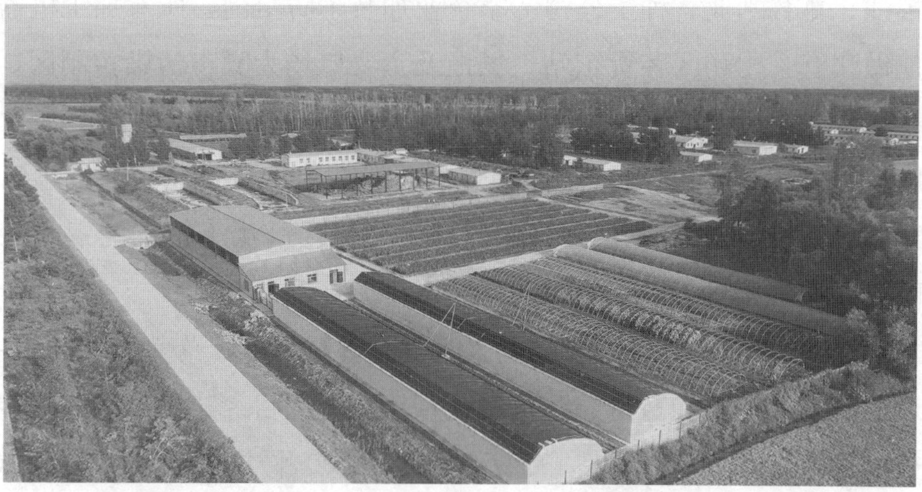

图 1-2-2　牛粪无害化处理——蚯蚓养殖基地

2011—2020 年，为防止粉尘污染，农场督促各企业累计修建防尘网 3500 米。2015 年投入 1300 万元建设了日处理能力 25 吨垃圾卫生填埋场一处，设计容量 15 万立方米，能够满足 2028 年前城镇垃圾处理的需要。

三、生态保护

（一）建设规划

农场开发初期为了增加粮食总产量，满足国家需要，进行了大面积围垦造田，导致湿地几近消失，原生林面积比率明显降低。1995 年后，由于广泛种植水稻造成地下水采补失衡，导致地下水位下降、耕地出现沙化。

2002 年，农场编制了《黑龙江省牡丹江分局八五〇农场生态示范区建设规划》（简称《规划》），加快推进农场生态建设，实现科学发展。围绕《规划》，农场调整了产业结构，加强城镇基础设施和环境建设，采取在排灌渠上设置截制闸的办法，将地表水拦蓄在境内补充地下水等工程措施。2010 年底，抽样测量显示地下水采补趋于平衡。

2013 年，落实环保政策、法规，按法规要求为农场确定的基本建设项目、个体开发建设项目办理了各种建设项目的环境影响评价 4 项；编制了《八五〇农场生态垦区建设规划》；2014 年，根据黑龙江省环境保护厅的要求，对农场场部饮用水水源地保护区进行了划分，以保护饮用水水源，保证饮用水安全；2016 年，编制完成了《八五〇农场生态文明建设“十三五”规划》，为农场开展生态文明建设工作提供依据。

（二）生态建设

1. 工业方面。2012—2020 年，华彬粮油、北大荒卫星制米厂、农场粮库、供热供暖公司、星华粮油、尊合米业、种子公司7家企业加装了防尘网，所有加工机器全部安装除尘设施。其他做法有：①场区客货东站、场地及主要广场为噪声污染控制区，主要道路实行噪声控制；场部建设用地执行《城市区域环境噪声标准》二级标准。②工业三废（废水、废气、废渣），按照环保标准制定详细规划，对新建工业及民用建设项目，严格按照“三同时”要求做好设计与施工，加强环保监督工作。③淘汰不达标的锅炉除尘器，及时处理废渣，防止二次污染。④医院按照医疗污水排放标准处理排放。

2. 畜牧方面。2017—2020年，农场共投入资金562万元，落实了“两牛一猪”、草原生态保护补助奖励政策资金和畜禽粪污资源化利用三个项目。建设封闭式化粪池200立方米、罩棚式粪便堆放场1200平方米、蚯蚓越冬棚1100平方米、塑料大棚3600平方米、晾晒棚5200平方米、粪污沉淀处理池6100立方米、粪污堆放场4500平方米、堆粪棚1000平方米、排水设施300米、固液分离机1台、清粪车2台、铲车1台，以及围栏、排水沟等附属设施。

3. 农业方面。

（1）测土配方施肥。农场从2005年开始推广实施测土配方施肥技术。2010年，大豆配方施肥1.9万亩，玉米2.1万亩，水稻全面实行配方施肥。配方施肥的应用，减少了化肥的施用量，防止土壤污染。

（2）秸秆还田。2005年以前，农作物秸秆还田率不是很高。2005年以后，随着水稻种植面积的不断扩大，水田引进新型直收机械实现秸秆还田。2020年，水旱田通过机械直收，实现全面积秸秆还田。

（3）农业“三减”。2005年起，农场开始示范推广大豆高效根瘤菌技术。2010年，大豆100%应用根瘤菌技术，节约氮肥用量；2013年起，农场鼓励引导种植户选择高效、环保、低毒、安全的化控药剂。2018年，农场落实农业“三减”面积9.4万亩，水稻侧深施肥1万亩、蚯蚓粪有机肥替代化肥1万亩、高效低用量药剂2万亩、生物农药替代技术4.6万亩、应用新型助剂5000亩、新型药械精准施药3000亩。到2020年，农场农业“三减”面积达15万亩，“减化肥项目”5万亩、“减农药项目”6.6万亩、“减除草剂项目”3.4万亩。

（4）秸秆禁烧。2012年，农场开始禁止焚烧秸秆，100%实施秸秆还田，培肥地力。2018年，农场将秸秆禁烧工作作为一项常态化工作来抓，将管辖区内耕地全部划定为“秸秆禁烧区”。落实秸秆禁烧责任制，农场与各管理区签订责任状，各管理区与种植户、居民委与各住户分别签订禁止秸秆露天焚烧责任书，组织农业、环保、公安、林业等部门全天候对管理区进行巡查，2020年，实现了全时段、全范围内“零焚烧”的目标。

（5）农业废弃物清理。农场从2010年开始，统一回收农药、化肥等包装物。2018年，清理田间农业废弃物955.5吨。2020年，农场将农业投入品废弃物清理工作作为考核指标，在田间地头设置废弃物投放箱，减少环境污染。

4. 林业方面。

（1）林政管理。依法打击非法占用林地、盗伐林木、盗猎野生动物等行为。严格落实护林员巡查制度。设卡守点，打击林业犯罪，确保森林资源不受破坏。

（2）植树造林。坚持义务植树制度，保质保量完成每年的造林任务，使农场的生态环境进一步提高。

（3）退耕还湿。2018年、2019年，农场退耕还湿138.45亩。

八五〇农场2005年5月5日被环境保护总局授予“国家级生态示范区”，2011年被中华人民共和国环境保护部授予“国家级生态乡镇”，2016年8月被全国绿化委员会授予“全国绿化先进集体”，2019年被农垦总局授予“秸秆禁烧工作先进单位”。

第三章　开荒建场

1954年，抗美援朝战争刚刚结束，部队大批官兵复员转业需要安置，国家社会主义工业化对农业提出迫切要求。时任铁道兵司令员的王震将军，按照中央部署筹划开发北大荒，建设国家商品粮基地。他一面亲赴绥化、佳木斯、密山、虎林、宝清、饶河等地考察荒原，一面试办以铁道兵复转官兵为主体的八五〇部农场以取得经验。1955年1月正式创立八五〇部农场。1956年，以八五〇农场为基础，又扩大和发展了八五一、八五二、八五三、八五四、八五八、八五九6个军垦农场。至1960年，由十二个“八”字打头命名的军垦农场群在完达山南北麓形成。

在开发建设农场的同时，八五〇农场先后抽调5524名干部，支援全国垦区建设；完成了内蒙古、新疆、海南农垦医院的援建任务；苦战194天，提前一年完成了云山水库的建设任务；有3万余名复转官兵、4000多名支边青年投入开荒建场。

回顾农场创业的艰苦岁月，八五〇农场的建设与发展，倾注了王震将军的大量汗水与心血，将军的开拓精神将永远鼓舞着八五〇人为建设现代化大农业而不懈奋斗。

第一节　农场的诞生

八五〇农场于1955年元旦在虎林县建场，3月王震将军亲手点燃了第一把荒火。在黑龙江省的东北部，陆续建成了以“八”字打头的，由12个农场组成的大型国营农场群，在新中国农垦史上留下了光辉的一页。

一、建场以前

1954年3月，铁道兵五师从抗美援朝战场归国后，即奉命直奔黑龙江省伊春，执行抢修汤旺河林业铁路的任务。3月5日，到达了著名的森林之城——伊春，在汤旺河畔扎营，部队征尘未卸，就投入了紧张的施工。5月底，王震司令员由北京来到黑龙江，视察铁道兵归国部队和森林铁路施工情况。6月3日，司令员去洪山看望了集结待命的五师复转大队官兵，司令员和战士们一起谈笑风生。王震问大家：“到北大荒去，建一个机械化的大农场好不好?”战士们高兴地齐声说好！随即在洪山车站附近的一个工棚里，王震司令员召集相关干部开了一个动员会。他在会上详细阐述了办军垦农场的重大意义，对即将复员的干部战士说：“你们复员转业后可以集体去那里办大农场，现在就要有准备。”至于垦荒建场的带头人，司令员早已选定了，就是铁道兵五师副师长余友清。对这位经过长征的老部下，将军是深刻了解和信任的。前不久他们已经研究过开发北大荒的事，这时他对余友清说：“你先带一部分部队去，你们是打头阵的，是去点火的，得搞个样子，以后要大发展，要母鸡下蛋。你们要想一切办法多搞些粮食，有了粮食，社会主义工业化就好办了”。余副师长回答说：“一定把农场办好，完成党交给的任务，请首长放心。”6 月 20 日，铁道兵五师根据王震司令员指示，派余友清副师长去伊春接受森工局乌马河林场移交给部队的一个集体农场，这个小农场有耕地 1800 亩，草房十几间，安排了复转大队官兵 90 余人，在那里种菜养猪供应施工部队。同时向黑龙江省国营农场管理局请调技术干部，并派了 28 名连以上干部去宝泉岭农场学习办场经验。9 月，余副师长率人踏查了密山、虎林、宝清、饶河和佳木斯等地的荒原，最后确定未来的农场建在虎林县。

二、虎林建场

虎林县是黑龙江省边防重镇，120 多年以前就有人在虎头镇一带开荒、渔猎。“九一八”后，日寇侵略东北，在虎林县一带设置军事基地。移来日本开拓团千余户，妄图长期侵占中国领土。在虎林县西岗村驻有日本关东军牛岛部队的司令部，和关押从关内抓来劳工的集中营；在杨岗乡爱民大队（现八五〇农场第一管理区第一作业站）、杨岗乡富国大队（现第二作业站）处，都驻有“开拓团”；在爱民大队附近有日寇飞机场，在自然屯（第十九作业站）处有日寇水陆两栖装甲运兵车装配基地；虎林县新乐乡石青山和宝东镇联义村一带密布日寇的兵营工事。当地居民，被日寇夺地并屯，民不聊生。1945 年，恢复了生产，耕地逐年增加。到 1954 年，全县已发展到 3.86 万人，耕地 34 万亩，占可耕地的 2%。全县土地除森林 225 万亩外，尚有待开垦荒地 1251 万亩，多系沼泽湿地和山地。虎林地区属于三江平原地带，利于小麦、大豆、玉米的生长，适于大规模开垦，铁道兵垦荒战士将在这片沃野上，建起第一个机械化农场。

1954 年 9 月初，汤旺河林业铁路工程结束，复转官兵 800 多人编成垦荒先遣队，准备向虎林县进发。9 月中旬，王震司令员和公安部协商，确定在汤林线铁路（民间称“南乌铁路”）施工的河南劳改支队管教干警220多人，劳动改造人员5074人，随同八五〇五部队复转官兵去虎林县开荒建场。

10月14日，余友清副师长和师政治部主任阎斌，率部队从伊春出发，19日到达密山。20日，机关人员带着物资乘汽车先行，部队徒步行向虎林县前进，劳教支队人员分批陆续到达。当天，先行车队抵达虎林县，县长杜春堂热情接待了首批垦荒战士。在虎林县政府召开了“热烈欢迎八五〇五部队来虎林建农场”的大会和情况介绍会、座谈会，提供了《虎林县荒地勘察报告》和《穆棱河地区开垦建设计划方案》等资料，介绍全县的地理民情，提出建场意见。余友清副师长和县领导研究后，决定在交通较方便，又有居民点的清河（现属八五八农场）、宝东、爱民各建一个点，场部暂设虎林县城。11月上旬，管教支队编成三个大队。一大队在清河，二大队在宝东，三大队在爱民，分别进点。铁道兵复转大队编成3个连，分赴三个大队，协同干警看押劳改人员。

虎林县的机关企业和农业社的广大干部群众，热情接待垦荒战士，军民亲如一家。他们腾出办公室、宿舍，让出住房，把炕烧的暖暖的，安排了大部分复转官兵。但还有一部分人员暂时住在帐篷和半地下的窝棚里。12月，复转官兵和管教支队按农场编制整编，成立了农场筹建小组。成员有余友清、阎斌、劳改支队长黄士元、支队党委书记周长岭、铁五师机关秘书杨笃信、农业技术员杨淑云（四川大学园艺系毕业生）6人。随后建立了临时党委，阎斌任书记。经过两个月的紧张筹建，经铁道兵党委批准，于1955年元旦“中国人民解放军铁道兵八五〇部农场”宣告成立。余友清任场长，阎斌任书记。当天，余友清场长做《边开荒、边生产、边建设，办好国营农场》的工作报告，布置了开荒建点和冬季运木的计划方案，杜春堂县长出席了大会。战士们敲着脸盆鸣放鞭炮，把“中国人民解放军八五〇部农场”的木牌挂在临时场部门口。1955年1月5日，铁道兵复转官兵由供给制改为工薪制。八五〇部农场经费由铁道兵拨款，口粮仍按部队待遇，由虎林县、密山县、林口县等地粮食局供应。

八五〇部农场建立后的头一年，八五〇部农场调入许多领导干部，为以场扩场做准备。从2月到11月，先后从铁道兵调来的有：侯敬甫、李瑶含，铁九师副师长黄振荣，从黑龙江省农场管理厅调来高绪彭、任晋武两位技佐，虎林县农机局局长杨伦调来任生产科副科长。

首届八五〇部农场机关编制有：政工科、财务科、畜牧科、经理科、管教科、场长办公室、生产办公室。八五〇部农场下属3个大队和直属机耕队、伊春分场。大队下属中队7～9个，各大队还配属一个警卫队。大队部设管教股、财务股和政工干事。建场当年共有职工1304人，其中行政管理人员409人，警卫142人。

三、西岗安家

1955年1月10日，八五〇部农场党委决定在虎林县城西五里的西岗，建立场部。当时的西岗大都是日寇遗留的营房废墟，到处是瓦砾，场部就要在这废墟上建起来。

元旦刚过，余友清场长请一位当地的老猎户引路，带着警卫员王永富和1个勘察小组共6个人，冒着数九严寒，进入虎林县马鞍山，寻找伐木点。他们经幸福村，过木柴铺（今东方红），以每天50千米的行程，进入马鞍山原始森林。老红军不顾严重的关节炎，带领小组人员风餐露宿于深山老林，先后跋涉一个多月，终于在花尖山和阿布沁河上游河谷一带，找到了日寇伐倒的4000多立方米优质红松困山材。然后安排3个大队的人员，用人拉爬犁从伐木点运到虎林县，一站倒一站地运出原木2750立方米，为全场头一年房建和建立场部备下木材。那年冬雪小，人拉爬犁路面摩擦力很大，于是全场男女老少齐出动，用被单、毛毯、脸盆运雪铺成了长90千米、宽1.5米的爬犁道，使运木任务顺利完成。备料同时，在虎林县铁管处家属区建起一个电锯组，用圆盘锯加工原木；2月份在虎林县虎林镇西头一间破房子里，盘起两座烘炉，成立了铁工厂。没有铁料，余场长又带着人马到虎头，带头探查日寇遗留的地下工事，冒着危险从工事里拉回许多废弃的炮弹，卸掉引信，炮弹头就是上好的钢料，加上从场部周围山上的壕沟里拣来许多废铜烂铁，铁工厂开工了。没有砖，余友清场长把机关全体人员组织起来刨日寇营房旧砖。砍条子、割洋草、打扒钉，在废墟上建起了场部，包括办公室、宿舍、仓库等。各大队共建起一万多平方米的“拉哈辫”房和窝棚。头一年建房1.12万平方米，第二年又建房3.31万平方米。1956年秋，场部从虎林县虎林镇迁到西岗村。

四、打响八五〇垦荒第一炮

1955年元旦，“中国人民解放军铁道兵八五〇部农场”宣告成立。1955年3月下旬，王震司令员来八五〇部农场视察，在虎林县杨岗乡爱民大队（现八五〇农场第一管理区第一作业站）召开全场烧荒现场会，制定了烧荒范围和措施，并亲自点燃了第一把荒火，揭开了艰苦创业的序幕。如今，位于八五〇农场场部东北方向1.5千米的“荒火燎原”雕塑群，呈现了当年王震将军屈膝点火的情景，成为黑龙江垦区红色教育基地（图1-3-1）。

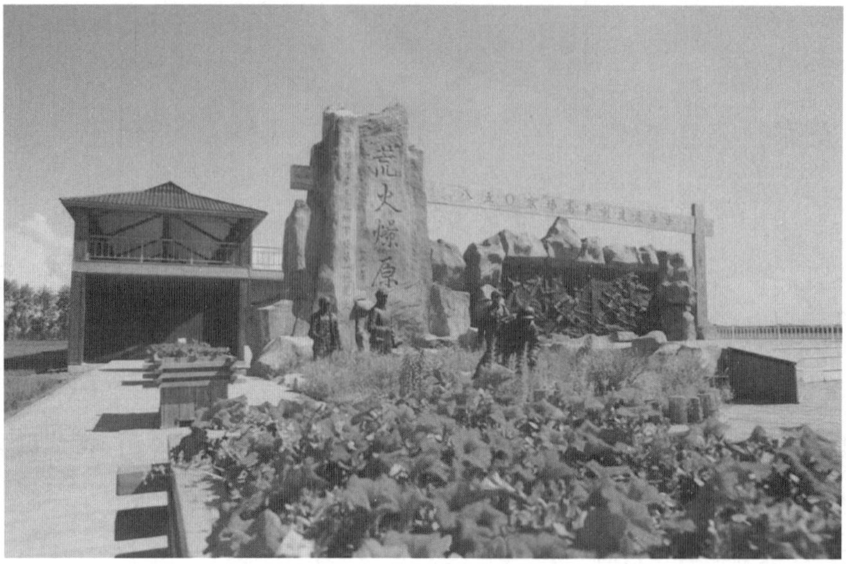

图 1-3-1　2014 年，“荒火燎原”基地被列为第三批总局级北大荒精神教育基地

第二节　以场扩场

1954 年 6 月 3 日，铁道兵司令员王震将军来五师驻地（伊春）视察工作，对五师副师长说：“余友清，去北大荒建农场怎么样？”余友清说：“需要去我马上去。”将军又说：“你先去打头阵，以后要大发展，要母鸡下蛋。”

1955 年元旦，铁道兵八五〇部农场在虎林县成立。

1955 年 3 月，王震将军给中央军委、毛主席和彭德怀副主席写报告，详细汇报了铁道兵八五〇部队建立农场的情况，并阐述了办军垦农场的必要。毛主席审阅同意后，彭德怀在给中央军委秘书长黄克诚的信中说：“王震提议可以先小搞实验，取得经验后，再逐步扩大一些。”

1955 年 10 月，王震司令员向国家申报为农场进口拖拉机。10 月 10 日来信指示八五〇部农场明年力争开荒 110 万亩，并令铁道兵后勤部为八五〇部农场代购了 1956 年全年的油料，为大面积开荒扩场做好准备。

1956 年 2 月 5 日，余友清场长派出 3 个踏查小组，分赴穆棱河南北，宝清大禾镇、南横林子、饶河沿江一带 10 余处，为扩建新场选择开荒布点的位置。踏查组背着沉重的仪器、干粮、背包和枪支弹药，风餐露宿，爬冰卧雪 40 余天，往返跋涉 2000 余千米，胜利地完成任务，提出了初步规划。接着派出 3 个中队去穆棱河南的一棵树、小西山、迎门顶子、“交通部”、虎头、大王家、南横林子等地，为即将建立的八五二、八五四、八五八农场布点、盖房、修路。随后又派出9名技术人员、82台机车、141台农具和机务人员去这些地方开荒，共开出3.75万亩，为即将建立的新场第一年春播做好准备。

1956年5月，老红军黄振荣副师长率领工作人员离开八五〇部农场去宝清筹建八五二农场。李瑶含副场长去迎门顶子筹建八五四农场。这一年八五〇部农场共调出150名干部去扩建新场，并抽出3个条件比较好的队，去新场插花建队。

按照王震司令员的部署，铁道兵八五〇部农场以“母鸡下蛋”的方式“以场扩场”，相继扩建了6个军垦农场。截至1960年，以“八”字头命名的12个农场在黑龙江省的东北部形成了军垦农场群。

第三节 开发建设主力军

建场初期，复转官兵、支边青年、城市知识青年等成为八五〇农场建设的主力军。

一、转业官兵

1958年，八五〇农场从创建、巩固阶段，进入了大发展时期。同年3月，在党中央、毛主席提出“上山下乡”的号召下，十万转业官兵来到北大荒，分配八五〇农场1.2万人左右，其中3500人分配到五分场。有一部分是从密山下火车后，挑着行李，背着背包，有的还背着孩子步行50余千米来到八五〇农场的。

来八五〇农场的转业官兵中有：党员6960名、团员1490名，干部4781名（其中团级以上11名、营级73名、连级1143名、排级3554名）、军校学员2000名、军工技术人员1400名。在干部中有经过长征的老红军、有战斗英雄、功臣模范。在向北大荒进军的号声中，他们又奔赴新的战场。转业大军来到茫茫的雪原上，红旗一插，就是未来的生产队；背包一放，搭起马架子，就是“家”。他们在这里度过了北大荒的初春严寒后，立即展开紧张的春耕春播，扩建充实了老的分场和新建的一、二分场。有4000多名转业官兵，从密山一下火车就直接乘卡车来到云山水库工地，在水库东西工区搭起大小马架子一千余座，扎下施工大军营盘，投入八五〇农场创业史上著名的云山水库工程。以转业官兵为主体的施工部队，在少量机械配合下，日夜苦战，硬是用肩膀和大筐，抬土63.32万立方米，筑起了云山水库大坝，提前一年完成了施工任务（图1-3-2）。

1958—1959年，转业官兵在伐木排水两条战线上经受了北大荒的严峻考验。1958年

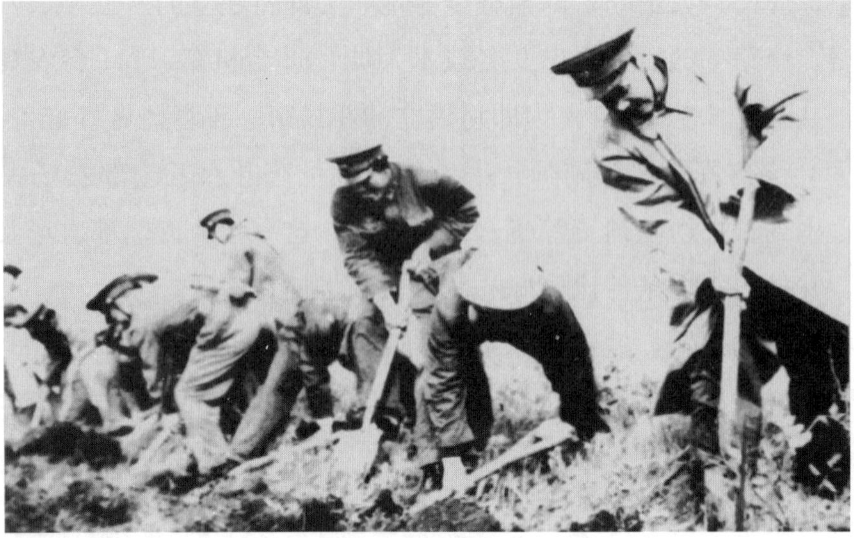

图 1-3-2　复转官兵在八五〇农场开荒建设新家

秋，农场组织了以转业官兵为主的 1000 余人的伐木大军，深入虎林县马鞍山原始森林，一直到第二年化冻前才下山，完成了本场和首都十大建筑的分配木料任务。1959 年又一次进山采伐，两年共伐木和清理困山材 7.74 万立方米。

与伐木同时，农场组织了各分场的水利会战。1958 年的数九寒冬，以转业官兵为主体四千余人排水大军，进入完达山南、穆棱河北，方圆数十里的排水工地，白天红旗遍野，爆破声震动荒原；入夜篝火熊熊，歌声如潮。在近−40℃的严寒中，人们用大镐刨冻土，穿着单衫还汗流浃背，然后又凝结成霜。人们住在沟渠中搭起的地窝棚里，晚上睡下时穿着棉衣，戴着皮帽子，早晨醒来，被头上一层冰霜，有时皮帽子冻在枕头上，大头棉鞋也冻在地上。很多人在用大镐刨冻土时虎口震裂，脸和手脚被冻伤，有数名转业军官在爆破渠道中壮烈牺牲。广大转业官兵发扬了英勇顽强的战斗精神，战胜了大自然的严酷挑战，在施工中他们创造了“一炮成渠”的大爆破和多镐齐下大冻块的高工效，他们以忘我的劳动，表达了对党对革命事业的无限忠诚。

1959 年 2 月开始，八五〇农场转业军官大批外调。农垦局指示八五〇农场抽调尚未任职的劳动干部 2100 名，支援新疆、青海、甘肃等垦区建设。农场副场长肖文、副书记政治部主任王思润，率一批转业官兵支援内蒙古垦区，建立农场。5 月份上级下达了《国营农场行政、群团组织机构设置意见的批复》，八五〇农场第一次系统地从农场到生产队，进行了领导干部和工作人员的配置。以转业军官为骨干组成了各级领导班子，任命了管理干部。并在各分场新建修配所 6 个，安排转业官兵中技术人员 700 多名。到 1960 年，八五〇农场还储备干部 3244 名，以后陆续调往全国各地。一直到农场改制前，各级干部中转业军官还占 90%以上。20 世纪 80 年代前，复转官兵在各行各业发挥着主力军作用，成为八五〇农场生产建设的骨干力量。20世纪80年代中期开始，他们陆续从岗位上退休，安度晚年。1984年，还有1958年及以前来场的老复转官兵477人。到2020年，有复转官兵92人。

二、支边青年

1955年4月，在王震司令员的关怀和安排下，动员了四川知识青年198名，来场参加边疆建设。这是第一批支边青年，大部分是初中和高小文化程度的女青年，其中高中生23名。5月13日，在虎林县电影院开了欢迎大会，王震出席了会议，对四川姑娘志愿来北大荒给予高度评价，并指示要“千方百计做好安置工作，让她们在北大荒生根、开花”。会后办了7个学习班，集训后分配到场直和服务单位工作。

1959年，根据“黑龙江、山东两省支边青年问题协定”，于七月初派50余人参加牡丹江农垦局“山东支边青年接收工作队”，赴山东省聊城、烟台等地进行动员和接收工作。9月4—20日，八五〇农场接收分队从蓬莱、冠县、商河、莱阳等县，分3批接回支边青年4000余名，五分场分配800名。山东支边青年中农村青年占89%，学生占11%，有30余对支边夫妻。

山东青年到场后，正逢秋涝，阴雨连绵，生产劳动上是“两头看不见（日出前上班，日落后下班，两头不见太阳），地里三顿饭”。生活上已开始“瓜菜代”，大批青年缺少水靴、蚊帽、蚊帐等防护用品。下地干活蚊子叮咬，腿脚泥水泡，再加上当时居住条件很差，领导的思想工作和生活改善跟不上，部分青年思想波动，经不住当时严峻困难考验，跑回家去。后经各级党组织加强思想工作和改善生活条件，在转业官兵带动和帮助下，一部分青年坚持下来，在各条生产战线上发挥作用。1960年，283名支边青年受到各级奖励和表扬，有的被评为局县先进工作者和标兵。之后，留下来的支边青年一部分调往其他垦区和农场。到1982年，农场还有300多名支边青年，都成为生产建设中的骨干。到2020年，八五〇农场有支边青年100余人。

三、城市知青

为响应毛主席“上山下乡”“知识青年到农村去”的号召，1963年起，一批批城市知识青年志愿参加边疆农垦建设事业，来到八五〇农场安家落户，成为农场生产建设的骨干力量。

1963 年 9 月，由农垦部安排，北京市第一批知识青年来场。场直各单位从卫星车站到场部敲锣打鼓列队欢迎。1964 年 10 月，第二批北京知识青年来场，共 143 人，其中高、初中应届毕业生 128 人。1968 年，毛主席又发出了“知识青年到农村去，接受贫下中农再教育”的指示，北京市第三批及上海、天津、哈尔滨等城市第一批共 600 多人响应号召志愿来场。1969 年，又有一批上海、宁波、天津、哈尔滨等城市第二、三批知识青年来场。1975 年，最后一批哈尔滨、牡丹江知识青年来场。他们主要是应届高、初中毕业生，单纯热情，有的写了血书申请来北大荒；有的怕不批准，自己坐船坐车先期到达。绝大多数是抱着扎根边疆、建设边疆、保卫边疆的雄心壮志来的，他们能吃苦，向老职工学习，决心要改变北大荒的面貌。大批知识青年为八五〇农场增添了新的力量，使八五〇农场的人口组成和劳动力量以及生活习惯发生了很大的变化；使久经锻炼的职工队伍，更显得朝气蓬勃。他们在机务、文教、卫生、财会、商业、畜牧各条战线上锻炼成长。有的提拔到各级领导岗位上，大批青年入团入党和被推荐上大学。20 世纪 70 年代末，知识青年大批返城，到 1982 年，留场的知青还有 411 名。进入 21 世纪后，开始陆续退休，2020 年末，还有知青 80 余名（图 1-3-3）。

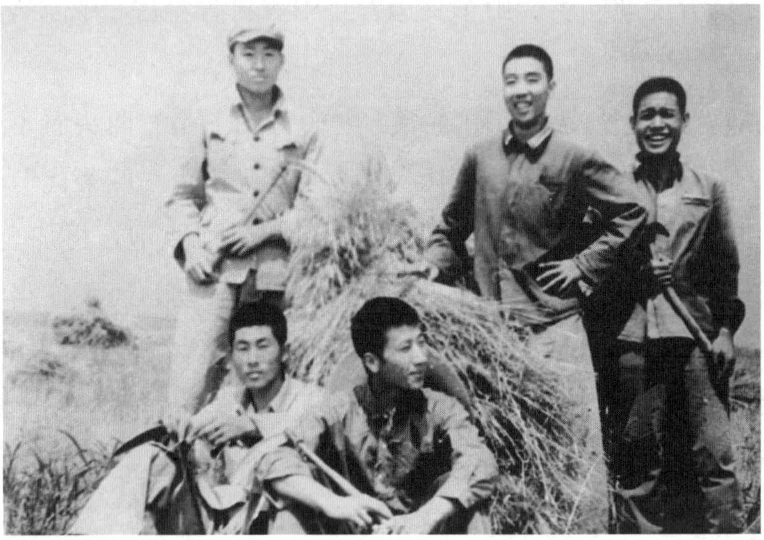

图 1-3-3　城市知识青年到农场开发建设

第四节　兴建云山水库

1958 年，为贯彻以水利建设为中心的农田基本建设方针，3 月 15 日，铁道兵农垦局党委根据王震部长指示，经勘查决定在七虎山南麓，七虎林河出口处，兴建中型水库——云山水库（山库型），由八五〇农场主建，副场长侯敬甫负责。3 月 18 日，成立施工指挥部，月底集中转业官兵4000余人和其他职工组成约6000人的施工大军，在水库东西工区搭起大小马架子1000余座，扎下施工大军营盘。5月1日，王震部长亲自挑土奠基，5月2日宣布正式开工。6月中旬，王震部长在西工区召开大会，号召人人献计，大搞工具改革。在施工中打破常规，修改了施工方案和规章制度，提高了工效。群众充分发挥创造性，日夜突击，用194天，比计划提前一年时间，于11月12日竣工。水库建设者们，在少量机械配合下，抬土63.32万立方米，采石7974立方米，浇灌混凝土568立方米，砌石685立方米、修公路64千米，桥梁3座，筑建了长3000米、高9.5米，宽（顶）8米的水库大坝和配套工程。水库修成后可蓄水4700万立方米，把完达山下七虎林河两岸240平方千米（现为267千米）的土地面积控制起来，使七虎林河下游31.5万亩沼泽地带变为沃土，至今，云山水库仍继续发挥作用。2012年8月，云山水库划归云山农场管理。

第五节 建设“卫星城”

1959年8月，王震部长视察了五分场七队，又一次踏查了七队的土地、穆棱干渠的情况后，决定七队为他的“试验田”，提议五分场为农垦部的试验田，并提出了在五分场三队以南柞树林带的平坦高地上建设“卫星城”的主张。9月份，农垦部派来工程技术人员，对卫星城建设开始勘测，设计出五分场规划图，12月16日，农垦部正式决定八五〇农场五分场为农垦部实验田。将五分场建成一个大型机械化试点场。场部按小城镇规划，建设共产主义新村，名为“卫星城”。

1960年2月，八五〇农场根据王震部长指示，组成《卫星城基建指挥部》，代号608工区，由牡局基建处长周道仁任指挥，郭崇华任党委书记，开始施工。5月26日，王震部长在西岗（农场场部）做《关于八五〇农场五分场规划纲要的报告》，31日印出纲要讨论稿。这一报告在八五〇农场引起强烈反响。6月3日，报告印发全局。对各农场建设规划起到推动作用。在房建上从临时性土木结构建筑，逐步向砖瓦结构建筑过渡。

“卫星城”的规划，就是要把五分场场部建设成为农、林、牧、副、渔全面发展的现代化小城镇。在建制上把全分场的生产队集中到卫星城来，原来的队改为作业站。畜禽都在作业站饲养。卫星城将成为工、农、商、学、兵集中的城镇，城镇生活实现军事化、战斗化、集体化，衣食住行、学习医疗、文化娱乐都不要钱。建筑上达到砖瓦化、楼房化、自来水化、暖气化、照明电气化。“卫星城”的规划远景，在那非常困难的年代里，使群众看到美好的明天，它鼓舞着垦荒战士们，为改变北大荒的面貌做不懈的奋斗。

1959 年 10 月开始筹建“卫星城”，1960 年春全面施工，工地上集中了 700 多人的基建队，有基建一队、二队、职工队、“三八”队等包工兴建，掀起竞赛热潮，在荒原上很快矗立起座座高楼（图 1-3-4）。在半年多的时间里，完成了 5 万多平方米建筑面积，占全部规划的二分之一左右。由于 1960 年国家停止基本建设，“卫星城”停工，1961 年撤销指挥部。五分场将已建部分扫尾完成。“卫星城”改名“红星村”，作为实验农场场部。和“卫星城”同时兴建的“卫星”车站，列为全国铁路正式站名，绘入黑龙江省地图册，载入虎林县地名，并列入地理条目。成为当年垦荒战士为崇高理想而奋斗的创业史迹。

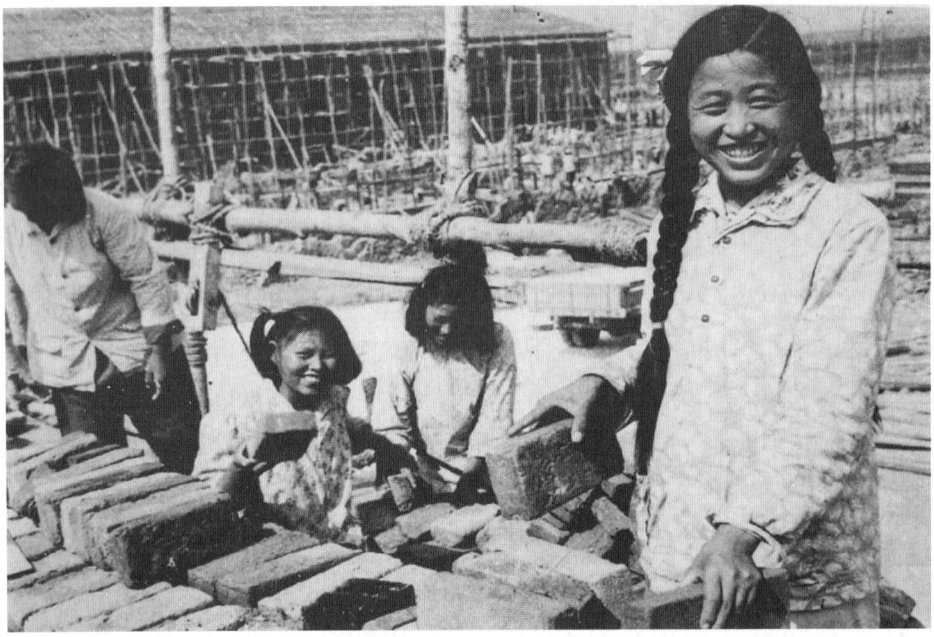

图 1-3-4　1960 年建设“卫星城”

第六节　农垦部实验农场

为加强中央对直属农场的领导，提高劳动生产率和商品生产率，开发三江平原，建设商品粮基地。1962 年 11 月，中央决定：将牡丹江农垦局、合江农垦局合并，成立东北农垦总局。1963 年 1 月 1 日，东北农垦总局正式成立。1963 年 3 月，将三级制八五〇农场改为三个二级管理农场。将原来的二、三、四分场和西岗场直各单位合并为二级制八五〇农场；将原来的一分场和云山畜牧场合并为云山农场；将五分场改为实验农场，也就是今日农场的前身。

实验农场的建场宗旨是："为了通过试点，总结各项工作经验，推动全局"。确定实验农场为"事业单位，企业经营"。这一体制的特点就是实验农场的生产、计划、财务、基建、物资、人事等工作，直接由农垦部各局分别管理，具体工作由农垦部农业生产总局负责，同时受东北农垦总局领导，列为总局的重点场之一。1965 年 3 月，农垦部又指示将实验农场下放农垦总局代管，权限是人财物仍由农垦部直管，党、政、工会、共青团、妇联、卫生由总局负责。场部设在"红星村"。

实验农场分别于 1968 年 12 月、1977 年 3 月、1979 年 2 月，先后变更为四师三十八团、卫星农场、八五〇农场。

第七节　支援垦区建设

1955—1962 年，农场先后有 5524 名干部和 190 多名医务人员，调往全国各地，支援农垦建设，援建内蒙古、新疆和海南农垦医院。

一、支援建场

1959 年 2 月开始，八五〇农场转业军官大批外调。农垦局指示八五〇农场抽调尚未任职的劳动干部 2100 名，支援新疆、青海、甘肃等垦区建设。农场副场长肖文、副书记政治部主任王思润，率一批转业官兵，支援内蒙古垦区，建立农场。

1959 年 3 月 10 日，调到青海 22 级以上干部 160 人。7 月 5 日，调往甘肃垦区 19 级以上劳动干部 20 人。

1960 年，八五〇农场储备的 3244 名干部，陆续调往全国各地，支援国家建设。

二、援建职工医院

1959 年，八五〇农场从职工医院抽调了 20 多名医务人员支援新疆生产建设兵团。1960 年 5 月，又从职工医院抽调 60 多名卫生技术人员和部分设备，组成一个医院，由副院长郑云、支部书记刘庆余率领，于 6 月份赴内蒙古海拉尔牧区建立医院（海拉尔农垦总医院，二级甲等医院）。1962 年，农垦部再从八五〇农场职工医院抽调出一个医院的人员和设备，以及刚组建的护校全体学员，支援海南岛垦区（海南省农垦三亚医院，2019 年 3

月更名为三亚中心医院，三级甲等医院，1800 张床位)。1964 年，八五〇农场职工医院迁往东方红，与东方红林管局医院合并，组成完达山林管局职工医院。为全国农垦事业，实现“一院扩三院”做出了贡献。

第二编

改革开放

建场以后，八五〇农场经历了军垦农场时期、国营农场时期、兵团时期、恢复农场建制时期和农场企业化五个时期。八五〇农场建场之初为三级制，1955年1月被命名为“中国人民解放军八五〇部农场（简称八五〇部农场）”，隶属于中国人民解放军铁道兵，1956年6月，更名为“铁道兵农垦局八五〇农场”，隶属于铁道兵农垦局。1963年3月，由三级制改为二级制，分设出了“黑龙江省八五〇农场”“农垦部实验农场”“黑龙江省云山农场”，实验农场隶属农垦部；1968年12月进入兵团时期，八五〇农场更名为沈阳军区黑龙江生产建设兵团四师三十六团，实验农场更名为沈阳军区黑龙江生产建设兵团四师三十八团。1975年，三十六团撤销，部分单位并入三十八团；1976年，兵团撤销；1977年，恢复农场建制，三十八团更名为黑龙江省卫星农场；1979年，“卫星农场”承名“八五〇农场”；2018年8月，按照农垦改革要求，成立黑龙江北大荒农垦集团八五〇农场有限公司。

65年来，八五〇农场随着体制机制的变化，社会、经济也得到快速发展。八五〇农场的农业经营体制改革起步于1984年，开始试办家庭农场；1993年，进一步深化农业经营体制改革，全面实行“四到户、两自理”政策及以家庭农场为基础的“大农场套小农场”统分结合的双层经营体制；1987—1996年，农场在工业改革中提出“农场不养亏损企业”“企业不养闲人”，实行“抓大放小”“一厂一策”，对长期亏损企业进行剥离经营或租赁、拍卖、停产处理。进入21世纪后，农场按照“积极稳妥，立足当前，兼顾长远”的指导思想，对工业企业。采取改组、联合、租赁、承包经营和股份制、拍卖等方式，使工业企业焕发生机。截至2020年，农场工业园区入驻企业21个，粮食仓储、加工能力大大提升。农场工业园区被确定为“省级稻米加工园区”和“总局级工业园区”。

20世纪80年代，农场开始产业调整。坚持以农业发展为主体，大力发展工业、畜牧养殖业和服务业，推进第一、第二、第三产业融合发展。1982年，农场开始推进招商引资工作，陆续引进数十家企业落户农场。发展“域外垦区”建设，落实澳大利亚、俄罗斯境外农业综合开发项目，推进“海外粮仓”建设；开展“场县共建”工作，实现“资源共享、优势互补、平台共建、共同发展”；推进“互联网＋”营销模式，发展电商平台，将产品销往全国各地。

第一章 管理体制改革

65年来，八五〇农场经历了五次大的体制改革，每一次体制改革，八五〇农场始终坚持把国家利益和人民利益放在首位，响应国家号召，积极改革，转变体制，以适应国家发展和市场需求。进入21世纪，八五〇农场经历了机构调整、撤队并区和政企分开、办社会职能移交地方政府等一系列的改革，优化企业结构和管理层级，降低经营成本，使企业轻装上阵，为打造“中国农业领域航母”，保障国家粮食安全，提供支撑。

1984—1993年，八五〇农场的农业经营体制改革，经历了兴办“家庭农场”“四到户、两自理”“大农场套小农场”等改革历程；1987—2000年，农场工业改革逐步深化，建立和完善了厂长负责制和内部分配制度，对长期亏损工业企业实行剥离经营、租赁、承包经营或改制，迅速扭转了亏损局面。2000年以后，农场工业园区建设逐步成型，并得到快速发展，2020年，八五〇农场工业园区在黑龙江垦区享有较高的知名度。

第一节 体制沿革

八五〇农场管理体制，从农场筹建至兵团建制时期、兵团建制撤销恢复农场体制时期、全面推行家庭农场时期和政企分开、农场企业化改革时期。几次改革不仅见证着农场的发展，也体现了“艰苦奋斗、勇于开拓、成全大局、无私奉献”的北大荒精神。

一、农场筹建至兵团建制

1954年6月，八五〇部农场开始筹建。1955年元旦，以铁道兵代号“850”命名正式成立八五〇部农场，属铁道兵领导。1956年5月，国家成立农垦部，6月八五〇部农场改为企业性农场，更名八五〇农场，属铁道兵农垦局领导。

1963年3月，八五〇农场体制调整，撤销分场，由原三级制的八五〇农场，改建为三个二级制农场（八五〇农场、农垦部实验农场、云山农场），隶属东北农垦总局虎林分局领导，农垦部实验农场由农垦部直管。

1968 年，根据毛主席“6·18”批示成立生产建设兵团，于 1968 年 12 月，农垦部实验农场编为三十八团，八五〇农场编为三十六团（1975 年三十六团被撤销，部分连队并入三十八团），属生产建设兵团四师领导，为解放军序列。机关设司令部、政治处、后勤处，下设股；生产队改称为连。

二、兵团建制撤销恢复农场体制

1976 年 2 月，撤销生产建设兵团，恢复农场体制。

1977 年 3 月，三十八团更名卫星农场。

1979 年 2 月 15 日，为继承发扬铁道兵开发北大荒艰苦创业的精神，总局批复管局所属一些农场改回原名，卫星农场承名八五〇农场。农场机关恢复科室，实行场、队两级管理核算。

1984 年，八五〇农场进行企业全面整顿，在整顿过程中进行了体制改革。财务包干制和浮动工资承包责任制构成了农场经济责任制体系，进一步打破了经营管理上三十年不变的“大锅饭”。改变了上级统得过死、管得过细、束缚企业手脚的经营管理制度，从而提高了经济效益。

三、经济一体化改革

1996 年 1 月 1 日，根据省委、省政府在虎林地区实行区域经济一体化发展改革试点，位于虎林地区的农场、森工企业，将行政、司法权交归地方政府，经营权归还企业，各企业实行委托经营。八五〇农场将公、检、法、工商、土地等部门及其工作人员共计 38 人，划归虎林县管理。同年，农垦总局对农场实行委托经营。

1998 年 7 月 1 日，省委、省政府决定停止虎林地区区域经济一体化试点，原属农场的公、检、法、工商、土地等部门及其工作人员，回归农场管理。

四、农场企业化改革

2002 年开始，八五〇农场贯彻落实总局、分局党委（扩大）会会议精神，成立了内部政企分开改革领导小组，开始实施农场内部政企分开改革。经过 2004 年、2010 年农场机关改革；2018 年农场办社会职能与生产经营职能机构、人员、资产、债务、财务核算

“五分开”改革；再到2019年政府行政职能完全剥离，彻底移交给属地政府，农场成立有限公司；到2020年根据集团批复的农场有限公司和农场“三定”方案，设立新的机构，将办社会职能移交属地政府；2020年年底基本完成农场企业化改革，标志着农场从行政职能、办社会职能中脱离，开始实行企业化运营。

第二节　农场企业化改革

2002年，开始实施企业化改革，将事业单位剥离。2017—2020年，通过不断深化改革，八五〇农场根据集团指示制定了《八五〇农场有限公司和农场职能、机构、编制设置方案》并落实。

2002年2月，八五〇农场成立内部政企分开改革工作领导小组，开始实施农场内部政企分开改革。通过实行农场内部政企分开，建立社区管理委员会，将农场的行政和社会管理职能及机构，以及学校、医院、幼儿园、广播电视、物业管理等社会服务事业单位剥离给社区。农场与社区共设一个党委机构和群团组织。农场与社区管理委员会实行两套机构、两块牌子。

2018年5月，八五〇农场成立深化改革领导小组，制定《黑龙江省八五〇农场“五分开”改革实施方案（试行）》，有序推进农场办社会职能与生产经营职能机构、人员、资产、债务、财务核算“五分开”改革，农场开始正式实施公司化改造。8月31日，完成了“黑龙江北大荒农垦集团八五〇农场有限公司”的工商注册登记，取得了营业执照，成立了有限公司党委会、董事会、监事会和经理层管理机构。

2019年6月30日，原管理局延伸至八五〇农场的卫生计生、安全应急、住建、民政、婚姻登记、退役军人、残联、林业、水务、畜牧等2189项政府行政职能，全部移交虎林市政府对应部门。7月，按照农场“五分开”改革实施方案，农场实施公司化改革，组建“黑龙江北大荒农垦集团八五〇农场有限公司”，经营管理资源资产，按照现代企业制度建立法人治理结构。9月，按照上级规定上报的《黑龙江北大荒农垦集团八五〇农场有限公司和农场职能、机构、编制设置方案》经分公司上报集团总公司并获批复，八五〇农场全面开始按照“三定”方案实行公司模拟化运作。

2020年3月13日，根据集团批复的农场有限公司和农场“三定”方案，设立新的机构，指定各机构部门负责人，调整配齐相关人员；按照“三定”方案确定的机构名称，重新设计更换机关各部门机构门牌。6月，按照非试点农场重新编制“三定”方案。10月，研究确定了现有场直企业改制试行方案。

第三节　政企分开改革

内部政企分开始于2002年，后分别在2012年、2018年、2019年实施，在2020年完成农场内部政企分开改革工作，农场政府职能全部移交地方政府，农场改制为八五〇农场有限公司。

2002年初，八五〇农场按照总局党委、分局党委、分局有关农场内部政企分开改革文件精神和要求，制定出台了《黑龙江省八五〇农场内部政企分开改革工作实施方案》，通过实行农场内部政企分开，建立起职责明晰、运转协调、行为规范、工作高效的企业经营管理体制和社会行政管理体制，使农场成为适应市场经济要求，能够平等参与市场竞争的法人实体和市场主体，使农场行政和社会管理步入规范化、制度化、法制化轨道，推动农场经济和社会事业协调发展。

通过改革，在八五〇农场辖区内建立社区管理委员会，把农场的行政和社会管理职能及机构，以及学校、医院、幼儿园、广播电视、物业管理等社会服务事业单位剥离给社区，使农场的生产经营管理职能与行政和社会管理职能分开，农场与社区共设一个党委机构和群团组织。党委机构和群团组织机构与社区统一财务核算。农场与社区管理委员会实行两套机构、两块牌子。

职能划分：八五〇农场党委对社区实行全面领导，对农场经营实行保证监督，协调农场与社区之间的关系。社区管理委员会负责制定社区经济和社会发展规划、计划并组织实施，负责社区行政和社会事业管理工作，负责协调公、检、法和省级派驻机构土地、工商、交通、环保、社保等部门与农场、社区的关系。农场负责农场范围内国有资产的经营和管理，保证国有资产的保值增值，研究制定并组织实施农场经济发展战略和发展规划，负责土地等资源性资产的发包经营，推进社会化服务体系建设和产业化经营。

2012年10月，按照农垦总局《关于创新国有农场社会管理体制的意见》，八五〇农场场区设立社会行政管理委员会，负责场区内的行政管理工作。农场场区行政执法工作由管理局相关行政管理机构派驻管理。实行"两级授权，一级派出"的行政执法体制。八五〇农场设立场直社区党工委和场直社区管理服务站，作为八五〇农场党委和社会行政管理委员会的派出机构，协助农场党委和社会行政管理委员会开展社区党建和社区管理工作，场直社区管理服务站下设四个居民委员会，各管理区设居民组，参照场直社区管理服务站职责开展工作。

2018年5月，根据黑龙江省农垦总局文件通知精神，制定了《黑龙江省八五〇农场

“五分开”改革实施方案（试行）》。推进农场办社会职能与生产经营职能机构、人员、资产、债务、财务核算“五分开”改革。6月末，农场完成了农场企业和办社会资产、债务和财务核算分开工作，建立了三套账簿核算体系，保留原“黑龙江省八五〇农场”账簿；新建“黑龙江北大荒农垦集团八五〇农场有限公司”账簿；新建“黑龙江省八五〇农场社会事务部”账簿。从此，农场开始正式实施公司化改造。

2019年5月20日，按照内部分开要求，农场制定了《资产分开方案》《债务、财务核算分开方案》，经营性资产、债务纳入生产经营部管理，办社会资产、债务纳入社会事务部管理。6月30日，农场按上级要求基本完成政府行政权力移交工作（图2-1-1）。

2020年3月，将黑龙江省八五〇农场学校整体移交虎林市人民政府。4月，农场社区管理职能正式划归属地政府管理。7月，农场与虎林市政府签订了企业退休人员社会化管理移交协议。10月，完成土地划转，《国有土地使用证》换发《不动产权证书》。

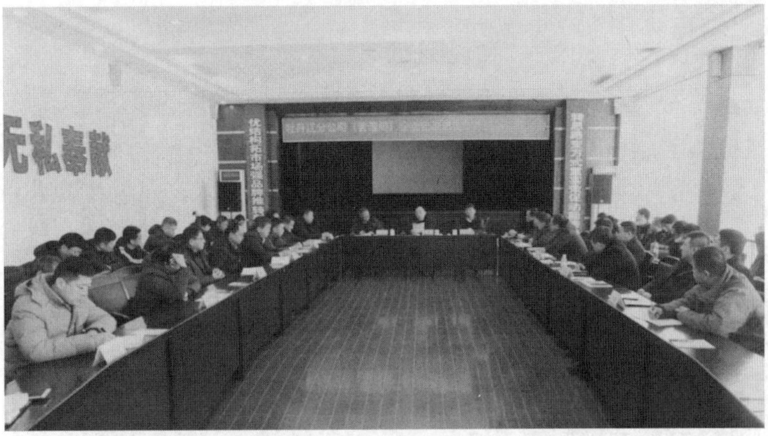

图2-1-1 2019年11月27日，牡丹江分公司企业化改革工作推进落实现场会在八五〇农场召开

第四节 场办社会职能改革

2017年，八五〇农场开始办社会职能改革，用3年将农场管辖办社会职能各类档案材料移交虎林市政府。2020年底，农场继续履行办社会职能管理和办社会职能费用支付。

2017年7月，按农业部等六部委提出的“全面梳理国有农场承担的各项社会职能，科学界定职能范围、机构及人员，以改革前一年底的国有农场决算数为依据，核定办社会职能机构的资产、债务、收入及支出（包括人员经费、公用经费、基本建设在内的全部支出）”要求，农场开始改革前基本情况摸底工作，并对办社会职能情况进行梳理，为办社会职能移交属地政府做好前期准备工作。

2018年5月，为全面统筹协调推进农场企业化改革工作，八五〇农场成立了深化改革领导小组，有序推进农场办社会职能与生产经营职能机构、人员、资产、债务、财务核算“五分开”改革。设立“黑龙江省八五〇农场社会事务部”，承担农场的办社会和公共服务职能。按照有限公司和社会事务部分别设定了管理机构，划分人员归属，建立农场、公司、社会事务部三套账簿核算。

2019年7月2日，农垦牡丹江管理局与属地虎林市政府签订《农垦住建系统行政职能移交和办社会职能改革移交协议》，包括“三供两治一业”、城市环卫管理和市政设施管理等办社会职能一次性整体移交虎林市政府。依据移交协议，虎林市住建局来农场对业务进行了对接，开始履行住建方面行政管理职责。2020年，在新冠肺炎疫情防控期间，对农场供热中心、自来水厂、垃圾场按照疫情防控要求，督促检查落实责任，保证了疫情防控任务的全面落实（图2-1-2）。

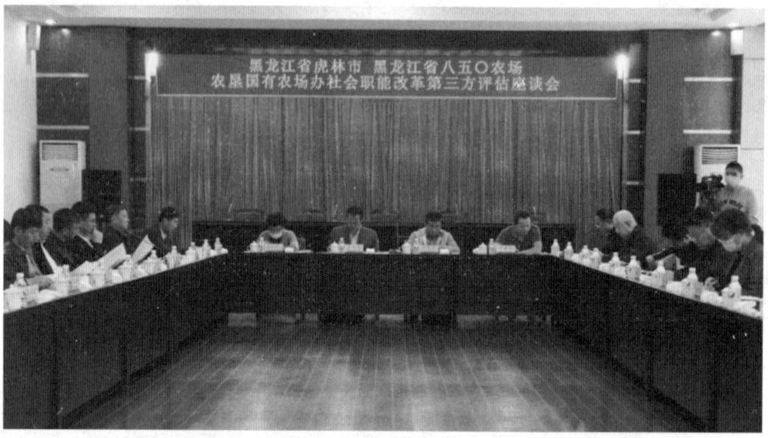

图2-1-2　2020年9月17日，办社会职能改革第三方评估座谈会在八五〇农场召开

2020年4月15日，八五〇农场与虎林市政府签订了《社区属地化管理移交协议》，农场社区管理职能正式划归属地政府管理。7月初，八五〇农场与虎林市政府签订了企业退休人员社会化管理移交协议。12月，完成民政局内业材料移交。

第五节　机构调整与改革

1963年从三级制农场改为二级制农场，1968年改制为兵团，1977年后又恢复农场建制，机构调整频繁，各部门变化较大。1980—2018年，农场建制稳定，这段时间农场机构进行了三次大范围调整和三次改革。其中1996—1998年，黑龙江省在虎林进行区域经济一体化试点。2018—2020年，农场向企业化运营转型。

一、农场兵团体制转换时期（1955—1977年）

1955年，八五〇部农场机构为：党委办公室、政工科、财务科、畜牧科、经理科、管教科、生产办公室。1956年增设机务科、水利科、卫生科、工会。

1957年，八五〇农场设政治部和场长办公室，其中政治部机构：党委秘书室、组织科、宣传科、团委、妇联、监委、公安分局；场长办公室机构：农林科、水利科、多种经营科、工业交通科、机电科、基建科、计划科、供销科、劳武科、卫生福利科、科委和外贸办公室。

1963年，实验农场设党委办公室、武装部和场长办公室。其中党委办公室下设：政治处（包括：组织、宣传、干部、文教、青年、妇女）和监委、公安派出所。场长办公室下设：生产科、计财科、供销科、工交科、基建科、水利科、商业科、畜牧科。武装部独立设置。

1968年，三十八团设司令部、政治处和后勤处。其中司令部下设作训股、通讯股、军务股、生产股、管理股、机务股、工副业办；政治处下设宣传股、组织股、干部股、保卫股、秘书室；后勤处下设装备股、营房股、供应股、物资股、商业股。

1977年，卫星农场设政治处和场长办公室。其中政治处下设组织科、宣传科、文教科、保卫科、团委、工会、监委、武装部、法庭、公安分局；场长办公室下设劳资科、计财科、工副业科、外贸科、农业科、机务科、水利科、物资科、畜牧科。

二、农场机构调整、改革时期（1980—2017年）

1980年，八五〇农场机构下设组织部、宣传部、纪检委、团委、工会、文教科、职教办、武装部、法庭、公安分局、场办、劳资科、计财科、外贸科、工副业科、粮食科、基建科、林业科、农建办、交通科、科技办、物资科、畜牧科、种子公司、劳动服务公司。

1985年，八五〇农场机关改革，农场党委办公室与行政办公室合署办公；农场广播站归宣传部领导；粮贸科改称经销公司；农业科、农机科并为生产办公室，同时成立农业服务中心、农机安全监理所；同年撤销畜牧科，成立自主经营的畜牧渔业公司。4月，交通公司撤销，恢复交通科为职能部门，4月5日，八五〇农场成立教育中心，科教办撤销，恢复科技科建制，1988年7月，教育中心改为农场教委从机关分离出来。该月农场设立组织部、宣传部。6月，虎林县保险支公司与八五〇农场协商决定，在农场设立专门保险代办机构，名称为“中国人民保险公司虎林县支公司八五〇农场代办处”。9月，安全职能划归劳资科管理，称劳资安全科；农场成立司法机构，名为政务办，主管场内民政、司法工作。年底，根据水利事业发展需要，农场建立水利科；农业服务中心改为糖作开发研究室。

1993年2月，八五〇农场机关再次进行改革，农业、林业、水利、粮食等行业并入生产办公室；土地业务并入建设科管理。3月，司法科撤销，业务和人员并入法庭。6月，计划、财务再次合并，成立计财科。8月，水利科从生产办公室分出重新挂牌，属农场机关职能科室。9月，农场土地管理人、财、物交管局管理，农场土地科改为“黑龙江省土地管理局驻农垦牡丹江土地管理局卫星分局”。10月，根据上级需要设立民政局，与司法科合署办公。同年，物资公司成立。

1996年1月1日，根据上级文件规定，八五〇农场将公、检、法、工商、土地等部门及其部门工作人员38人划归虎林县管理。1998年7月1日，回归农场管理。

2000年，农场行政职能部门包括：办公室、生产管理部、科技畜牧科、企业管理部、计划财务部、市场营销部、武装司法部、基本建设部、水利局、劳动保险部、纪检部、教育科、审计科、卫生科、广播电视局。群团组织包括：工会、团委、科协、女工。协管政法机构为：公安分局、法院、检察室。协管职能部门包括工商、土地局、交通科。工、商、运、建、服、科、文、卫单位有：移栽灵厂、卫星药厂、水利公司、农化公司、电信局、基建公司、商贸公司、幼儿园、医院、子弟校、物资公司、种子公司、农场粮库、公路管理站、生活服务站。农、林、牧生产单位32个：第一生产队至第三十生产队、畜牧队、东沟林场。

2004年初，八五〇农场根据总局、分局统一部署和具体要求，成立机关改革工作领导小组，制定出台《机关改革实施方案》并组织实施，2月6日，全面完成农场机关机构改革工作。改革后，农场机关设管理部门10个，分别为党委工作部、纪律检查委员会、工会委员会、武装部、办公室、生产管理部、计划财务部、建设管理部、企业发展部、劳资科，定编48人，对职能相近、业务趋同的部门进行合并，撤并和分流审计、畜牧、科技、检察、司法（民政）、教育、市场营销等部门，精简和分流机关管理人员17人，采取随机构转移安置和充实基层单位力量相结合的办法予以妥善安置。具体做法：将审计科并入纪委，与纪委、监察合署办公；将风险互助办公室并入计划财务部，实行合署办公；将科技科并入企业管理部，成立了企业发展部。畜牧科人员并入畜牧管理服务中心，林业科人员并入林业管理站，市场营销部从机关分离，实行独立核算。检察、司法、民政、社保、教育、卫生按上级要求从机关分离实行系统或垂直管理，人员从机关分离。

2010年，八五〇农场根据总局《关于推进农场（社区）组织结构调整深化管理体制改革的指导意见》和分局《关于核定农场机关人员编制的工作方案》精神，结合农场实际情况，制定《推进机关机构改革实施方案》并予以实施。通过对农场机关内部管理机构进行调整，对部门职能进行整合，建立配置合理、机构精简、运转协调、办事高效的管理机构。农场机关设立办公室、党委工作部、工会团委、纪委、武装部、民政局、计划财务部、企业发展部、农业科、科技科、基本建设部、市场营销部、农机科、水务局、林业科、畜牧科、卫生科、商务科、劳资科。核定农场机关人员编制74人，不占机关编制的单位有：教育科、政法委、综治办、610办、疾控中心、实行机构上划或垂直管理部门。

2010年初，八五〇农场连续5年对男满55周岁、女满50周岁的机关干部和基层管理人员实行内部退养；2017年2月，农场对在2017年12月31日前达到男满55周岁、女满50周岁的机关干部和基层管理人员实行内部退养。内退人员工资参照退休工资标准发放，个人应缴纳的养老、医疗等社会保险和住房公积金，仍按内退前岗位标准执行。内退期间，遇国家或上级部门调整退休工资时，农场将做相应调整。

2017年，按照“统筹规划、综合改革、权责统一、精简效能、因地制宜、协调发展、循序渐进、稳步推进”的原则，深化农场社会管理、经营管理体制改革。4月20日，成立八五〇农场机构改革领导小组，制定出台《八五〇农场管理机构改革实施方案》。改革后农场各机构设置：①机关将设定部门为19个。分别为组织部、纪检委、宣传部、武装部、工会、工业科、粮食科、民政局、基本建设部、办公室、信访办、审计科、计划财务部、劳资科、政策研究室、生产管理部、畜牧科、林业科、水务局。②将13个管理区合并为7个管理区。东沟林场为独立作业站。③设置场直社区，正科级单位。下设4个居民委，副科级单位。④社会公共服务机构10个：广播电视局、文化中心、老干部活动中心、不动产登记中心、就业中心、农业科研中心、畜牧服务中心、林业管理站、水利服务管理站、农场接待中心。

三、农场向企业化转型时期（2018—2020年）

2018年5月，农场成立深化改革小组，全面推进企业化改革。8月，成立八五〇农场有限公司。

2019年9月2日，八五〇农场党委研究制定《八五〇农场有限公司和农场职能、机构、编制设置方案（试行）》。9月30日，中共黑龙江北大荒农垦集团总公司（农垦总局）委员会对方案进行了批复，同意按照《八五〇农场有限公司和农场职能、机构、编制设置方案》进行改革。

“三会一层”：公司法人治理结构设党委会（7人）、董事会（7人）、监事会（5人）、经理层（4人）。

党群机构5个：党委工作部、纪委、工会、人民武装部和社会稳定办，总编制数18人。

公司内设机构8个：综合办公室、人力资源部、财务管理部、农业发展部、产业营销部、合规风控部、审计部、工程建设管理部，总编制数34人。

公司下设7个管理区和1个林场，管理人员总编制人数98人。此外，还有农业科技服务中心和卫星粮油仓储有限公司，其中农业科技服务中心由农业发展部直管。

八五〇农场社会事务部内设机构6个：办公室、计划财务办公室、人力资源办公室、安全应急管理办公室、城镇管理办公室、公共管理办公室，总编制数20人。

八五〇农场下设机构4个：场直社区管理服务站，编制人数7人；社区居民委员会，编制人数15人；医院，事业编制人数163人，其中管理人员编制为8人；幼儿园，编制人数29人，其中管理人员编制为4人。

2020年6月，按照集团和分公司要求，根据非试点农场“三定”方案新规定，重新调整农场有限公司和农场的职能、机构、编制设置方案，主要是增加纪委副部长编制、压缩管理区管理人员编制。

第六节　撤队并区

八五〇农场管理区共有两次较大规模的调整，第一次开始于2004年，到2010年将30个生产队、1个畜牧队和1个林场调整为13个管理区、2个独立作业站和1个林场；第二次在2017年，将13个管理区整合为7个管理区，保留1个独立林场。

一、撤队并区

2004年，按照总局和分局要求，农场遵照“科学规划、平稳推进、分步实施、重点推进”的原则，开始进行基层生产队管理体制改革。以减少管理层次、精简管理机构、提高办事效率、降低管理费支出。实现人口城镇化和节约土地、撤点复垦。

2004年，东沟林场更名东沟林场独立居民组，第十九队更名为第十九独立作业站，畜牧队更名为畜牧队独立作业站。

2006年7月，农场成立第二管理区。

2008年1月，农场成立第三管理区、第四管理区、第五管理区、第七管理区、第八管理区、第九管理区、第十管理区、第十一管理区、第十二管理区、第十三管理区。

2009年2月，第一、第二生产队合并成立第一管理区。2010年8月，第十五、第十六生产队合并，成立第六管理区。至此，全场共设管理区13个，独立居民组1个，独立作业站2个，2013年3月，2个独立作业站分别并入第五、第七管理区。撤队并区改革全部到位。

二、整合管理区

2017年3月，农场将原有的13个管理区整合为7个管理区，具体如下。

第一管理区下设5个作业站，含第一作业站、第二作业站、第三作业站、第四作业站、第五作业站，总耕地面积7.42万亩。

第二管理区下设5个作业站，含第十一作业站、第十三作业站、第十四作业站、第八作业站、第十作业站，总耕地面积6.76万亩。

第三管理区下设5个作业站，含第十五作业站、第十六作业站、第二十作业站、第二十一作业站、畜牧队，总耕地面积6.73万亩。

第四管理区下设3个作业站，含第十七作业站、第十八作业站、第十九作业站，总耕地面积4.14万亩。

第五管理区下设4个作业站，含第六作业站、第二十五作业站，第二十四作业站、第三十作业站，总耕地面积5.13万亩。

第六管理区下设4个作业站，含第七作业站、第十二作业站、第二十二作业站、第二十三作业站，总耕地面积7.49万亩。

第七管理区下设5个作业站，含第九作业站、第二十六作业站、第二十七作业站、第二十八作业站、第二十九作业站，总耕地面积10.63万亩。

东沟林场延续以前建制为独立作业站，森林面积10.5万亩，耕地面积5725.5亩。

第七节　工资分配制度改革

从建场初期到2020年，八五〇农场工资不断进行调整。从“大锅饭”时期到家庭农场，每个时期都有不同的时代特点。2012年起，工资标准更为详细和规范。每隔1～2年对职工工资进行重新调整和认定。

1954—1959年，八五〇农场三大队的工资形式是：工人是固定工资，一般农工每月32元；管教警卫人员为供给制。虎林县示范农场的工资形式是：干部实行等级计时工资制，工人实行定额计件工资。1959年，八五〇农场五分场开始实行基本工资加奖励，年终从超计划利润或减亏部分中提取20%～30%的奖金，按每个工人一年来的表现和贡献大小，评比等级，按等级分发给个人。

1963年，在包定奖的基础上实行"基本工资+奖励"的工资制度。以生产队为单位，除平时发基本工资外，年终从超计划利润和减亏部分中，提取20%～30%的奖金，评比等级，发给个人。同年实行作业定额记分，年终按分计奖。

1965年，八五〇农场开始按规定实行"两结合"工资制，把原来的基本工资分成两部分：80%为作业工资，平时以定额记分，按分计酬，按月发给个人；20%为产量工资。实行两结合工资的单位，家属和职工一样参加劳动，同样评工记分，同工同酬，大大增加了职工家庭的收入。

1977年，全场职工年人均收入609.5元。1975年、1979年进行了工资调整。

1979年1月，财政部、国家农垦局做出暂行规定："1979—1985年，农垦企业实行独立核算，自负盈亏，亏损不补，有利润自己发展生产，资金不足可以贷款的财务包干办法。"

1980年，开始实行财务包干和基本工资加奖励经济责任制度。9月，各农牧场对基层生产单位实行"以队为单位，整体承包，统一核算，利润提成，亏损受罚的生产负责制"，要求"生产队对每个职工按不同业体分别实行专业承包，联产计奖的浮动工资制"。

1982年，八五〇农场又遭受了前所未有的旱灾。农场在抗灾自救中实行了"联产计奖，浮动工资生产责任制"。农场建立了责任制检查制度，每年组织检查验收评比。浮动工资经济承包责任制的贯彻，对现行的等级工资制进行了改革，比"基本工资+奖励"又进了一步，虽然还未彻底打破"铁饭碗"，但已很大程度地调动了广大干部职工的生产积极性，职工平均收入提高。

1983年，全场除文教、卫生单位和场办幼儿园所继续实行"基本工资+奖励"外，其他单位都实行浮动工资经济承包责任制。

1984年，继续实行浮动工资经济承包责任制，农场对基层生产单位的管理，由按比例提交利润改为按产值利润率交利，按资金占用率交费（即交固定资产折旧费和流动资金占用费）。在分配上，保留工资级别，实行工资全额浮动。生产队（厂）仍实行多种形式的联产、联利、承包责任制，文教卫生系统仍实行“基本工资＋奖励”。制定了《工、副、交、商、电、基建、水利改革试行方案》，文件规定各业放开经营，其形式是“全民所有，集体经营，定额上交，厂长承包，工资全额浮动，自负盈亏”的经济实体。制定了《全场卫生战线改革实施方案》，方案规定：医院视为经营企业单位，实行经费包干，基层单位按定员人数与卫生科签订业务合同，完成业务指标，发给本人基本工资50元以下部分的70%，其余30%由收入医疗费中盈利部分解决，多余部分作为个人奖金收入。

1985—1999年，对企业职工档案工资进行了9次调整。人均月工资由37元增加到405元。1999年以后企业档案工资再未做出调整，企业实行内部分配制度改革，实行国有企业经营者年工资收入制度。

2000年底，全场企事业月工资额为218.27万元，全年工资总额为2619.2万元。20年来，经过多次工资调整，职工生活水平不断提高，调动了全场职工的积极性，促进了各项事业的发展。

2003年，科研中心工资及股份制收入政策正式执行。

2008年，根据八五〇农场职代会精神，将科研站、土壤化验中心、计算机信息中心、气象站和与科技示范推广工作密切相关的部门合并，命名为农业科研中心。原有的科研站股份制政策不再执行，恢复工资制。

2011年，八五〇农场采取“共同项目考核指标”和“科室工作考核指标”双百分考核制度，实行“双挂钩”，即考核与年终风险收入、评选先优挂钩。同年对生活服务管理站、粮库、公路站、生资公司和医院、学校后勤的在册在岗固定员工以及农场机关工勤人员（指清洁工和收发员）、公安协警（包括消防队、110）等人员工资进行了上调。

2012年，工资设定类别分为年薪工资、月薪工资和临时工资。年薪工资包括：机关正式编制内人员、农场核定编制内的基层单位管理人员（含管理区技术员或统计以上管理人员、二线单位出纳以上管理人员）以及农场机关科室中的办事员、工作人员、附属机构中的负责人实行年薪工资，年薪工资中含风险收入。月薪工资人员包括：单位在编在岗的固定员工、农场聘用的固定岗位员工和公益性岗位员工。月薪工资按月发放，没有风险收入。临时工资人员包括：机关科室聘用、借用（不含离退休后返聘）人员、临时性机构聘用人员、机关工勤人员以及二线单位所聘用的一年以上长期性临时人员，月薪1400元；机关部门或单位聘用的离退休人员及内退人员月工资为1200元；其他临时性、阶段性聘用人员工资可根据实际情况协商确定，履行规定的审批手续，原则上不得超过农场核定的临时工资标准。

2014—2019年，工资薪酬政策未发生较大改革，每1—2年进行一次薪酬调整，6年间全场工资总额涨幅 11.5%。2016 年对包片技术员、林场护林员、城管员和奶牛小区兽医根据从业年限不同实行阶段工资；专业技术岗位（含财会人员、科研中心技术人员、幼儿园教师等）、新招收或录用人员的工资待遇，原则上在本岗位连续从业满两年后，方可享受农场核定的同类岗位工资待遇。2017 年，撤队并区，对管理区主任、书记年薪进行较大幅度的调整。2019 年，对场级领导、员工、技术人员、工人工资进行调整。

2020 年，八五〇农场企业化改革，部门精简，全年全场工资总额较 2019 年略有下降。

第二章　农业经济体制改革

1984年，八五〇农场体制改革，将3个生产队作为试点开始兴办家庭农场。1993年，农场对农牧单位全部实行“四到户、两自理”政策。1995年已经摸索出一套完整的家庭农场经营体系。1996年，基本确立农场“大农场套小农场”双层经营体制。1999年，继续稳定和完善以家庭农场承包为基础的统分结合的双层经营体制，保持土地的相对稳定。根据农垦总局文件要求出台了《黑龙江省八五〇农场土地适度规模经营家庭农场试点工作实施方案》，改善土地碎片化和土地过度集中问题。经过多次改革探索，农场农业经营朝着理想的方向发展。

第一节　兴办家庭农场

1984年，八五〇农场进行企业整顿，在整顿中进行体制改革。年末建起了第一批家庭农场，在管理机构上成立了十大公司的经济实体，摆脱了建场几十年来农场奉行的苏联国营农场模式，打破了管理体制上的“大锅饭”和分配上的平均主义“铁饭碗”，生产力进一步解放，农场经济趋向活跃。

一、兴办家庭农场（1984—1985年）

1983年，农牧渔业部下发了《关于在国营农场兴办职工家庭农场的意见》，垦区以兴办家庭农场为突破口的经济体制改革开始。八五〇农场经过企业整顿之后，开始兴办家庭农场。1984年，八五〇农场成立了“改革领导小组”，建立“体制改革办公室”，生产队改为“生产服务管理站”，为兴办家庭农场准备条件。下半年，农场在三个生产队兴办家庭农场试点，在总结试点经验的基础上，制定了《八五〇农场职工家庭农场章程》和《八五〇农场职工家庭农场细则》40条，年末兴办家庭农场工作全面铺开。到1985年，全场兴办家庭农场1421个，其中：联户有机户家庭农场108个，单户家庭农场979个，其他各类专业户334个。承包方式：土地分到家庭农场，农机设备转让给联户家庭农场；生产资料费由农场垫支，每人每月预借25元生活费，农场采取“扶上马送一程”的政策。第二生产队没有兴办家庭农场，而是搞机务联合承包体。

二、反复探索（1986—1995年）

兴办家庭农场，对习惯于计划经济体制下的农场职工来说，是个陌生的领域。由于思想上、理论上、政策上准备不足，从1986年开始出现反复。全场除少数专业承包户和十七队以外，全都将土地、农机收回“归大堆”，变家庭农场承包为生产队或机务队承包，回到了以生产队为经营核算单位的路上来。由于以生产队承包为主体的“大锅饭”成分多了，职工对生产队的经营成果并不关心，而热衷于个人家庭副业。改革的深度还没有使职工切身利益与劳动成果直接联系起来。1986—1995年，改革的步子没有停止，在生产经营方式和分配形式等方面进行反复探索，主要有：

（1）实行“523分配法”。超利、亏损分成，比例为家庭农场分50%，生产队留20%，上交农场30%。

（2）由“两借”向“两自”（指生产、生活费自理）过渡。1988年，在以生产队承包为主的同时，开始构建“大农场套小农场”的双层经营体制。逐步减少农场垫支生产费和生活费，向职工自理“两费”过渡。

（3）调整分配。1990年着重调整各方分配利益关系。主要有：纵向调整大农场与小农场利益分配关系；横向调整有机户和无机户、机耕队机组承包与家庭农场之间的利益平衡关系；合理确定生产队和机耕队承包挑头人收入。

（4）实行两级管理三级核算。在经营方式上，加强生产队的职能建设，完善以场长为中心的配套管理体制。各生产队在农场总体承包责任制实施方案的基础上，建立了本队内部的承包经营责任制，与农场下达的“目标管理责任制”“承包经营责任制”“期终审计制”“分级核算制”相配套。

（5）实行分类管理。1991年，继续推行以生产队为主体的各种承包形式，实行生产队经营，全员承包，但内部要划小核算单位，实行班组、单车、单户核算。1992—1993年，基本上沿用1991年的办法。

（6）部分土地试行招标经营。1994年，在生产队经营责任制的基础上，生产队可将部分土地（包括耕地、荒地、草地、水面），试行招标经营。并在第三生产队、第十七生产队、第十一生产队搞“股份合作农场”试点。

（7）由于实行规模经营，种植业富余劳动力增加，为了转移这部分富余劳动力，农场鼓励发展第二、第三产业。对地少人多的生产队，凡从土地分离出来的人从事多种经营，“人头费”减半征收，对年老体弱者给予减免。

（8）规范生产队经营行为。八五〇农场制定了《生产队经营责任制试行办法》，对其资产、负债、损益情况进行审查监督，对生产队的生产性建设项目、财产报销、冲减、核销等进行审批。

（9）推行股份合作农场。1995年，八五〇农场七届一次职代会明确了农业改革的重点是全面实现“两费”自理的前提下，积极推行股份合作农场，形成多种经营形式并存的格局；坚持全民所有、集体所有、个人所有等多种所有制并存；形成种植业、养殖业、运输业、流通业等各业并举的局面。

（10）调整利费税。1995年，八五〇农场对利费税的收取进行调整：取消东片生产队的亏损补贴和公养奶牛补贴；调整全场基础利润上交指标。

对股份合作农场和大组承包中分离出来的人员，鼓励从事种养业和第二、第三产业，允许奶牛户和水稻户雇工。对有发展前景的专业大户给予扶持，优先给予贷款。

第二节 “大农场套小农场” 双层经营体制改革

八五〇农场实行“大农场套小农场”双层经营体制改革，是农场农业承包有史以来较大的改革。1993年2月1日，农场对农牧单位实行“四到户、两自理”。“四到户、两自理”的实施标志着统分结合双层经营的家庭农场体制形成。

一、“大农场套小农场”统分结合双层经营体制基本确立（1996—1997年）

1996年，总局对农场实行委托经营，在深化农业改革方面，农场按照产权明晰、资产经营的原则和“大农场套小农场”的双层经营体制，实行所有权和经营权分离。1996年上半年，全场共办各类家庭农场2778个，占各类经营组织的99.8%。家庭农场承包耕地39.61万亩，占耕地总面积90%。家庭农场成为生产投入、经营、利益和风险的主体，“两自理”达100%。

1997年，把实行股份合作农场的第十一生产队、第十七生产队，改为实行“四到户、两自理”。第三生产队股份合作农场继续完善，土地承包费与“四到户、两自理”家庭农场同等标准，把第三生产队股份合作农场建成规模效益队。

二、规范提高（1998—2000 年）

1998 年，农场进一步完善以“四到户、两自理”为标志的统分结合双层经营的家庭农场体制，规范土地承包合同。当年共签订土地承包合同 2897 份，承包土地 45.18 万亩。实行减员增薪。生产队管理人员按土地面积 1 万亩以下定编 4 人，1 万～2 万亩定编 5 人，2 万亩以上定编 6 人。共减少管理人员 41 人。在工资总额不增加的前提下，生产队管理人员工资上浮 50%，实行年薪制。加强服务，增设包片技术员。生产队 3000～5000 亩水田或 5000～10000 亩旱田设置 1 名包片技术员。

1998 年，在畜牧业改革中，将畜牧科从原畜牧公司中剥离出来，强化了管理职能，撤销畜牧公司成立了畜牧服务中心，强化了服务职能。对亏损严重、扭亏无望的三个养牛点 499 头奶牛及部分设施进行公开拍卖。原畜牧队 41 户职工出资 72 万元买下了原畜牧队、一队公养牛点奶牛，成立了“千牛星”股份制奶牛场。机制的转变，把员工积极性充分调动起来。为了加大对奶牛业的政策倾斜，农场为养牛户垫付饲料费，划拨饲料地，按面积核减地租，免收征购粮。

1999 年，继续稳定和完善以家庭农场承包为基础的统分结合的双层经营体制，保持土地的相对稳定，向适度规模发展。

第三节　土地适度规模经营

随着八五〇农场机械力量的不断提升，既要防止土地过度规模经营，又要防止土地碎片化。为防止过度经营，农场制定了“阶梯地租”等制度，约束过度占有土地的种植户。为防止土地过度碎片化，农场推行“联合体”经营模式，将分散的土地进行集中，降低种植户种植风险，保护种植户收益。

1999 年，为了实现规模效益，加快农业生产的科学化、规模化进程，土地逐步向种田能手、有机大户转移。旱田模式化生产采取三种形式：有机独户家庭农场；职工自愿组建有机独散型联合体；生产队统种、分管、分收或统种、统管、分收的经营管理模式。为了保护种植户利益，农场出台了两项优惠政策：一是在完成收购任务的基础上，农场再按国家征购粮价和保护价多收购种植户粮；二是对自愿参加农业风险互助保险的农户，农场补贴 5%的投保金，保险收益全部归种植户。

2000 年，农场继续发展土地适度规模经营，水田一般每户 100～150 亩，经济作物每户控制在30～50亩，旱田一般不少于500亩。推进麦豆作物种植向有机大户和种田能手集中，对当年完成合同规定义务的有机大户，实行减收地租政策。

2005年，根据农垦总局的要求，八五〇农场积极探索新形势下的土地承包经营新模式，推动垦区土地适度规模经营。出台了《黑龙江省八五〇农场土地适度规模经营家庭农场试点工作实施方案》，方案确定以农场第一管理区第二作业站作为试点单位，采取配套使用现代农机具、全面提升家庭农场经营能力、完善家庭农场经营体制、合理安排劳动力等有效措施推进土地适度规模经营。

2011年，为防止过度规模经营，八五〇农场土地承包方案中规定，参与竞标承包耕地面积原则上旱田不得超过100亩，水田控制在150亩左右。农场西部旱田连片单位成立了农机专业服务合作社，由原来的100多份承包合同，减少到20多份承包合同。实现大机械集中作业。

2012年，农场开始推行第一管理区旱田种植联合体的运行模式。将旱田联合体规模控制在1000～2000亩，全场联合体总数达到29个。水田家庭农场承包面积控制在200亩左右。为缓解旱田承包紧张压力，旱田一律不得承包给场外人员（饲料地、果园地、苗圃地除外）。

2014年，农场开始鼓励发展专业合作、股份合作等多种形式的农业专业合作社，工商部门也为种植户和龙头企业开通了合作社注册审批“绿色通道”。农场对专业合作社，在土地流转、合作经营等方面给予大力支持，引导合作社与种植管理、农机服务等农业服务队伍对接，形成种、管、销“一条龙”的农业产业链。同时由种植能手，有机户牵头，若干种植户参加，成立新型联合经营生产组织“联合体”，规模1000～5000亩。

2015年，按照“大稳定、小调整”的原则，落实土地承包各项规定，农场人员承包的土地保持人员、面积、地号相对固定，逐步减少场外人员承包土地。

2017年，农场不再分配基本田，基本田全部统一流转，按规模田或市场田标准交纳承包费。基本田待遇实行货币化补贴。水田地租维持货币上打租和实物下打租两种方式，由种植户自愿选择。

2018年，对于水田货币地租，农场对管理区实行总量控制和考核，管理区按照不低于2017年上交额度予以落实。管理区要按照水田面积2018年50%、2019年80%、2020年100%的比例，分步推行水田货币地租上打租缴纳方式。

2020年，规模田旱田原则上不得超过劳均60亩，超出部分按管理区规定的市场田标准收取承包费。规模田水田原则上维持现有承包面积，但对于劳均水田不足75亩而申请增加承包面积的，单位可根据现实情况（有重新发包耕地时）给予适度增加耕地面积或调整地块；对于劳均水田耕地超过 75 亩的，单位有权根据需要核减承包面积或调整承包地块。

截至 2020 年底，八五〇农场共有家庭农场 2711 个，发展“联合体”40 余个，涵盖 600 余户，土地经营面积 6 万余亩。

第四节 农业税费承包费改革

八五〇农场根据国家政策，2012 年开始规定水旱田承包价格，2017 年重新制定规模田的收费标准，2018 年开始推行“阶梯地租”的同时实施部分水田承包费货币化，2019 年所有耕地实施承包费货币化。

一、农业税

八五〇农场从 1974 年开始交纳农业税，全年在夏征、秋征两次交清。1982 年建税务所后，年底开始征税。农业税按每亩由常年产量的税率规定税额，再加上地方附加（农业税额的 15%）交纳。八五〇农场农业税每年按常年产量 61.5 千克/亩计算，每斤粮按 0.1 元计算。农业税交县财政科，夏秋两季上交粮时，由粮库在上交粮中扣出税款。

2004 年起，国家实行农业税减免政策。粮食直补每亩平均 13 元，粮种补贴每亩平均 15 元，补贴由农场统一代领分配到户。国家农业补贴项目 26 项，国家拨入补贴资金 2.5 亿元；农场配套补贴项目 5 项，配套补贴资金 5892.65 万元。

2006 年起，国家全面取消农业税。黑龙江垦区全面推行国有农场税费改革。按照总局、分局的统一部署，全面推进以“基本田＋规模田”为基本形式的“两田制”改革，通过降低土地承包费的方式，落实免除农业税、农业特产税政策，降低农工社会负担。

二、农场利费税、土地承包费

1995 年利费税的收取有所调整：取消东片生产队的亏损补贴和公养奶牛补贴；全场基础利润上交指标：一类队（一队、二队、三队、十队、十四队、十八队）每亩 21 元；二类队（四队、五队、八队、东沟）每亩 16 元；三类队（十七队、二十一队、二十四队）每亩 13 元；四类队（六队、九队、十五队、二十二队、二十六队、二十八队）每亩 11.8

元；五类队（十一队、十二队、十六队、十九队、二十队、二十三队）每亩 10.5 元；六类队（十三队、二十五队、二十七队、二十九队）每亩 8 元。

2000 年，推进麦豆作物种植向有机大户和种田能手集中，对当年完成合同规定义务的有机大户，实行减收地租政策：种植面积在 500～1000 亩的减收 5%；在 1000～1500 亩的减收 7%；在 1500 亩以上减收 10%。由于 2000 年粮价低，种植业比较效益下降，农场及时采取了补贴政策：小麦、大豆每亩补贴 5 元；水田每亩补贴 10 元，共计补贴 300.5 万元。同时，农场按保护价收购种植户粮豆：水稻每亩收购 200 千克，按每千克 1.1 元结算；大豆每亩收购 60 千克，按每千克 1.8 元结算；小麦每亩收购 80 千克，按每千克 1.2 元结算。

2003 年，面对 2002 年秋季严重的自然灾害，八五〇农场进一步调整和稳定土地承包政策，鼓励土地承包长期固定，巩固和发展适度规模经营。规定耕地承包合同签订期限不少于三年。土地发包一律采取竞标方式。出台了对水旱田上打租金且生产费用全部自理的种植户减免地租 10%，水田实行下打租的种植户减免地租 5%等相关扶持政策。

2006 年，八五〇农场出台了“基本田管理办法”，对符合享受基本田待遇的场内人员，每人每年发放 960 元基本田补贴。

2009 年，八五〇农场继续巩固农业发展基础，坚持和完善以家庭承包为基础，大农场套小农场、统分结合的双层经营体制，继续完善“两田一地”土地承包制度，落实国有农场税费改革政策。

2010 年，根据市场情况和耕地现状，农场明确规定水田地租标准不变，适度调整旱田地租，水田必须缴纳实物地租，旱田实行货币地租。

2012 年，农场规定新改水田每亩地租不低于 85 千克，其余水田每亩地租不低于 150 千克，以前核定的一年田、二年田地租标准不再执行。对已实施“油改电”的水田，在原有地租基础上每亩加收 10 千克地租。农场将按大棚实际占地面积，向水田种植户收取每亩 130 千克水稻实物地租，享受国家农业补贴政策。

2015 年，农场第一次将水田承包费设定为货币上打租和实物下打租两种方式，在签订合同时由种植户自愿选择上交方式。水田货币上打租缴纳标准根据单位规定的水田实物地租上交水稻数量，按照每千克 3.06 元计算上交总额；实物下打租缴纳标准仍按现行政策规定执行。货币地租一律在当年 3 月 30 日前一次性缴纳。

2016 年，根据总局、管理局土地承包相关要求，农场逐步降低基本田收费，对土地承包制度做出调整，基本田分配标准为旱田 15 亩或水田 8 亩；基本田收费标准为 90 元/亩。其余耕地作规模田和竞价地发包，旱田规模田收费标准由各管理区按照周边市场价格进行确定，水田规模田标准，原则上在2015年实际收租标准基础上亩均上调10千克。育秧大棚和电灌水田标准维持不变。新增人员水田规模田承包原则按照劳均75亩（含基本田）左右确定。

2017年，八五〇农场不再分配基本田，基本田全部统一流转，一律按规模田或市场田标准交纳承包费。基本田待遇实行货币化补贴。重新制定规模田的收费标准：旱田第一、第二管理区不低于280元/亩，其他管理区不低于240元/亩，坝外地不低于180元/亩；水田不低于160千克/亩，新改水田不低于95千克/亩。育秧大棚130千克/亩，电灌水田在规模田收费标准上每亩加收10千克。水田地租维持货币上打租和实物下打租两种方式，由种植户自愿选择。

2018年，八五〇农场实行水田阶梯地价承包制度。对承包水田合同面积超过350亩（不含大棚地面积）的种植户，地租缴纳标准实行阶梯地价，即：在2017年地租标准基础上，对合同内350～400亩的水田面积，加收10％的地租；超过400亩以上的水田面积，加收20％的地租。同年因云山水库、石头河水库、平山水库、金沟水库库容严重不足，导致无法继续正常种植水田的部分耕地，农场出台“水改旱”相关政策，确保不弃耕、不撂荒。同时，实施部分水田承包费货币化。

2019年，水田承包费全面推行货币上缴方式。提前一年完成货币地租缴纳方式任务。

第三章　工商运建服改革

从1987年农场提出“农场不养亏损企业”开始，农场工商运建服企业改革不断深入，工业发展趋于良性。先后完善厂长负责制和内部分配制度。1994年，为全面推进“一厂一策”改革顺利进行，农场成立工作组，进驻各企业，指导落实改革方案。1996年，工业改革，“抓大放小”“一厂一策”，对一些濒危小厂剥离经营，租赁、拍卖或停产处理。2000年以后，农场按照“积极稳妥、立足当前、兼顾长远”的指导思想，根据企业的具体情况，采取改组、联合、租赁、承包经营和股份制、拍卖等多种途径，使工业企业再现生机。农场工业园区2010年被确定为“省级稻米加工园区”，2011年被总局评定为“总局级工业园区”。2014年，农场荣获总局级产业化龙头企业2家，争创省著名商标1个（八五〇），垦区知名商标2个（尊合、将军缘）。

第一节　工业改革

随着八五〇农场改革不断深入，农场工业企业的管理体制、管理方法已不能适应现代企业管理的需要，人员超编、企业亏损、负担过重。必须进行新形势下工业企业改革，1987年，对部分企业公开招标厂长，对商业系统实行全行业租赁经营。

1987年，八五〇农场以《关于国营工业企业经济体制改革的决定》为指针，把深化改革的重点放在增强企业活力上面，根据各企业的实际情况，提出“农场不养亏损企业”的指导思想。在工副业等企业中，认真落实经济责任制，将职工利益与工厂效益挂钩。企业内部定员定编，把多余的劳动力分离出来，开辟新的生产门路。健全各项规章制度，推行全面质量管理，奖优罚劣，提高劳动生产率。同年下半年，在工业单位中实行厂长负责制，制定任期目标和考核办法。引入竞争机制选厂长，在糖厂、乳品厂、渔场先后进行招标，择优任用，并签订任期目标合同。商业系统实行了全行业租赁经营。

1989年，在实行厂长（经理）责任制的基础上，改革进一步深化，普遍推行风险抵押承包，进一步扩大经营者和职工的经济利益同企业经营效果挂钩的幅度，增大利益上“自负”的责任，加大风险压力。干部带头抵押和层层抵押，全员抵押，既负盈又负亏。

形成“重担大家挑，人人肩上有指标”的局面。完善企业劳动用工制度，实行劳动优化组合，开展就业竞争；进行股份制试点，推行所有制改革。把分散的不同所有者的生产要素集中起来，统一经营，自负盈亏，按股分红。将二队的助剂厂和修配厂作为此项改革试点。

1990年，继续完善经济承包责任制。因厂制宜，承包期5年，对经营难度大的可控制在1～2年；采取上缴利润递增包干和上缴利润基数包干，超收分成的形式，对少数效益差的企业采取利润包干，超收全留的办法；承包方式为全员承包、集体承包，不再搞个人承包；经营者收入，一般控制在本企业职工年平均收入的1～2倍，有特殊贡献的不超过3倍；引入竞争机制，公开招标，做到平等公开；风险抵押金交农场计财科专户储存备抵；进一步完善企业内部配套改革，重点完善厂长负责制和内部分配制度。

1991—1992年，本着“大稳定、小调整”的精神，对承包经营进行必要的充实和完善，主要是正确处理国家、企业、经营者、职工四者利益关系，增强企业自我约束机制，克服短期行为。在承包形式上，对骨干企业，采用“两包一挂”形式，即包上缴利润或还贷，包技术改造任务，实行月工资总额同经营效益挂钩；对亏损企业，采取限期逐年减亏包干，超收全留或盈亏自负；一般企业，采用上缴利润递增或基本数包干，超收分成或超收全留。

1993年，农场按照国务院《关于工业企业转换经营机制条例》精神，给工业企业松绑放权，共下放了包括“生产经营决策权”“劳动人事管理权”“产品销售权”等在内的14项权利，使企业开始向生产经营型转变。

1994年，采取“一厂一策”的办法，加大改革力度。八五〇农场成立由6名场领导、18个科室参加的6个工作组，进驻各企业，指导落实改革方案。同年11月24日，糖厂因资不抵债依法破产。

1995年，对规模较大的工业企业，实行公司化。对卫星糖厂、粮油加工厂逐步改造成为有限责任公司。中小企业推行民营化。在理顺产权关系的基础上，实行股份合作经营。固定资产在300万元以内的，将资产进行评估折股出售给本企业职工，股权归个人所有。推行租赁经营，采取个人、合伙、全员、企业承租等形式，租赁期限一般不少于三年。推行脱壳经营，把企业的车间，从企业中剥离出来，组成若干新的经济实体；对于那些资不抵债，多年亏损的企业，进行拍卖或有计划的破产。

1996年，工业改革，“抓大放小”“一厂一策”，按照小企业民营化，骨干企业公司化的改革思路，选择能够更大程度发挥企业优势和经营生产积极性的经营方式，盘活资产，活化资金。对粮油食品总厂、乳品厂和物资贸易服务中心，年初曾实行承包经营，到11月份，依据“两法”“两例”，在公开、公平、公正的前提下，采取竞争的办法，实行委托经营。经过竞争产生中标人，从而使企业建立起“高抵押”的风险机制、“重奖罚”的激励机制、“先定标后定人”的竞争机制、“充分放权”的运行机制，“动态管理”的约束机制。对糊精厂、生活服务站实行委托经营。对砖瓦一厂、食品厂、新兴煤矿、修造厂、基建公司实行租赁经营，竞价出租。对饮料厂、制材厂实行剥离经营或租赁或拍卖；制药厂实行停产处理。

1998年，工业改革仍本着“抓大放小”的原则，按照“积极稳妥、立足当前、兼顾长远”的指导思想，对所有工业企业进行转制。4月份，农场分别对粮油食品总厂的制油车间、大米车间及砖瓦一厂、砖瓦二厂、修造厂实行公开拍卖。对尚不具备资产拍卖条件的食品总厂面粉车间、糊精厂实行租赁经营。拍卖后的修造厂内部实行股份制经营，原厂职工积极认购股份，真正成为工厂的主人，当年度销售总额120万元，实现利润5万元。面粉厂实行租赁经营后，狠抓内部管理，提质降耗，产品远销丹东等地，实现产值400万元，销售收入400多万元，回款率90%以上；砖瓦厂实行民营后，不断开拓市场，增加了红砖销售量，积极开发新产品，为企业发展增强了后劲。

1999年7月，分局米业集团把在八五〇农场建造的日产100吨大米生产线有偿划拨给农场经营，全部资产总额为300万元。9月，通过公开招标，以120万元（剔除不良资产后）将该米厂转让给个人经营，转让费三年还清，当年投产。10月，农场把移栽灵厂、卫星药厂、纸箱厂、糖厂合并成立工业公司，实行合署办公，财务合并，分业核算。

2000年3月，八五〇农场与哈尔滨通胜糖业中心达成卫星糖厂转让协议，转让费为700万元。当年实现开机生产，录用原糖厂职工350余人。因糖厂转让成功，4月移栽灵厂成立股份公司，农场决定撤销工业公司，各厂独立核算，自主经营。5月1日，移栽灵厂召开第一次股东大会，通过该厂《股份合作制企业章程》，选举产生董事会、监事会，场长李顺任董事长，李代春任总经理。农场出资193万元入股，员工和社会人士入股76.5万元。7月，卫星制药厂与绥化环晨生物制剂厂达成股份合作协议，由对方提供菌种、技术，投资32万元建成一条年产3000吨颗粒粕料生产线，共同生产生物钾肥。当年冬季生产生物钾肥800余吨。

2001年起，八五〇农场确定“以粮食产品加工和生物系列农用产品生产为发展重点，逐步建立现代企业制度，实施品牌战略，培育‘圣丹’品牌，扶持非国有企业发展壮大，全力推进工业改革与发展”的总体思路，以“农场工业企业全面完成股份公司制改造并建立完善规范的现代企业制度，工业企业的科技开发能力、市场竞争能力、抗御风险能力明显增强，经济效益和运行质量显著提高”为目标，逐步对农场工业企业进行改革。

2002年初，八五〇农场决定对卫星制药厂实行股份合作制改造，将移栽灵厂并入药厂，成立黑龙江省卫星生物制品有限责任公司。2004年继续对企业实行改造，成立黑龙江省卫星生物科技有限公司。

2003年，农场将1999年由分局接收过来的兴凯湖米业集团星海米业公司卫星制米厂的厂房、设备租赁给圣丹米厂使用。2004年农场将该厂房、设备作为股份对圣丹米厂实行股份制改造，成立黑龙江省牡丹江农垦圣丹制米有限公司。

2011年，八五〇农场工业园区继2010年被确定为“省级稻米加工园区”后，又被农垦总局评定为“总局级工业园区”。园区内有3家民营企业申报了总局级龙头企业。经过农场两届班子的努力，集装箱运输业务资质于2011年11月25日获铁道部正式批准。

2012年2月，农场对黑龙江省牡丹江农垦卫星粮油仓储有限公司进行体制改革，实行股份合作制运行机制，独立核算，自主经营，自负盈亏。

2014年，是三年“强工”攻坚战收官之年，农场荣获总局级产业化龙头企业2家，争创省著名商标1个（八五〇），垦区知名商标2个（尊合、将军缘）。圣丹米业搭建绿色有机食品电子商务平台，在淘宝网和京东商城创建产品展示和销售网点，实现了产品实体销售和网络销售互动发展。

2020年底，八五〇农场生产资料公司由全民所有制改为有限公司。

第二节　商运建服企业改革

1984年，八五〇农场对第二、第三产业实行经济承包制，成立十大公司，核定上交指标。到1985年底，农场行政职能部门与真正能够成为实体的部门分离出来，撤销了行政公司，调整了经销公司。把生活服务公司改为生活服务站，保留了种子公司和劳动服务公司。

1993年，八五〇农场最大的商场——卫星商场实行国有民营。

1995年，商、运、建、服等行业按照“两化突破、两改结合、整体推进、配套改革”的部署进行。

1997年11月，八五〇农场对宾馆客房部、餐厅部进行公开招标，不仅提高了服务质量和管理水平，而且为农场降低费用30万元。11月中旬，对汽车队24台汽车评估作价，公开拍卖，收回现金47.93万元，高出评估价3.4万元，实现了国有资产的增值。12月，盘活卫星联合公司的闲置资产工作，于16日组建卫星经济联合公司纸业有限责任公司，召开了第一次股东大会。

同年，对转运站、水利工程队、生活服务公司、公路管理站、种子公司、水利公司、糊精厂等企业实行委托经营。

1998年，对商贸公司、种子公司、生活服务管理站、公路站、电信局、畜牧中心、物资科、农化公司实行委托经营。电信局实行委托经营后，精简机构，裁减冗员，仅当年就减亏30万元。

2001年1月，八五〇农场研究决定将基建公司和水利工程公司全部设备、库存物资及资质一并转让。通过竞标，基建公司被孙兰君以60万元中标，水利工程公司被何留春以86万元中标，转让合同于2001年1月19日签订。8月，商贸公司并入生活服务管理站。电力通信局分家，供电局隶属农场领导，通信上划农垦通信有限公司牡丹江分公司，同时成立八五〇通信中心。

2002年1月，生产资料公司被北大荒农资公司收购，成为黑龙江北大荒农垦集团农业生产资料有限公司卫星农资站，原生产资料公司建制取消。同年，分局成立了牡丹江农垦供电有限公司，由省电力公司代管，农场供电局上划牡丹江农垦供电有限公司管理，八五〇供电局改为牡丹江农垦供电有限公司卫星分公司。同年成立黑龙江省卫星生物制品有限责任公司，入股资本267万元。

2003年，种子公司改为股份制企业，入股资本323万元。6月25日，八五〇农场将场部地区4台锅炉和水塔等供热、供水设备及相关设施，作价123.63万元转让给个人经营，锅炉房实行租赁使用，供暖、供水管道无偿使用，自行维护。10月30日，通信局牡丹江分公司八五〇通信中心开始体制改革。

2004年9月6日，黑龙江省卫星生物制品有限责任公司更名为黑龙江省卫星生物科技有限公司，扩股资本512万元、流动资金1500万元，注册资金512万元。种子公司根据新颁布的《种子法》，公司股金扩至514万元，原固定资产323万元，流动资金180万元。同年，种子公司召开第一次股东大会。通过多年来生产经营和企业投入，到2010年注册资金530万元，固定资产总额384万元，流动资金739万元。

2006年4月，卫星中心变电所划归卫星供电分公司管理。

2007年2月，牡丹江农垦供电有限公司更名为兴凯湖电业局，卫星供电分公司更名为卫星供电局。8月18日，农场成立八五〇农场货运管理站，实行独立核算，有偿服务，自主经营，自负盈亏。办公地点设在农场物资公司，财务由农场粮库代管。货运管理站主要收入来源为组货劳务费。同年，正式成立牡丹江农垦卫星供热供水有限公司。

2010年，种子公司召开第二次股东大会，改选了董事会和监事会成员，进一步完善股份制企业管理制度。

2012年4月，按照农垦总局《黑龙江垦区种业业务整合方案》和管理局决定以及农场意见，农场种子公司并入农垦垦丰种业有限公司。

第四章　经济开放与合作

八五〇农场坚持以农业发展为主体，加快推进第一、第二、第三产业融合，推动农场产业化调整延伸产业链的整体布局。1982年开始，农场加大招商引资力度，通过优化营商环境、制定优惠政策、提升服务等举措，先后引进数十家企业来农场投资建厂，推动农场经济发展。农场大力实施“走出去”发展战略，于2011—2020年到澳大利亚、俄罗斯开展境外农业。农场与北大荒丰缘麦业集团合作在澳大利亚西澳大利亚州购买耕地52.05万亩，并租种耕地70.05万亩。在俄罗斯租种水田，由2013年的3户承包水田4290亩到2016年17户承包种植水稻4.62万亩。推进场县共建，2007—2013年，依托机械装备资源优势，农场为地方代耕、代播、代收总面积227.7万余亩，累计出动机车1314台，促进了资源整合、优势互补。农场还通过对外对内贸易，大力发展电商平台，将农场产品销往全国各地。

第一节　招商引资

农场致力于第一、第二、第三产融合发展，为农业种植业结构调整提前准备，充分推动农场产业化调整及延伸产业链的整体布局。积极组织企业到北京、上海、广东等地参加招商洽谈会，引进合作项目。

1982年，八五〇农场与上海第一食品商店联营办“沪星”糖果厂，签订了五年工商联营合同，以销定产。上海第一食品商店的技术人员长期驻厂传授技术，并包销产品。“沪星”商标的糖果批发全国各地。1984年，与北京市长阳农场联营办豆制品厂；与上海试剂一厂签订了补偿贸易合同办酒精厂，由试剂一厂解决建场投资和技术力量。

1983年，在北京与大栅栏街道劳动服务公司联营，建立了八五〇农场第一个省外联营商店“隆昌商店分店”，经销八五〇农场产品，与北京60多个单位建立了批发业务联系。

1984年，在天津与河西区房地产管理局联营建立“海星联营贸易实业公司”，经销八五〇农场和各地产品。同年，在上海与虹桥实业总公司联营办“遵义日夜综合商店”；在唐山新区与燕山街街道办事处联营“燕山商店”；在锦西与某部队管理处联营锦江联总商店。在全国44个省、市、地区建立了123个销售网点，经销八五〇农场产品。

2006年，通过招商引资，华彬粮油厂落户农场工业园区，投资1000万元，进行玉米烘干厂扩建工程，当年收购玉米2万多吨，既增加了种植户的收入，又为企业带来了经济效益。

2008年，引进生物质能热电一体化项目，建设总投资为2600万元，新建两条日产150吨大米生产线和两台20吨蒸汽锅炉及1500千瓦发电机组，设计供热面积25万平方米。

2009年6月8日，八五〇农场举行“大连保税区稻米交易市场八五〇指定交收仓库”签约授牌仪式。农场粮库成为大连保税区稻米交易市场指定交收仓库，为农场粮食产业做大做强提供支撑。

2010年，八五〇农场与花中花公司签订水稻订单种植合同。合同主要内容为：水稻品种垦稻12号5000亩，富硒水稻和常规水稻各2500亩，价格高于市场价0.1元/千克。农场以此为契机，将富硒水稻作为打开国家西南部粮食市场的切入点，逐步使农场的粮食种植向专业、优质、特色和高附加值方向发展，走中高端市场，以实现效益的最大化。同时，农场与辽宁、天津等十余家地方储备库建立稳定的合作关系，先后多次积极参加全国水稻交易会、省金秋粮食洽谈会。在省金秋粮食洽谈会上，农场作为发言单位，做了题为《依托资源优势发展粮食循环经济》的推介汇报。

2012年，投资1500万元的天昊玉米油加工项目和投资990万元的三合粮食加工项目完成基础设施建设，达到正常生产状态。

2014年，八五〇农场与四川师范大学合作投资400万元的牛粪无害化处理项目，在第七管理区建设完成蚯蚓繁殖及养殖床10个，晾晒罩棚及场地1000平方米。同年，通过引资新建和筹资扩建，引进黑龙江省星华粮油经贸有限公司，该企业投资1.19亿元，重新规划建设40万吨粮食仓储和精深加工项目，房式仓和立式保温仓等生产办公设施土建工程完成。引进大连铁龙公司的铁路特种集装箱运输业务，从农场内陆港发运特种集装箱59组，运输玉米2500余吨。

2015年，八五〇农场加大招商引资力度，同苏州、惠州、深圳等地客商建立了业务联系。

2016年，八五〇农场同江苏昆山高新区禾沐农业合作，利用央视网商城和复客中国等高端电子销售平台，打造“禾沐521工程”，采取三级分销的模式进行生态农产品体验销售，禾沐农业京东众筹系列在京东商城挂牌销售，在昆山市推广社区米站14个，重点打造长三角“城市米仓”连锁，为下一步普通大米产品的销售做好铺垫。同年，引进甘肃天水百谷科技投资3100万元的玉米及特种经济作物（杂粮、紫苏）精深加工项目和省供销总社投资5940万元20万吨仓储及胚芽糙米加工项目，超越公司投资600万元的年加工量2.8万吨的杂粮加工项目。

2017年，落实招商项目总投资3.75亿元，包括牡丹江农垦龙田粮油加工有限公司投资1.2亿元的20万吨仓储、发芽糙米加工续建项目和投资2.24亿元的52万吨仓储、豆油加工扩建项目；黑龙江圣谷科技发展有限公司投资3100万元的玉米及特种经济作物精深加工续建项目。

2018年，组织企业到北京、上海、广东等地参加招商洽谈会，引进合作项目。全年落实招商引资项目总投资2600余万元。卫星生物科技公司合资200万元的蚯蚓养殖基地完成施工、迁移建设，为扩大生产规模创造了条件。

第二节　境外开发

2011年开始，八五〇农场根据国务院提出关于“走出去”的发展战略部署和黑龙江农垦总局提出的发展“域外垦区”建设，抓住机遇，充分利用国内国际两个市场、两种资源，开展澳大利亚、俄罗斯境外农业综合开发，依靠境外土地资源提升粮食产能，加快“海外粮仓”建设。

一、澳大利亚境外开发

2011年3月，八五〇农场与丰缘集团合作赴澳大利亚开发农场事宜进行磋商，并促成到西澳大利亚州合作开发农场耕地面积69万亩。同年5月，八五〇农场赴澳大利亚开发农业负责人贾春水、欣成公司股东唐成全一行5人对即将购买的耕地康尼马拉农场、克莱尔微尤农场、贝尔吉吉农场和租赁耕地克罗马普农场的地理位置、土地自然状况、土质、积温、降水、作物病虫害、自然灾害、作物结构、农艺措施、农机配备、基础设施、成本构成、产量效益、有效种植面积等内容进行详细的考察。由北大荒丰缘集团出资，控股成立黑龙江丰澳实业发展有限公司，黑龙江八五〇农场出资3000万元，占股8.47%。2012年，农场与北大荒丰缘集团有限公司共同出资，在澳大利亚州建立示范农牧场及控股港口建设项目，建立示范农牧场面积52.5万亩，控股港口年货物进出量300万吨。当年，完成播种面积22.65万亩，主要播种有小麦、大麦、油菜、羽扇豆等作物。2013年，农场与丰缘麦业集团合作，实施农业综合开发项目，在澳大利亚西澳大利亚州购买耕地52.05万亩，并租种耕地70.05万亩，所种植的油菜、小麦、大麦等作物均取得较好的收益。2012—2019年，与维克斯托克谷物有限公司合作，其中：2013—2015年由其代耕，包括租赁土地和自有土地；2016—2019年，变更为由其租赁经营方式，每年收取固定租金收入。2020年丰澳农牧土地分别出租给农场附近的10个农场主，年租金约220万澳元。

二、俄罗斯境外开发

2011年，牡丹江管理局为了加快实施农业“走出去”战略，打造域外垦区，依托管理局与俄罗斯乌苏里斯克市毗邻的地缘优势，通过与华信集团合作在俄罗斯境内创建“新友谊农场”，发展种植业。

2013年，八五〇农场按照牡丹江管理局的部署，实施“新友谊农场境外农业开发建设”项目。农场多次组织去俄罗斯实地考察，本着“自主经营、自负盈亏”的经营原则，协调组织3名农场种植户去俄罗斯滨海边疆区开发水田种植。承包水田4290亩。采用原始的条播、漫撒播种方式，种植水稻。由第三管理区的1名农业技术员专门负责协调水田种植等相关工作。

2014年，成立域外管理区，由农业副场长全面主抓域外工作，配备4名工作人员到俄罗斯负责域外农户生产的协调工作。农场又从各单位根据自主经营、自负盈亏的原则优选10名种植户和1名有机户去俄罗斯开展水田种植。农场正式和东宁市拓源贸易公司合作，租种水田面积2.21万亩。

2015年，新增7名种植户。八五〇农场赴俄罗斯种植户总数达到17户。农场和东宁市拓源贸易公司合作种植面积达到3.47万亩；又新增合作伙伴（密山市才琳娜贸易有限公司）租种面积1.2万亩。当年水稻面积达到4.67万亩。由于劳务大卡办理和生产物资过境不及时等因素的影响和制约，使水田农时和作业质量得不到保证，造成一定程度减产。总产量7088吨，平均亩产172千克，最高亩产270千克。

2016年，八五〇农场继续和两个公司合作租种水田。当年种植水稻4.62万亩，收获水稻6411吨。

八五〇农场域外管理区经过四年的水稻种植实践，受俄罗斯政治、经济、环境等多方面的条件制约，没有收到预期的效果。平均亩产最高年份是2014年222.5千克，最高亩产329千克。最低年份是2016年，平均亩产151千克，最高亩产228千克。连续四年亏损。2017年春季，农场决定终止对俄罗斯境外农业的扶持。对于个人自愿继续在俄罗斯从事农业种植的农户，给予机械设备优先使用，农场不再扶持，域外管理区进入收尾阶段。

第三节　贸　易

建场初期，八五〇农场贸易以出口初级农产品为主。1983年以后农场对外贸易以食品为主。2000年以后农场对外贸易以水稻大米销售为主。2017年通过大力推进电商平台，实现了农场产品销售区域不断扩展，产品销量不断提高，农场和产品知名度不断提升。农场多个产品进驻辽宁、长三角、西南、华南等地区，赢得了消费者的认可。

建场初期，八五〇农场主要外贸出口商品只有大豆。1959年出口大豆7122吨。1962年五分场仅出口大豆153吨。二级制农场以后，实验农场1963—1974年共出口大豆2.69万吨，二级制八五〇农场1966—1974年共出口大豆4566吨；八五〇农场1975—1982年共出口大豆6.14万吨。1976年开始出口肉牛，到1982年共出口肉牛445头。1978—1985年，出口鹿茸243.4千克、蜂蜜5.75吨、人参455千克、各种皮张3745张、蕨菜10.92吨、白瓜子21吨。

1983年，与上海第一食品商店联营，在八五〇农场建立年产1000吨上海糖果的“沪星”糖果厂。当年投资建厂，当年生产糖果27个品种共450吨。行销东北三省和北京、天津、上海、南京、烟台、徐州等地。1983年糖果厂生产的“双喜”酥心糖被评为黑龙江省优质产品。同年，新建年产1000吨的挂面厂，当年投产，生产的普通挂面被评为垦区优质产品。同时生产清粉挂面、鸡蛋挂面、牛奶挂面销售到沈阳、北京、朝阳、鞍山等地。以甜菜废蜜为原料的酒精厂投入生产。以淀粉为主要原料的液态葡萄糖厂投产，年产量1000吨。其他如豆制品厂、禽肉加工厂也投入批量生产。

1984年，八五〇农场的食品工业产品已达到15种，可生产白糖、奶粉、糖果、葡萄糖、挂面、扒鸡、植物蛋白肉、白酒、糕点、面粉、豆油、酱油、醋、冰糕、复合饲料。其中豆油的生产能力比1978年提高了两倍。建材工业的砖瓦、锯材、采石等产品的生产能力提高了1.5倍；原煤、电力、家具、皮革、农机设备等工业产品都有所增长。农场的外贸业务，一直由粮食科兼管，外贸定编2人，纳入管局外贸处管理，为管局在八五〇农场代办成员，其主要任务是组织货源对外出口。1985—1991年，累计出口大豆4.8万吨，同时出口红小豆、白瓜子等十多种产品，价值4300多万元。

2001—2009年，八五〇农场积极寻求外部资金开发销售资源，尝试性地开展了粮食套期保值和军供粮业务。通过省粮食局牵线搭桥，农场与大连保税区稻米交易市场建立了良好的合作基础。2009年6月8日，在农场举行“大连保税区稻米交易市场八五〇指定交收仓库”签约授牌仪式。农场粮库成为大连保税区稻米交易市场指定交收仓库。至此，农场粮库既承储着农场的地租粮、议价粮，还承储着稻米市场交收的粮食，为农场粮库的可持续发展奠定了坚实基础，也为农场粮食产业做大做强提供了支撑。

2010年，八五〇农场与成都花中花农业发展有限公司签订了水稻订单种植合同。通过订单收购，每亩地可提高300元的收入。

2011年，发出5个海运集装箱专列，发送货物1.1万吨。铁海联运项目的实施，为缓解产品外运压力、有效解决运输瓶颈难题、拉动相关产业发展、推动就业发挥积极作用。

2013年，积极开展多式联运商务推介活动，与锦州港船务公司签订了粮食、运输合同。全年实现集装箱运输总量400余箱。农场粮食物流园区被省粮食局推荐为全省唯一申办国家级粮食现代物流示范单位，并通过了粮食局的检查验收。农场积极引导企业开发有机稻米、绿色杂粮等粮食精深加工项目。

2014年，通过实施“公司+农户”营销模式，建立企业基地链接平台，由圣丹、盛泰、圣邦等米业公司牵头组建3个水稻种植专业合作社，吸收社员300余人，覆盖水稻种植面积近7万亩，实现产前提供金融服务、产后延伸产品销售、企业农户双赢局面。圣丹米业搭建绿色有机食品电子商务平台，在淘宝网和京东商城创建产品展示和销售网点，实现产品实体销售和网络销售互动发展。

2015年，八五〇农场大米系列产品成功进入“央视网商城”电子商务销售平台，实现网上销售和线下销售同步进行。农场域外兴凯湖湖米被央视网评为全国首批“中国好物产”优秀供应商。完成长三角销售网络布局，委托销售商入住昆山高新两岸青年创业园。积极拓展集装箱物流体系，向全方位、大物流、综合运输模式发展，全年货物吞吐量20万吨，其中集装箱铁海联运发运量2万余吨。

2016年，八五〇农场针对种植业产品价格波动影响大，农户凭经验判断种地，收益得不到保障的现实情况，积极与省内外公司协调对接，推广示范种植1.63万亩芽豆、寒地香稻、蟹稻、鲜食玉米、留兰香等高效经济作物，订单合同全面履行，农户收到较好的经济效益。同年，农场在苏州、昆山、上海设立高端米销售网点，成功进入“央视网商城”电子商务平台，“八五〇”牌系列大米同时在淘宝、天猫、京东商城开办店铺进行线上销售，并通过北大荒智慧农场电商平台对高端米进行销售和众筹活动。“绿垦”品牌系列产品成功在“天猫”“销售宝”“邮乐宝”“食已安”“老兵快线”等平台进行线上线下同步销售，取得了较好的经济效益。

2017年，八五〇农场通过补贴奖励的方式，鼓励辖区企业积极参加全国性市场展销会。重点组织企业参加了“黑龙江省好粮油中国行——走进上海”品牌推广活动、上海国际食品和饮料博览会、黑龙江省首届“农担杯”农产品营销大赛、淘宝分销商“网红”直播等活动。华彬公司与上海禾润公司签订销售合同，“八五〇”牌系列产品进入东方航空员工福利贺岁平台和大润发、华联吉卖华东地区165家连锁超市。江苏昆山“禾沐农业”的八五〇农场首家社区米仓、健康绿色农产品体验店正式营业。农场多个产品进驻辽宁、长三角、西南、华南等地区，赢得了消费者的认可。

第四节　场县共建

根据省委大力发展区域经济，开展“场县共建”的总体要求，八五〇农场与虎林市在农业新技术推广与应用、提高农业机械化水平、开展农业科技培训及科技人员交流合作和“三代”（代耕、代播、代收）工作等方面加大工作力度，实现“资源共享、优势互补、平台共建、共同发展”的场县共建初衷。

2007—2008年4月，场县共建工作由生产管理部分管，具体负责上报跨区作业情况，与宝东镇就代耕事宜开展工作。2008年5月，场县共建业务由生产管理部分出，由新农村办具体负责。

2007—2013年，八五〇农场以场县资源共享、互利共惠、优势互补为原则，凭借先进的管理经验、标准化作业能力、现代化的农机装备等优势，积极与周边地方县市加强对接联系，广泛参与地方生产，为双方共同发展现代农业，全面推进新农村建设，打下良好的基础。2014年开始，农场新农村建设工作以美丽乡村建设和人居环境整治方面为主。

一、互派挂职干部

牡丹江分局和鸡西市共同部署场县共建任务，制定了中长期发展目标规划，任务具体，目标明确。按照上级部署安排，2007—2010年，八五〇农场与周边县、镇互派挂职干部，场县双方进一步加强交流与合作。2007年3—9月，农场六队副队长王成根到虎林市宝东镇挂职副镇长；2008年5月—2009年1月，畜牧科科长徐志伟到虎林市政府挂职副市长；2009年3月—2010年6月，第五管理区副主任李新军到虎林市宝东镇挂职副镇长；2010年6月—2011年12月，第二管理区副主任张海明、第八管理区工会主席窦喜福、第九管理区副主任张长权、第一管理区书记赵志强分别到鸡东县平阳镇、向阳镇、虎林市宝东镇、新乐镇挂职副镇长。2007年3月—2009年3月，虎林市宝东镇副书记裴宪宝到农场挂职生产管理部副部长；2009年3月—2010年6月，虎林市宝东镇农业中心主任郑凤祥挂职农场管理区副主任。

二、参与地方农业科技园区建设

2010年八五〇农场积极参与地方农业科技园区建设，促进地方种植业发展，带动区域农民共同致富。农场向虎林市宝东镇提供了30余万元的智能浸种催芽设备。2011年在虎林市宝东镇共建科技园区1个，面积70亩。通过无偿提供设备和技术为虎林宝东镇水稻浸种催芽40吨，可插秧田1万亩。2012—2013年，在农场全程技术服务指导下，宝东镇70%以上水田实行了统一供种。通过八五〇农场与宝东镇共建智能催芽中心提供的芽种，为地方农民增产粮食3000吨，增收780多万元。

三、农业科技培训

利用农闲时节，组织农业、科技人员深入到地方农村进行技术培训。2010年以后，农场先后为虎林市农业局、宝东镇政府提供农业技术培训6次，参加人员1800余人次。为杨岗、宝东镇政府培训农业技术2次，参加人员550余人。农场依托科技资源优势，与宝东镇联手推广水稻井水增温、节水灌溉、叶龄诊断、旱田大豆大垄密、玉米矮化栽培、测土配方施肥等12项农业新技术，使宝东镇农业新技术的应用面积突破10万亩，占该镇总耕种面积的94%，良种化率达到92%以上。

四、场县农机跨区作业

加大农业现代产业化共建力度。积极落实“三代”（代耕、代种、代收）工作，继续扶持和推广农业科技，发挥农场大农业的示范引领带动作用。2007—2013年，依托机械装备资源优势，农场为地方代耕、代播、代收总面积227.7万亩，累计出动机车1314台次。

五、劳动力资源共享

2007—2013年，八五〇农场实施以发展水稻为主的种植业结构调整和产业化发展战略。水稻种植是一个劳动力密集型产业，农场人少地多，为解决劳动力严重不足问题，农场制定一系列优惠政策从周边农村引进种植户种植水田，解决地方农村劳动力过剩、土地资源短缺的实际问题。每年，在春耕、秋收等农忙季节，地方劳务人员1万余人次到农场参加插秧、收获作业，不仅缓解了农场春耕、秋收时节人力紧张的问题，也拓宽了农村富余劳动力的就业渠道，增加了地方农民的收入。

六、社会事业和社会化服务合作

2007—2013年，八五〇农场不断加大教育、卫生投入，抓好队伍建设，优化资源配置，实现了教育与卫生资源场村共享，农场子弟校在校学生中有10%为地方农村子弟，地方孩子就近到农场学校入学，收费等方面享受农场子弟同等待遇。农场职工医院每年治疗农村患者近千人。每年场镇双方共同组织文艺汇演一次。

2011年鸡虎高速路建设启动。鸡虎高速路在农场境内通过26千米，占用农场水田3450亩，农场土地、水利等相关部门积极参与给予支持，保障了公路建设的顺利进行。2013年，为改善方虎公路沿线的桩号456至457号的公路段裸露沙石坑问题，八五〇农场公路管理站与虎林市公路管理站携手，出动铲车、挖掘机和翻斗运输车，平整场地，拉运黑土5000余方，在沙场上垫起利于树木生长的黑土层，种植1300余株云杉，在场县两个公路管理站的共同努力下，一道绿色的景观带展现在人们的眼前，营造了良好的道路交通环境。农场每年无偿为共建单位虎林市宝东镇提供串红、孔雀草、百叶草等花卉2.6万余棵，栽种在国道两侧，美化了道路环境。

中国农垦农场志丛

第三编

农业经济

65年来，八五〇农场农业在边建设、边摸索、边实践中逐步发展，从建场初期作物产量低，品种单一到现在不断完善种植结构调整，以市场为导向，大力发展以水稻、玉米为主的高产高效作物，实现了农场增收、种植户增效，助推农场经济稳步增长。2020年，农场粮食作物播种面积50.7万亩，是1955年的13倍，粮食作物总产28.4万吨，是1955年的84倍。农场累计生产粮豆651万吨；农机装备从无到有、从小到大、从简到全，逐步推进农业机械向数字化和智能化过渡。农业机械化率达到国内领先水平，为农业发展提供保障；专业畜牧队伍逐步成熟、壮大，奶牛小区建设日趋完善。实现了科技化集中养殖管理、奶牛100%舍饲；农场水利工程建设先后完成了6座中小型水库建设、穆棱河下游治理工程建设、农田水利建设、中低产田改造工程建设及农田综合治理工程建设，为农业快速发展，奠定了基础；农场林业用地面积14万亩，森林覆盖率18.9%。城镇植树绿化面积累计107万平方米，城镇绿化覆盖率46%。

第一章 种植业

建场初期，主要以人力开荒为主，只有 1 名农业技术员。1955 年，由黑龙江省农业厅调来 4 名农业技术员。到 2020 年拥有专业农业技术人员 87 人。

1955—1990 年，农场主要种植小麦、大豆、玉米等粮食作物。1956 年，种植了燕麦和土豆，增加麻类和饲料作物。第一年播种 3.83 万亩，作物总产 3383.2 吨。1957 年，增加了杂豆、高粱、向日葵、饲料作物、糜子等。1991—1998 年，农场进行种植业结构调整，逐步扩大水稻种植面积。1999—2020 年，农场主要以水稻种植为主，大豆、玉米种植为辅。2020 年，农场粮食作物播种面积 50.7 万亩，是 1955 年的 13.24 倍，粮食作物总产 28.4 万吨，是 1955 年的 84 倍。65 年来，农场累计生产粮豆 651.08 万吨。

2001 年，江泽民总书记视察黑龙江垦区，为垦区题词："发扬北大荒精神，率先实现农业现代化。"2018 年 9 月 25 日，习近平总书记在黑龙江北大荒建三江国家农业科技园区考察时指出："现代高效农业是农民致富的好路子。要沿着这个路子走下去，让农业经营有效益，让农业成为有奔头的产业。"两代领导人的重要讲话精神及重要指示，为现代化农业发展指明了方向。粮食综合产能不断提升、农业机械化水平不断提高、农作物种植结构逐步优化、农业基础设施建设不断完善、农业标准化体系进一步健全，农业科技创新和新技术推广应用得到加强，水稻种植实现全面积追溯，追溯产品实现了生产有履历、安全有监管、质量有检测、产品有身份。2016 年，全面实现农业标准化作业，"四全"（全面积、全作物、全过程、全方位）标准化，实现"四个一样"（实现生产田与示范田、旱田与水田、田间与地头、管理区与管理区之间的农业标准一个样）。到 2020 年农业生产逐步开始向生态化、数字化、智能化、无人化发展。

植物保护从传统的轮作、控水、控肥和人工物理防治向机械化、智能化、化学结合生物防治转变，1973 年首次应用飞机航化作业，到 2020 年农场实施农业"三减"精准施药，配合高效助剂，既实现了较好的防治效果，又减少了环境污染。农场从 2005 年开始实施测土配方施肥，逐步建立了水稻土壤养分丰缺指标和施肥体系，至 2020 年已实现分析设备智能化、样品测试批量化和数据管理信息化的目标。

2007年3月，八五〇农场10万亩水稻被批准为“全国绿色食品原料水稻标准化生产基地”。2011年12月，农场被农业部授予“全国农业标准化示范农场”。2015—2020年1月，农场35万亩水稻被批准为“全国绿色食品原料（水稻）标准化生产基地”。

第一节　结构调整

65年来，农场种植业经历了3次较大的结构调整。第一次是1991—1996年种植结构调整，农场采取“以稻治涝”，由小麦、大豆、玉米种植为主，逐步扩大水稻种植。水稻种植由1991年的1.78万亩，扩大到1996年的12.25万亩，是1985年7.66倍。到2020年农场水稻种植达到38.05万亩，占粮豆播种面积的75.1%，是1995年的7.14倍。第二次结构调整是从2006年起，旱田以种植大豆、小麦为主向玉米种植为主转变，提高了旱田粮食单产和效益水平。2006年玉米种植6.75万亩，占播种总面积的15.5%。第三次是2016年水稻品种调优，随着农业供给侧结构性改革，引进了长粒香稻品种，调整了优质水稻种植面积。2018年优质水稻种植面积16.42万亩，占水田总面积的50%，到2020年优质水稻种植面积26.6万亩，占水田总面积的70%。

一、传统种植结构

建场初期，农场主要以人拉犁开荒种植为主，1955年第一年开荒14.45万亩，春开春播，播种面积3.8万亩，其中：大豆占91.0%、水稻占0.4%～5.9%。作物总产为3383.2吨，其中：水稻355吨、小麦93吨、谷子11吨、大豆2405吨、蔬菜519.2吨。平均亩产水稻170.5千克、小麦138千克、大豆73.5千克。

1956年，开荒3.03万亩，总播种面积16.49万亩，粮豆合计16.10万亩，粮食作物7.2万亩，除小麦、水稻、谷子外，又播种燕麦和土豆，还增加麻类和饲料作物。1961年，农场压缩了小麦、水稻用种量大的作物播种面积，扩大玉米、谷子、高粱和大豆等用种量小的作物播种面积。

1963—1974年，作物种植比例视伏秋、春翻耙情况而变动，麦类作物由34.3%上升到53.0%，一般均在41.7%，玉米在10%～15%，大豆由40.5%～45.9%下降到30%～35%。1975—1982年，大豆比例与麦类比例相差不大，在40%～45%，杂粮占15%～20%，玉米占10%～15%，甜菜与青贮绿肥约占5%。

1975年，结合搞“五五”“六五”规划，认真总结了建场以来的经验教训，在分析农场历年来的丰歉规律及总结经验教训的基础上，肯定了条田沟排涝、护田林带防风、深松改土、以肥改土、压绿肥培肥地力等农田基本建设的效果，明确了大农业机械化科学种田的方向。中共十一届三中全会以后，调整经济发展方针，使生产建设进入了一个新的发展阶段。规章制度重新建立健全，机务队伍进一步加强，标准作业体系进一步完善，科学技术是第一生产力为广大基层干部所认知，农业科学试验和技术革新进入最活跃的阶段，在耕作制度改革、化学药剂灭草、种绿肥改良白浆土、秸秆还田、高效复合无机肥料应用、改装适应新耕作制度的机具方面均有突破，农业生产发展较快。1978—1980 年，粮豆产量平均每年递增 16.2%，1980 年粮豆总产量达到 5.27 万吨，其中上交国家 3.11 万吨，商品率 60.8%。

二、种植结构调整

1991 年，按照因地制宜的原则，八五〇农场逐渐调整种植结构，扩大水稻种植面积。受 1994 年大涝以及以稻治涝效果在垦区范围内日益显著的影响，1991—1994 年，水稻种植面积仅占粮豆面积的 4%～8%。从 1995 年开始，农场积极发展水稻生产，经过种植结构调整，水稻种植面积占粮豆播种面积的 14%。1996—2000 年是农场水稻高速发展时期，从吉林省及本省的尚志、方正、穆棱、延寿、绥化等地引进水稻种植户 800 余户 2000 余人，引进了水稻旱育稀植栽培技术，强化了水稻“三化”栽培的技术管理。通过结构调整和新技术的应用，水稻单产从 1985 年的 193 千克增加到 2000 年的 537 千克。2000 年，水稻种植面积占粮豆种植面积的 60.4%，到 2020 年，水稻播种面积占粮豆种植面积的 75.1%（表 3-1-1）。

表 3-1-1　1985—2020 年主要农作物种植结构表

年份	粮豆播种面积（万亩）	麦类		大豆		玉米		水稻	
		播种面积（万亩）	占粮豆面积（%）	播种面积（万亩）	占粮豆面积（%）	播种面积（万亩）	占粮豆面积（%）	播种面积（万亩）	占粮豆面积（%）
1985	38.89	18.57	47.7	16.49	42.4	2.24	5.8	1.59	4.1
1990	36.02	18.81	52.2	11.84	32.9	3.96	11.0	1.41	3.9
1995	38.15	14.39	37.7	14.83	38.9	3.60	9.4	5.33	14.0
2000	41.00	2.00	4.9	11.45	27.9	1.00	2.4	26.50	60.4
2005	43.80	2.56	5.8	7.00	16.0	3.10	7.1	30.50	69.6
2010	48.43	—	—	4.30	8.9	7.20	14.9	35.00	72.3

（续）

年份	粮豆播种面积（万亩）	麦类		大豆		玉米		水稻	
		播种面积（万亩）	占粮豆面积（%）	播种面积（万亩）	占粮豆面积（%）	播种面积（万亩）	占粮豆面积（%）	播种面积（万亩）	占粮豆面积（%）
2015	49.44	—	—	0.48	1.0	9.92	20.1	36.46	73.7
2020	50.68	—	—	3.41	6.7	8.84	17.4	38.06	75.1

说明：每五年一列。

三、高产品种调整

2014年，八五〇农场在原有种植品种的基础上，优化水旱田作物品种结构，水稻品种除空育131、垦鉴稻6号以外，推广龙粳26、龙粳31、龙粳41、龙粳21和龙粳46等高产品种。2015年，品种以龙粳26和龙粳31为主，种植面积29.68万亩，占水稻总面积的81.36%；玉米品种在原有四早11、龙单13和哲单37的基础上，推广德美亚3和38P05等高产品种。品种结构的调整使作物单产逐年提高，2020年水稻亩产585千克，比1985年亩提高392千克；玉米亩产636千克，比1985年亩提高521千克（表3-1-2）。

表3-1-2 1958—2020年粮豆生产情况统计表

年份	粮豆播种面积（万亩）	粮豆总产（万吨）	平均亩产（千克）	小麦亩产（千克）	大豆亩产（千克）	玉米亩产（千克）	水稻亩产（千克）	甜菜亩产（千克）
1958	10.28	0.47	46	72	12	—	—	—
1959	13.23	0.79	60	65	59	—	—	—
1960	12.10	0.23	19	37	12	—	—	—
1965	10.56	1.26	120	120	107	—	—	—
1970	15.74	2.06	131	143	102	—	—	—
1975	29.74	2.84	96	68	94	—	—	—
1980	37.73	5.27	140	163	112	—	—	—
1985	38.89	4.20	108	108	99	115	193	788
1990	36.02	6.18	172	192	100	252	283	905
1995	38.15	6.66	175	147	104	274	385	554
2000	41.00	16.80	410	158	153	503	537	600
2005	43.80	19.57	447	261	193	534	519	—
2010	48.43	26.53	548	—	171	610	602	—
2015	49.44	26.99	546	—	145	573	572	—
2020	50.68	28.41	561	—	153	636	585	—

说明：每五年一列。

四、优质品种调整

2016年，随着国家农业供给侧结构性改革，农业以“稳产能、转方式、调结构”为发展方向，尊重农户意愿和坚持市场导向，统领创新发展理念，坚持标准化生产、规模化经营、效益化提升，农业生产向精品农业、效益农业和安全农业发展。水稻种植逐渐向优质化方向发展，推广适宜本地区气候特点的优质水稻品种种植成为主要举措。2016年，八五〇农场长粒香稻、糯稻等品种种植面积2.05万亩，占总面积的5.7%，其中长粒香稻5700亩、糯稻2200亩、稻田养鸭837亩、稻田养蟹460亩、旱稻263亩。旱田优化玉米种植品种，示范种植黑大豆、红小豆、豌豆、紫苏、香料等高效经济作物。2017—2018年推广种植以绥粳18等香稻为主的优质水稻品种。2018年优质水稻种植面积16.42万亩，占水田面积51.3%。2019年，优质长粒香型品种种植面积19.64万亩，占水田总面积的55.2%，主要品种有绥粳18、三江6号、稻花香品系等。2020年八五〇农场优质水稻种植面积达26.6万亩，实现了种植结构的调优。

第二节　作物栽培

1954—1974年，农场以种植小麦、大豆为主，作物种植比例视伏秋、春翻耙情况而变动，麦类作物一般在41.7%左右，玉米在10%～15%，大豆在30%～35%。1975—1982年，大豆比例与麦类比例相差不大。1955年粮豆平均亩产为65千克，其中，大豆亩产为52.6千克；小麦亩产为74.7千克；玉米亩产为82.6千克；水稻亩产为106.7千克。1985—2000年，农场种植麦类（小麦和大麦）、大豆、玉米、甜菜，甜菜种植面积在1.5万～2万亩之间。此后逐步扩大水稻种植面积，到2020年农场主要以水稻、玉米、大豆栽培为主，经济作物为辅。

一、小麦

建场初期，小麦历年播种面积占总播种面积的50%左右，是农场的主栽作物。1991年，按照因地制宜的原则，结合资源优势，调整种植结构，减少小麦播种面积，积极发展水稻生产。到2001年，小麦种植面积仅占全场作物播种总面积的6.5%，2006年减少为1.3%，从2007年开始，农场停止种植小麦，仅科技园区保留26亩小麦品种试验地种植。

（一）品种结构

1955 年，小麦品种以抗锈的甘肃 96 号、哈系 2370 合作二号为主，平均单产 74.5～91 千克。1956 年，在试验站进行了小麦种子的异地鉴定，1985 年以后，小麦种植品种不断更新换代，逐步推广春抗旱的丰产品种，随着机械化水平的提高，耕作技术的改革，使品种特点进一步适应机械化和水肥条件，形成以中熟为主，早熟、晚熟协调平衡的结构，适应了自然规律和机械化大生产的规律。

（二）整地

建场初期，以传统人工整地为主。1974 年，引进垄沟深松、平翻深松、搅麦茬深松等耕作技术，为在深松的基础上推行少耕、免耕打开了局面，形成了麦—杂—豆三区轮作或麦—玉—豆—麦—杂—豆六区轮作模式。1985—2000 年，翌年种植小麦地区用 48 片耙，采取秋季耙豆茬两遍，早春顶凌重耙一遍，播前耙 1～2 遍。2006 年实行秋整地。对有深松基础的地块，采用耙茬或旋耕，耙茬深度 18～22 厘米，旋耕深度 14～16 厘米；对没有深松基础的地块，实行深松，深松深度在 35 厘米以上。整地后耕层土壤标准为细碎、疏松，上虚下实，地面平整。

（三）播种

当土壤化冻 3 厘米左右播种，条件适宜时播种，一般在 4 月 5 日结束。在冬雪较大的年份积极采取促雪融化，提早播期措施。缩垄增行，以利提高匀度。在墒情适宜条件下，镇压后播深 3 厘米左右。干旱条件下，采用播种、镇压复式作业，镇压后播深 4 厘米，以利保墒。

（四）施肥

1956 年，使用手摇粒肥机制做过石粒肥。

1959 年以后，采用加宽播幅播种，基肥、种肥、叶面肥“三位一体”立体施肥。基本肥料是氮磷化肥。1962 年，大量施用磷矿粉。

1965 年，开始推广机制粒肥，磷种肥得到广泛应用。原则是以磷、钾肥为主，根据生长发育状况，配施氮肥及以硼肥为主的微量元素。

1990 年以前，氮磷比为 1∶1.5，1990 年以后是 1∶（0.85～1）。2001—2006 年，主要采用“三位一体”立体施肥法。

（五）田间管理

1973 年，小麦开始应用飞机航化作业防治锈病。1985—1987 年，曾使用大型喷灌机喷灌小麦。小麦 3～4 叶期，用 V 型镇压器压青苗 1～2 次，配以喷雾防治杂草。在小麦挑旗期喷施麦壮灵，以防倒伏，增粒重。预防枯叶性病害和赤霉病，全程兼防根腐病。

（六）收获

建场初期，收获以人工收获为主。1962 年，开始试用麦类割晒，当年机械割晒 4300 亩，一般在 7 月下旬开始割晒，割晒后 3～5 天即可拾禾，直收多在 8 月初开始。1990 年后，机械力量增强，八五〇农场设有谷物烘干设备，人工收割仅限于小麦倒伏和低湿地号。2001 年以后，实行机械分段收获，蜡熟初期打道试割，蜡熟中期突击割晒，小麦籽粒含水量＜18％时拾禾。经过通风晾晒，当籽粒含水量降至 13％时，清选入库。

二、大豆

大豆是八五〇农场开发荒原的先锋作物，也是农场主要作物。1955 年，种植面积占粮豆面积的 91％，亩产为 52.6 千克。1985 年，农场大豆播种面积 16.49 万亩，占总播种面积的 42.4％。2001 年，随着大豆种植效益的下滑，大豆种植比例开始降低。2020 年，农场大豆种植面积 3.41 万亩，占总播种面积的 6.7％，亩产为 153.2 千克，比 1985 年提高 100.6 千克，种植结构逐步向水稻和玉米种植方向发展。

（一）品种结构

1955 年，大豆主栽品种以“满仓金”和“元宝金”为主。1985—2006 年，大豆品种不固定，主要以黑农 26、合丰 25、绥农 8、绥农 10、绥农 14、857-1 等为主。2007—2020 年以垦丰 16 为主。

（二）播期

1985—2000 年，大豆播期一般在 5 月初至 5 月 20 日，春涝年份推迟到 5 月底至 6 月初。2000 年以后，当地温稳定通过 7～8℃时开始播种，适宜播种期为 5 月初至 5 月 15 日。

（三）整地

1985 年以前，豆田整地以耙碎、耢平为目的，平播为主。1995 年，狠抓伏秋起垄或随起垄随播种，如遇秋涝，抢播前顶浆起垄，行距 70 厘米。2010—2020 年，玉米茬采取高柱犁平翻结合秸秆还田，做到翻、耙结合，实现黑色越冬并秋起垄 130 厘米大垄；大豆茬采取平翻或联合整地，深松深度为 32～35 厘米。耙地时第一遍用重耙，深度为 18～20 厘米，第二、三遍耙深为 15～18 厘米，播幅内高低差不超过 5 厘米，每平方米内直径大于 3 厘米土块不超过 5 个。整地时注意土壤水分，坚决杜绝过干或湿整地。

（四）施肥

1995 年以前，大豆施肥是与播种同时进行，种肥同层。1995 年以后改为分层深施肥。

氮磷比为1：（1.5～2.5），亩施商品量氮＋磷低限11.3千克，中限14千克，高限20千克。2001—2020年，采用立体与全程施肥方法，亩施化肥纯量6.5～8千克，一般氮磷钾比为1：（1.15～1.5）：（0.5～0.8）。分层深施于种下7厘米和14厘米，施肥装置采用划刀式。花期喷施叶面肥两次，一次施肥在大豆盛花期，二次施肥在开花初期与结荚初期，亩用250～300克尿素加150～200克磷酸二氢钾或施用其他叶面肥或微量元素。

（五）田间管理

1985年以前，主要采用人工、中耕除草。1985年以后，大豆的田间管理在大豆封垄前结束。一般在播种后进行镇压，苗前用化学药剂进行土壤封闭，少量人工除草，垄沟深松，中耕培土1～2次，人工拔草1～2次，大豆的田间管理主要以综合灭草为主。2001年以后，化学灭草以播后苗前土壤处理为主，选用安全、高效、低残留化学药剂二元或三元复混配方，苗后茎叶处理为辅。大豆生育期中耕2～3遍，增强抗倒伏、抗病能力。防治大豆食心虫，以内吸、触杀和胃毒型杀虫剂为主。

（六）收获

建场初期，主要以人工收获为主。1985年以后，正常年份9月中下旬开始，10月上旬进入直收，杂草较多情况下一般待下枯霜后再收。随着收获机械挠性割台及进口大型收获机的推广应用，实现了低茬直收，割期以豆粒归圆、籽粒呈现本品种色泽为准，采用机械直收秸秆还田作业，防止“泥花脸”和降低破碎损失。2006年以后，大豆收获主要采用进口大功率收割机直收。

三、玉米

玉米是旱田的主栽作物。1985年，玉米播种面积为2.23万亩，占粮豆面积的5.8%，平均亩产115千克。2006年，农场压缩大豆种植面积，停止了小麦种植，玉米种植面积6.74万亩，占粮豆面积的15.5%，平均亩产533千克。2018年，玉米种植面积10.76万亩，占粮豆面积的22.2%。2020年，玉米播种面积比1985年多了4倍，比2006年多了1.3倍，平均亩产636千克。随着种植技术的不断发展，玉米增产显著，2020年平均亩产是1985年的5.53倍，是2006年的1.19倍。

（一）品种结构

1985—2000年，玉米品种不固定，比较杂，主要以东农248和四早6号为主。2003年，以龙单13和哲单37为主。2020年，以德美亚3号为主。

（二）播期

建场初期，以人工刨坑点播为主，播期一般在5月1日—5月10日，育苗播种在4月15日左右，5月18日左右移栽到大田。2000年以后，地温稳定通过5℃、气温稳定通过7～8℃为最佳播期，一般在5月1日—5月10日。2013—2020年，玉米采用筒式催芽精播技术，5月1日前进行适期早播。

（三）整地

1985年，麦茬地伏秋起垄，豆茬地秋耙茬起垄。2001年，采取平翻或耙茬整地方式，翻深18～20厘米，耙深15～18厘米，平翻后适墒耙地。秋起垄，垄距65厘米。整地标准为土壤细碎疏松地表平整，上虚下实，秋起垄达播种状态。2012—2020年，采取联合整地或深翻的方式整地，深松深度32～35厘米，平翻深度20～25厘米，垄距改为130厘米大垄（图3-1-1）。

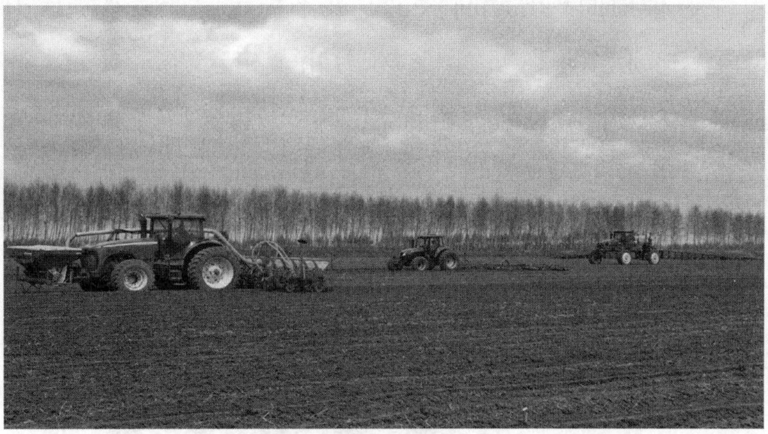

图3-1-1 大功率机械播种、镇压、封闭一条龙作业

（四）施肥

亩施肥纯量20～30千克。施肥方法采取基肥、种肥、追肥、叶面肥相结合，分期施肥。即播前分层深施基肥、播时施种肥、苗期追肥、大喇叭口期至抽雄初期叶面追肥健身防病2次。

（五）田间管理

1985—2000年，一般常规措施两铲三趟，苗期追肥。灭草：苗前用阿乙合剂（阿特拉津＋乙草胺），苗后用阿特拉津十丁草胺，罩垄深松、人工除草、机械中耕、培土各一次。2001—2020年，采用苗前与苗后相结合，机械与化灭相结合，人工辅助灭草。播后苗前封闭灭草主要药剂及配方：赛克＋乙草胺乳油；苗后药剂玉农乐、苞卫等。病害主要以玉米大斑病为主，大喇叭口期至抽雄初期结合追施叶面肥喷施多菌灵，虫害主要以玉米螟、黏虫、蚜虫为主，防治药剂2.5％溴氰菊酯乳油＋乐果或速克毙、阿维菌素等。中耕两遍，第一遍在出苗显行时深松，深度25～30厘米，第二遍在玉米5～6叶展开时进行追肥培碰头土。

（六）收获

建场初期，采取人工下棒或人工放铺、机械拾禾。由于玉米脱水较慢，水分太大不易保管贮存，很难进行机械直收。2001年以后，收获方式转变为机械下棒或封冻后机械直收。2011—2020年，玉米收获取消冬收，采用进口大功率收获机直收，由烘干企业收购后，烘干至安全水分存放。

四、水稻

建场初期，水稻种植面积小，产量较低，亩产106.7千克，播种面积占粮豆总面积的5.2%。1985—1990年，种植面积时起时伏，发展不稳定，产量平稳上升。1985年种植面积为1.59万亩，亩产193千克，1995年5.33万亩，亩产385.4千克。2001年以后，水稻种植规模逐年递增。2020年，水稻种植面积38.05万亩，占总播种面积的75.1%，亩产584.5千克，比1985年多36.46万亩，亩产比建场初期提高477.8千克（图3-1-2）。

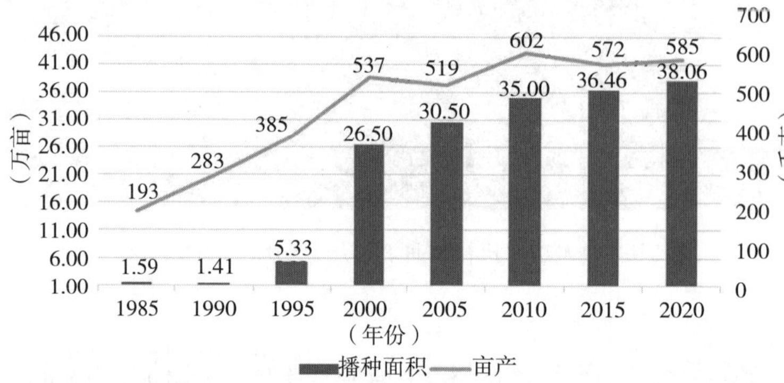

图3-1-2　1985—2020年农场水稻种植面积和亩产变化图

（一）品种结构

建场初期，水稻品种是以国主、兴国和石狩白毛品种为主。1995年大面积旱改水，品种以东农416、空育131为主，2000年前后以垦稻8号（原代号为垦93—341）、空育131为主，2014年以后，以龙粳26、龙粳31为主，搭配种植垦鉴稻6号和龙粳20。2019年以绥粳18和三江6、龙粳31为主。

（二）种子处理

2007年以前，水稻催芽由种植户在家自行催芽，出现个别种植户操作不规范催芽效果不好的情况。2007年八五〇农场在第五、第七管理区以双膜大棚为基础，开展水稻集中温控浸种、蒸汽催芽试验示范，两个管理区蒸汽催芽面积 4.5 万亩，实现 100%温控浸种。2008 年在第六作业站、第十六作业站、第十九作业站、第二十二作业站、第二十八作业站新建标准化浸种催芽基地 5 处，实行统一盐选、浸种、催芽，提高浸种和催芽技术标准。2011 年，农场在第二十作业站建设智能化浸种催芽车间，实现了农场水稻全面积统一浸种催芽。2018—2020 年，水稻种子由北大荒垦丰种业八五〇分公司统一包衣，统一浸种催芽，实现水稻种子收购、储藏、加工、消毒、浸种催芽、统供销售一体化管理。

（三）秧田管理

1998 年以前，水稻育苗都是以小棚和木制中棚为主。从 1999 年开始农场推广钢骨架育秧大棚，在九队落实 550 栋。2020 年八五〇农场集中育秧基地 41 处，育秧大棚 5976 栋。主要管理措施是采用高台秋做床，2 月底前扣棚。2015—2020 年有部分种植户在秋季收获后或春节前扣棚，促进土壤早化冻，提高土温。采取标准毯状盘育秧方式，电动覆土机装盘土，盘土不低于 2.5 厘米。棚温稳定通过 12℃、床温稳定通过 5℃开始播种，播种期在 4 月 5 日左右。电动播种机播种，播量控制在每盘芽种 125 克左右，播后用压磙将芽种压入盘土中，播后覆土标准为 0.7～1 厘米。秧田管理以寒地水稻旱育中苗叶龄诊断秧田管理模式为标准，主抓苗床四个关键时期的水肥、温度调控、病虫害防治及预防低温冷害等工作。

（四）泡田整地

地平是高产栽培的前提，农场一般 4 月 10 日左右开始泡田整地，保证沉浆时间，整地标准为高低差在 2～3 厘米，达到早、平、净、大、齐、深的要求。2020 年，农场在第五管理区第二十四作业站开展旱平免提浆技术试验示范，此项技术可缩短泡田时间，节约泡田用水，不破坏耕层，实现省时、省力、节省成本。

（五）插秧

建场初期，水稻以人工漫撒种植为主。1991 年引进旱育稀植栽培技术后主要以人工插秧为主，随着机械化的不断发展，逐渐采用机械插秧。1995 年推广“三化”栽培技术，5 月 10 日开始插秧，至 5 月 25 日插秧结束，机械插秧标准为早、密、浅、正、直、满，插后同步补苗，插秧深度 2 厘米以内，插秧机以延吉产“春苗”牌 6 行插秧机为主。2011—2018 年以高速插秧机机插为主，解决用工难等问题。2019 年以后逐渐向数字化导航无人驾驶插秧机方向发展。2020 年，农场推广自动导航无人驾驶插秧机插秧，并应用侧深施肥技术提高肥料利用率和插秧质量，同时，应用田间轨道运苗车、多功能机运送秧苗，降低劳动强度，减少用工量，降低生产成本（图 3-1-3）。

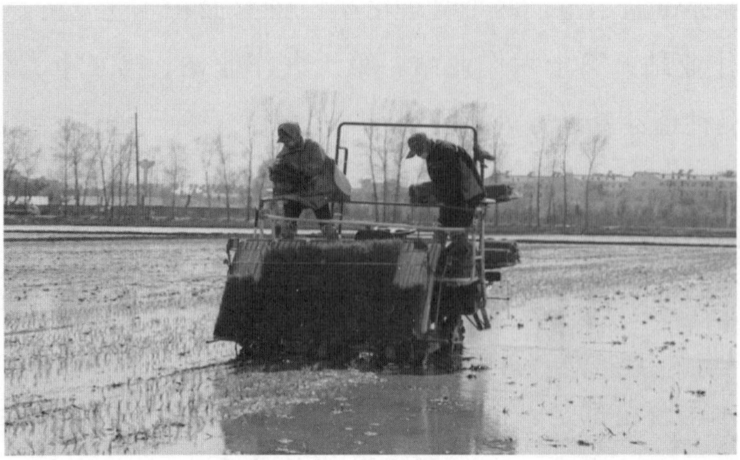

图 3-1-3　2020 年农场推广自动导航无人驾驶插秧机插秧

（六） 封闭灭草

建场初期以人工、物理除草为主。1962 年开始，逐渐采用化学封闭灭草。第一次封闭除草一般在插前 5～7 天，用毒土法或甩喷法，水层 3～5 厘米，保水 5～7 天，水自然渗至花达水状态进行插秧；第二次封闭灭草一般在插后 15～20 天进行，采用毒土法或喷雾器甩喷施入，水层 3～5 厘米，保水 5～7 天。封闭除草药剂由单剂逐步向多元配方合剂施用，二次封闭除草后根据田间杂草情况辅助茎叶除草：一般田间稗草在 3.5 叶期，田间撤水后用快杀稗采用喷雾法除草，喷后 2～3 天灌水；阔叶草在水稻分蘖末期采用 48％排草丹 180～200 毫升/亩。2017—2020 年，无人机逐渐得到应用，提高了作业效率。

（七） 水层管理

建场初期，水稻种植面积较小，主要依靠河流自流灌溉，以深水灌溉为主。1985 年，农场引进旱育稀植技术，逐渐向浅水灌溉转变。1995 年起，农场加强了“三化”栽培的技术管理，开始注重间歇灌溉和节水灌溉技术的推广。1996 年，开始大面积种植水稻，河流水资源不能满足水稻种植的需求，开始转向井水灌溉。

（八） 施肥

1985 年，由原来只重视氮肥，逐步向与增施磷钾肥相结合的施肥技术发展。施肥方法由条施、撒施向深侧施发展。施肥量：亩施尿素 10～15 千克，三料磷肥 5～7 千克，硫酸钾 3～5 千克。2005 年开始，农场开展水稻测土配方施肥，水稻施肥以氮磷钾为主，水稻施肥按照施肥时期分为基肥、蘖肥、调节肥、穗肥和粒肥。施肥根据水稻肥效反应线原理和测土配方结果指导本田施肥，降低了基肥氮素用量，调整了穗肥和分蘖肥的使用量，在水整地前基肥全部采用机械施入，保证水稻分蘖期对氮素的需求。分蘖肥分两次施用，根据田间长势灵活调节施用调节肥，在倒二叶露尖到长出一半时施用穗肥，粒肥以叶面喷施为主，结合水稻健身防病和防倒促早熟采取喷施叶面肥。

（九）病虫害防治

坚持“预防为主，综合防治”的植保方针，采用飞机航化与人工防治相结合，1985年后，秧苗下地前带药（喷施乐果）防治潜叶蝇；插后用敌杀死、功夫等消灭潜叶蝇和负泥虫。分蘖盛期，用稻瘟净喷洒防叶瘟。孕穗期用比艳＋富士1号＋米醋＋磷酸二氢钾进行叶面喷洒1～2次，以实现壮苗防病促早熟。至2020年逐步转变为，插秧前带药（内吸性杀虫剂）防治潜叶蝇；插后主要应用毒死蜱、高效氯氟氰菊酯、甲氨基阿维菌素苯甲酸盐等杀虫剂，采用无人机喷雾防治潜叶蝇和负泥虫。稻螟蛉防治主要应用触杀型杀虫剂进行防治。病害防治主要以飞机航化统防统治作业。在水稻8.1～8.5叶期，防治叶瘟和纹枯病。在水稻孕穗期、破口期、齐穗期预防稻瘟病、褐变穗、细菌性褐斑病、纹枯病等病害。

（十）收获

2001年以前，一般在9月下旬，水田落干后用人工割倒打捆集于田埂，以便腾田秋翻，一般在封冻后脱谷，当时试用机车下地直收，因机械不过关，损失大，未能推广。2001—2020年，水稻95％以上的粒颖壳变黄，2/3以上穗轴变黄，95％的小穗轴及副护颖变黄，即黄化完熟率达95％时为收割适期（图3-1-4）。水稻收获方式采取机械直收或分段收获的方式，保证水稻品质，便于贮藏。

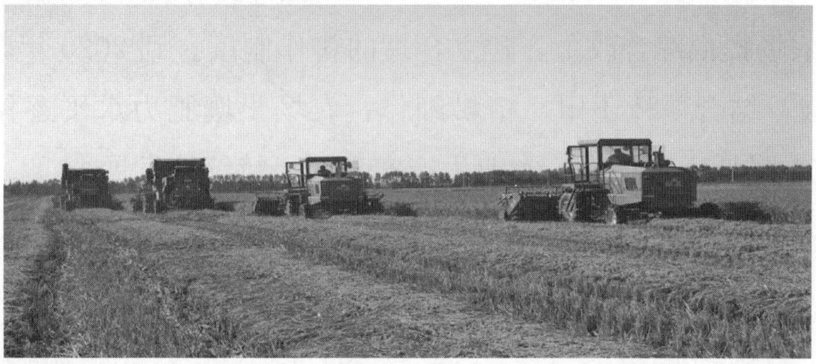

图3-1-4　水稻割晒

五、甜菜

1985—2000年，农场每年种植甜菜面积为1.5万～2万亩，亩产700～1200千克，成为农场五大主要作物之一，直到1996年糖厂停产，甜菜才停止种植。到2000年，糖厂恢复生产，甜菜又种植了一年。2001年取消甜菜种植，2008年，哈尔滨通胜糖业在农场种植甜菜，产量不高，后期再无种植。

（一）栽培措施

①播期。4 月 20 日—4 月 30 日。②整地。与玉米整地相同。③施肥。氮磷比为 1∶（0.7～1），氮+磷总量 20～25 千克，钾肥应用极少。④管理。照垄一遍夹板铆，3 叶期开始间苗，深松、中耕各一遍，人工除草 1～2 遍。⑤收获。10 月 1 日—10 月 10 日，人工切削，暂埋在地里防止水分流失，待糖厂开始收储后送交糖厂。

（二）技术要点

（1）甜菜对选地和轮作的要求十分严格，轮作周期必须 5 年以上，选地要求黑土层厚、有机质含量高、物理性状好的高岗地。

（2）甜菜保苗是生产的第一关，种子要进行严格处理，拌好种衣剂，防止跳甲危害，一旦苗期跳甲危害，要及时用药物防治。

（3）伏秋涝时，要及时排除地表积水，减轻腐烂病的危害。

（4）曾采用纸筒和营养块育苗，然后移栽到本田的措施。

第三节　土壤肥力

建场初期，八五〇农场土壤肥力以天然肥力为主不施用化肥，1956 年，逐渐形成施肥制度，1965 年，开始大量施用化肥，破坏了土壤结构，加上涝灾使土壤肥力水平不断下降。1975 年，农场提倡综合改土，建立合理的耕作制度。到 2020 年，农场通过合理的耕作制度体系建设，结合秸秆还田，精耕细作，农场土壤肥力水平逐年提高，利用农业“三减”技术措施，降低土壤污染，农业生产实现了可持续性发展。

一、土壤肥力演变及施肥制度的形成

1955—1958 年，以天然土壤肥力为主，基本很少施肥。少量有机肥以用于蔬菜、玉米为主，亩施 1～1.5 吨，大豆以拌种根瘤菌为主。1956 年后，小麦用手摇粒肥机制过石粒肥，亩施 10～15 千克，玉米苗期用硫胺追肥，亩施 7.5～10 千克，但还是处于量力施肥状态，进多少化肥就施多少。1958 年全场才用 525 吨氮磷化肥，将近 8 万亩小麦、玉米，亩平均施肥量仅 6 千克。1962 年以后，针对农场土壤严重缺磷以及磷肥使用上存在的问题，进行了小区和生产试验示范，肥料试验增产效果明显，打开了普遍施用磷肥和合理使用氮磷化肥的新局面。

1965年，开始推行机制粒肥，过石作为种肥在小麦上广泛应用，部分应用在玉米和其他作物上，磷肥做基肥面积增到10万亩以上，占总播种面积的90%以上，大豆在1962年开始在苗期追施氮肥，1965—1967年大面积使用磷种肥、氮追肥。每亩平均用化肥11.6千克，氮磷比为1∶4，1965—1967年基本做到全施肥，1967年达到当时历史粮豆单产最高水平，亩产152千克。

二、土壤耕性变劣肥力下降阶段

1968—1969年，在原施肥后效的作用下，可维持较高产量。1970年、1971年连续两年涝灾，产量明显降低。1971—1972年，在全场范围内开展了“五四〇六”，“七〇二”“九二〇”菌肥和农药的生产。1973—1974年，又利用氨水和草炭生产腐殖酸铵，同时进行有机肥的积造，提出以土改土、以肥改土。1974年又开始制作有机粒肥，亩施量50千克，1971—1974年，平均亩施10.2千克，比上一阶段减少1.4千克，但产量却上不去，主要是土壤肥力递减所致。由于用地养地不够注意，岗坡地水土流失；加上10年内涝，湿整湿播，粗耕浅作，土壤结构破坏，致使不少耕地肥力下降，土地板结，白浆土变成白面土。

三、综合改土培肥地力阶段

1975—1982年，是八五〇农场种植业进入轮作、耕作制度日趋完善的阶段。在考虑农田生态系统平衡的基础上，根据国营农场大农业的实际情况，从轮作、耕作农田基本建设和施肥的总体出发，把提高有机质的归还率作为土壤培肥的基础，达到综合改良土壤，提高土地肥力的目的。提高农田的防涝抗旱能力，加强现有排灌设施，大力发展农田防护林，提高农田的抗风保水能力。实行以麦—杂—豆为主的轮作制，推行以深松为基础，以少翻轮耕为方向的耕作制改革。大力推广秸秆还田，种植绿肥，以土改土，以肥改土，配合增施有机肥及无机肥的综合改土措施，使耕层逐年加厚，达到使土壤有机质平衡并逐年提高。1975年与1980年农场各进行了一次土地面积、土壤分类及土壤有机质、养分含量和pH的土壤普查。1975年，白浆土占总耕地面积的55%以上，草甸土约占25%。

从1977年开始，引入三料磷肥、磷酸二胺、磷酸二氢钾等高浓度混合肥料。由于化肥的引入，先后共出现粮豆亩产过150千克的生产队19个（次），最高亩产达200千克；小麦亩产过150千克的生产队33个（次），最高亩产达250千克；玉米亩产过250千克的生产队21个（次），最高亩产达368.9千克；大豆亩产过130千克的生产队25个（次），平均亩过 150 千克的 10 个（次），最高亩产达 187.5 千克。1978 年粮豆亩产最高水平 200 千克，大豆最高亩产 187.5 千克。1980 年粮豆亩产最高水平 192 千克，小麦最高亩产 250 千克。

1982 年，八五〇农场根据总局《关于土地培肥基金管理办法》中规定，实行从生产队每亩耕地提取 1 元作为土地培肥基金，为土地培肥专用，按照各队年终完成农场下达土地培肥措施指标的百分比例返还生产队。包括轮作、厩肥、春播绿肥。复种绿肥和秸秆还田五项，每项各占基金 20%，有效地改变土地肥力下降、土壤有机质逐渐减少、耕性变劣的局面。1985 年以前，农场施肥以重磷轻氮为主，1990 年以后施用氮肥的比例逐渐增加，并重视钾肥的使用。在重视氮、磷、钾肥料的同时，也普遍施用了铜、钼、锌、硼、增产菌和磷酸二氢钾等肥料。2003 年，农场开展测土施肥工作。2005 年，农场成为农业部“测土配方施肥项目”黑龙江农垦项目农场之一。结合配方施肥数据，精准配方，发放施肥明白卡，施肥更加合理。2016 年，实施农业“三减”。2017—2020 年，累计落实农业“三减”42.3 万亩。2020 年，农场以使用配方肥为主，注重缓释化肥、生物肥，促早熟微量元素叶面肥和蚯蚓粪有机肥的施用，形成了控氮、稳磷、增钾的施肥趋势。结合农业“三减”，配合测土配方施肥技术，全面积推广秸秆还田，降低了肥料使用量和施用次数，保护了土壤养分平衡状态。

第四节　植物保护

建场初期，八五〇农场杂草种类比较少。1979 年，农场经过普查杂草类型增多，分为旱田杂草、水田杂草和水旱兼有杂草，杂草现状的普查为选用除草剂和合理耕作提供了依据。1955—1961 年，农场以人工物理除草为主。1965 年，开始使用化学灭草。1968 年，首次使用飞机航化灭草，实现了化学灭草与人工、机械灭草相结合，改变了以前单纯用人工和机械除草的局面。2017 年，植保无人机本田航化作业开始在除杂草和病害防治上应用，提高了防治效率和防治效果。到 2020 年，结合农业“三减”，实现精准施药、降低用量、保护环境的目的。

一、杂草防治

（一）杂草种类

1959 年，农田杂草以稗草为主，占 60%，灰菜、蓼、兰花菜各占 10%左右，杂草种类共 50 种，多年熟地分布约 28 种。1979—1980 年，由科研站配合东北农学院在全场范围内进行了杂草现状普查。普查结果为农田杂草 157 种，分属于 40 科，其中旱田杂草 26 科 111 种，稻田杂草 19 科 35 种，水旱田兼有杂草 5 科 11 种。其中以野稗、狗尾草、水篙、兰花菜等 15 种，危害最严重，分布最广泛。杂草现状的普查为进一步选用杀草药剂和采用相应的耕作、轮作措施提供了草情依据。1981—2020 年，作物不同，杂草群落也不同，麦田以早春性杂草为主。如：蒿属、大蓟、刺菜、藜、蓼等。玉米、大豆等中耕作物以一年生晚春杂草为主；如：狗尾草、鸭跖草、龙葵、铁苋、苘麻、苍耳；水田主要是稻稗、萤蔺、雨久花、慈姑、泽泻、莎草。

（二）杂草防除

建场初期，主要以人工除草为主。1961 年，中耕作物大豆、玉米采用盖蒙头土的方式灭草。1965 年，地面喷雾机械改装成功。1968 年，首次运用飞机喷施杂草及谷地豆地杂草。1971 年，大面积苗前喷洒防除大豆田间杂草。1979 年，开始引入杀草谱广、选择性强的除草剂。实现了化学灭草同机械灭草相结合，改变了 1965 年以前的单纯靠机械、人工灭草的局面。1981—2016 年，灭草采取以化学灭草为主，机械、人工为辅，轮作耕作相结合的综合灭草措施，选择安全、低毒、高效、广谱、环保的药剂和剂型。2017 年，植保无人机作业开始在杂草防治上应用，使用方便快捷、作业高效精准，逐渐地得到广泛应用，减少了人工的使用，提高了防治效率和防治效果（图 3-1-5）。2020 年，结合农业“三减”，选择安全、高效、低用量的农药配合高效助剂，减少环境污染，达到防治效果。

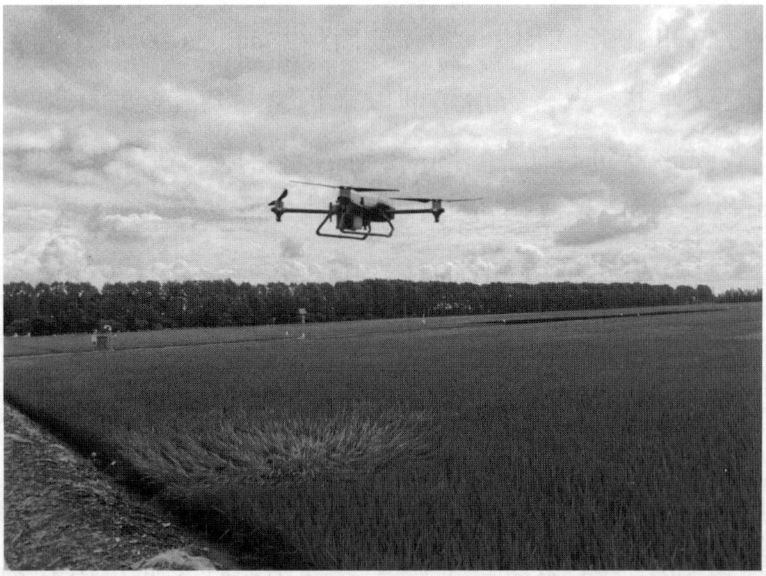

图 3-1-5　2017 年植保无人机大田航化作业

二、病虫害防治

（一）病虫害

1959—1984年，小麦病害以锈病、赤霉病、散黑穗病、黑颖病、根腐病为主，虫害以小麦黏虫为主。玉米以黑粉病和大斑病为主，虫害以玉米螟和蛀茎夜蛾为主。大豆以紫斑病和斑点病为主，虫害以大豆食心虫和蚜虫为主。水稻以稻瘟病和负泥虫为主。甜菜以黄条跳甲为主。1985—2000年，小麦增加了根腐病，大豆增加了根腐病、孢囊线虫、灰斑病；虫害增加根潜蝇，玉米增加了丝黑穗。2001—2020年，病虫害变化不大，水稻增加了苗床病害，以恶苗病、绵腐病、立枯病、青枯病为主，本田以稻瘟病、纹枯病、褐变穗、鞘腐病、细菌性褐斑病为主；虫害以潜叶蝇、负泥虫、稻螟蛉为主。

（二）防治

1955年，小麦、谷子、水稻播前，进行消毒拌种或福尔马林浸种。1966年，开始防治水稻稻瘟病。1976年，首次用白僵菌防治玉米螟的生物防治，水稻防病使用春雷霉素防治稻瘟病。1985年，种传及根部病害用种衣剂拌种。1990年以后，用种衣剂防治大豆根腐病，病苗防效63.6%，病情指数为64.3%；对二条叶甲防效47.6%；对蓟马防效66.7%；对潜叶蝇防效60.6%。使用面积：1993年1.49万亩，1994年9.56万亩，1995年13.26万亩，1996年和1997年均为100%使用种衣剂。2000年，病害用喷雾方法防治，主要以多菌灵、福美双为主。虫害防治药剂以来福灵、菊酯类、乐果为主。2002年，主要是人工使用背负式喷雾器进行防治。2003年，开始以飞机航化作业为主，人工为辅，从背负式喷雾器发展到高压电动弥雾机再到无人机，防治效果明显，有效防除田间杂草，避免农作物病虫害，实现农作物稳产丰产。

第五节　种　　子

1955—1987年，农场种子以农户自留种或外购为主。1979年，农场成立种子公司，负责种子繁育与推广。2012年，农场成立种子管理站，种子质量由农场种子管理站负责监管。2019年4月28日，农垦涉农行政权力事项移交到虎林市农业农村局，农场不再管理种子执法工作。

一、生产繁育

建场初期，种子由农户自留种或在种子商店购买。1988 年 4 月，农场种子由种子公司经营，负责良种引进、繁育、推广、加工和销售。2011—2020 年，农场累计烘干水稻种子 1.85 万吨。精选、加工、包衣、包装水稻种子 1.45 万吨，外调种子 3260 吨。平均每年为农场提供优质水稻种子 1500 余吨。依托农场科研中心，建有标准化原种基地 1000 亩，对大豆、水稻进行“三圃”提纯复壮，良繁基地 1 万亩，年繁育、生产、加工处理、仓储优质良种 3000 余吨。不仅供应本场安全用种，同时辐射到密山、虎林等周边市场，还销往河北省、牡丹江市、建三江分局、红兴隆分局等地。

二、芽种生产

2006 年以前，八五〇农场水稻浸种催芽由农户自催为主。2007 年，农场在第二十作业站建设智能浸种催芽车间 1 个。2011 年，农场在第三管理区（原第五管理区）第二十作业站建设智能化水稻芽种生产车间 5 个并投入使用，其中：建筑面积 2730 平方米大型车间一个，建筑面积 705 平方米车间 5 个，车间建筑面积 6255 平方米。水稻芽种中心占地面积 1.5 万平方米，浸种催芽箱总容量 4088 立方米；共有 4 台全自动燃油热水炉进行加热循环，每年 4 月初，高质量、高标准完成全场芽种的集中浸催统供任务。自此，农户自行浸种催芽全部改为集中浸种催芽，水稻芽种实现了从传统生产向智能化生产的重大转变。集中浸种催芽技术的应用避免了散户自催带来毁种的风险，同时工厂化催芽保证了芽种的质量，降低成本，推进农业标准化生产。2015 年，水稻芽种中心将原有的 5 个小车间拆除，新建 1 栋 2940 平方米的高标准现代化智能水稻催芽大棚，新增 4 台全自动燃油热水炉。优化控温、调水系统，加大催芽种箱体积。2016 年，承担全场水稻的全部催芽供种工作，年生产芽种 1500 吨。2018 年，农场芽种中心以租赁形式由北大荒垦丰种业八五〇农场分公司管理使用。2020 年末，水稻浸种催芽在原有的设备基础上进行升级改造，改进催芽工艺，在大循环和小循环加热设备的基础上增加了有氧催芽工艺，取代喷淋式催芽设备，浸种催芽，水氧充足，加快种子萌动，使种子达到芽匀、芽齐、芽壮标准（图 3-1-6）。2011—2020 年，农场累计浸种催芽水稻种子 1.5 万吨，保证了农场每年水田统浸统催任务的顺利完成。同时，从 2014 年开始还担负着每年 1 万余亩的玉米催芽任务，保障了农场标准芽种的供应质量。

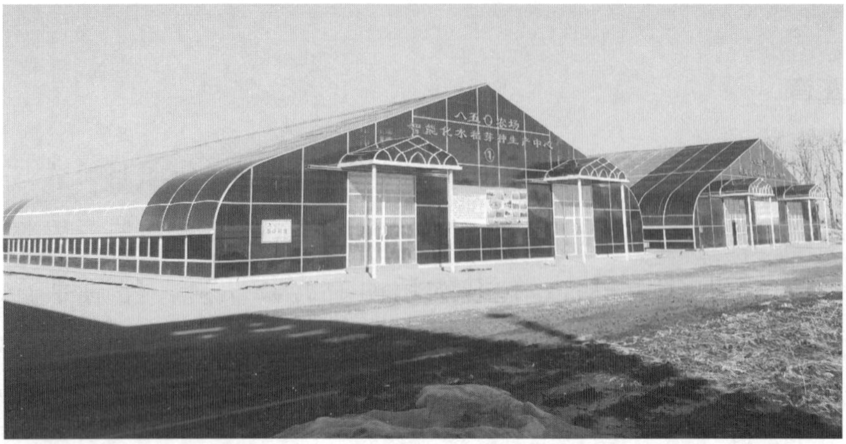

图 3-1-6 八五〇农场智能化水稻芽种生产中心外景

三、种子监管

2012 年 6 月 25 日，八五〇农场成立种子管理站，配备 2 名工作人员，负责辖区内种子管理工作。2018 年 12 月 29 日，农垦系统行政权力移交属地，实行属地化管理。2019 年 4 月 28 日，农垦涉农行政权力事项正式移交虎林市农业农村局。

（一）质量监管

八五〇农场种子管理站按照种子繁育规程进行生产指导，对种子生产的各环节严格把关，全程监督种子公司田检和去杂工作。保证各作物种子的发芽率、净度、纯度符合国家农作物种子质量标准。每年在“3·15”期间，对管辖区内种子经营商店进行监督检查，净化种子市场。4—6 月，采取定期和随机抽查的形式，开展农资市场监督检查，为农场种植户用种安全起到保驾护航作用。种子管理站每年开展市场监督检查 12～18 次，利用农场大集宣传新修订的《中华人民共和国种子法》2～4 次。

（二）示范推广

新品种引进、试验、示范是种子管理的基础性工作，也是筛选和推广新优良品种的重要环节。每年在科技园区开展水稻、玉米、大豆三大作物品种展示和示范。2011 年以前，农场水稻品种以空育 131 和垦鉴稻 6 号为主，由于种植年限长，抗病力下降，经过科技园区逐年试验筛选，2012 年开始推广龙粳 31、龙粳 21 等高产优质品种。水稻亩产 585 千克，与 2000 年相比每亩增加 48 千克。2016 年，随着“转方式，调结构”农业供给侧结构改革的需要，农场科技园区试验推广 12 叶绥粳 18 等优质长粒香稻品种。2020 年农场优质长粒香稻种植面积 26.6 万亩，占水稻种植面积的 70%。实现了由高产向优质的转变（表 3-1-3、表 3-1-4）。

表 3-1-3 1985—2000 年八五〇农场主要作物品种更新情况

年份	小麦		大豆		玉米	
	主栽	搭配	主栽	搭配	主栽	搭配
1985	克丰 3、辽 4、东农 120	垦大 1、1664	黑农 26	红丰 23	嫩玉 1、嫩单 3	孚尔拉、木挺
1986	克丰 3、东农 120	辽 4	黑农 26、合丰 25	合丰 24	龙单 5	嫩单 3、木挺
1987	克丰 3、东农 120	辽 4	合丰 25	黑农 26	合玉 14	嫩单 4
1988	老克旱 9	克丰 3、辽 4	合丰 25	垦农 1 号、合丰 31	红山 1、东农 248	龙单 5
1989	老克旱 9、东农 120	克丰 3、垦北 2	合丰 25	合丰 25、绥农 8	东农 248	龙单 5
1990	老克旱 9、东农 120	克丰 3、垦北 2	合丰 25、合丰 31	绥农 8	东农 248	龙单 5
1991	老克旱 9、东农 120	克丰 5、垦九 3	合丰 25、绥农 8	东农 38、合丰 31	东农 248	龙单 5、龙单 8
1992	老克旱 9、新克旱 9、垦九 3	克丰 5、5091	绥农 8	合丰 25	东农 248	龙单 8
1993	老克旱 9、新克旱 9、垦九 3	5091	绥农 8	吉 5412、垦农 4	四早 6	东农 248
1994	老克旱 9、新克旱 9	5091	绥农 8、吉 5412、垦农 4	东农 42	四早 6	合玉 15、龙单 5
1995	新克旱 9	5091	东农 42、吉 5412、垦农 4	绥农 10、合丰 35、857—4—2	龙单 5、龙单 8、东农 248	京早 10、唐玉 5
1996	新克旱 9	垦大 4、克丰 6	垦农 4、东农 42、857—4—2	合丰 35、绥农 10	东农 248、龙单 5、龙单 8	京早 10、唐玉 5、四早 6
1997	垦大 4、克丰 6	新克旱 9	合 35、857—4—2、绥农 10	绥农 14	龙单 8、龙单 5	龙单 13、吉单 159
1998	垦大 4、克丰 6	克旱 14	857—1、绥农 10、合丰 35	垦农 15、绥农 14	龙单 8、四早 6、东农 248	龙单 5、龙单 13
1999	垦大 4、克丰 6	克旱 4	绥农 10、857—1	绥农 14、15	四早 6、4 早 11、龙单 8	—
2000	垦大 4、克丰 6	龙福 918—569	绥农 10	垦鉴豆 6、农大 7113	四早 11、龙单 8	—

表 3-1-4　2001—2020 年八五〇农场主要作物品种更新情况

年份	小麦		大豆		玉米		水稻	
	主栽	搭配	主栽	搭配	主栽	搭配	主栽	搭配
2001	克丰 4	垦大 4	绥农 10	垦鉴豆 6	四早 11	龙单 8	空育 131	垦鉴稻 6
2002	克丰 4	垦大 4	绥农 10	垦鉴豆 6	四早 11	龙单 13、龙单 8	空育 131	垦鉴稻 6
2003	克丰 4	龙麦 26、克丰 6	垦丰 9	绥农 10、绥农 14	戈单 13	绥玉 7、四早 11	空育 131	垦鉴稻 6、绥粳 3
2004	克丰 4	龙麦 26、克丰 6	绥农 10	垦丰 9	戈单 13	绥玉 7、四早 11	空育 131	垦鉴稻 6、垦鉴稻 7
2005	克丰 4	垦啤麦 2	绥农 10、绥农 14	合丰 45、垦鉴稻 23	戈单 13	四早 11、中原单 32	空育 131	垦鉴稻 6、垦鉴稻 7
2006	垦啤麦 2	克丰 4、龙麦 26	绥农 10	绥农 14、垦丰 16	戈单 13	龙单 16、垦玉 6	空育 131	垦鉴稻 6、垦稻 12
2007	—	—	垦丰 16、绥农 10	绥农 14	戈单 13	甘玉 1 号、绿单 1	空育 131	垦鉴稻 6、垦鉴稻 10
2008	—	—	垦丰 16	绥农 10、绥农 14	戈单 13	哲单 37、龙单 30	空育 131、垦鉴稻 14	垦鉴稻 6、垦稻 12、垦鉴稻 13
2009	—	—	垦丰 16	绥农 10	哲单 37	龙单 13、龙单 30	垦鉴稻 6	龙粳 20、空育 131
2010	—	—	垦丰 16	绥农 10、垦鉴豆 43	哲单 37	绥玉 7、德美亚 1	龙粳 25、空育 131	垦鉴稻 6、龙粳 20
2011	—	—	垦丰 16	绥农 10	哲单 37	绿单 1、垦玉 6	垦鉴稻 6、龙粳 26	龙粳 20、龙粳 29、垦稻 12
2012	—	—	垦丰 16	垦农 22、绥农 10	哲单 37	德美亚 3	垦鉴稻 6	龙粳 26、龙粳 29
2013	—	—	垦丰 16	—	德美亚 3	哲单 37、德美亚 1	龙粳 26、龙粳 31	垦鉴稻 6、龙粳 20
2014	—	—	垦丰 16	—	德美亚 3	哲单 37、德美亚 1	龙粳 26、龙粳 31	垦鉴稻 6、龙粳 20
2015	—	—	垦丰 16	—	38P05	南北 7、德美亚 3	龙粳 31	龙粳 26、龙粳 41
2016	—	—	垦丰 16	—	38P05	德美亚 3	龙粳 31	垦稻 23、龙粳 46
2017	—	—	垦丰 16	垦鉴 23	38P05	德美亚 3	龙粳 31	绥粳 18
2018	—	—	垦丰 16	垦农 30、垦农 41、东农豆 252	德美亚 3	先正达 205、华美 3	龙粳 31	绥粳 18、龙粳 21
2019	—	—	垦丰 16	垦农 23、垦豆 14	德美亚 3	德育 579、利合 228	绥粳 18	龙粳 31、三江 6
2020	—	—	垦丰 16	垦农 30	德育 579	德美亚 3、祥玉 1	绥粳 18	龙粳 31、三江 6

第六节　农业新技术推广

农业新技术推广工作是实验、实践总结转换成果的重要手段。建场初期的大豆平均亩产仅89千克，2020年大豆平均亩产175千克、玉米亩产700千克。水稻栽培从建场初期种子漫撒，到20世纪90年代小棚育苗，再到21世纪标准化大棚旱育稀植栽培，水稻平均亩产由170千克增加到600千克，农业新技术推广应用，促进了大农业的发展。

一、旱田新技术推广

1956年，在试验站进行了小麦的异地鉴定，小麦应用使用手摇粒肥机制作石粒肥，大豆根瘤菌接种，建立留种地，进行田间选种和室内选种，保证了大面积栽培优良品种的供应。

1958—1959年，全面贯彻农业“八字宪法”，科学种田有了新发展，水、肥、土、种、密、保、工、管被提到日程上来，大搞排水、深翻、深松、工具改革和良种繁育，合理密植。

1961年，五分场用改装的联合收割机成功地进行了垄作大豆的联合收割及捡拾脱粒。

1962年，开始试行麦类割晒，当年割晒4300亩。在此阶段大量施用磷矿粉，1959年由摩洛哥进口4080吨磷粉。

1965年，开始推广机制粒肥，并大面积施用，使磷种肥得以广泛应用。

1971—1972年，开始推广大豆割晒拾禾。

1973—1974年，利用氨水和草炭生产腐殖酸铵，解决化肥数量的不足。利用飞机航化作业防治小麦锈病，防治甜菜病虫害。大豆首次进行飞机喷洒矮壮素。

1974年，引进垄沟深松、平翻深松、搅麦茬深松等耕法，为在深松的基础上推行少耕、免耕打开了局面。在此基础上形成了麦—杂—豆三区轮作或麦—玉—豆—麦—杂—豆六区轮作模式。

2001年，旱田推广节水保墒耕作技术，利用大功率机车加大联合整地面积，加强大田中耕深松作业标准，提高土壤保墒能力，推广高性能精播技术。

2010年，引进美国十方播种机4台，提高了播种质量。推广玉米种子分级精选播种技术。播前基肥深施技术，示范推广大豆根瘤菌使用技术。

2012年，玉米推广应用田间叶龄管理技术、种子分级精选包衣、大垄精量点播技术、大垄膜下滴灌技术、矮化控高、飞机航化综合健身防病促早熟技术。大豆推广种子分级精选包衣技术、分层施肥、精量播种、微肥施用、根瘤菌拌种、大垄密植等技术。

2013年，推广玉米化控技术、大豆大垄密精播技术（图3-1-7）、旱田免耕及原垄卡技术。试验示范推广玉米筒式催芽精播技术。

2014年，推广玉米播前深施肥技术，玉米大面积推广筒式催芽精播技术。推广玉米秋施肥技术。

2015年，推广玉米增密、增匀、增肥、降株高的“三增一降”技术。

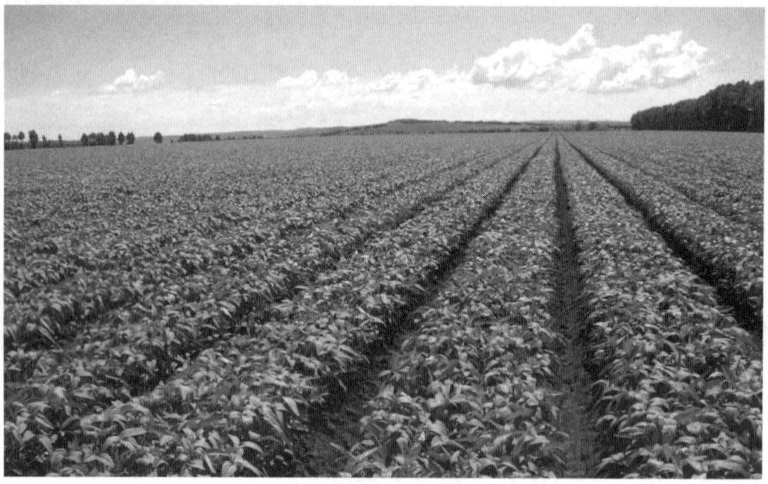

图3-1-7　大豆大垄密栽培技术

二、水田新技术推广

1991年，引进旱育稀植栽培技术。

2000年，全面推广水稻叶龄诊断技术、寒地水稻井水综合增温技术。

2010年，浸种催芽技术大变革，由原来的散户浸种催芽转为集中浸种催芽，实现了全场水田统一供种。

2011年，推广应用毯式育秧机插技术，全场毯式育秧面积20.4万亩，占水田面积57.3％，毯式育秧盘700万张。

2012年，推广应用精量电动播种技术、生物有机肥和硅肥应用技术、全程安全高效植保健身促早熟技术和化控防倒伏技术。

2016年，开展“互联网＋农业”示范基地建设、育秧大棚二次利用技术（种植经济作物）、旱稻种植示范。

2017年，推广“互联网＋”高端米种植示范7200亩，水稻振捣提浆机插技术2000亩，亩节水63.39立方米，节水21％以上，每亩节省成本15元左右。

2019年，推广侧深施肥技术、腐殖酸液体返青肥技术、缓控施肥技术、生物肥应用技术、减肥节本增效技术。推广蚯蚓粪有机肥应用。

2020年，示范旱平免提浆技术、水稻宽窄行侧深施肥机插技术、推广卫星激光平地机技术和无人自动导航驾驶插秧技术。

第七节　种植业保险

1985年6月，在八五〇农场设立专门保险代办机构，机构名称为“中国人民保险公司虎林县支公司八五〇代办处”。行政上由农场领导，保险业务归虎林保险公司。1999年6月与农场风险互助办公室合并，改名为“中国人民保险公司鸡西分公司农垦业务部八五〇代办处”，业务归鸡西保险分公司指导。2005年1月，正式组建保险机构，更名为“阳光农业相互保险公司八五〇保险社”。

1985—2020年，八五〇农场保险业务的不断发展，增强了农业生产抗灾能力，农户在遭受自然灾害时能得到及时的经济赔偿，确保了农业生产经营持续发展。种植业面积投保率由2010年的93％，增长到2020年的98％。2005—2020年，理赔金额1.17亿元。

一、1986—2000年

重点险情理赔：对辉崔修造厂修理车间及机械设备严重烧毁，赔付总金额24.3万元。农场公养奶牛死亡，赔付金额10万元。十二队、三十队、加工厂锅炉发生爆炸，理赔18.7万元。糖厂白糖丢失，理赔损失10万元。糖厂车队、糖作所、医院、农场机关车辆发生交通事故，共计理赔30余万元。二十七队M160型农用拖拉机起火造成全车报废，赔付33.6万元。1993—2000年，互助农场四种主要栽培作物330万亩，互助保额2400万元，互助保费1039万元，理赔额1068万元，赔付率103％。互助农机具每年50余台件，互助保额每年70余万元，互助保费每年2.8万元。2000年，承保大棚40多万平方米，收取保费6万元，赔付10万元，赔付率166％。

二、2001—2005 年

2001—2005 年，农业保险业务农场统保，30%的保费农场留存，70%保费上交。年末保险理赔实行农场与分局三七开赔付。

2002 年，由于遭受严重的低温冷害灾害，农场水稻严重减产。当年，种植业保费收入 141.69 万元，农场留存 42.51 万元。赔付金额 331.53 万元，农场赔付 99.46 万元，赔付率 240%。有力的扶持了农场的水稻生产。

三、2005—2020 年

2005 年起，国家实行对农业保险保费补贴政策，国家保费补贴 20%。保险金额 80～140 元/亩。2008 年国家保费补贴调整为 60%。2009 年，国家保费补贴调整为 65%。2010 年保险金额调整为 235～420 元/亩。到 2010 年，农场种植业面积投保率已达 93%，粮豆作物全部参保。

2009—2010 年，在开办种植业保险的基础上，开办了奶牛、能繁母猪等政策性保险。累计立案赔付奶牛 56 头，赔付金额 31.36 万元。

2013 年开始，开办水稻大棚育秧保险，当年投保大棚 3320 栋，投保率 58%，保费收入 84.66 万元。

2014 年，开始实行报灾制，由原来的地号平均产量计算理赔面积，修改为按实际成灾面积计算理赔面积。

2015 年，受到严重低温春涝影响，致使部分玉米前期绝产，绝产面积 1.82 万亩，赔付金额 208.84 万元，受灾户数 213 户。当年总体理赔面积 3.3 万亩，理赔金额 573.32 万元，理赔户数 1053 户。

2016 年，近 4 万亩粮豆作物 6 月 10 后播上。其中有大豆 1.6 万亩、玉米 3000 亩、经济作物 4000 亩播在 7 月后，造成旱田作物严重减产，部分作物绝产。当年总体理赔面积 6.36 万亩，理赔金额 1638.32 万元，理赔户数 1427 户。

2017 年，水稻保险新增贴地倒伏赔付标准，解决水稻倒伏损失赔付问题。由于秋季严重内涝，总体理赔面积 3.3 万亩，理赔金额 837.24 万元。

2018 年，国家对农业保险保费补贴调整为大豆 65%，玉米、水稻 72.5%。

2019 年，由于遭受严重的自然灾害，农作物严重减产。总体理赔面积 10.31 万亩，理赔金额 2252.6 万元，理赔 3003 户（次）。

2020 年，为增强农业抗灾能力新增气象指数保险业务，气象指数保险当年投保面积 11 万亩。增加保费 121 万元。为提高种植业保险测产定损工作的准确性和及时性，对投保大豆、玉米、水稻保险业务开始实行 3S 技术，依靠 3S 技术和实地调查合理测产定损，规范基层组织测产定损工作。配置了无人机进行灾情定损、查勘。

截至 2020 年，农场种植业可保面积已应保尽保，实现了高保障。投保率 98%，粮豆作物全部参保。2005—2020 年，种植业参保面积 739.65 万亩，保费 2.49 亿元；其中：国家补贴 1.48 亿元，理赔金额 1.17 亿元。2013—2020 年，累计投保大棚 8507 栋，累计保费 216.93 万元（表 3-1-5）。

表 3-1-5　2005—2020 年保费及理赔情况表

年份	参保面积（万亩）	保费（万元）	国家保费补贴（万元）	理赔金额（万元）	赔付率（%）
2005	42.1	459.83	91.97	319.16	69.4
2006	42.1	442.34	88.47	291.87	66.0
2007	42.84	579.96	116	293.73	50.6
2008	46.4	930.97	556.81	466.18	50.1
2009	46.47	137.9	674.63	471.88	342.2
2010	44.53	1335.82	868.28	149.08	11.2
2011	45.53	1363.49	864.2	591.81	43.4
2012	47.89	1582.25	973.56	404.5	25.6
2013	47.59	2141.35	1391.88	658.97	30.8
2014	47.79	2150.66	1397.93	585.51	27.2
2015	47.84	2152.95	1350.93	573.32	26.6
2016	47.3	2128.05	1350.77	1638.32	77.0
2017	47.91	2156.04	1390.52	837.24	38.8
2018	47.67	2444.86	1764.78	946.14	38.7
2019	47.57	2426.78	1750.04	2252.6	92.8
2020	48.12	2449.64	1760.35	1218.7	49.8
合计	739.65	24882.89	14848.21	11699.01	50.6

第二章　农业机械化

八五〇农场65年的开发建设的历史，也是一部农机不断发展壮大的历史。经历了开荒建场艰难起步的初期、逐步壮大的中期和向智能化、数字化迈进的快速发展期。农场已全面实现农业机械化，机械化率已达到国内领先水平，并向着农机智能、数字、精准、高效、节能、环保方向发展。农机装备产业向高质量发展转型，推动农业机械化向全程、全面、高质、高效升级，走出一条特色农业机械化发展道路，为实现农业现代化提供支撑。

建场之初，主要以刀耕火种、人拉肩扛，仅有几部进口斯大林-80拖拉机、斯大林-4联合收割机。1960年之后开始使用国产东方红-54拖拉机及仿制机具和国产东风联合收割机，开始逐步向着机械化发展。2000年之后，农场机械化水平实现了质的转变。2001—2010年，农场农机具增加了1.4万余台，农机总动力增加了3.7万千瓦。旱田主要以大功率作业为切入点，引进美国凯斯、迪尔系列拖拉机、收获机、播种机等先进机械，旱田农机管理逐步实现“六统一”：统一管理和指挥、统一作业标准、统一机具技术要求、统一提取技术状态保证金、统一组织检修和验收、统一停放管理，有效地提高农业田间作业标准。2017年以后农场主要作物为水稻、玉米和大豆，玉米、大豆生产已经实现全程机械化。2018年开始农场向着机械智能化、数字化、无人化发展。2018—2020年，引进水稻辅助直行系统（插秧机导航系统）126台，卫星平地机63台，轨道车17台。这些新技术的引进，有效推进了农机装备向数字化、智能化、高效节能型转型升级。

截至2020年底，全场共有大中型拖拉机1488台，其中旱田147千瓦以上拖拉机17台，全部配有导航系统；谷物收获机625台，其中大型进口收获机11台；插秧机1243台，其中高速插秧机1137台；各种配套农具4720台套，其中插秧机导航126台套；卫星平地机63台；农机总动力15.2万千瓦，综合机械化水平达99.8%。

2014年，八五〇农场被授予“全国农机标准化示范场”。

第一节　农机革新、更新与推广

建场初期，八五〇农场农机具的革新主要通过农机具的改装、研发，不断替代人力，提高生产效率。1960 年之后，农场开始引进国产拖拉机和农机具。1985 年，全场成为已拥有大中型拖拉机 323 台，联合收割机 159 台，各类机械 4000 多台的高度机械化的大型国营农业企业。2000 年之后，农场引进美国凯斯、约翰迪尔系列农机具，使农场旱田机械化水平大幅度提升。2015 年起，随着农户水田种植技术的提高，水田机械更新换代的速度也随之加快。2020 年，全场农机总动力 15.2 万千瓦，田间综合机械化作业率 99.8%。

一、旱田机械的革新、更新与推广

（一）旱田机械革新改造

1955—1957 年，主要是进行拖拉机与五铧犁的防陷改装、双轮一铧犁覆垡改装及大豆脱谷机改装。其中大豆脱谷机改装后，提高工效 5 倍多，损失率降低到 2%左右。

1959—1960 年，为了弥补播种机之不足，在备耕期间改装播种机（加宽播幅）100 台，制造土播种机（耧）260 台、苗耙机 536 台、综合铲趟机 120 台。在夏锄阶段改装中耕机、人拉手推单铧、双铧耘锄、双钩锄、三齿耘锄、硬软连钉齿耙、中耕施肥两用犁、手摇喷雾喷粉器、自动喷雾喷粉器等。

1972 年，技术员修士明、王世珂和工人们革新一台双轨吊车，技术员张维明和工人们一起革新制造一台单轨吊车。在机务战线上始终贯彻“能用则用，不适用则改，不搞无效作业”的措施，使机具适合八五〇农场耕作制度和栽培技术的要求，充分发挥现有机具的潜力。

1984 年，八五〇农场较大项目改装有 129 项、农机具 1814 台套。半悬挂精量点播机、秸秆抛撒机已普及全场，为八五〇农场实行新的耕作制度，实现稳产高产提供了有利条件。秸秆抛撒机还获得农垦部革新三等奖。

1988 年，八五〇农场开始推广应用平地机，各生产队利用废旧收割机牵引架、旧连接器架等，自行制作大型平地机，保证了播种质量，给收获作业打下了良好的基础。为达到保苗增产的目的，推广应用了 2BJGL-6 型点播机。1989 年，2BQS-6 型气吸双条精量点播机研制成功，并列入管局科研课题。

1991 年，研制的“双圆盘气吸式排种器”，获得国家专利。经农垦农业机械试验鉴定站对该机进行试验鉴定。认为该机采用通用机架，配以各种工作部件后，可以一机多用，降低农业生产成本。

1988—1994 年，农机科、科研站、二队等部门和单位先后研制了“无动力旋转锄”

“圆盘锄草器”“V 型中耕装置”，应用后不仅保苗、灭草效果好，而且还起到疏松土壤的作用。

2000 年，农机科技术人员针对国产 24 行小麦播种机春季播种深度控制，往往依赖于土壤化冻深度的问题，研究开发了播种机限深装置。通过作业验证，播种深度一致，出苗整齐，符合农业技术要求，得到农场和牡丹江管理局认可，并在农场和管理局推广。针对原有机械只能翻地，添加深松部件又存在作业堵犁现象，研制了浅翻深松装置。经多次论证和反复试验，研制出组合式浅翻深松工作部件。为保证制作工艺要求，农场决定与河北保定金鹰五铧犁专业生产厂联合制造，取得非常好的效果，在全管理局推广使用。该项研制成果被保定金鹰厂作为正式产品生产销售。

（二） 旱田机械更新与推广

1986 年开始，引进功率大、喂量大的联合收割机，以适应高产量的收获作业。至 1995 年主要以进口机型为主，如 1055、1065、1075、E514、苏式叶尼赛收割机，收获能力强，缩短了作业期限，降低了损失。1995 年，引进雄狮半链轨 30 台，克拉斯半链轨 28 台，1000 系列半链轨 40 台。所有收割机均配有大型半链轨，保证了在涝灾之年收割任务的完成。大量引进挠型割台，专门用于收割大豆，这种机型在收割时，可随地面不平而仿形起伏，收割干净减少损失。1987—1995 年，共购进 60 台用于大豆收割，对收割机进行技术改造，以提高作业质量。

2001 年之后，由于农业经营体制变化和国家对农业机械实行补贴，机械更新出现了从阶段性停滞到高速发展的历史性变化。1998 年，农场引进 5 台美国纽荷兰 M160 拖拉机开始试验示范。2004 年，引进美国凯斯公司 330 千瓦橡胶履带拖拉机 1 台、140 千瓦轮式拖拉机 2 台、169 千瓦凯斯 2366 联合收割机 1 台、作业幅宽 7.3 米的 9630 联合整地机 1 台、作业幅宽 16.8 米的耘耕机 1 台。2007—2010 年，八五〇农场进入农机更新高速发展时期，共引进国内外大功率拖拉机 21 台、进口大型收获机 6 台、进口大型农具 12 台、引进国内大型配套农具 34 台。其中：2008 年引进美国迪尔 9660 收割机 2 台，凯斯 2388 收割机 1 台；2009 年，引进纽荷兰 140 拖拉机 1 台。2010 年引进美国凯斯 305 拖拉机 1 台，凯斯 195 拖拉机 2 台，迪尔 7830 拖拉机 1 台，凯斯 7088 收获机 1 台，6088 收获机 2 台，美国十方公司 12 行播种机 4 台，凯斯联合整地机 1 台。

2011 年，八五〇农场旱田以大功率作业为切入点，提高田间作业标准。引进国外大功率机车 4 台，其中美国凯斯公司生产的凯斯 PUMA210 拖拉机 3 台，美国约翰迪尔公司生产的迪尔 7830R 拖拉机 1 台。配套引进大功率自动导航系统 4 套、进口玉米精密播种机 3 台、国产大豆大垄密播种机 2 台、金亿春雨玉米收获机 15 台、玉米打茬机 10 台，旱田生产逐步实行“六统一”生产模式。通过引进国内外先进播种机、起垄施肥机、风幕式喷药机、折叠镇压器等设备，有效地提高田间作业水平，大功率机械的引进和统一作业充分显示机械作业标准和效率优势，旱田各作业周期减少，人工投入减少，职工收入增加，为旱田可持续发展打下了良好基础。

2012 年，为进一步提高旱田作业质量，八五〇农场出台购机补贴政策，引进迪尔 S660 收获机 2 台、贝松犁 2 台、玉米秸秆还田机 4 台、十方播种机 2 台、格兰播种机 3 台，改装 1 台玉米覆膜机，引进发电座机组和滴灌设备，保证了春季高产攻关工作的顺利进行。

2014 年，引进迪尔 8320R 拖拉机 1 台、迪尔 7830 拖拉机 1 台、库恩 6 行精量播种机 1 台，全场所有大功率拖拉机都配置了 GPS 导航系统，有效地提高了旱田田间作业水平。

2015 年，针对旱田多年耕作形成的垄沟造成耕层不平整现象，农场出台补贴政策，在有机户廉涛的引领下，当年农场就引进 8 台旱田平地机（每台平地机补贴 5000 元），平整土地 8000 亩。2016 年引进 7 套深松监控系统，确保旱田深松作业质量；同时针对春涝大功率配套播种机不能作业的严峻形势，引进 19 台东方红小型大垄 4 行气吸式播种机，用于大豆、豌豆和向日葵的播种，确保了春播生产进度。

2018—2020 年，农场为提高旱田翻地、起垄质量，农场对旱田进口翻转大犁、起垄整形机进行补贴，引导种植户对大犁、起垄机的更换，引进旱田进口翻转犁 5 台、旱田大垄整形机 18 台、约翰迪尔 S440、R230 收获机、GPS 导航仪 39 套（图 3-2-1）。

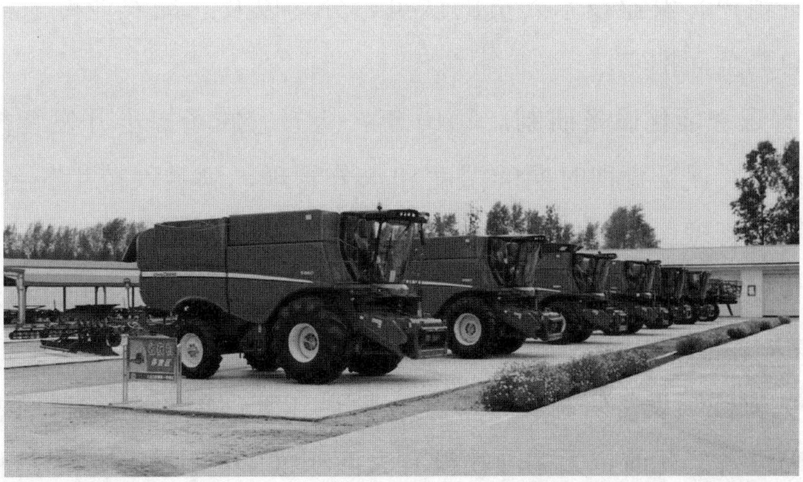

图 3-2-1　引进约翰迪尔等旱田农业机械

截至 2020 年，全场旱田 73.5 千瓦以上拖拉机 62 台，大型进口收获机 11 台，播种机 106 台。旱田机械总动力 13389 千瓦，旱田田间机械化率 100%。

二、水田机械更新、改造与推广

（一）水田机械及设备研制改造

1. 水稻钵育精播机研制。2000年后，八五〇农场鉴于水稻钵育栽培的增产优势和大棚苗床机械播种需要，决定由农机科牵头，组成水稻钵育精播机和水稻苗床纵向播种机的两机研制课题组，经过2年多的不懈努力，2002年4月完成两机样机生产。经农垦总局农机鉴定站鉴定，两机均达到农艺要求，被列为总局推广机械。水稻专家徐一戎称之为“水稻生产上的一场革命”。中国农业发展基金会董事长梁光远专程到农场调研并给予5万元科研经费支持。课题组安丰弟、邹德春、肖景文获得两项国家专利。

2. 水稻割晒机研制。2004年，水稻大面积收获仅依赖于人工和机械直收，效率低且机械直收带来潮粮问题。第四管理区第十四作业站购进2台报废的割晒机与农机科一同进行改装，率先在分局开展水稻割晒试验，经田间作业验证，作业效果达到农艺要求，割后三天即可水稻拾禾作业。2005年起，农场协调八五二农场耕作机械厂进行生产，应用于秋季水稻收获。截至2010年，农场水稻割晒机保有量160余台，水稻割晒21万亩，占总面积的60%，该方法被分局列为水稻收获首选推广方式。

3. 水稻浸种催芽设备研制。2006年，鉴于水稻浸种催芽人工操作带来的芽率不齐、温度控制不好，易产生高温烧种问题，农机科与原第五管理区主任刘海共同研究开发了温度自动控制的浸种催芽设备，保证了农艺标准，实现了水稻浸种催芽机械化。该设备的开发得到广大水稻种植户、农业技术人员的认可，分局以及总局农业专家给予了很高的评价，并在分局及总局全面推广。

4. 水稻秧田管理智能化设备研制。2010年，八五〇农场提出开发智能化秧田管理设备，通过智能化控制，保证育秧时期的温度和水分管理，满足秧苗生长各时段生理要求。经农场农机科、第五管理区与牡丹江信和自动化技术有限公司共同研制，同年10月开发出秧田管理智能化设备，实现苗期温度水分智能化控制。该设备的开发，实现了第五管理区2011年248栋大棚的标准化管理。

5. 水稻育秧大棚微喷设备研制。2010年，牡丹江管理局要求2012年实现100%水稻育秧大棚应用微喷设备。此前，大棚微喷没有大面积推广，其主要原因是集中供水投资较大，平均投资1350元/栋，种植户难以接受。针对这一问题，农场提出：保证标准、降低成本、另辟蹊径、实现共赢。农机科按农场要求经过充分论证，多次反复实验，选择了单户独立供水方式，其投资仅452元/栋，降低成本898元/栋。成本的降低调动了种植户的积极性。2010年再生产准备，全场推广落实5434栋，占总数的90.8%，节省投资488万元。

（二）水田机械更新与推广

2000年，随着水田面积的逐年加大，八五〇农场结合不同时期的需求和重点问题，通过国家机械补贴和农场扶持政策，引导种植户投资更新机械。2000年以前农场插秧机仅399台，以水田动力机车以手扶拖拉机为主。2001年，八五〇农场加大机械更新力度，插秧机每年以近200台、手推式水稻苗床播种机每年以155余台速度更新。2004—2005年，引进佳联3070、3080收获机。2005年，一次性购进水田拖拉机213台。2006年，引进佳联3316大型水稻收获机、割晒机、拾禾台，一次性购进弥雾式喷药机497台。2010年，引进进口插秧机、撒肥机、水稻电动播种机。

随着水田种植技术的不断完善，八五〇农场积极引导种植户更新换代新型农机具。2011—2014年，由于总局制定农机购置补贴政策，农场相应出台农机补贴政策，加快了水田机械更新换代。引进联正自走式割晒机43台、加装自走式割晒机后驱43套；联正拾禾台33台、其他拾禾器15台，拖拉机悬挂割晒机11台；各类大型水稻收获机92台，其中佳联—6收获机10台、迪尔3316收获机9台、迪尔3518收获机1台，收获机配套后驱动30台、半链轨28台，久保田半喂入收获机52台。水田拖拉机178台，高性能插秧机417台，仿日式打浆机498台，高效打浆机221台，高柱大犁11台，新增盘土定量撮2536把；引进水田施肥机31台、电动播种机443台，水稻秸秆还田机42台，水田多功能机16台，微喷专用水泵座机组724台；购进毯状盘1171万张；实现100%水稻毯式育秧盘育秧，100%水稻苗床微喷；改造卷帘开闭式大棚5715栋，微喷5757栋。2012年面对涝灾收获困难的严峻形势，紧急追加购买20台雷沃谷神GN60收获机、3台沃得DC60收获机；为保证水田整地质量，引进华南农大研制的水田激光平地机1台，进行水田整地试验，为提高水田整地标准进行探索试验。

2014年，八五〇农场开始赴俄罗斯垦荒。根据俄方土地特点，农场经过充分论证、对比选型，引进先进适用的国产大功率拖拉机38台、收获机14台、水田犁10台、条播机42台、撒肥机38台、高效打浆机28台、水田多功能机38台；开展域外水田生产新技术应用，提升水田标准化作业水平。

2015年之后，总局补贴实行自主购机、定额补贴、农场结算、直补到卡（户），与国家补贴相同，职工开始自主购机。

2016年，八五〇农场开始引进水稻侧深施肥技术，当年第一作业站农户倪校臣开始使用，应用面积100亩地，节省肥料500千克，节省人工近万元，得到了种植户的认可，之后每年农场都拿出部分资金进行补贴侧深施肥技术，全场近百名种植户开始应用。

2019 年，八五〇农场开始推广卫星平地机，农场科研中心购买一台，改造条田 100 亩，同时在第一管理区第一作业站进行平地作业，得到了种植户的认可。第二年农场推广 63 台卫星平地机，进行条田化改造。

2015—2020 年，引进各类水田拖拉机 524 台、各类型收获机 499 台、高效插秧机 480 台、水稻侧深施肥插秧机 89 台、电动苗床播种机 259 台、新型水田大犁 648 台、秸秆还田机 23 台、打捆机 60 台、水田多功能机 375 台、电动苗床覆土机 94 台、高效打浆机 131 台、引进插秧机导航系统 122 台套、平地机 63 台、轨道车 17 台、自平衡弹齿式水田压茬机 52 台、引进 9 台水田振捣提浆机、粮食烘干设备 3 台（图 3-2-2）。

2020 年底，八五〇农场水田机械总动力 13.86 万千瓦，水田拖拉机 1214 台、收获机 607 台、插秧机 1243 台。水田综合机械化水平 99.96%。

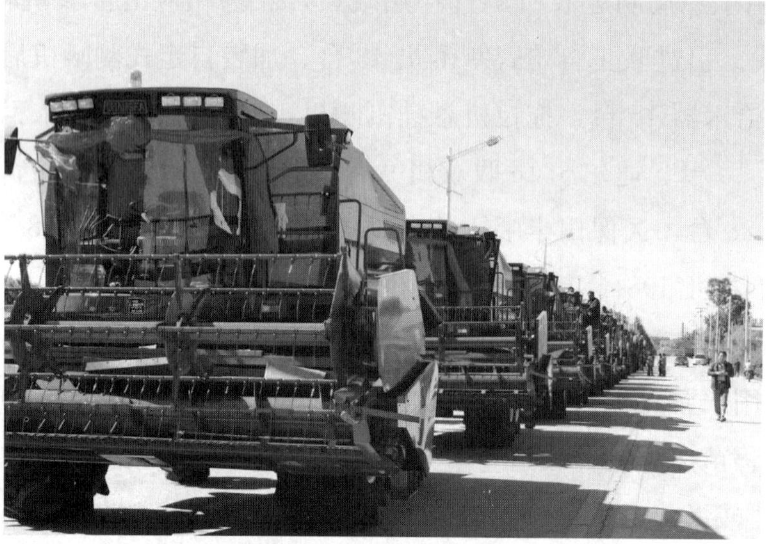

图 3-2-2　引进水田农业机械

第二节　农机修理与服务

八五〇农场建场初期，农机具数量少、比较落后，农场农机具主要以维修为主，改造为辅。1993 年后，农场农机具以造为主，以修为辅，2001 年，农场农机服务是以社会化服务和农机管理服务网络相结合。2014 年农场成立了 3 家农机合作社，实行统一管理、统一作业。

1955 年，八五〇农场设铁工厂，各大队设烘炉，仅有简单的修理工具如老虎钳，丝锥板牙、卡丝钳、开口扳子、锉刀等，负责简单的修理工作。1963 年，改为二级制农场后，八五〇农场大修厂归虎林分局，原八五〇农场四分场修配所作为二级制八五〇农场的修配厂，当时拥有切削机床4台、C-620车床1台、钻床1台、刨床1台、铣床1台，修理实验设备2台，其中气门研磨机1台、电焊机1台，还有48千瓦发电机1台、电焊机1台及手摇钻床1台等小设备。主要修理C-100和德特-54拖拉机。1975年，改为三十八团凉水修造厂。机械加工修理设备47台，其中金属切削床17台、C-620车床7台、镗床2台、钻床2台、刨床1台、铣床2台、插床1台、磨床1台、锻压设备4台、修理试验设备10台。1977年，生产总局指派生产八寸泵150台，还试制了二寸泵。1978年，生产镇压器43台，并成批制作二寸泵。当年被评为管局工业学大庆先进单位。1980年，生产一台价值万元的万能中耕机。1981年，生产五吨拖车20台，抛撒器36台。1982年，八五〇农场两个修造厂的有主要修造设备190台件，其中车床26台、钻床13台、刨床7台、铣床4台、锯床2台、台钻57台、砂轮机及抛光机44台、锻锤7台、液压机3台、机械压力机1台。基本上形成可满足农场农机工作需要的修配力量。1993年以后，修造厂则以造为主，以修为辅，制造革新定型农机产品，走向市场。生产队的农机修理，一般可以完成机车高号保养和各种机具的检修改装。

2001年，八五〇农场农机服务是以社会化服务和农机管理服务网络相结合。在农场注册登记的农机维修网点22个，农机配件商店8个，农机修理厂1个，农场每年更新引进的新型机械，销售商负责售后培训、售后服务。农场各级农机管理人员将管理与服务相结合，机械维修时期为有机户提供技术指导，作业时期为有机户排疑解难。农忙时期各管理区组织有农机技术的人员，成立义务农机服务小组，为有机户排除故障，从而保证农业机械正常工作。

2014年，农场成立农机合作社3个。组织大功率拖拉机和大型收割机等有机户成立农机合作社，注册资本6900万元，社员19人，耕种面积14000亩，实行统一管理、统一作业、统一结算。加快了农机合作社社会化服务组织的建设步伐，通过农机社会化服务组织不断壮大，发挥其农业机械现代化、组织化程度高的优势，减少农机操作和驾驶人员数量，增加农机人员收入，稳定农机人员队伍，提高农机人员的素质，增强标准作业水平。

第三节　农业机械化程度

农业机械的发展经历了开荒建场的艰难起步期、现代化机械壮大成熟期和农业机械智能化、数字化的快速发展期。

1955年，机械化程度很低，基本上以人力作业为主，除镇压达到50%外，翻地

20%，耙地 25%，开荒 4.8%，收获仅 1.5%。1981 年，引入精量播种机和联合耕作机后，解决了东北高寒地区怕湿不耐涝的垄作作物的播种问题，玉米、甜菜也做到垄上播种。1989 年，实行以生产队为主体各种承包形式，机车实行单车核算，完善内部分配制度，使经营效益和个人承包紧密联系起来。1993 年，农场推行生产队自负盈亏，自负生活费用，加大了放权范围。1996 年，实行土地全部由个人承包，机械设备全部折价转让给个人，共转让链轨拖拉机 101 台，轮式拖拉机 63 台，收割机 62 台，各种农具 990 台套。承包户主要有三种，即：有地有机户、有地无机户、有机无地户。

2010 年，部分玉米、大豆试行垄距为 110 厘米的大垄栽培模式。旱田机械作业主要是围绕玉米、大豆和经济作物的种、管、收进行机械化生产作业。2004 年、2007 年、2009 年，农场先后利用国家、农垦总局农机补贴政策，推广应用 80～330 千瓦国内外大型拖拉机、联合收获机、进口播种机、玉米直收割台等。玉米割台的引进，突破了建场以来玉米种植收获的难题。2010 年起，农场又以大功率机械作业为切入点，改旱田小垄为大垄栽培模式，推广农机生产合作经营体制，机械作业逐步推进六统一，有效地提高了田间机械化作业水平。通过新型国内外先进大功率机械的引进和统一作业，充分显示出先进机械的作业标准和效率优势，有效地提升了农场旱田标准化作业水平，为旱田高产、高效益可持续发展打下了良好基础（图 3-2-3）。

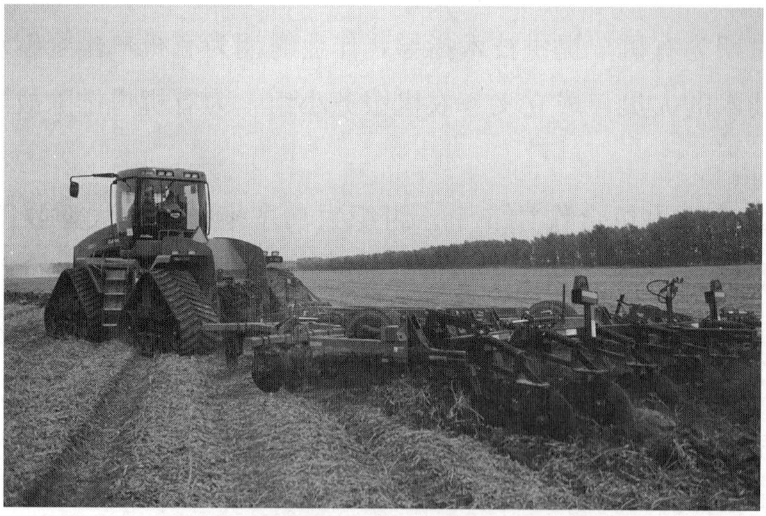

图 3-2-3　大功率机械旱田作业

2010 年，水田生产各环节已基本实现机械化作业。水稻种子机械加工统一供应，智能化集中浸种催芽 80.8%，水稻机械播种 100%，水田机械化水整地、翻地 100%，水稻航化健身防病每年 17.5 万亩，水稻机械收获 100%；水稻田间综合机械化率达 95.8%。水田全程机械化水平大幅提高，极大地推动了农业生产标准化，为农场经济发展打下了基础。

2017 年，八五〇农场主要作物为水稻、玉米和大豆，机械化播种、飞防、植保、收获，玉米、大豆生产已经实现全程机械化。2018 年，农场按照总局倡导“三减”的工作要求，拿出部分资金补贴智能微喷控制系统，购买了 8 套智能微喷控制系统，以减少农药使用，保障植保工作的顺利进行。

2020 年，八五〇农场开始引导有机户向智能化发展，当年购买 109 台套插秧机导航系统，北斗导航插秧机自动驾驶系统具有行驶路径直、轨迹偏差小、插秧直线度好、节省人工、提高土地利用率、操作简单等优点。通过北斗导航系统的引进，有效的缓解因新冠肺炎疫情影响导致雇工难及雇工贵的难题。同时在秋天引进 63 台平地机进行条田化改造。

2020 年底，农场旱田种植面积 12.6 万亩，大功率拖拉机全部安装导航系统，实现导航起垄、播种、中耕、耙地等智能化作业。旱田田间综合机械化率 100%。水田种植 38.06 万亩，水稻种子机械加工统一供应、智能化集中浸种催芽、水稻机械播种、水田机械化水整地、翻地、水稻机械收获全部达到 100%。水稻田间综合机械化率达 99.6%。2020 年主要农作物农机田间生产综合机械化程度达到 99.8%。(图 3-2-4)。

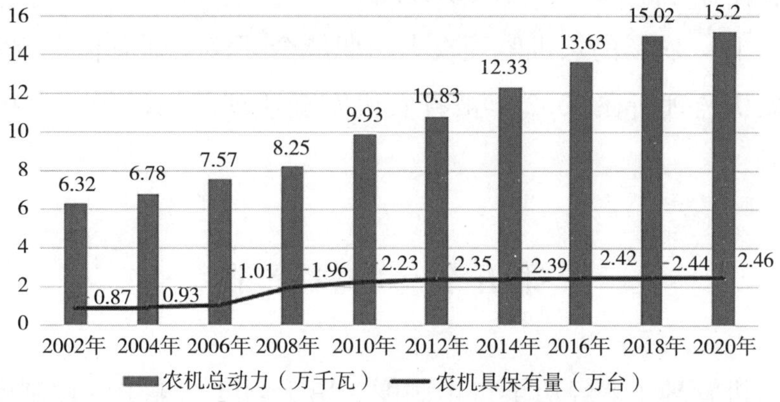

图 3-2-4　2002—2020 年农机保有量及总动力

第四节　安全监理

八五〇农场农机监理工作从 1985 年开始，经历了多次的分开与整合。1985 年，根据黑龙江省和农场总局的文件精神，农场成立了农机监理所，在业务上隶属于牡丹江农垦农机监理站。2020 年 3 月，按照属地管理工作要求，八五〇农场农机安全监理工作全部移交到虎林市统一管理。

1985—2019 年，八五〇农场农机监理培训驾驶人员 5372 人次，年审驾驶人员 2.28

万人次。机械落户办理各类行驶证 5388 本；办理拖拉机、收割机抵押登记 200 台；机动车辆春检、年检、临检共 200 次以上，受检车辆 2.28 万台次。2006 年，按照黑龙江省、农垦总局、牡丹江分局农机安全监理部门统一部署，2006 年 1 月至 2008 年 12 月对全省拖拉机、联合收割机和拖拉机驾驶证全部换发全国统一的“二〇〇五式”牌、证。对原有拖拉机、联合收割机和驾驶员档案进行全部清理和规范整理。规范整理后的拖拉机、联合收割机和驾驶员信息，全部在黑龙江省农机监理总站的“网络版农机牌证业务计算机管理系统”进行录入。

八五〇农场农机安全监理工作在抓好安全教育的前提下，变行政管理为法制管理，依法开展工作，实行对驾驶员进行“一对一”按车核证的工作方法，提高持证率。对所有机车驾驶员的牌、证进行公示，接受群众监督。同时结合机车注册登记工作抓好拖拉机交强险工作，确保拖拉机交强险制度顺利实施。加强机车安全状况管理，2014—2020 年全场共粘贴反光贴 8.5 万条，拖拉机安装安全销、链 1488 台。每年联合交警部门开展春秋联合上路安全检查工作，对拖拉机收获机驾驶证、行驶证、安全链、安全销、反光贴、牌照等进行检查，对外来机车的驾驶证、行驶证、抛撒器等进行检查。在检查中发现问题并及时处理，同时与各作业站联系，进行限期整改。

2020 年 3 月 3 日，农场的农机监理权力与职能全部移交到虎林市政府。

八五〇农场农机监理所在 2002 年被省农机安全监理总站授予“农机安全管理专项整治先进单位”称号。

第五节　农机管理

八五〇农场农机管理主要经历了包干制度、单干制度、集中管理制度三个阶段。建场初期农机具主要是农场购买，产权归农场，1964 年开始逐步建立健全农机具制度，农机具得到统一管理。每个时期不定期进行保养与维修，农机具得到了较好的管理。1996 年，农场实行土地由个人承包，机械设备全部折价转让给个人。农场开始建设正规化机务区，实行统一管理、统一停放、统一收费。全场农机管理工作开始向着制度化管理发展。

一、包干制度

建场初期，农机管理主要是建立短期训练、耕作技术传授训练制度和机务包干制度（包经费、包任务、包油料、包修理、包质量）。各级机务管理干部和人员，要制定必要的年度、月份保养计划，机务队长必须参加每班保养。由于机具不配套，机械布点分散，修配保养质量差，规章制度流于形式，机务人员技术水平低，事故多，管理不到位，贯彻标准作业差，出勤率及时间利用率不高。1959年，根据苏联及兄弟农场的有关资料，结合农场的具体情况，拟定了八五〇农场的机务规章，分别阐明了技术专责制，技术安全规则，技术保养，机具修理，机具设备的保管，油料保管等问题。1964年开始逐步建立健全制度，加强对技术保养的管理，机务干部按规定参加技术保养，建立定期技术检查制度，有关部门应为技术保养创造必要的条件（包括保养间的设备、保养工具、储油设备、滤清设备以及保证供应软水）。农具场主任对于农具的保管负检查和督促的责任，农具进行长期保养时，必须彻底检修，并涂漆、上油、垫木（包括拖拉机大修的喷漆）。贯彻标准作业，按田间作业操作技术规程进行作业，作业前组织学习标准作业，调整好农机具，保证作业质量，作业后进行质量检查，建立干部轮流带班作业制度，验收作业质量。整顿机务队伍，配备政治组长，加强政治思想工作，加强对机务人员的技术培训，每年全天训练三个月（修理工），连续两年轮训。平时定期组织业务学习，机务队长一律参加年审及考试，合格者发给执照。

二、单干制度

1968—1974年，农机管理工作受到影响。存在“作业无计划、消耗无定额、管理无制度、成本无核算”的现象。机械作业成本高、事故多，损失浪费比较严重。1971年，发生重大机械事故25起。1972年，开始推行机务工作五个标准化（机具作业标准化、技术保养标准化、机具油材料管理标准化、修理工作标准化、技术档案标准化）、机务定额管理、安全生产等管理措施。

1985年春，农场兴办家庭农场，生产队的绝大部分农机具作价转让给家庭农场和联产承包组。新的经营形式，对农机工作提出了新的要求，由原来靠行政手段统管的模式转为法制化管理。因为家庭农场是初办，农机产权不明晰，职工不愿投资搞农机具的大修保养和基础设施建设，农具场无人管理，农具保养差，使农机资产遭受很大损失。1988年，根据省国营农场工作会议精神，农场把1985年转让给家庭农场的农具全部收回，土地承包给个人，公有的农机具给个人代耕，按完成的工作量收取机耕费。对农机管理工作重新进行了理顺，建立健全了农机管理机构，加强了机务队伍建设，恢复了农机具的技术状态。严格执行农机技术保养规程，要求做到按时、按号、按项进行技术保养。1989年，实行以生产队为主体各种承包形式，机车实行单车核算，完善内部分配制度，使经营效益和个人承包紧密联系起来。1993年农场推行生产队自负盈亏，自负生活费用，加大了放权范围。机务干部由队长聘用，机务工人的配备由生产队自定。机械设备的增添，生产队有权自行购置。

三、集中管理制度

1996年，农场实行土地由个人承包，机械设备全部折价转让给个人。经营形式主要有三种，即：有地有机户、有地无机户、有机无地户。作物比例、机械化类型都发生了变化，水稻面积增大，小麦、大豆面积减少，小型机械增多，大型机械减少。针对以上情况，农场统一安排加强机务区建设，由农机科逐队制定规划，生产队按图施工，建设正规化机务区。1998年底随着农场体制变化，农机管理主要职能是农机技术状态监督管理、农机场库区标准化管理、农机标准化作业质量管理、农机作业价格监督管理、农机服务与技术培训、农机设备更新推广及改造等。依据管理的主要任务，农场完善和制定了《农机田间标准化作业质量标准》《农机作业收费标准》《农机具修理技术标准》《农机场库区标准化管理标准》《农机具入场停放保管标准》等一系列规章制度，有效地保证农机作业的顺利实施。在实施农机标准化管理上，农场在各项作业前召开相关人员的现场定标会，严格作业标准，提高作业质量。加强作业站一级的管理职能，抓好本单位的作业标准，管理人员和农户随时跟踪机车作业，严控作业标准，农机科结合不同生产环节加强田间巡回检查指导，发现问题立即纠正。确保机车田间作业质量。严格抓好农机具技术状态的维修，参加作业的机具必须经过农场验收合格方能参加作业。建立完善农机停放管理制度，实行农机入场停放收费，建立专业机具维护清理组织，实行统一专业化服务，机具入场标准一致。

通过几年来的努力完善，农场农机管理处于牡丹江分局先进行列，2001、2003、2005、2006、2009年，被农垦总局授予“农机标准化管理标兵农场”。

2014年，为高标准完成全国农垦农机标准化农场创建工作，农场以文件形式制定并印发了《黑龙江省八五〇农场“农机标准”》，包括“农机技术标准”“农机管理标准”“农机工作标准”三部分，是农场第一部规范性的企业性质的农机管理标准。

八五〇农场2014年被授予“全国农机标准化示范场”称号。

2020年底，八五〇农场拥有农机具停放场27处，面积37.42万平方米，农机库房22处，2.57万平方米（图3-2-5）。

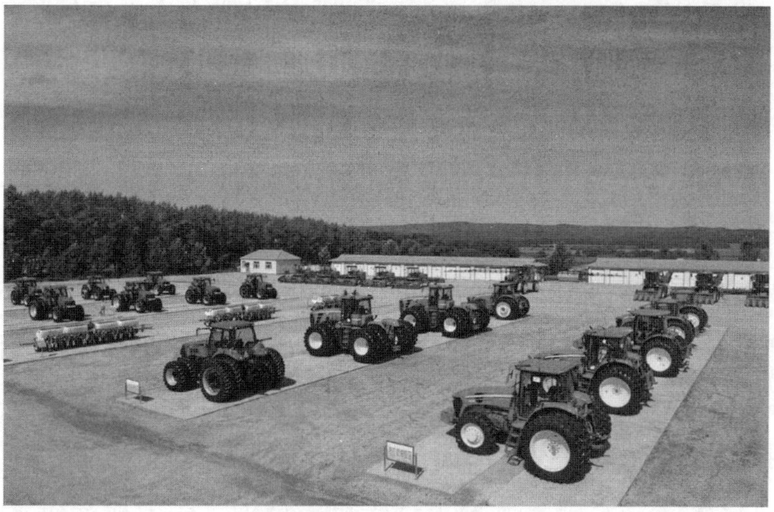

图 3-2-5　农机具停放场

第六节　队伍建设

通过外引技术员培训、农场集中培训、院校进修、人才引进等方式，八五〇农场农机人员不断壮大。

建场初期因机务人员技术水平低，现培养现使用，先后培养出 349 名机务技术人员，其中拖拉机手 241 名，联合收割机手 68 名，机耕队长 4 名，小队长 8 名，包车组长 14 名，见习技术员 3 名，送九三农场及友谊农场学习 11 名。1967 年 4 月 5 日，北京农业机械化学院应届毕业生 32 人，在全国第一个女拖拉机手梁军的带领下来八五〇农场实习，受到农场的热烈欢迎。这批学员被分配到农场和生产队担任机务技术员或机务队长。在一年的生产中又培养了一批机车驾驶员和农具手，机务人员增至 470 多人。1985 年春，农场兴办家庭农场，生产队的绝大部分农机具，作价转让给家庭农场和联产承包组。新的经营形式，对农机工作也提出了新的要求，由原来靠行政手段统管的模式转为法制化管理。在此期间，农场以职工中专为机务培训基地，坚持每年举办冬训，分别对机务队长、机务技术人员和机务工人进行培训。机务队长学习班共举办 13 期，每期 7～10 天，325 人次参加。学习重点是田间作业组织、作业方法、机具编组、新技术应用等。技术员学习班共举办 11 期，每期 7～10 天，275 人次参加，学习重点以各种机械使用调整及新技术应用为主，另外还学习一些有关机械制造、设计等基础知识。机务统计学习班共举办 8 期，每期 5～7 天，216 人次参加。学习重点是制定作业计划、田间作业区划以及单车核算等。每年除对机务骨干进行短期培训外，1990—1992 年，每年利用冬季 20 天左右的时间，采取电视教学方法，对全场机务工人进行讲课，课后分别到各队进行现场考试，合格者发给结业证书。

1995年以后，从全场机务人员中选拔骨干送黑龙江八一农垦大学、牡丹江农垦职工大学进修22人次，为农机战线不断充实技术人才。2001年以来，招聘农机专业大学生5人，选送年轻骨干到八一农垦大学培训6名。针对引进机械种类多，使用操作不规范等问题，农场采取各种有效形式，分行业对农机人员进行系统培训，以提高农机从业人员的管理水平和驾驶操作技能。一是开展基层农机管理人员培训。2001年以后，每年在春耕生产前农机部门集中组织各单位农机工作人员进行培训，通过学习农机综合管理、农机安全管理、农机生产新技术推广，提高基层农机管理人员的综合素质。2001—2020年，共培训农机管理人员1.65万人次。二是开展专项有机户培训。重点抓新机具操作人员的技术、技能培训工作，重点开展插秧机手培训3800人次、十方播种机培训43人次、水稻苗床播种机培训4300人次、水稻收割机培训248人次、水稻割晒机培训120人次、进口大功率机车培训60人次、进口收割机培训40人次、农机驾驶员培训2400人次。为尽快使农户掌握机械性能，会操作、会调整、会保养，农机部门与供应商联系，对购买新型机具的有机户和基层的机务副队长进行专门培训，理论联系实际，每个人上机进行实际操作。通过农机培训和农机管理人员在生产中的指导操作，使新型机具在农业生产中发挥其应有的作用，提高了作业质量和生产效率。2001—2020年共计培训3.5万余人次。

第三章　农业综合开发

1988年，八五〇农场开始实施农业综合开发项目，开发项目申报、规划、实施和管理工作不断规范和加强。通过实施农业综合开发项目，使农场的农业基础设施不断完善，粮食生产能力明显提高，自然灾害抵御能力逐步增强，提高了农场农业综合效益，促进了职工收入增加。

第一节　开发项目

农业综合开发工作由农场计财科具体负责。1988年后，遵循经济效益、社会效益和生态效益相统一的原则，坚持以改造中低产田为主，有计划地开垦宜农荒地；坚持山、水、田、林、路综合治理，农业、林业、牧业、副业、渔业全面发展开发理念。

1988—2000年，共完成25个生产队的中低田改造项目。累计完成投资3772.88万元，其中中央财政资金784.13万元，农行贷款897.54万元，农场自筹资金1586.21万元。改造中低产田29.8万亩，其中旱改水8.7万亩。完成水利土方591.56万立方米。新打机井573眼。农电线路27.5千米及桥涵道路等。

2001—2010年，共完成农业综合开发项目16个，其中：中低田及高标准农田建设项目10个，多种经营项目4个，节水配套建设项目2个。累计完成投资1.06亿元，其中：中央财政投资5169万元，农场自筹资金4623万元，职工自筹资金765万元。

2011—2020年，共完成农业综合开发项目7个，其中：完成高标准农田建设项目5个、中低产田改造项目1个、230吨设施绿色蔬菜种植基地新建项目1个，累计完成投资9752.15万元，其中：中央财政投资8032万元，八五〇农场自筹资金1622.15万元，职工自筹资金98万元。

第二节　开发效果

1988—2000年，通过农业综合开发，改造中低产田29.8万亩，其中旱改水8.7万亩。改变了农田基本建设落后状态，提高了抗御自然灾害的能力。农田形成田成方、林成网、路相连、渠相通的格局，为农场经济进一步发展奠定了基础。2001—2010年，改造中低产田15.9万亩，改善了5.24万亩云山南灌区的灌溉条件，建设标准化奶牛小区3处，建设生物钾肥厂1座。农业综合开发涵盖了农场农业和经济的方方面面，山水田林路综合治理、农林牧副渔全面促进，扶持范围广、投放资金多。2011—2020年，改造中低产田1处，建设绿色蔬菜种植基地项目1处，累计完成投资1523.51万元，其中：中央财政投资915万元，农场自筹资金608.51万元。

第四章　绿色食品

八五〇农场绿色食品办公室于2004年成立，主要负责水稻绿色农业生产、无公害农产品认证、绿色食品认证、有机食品认证及农产品地理标志的认证使用及质量追溯等工作。

第一节　绿色农业生产

2011年后，八五〇农场坚持以“打绿色牌、走特色路”为发展方向，将绿色食品标准化原料基地建设作为水稻标准化生产、产业化经营工作的抓手，基地与龙头、绿标企业同步发展、相互促进为发展思路，建立起农产品产业化发展的格局。为不断提升农产品品质和加强品牌建设，满足供给侧结构性改革需要，八五〇农场以“粮头食尾、农头工尾”为抓手，加大基地结构调整力度，以“低碳、环保、可持续”为发展理念，开展以“三减”为主题的品种更优、品质更好的优质水稻种植，引入农产品质量追溯系统和食品安全追溯系统，通过线上线下联动销售，逐步构建起养、种、加、销“四位一体”的绿色产业体系。绿色农业生产由最初的一个概念上升为一个产业，成为绿色食品生产、加工基地。

在标准化管理方面，建立了《基地建设目标责任制度考核办法》，制定了《基地环境保护制度》《农业投入品管理制度》《技术指导和推广制度》《培训制度》《监督管理制度》《质量可追溯制度》六项管理制度。农业生态管理重点推进四项管理措施：一是强化基地监管；二是严格执行绿色种植标准；三是结合秸秆禁烧工作，秸秆还田100%；四是通过立垡旋耕，利用控山水、桃花水等措施全面落实节水控灌。

农业绿色生产的主要措施是促进农业生产方式转型升级，以黑土地保护、耕地自然生态循环系统建设为出发点，以“增、保、控、养”为技术路线，即增加有机质含量，保水保肥，控制黑土流失，进行黑土养育，保持可持续发展。围绕农业标准化和优质农产品基地建设，采取因地制宜，分类指导，综合施策措施。

在植保技术应用方面以保持和优化农业生态系统为基础，通过培育壮苗、加强栽培管理、耕翻晒垡、清洁田园等农业措施；结合应用“频振式杀虫灯”和生物农药替代技术。化学药剂应用方面，以悬浮剂、微囊悬浮剂、水剂、水乳剂、微乳剂、颗粒剂、水分散粒剂和可溶性粒剂等环境友好型低风险农药品种为主，提倡兼治和不同作用机理农药交替使用。在水稻健身防病方面，适合航化作业区100%应用生物药剂进行航化作业。

八五〇农场从2015年开始发展优质米订单种植，通过实施绿色农业标准化生产，集成新品种、应用蚯蚓有机肥、绿色生资、生物药剂等技术，实现“减肥、减药、减除草剂”，同时针对优质米种植，开展产品精准溯源工作，转变传统的生产方式，生态效益、社会效益和经济效益显著提高，促进了农业供给侧结构性调整。

第二节　绿色农产品认证

八五〇农场通过完善组织管理、基础设施、生活管理、农业投入品管理、技术服务及产业化经营等体系建设，使标准化绿色生产基地实现良性发展。2020年，农场“全国绿色食品原料（水稻）标准化生产基地”35万亩，占水稻种植总面积的92%；有绿色食品企业6家，绿色食品标志18个；2017—2020年，持续开展有机稻谷种植认证3835亩。农场辖区内的黑龙江农垦华彬粮油经贸有限公司和牡丹江农垦汇粮粮油加工有限公司，开展了有机稻谷、有机杂粮种植及加工产品认证。

一、基地建设

2007年3月，经农业部绿色食品管理办公室、中国绿色食品发展中心批准，八五〇农场创建的10万亩水稻基地为“全国绿色食品原料（水稻）标准化生产基地”。2013年，由于绿色食品加工企业的不断增加，基地面积已不能满足绿色食品加工企业需求，新增25万亩创建申请，2015年1月，新增的25万亩经农业部绿色食品管理办公室、中国绿色食品发展中心批准为“全国绿色食品原料（水稻）标准化生产基地”。2015—2020年，八五〇农场有“全国绿色食品原料（水稻）标准化生产基地”35万亩（图3-4-1）。通过建设和完善组织管理体系、基础设施体系、生产管理体系、农业投入品管理体系、技术服务体系和产业化经营体系，实现标准化生产基地的良性发展。

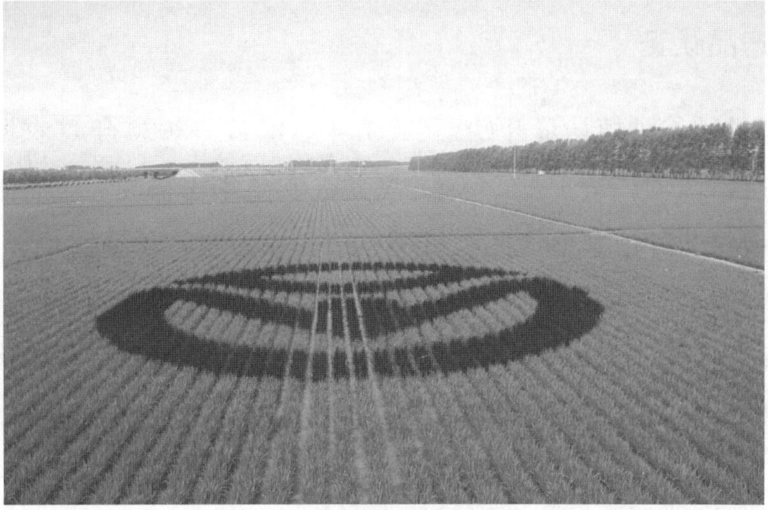

图 3-4-1 35 万亩全国绿色食品原料（水稻）标准化生产基地

二、绿色农产品认证

2005 年 9 月，黑龙江省牡丹江农垦圣丹制米有限公司首次申请的圣丹牌“精洁米”经中国绿色食品发展中心审核通过，允许使用绿色食品标志。圣丹牌“精洁米”成为农场首个使用绿色食品标志的产品。

2013—2019 年，是八五〇农场绿色食品认证快速增长阶段，截至 2020 年，绿色食品企业 6 家（黑龙江农垦华彬粮油经贸有限公司、黑龙江省牡丹江农垦尊合米业有限公司、黑龙江省牡丹江农垦盛泰米业加工有限公司、黑龙江省牡丹江农垦汇粮粮油加工有限公司、黑龙江省北大荒米业集团有限公司卫星制米厂、黑龙江农垦龙稻商务有限公司），使用绿色食品标志个数 18 个。

三、无公害农产品认证

2007 年，八五〇农场开始开展无公害认证工作，认证产品包括水稻、玉米、大豆、小麦、红小豆、白瓜子、粮用豌豆。2018 年国家取消无公害农产品认证。截至 2018 年，八五〇农场无公害认证作物及面积分别为水稻 35.7 万亩，玉米 7.7 万亩，大豆 4 万亩，红小豆 1.13 万亩，白瓜 2865 亩，豌豆 3000 亩。除青贮玉米和其他经济作物外，无公害产地和产品实现全面积、全产量认证。

四、有机农产品认证

八五〇农场有机稻谷种植认证开始于 2017 年。2017—2020 年，农场有机稻谷种植持续认证面积 3835 亩，认证产量 1915.4 吨。黑龙江农垦华彬粮油经贸有限公司有机认证开始于 2016 年；在俄罗斯种植基地认证有机稻谷面积 1 万亩，认证产量 4000 吨；以农场为基地认证有机稻谷面积 8000 亩，认证产量 4000 吨；在八五〇农场有机杂粮认证面积 2000 亩，认证产品包括大豆、玉米、黑大豆。2020 年，黑龙江农垦华彬粮油经贸有限公司有机认证水稻面积 3000 亩，有机稻谷认证产量 1500 吨，有机大米认证产量 1050 吨。黑龙江省牡丹江农垦汇粮粮油加工有限公司有机认证开始 2020 年，认证面积 3000 亩，有机产品大米认证产量 100.8 吨，认证机构为黑龙江斯坦得认证有限公司。

第三节　农产品质量追溯

2010 年 3 月，经农垦总局绿色食品办公室批准，申报农业部大米农产品质量追溯项目并成为创建单位。追溯产品为稻谷和大米，追溯精度到作业站，追溯深度到初级分销商。项目建设期为 2011—2013 年，累计获得财政资金 60 万元，2011 年开始开展农垦农产品质量追溯项目系统建设工作，2012 年 2 月通过验收。2012 年 9 月获得追溯标识使用权，2014 年 10 月通过总结验收。2013 年项目结束后，农垦农产品质量追溯工作进入常态化管理阶段，追溯规模逐年增加，2017 年，实现水稻种植追溯全覆盖。建设过程中，按照“生产可记录，记录可查询，流向可跟踪，责任可追究”的原则，实现了生产有履历、安全有监管、质量有检测、产品有身份的全程可追溯。

2011 年，八五〇农场成立质量追溯项目领导小组，研究解决实施过程中的问题，下发了《黑龙江省八五〇农场农垦农产品质量追溯项目实施方案》，建立《质量追溯工作规范》《质量追溯信息系统运行制度》《质量安全事故应急预案》《质量追溯设备使用和维护制度》《产品质量控制方案》《信息采集员职责》《信息安全管理制度》等相关制度，以农场信息中心为企业数据中心，配备软硬件设施，建立由 10 个种植作业站和 1 个大米加工厂组成的追溯网络系统。当年追溯面积 10 万亩，追溯大米产量 265.3 吨，建立田间档案记录，加强了农业投入品管理，推进了标准化、信息化建设。2013 年，追溯水稻种植规模 15 万亩，追溯大米产量 8920 吨。2015 年，追溯企业黑龙江省牡丹江农垦圣丹制米有限公司在“1688”网站上开办网店。2016 年追溯种植规模进一步扩大，追溯水稻种植规模 21 万亩，追溯工作逐步转型升级，追溯软件由单机版升级为网络版，改为农业生产与质量管理信息系统。2019 年以优质稻米质量管理提升为主线，系统升级全面质量管理系统，2017—2020 年，农场水稻种植全面开展农垦农产品质量追溯工作。

2015 年，为满足消费者体验感和对产品消费的信任度，促进产品销售。围绕“互联网＋农业＋销售”的农业发展方式，八五〇农场与黑龙江农垦垦通通信有限公司合作开展优质稻米精准溯源体系建设，一是通过农业生产承包系统采集农户信息，并将农户信息与所承包的土地信息关联；二是通过农业生产流程管理平台，对作物种植过程进行管理并提供溯源数据。为保障追溯产品质量，全程通过自检和 SGS 检测机构对土壤、灌溉水、稻谷进行跟踪检测；三是通过固定监测平台，时时监测水稻生育环境信息、病虫害信息，为基地生产提供决策信息；四是通过加工追溯系统对原粮收购、质检、原粮仓储、原粮加工、原粮销售等环节进行追溯。将每一批次的产品与其种植过程进行关联并赋码，使每件产品都有唯一的二维码。通过扫二维码，可查询产品种植及加工的全流程数据和影像。实现追溯精度到户，可直观地宣传产品的生长环境和生长过程，使消费者通过 PC 端或 App 端可实时查看生产作业和作物生长情况，提高生产环节透明度，提升产品竞争力。2015 年，在全场 14 个作业站开展追溯工作，追溯规模 3700 亩。

2016 年，黑龙江农垦华彬粮油经贸有限公司配备加工环节追溯软件和硬件设施，设置原粮低温仓储库房，安装监测设备。2018 年，对加工追溯环节软件进一步更新升级。实现了追溯过程全产业链的追溯。形成每袋产品具有唯一二维码，提升消费可信度。2019 年，精准溯源规模为 1.8 万亩。2020 年，精准溯源规模为 2 万亩。

第五章 水　　利

八五〇农场的水利建设以工程建设为重点，自1955年农场建场开始至2020年，水利建设经历了4个阶段。

1955—1984年，水利建设的主要任务是修建水库，解决洪水泛滥，生产水利沟网初步建立。本着先疏通的原则，采用人工和机械共同进行施工，1957年先后打通了穆棱一干、二干下段。1955—1963年，完成了包括云山水库在内的中小型水库6座，共完成土方667.32万立方米（不包括五分场31万立方米），对开荒生产起到显著作用。1963—1974年八五〇农场共完成土石方206.3万立方米，农垦部实验农场共完成397.2万立方米。农场水利沟网初步建立，原有22.32万亩易涝面积经初步治理减少到4.42万亩。1984年，农场有效灌溉面积4.19万亩。

1985—2000年，水利建设的主要任务是完善灌排体系，完成中低产田改造。1984年以后，首先在十四队示范点进行暗排试验，随后在一些生产队推广，按照治渍涝理论进行排水沟网设计，建成明排与暗排结合的农田排水网络系统，收到较好的效果。同时，利用农场水资源优势，大力发展水田建设，2000年全场水稻面积26.5万亩。在农田水利建设的资金筹措上，积极拓宽投资渠道，有国家预算内穆棱河下游治理工程项目投资、有小型农田水利建设投资、有三江农业综合开发项目改造基金以及农场自筹资金等。累计水利建设投资3288.26万元，农场中低产田均被改造成为高产稳产田。

2001—2010年，水利建设的主要任务是灌排结合，开源与节源并举。完成总投资8149.69万元，其中：国投3846.55万元。保证了农场水田稳定持续发展，全场农田平均亩产稳定在高产田标准以上。

2011—2020年，水利建设的主要任务是综合治理，建设高标准农田。国家对农田基本设施投入进一步加大，水利建设除了开挖沟渠、"油改电"工程，重点是修建水工建筑物、渠道衬砌及农田道路砂石化。共投资2亿元，其中：国投1.83亿元。建设高标准农田30.83万亩。

第一节 水利建设

建场初期，八五〇农场水利建设主要以人力为主，根据开荒的需要进行田间小型沟网排水，1956年，进行全面系统设计，人机齐上建设云山水库拦洪蓄水水利建设工程，同时打通穆棱一干、二干，基本解决了建场初期农业生产遭受涝灾的问题。

一、建立开荒生产水利工程体系

（一）防洪排涝工程建设

1955年，八五〇部农场根据开荒需要，进行田间小型沟网排水1.5万立方米。1956年哈尔滨勘测设计院设计虎林地区排水，同时布量设计穆棱一干和穆棱二干工程，农场本着先小先通的原则，组织人工开挖小断面。同年6月，铁道兵又调来1个机械大队，在宝东、新华一带进行机械排水。1957年8月，打通了穆棱一干下段，12月打通了穆棱二干下段，渠道总长66.3千米，1956—1957年共完成小型沟网土石方量25.5万立方米。1958年全场四千余人进行常年治水，不包括云山水库，防洪堤排水工程，共完成土方量10.3万立方米。还完成排水沟18.33千米，土方48.03万立方米，开挖灌排两用渠道土方量46.27万立方米。结合水利建设，进行了土地踏查和勘察设计，作出了水利、土地的全面规划。但由于穆棱一、二干排水干渠没有完全按设计标准挖通，以至长时期没见到应有的排水效益。

1959年，进行了大规模的水利建设，主要是进行荒地排水和田间排水，出动了全部水利工程机械，投入畜力犁66台、机械18台及近2000人组成的常年排水队。穆棱一干于6月24日全部打通泄水后，又进行了穆棱二干开挖支干渠工程。完成土石方57.67万立方米，其中干支渠13.48万立方米，水库4.11万立方米，防洪堤3.49万立方米，小型沟网26.02万立方米，修复水库10.58万立方米。

1960年，进行了以水利为中心的农田基本建设，开展了大规模的沟网化和田间排水，共完成土方工程280万立方米，得到牡丹江农垦局“治水冠军”奖旗一面。这些工程在当年的抗涝救灾中发挥了巨大的作用。防洪堤总长度16.5千米，挖排灌干支渠61条，总长度580.4千米，田间沟网化总长度269千米，完成土方296.4万立方米，控制面积35万亩。

1961年、1962年，进行了必要的田间小型排水，1963年完成土方28万立方米（不包括五分场31万立方米）。

1955—1963年，8年来的水利工程，对保证开荒生产起了显著的作用，七虎林河上游修建云山水库，基本上控制了该河上游的洪水；湖北闸的穆棱河防洪堤及临时排水建筑物，防止了洪水泛滥。但由于设计这些工程时资料不全，为了开荒需要，也没有按规划执行，施工时赶进度，要求不严，质量差且不配套，扫尾工作也没有跟上，在哪里开荒在哪里排水，只顾当时不考虑总体设计，对这些工程也没有进行维护，以致除了一些较大的沟渠还能起到泄水作用外，有一部分已淤塞不通。1963年3月，农垦部指示东北农垦总局勘测设计院组成了包括测量、水文、地质、工地规划等五个专业22人的综合工作组，承担了农场规划设计任务，在调查了解现有水利工程设施、农业生产情况和充分利用原有各项勘测设计及规划等资料的基础上，又做了全面的勘查和补测工作。根据实际需要提出设计规划。重点实施了穆棱二干系统的排水工程。

1963—1974年，八五〇农场共完成土石方206.3万立方米，农垦部实验农场共完成397.2万立方米。

八五〇农场（二级制）1965—1966年冬季，分别组织以牡丹江青年为主体的专业排水队和有关生产队组成临时水利队会战穆棱二干下游段工程。

1964年，农垦部实验农场在种猪队（现第十九作业站）进行莲排五支渠和其他田间配套工程的施工。1965年，组成500～800人的水利工程大队，在“拔掉穷根穆棱一干”“学大寨，苦战三年改变面貌”的口号下，从三月初开始疏通宽20米、深2～3米的穆棱一干和莲排干及其支渠。6月初，基本结束穆棱一干下游的疏通工程。

1966年至1968年9月份前，水利大队人员大部分返回本队“闹革命”，仅以机械施工为主，继续施工穆棱一干工程至云山中干处。

1969—1970年，组织全场有关单位的人、机力量突击修建穆棱二干及三、四、五、六等各主要支渠工程，低洼地段组织人力施工，较高地段由排水队的推土机施工，初步解决了这一地区的排水出路。

1969—1975年，主要按“穆棱一干地区水利初步设计”的要求施工各主要干、支工程，并结合地形实际情况，施工田块的配套工程。西部岗坡地的一些连队，如四、五、七等队，用机械开挖一些防止水土流失的山坡截流沟工程，解决沿山地块的“尿炕地”，增加耕地面积。西部三、四、五队的部分低洼耕地，受石头河顶托，排水困难。1974年11月，投入733人、10台推土机进行以石头河工程为主的水利施工会战。1975年元旦前完成土方14.66万立方米。1975年春季，又用机械续建收尾，基本解除石头河附近耕地所受的洪涝威胁。全团原有易涝面积22.32万亩，经初步治理，减少到4.42万亩。从湖北闸至穆棱一干的志愿屯防洪堤（北岸），长 20.28 千米，保护耕地 4.53 万亩，荒地 300 亩，村屯 4 个，人口 3500 人。

（二）农田灌溉

1955—1961 年，种植水稻面积不大，平均年种 7232 亩，1958 年最少仅 729 亩，1960 年最多达 3.12 万亩，采取自流或抽水灌溉。1963 年，改为二级制农场后，除 1970、1971、1972、1974 年种植少量水稻外，其余年份未种水稻。1971 年，建抽水站 3 处，机电井 4 眼，1972 年，又打机电井 2 眼。农垦部实验农场播种水稻，1963—1966 年都在 550 亩以下，1967—1974 年，除 1970 年和 1973 年在 400 亩外，其余年份均在 1000～2500 亩。

1975 年，三十六团部分连队并入三十八团后，水稻种植面积剧增，机电井也迅速增加。1975—1984 年共计打电机井 1264 眼。

1978 年 5 月 23 日，在十八队召开"小白龙"旱灌现场会，参观了"共乐公社"和十八队的塑料管旱灌水浇地，当年旱灌 500 亩，1979 年扩大到 6585 亩，1980 年 1.33 万亩，1981 年 1.33 万亩，1982 年 1.06 万亩。到 1984 年，八五〇农场有效灌溉面积 4.19 万亩。

（三）兴修水库与综合利用

八五〇农场共修大小水库 6 座，云山水库是七虎林河上游的主要工程。1958 年 5 月 2 日正式施工，8 月 1 日完成了输水道工程，共浇铸钢筋混凝土 565.8 立方米，砌石 685 立方米，共完成土方 58.32 万立方米，投入男女劳力 6000 余人，用工 19.4 万个。水库总投资额 211.53 万元。水库建成之后，库蓄水 4700 万立方米，可以防涝灌溉，养鱼、养鸭、养鹅、发电，可使 20 万亩旱田变为水浇地，为大面积增产创造了条件。

王震部长对水库施工非常关心，1958 年 5 月，亲自为云山水库挑土奠基，开车压实；6 月 20 日，又率领工作组亲临工地；在云山水库即将竣工的 10 月 29 日，王震部长又给云山水库党委及全体施工人员写来了贺信。他说：同志们经过了 7 个月的苦战，云山水库胜利竣工了，这是北大荒垦区在水利战线上的一个大胜仗。

云山水库的建成，使七虎林河上游 267 平方千米的汇流集水得到控制，可以保护八五〇农场 100 多万亩土地，特别是七虎林河两岸几十万亩沼泽化的肥沃土地，开垦为良田，保证其不受旱涝之灾，排灌结合将会彻底实现，创造了丰产的先决条件。

《八五〇农场云山灌区规划设计说明书》表明：据初步统计，在八五〇农场五分场、四分场、三分场内可以发展灌溉面积 31.5 万亩，其中水浇地 30.8 万亩，水田 7000 亩。同时在灌区规划中，结合渠系布置，兴修公路网，布设防护林带，便利场内外交通运输及防止风雪，美化环境。并利用干渠兼做运河，使工区木材运输水运与铁路联系起来。另外，利用总干渠落差发电，供八五〇农场内照明、加工及供高地扬水。

1958—1959 年，还组织人力实施了总干渠、中干渠、南干渠及北干渠（上游一小段）及水电站的水下部分工程。但在以后的 20 多年内，有的工程由于没有续建也没有维修管理而坏掉（如水电站），有的工程则因为不适用而进行了改造（如将南干渠改为中灌一支渠，作为灌渠使用），有的工程如中干渠灌排结合，经实践，既不利于排，又不利于灌，加之维修管理工作没跟上，地段已经平掉，淤积严重，已不起排水作用。

云山灌区的规划设计工作于 20 世纪 70 年代在原有工程的基础上，由八五〇农场自己又进行了修订。1970—1972 年进行续建，基本建成，水库集水面积 267 平方千米，设计总库容 6700 万立方米。1975 年，农场重新规划中灌渠工程。中灌渠是农场农田水利建设的一项重点工程，水源引自云山水库，干渠全长 14.7 千米，六条支渠，控制灌溉面积 8.75 万亩（其中水田 2 万亩），是农场发展农业生产的关键性工程。1976 年春，农场决定重新修建新灌渠，工程进展很快，而且质量是建场以来最好的。

中灌渠上游和总干渠连接的地方，有 4 米的水位落差，总局批准在此处修建一座装机为 2×75 千瓦的小型水电站。1977 年 3 月，农场基建科组织桥涵队利用冷混凝土的施工方法，使工程的水下部分在 5 月份放水前按期完成。水轮机、发电机均已安装，但由于农场能力所限，高压输电线路及变压器均没安装，致使水电站一直未能发电，只起到跌水消能的作用。

二、防洪排涝抗旱水土保持工程体系

1985—2000 年，累计水利建设投资 3288.26 万元，共完成土方量 1835.26 万立方米；建桥涵 1008 座；除涝面积 38.43 万亩，有效灌溉面积 35.2 万亩。这些工程对农场的经济发展起到了较大的作用，尤其是水灾较重年份，其作用更为明显。并以“除内涝”“以稻治涝”为主攻方向，至 2000 年末全场的水利工程形成防洪、排涝、抗旱、水土保持等一整套的工程体系，农场的水利工作由规划、设计、施工阶段逐步走向使用、管理阶段。

（一）治涝工程

八五〇农场场部以东大片地区地势平坦，低洼易涝，排水承泄入穆棱河。农业的发展对水利的依赖显得尤为重要。农场的治涝工程布局，划分为穆棱一干、穆棱二干和东部三个中型涝区及石头河沿岸的一个小型涝区，对这 4 个涝区分别进行了规划治理。1995 年以后，按管局要求，穆棱一干涝区和穆棱二干涝区合并为穆棱河涝区，石头河涝区改名为西部涝区。

1987 年以前，八五〇农场完成了大量的水利工程，各个涝区的水利建设也基本配套，只因为施工手段的限制，致使绝大多数工程达不到设计要求，所以工程效益也不甚明显。当时骨干工程均用推土机、铲运机施工，沟道宽而浅，一般达不到设计深度。而支斗渠配套工程则用铲抛机或人工施工，渠道的坡度不易掌握，故排水效果也不理想。虽然农田已基本沟网化，但不能根本解决洪涝问题。1981 年的特大洪涝灾害，给农业生产造成巨大的损失。而每年的雨季，均因为内涝，不同程度地影响麦收。1987 年 7 月，农场购进第一台链轨式反铲挖掘机。之后，又用三江开发贷款陆续购进几台。至 1989 年，农场共购进挖掘机 6 台。挖掘机投入水利施工后，使农场的水利工程建设在数量和质量方面，均取得突破性进展。所有的骨干工程（除穆棱一、二干外）均按五年一遇的排水标准开挖和扩建了一遍，大部分生产队的农田配套工程完成。

1988—1990 年，除农场的水利机械全部投入施工外，先后引进八五二农场、八五四农场、湖北闸等水利工程单位，分别完成了七队、二十八队、二十九队等单位的三排干及其配套工程、十三队及北排干下游段工程，完成了六队、二十四队、十一队等单位的穆棱二干三排干及北排干上游段等工程。这一时期农场投入治水资金及时，完成的水利工程数量较多，质量也好，效益明显。在全省开展的农田水利建设“黑龙杯”竞赛中，农场蝉联 1990 年、1991 年银杯奖。在管局开展的“牡丹杯”水利建设竞赛中，蝉联 1990 年、1991 年第一名。这些工程的修建，保证了农业生产的正常进行，安全渡过了 1991 年特大洪涝灾害，而且当年的粮食产量获得了丰收。

1999 年，是八五〇农场水利投资渠道较多、数额较大、任务较重的一年。“大水”投资 230.76 万元，“小水”投资 103 万元，“农发”投资 93 万元，自筹资金 247.08 万元，总计 673.84 万元。完成了穆棱二干及其三排干和东部总排干的清淤扩建工程，新建了较大型的排干桥梁 7 座。使穆棱二干洪水的顶托倒灌现象得到初步治理。2000 年的水利工程建设，完成投资 280.42 万元。其中“小水”投资 80.84 万元，继续完成东部总排干及其一支的清淤扩建和二十九队的田间治理工程；“农发”投资 100.8 万元，完成东总排干 1 号桥及七三联干的续建、二十七队的田间配套等工程；自筹资金 78.78 万元，主要用于水田扩建工程。这一年的水利建设以落实三项制度改革为重点，即实行“工程项目法人制”“工程建设招标制”“工程建设监理制”，严格把关，以确保工程质量。

（二）灌溉工程

八五〇农场的灌溉工程，主要是旱灌和水灌。旱灌是发展喷灌（节水灌溉），而水灌则是利用云山水库供水的自流灌溉和利用机井的提水灌溉。

八五〇农场的喷灌工作，是从 1981 年引进第一台大型喷灌机开始的。到 1985 年，已陆续引进 24 台。这 24 台喷罐机，都是大型滚移式的，控制宽度为 2×400 米，滚移长度为 600～1000 米，安排在 15 个生产队进行大田喷灌作业。由于各队地块的宽度不足 800 米，所以都减少宽度使用。在每年 5 月份小麦孕穗时，正值“卡脖旱”。喷灌一次，相当 20 毫米的降水，对小麦增产起到关键作用。经过喷灌，小麦可亩增产 100 千克左右，大豆亩增产 50 千克左右。1987 年农场印发了《喷灌工程管理办法（试行）》，1988 年又下发了《喷灌机使用管理办法》等文件，明确了各相关科室、各单位的职责和分工。这些规定，使当年农场的喷灌工作顺利地开展起来。1990 年，为了更好地发挥喷灌机的作用，使其能充分发挥出规模化优势，将喷灌机集中使用。全场 24 台喷灌机集中在二十一队、二十四队等几个生产队，并在二十一队成立喷灌管理站。二十一队有一半以上的耕地都打了喷灌井。之后由于这种型号的喷灌机在安装、转移上比较繁重，而且耗油量大，逐渐处于无人管理的状态，管道丢失损坏严重。1994 年，全场 24 台喷灌机全部集中到物资科大院内。至此，农场的喷灌工作告一段落。1996 年以后，农场成立了喷灌办公室，以推动喷灌工作的开展，同时陆续购入一些小型喷灌设备。至 2000 年，农场已拥有各类型喷灌机 86 台套，其中滚移式 BK-11 型 9 台，卷盘式 13 台，移管式 64 台，可控制喷灌面积 5.6 万亩。

农场的主要灌溉工程是 70 年代后期修建的，经过十多年的运转，工程老化，流水不畅，加之供水系统不健全，耕地微地形变化复杂，大平小不平，灌水流程长，损耗大，这些都严重影响了自流灌溉的发展。1985—1992 年，全场水田面积从 1.61 万亩发展到 2.66 万亩，其中井灌面积由 2400 亩发展到 1.4 万亩，其余均为水库自流灌溉。云山水库的自流灌溉面积由 1985 年的 1.37 万亩减少到 1992 年的 1.25 万亩。而取地下水种植水田发展较快，1990 年以后，由于承包水稻户增多，一块地一眼井，灵活设置井位，水源管理方便。农场规定，水田建设的打井工程及其机泵管带的配置，均由水稻公司负责。农田排灌工程系统由水利科组织实施。1994—1998 年，农场的水利建设主要是扩建水田工程。挖沟、建涵、修田间路，大量水利投资均用在水田配套工程上。1996 年，为了加速水田建设，农场引进场外施工单位来农场施工，掀起水利施工高潮。当年完成土方 250 余万立方米，完成投资 270 多万元。有效灌溉面积新增近 6 万亩。

（三）桥涵工程

八五〇农场的桥涵建筑工程，受严重冻害及施工时地下水位过高流沙的影响，一直困扰着工程的设计和施工。1987 年引进桥梁灌注桩技术，解决了桥梁深基的修建问题。1987—1993 年，相继在五队、二十五队、七队、二十二队等单位修筑农桥共 9 座。这些桥均采用灌注桩技术，效果很好。1988 年试用了减压井降低地下水位的办法，开挖桥基，控制了流沙的形成，二十七队的七排干 1 号桥和六队的三排干 1 号桥均用此法修建，效果比较明显。尤其是1990年由水管站负责在穆棱一干上修建的“兴丰桥”，是到2000年末为止，农场自己承建的最大桥梁。桥基为灌注桩，桥面为T型梁砼结构，共投资金23万元。工程竣工后，经管局验收，评为优质工程。其桥型及质量受到总局在八五〇农场召开的水利建设现场会与会者的好评。1991年以后修建的桥涵，绝大部分被评为优质工程。至2000年，农场所有排干上的桥梁，建成36座（表3-5-1）。

表3-5-1　1985—2000年水利工程完成情况

年份	工程数量		投资（万元）	工程效益（万亩）	
	土方（万立方米）	桥涵（座）		除涝	灌溉
1985	26.47	12	41.37	25.58	11.28
1986	7.31	12	17.14	25.58	9.24
1987	15.47	12	34.09	15.16	10.37
1988	30.75	24	65.92	16.36	10.82
1989	54.25	35	67.48	17.96	10.55
1990	354.26	93	353.31	20.65	10.55
1991	247.64	163	281.01	23.15	10.55
1992	201.71	71	235.09	25.84	5.01
1993	59.42	38	132.22	26.61	12.09
1994	105.63	41	136.95	27.36	12.33
1995	123.88	18	189.42	29.76	12.57
1996	250.06	39	271.29	31.52	18.14
1997	43.46	52	88.11	33.51	21.56
1998	111.7	58	420.6	35.4	16.5
1999	95	204	673.84	36.21	31.45
2000	108.25	136	280.42	38.43	35.2
合计	1835.26	1008	3288.26	—	—

三、水资源利用与节源

2001—2010年，完成总投资8149.69万元，完成土方650.3万立方米。建成水库2座，泵站1座，新建各类水工建筑物672座，衬砌渠道11.55千米，打水田井22眼，钻饮水井28眼，铺设自来水管路13.5千米，安装水处理设备21套，安装水雨情监测设备17处，建晒水池22个，建水稻育秧棚区39个大棚6244栋，通路绿化工程40.3千米。这些工程的修建，夯实了现代化大农业生产基础，为农场经济发展提供坚实保证。2001—2003年，农场水利建设规模较小，2004年以后，呈现出投资规模大、国家建设项目多、工程种类全和工程标准高等特点。

（一）投资规模和国家建设项目

2001—2010年，八五〇农场水利建设总投资8149.69万元。其中："小水"项目7个，投资612.81万元；"农发"项目11个，投资2129.93万元；"标粮"项目3个，投资285.24万元；"大商"项目1个，投资238.31万元；"良繁"项目1个，投资160.26万元；"人畜饮水"项目4个，投资322万元；"饮水安全"项目1个，投资98万元；此外，还有土地整理项目一个，结算在分局国土资源局，未列入建设总投资中。

（二）工程种类和工程标准

建设内容既有水库、泵站、沟渠、渠道衬砌、桥涵闸等各类水工建筑物，又有灌溉水田井、人畜饮水井、井房、自来水管路、水处理以及水雨情自动化监测等工程。在支渠以上沟道建桥或方涵，取消圆涵，所有永久建筑物（方涵、圆涵、桥、闸、渡槽等）结构均为砼结构，取消浆砌石结构；闸门全部采用铸铁闸门或钢闸门，取消木闸门。

（三）主要工程

2004年，开工建设的平山水库工程，由分局水利设计院2002年勘测设计，列入2003年农业综合开发项目，由于当年流行"非典"以及2002年、2003年农场连续遭受较大的灾害，经济运行困难，故推至2004年实施。项目计划投资420万元，其中：国投210万元，农场自筹210万元。工程于2004年5月17日开工建设，工程包括土坝填筑、土坝防护、泄洪输水洞、灌渠开挖以及灌区建筑物，由安信监理公司监理，当年10月31日完工。水务局派驻3名专业技术人员与监理人员在现场对工程质量进行监控，对砼浇筑全部实行旁站，对土坝填筑工程白天实行旁站，夜间实行抽检。当年筑坝当年护坡，没有较大的不均匀沉降，水库运行多年，没有出现漏水。

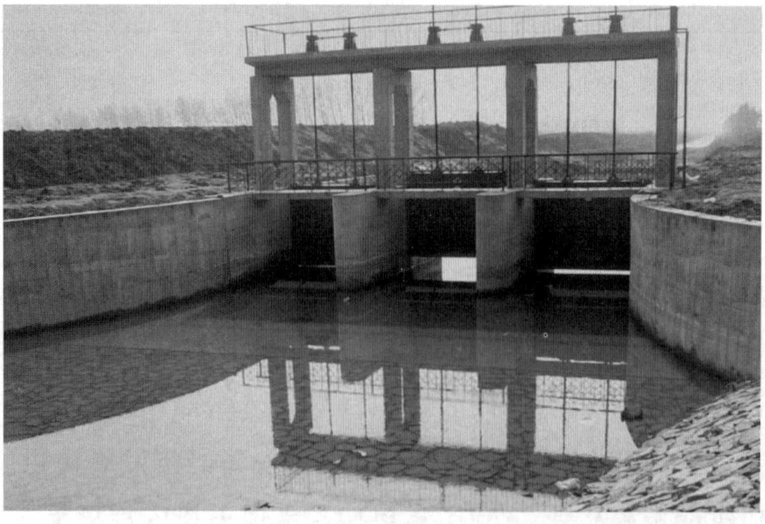

图3-5-1　2007—2008年实施的云山南灌区节水配套改造项目

2007—2008 年，实施的云山南灌区节水配套改造项目，是农业综合开发水利专项资金中型灌区改造项目（图 3-5-1）。主要建设内容有：开挖疏浚渠（沟）道 21 条，总长 99.5 千米；渠道衬砌 2 条，长度 2.4 千米；建渠系建筑物 52 座，其中：桥梁 1 座，渡槽 2 座，水闸 24 座（包括涵闸），涵洞 25 座；配置相应的灌区自动化管理系统及设备 17 套。项目建设投资 1647 万元，其中：国投 800 万元，自筹 847 万元。工程划分为三个标段，通过招标确定施工单位，工程实行监理制。通过两年施工，按设计完成全部建设内容，改善水田面积 3.51 万亩，项目于 2009 年通过国家验收。

2008 年，建设的金沟水库工程，位于第二管理区第四作业站西北部，工程由分局水利设计院设计，分为两期列入 2007 年和 2008 年“小水”建设项目。项目计划投资 400 万元，其中：国投 320 万元，农场自筹 80 万元。工程包括土坝填筑、土坝防护、泄洪输水洞、灌渠开挖、泄洪沟疏浚以及灌区建筑物，工程通过招标择优选定施工单位，工程实行监理制。土坝填筑采用铲运机取土上坝自行碾压，压实效果非常好，当年筑坝，当年护坡，当年蓄水，2009 年投入使用，达到设计灌溉面积，灌溉水田 1600 亩。

2001—2010 年，除上述三项工程外，农场还通过农发、标粮、水稻良繁、大商以及自筹等项目使 12 个作业站的田间水利工程得以加强（表 3-5-2、表 3-5-3）。

表 3-5-2 2001—2010 年水利投资完成情况

年份	小水（万元）	农发（万元）	标粮（万元）	大商（万元）	良繁（万元）	人畜饮水（万元）	饮水安全（万元）	自筹（万元）	其他（万元）
2001	100	18.9	—	—	—	—	—	159.63	29.01
2002	7	21.63	—	—	—	—	—	112.35	30.02
2003	—	3.39	—	—	—	—	—	39.62	17.8
2004	14.47	210	9.89	—	—	—	—	302.75	17.63
2005	11.75	88.36	36.78	—	—	—	—	121.5	23.9
2006	60	114.71	—	—	—	82	—	138.98	63.17
2007	—	653.48	—	—	—	100	—	518.91	86.87
2008	320	334.49	—	226.68	123.67	70	65	535.08	63.13
2009	—	140.52	188.99	11.63	36.59	70	—	606.15	49.98
2010	99.59	544.45	49.58	—	—	—	33	1281.31	105.35
总计	612.81	2129.93	285.24	238.31	160.26	322	98	3816.28	486.86

表 3-5-3 2001—2010 年水利土方量及建筑物完成情况

年份	水库（座）	泵站（座）	桥（座）	方涵（座）	闸门（座）	渡槽（座）	涵闸（座）	圆涵（座）	过水路面（千米）	渠道衬砌（千米）	土方（万立方米）
2001	—	—	—	3	3	—	—	44	—	—	137.02
2002	—	—	—	3	8	—	—	12	—	—	20.29

（续）

年份	水库（座）	泵站（座）	桥（座）	方涵（座）	闸门（座）	渡槽（座）	涵闸（座）	圆涵（座）	过水路面（千米）	渠道衬砌（千米）	土方（万立方米）
2003	—	—	—	—	1	—	—	—	1	—	7.82
2004	1	—	2	3	4	1	2	22	1	—	14.35
2005	—	—	1	3	4	—	4	49	—	—	27.58
2006	—	—	1	4	9	—	1	58	—	—	25.81
2007	—	1	2	6	24	1	2	70	—	—	78.76
2008	1	—	—	4	14	1	22	131	—	2.40	81.04
2009	—	—	—	2	—	—	—	100	—	—	80.58
2010	—	—	—	—	3	—	1	45	—	9.15	177.05
合计	2	1	6	28	70	3	32	531	2	—	650.30

四、水工建筑物建设和田间道路建设

2011—2020 年，水利建设的重点是修建水工建筑物、渠道衬砌及农田道路砂石化。其间共投资 2.06 亿元，其中小型农田水利建设项目（简称“小水”）1150 万元，农业综合开发高标准农田建设项目（简称“农发”）5091.48 万元，国家新增千亿斤粮食生产能力规划田间工程建设项目（简称“千亿斤”）2916.7 万元，人畜饮水项目 302 万元，饮水安全项目 65 万元，土地整治（含补建、撤队并区、补充耕地）6954.8 万元，节水增粮行动项目 1837.53 万元，农场自筹 2282.03 万元。修建各类建筑物 2370 座（其中泵站 1 座），砂石田间道路 302.05 千米，水泥路 1.89 千米，渠道衬砌 64.89 千米，清淤沟道 611.89 千米，高压线路 33.44 千米，低压地埋电缆 49.28 千米。

（一）土地整治项目

2011—2020 年，八五〇农场土地整治项目有 4 个，总投资 6954.8 万元，治理面积 11.92 万亩，增加耕地 3417 亩。

2012 年，实施的撤队并区项目，完成投资 1592 万元，拆除第十一、十二、十三、二十一、二十三、二十六、二十七作业站的居民区，治理面积 4700 亩，增加耕地 1941 亩；建涵洞 52 座，打井 19 眼，晒水池 16 座，砂石道路 35 千米。2013 年实施的第一、二、三管理区的土地补建项目，总投资 1823.78 万元，治理面积 6.15 万亩，增加耕地 981 亩；完成建筑物 67 座，沟渠清淤 13.86 千米，砂石路 81.2 千米。第八、十一、十二管理区土地治理项目，2018 年 4 月至 12 月施工，2019 年 10 月通过总局验收，该项目总投资 3251.68 万元，整治面积 4.73 万亩；建设内容为：配潜水泵 126 台；架设高压线 32.62 千米，低压地埋电缆 49.28 千米，配 54 台变压器，分叉电路 3 处；水工建筑物 124 座；砂石道路 55.3 千米，水泥路 1.89 千米；修整棚区 5 处。2020 年实施的第一管理区补充耕地项目，将渔场的鱼池进行平整复垦，投资 287.34 万元，增加耕地 495 亩；建涵 5 座，沟渠清淤 1.67 千米，砂石道路 3.17 千米，高压输电线路 820 米。

（二） 节水增粮行动项目

2015 年“节水增粮”项目，位于农场第十、十一、十三作业站，改善水田面积 2 万亩，完成投资 1837.53 万元（国投 1200 万元、土地出让金 548 万元，农场自筹 89.53 万元）。包括渠沟道整形 19 条长 33.14 千米，渠道衬砌 19 条长 25.59 千米，田间道路 3 条长 4.24 千米，配套渠系建筑物 105 座，量测水设施 13 套，生态绿化带 2.3 千米。

（三）“小水” 项目

“小水”项目即国家小型水利建设项目。2011—2016 年，农场“小水”项目 7 个，完成总投资 1150 万元，治理面积 4.5 万亩。修建桥 3 座，涵 62 座，闸 7 座，渠道衬砌 5.28 千米，沟渠清淤 107.71 千米，砂石道路 10 千米。2017 年以后，由于总局要求“小水”项目要集中使用，农场再没有“小水”投资建设项目。

（四）“农发” 项目

农业综合开发项目简称“农发”项目，是国家主持的重大项目。包括土地治理项目和产业化经营项目，以增加农产品供给和提高农民收入为目的，保证整个国民经济的持续稳定协调发展。2010—2020 年“农发”建设项目 9 个，其中 2013 年、2017 年和 2019 年没有，2015 年和 2016 年每年 2 个，其他年份每年 1 个。2020 年“农发”项目更名为财政补助高标准农田建设项目。完成总投资 5091.48 万元，治理面积 10.22 万亩。修建桥 2 座，泵站 1 座，涵 435 座，晒水池 73 座，渠道衬砌 14.51 千米，清淤沟渠 173.17 千米，打井 37 眼，建井房 8 个，修整田间砂石路 76.47 千米，平整土地 1.7 万亩。

（五）“千亿斤” 项目

“千亿斤”项目即千亿斤粮食项目，是 2009 年国家发改委发布《启动实施全国新增千亿斤粮食生产能力规划》的实施项目。从 2012 年农场开始有“千亿斤”建设项目，除 2013 年没有外，每年都有 1 个项目，共 8 个项目，2020 年，项目更名为中央预算内高标准农田建设项目。完成总投资 2916.7 万元，治理面积 5.2 万亩。修建桥 1 座，涵 231 座，闸 3 座，渠道衬砌 11.36 千米，清淤沟渠 48.14 千米，修整田间砂石路 50.73 千米。

（六） 饮水项目

饮水项目共有 3 个，即 2011 年和 2016 年的人畜饮水项目和 2012 年的农村饮水安全项目，共完成投资 367 万元。铺设自来水管路 17.07 千米，修建检查井 10 座。

（七）自筹资金

2011—2020年，农场共投入自筹资金2282.03万元，2014年和2018年没有，2011年最多，为480.19万元。自筹资金主要用于工程维修、绿色通道、水稻育秧棚区的道路及涵洞、抗洪除涝、水毁工程修复、应急生产保证以及农业展示基地的零星配套等方面。具有不集中连片、建设内容繁杂、应急突发等特点，不符合申报国投项目的条件，因而只能安排农场自筹资金进行建设（表3-5-4、表3-5-5）。

上述工程的实施，大大改善了农田排水条件。

表3-5-4 2011—2020年水利投资完成情况

年份	小水（万元）	农发（万元）	千亿斤（万元）	人畜饮水（万元）	饮水安全（万元）	土地项目（万元）	节水增粮（万元）	自筹（万元）	小计（万元）
2011	180	764.68	—	150	—	—	—	480.19	1574.87
2012	110	567.00	176.9	—	65	1592.00	—	384.49	2895.39
2013	200	—	—	—	—	1823.78	—	415.48	2439.26
2014	140	539.80	311.8	—	—	—	—	—	991.60
2015	180	351.00	458.0	—	—	—	1837.53	300.40	3126.93
2016	340	1163.00	698.0	152	—	—	—	90.00	2443.00
2017	—	—	220.0	—	—	—	—	133.63	353.63
2018	—	786.00	273.0	—	—	3251.68	—	—	4310.68
2019	—	—	365.0	—	—	—	—	220.50	585.50
2020	—	920.00	414.0	—	—	287.34	—	257.34	1878.68
总计	1150	5091.48	2916.7	302	65	6954.80	1837.53	2282.03	20599.54

表3-5-5 2011—2020年水利完成情况

年份	泵站（座）	建筑物（座）	渠道衬砌（千米）	井（眼）	管路（米）	水泥路（千米）	砂石路（千米）	沟渠清淤（千米）	架设高压线（千米）	低压地埋电缆（千米）
2011	—	346	12.00	29	6000	—	13.10	131.95	—	—
2012	—	326	1.70	19	4215	—	41.00	153.00	—	—
2013	—	158	3.00	3	—	—	81.70	13.86	—	—
2014	—	225	11.33	—	—	—	10.00	39.80	—	—
2015	—	569	29.19	—	—	—	5.27	49.20	—	—
2016	—	184	0.90	—	6858	—	55.31	68.03	—	—
2017	—	61	2.38	3	—	—	6.59	37.38	—	—
2018	1	194	1.35	8	—	1.9	72.30	36.80	32.62	49.28
2019	—	110	2.84	—	—	—	5.11	51.20	—	—
2020	—	197	0.20	—	—	—	11.58	30.67	0.82	—
合计	1	2370	64.89	62	17073	1.9	302.05	611.90	33.44	49.28

第二节 水利管理

1999年以前，没有实行分级管理，水利工程都由水管站的执法人员巡回检查进行管理，对于损坏工程的现象予以严厉打击，发现个别水稻种植户在灌水期间擅自挖渠放水或撬闸门等损坏工程事件，均责成当事人修复，然后进行批评教育，适当处罚，并在本单位召开大会，进行《中华人民共和国水法》（简称《水法》）宣传教育。水政执法工作的主要任务是：认真学习、宣传、贯彻《水法》及各项法规；依法管理水资源；对违犯《水法》及法规的案件进行调查处理；积极配合公安机关、司法部门查处违犯《水法》的重大案件，依法征收水资源费。2017年，根据上级的工作部署，农场设立了农场级河长、农场级河段长和管理区级河段长，下发了“农场河长体系框架方案”，成立了农场河长制办公室及管理区河长制办公室，具体负责落实河长制日常工作。

一、水利工程管理

总局水利局从1999年开始推行八五四农场的“水利工程分级管理”经验。农场水利局有关人员到八五四农场学习管理经验，了解各个工作细节，并结合农场实际，先后出台《八五〇农场水利工程管理暂行办法》和《八五〇农场水利工程分级管理实施细则》等文件，成立八五〇农场水利工程管理委员会。随后农场水利局组织人员逐队落实文件精神，同生产队签订“八五〇农场工程管理委托书”，同各种植户签订“田间水利工程管理委托书”，把工程管理责任真正落实到每个人头。通过实践，基本上都能负起“委托书”要求的各项责任：达到沟渠流水畅通，建筑物完好无损，效果十分明显。

2001年以后，农场水利工程管理站（局站合一），对农场的水利工程进行管理。骨干工程由农场水利工程管理站直接管理。2005年平山水库建成，聘用一名水管员，按用水调度指令开启闸门放水，并负责对灌区工程进行巡视检查，发现工程损坏和跑水现象及时汇报，水管站派人处理。2009年金沟水库投入使用，两个水库共用一名水管员负责运行管理。云山南灌区雇用了一名水管员，负责干渠分水闸的开启和十队泵站的运行，灌区田间水闸由2007年成立的用水者协会管理；穆棱一干上的三个节制闸，由水管站专业技术人员管理。田间工程继续通过与生产队签订“八五〇农场工程管理委托书”和同种植户签订“田间水利工程管理委托书”，将工程管理责任落实到位。

二、水行政管理

1990年4月份八五〇农场开始开展水政工作。1991年管局给农场3名水政公安干警名额，负责农场水事纠纷的处理。1995年配备了3名水政监察员，并有1人发证，正式确认。遵照上级要求，2000年在农场水利局内增设“水政水资源管理办公室”和“河道管理办公室”，并挂牌开展工作。

2001年以后农场水政执法人员5名，代表分局水政执法大队，负责农场水事纠纷的处理、河道采砂的管理及“两费一金”的收取。依据上级文件，农业用地表水灌溉水田每亩20元；防洪保安费是按企事业单位及个体经营者上年销售收入或经营收入的0.1%征收，依据上级文件，这项收费2010年停收；水资源费收费依据上级文件，其标准为：工矿企业、建筑业、服务业取地下水每立方米0.3元，取地表水每立方米0.1元。农场只对糖厂和乳品厂征收了水资源费。糖厂停产后，乳品厂归分局征收；河道采砂按上级文件执行，每立方米收费1.8元，采砂证一年一办，共办理6人次；2010年对农场辖区内取水单位发放取水许可证，依法取水，共发放取水许可证59个，其中：总局发放32个，分局发放27个。

2011年至2019年4月，管局只对黑龙江省牡丹江农垦卫星供热供水有限公司征收水资源费，每年征收10万元。这期间采砂证没有办理。2015年按照总局要求，水政执法人员重新办证，农场执法人员编制2人，代表管局水政执法大队，负责农场水事纠纷的处理、河道采砂的管理。2016年对农场辖区内取水单位发放取水许可证，依法取水，共发放取水许可证20个，其中：总局发放1个，管理局发放19个。2019年6月28日，按照农垦改革的要求，管理局将虎林市辖区内的6个农场的水利行政执法和审批全部移交给虎林。

三、河长制工作

2017年，八五〇农场下发了河长制工作实施方案，设立河长制办公室，制定河长制工作制度，并挂设八五〇农场河长制监管站牌，农场河长制办公室设在农场水务局。同时在第十四作业站路口设立了“五水共治、河长先行”的宣传牌，在第二十作业站设立了“八五〇农场井灌区水稻控制灌溉示范区”宣传牌，设立了河长制公示牌6个。

2018年，完成了八五〇农场境内穆棱河、七虎林河、石头河三条河流的“一河一册”

编制工作。加大了对河流的巡河次数和对管理区河段长的培训，农场河长、河段长、管理区级河长等共巡河 3 次，培训 2 次，人数 30 人；在农场重要地段设立河长宣传牌 8 块、水库防汛责任公示牌 2 块。7 月 25 日，针对河长制工作的开展，组织铲车对穆棱河的管理和保护范围（农场第三管理区第二十一作业站、畜牧队和第四管理区第十八、十九作业站）的非法采砂点 7 处进行了集中治理，共平砂 10 万立方米。

2019 年，八五〇农场河长办联合畜牧、林业部门对涉及“清四乱”（清理乱占、乱采、乱堆、乱建）中的“乱占”问题的第三、第四管理区，发布通知及告知书；利用农场召开农业插秧会议，部署河长制“清四乱”工作；组织农场级河长、河段长、管理区级河长、河段长的巡河检查工作。

2019 年 10 月，根据上级部门要求开展“两规两划”河湖岸线保护与利用规划及河道采砂规划工作。农场与设计单位签订了合同，在 11 月完成了工程划界的外业工作，对农场 2 个小型水库，8 条河流长 87.69 千米，云山南灌区的 15 条沟渠长 60.65 千米及 8 座建筑物进行了划界，12 月 22 日进行了评审，按评审意见进行了修改。2020 年 6 月 30 日提交成果，9 月 10 日，划界成果在虎林市人民政府网站公示。按照上级文件要求，农场又增加龙爪沟等 6 条河流，农场增加 6 个公示牌及建立相关内业资料。

第三节　水资源开发利用

八五〇农场的水资源，根据 1986 年总局三江攻关课题组对农场水资源调查表明：地表水资源量（当地产水量）为 7000 万立方米，当地水可利用量为 3091 万立方米，入境水可利用量为 5630 万立方米，合计可利用量为 8721 万立方米。人均拥有水量 4421 立方米，亩耕地拥有水量 155 立方米。1996 年，根据农垦设计院做的地下水详查资料，农场地下水年开采量为 6000 万立方米。

一、水资源拥有量

八五〇农场水资源比较丰富，总量每年 1.26 亿立方米，其中地表水拥有量为每年 7000 万立方米，地下水可开采量每年 5600 万立方米。地表水资源除降水外，尚有客水，即界河的水量。云山水库为多年调节的中型水库，按设计每年可供灌溉用水量 4700 万立方米，其中按设计 50%可供八五〇农场使用，即每年有 2400 万立方米来自七虎林河。穆棱河的客水量，由于湖北闸有向小兴凯湖分流的实际情况，实际控制用水只为来水量的

30%左右，农场最大可能利用量只有4650万立方米。石头河水库可利用量300万立方米。农场水资源可利用总量为1.99亿立方米。

二、水资源开发利用现状

2010年，农场水田面积35.6万亩，年用水量为1.33亿立方米，其中：农业用水量1.31亿立方米，工业用水量35万立方米，城乡生活用水量98万立方米。农业用水中利用地下水1.07亿立方米，地表水2478万立方米。

2020年，农场水田面积37.5万亩，年用水量1.13亿立方米，其中：农业用水量1.12亿立方米，工业用水量8万立方米，城乡生活用水量102万立方米，畜牧用水费12万立方米。农业用水中利用地下水8765万立方米（33万亩，每亩265立方米），地表水2457.5万立方米。

工业用水和城乡生活用水量都抽取地下水，2010年农场地下水年取水总量为1.08亿立方米，2020年为8887万立方米，分别超过1996年农垦设计院做的地下水详查年可开采量4787.25万立方米和2887万立方米（年可开采量6000万立方米），从数字上看超采严重，但从这些年地下水观测资料看，2020年和2010年相比，地下水位变化不大，采补趋于平衡。

第四节　防汛抗旱

1995年以前，八五〇农场以旱作农业为主，涝灾是主要灾害，灾害较为严重的是1961年、1971年、1981年、1991年和1994年。由于当时的排水沟网不完整，设计排水标准低，机械少功率小，遇到涝灾致使大量粮食收获不回来，损失严重。1995年开始，农场大力发展水田，抗御旱涝灾害的能力大幅增强。2001—2010年，没有发生全场范围内旱涝灾害，只是发生几次水库灌区水田阶段性缺水和西部山区水害。

平山水库库容较小，蓄水量只够3～4次灌水，连续40多天无有效降水，就会出现阶段性渴水现象，自2005年投入运行使用以来，2005年、2007年和2009年相继出现三次渴水现象，其中2007年最为严重，当年农场水务局购买了4套水泵，直接从渠首抽水，才使水田灌浆水得以保证，没有给农业生产造成太大的损失。云山水库灌区2009年出现一次阶段性渴水现象，农场采取的措施是保上游（第十作业站、第十一作业站）用水，在下游用水单位（第十三作业站、第十四作业站）打补水井22眼，在水库将水放到死水位以下的前提下，保证了灌区内水田生产的安全。这些年西部山区水害多发生在5月份，原因是石头河水库和平山水库由于灌溉面积大，水库满库越冬，没有防洪库容，起不到拦洪削峰的作用，在遇到春季日降水大于40毫米降水时，就会造成洪水出槽淹没农田，几乎每年都发生1～2次，大多发生在水稻插秧前，但历时较短，没有造成太大的损失。

2011—2020年，农场平均降水量为602.97毫米，超过农场前五十多年的平均降水量（562毫米），出现两个之最年份。2011年降水312.6毫米，为农场有气象记载以来的最少年份，2019年降水872.7毫米，为农场有气象记载以来的最多年份。

2011年和2017年为旱年，这两年旱田受降水少影响造成作物不同程度减产，水田井灌区影响不大，但也造成地下水位下降，好在旱年过后的几年（2012—2016年，2018—2020年）降水充足，地下水位得到了回补。平山水库、金沟水库灌区，在这两年都出现了缺水。为此，采取了限制供水天数、封堵自流灌溉水口、不保证养鱼水位、架设水泵抽水等措施，才使当年的水田勉强得到保证，但致使秋季水库蓄水严重不足。2018年云山水库灌区只保证第十作业站水田供水，其他水田，农场要求水改旱，与种植户签订旱田合同。

2019年和2020年，农场遭受了较大的洪涝灾害，特别是2020年，8月底至9月中旬，连续受三个台风的影响，降雨天数多雨量大，加之9月和10月降水多，许多道路冲毁或积水严重，给秋收造成极大的困难。农场的第三、四、五作业站，受石头河水库、平山水库、金沟水库的共同泄洪影响，低洼耕地多次受淹。第十三、十五、十六、十七作业站的穆棱一干沿线耕地，由于穆棱河下游排水不畅通，使得排干排水缓慢，加上云山水库泄洪致使中游新河堤防过水，排干水顶托倒灌附近低洼农田。2019年农场自筹资金220万元，主要用于低洼耕地筑堤封堵洪水，以及对部分淤积严重的干支沟渠清淤。2020年农场又自筹资金170万元，主要用于水毁沟渠及农田道路的修复，架设简易桥涵及抗洪排涝，保证农业生产遭受损失最小化。

八五〇农场每年在5月份下发《防汛工作预案》《平山水库防汛调度应急预案》以及《金沟水库防汛调度应急预案》。要求全场各级领导干部，必须高度重视防汛工作。要按防大汛、抢大险的要求补充储备好防汛抢险物资，宁可备而不用，不可用而不备。坚持贯彻“安全第一，常备不懈，以防为主，全力抢险”的方针，做到防洪工程在防御标准内洪水不溃堤、不决口、不死人，遇到超标准洪水时，要全力抢险，尽量减少人员伤亡，把灾害损失降到最低限度。《预案》明确职责分工，措施科学操作性强，是八五〇农场防汛工作的指导性文件，为农场做好防汛工作奠定了基础。2019年以前，《预案》报管局批复或备案，2020年农垦改革后，《预案》报虎林市或杨岗镇政府批复或备案。

第六章　林　　业

1971 年设农林科，1973 年底成立林业管理站，1977 年农林科更名为林业科，2020 年 3 月，林业科并入农业发展部。

2020 年，八五〇农场林业用地面积 14.88 万亩，其中天然林地面积 8.71 万亩；未成造林地 537 亩，森林覆盖率 18.9%。1985—2020 年，植树造林 5.22 万亩。落实退耕还林工程造林 3500 亩，农田防护林 1260 余条，面积 3.1 万亩，占农业耕地面积的 6%，年增收粮食 7500 吨，增效约 1200 万元。城镇植树绿化面积累计 107 万平方米，栽花种草面积 64 万平方米，城镇绿化覆盖率由 1990 年的 30%提高到 2020 年的 46%。

八五〇农场在 2005 年被授予“国家级生态示范区”和“全省环境优美乡镇”，2016 年被授予“全国绿化先进单位”。

第一节　森林资源

建场初期，根据《虎林县人民委员会关于林界划分的规定（草）》，北至七虎林河北支河为界；东、东南至虎迎铁路（虎林—迎春）；虎林镇边界；西北、西至原虎（林）宝（清）县界；西南、南由虎宝县界开始斜向东南经富国村串通密虎铁路至穆棱河为界，农场范围内有山林区 113 万亩，天然林 85.4 万亩。至 1963 年改制后，二级制八五〇农场的场界是：东起宝东，南以穆棱河，西与农垦部实验农场以穆棱一干渠为界。北依七虎林河，北与云山农场、东北与八五四农场为邻。原八五〇农场所属林区，全部划给云山农场和农垦部实验农场。两场以七虎林河主河道为界（农垦部实验农场林地面积 24.47 万亩，云山农场林区面积 21.5 万亩）。二级制八五〇农场由于远离林区，所以该场仅有场界内林地 1 万亩（主要是场内的凉水山、宝东山）。

1980 年，根据黑龙江省土地利用管理局下发的《关于国营八五〇农场土地使用界线的批复》文件和相邻单位接壤边界承认书等依据，明确了八五〇农场土地经营界限，也明确了农场经营范围内的林业资源面积。

1983 年，根据省林权划界有关规定，八五〇农场同虎林县办理了土地界限认定，虎林县政府为八五〇农场颁发了东沟林场和平山林场《林权证》。1983—2020 年，八五〇农场都是以此权证和相关划界文件，守界经营。

1983 年、1984 年和 1999 年，按总局要求开展了森林资源和人工林资源调查，其成果为开展森林经营起到了很好的指导作用。

2012 年，根据省林业厅、农垦总局、管局关于开展森林资源调查规划设计工作（简称二类调查）的有关要求，7 月到 10 月，抽调 20 人组成 4 个调查工作组，开展森林资源调查工作，9 月底完成外业调查，10 月份按时上报调查资料。由省林业勘测规划设计院完成调查资料内业汇总编报工作。此次调查是农垦林业最系统、规范的一次森林资源清查，其数据为今后正确开展森林经营活动提供依据（图 3-6-1）。

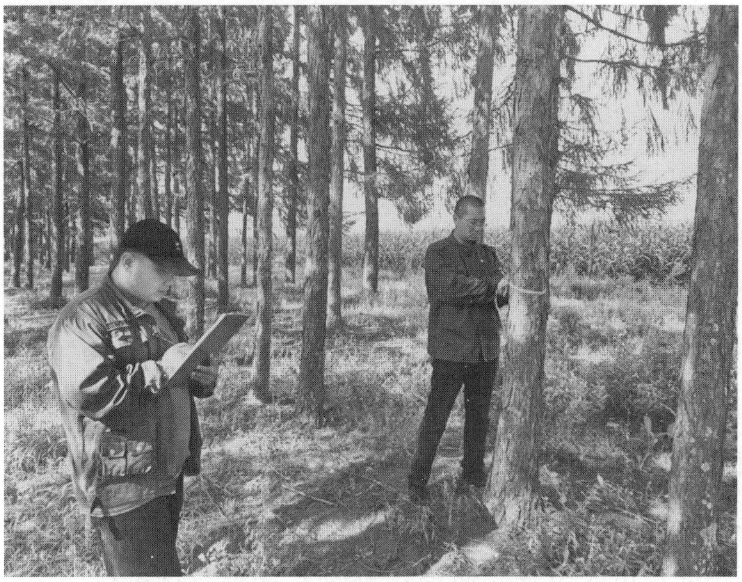

图 3-6-1 2012 年林业 2 类调查

2020 年，八五〇农场林业用地面积 14.88 万亩。其中天然林面积 8.74 万亩，人工林面积 6.14 万亩。森林覆盖率 18.9%。农场境内主要树种有柞树、桦树、杨树、椴树、水曲柳、黄菠萝、胡桃楸，以及人工栽植的红松、樟子松、落叶松、红皮云杉等。全场有活立木总蓄量 149.3 万立方米。其中落叶松 32.41 万立方米，樟子松 1.08 万立方米，云杉 8000 立方米，桦树 5800 立方米，针阔混 4.2 万立方米，针叶混 8900 立方米，阔叶混 66.3 万立方米，杨树 23.42 万立方米，柞树 18.7 万立方米，红松 1200 立方米，椴树 4100 立方米，黑桦 3000 立方米，山杨 900 立方米。

农场天然林主要分布于农场西北部，在东沟林场和原平山林场施工作业区。人工商品林多分布于林场施工作业区，少部分分布于各农业管理区。人工防护林多分布于全场农田之中，构成了农田防护林网。

第二节　森林保护

做好森林保护工作，是造福子孙后代、保护绿水青山的一项重要举措。1995 年以前林业主要以抚育间伐、植树造林、森林保护为主。1996 年后，实行全面封山，保护林业资源。自此，农场森林林木蓄积量逐年增加，林政管理、森林防火、病虫害防治常抓不懈。农场林政管理人员用实际行动诠释了“绿水青山就是金山银山”的理念。

一、林政管理

自 1980 年划定林权界线起，逐步建立了林业行政管理制度，有效开展了林政管理工作。

1985 年，八五〇农场根据《森林法》制定有关规章制度，使林政管理与森林防火工作走上法制化轨道。农场设林业检查站 2 处，负责全场森林防火和林政检查工作。设有专职护林员 7 人，分片负责森林保护工作。各农业生产队建立了兼职营林员，负责林业政策宣传、林木保护等工作。

2001 年 11 月 12 日，虎林市示范林场在农场辖区林地内砍伐人工落叶松 300 余立方米，双方产生林权纠纷。2003 年 5 月，虎林市人民政府做出《撤销八五〇农场林权证的决定》，由此，八五〇农场开始长达 5 年的诉讼历程。2007 年 6 月，黑龙江省高级人民法院行政判决：撤销《虎林市人民政府撤销八五〇农场林权证的决定》，最终以八五〇农场胜诉结案。

2004 年，根据上级文件换发林权证的有关要求，八五〇农场同相邻 16 个单位进行林权界限认定工作。

2007 年，先后完成同朝阳村等周边 17 个单位的林地权属认定工作。农场制定林业管护责任制，对各管理区、林场实施制度到户到人，网格化管理，林业行政管理更加规范化、制度化、法制化。

2018 年，开展森林资源保护督察，通过卫星遥感图片监察检测，共清理违法侵占林地 10 块，恢复林地面积 2000 余亩。

2019 年，全面完成中央环保督查三江平原 239 平方千米的湿地恢复工作。

2010 年 1 月至 2019 年 1 月，共处理林业案件 29 起，其中包括：盗伐林木、毁坏林木、违反森林防火、毁坏森林、违法占地、违法开垦等。

自2019年1月31日起，根据农垦全面改革方案的要求，牡丹江管理局停止了农场林业行政权力的行政许可。2019年6月，牡丹江管理局林业局同属地政府虎林市林草局完成行政权力移交工作。

二、森林防火

1985年以后，农场加大森林防火管理的工作力度，每年春、秋两季森林防火期都下发文件，制定防火措施，提出具体要求，健全防火组织。与示范林场、七虎林场联网联防。利用电视、广播进行森防宣传教育，达到家喻户晓。防火指挥部的总指挥与生产队、林场等单位领导签订《森林防火责任状》，防火检查站的工作人员做到尽职尽责。

1986年，在平山林场设立防火瞭望塔1座，负责森林火情监测工作。各沿山生产队均设扑火队伍。

2004年后，农场全面贯彻“预防为主积极消灭”的森林防火基本方针，实行农场领导带班制度，八五〇农场森林防火指挥部成员为督导组，不定期的督导检查森防工作。每年春季组织扑火队员森防实战演练，一旦发生森林草原火灾及时把扑火队伍“拉的出打得响”，把森林火灾消灭在萌芽状态，确保森林资源安全。每年在清明节期间免费为入山祭奠人员发放纸花5500余束。

2004年5月1日和2008年4月16—18日，八五〇农场境内东沟林场北，奋斗村北山及平山鹿场附近接连发生火情，经农场森防指挥部积极组织扑救，森林火灾得到及时控制并扑灭。

2009年4月27日，黑河市沾河林业局伊南河林场发生火灾，并蔓延至伊春市境内，形成森林大火。5月6日，八五〇农场接到农垦总局森林防火指挥部的命令，派出10人组成的机械扑火小分队，领队宋学科，队长郭景阳，副队长景树民，随分局森林火灾扑救队，赶赴伊春林业局支援森林火灾扑救工作，历时7天，于5月13日圆满完成任务，安全返回。6月1日，省委、省政府召开扑救“4·27”沾河草甸森林火灾表彰大会，授予宋学科为省“扑火尖兵”；授予郭景阳为总局“扑火先进个人”；其他队员均被授予分局“扑火先进个人”。

2009年，建设森防调度指挥中心，面积60平方米，安装森林防火电子沙盘指挥系统，为实现科技防火奠定基础。

2014年，八五〇农场翻建了位于第三作业站、第八作业站两处公路森林防火检查站，改善了检查值班员的工作条件。

2016年，配备森林消防水车1台，建设库房45平方米，购买进口风力灭火机4台，建立半专业机械扑火队3支，每队30人。到2020年，共有群众扑火队员400名，扑火工具400把，风力灭火机20台，对讲机8部，运输车1台，摩托车6台，指挥车1台。

1955—2020年，八五〇农场无重特大森林火灾发生。

三、病虫害防治

2010年以来，根据林木病虫害不断扩大的现状，八五〇农场每年都积极开展有害生物防治工作。每年施用树木灭虫剂和林木防病药剂2000余千克，并在绿色大通道树木上推广使用昆虫信息素黏虫板生物防治技术，取得较好效果。2010—2012年，陆续采购了烟雾灭虫剂、大型灭虫灭菌烟雾炮及机械喷雾器用于林木病虫害防治。林木病虫害得到有效遏制。2013—2020年，农场场部及部分林区发生大面积落叶松毛虫、白桦潜叶蝇、榆子金花虫、柳沫蝉等病虫害，林业部门根据病虫发生的特点分区进行防治，采取焚烧、药剂喷洒等措施，使病虫害得到了有效的控制，其间共投入防治设备5套，人员50人次，购置农药、乳油制剂、人工、车等费用共计40万元。

第三节　造林绿化

建场初期，农田防护林是根据当时田块现状进行设计的，农田防护林成林后，在农作物防风、减灾、高产中起到了关键性作用。城镇绿化、大通道绿化格局设计超前、树种搭配合理、行间错落有致，绿化已成为农场一道亮丽的风景线。

一、农田防护林

造林是八五〇农场林业工作的重点。1958年7月18—19日，农场在四分场二队召开林业现场会，当年该队有育苗试验地9亩，引进紫穗槐、洋槐、桑槐、杉木进行育苗试验，另引进抛辣子、元叶鼠李、辽东山梅花、银白扬、雪柳、家核桃、杨槐等28个树种1813株树苗进行试栽。1959年，全场绿化造林面积2640亩，各分场场部及生产队队部绿化315亩，穆棱总干河堤造林75亩，在靠近山区地带造用材林1500亩，春季育苗515亩，主要树种是水曲柳和丁香，占总育林面积的94%。全场零星造林28.78万株，面积约600亩；栽果树8.8万株，面积1263亩。1965年，社教时在大造“四清林”的基础上，林业工作提到议事日程上来，以绿化林及农田防护林为主，但大多数只栽不管，成活率不高。1971 年，春季大风，在三十八团二十一连九号地收割后实测到，有林带保护的东侧小麦亩产 177.5 千克，离林带 100 多米的是 103 千克，到 200～300 米处是 86.5 千克。南端在防洪堤及穆棱河岸树木的保护下，小麦产量是 185.5 千克，离堤远的分别为 148 千克和 83.5 千克。通过产量对比，防护林和其他防风屏障抗御风灾的效果显著，其蓄水抗旱作用不可忽视。1974 年以后，在营造用材林的同时，有步骤地进行山、水、田、林、路的综合治理，并在林区修建公路 48 千米。

自 1985 年以后，农场开始大面积营造农田防护林，平均每年造林超千亩，截至 2020 年累计造林 3.08 万亩，2999.7 万株，45 万亩农田实现林网化，形成农田防护林网格的生产队已开始受益。1985—2020 年，共造林及补植补造林面积 5.22 万亩。2001 年，农场完成工程造林 1000 亩。2002—2008 年，农场落实退耕还林工程造林 8250 亩，其中退耕地造林 3500 亩、荒山荒地造林 4750 亩。

2001 年起，八五〇农场广泛推广“林权共有，收益分成”的自费造林模式，动员社会力量投资造林。2009 年开始，开展绿色大通道工程建设，其主要内容是采伐更新农场内主干公路两侧的过熟残损防护林，重新在主干公路两侧建设宽 12 米的银中杨、云杉混交林带，完善农田防护林网。农场采取统一整地、统一调配苗木，责任分配到各单位的方式开展造林。

2009—2012 年，完成了场部至东沟林场、场部至第十一作业站、场部至第二十八作业站和云山农场第二十一作业站、农场第二十二作业站至第三十作业站的主干公路两边的高标准绿化造林的主干公路绿化。截至 2015 年，绿色大通道工程建设完成公路高标准绿化近 70 千米，栽植、补植云杉、杨树等林木近 18 万株，营造完善高标准农田防护林 2500 余亩，公路两侧土地得到整理，增加耕地面积 500 余亩。

2011 年，在东沟林场完成千亩果树造林工程。其中：18 户家庭承包造林，面积 1000 亩。

2017 年，结合卫星照片，对林区、林带空地、开荒地进行还林补植补造，共计造林 2800 亩（图 3-6-2）。

绿色通道工程建设公路两侧高标准生态防护林屏障，使林带周边 4 万多亩良田直接受益，为现代化大农业发展创建了良好的生态防护体系。

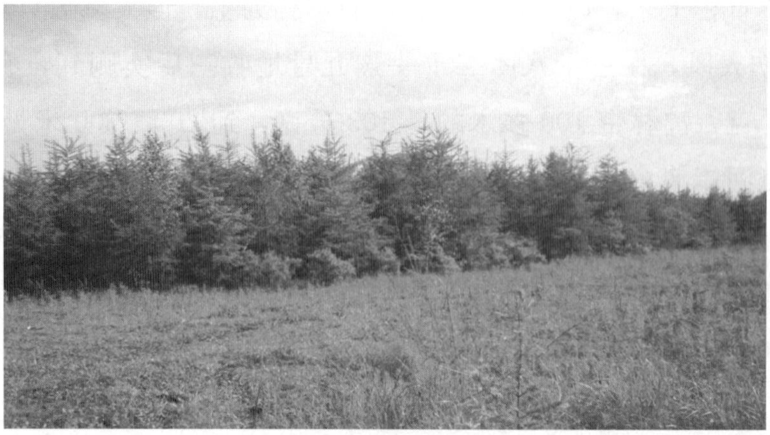

图 3-6-2 退耕还林地

二、城镇绿化

2010 年，按照八五〇农场“一城三区”城镇建设方案，加大场部城镇及保留的三个管理区的绿化植树工作，完成绿化植树 150 余万株。造林绿化工作中，农场积极响应总局提出的“绿在我身边、共创森林垦区”活动的号召，细致组织、周密安排、科学实施、制度管理，完成各类造林绿化面积 8000 余亩，植树 130 余万株。

2017 年以来，重点绿化建设星城公园、改造改建造林工程、建设红枫一条街工程、铁兵路造林更新工程、垃圾场改建森林绿地、住宅小区绿化、西外环景观大道及第五管理区和第七管理区住区园林绿化等绿化工程。城镇绿化覆盖率以每年 1.5%的速度递增，由 2000 年的 30%提高到 2020 年的 46%。城镇绿化由达标绿化向高标准绿化迈进。

1981—2020 年，农场积极组织开展全民义务植树活动，每年采取植树造林、以资代劳、以工代劳、林木管护等多种方式进行义务植树，平均每年完成义务植树近 4 万株，参加人员 6700 余人次。农场每年新建义务植树基地 2～3 个，做到植树地点、苗木统一安排，最大可能地为群众开展义务植树创造条件。40 年间，义务植树 76 万株。

第四节 林木种苗

1959 年，以五分场四队（现第十作业站）为基地，开始建立苗圃。1963 年，实验农场成立专业苗圃。1967 年，成立场直园林队，兼管苗圃。

2001 年，农场苗圃由张英凯承包，设在公路管理站北，面积 76 亩。2003 年，张英凯扩大种植面积，承包园林站耕地 400 亩，开始种苗基地建设，共种植 59 个品种的造林绿化苗木1000万株，此后逐年递增。

2009年，苗圃由刘凤萍承包，更名为卫星绿都苗木培育场。苗圃面积420亩，种植62个品种的造林绿化苗木1500万株，其主要品种有：落叶松、樟子松、红皮云杉、白桦、杨树、胡桃楸、水曲柳、九角枫、拧筋槭等。为农场及周边绿化工程提供优质的苗木产品，形成省内东部最大的苗木基地。

2011年，八五〇农场利用退耕还林后续产业项目政策，投资600万元新建苗圃400亩，其中：植种区面积60亩，生产种苗700万株，自用300万株，外销400万株；换床区140亩，换床350万株，外销300万株，自用50万株；育大苗200亩，产苗量15万株，自用2万株，外销13万株。

2020年，有种苗61个品种1400万株。主要品种有：落叶松、樟子松、红皮云杉、白桦、杨树、胡桃楸、水曲柳等。

第五节 森林经营

八五〇农场森林经营工作在建场后进行，当时，基本建设需要大量木材，农场正式组建伐木队，开始伐木作业。1980年后，采伐与植树造林相结合，采伐面积与造林面积相同，而且保证造林成活率在95%以上。在林业产业发展中，以养殖、高附加值种植为主。

一、森林采伐

1954年冬，铁道兵开发北大荒，进山采伐站干木及拉运日伪时期遗留下来的困山木时，在完达山里设伐木点（位置在农场林煤场）。

1956年4月3日，国务院批准完达山林区由铁道兵农垦局所属各分场负责经营抚育，更新和采伐利用。8月，八五〇部农场正式组建伐木队。1957年，在森林采伐上，主要是采伐马鞍山与完达山里日伪时期遗留的困山木与站干木，以后逐步转入更新采伐。在采伐方法上主要是人工片伐或带伐。1958年由周总理主持会议，进一步确定完达山林区交农垦局各场管理，当时农场林场已有五个林业生产队，场内山区林地85.4万亩。1959年，在三大队伐木队的基础上成立副业队，以季节性伐木及烧木炭、套狍子、窨鹿等。

1961年，林业生产队减少为两个。1963年，保留林场1个，林业工人76名。1965年10月22日，由虎林县接收林煤场的部分财产和人员。1966—1975年一直保留1个林业连。

1955—1974年，伐木12.49万立方米。1975—1982年，伐木77479立方米。1973年以前，在抚育更新采伐后营造的用材林，由于抚育管理不及时，未建立责任制，几乎无成片成活。1973年以后，由于加强抚育管理，用材林成活情况有所好转。到1997年底，农场基本停止天然林的采伐作业。

2009—2012年，根据开展绿色大通道工程建设，营造高标准农田防护林的规划安排，农场分年度陆续完成了农场场部至云山水库、云山农场公路；农场场部至第二十八作业站公路；农场第三十作业站经由农场第二十二作业站路口再往云山农场第二十一作业站至农场第二十八作业站公路两侧的过熟残损防护林的更新采伐和改造采伐。并重新开展了植树造林。

2013—2015年，结合农田基本建设，先后对八五〇农场第九作业站、第十八作业站、第十九作业站、第二十作业站、第二十一作业站和场部周边等生产队的少部分过熟和残破农田防护林进行了更新采伐，并在原地进行了高标准造林。

2017年，国务院颁布命令，全面禁止天然林采伐，至此八五〇农场的天然林再无采伐。

二、林业产业

1959—1972年，以发展果蔬种植为主。1973年开始，以林为主兼养鹿、养蜂和种人参。1979年3月11日，林业连改名为平山林场。平山林场主要以山林经营为主，兼有养鹿、种植人参、木耳等多种经营项目，平均每年采伐原木2000余立方米。1980年底，在七虎山煤矿及林煤场基础上成立东沟林场。东沟林场是林业、农业混合经营单位。1996年1月，将平山林场划归东沟林场管理，林场实行报账制。2011—2020年，发展林业产业，种植红树莓100亩、葡萄50亩、中草药110亩；食用菌30万袋；养殖森林生态猪1000头。共创产值1080万元。

（一）林果生产

1959年，以八五〇农场五分场四队为基地，建立苗圃并栽植果树。虽建立果园较早，但在1963年时果树面积只有800亩，主要是小苹果，每队30～50亩地，主要是自食。1971年，果树、蔬菜生产由园林排管理。1975年，三十六团部分连队并入三十八团，三十六团果树面积1217亩，三十八团亦有1091亩。1975年以后发展不快。1976年，引入黄干核李子，并试用黄干核李子嫁接在毛樱桃上，使李子树矮化，并曾用野山楂改接大山楂成功，但均未能在生产上广为应用。在八五〇农场林果生产盛期，年果品产量在40～50吨，高产年份可达100～120吨，后由于飞机喷除草剂使果树受药害及管理跟不上，加上每 10 年左右的周期性大冻害等原因，有明显减产及果树死亡现象，到 2000 年基本全部消失。

2005 年，开发林下资源人工种植试验。在第二管理区第四作业站 9 号地划拨 160 亩耕地，种植五味子、刺五加、果树、刺老芽等林下经济植物。

2006 年，八五〇农场职工王连合自己投资，在第六管理区第十五作业站住区西建设一处 120 亩五味子园，建园三年开始结果，2010 年采收鲜果 1 万千克，截至 2019 年，平均年产五味子 1.5 万千克左右。

2011 年，东沟林场招商引资近百万元，启动红树莓浆果基地建设，栽植红树莓近 260 亩，建设 80 平方米红树莓冷冻厂。开展千亩果林基地基础设施建设，栽植 1000 亩，落实承包 18 户，安置职工 33 人。到 2020 年，红树莓种植生产基地创产值 32 万元。

2017 年，农场职工李福利自筹资金在第一管理区建食用菌厂 1 处，年生产能力 60 万袋。场内摆放生产大棚 2 个，生产木耳菌 30 万袋，每年生产木耳干品 15 吨，带动就业人员 20 人，项目带动农场木耳菌产业的发展。全场食用菌产业年产值 80 万元。

（二）蔬菜生产

1967 年，农场成立场直园林队，兼种蔬菜。农场蔬菜一直以自给为主，由各单位食堂或专设菜组种菜，供给食堂常年用菜及职工家属用菜，春夏多由职工家属园地自种少量蔬菜，菜组适当供应一部分。场部地区主要由园林站供应蔬菜。1973 年以后逐步引入冬瓜、花椰菜、瓠瓜、洋葱、鸡毛菜等，并扩大茄果类蔬菜新品种栽培，丰富蔬菜品种。1974 年后除温床育苗外，又开展塑料棚栽培。园林站塑料大棚由 0.2 亩发展到 1982 年 6.9 亩。1977 年以后，加强集体管理，蔬菜单产日益提高，该年播种蔬菜 7780 亩，总产 6154 吨，平均亩产 1100 千克，全年每人供应 300 千克，多余 160 吨，开始出现蔬菜有余。1978 年，播种 4700 亩，总产 6815 吨，平均亩产 1450 千克，仍有多余蔬菜。到 1982 年，蔬菜播种面积基本稳定在 4700 亩，外销菜近千吨，开始商品性生产。

1983—1984 年，蔬菜的保护地生产发展很快。全场进行温室和塑料棚种植蔬菜的有 16 个单位共 4120 平方米；39 个单位有温床共 1450 平方米；41 个单位有阳畦 9750 平方米；火炕育苗 4 处 158 平方米；11 个单位设有风障。再加上塑料小棚和地膜覆盖栽培，为常年供应鲜菜提供有利的物质基础。

1985 年以后，蔬菜生产交由园林站管理，林业不再参与管理。

2012 年，利用退耕还林后续产业项目资金，农场建设果蔬大棚 32 栋，2013 年投入生产。果蔬基地一年四季可为群众提供 200 余吨特色果蔬，能很好地满足职工群众对绿色、有机果蔬的需求。果蔬基地成为创建高效农业的示范区（图 3-6-3）。

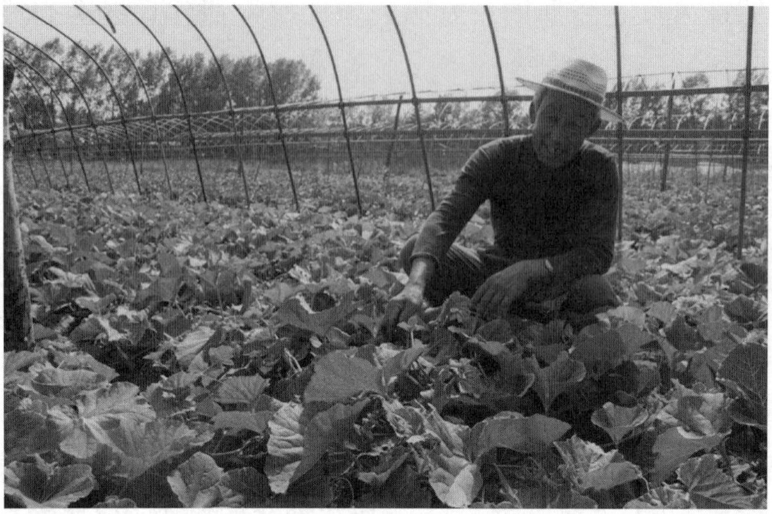

图 3-6-3　果蔬基地

（三） 森林养殖

2006 年，在第三管理区第四作业站林下养殖山地土鸡 1000 只，建造 20 亩塘坝一处，建房舍 3 栋，打机井一眼，地埋高压线 500 米，基础设施完备。林下养殖山地鸡示范带动了 5 户职工养殖，养殖山地鸡 2000 只。2020 年，养殖山地鸡 3000 只（图 3-6-4），创利润 24 万元。

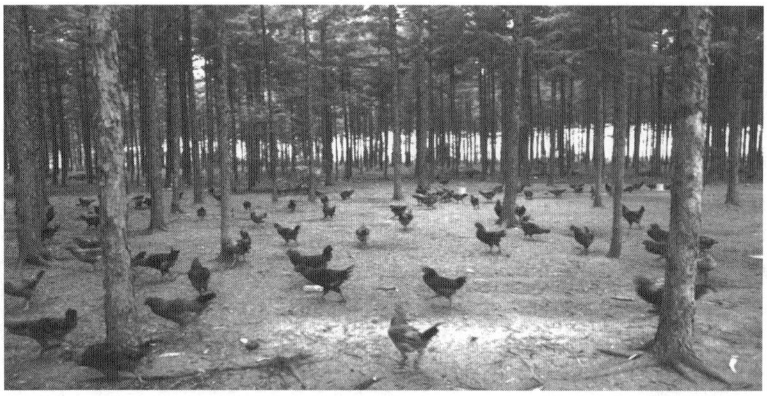

图 3-6-4　绿色生态鸡养殖

2015 年，由周建华投资的卫星金山森林养殖场“森林猪”标准化养殖基地项目 2016 年 8 月完成，投资 100 多万元，新建猪舍 1100 平方米、道路 700 米。2020 年生猪存栏 1000 头，每年平均出栏 800 头，年产值 240 万元，效益可观。使用林下面积约 800 亩。

（四） 林业产值

1955—1984 年，八五〇农场每年投入到山林地区的资金 57 万元。林业产值占总产值的比例：八五〇农场三级制时期占 27.2%。1963—1975 年占 0.4%，1976—1980 年占 1.8%。1984—2000 年，林业产值 259 万元；2001—2020 年，林业产值 2577.4 万元。

第七章　畜牧业　渔业

八五〇农场建场初期成立了畜牧科。经历过数次改制，先后更名为畜牧渔业公司、乳业公司。1998 年恢复畜牧科建制。

建场以来，农场非常重视畜牧业、渔业的发展，成立专业畜牧队伍，畜禽从少量引进、优良自繁开始到逐步发展。建场初期以家禽养殖为主，无饲养场房、无机械作业，2020 年畜牧小区实现科技化集中养殖管理，奶牛和特色养殖成为富民强场的主导产业。

1984 年以前，农场以猪、羊、牛和马等大牲畜养殖为主。1985 年开始发展奶牛养殖，兼顾猪、禽、鹿和鱼类等畜牧养殖。21 世纪后，农场出台奶牛养殖鼓励政策，加快奶牛小区建设，奶牛养殖快速发展。最高峰时，奶牛数量 7400 头。形成了以奶牛为主，多畜发展格局。

2019 年，按照农垦改革要求，畜牧科行政职能移交虎林市政府。

2020 年 12 月 24 日，农场畜牧服务中心在虎林市市场监督管理局注销营业登记。

2020 年，实现畜牧业增加值 800 万元，占农业比重的 2.3%。

第一节　畜禽饲养

1956—1959 年，农场（三级制）先后成立云山畜牧场、西岗畜牧场、太和畜牧场。主要发展猪、羊、牛和马等大牲畜。

1963—1965 年，实验农场先后成立了畜牧兽医站、奶牛队、种猪队、种鸡队。1980 年以前，以养猪为主。1985 开始，积极发展养牛，大量发展养禽，稳定养猪生产，适当地发展羊、鹿、禽、蜂等。1998 年，奶牛 3500 头，日产奶量 35 吨以上。生猪存栏 7400 头，年上交肥猪 5600 头。逐步形成了以奶牛养殖为主，多畜发展格局。

1985—2000 年，畜牧渔业坚持以奶牛为主，兼顾发展生猪、肉牛、禽类、养鹿、养鱼等。其间，农场奶牛业几度兴衰。奶牛存栏由 1998 年的 3500 头，减少到 2000 年的 1400 头。2001 年，农场开始大力发展以奶牛为主的畜牧业，在饲料地种植、自建畜舍、青贮窖、购置畜牧机械等方面给予补贴。2010 年，奶牛存栏 7400 头，年产鲜奶 2.95 万吨。随着乳品企业对鲜奶收购标准和政策的调整，奶牛养殖效益和养殖户的积极性逐年下降，加上种植业效益的提高，大批的奶牛养殖户转产农业种植，奶牛业出现下滑趋势，至2020年末，奶牛存栏1200头。

2020年，猪存栏3000头，羊存栏202只。禽类（鸡、鸭、鹅）存栏6720只，饲养量1.06万只。

一、奶牛

（一）奶牛引进

1963年，奶牛队前身是原五分场1959年成立于九队的畜牧队。当年11月，由海拉尔购入三河奶牛200头，由北京购入“克恩托罗姆”白种公牛在五分场进行黄牛改良。由内蒙古公主岭引入短角牛100头。

1964年以后，从鸡西购进奶牛犊70头，牛群发展到200多头。

1967年，牛群发展到300多头，由辽宁锦州购进黑白花高产成年奶牛30头。

1972年，从北京购进黑白花母牛犊50头，黑白花牛占整个牛群的比例由30%上升到50%。

1973年，从北京进黑白花犊牛50头。1984年，奶牛存栏1100头。1994年，奶牛存栏3100头。

2004年4月25日，为改变奶牛牛群质量，在政策扶持下，引进澳大利亚高产奶牛200头，养殖户购买后，在畜牧小区集中饲养。2010年，奶牛存栏7400头。

（二）政策扶持

1988年开始，农场制定了一系列扶持奶牛业发展的具体政策：①对公养奶牛场采取政策性补贴，鼓励发展公养奶牛，实行内部价格，供应计划内豆饼。建设4栋共2600平方米奶牛舍，3200立方米青贮窖和800立方米的玉米湿贮窖。农场对奶牛业实行目标管理，定期对各养殖奶牛单位进行目标考核，及时兑现奖罚。②农场为鼓励个体养奶牛，规定农场职工饲养两头以上成母牛，年交鲜奶8吨以上者，免交费用，享受职工待遇。农场规定：按每头成母牛3亩，育成牛、犊牛2亩的标准，给奶牛户划拨饲料地，用于种植多汁饲料和饲草。积极扶持发展奶牛大户，生产队年内培养出一个饲养奶牛10头以上，年上交鲜奶30吨以上养奶牛大户，农场除奖励队长、书记各300元外，还优先供料，兑现奶款，提供优质冻精配种。

2001年以后，农场每年出台优惠政策，鼓励发展以奶牛为主的畜牧业。优惠政策涵盖新增奶牛饲料地划拨、地租标准、外购奶牛贷款、自建砖瓦结构牛舍贷款、自筹资金新建牛舍、永久式青贮窖补贴、购买青贮揉碎机、挤奶器补贴以及后来的澳大利亚进口奶牛饲料地政策、外购牛补贴、舍饲鲜奶补贴等政策。

2001年，根据上级总体部署，大力发展以奶牛为主的畜牧业，实现粮食产品过腹增值。农场及管理区出台建牛舍补贴、帮助出工建牛舍、饲料地地租减免40%；外引奶牛异地免费检疫、补贴运费、每头补贴300元、免费建奶牛室外运动场、免费建简易青贮窖等优惠政策。各管理区根据下达的奶牛指标，在外引奶牛的同时，积极鼓励职工购买奶牛，职工购买奶牛每头补贴1000元，在各种优惠政策扶持下，2002—2003年全场奶牛数量近7000头。

（三）科学饲养

1988年，推行科学饲养奶牛新技术，认真执行标准化饲养管理。积极参加总局“奶牛饲养管理规范化农牧场”达标活动，被总局评为良好单位。

2003年，积极倡导奶牛阶段式饲养法。农场畜牧科印制《奶牛饲养管理技术、青贮玉米种植技术规程》宣传册350份，下发全场奶牛养殖户。将奶牛饲养分为：犊牛期、育成母牛、鉴定牛、成母牛（分为围生期、产奶盛期、产奶中期、产奶末期、干奶期）等不同阶段，根据不同阶段奶牛的生理指标特点，制定有针对性的饲养、管理技术，规范奶牛养殖行为，提高奶牛饲养管理水平。

2004年，确立了卫星奶牛小区式饲养管理模式，即：统一标准、统一建设、统一管理、综合服务、分户饲养、独立核算的养殖模式。建立健全奶牛电子档案和健康档案。为实现奶牛规范化管理，2004年开始，奶牛佩戴全国统一编号的健康耳标，采集数码信息，建立奶牛电子档案4200份，奶牛信息全部录入微机，实现奶牛档案微机管理。2009年开始，在原有健康耳标基础上，奶牛佩戴二维码耳标，实现一畜一档一照片，终身使用。

2017年，成立股份制牧场暨养牛专业合作社，实现标准化饲养模式。由于国外低价乳制品对国内市场的冲击，国内乳企不断下调鲜奶收购价格，当年春季，卫星奶牛小区鲜奶收购价格降到2元/千克，奶牛养殖亏损经营。为解决养殖困境，卫星奶牛小区15户奶牛养殖户，采取并牛群、以牛折股份、统一饲养管理、按效益分红的方式，成立股份制牧场暨黑龙江省牡丹江农垦互利养牛专业合作社，以此来保证奶牛养殖业能够稳定健康发展。对部分牛舍进行改造，实现生活区与养殖区分离，达到人畜分离的要求。同年6月份，鲜奶价格上调到3.07元/千克，奶牛养殖亏损的局面得到扭转。2020年，牧场改造升级，实现了奶牛分群饲养，机械投料，自由采食的标准化饲养模式。

（四）奶牛小区建设

2001年开始，农场先后投资3138万元，建设了4个标准化奶牛小区（图3-7-1），实现了从散养过渡到100%舍饲。奶牛小区建成后，按农场总体规划，将10个作业站的奶牛搬迁至奶牛小区，统一管理、统一防疫、统一收奶。随着管理区的合并，奶牛小区多次易名。2020年末，4个奶牛小区分别是卫星奶牛小区、第一管理区第二作业站奶牛小区、第一管理区第三作业站奶牛小区、第七管理区第九作业站奶牛小区。总计饲养奶牛1200头，饲养肉牛120头。

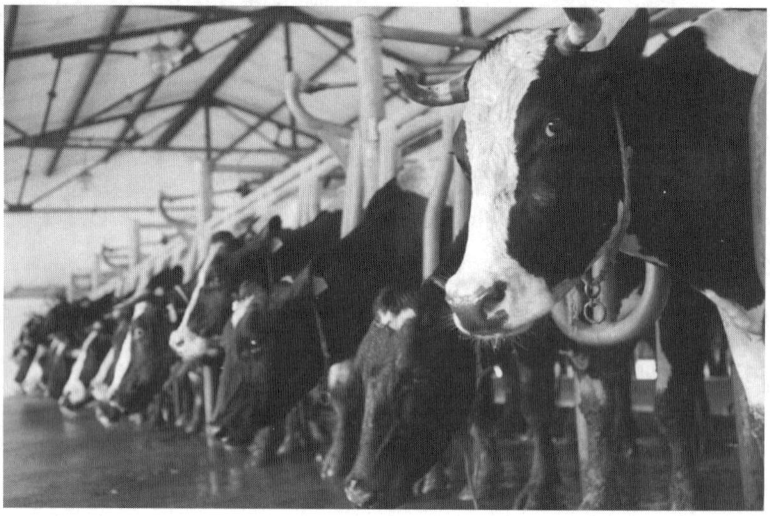

图3-7-1 标准化奶牛养殖

1. 卫星奶牛小区。占地面积13.5万平方米，投资1027万元。牛舍27栋，建筑面积1.2万平方米。青贮窖12座，窖容1.7万立方米。集中榨乳厅650平方米和干草罩棚600平方米。农场配备管理人员1名，专职技术人员2名，奶牛存栏827头。

2. 第一管理区第二作业站奶牛小区。占地2.7万平方米，投资115万元。牛舍8栋，建筑面积1900平方米，青贮窖4座，窖容2800立方米，养殖肉牛120头。

3. 第一管理区第三作业站奶牛小区。占地6万平方米，投资1000万元。牛舍15栋，建筑面积6000平方米；青贮窖8座，窖容6400立方米。现9栋牛舍用于木耳种植，剩余6栋牛舍，养殖奶牛65头。

4. 第七管理区第九作业站奶牛小区。占地8万平方米，投资996万元。牛舍16栋，建筑面积8000平方米；青贮窖14座，窖容8700立方米，榨乳厅765平方米。农场配备管理人员1名，专职技术人员2名，奶牛存栏308头。

（五）畜牧机械

农场利用上级优惠补贴政策，鼓励养殖户购置畜牧机械：2002年，购入2台荷兰进口牵引式两行青贮玉米收获机，1台北京现代农装自走式青贮收获机；2004年，购入3台新疆牧神牌自走式青贮收获机；2008年，购入TMR全混合日粮饲料搅拌机械2台（套），纽荷兰牌牵引式牧草打捆机2台；2008—2009年，小型挤奶器106台（套）；2010年，购入2×24位利拉伐牌并列式大型挤奶设备1台（套）。2019年，购入自走式清粪车3台；2020年，购入牛场抛沙车1台，购入牛粪对辊式干湿分离机1台。畜牧机械力量的增强，提高了农场畜牧机械化水平，减轻了奶牛养殖的劳动强度，促进了奶牛业的发展。

（六）饲料

1988年畜牧科成立了饲料供应站，及时保质保量地为饲养奶牛单位和奶牛户提供所需要的全价配合饲料，保证了奶牛正常生产。做到广开饲料来源，常年保证贮备充足，常年供应。贮备精料、玉米青贮、多汁及菜丝、干草、骨粉、盐等饲料。农牧单位为奶牛户提供豆秸、玉米秸，并低价供应甜菜丝。同时农场开展秸秆氨化、糖化、盐化及甜菜丝窖贮等饲喂技术。

1996年开始，推行奶牛标准化饲养，提高饲料利用率。在东北农业大学专家指导下，开发奶牛蛋白浓缩饲料，全面供应各奶牛场和养牛户。

2001年，农场饲料市场放开，各种饲料在场内公开销售。农场畜牧科发挥监管职能，按照各项法规标准，严格要求饲料销售厂家、经营业户出具饲料质量安全检测报告及饲料生产许可证等证明材料。每年定期、不定期抽取饲料样品送检，以确保饲料及饲料添加剂等投入品质量安全，预防饲养环节质量安全问题发生。

2011—2020年，按照成母牛3亩/头、育成牛和犊牛2亩/头标准划拨青贮地。2011—2015年，青贮地按照正常地租60%收取地租，2016—2020年，按照青贮地所在单位正常地租标准收取地租。

二、生猪

1955年，由虎林当地购入幼猪184头，进行肥育。由于饲养管理不善，猪舍保温设备差等原因，造成猪群发育不良，死亡率高。7月，从哈尔滨香坊农场引入哈白品种断奶仔猪442头，育成后备猪在四分场饲养。1957年，这批猪迁往云山畜牧场。1959年，猪舍2.2万平方米。

1976年，提倡发展猪业，开展千头猪养殖。1976—1980年二十六队连续五年共上交肥猪5000头。

1985 年后由公养转为专业户承包，最后全部户养。

2000 年，生猪存栏最高达到 7400 头，年上交肥猪 5600 头。

2001 年后，生猪养殖全部为个体养殖。2007—2010 年，农场下发文件规定：每年饲养成母猪 5 头、出栏肥猪 30 头以上，农场给予每户 2000 元钱补贴。2010 年末，生猪存栏 3.08 万头，年饲养量 7.58 万头。

2009 年，农场引入生物菌床式生态养殖技术。采取个人自建、农场补贴的形式，在农场第二管理区第 5 作业站建设猪舍 2 栋，建筑面积 640 平方米，年可出栏肥猪 1200 头（图 3-7-2）。

2011 年以来，生猪养殖全部为个体养殖，农场在生猪养殖方面不再有扶持政策。2011 年，农场获国家拨给的能繁母猪补贴资金 23.85 万元，补贴母猪数量 2385 头。2012 年，农场获国家拨给的能繁母猪补贴资金 12.11 万元，补贴母猪数量 1211 头。2011—2012 年，每头年补贴标准 100 元，补贴资金全部发放到养殖户手中。

2020 年，生猪养殖户 34 户，生猪存栏 3000 头。

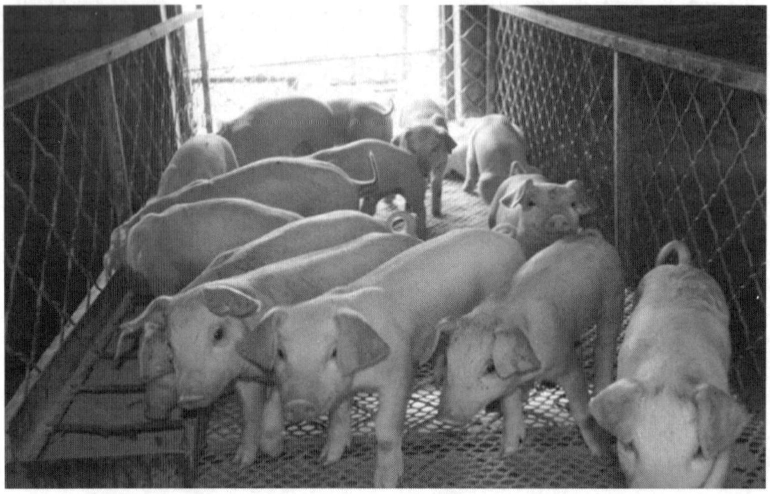

图 3-7-2　生猪养殖

三、羊

1955 年 1 月，由新疆石河子引入阿尔泰美利奴细毛羊 100 只。新疆运来的羊当年受胎率很低，死亡率也高。1956 年，由东北农学院引入“考力代”细毛羊 50 只。同年对羊采取多次配种，受胎率达到 100%，双胎率 30%，羔羊的死亡率从 29.09%降至 14.07%。1956 年末，有绵羊 240 只，两年出产羊毛 1.3 吨，共死绵羊 82 只（其中羊羔 73 只）。2020 年末羊存栏 202 只。

四、家禽

1959年6月13日，牡丹江农垦局召开畜牧会议，传达了王震部长指示，在八五〇农场五分场场部建一栋孵化楼，配置3台孵化器，每月一批，全年孵化（1月冷8月热不孵）鸡4.5万只。

2000年，有家禽（鸡、鸭、鹅）存栏6.87万只。

2007—2010年，农场实行扶持政策，对于年饲养禽类1000只以上的养殖户，农场给予2000元补贴。2010年末，全场禽类（鸡、鸭、鹅）存栏16.7万只，饲养量69.6万只。

2008—2010年，农场实施撤队建区，禽类养殖只局限在部分作业站，养殖量减少。

2011—2020年，农场按照市场需求，在禽类养殖方面仍注重生态禽类养殖项目发展，但不再有扶持政策。2020年末，全场禽类（鸡、鸭、鹅）存栏6700只，饲养量1.06万只。

五、特种养殖

1967年，随着多种经营的发展，开始养马鹿（当年仅1头公鹿、3头母鹿）。1970年，开始养蜂（当年35箱）。因鹿茸受国际市场冲击，马鹿存栏逐年下降，2000年仅存栏63只。鹿群采取个人承包，每年上交农场承包费1.5万元（图3-7-3）。

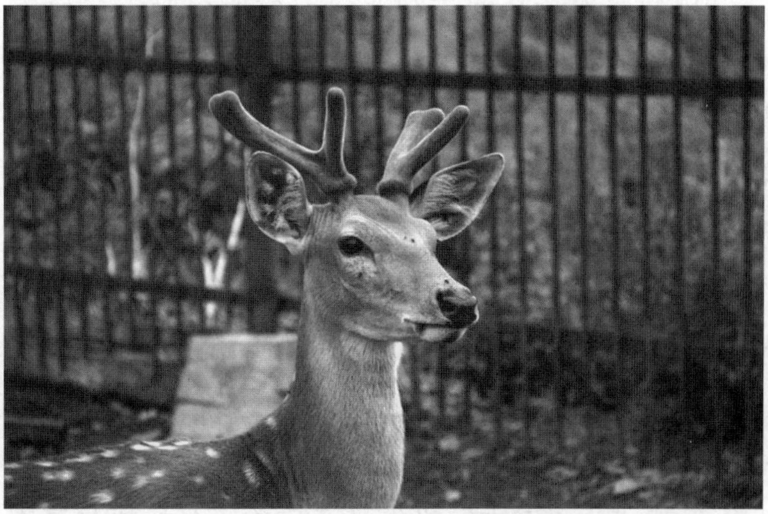

图3-7-3　东沟林场梅花鹿养殖

2006年，发展獭兔、狐、貉等特色养殖项目，受毛皮市场的需求拉动，毛皮动物养殖行业发展壮大，2008年达到最大规模：獭兔存栏1800只，狐60只，貉796只。之后逐年减少，2020年，已不再有马、獭兔、狐、貉等特色养殖。

第二节 品种繁殖与改良

1955—1984年，农场建立专门繁育基地，不断进行良种繁育和选育，提高品种繁育质量，以培育适应农场环境条件的优良品种。

一是引进优良种畜，实行杂交改良。种公猪，曾引进长白、苏白、哈白、民猪、克米、约克夏、北京黑、迈克夏等良种猪进行繁育，利用杂交改良本地猪品种，商品猪采用纯种化，母猪杂交一代化，肥猪三元化。马匹曾引进夫拉基米、纯河等优良品种，与本地蒙古母马200匹为基础进行杂交改良，到1971年9月已发展到856匹，进行人工授精95%，受胎率达90%左右，最低80%，最高达96.8%。奶牛及本地黄牛：曾引进荷兰黑白花、短角种公牛、荷兰母牛、短角纯种进行纯种繁育，同时与三河母牛进行杂交。1964年前，向乳牛兼肉牛型方向发展，1965年后改向肉用型发展。1978年又改为乳用型方向，母牛采用黑白花，并利用黑白花冻精，采用人工授精将黄牛进行全改良，向乳牛方向发展。绵羊利用考力代杂交改良，使蒙古杂种羊和本地羊向东北半细毛羊发展。二是建立健全种畜档案，各种必需的记录材料都进行登记保管，及时整理分析，保证良种繁育工作顺利进行。三是加强种畜管理，有计划地更新，巩固种畜基地，培育良种核心群。四是引进优质澳大利亚奶牛，培育优质后备牛群。2004年，农场从澳大利亚引入荷斯坦奶牛育成牛200头，放在卫星奶牛小区饲养。通过应用进口美加血优质冻精，培育农场优质后备奶牛核心群，以提高农场奶牛整体质量。

1985—2000年，农场优化奶牛品种，改善奶牛质量。农场建立健全牛群谱系登记制度，对不同牛群严格进行选优去劣，重点选用国内外优秀种公牛冻精，尤其注重选用美国、加拿大生产的性能高、体质外貌优良、遗传性能稳定、乳脂率高、后裔成绩优秀的种公牛冻精进行人工授精。农场成立了科技攻关队伍，制定了攻关项目。其中含美加血液公牛后代的第一胎产奶量达5吨以上，乳脂率平均达到3.6%。“七五”期间225头奶牛参加省高产攻关，每头305天平均产奶量达到6.28吨。1990年参加了总局“奶公牛选育”项目，1995年参加“八一农大”奶牛高产攻关，全场奶牛基本达到中国荷斯坦牛选育标准。奶牛繁育措施是：加强种公牛的选择和后裔测定，选含美加血液的优秀种公牛冻精进行人工授精。加强奶牛核心群选育，使奶牛产奶水平提高15%，乳脂率提高5.7%。

2005—2020年，国家实施良种补贴项目（补贴优质冻精），奶牛全部采用人工授精技术，有效地改善了后代犊牛的品质。

第三节 疾病防治

建场以来，农场猪病防治以防治猪瘟、猪丹毒、猪肺疫为重点。奶牛疾病防治以布病结核、泌乳系统疾病、血虫混合感染为重点。为做好疾病防治工作，农场把加强技术队伍建设，作为畜牧工作的首要任务来抓。1955—1984年，全场各基层单位均配有畜牧兽医或畜牧技术员。2000年，全场有畜牧技术人员58人，2000年以后，随着农场撤队并区工作的进行和养殖结构的调整，畜牧技术队伍亦有变化。2010年，减少到34人。2020年，共有畜牧技术人员17人。

1955—1984年，猪病防治以猪丹毒、猪肺疫为重点。奶牛疾病防治以布病、结核为主。农场坚持“预防为主，群防群治”。每年春秋两次进行畜禽防疫注射和奶牛布病、结核检疫，将“CAT法、乳清法诊断奶牛布病”新技术应用到奶牛布病检疫中。严格畜禽产地检疫，畜禽防疫采取集中注射和随时补针的办法，注射密度99%以上，奶牛布病结核受检率达100%，消灭了布病，结核阳性检出率0.13%以下。猪丹毒由1976年9个队发病985头，死亡188头，损失1万余元，到1980年仅有一个队发病60头，基本无损失；发生猪气喘病的单位由11个队下降到1个队，损失由最严重时的4000余元，减少到250元；猪肺疫发病率也由10个队降低到1个队，由死亡100头下降到2头，损失由5000多元降到100元左右。

1985—2000年，奶牛泌乳系统疾病是奶牛多发的常见病，对奶牛业的发展和人体健康威胁很大，造成的经济损失也十分严重。尤其是奶牛隐性乳腺炎，其个体发病率达到90.8%，乳区阳性率为63.7%。经用左旋咪唑、乳头药浴、注入干乳药物和应用中草药，使乳区阳性发病率下降到19.2%。对奶牛瘫痪，采取钙制剂大剂量、低浓度、慢速度和辅助对症疗法，治愈率99%以上。奶牛生殖系统疾病、消化系统疾病都做到及时防治。死亡率逐年下降，其他畜禽疾病的死亡率也都在总局规定的指标以下。

2001—2020年，农场认真贯彻执行《中华人民共和国动物防疫法》，坚持“加强领导，密切配合；依靠科学，依法防治；群防群控，果断处置”24字方针，每年春秋两次进行畜禽防疫注射和奶牛布病结核检疫，以及突发性疫病应急性免疫接种。畜禽防疫采取包片分组、集中注射和随时补针的方法，强制免疫注射密度达到100%，奶牛布病结核受检率达应检头数的100%。

2004年，农场建成动物疫病监测检验中心，投资120万元，配置各种检测仪器设备100余台（套），形成了以动物防疫检疫、疾病诊疗、病理化验、科学实验及技术咨询为一体的综合性服务机构；同年，农场完成11个单位基层兽医综合服务站达标建设，配置相应诊疗器械，改善了服务条件，形成了农场、管理区两级动物防疫体系。血虫混合感染是奶牛常见病，往往伴随其他疾病同步发病。奶牛发病后精神沉郁、快速消瘦，影响生产，淘汰率高。农场动物疫病监测检验中心人员采用显微镜镜检技术，帮助查明原因，对症治疗，取得较好效果。至2020年末，检测头数超过4000头份。随着畜牧技术服务体系建设的不断加强以及新型兽药产品增多和治疗手段的更新，奶牛泌乳系统、消化系统、繁殖系统等常见多发病治愈率逐年提高，降低了淘汰率。其他畜禽疾病的死亡率也都低于总局的规定指标。有效保障了农场畜牧业的健康发展。

2018年8月，发生非洲猪瘟疫情，八五〇农场成立重大动物疫情应急指挥部，成立应急预备队，储备各类防护及扑杀器等应急物资，确保应对突发疫情。设立检查站，建立24小时值守制度。查获23起各类违规运输黄牛、羊、活禽、活猪、鲜肉等。备案调运车辆，规范生猪调运。加强屠宰监管，确保肉品品质安全。农场出资1.35万元，购买检验化验用设备、防护护具、消毒药品、运尸袋、扑杀器等，以保证突发疫情时，有备无患。

2019—2020年，农场强化非洲猪瘟疫情防控工作，加强宣传，定期排查，签订责任书200余份，实现“外防输入，内防发生”零感染的防控目标。

第四节 畜牧检疫

1998年至2019年5月，农场畜牧科、畜牧中心具有执法职能，执法范围包括：饲料、兽药、渔政、草原、动检。具有执法资格人员6人。

1998年，严格按照“定点屠宰、集中检疫、统一纳税、分散经营”的方针，认真做好牲畜宰前、宰后检疫。做到胴体、内脏、头蹄同步检疫，部位检全，使群众吃上放心肉。1999年被总局评为“肉检先进单位”。

2009年，春季奶牛两病检疫过程中，东沟林场奶牛出现布病疑似阳性病例，经采血送分局复检，确定11头为确诊布病阳性病牛。依法对病牛予以捕杀、深埋、消毒处理。采取监测、净化措施，先后监测8批问题病牛34头，全部予以捕杀。2010年3月，经畜牧科协调，农业阳光保险公司按规定给予养殖户每头牛 5000 元经济补偿。

每年农场畜牧科组织科、站执法人员对兽药经营企业、饲料经营业户、场内流通饲料、鲜奶收购、运输等进行定期、不定期检查或抽查。

2009 年 12 月，农场根据分局转发《总局畜牧水产局关于严厉打击肉牛养殖环节非法使用瘦肉精工作的紧急通知》精神，认真抓好饲料生产、经营、使用环节质量安全监管工作。重点排查奶牛养殖小区、生猪规模养殖场户。做好采集饲料、生猪尿样送检工作。全场签订保证畜产品质量安全承诺书 518 份。

2014—2018 年，行政处罚涉嫌运输动物未申报检疫案 4 件（其中：私自引入牛 3 件，私自引入羊 1 件），处罚 2.05 万元。

2019 年 5 月，农场畜牧行政职能移交虎林市政府。

第五节　畜牧科技

一、科技队伍

1955 年，从省国营农场管理局调来技术干部 6 名，增加了技术力量。到 2000 年末，农场畜牧技术人员增加到 58 人。其中：本科 2 人、专科 16 人、中专 21 人、高中 19 人。高级职称 5 人、中级 13 人、助级 11 人、员级 28 人。2001 年，畜牧技术人员流动较大，部分人员调出，农场招聘大学毕业生充实了畜牧队伍。2010 年末畜牧技术人员 36 人（畜牧科 2 人，畜牧中心 14 人，基层畜牧技术人员 20 人），其中本科学历 2 人，大专学历 31 人，中专学历 2 人，高中学历 1 人；具备高级职称 1 人，中级职称 15 人，初级职称 20 人。2017 年，按照农垦改革的整体工作要求，农场对全场基层兽医进行了转岗改革。部分人员离职、转岗，到 2020 年末，农场畜牧系统共有工作人员 18 人（畜牧科 1 人，畜牧中心 7 人，基层畜牧技术人员 9 人）。其中本科学历 1 人，大专学历 14 人，中专学历 2 人，高中学历 1 人；具备高级职称 1 人，中级职称 14 人，初级职称 2 人。

二、科技成果

1985—2000 年，畜牧兽医科技人员共主持和参加国家、省、总局、分局和农场畜牧科研攻关课题 52 项，均通过各级科委专家组鉴定。其中“乳清诊断奶牛布氏杆菌病技术研究”成果填补国际空白，被总局定为地方标准，在垦区全面应用；“低湿地饲料资源综合开发利用的研究”“低湿地节粮型畜牧业集约化系列配套技术的研究”“应用酶标 ELISA 法检测奶牛结核病阳性血清抗体的研究”“CAT 法诊断奶牛布病”“奶公牛选育的研究”“易涝地奶牛高产攻关”“奶牛隐性乳腺炎综合监控技术研究”等成果达国内领先水平。获农牧渔业部科技进步奖 1 项、总局科技进步奖 4 项、管局科技进步奖 7 项、农场科技进步奖 16 项、全国农牧渔业丰收二等奖 1 项、沈阳星火计划奖 1 项。

2006 年，农业部组织实施奶牛科技入户工程，农场畜牧科选择 80 户饲养规范、管理标准、具有科技创新意识的养殖户为奶牛科技示范户，通过典型示范带动全场奶牛养殖户。确定 3 个主推品种：优秀荷斯坦奶牛、优质高产全株青贮玉米饲料、新型添加剂。6 项主推技术：良种繁育技术，标准化饲养技术，规范化管理技术，饲料高产栽种、收贮与饲喂技术，原料奶质量卫生安全管理技术，疾病综合防治技术。

2010 年，为提高畜牧业发展质量，结合畜牧业发展实际情况，农场畜牧科制订了 8 项技术规程：奶牛 TMR 全混合日粮饲喂技术、集中榨乳技术、性别控制技术、B 超仪诊断技术、乳头药浴技术、紫花苜蓿综合生产技术、生猪发酵床生态养殖技术和疾病综合防治技术。其中，奶牛 TMR 全混合日粮饲喂技术在卫星奶牛小区试用；性别控制技术已在全场范围内应用，生产母犊牛比例超过 93%；B 超仪投放到卫星奶牛小区，在妊娠检查、疾病诊疗等方面起到临床指导作用；乳头药浴技术在卫星奶牛小区全面应用；生猪发酵床生态养殖技术已经应用于第二管理区第五作业站，取得良好效果；疾病综合防治技术已在奶牛乳房炎、不孕症、瘤胃酸中毒、酮病、流产等疾病防治方面起到积极临床指导作用。

2011—2020 年，农场畜牧技术人员积极申报科研项目，进行畜牧科学技术研究。在《奶牛》《现代化农业》《中兽医医药杂志》《畜牧兽医科技信息》《养殖技术顾问》《农民致富之友》发表论文 14 篇。郑洪喜获黑龙江省科学技术厅科技成果 2 项，巩鑫鹏、陈波获黑龙江省畜牧业丰收奖一等奖 3 项。管局科技进步奖 7 项。

第六节　渔　　业

由于农场几十年的疏通沟渠排涝，特别是大力开发水田后，野生鱼类失去生存空间，过度的捕捞使野生鱼的群体数量急剧下降。1980 年开始，各单位利用自然水泡、修建养鱼池，开始人工养殖、繁殖。1984 年 8 月，渔场划归畜牧科，组建成畜牧渔业公司，1985 年，农场撤销畜牧科，成立了自主经营的畜牧渔业公司。

八五〇农场渔业资源丰富，穆棱河、七虎林河、石头河流经农场境内。泡沼、水库、池塘总水面4450亩，1980年已利用水面1600亩，占总水面的36%。鱼类有鲫鱼、鲤鱼、鲇鱼、狗鱼、黑鱼、胖头、泥鳅等。

八五〇农场渔业的发展，是从五分场场部食堂副业组开始的，1956年时只有2～3人打鱼，每天打50～100千克鱼供应场部食堂改善生活。

1958年，十万官兵从部队转业来到农场，农场人员大批增加。当年秋天五分场组建了专业渔业养捕队，打鱼队增加到8人，在捕鱼期的旺季一天能捕鱼千斤左右。

1960年春天，分场加强渔业队伍，增加捕鱼职工人数和捕捞工具，渔业队由原来的8人增加到40人。1960年是遭受自然灾害人民生活最困难的一年，但渔业队是大丰收的一年，一盘张网一晚能取1500～2000千克鱼，大鱼人吃，小鱼喂鸡，全年渔业队完成捕鱼80吨。1962年，渔业队坚持以渔业为主发展农业，农场调配了拖拉机开荒种地，捕鱼供应全场职工家属改善生活，种地保证口粮种子，饲料自给。

1965年，坚持以养为主、养捕结合，加强对所有的自然水泡、水面的管理，严格执行水产规定，把水泡子修成养鱼池，由专人看管，解决全场人吃鱼问题。

1968年，大批的知识青年上山下乡，从全国各大城市来到兵团，渔业养捕队被编为三十八团二十二连，后来改名畜牧队。

1980年，为了改善生活，农场开始人工建造鱼池。场部建立了卫星渔场，面积600亩；相继有9个生产队建立了养鱼池，共计水面1300亩。有7个单位利用自然泡沼养鱼，水面300亩。1984年，全场有专业养鱼人员17人，渔船4艘，放鱼苗160万尾，捕捞48.24吨，除自食外，上交鲜鱼31.85吨。

1985年前，卫星渔场由畜牧渔业公司管理。

1988年以来，因承包方式改变，饲养管理粗放，经济效益差，又受市场价格的冲击，养鱼积极性不高，养鱼水面逐年下降，大部分鱼池基本闲置荒废，有的鱼池退养还田。

1991年，卫星渔场开始由个人承包过渡到个人租赁经营，每年上交承包、租赁费1.1万元。1996年以后，实行养鱼两费自理，鱼池租赁给个人。新技术的推广应用及注重引进名、特、优鱼类新品种，鱼的市场价格不断上扬，经济效益明显好转，渔业生产出现了新的转机。

1997年后，农场大力发展水田，农牧单位大部分养殖水面已废弃。

2001年，卫星渔场由农场重新以租赁的形式，承包给个人经营。

2004年，农场修建了平山水库，水库面积925.6亩，以农田水利灌溉为主，兼有水产养殖项目。经营权和管理权归属农场水务局。

2008年，农场修建了金沟水库，水库面积568.25亩，主要以农田水利灌溉为主，兼有水产养殖项目。经营权和管理权归属农场水务局。

第四编

工业和服务业

经过65年的改革、发展，八五〇农场的工业、粮食、城镇建设和服务业，发生了巨大的变化。工业生产由传统的计划经济时期的低效率、低产出、高污染、高能耗，国有企业一家独大的局面，发展成为2020年的以市场经济为主导，多种经营形式并存的高效率、高产出、低能耗、绿色环保和可持续发展的现代工业格局；粮食的基础建设、收储管理以及营销也得到快速发展。“互联网＋农业”为粮食营销提供了更为广阔的平台。品牌建设与现代化工业园区建设、铁海联运建设，为农场经济的腾飞插上了翅膀。完备的工业基础建设，为现代化大农业发展提供了良好的环境；小城镇建设快速发展。农场始终坚持“生态城镇，绿色家园”建设主题，精心打造绿色生态城镇，城镇绿化率46％。实现了住宅楼房化、街道硬面化、供暖集中化以及环境美化、绿化和香化，城镇建设档次、人居环境质量提高；交通、通信、电力等公共服务设施实现了高标准、全覆盖，为人民群众的生产、生活提供了便利，呈现出社会和谐稳定，人民群众安居乐业的美好景象。

八五〇农场在2001年、2006年被授予“全省农村公路建设先进乡（镇）”；2008年被农垦总局授予“农村公路建设先进单位”；2009年被环保部授予“国家级优美乡镇”；2011—2012年被黑龙江农垦总局授予“垦区新农村建设先进农场”；2013年5月被授予“第一批全国粮食物流建设示范单位”；2015—2017年度被农垦总局授予“垦区新农村建设先进单位”；2015年被农垦总局授予“垦区美丽乡村示范农场”；2019年被授予“全国粮食经纪人模范集体”等称号。

八五〇农场工业园区2010年被授予“省级稻米加工园区”，2011年被总局评定为“总局级工业园区”称号。

第一章　工　　业

建场初期，农场工业主要是建材生产、面油加工、机械修理及小型糖乳生产等，主要解决基本生产、生活问题。

进入20世纪70年代，粮食加工、糖乳生产、食品加工、建材等工业得到快速发展。先后新建和扩建了卫星糖厂、粮油加工厂、乳品厂、糖果厂等。1984年，拥有工业单位12个，13个行业、35个门类。工业产值1600万元，占总产值50%以上。

20世纪80年代中期，农场机械制造业已经成熟，常用的中小型农机设备基本可自主生产。其中：JQb-1.5型秸秆切碎抛撒机，获农垦部三等成果奖。“双圆盘气吸式排种器”获得国家专利，并大量外销。

20世纪90年代中期，按照“抓大放小”“一厂一策”的改革思路，通过拍卖、委托经营、租赁经营、股份制经营等方式，对农场工业企业进行改造，企业轻装上阵，焕发活力。

进入21世纪，农场工业迈入快速发展轨道。通过建立工业园区、优化经营环境、“牵线搭桥”“筑巢引凤”，先后引进稻米加工、仓储、物流等企业20余家。卫星生物科技有限公司、华彬粮油贸易有限公司、圣丹制米有限公司成为农场支柱企业。培育出“八五〇”“圣丹”“盛泰”“圣邦”“绿垦”“尊合”等知名品牌。2020年，工业总产值5.5亿元。

第一节　工业生产

建场初期，八五〇农场拥有糖厂、粮油加工厂、制材厂、修配厂、砖厂、煤矿等工业企业。工业基础比较薄弱，从小作坊式开始，在探索中进行，逐步扩大生产规模。经过65年的积累发展，形成了以粮食深加工、仓储、物流、生物制药、铁海联运等为主体的省级工业园区。

一、粮、糖、乳加工

（一）粮食加工

1958年粮油加工厂在辉崔（现第二十作业站）成立，当年入冬安装动力带动的自制石磨2台和其他设备，建成面粉车间。1959年1月投产，日产面粉2吨。1978年，农场新面粉厂建成投产，日处理小麦120吨、产面粉80吨。1983年，新建年产1000吨的挂面厂，生产的普通挂面被评为垦区优质产品。1993年，农场投资45万元对原面粉加工设备进行更新，对工艺线路进行改造。所生产的“特一粉”“特二粉”，除满足全场职工口粮外，部分产品还外销。1998年4月，面粉车间租赁给个人经营。农场由于种植业产业结构调整，以水田种植为主，没有种植小麦，面粉车间设备闲置外售。

（二）制糖业

1958—1962年，农场大面积种植甜菜，土法自制红糖（糖稀）。

1969年8月，日处理甜菜200吨的卫星糖厂破土动工，1972年12月开机生产。1973—1977年，共生产白砂糖4200吨，平均年产白砂糖830.4吨。1978年，白砂糖产量提高到1800吨。1984年，卫星糖厂扩建，日处理甜菜750吨，1986年开机生产，当年产糖3100吨。1988—1991年，是经营效益最好的4年，年平均产糖1.33万吨，年均利润324.77万元。

1992年卫星糖厂开始连年亏损。1992—1994年，累计亏损2071万元。资产合计4318万元，负债6389万元，负债率为148%，资不抵债，无法继续经营。1994年11月24日，卫星糖厂破产。

2000年4月18日，农场将卫星糖厂拍卖转让给哈尔滨通胜糖业中心。2006年7月，哈尔滨通胜糖业中心解体，将糖厂转让给海南南华糖业集团。2014年，海南南华糖业集团又转让给黑龙江星华粮油经贸有限公司，转型为40万吨仓储能力的粮食收购、粮食仓储、烘干、批发零售为主导的公司。

（三）乳制品

1962年秋，农场五分场奶牛队用手摇奶油分离机加工生产奶油。1963年，开始用土法双层锅做炼乳，销往鸡西、密山等地。1965年，改蒸汽炉供气、管道式供热制作炼乳。1975年，八队乳品车间更换供汽炉和加工设备，提高炼乳质量，年产炼乳70吨。

1978年8月15日，乳品车间由八队迁到糖厂。1982年5月，新建日处理鲜奶15吨卧式烘箱一座。9月15日开始喷粉，生产乳制品568.2吨，其中奶粉219.9吨。1979—

1982年，平均年产乳制品197.5吨。

1986年，农场投资300万元，新建日处理30吨鲜奶的乳品厂，1987年底投产。先后研制出“卫星牌”茯苓抗衰老奶粉、强化奶粉、中老年奶粉、中小学生奶粉、配方Ⅰ段奶粉、配方Ⅱ段奶粉、Ⅲ段奶粉、舒孚奶粉等产品，产品销往全国。1986—1995年，“卫星牌”全脂甜奶粉，先后获省优、部优产品、中国食品博览会银奖、轻工部A级产品证书、中国农业博览会银奖、黑龙江省同行业质量评比第一名、中国乳制品工业协会“国家精品”产品、中国消费者基金会消费者信得过产品、黑龙江省首届生活用品消费品展览会特别推荐奖。1995年，全脂加锌奶粉、婴儿配方奶粉获中国第二届农业博览会铜奖。

1996年12月，因体制改革，农场卫星乳品厂并入黑龙江省完达山企业集团乳品有限公司。至此，“卫星牌”奶粉品牌从市场消失。

二、建材、煤炭生产

（一）制材

1954年，八五〇农场木材加工厂成立，1958年与面粉厂、油酒厂、铁工厂、制革厂合并为联合加工厂。1975年三十六团撤销时改为管局联合木材加工厂。

八五〇农场五分场制材厂，始建于1959年，原称制材小队。1963年实验农场时期，改为制材厂。

1959年，制材小队主要为“六〇八”工地建设卫星城（红星村）服务。1962年，新建500平方米制材车间，1963年下半年竣工生产，日制材23立方米。1976年，日制材30立方米，1979年，提高到55立方米。年加工锯材由1963年的639立方米，提高到1982年的2800立方米。1963—1984年，年平均加工锯材1800立方米。1980年4月，制材厂组建一个转运站，负责装卸煤、化肥、钢材、机械设备、出口大豆等。1979—1982年，实现连年盈利。

1991年以后，制材厂由于流动资金短缺，被迫停产。

（二）采石

1958年，八五〇农场五分场在八队北山建采石场，开采毛石，主要负责修建云山水库堤坝护坡的石料供应。同时，满足农场基本建设需求。兵团时期，采石场改为三十八团九连，1975年合并到八连。1997年，农场将采石场交工业科管理，当年生产石料5000立方米，收缴承包费6.6万元。采石场所产出的各种石料，为农场城镇化建设、农业基础设施建设，提供了保障。

（三）砖瓦

1958年，农场砖瓦厂建于虎林县宝东乡凉水泉村的北部。1975年，三十六团撤销时并入三十八团后，称砖瓦二厂。

1960年以前，八五〇农场五分场砖窑由基建队管理。1963年五分场改为农垦部实验农场后，在红星村西山坡建立砖瓦窑。1972年改为三十八团砖瓦连，1977年改为砖瓦一厂。

1982年，砖瓦二厂设计、安装的“60型全钢板制砖机”，工作效率由班产砖坯3.5万块，提高到11万～12万块，最高每小时达1.5万块。

1984年，砖瓦一厂和砖瓦二厂年生产红砖800万～1200万块，年生产红瓦30万～55万片，主要供场内基建维修使用。

2009年，农场开始“一城三区”新农村建设，撤并作业站，建设新居，用砖量大增，两个砖厂积极组织人员昼夜生产，保证了农场新农村建设、城镇化建设用砖的需求。

（四）煤炭

为了解决农场生产、生活用煤，八五〇农场先后建有林煤厂、新跃煤矿、滴道新兴煤矿、七虎山煤矿等。2004年5月，国家开始取缔小煤矿，农场境内小煤矿（含个体）全部停产。

1. 林煤厂。八五〇农场于1957年投资2.05万元，在完达山里建立林煤厂，产煤1400吨。生产的无烟煤，缓解了当时有烟煤供应不足的压力。

2. 新跃煤矿。1968年10月，八五〇农场在宝清县宝密公路附近（八五一一煤矿驻地大竹山），开采露天煤2000吨。1969年9月，开洞采矿。1970年，在距离老井口2.5千米的山坡上找到1处可供5年开采的煤田，年产1.8万吨，取名“新跃煤矿”。新跃煤矿1971年1月3日开始建井，煤层厚度0.9米。同年，井下安装抽水机，用电钻打眼，井上安装14.7千瓦的绞车，用自制的矿车提升，比人抬煤提高工效11倍。

3. 滴道新兴煤矿。1973年1月，三十六团在鸡西市滴道区建矿，取名“新兴煤矿”。1975年新兴煤矿并入三十八团。1997年3月，因煤矿资源渐少，出现亏损，农场决定停产。1997年8月1日，新兴煤矿建制撤销。11月煤矿工人全部撤回农场，分配安置到农业生产队，1973—1984年，共生产原煤38.9万吨。

4. 七虎山煤矿。1978年1月，建于虎林县永红公社七虎山，共挖无烟煤2.99万吨。1981年1月与农场东沟林场合并。1984年，因煤炭储量少，不再生产，煤矿建制撤销，煤矿停产。

三、生物制药

20 世纪 80 年代中期起，八五〇农场先后成立了核苷酸厂、西岗生物制品厂、卫星制药厂和移栽灵厂。

1986 年，核苷酸厂建成投产；1987 年更名为卫星制药厂；1984 年，成立西岗制药厂；1987 年开始投产，生产“人参精”。1988 年，西岗制药厂划归牡丹江国营农场管理局，为局直企业；2002 年和 2004 年，卫星制药厂先后更名为卫星生物制品有限责任公司、卫星生物科技有限公司；1998 年，农场成立移栽灵厂；2002 年，并入卫星生物制品有限责任公司。卫星生物科技有限公司生产“圣丹牌”生物钾肥、移栽灵混剂、“卫星牌”蚯蚓粪肥等产品，成为农场支柱工业企业。

（一）“圣丹牌” 生物钾肥

1999 年，黑龙江省卫星制药厂与中国农业大学合作研发，推出优质生物肥料——“圣丹牌”生物钾肥。2000 年，黑龙江省卫星制药厂与黑龙江省绥化晨环生物制剂公司合作生产“圣丹牌”生物肥，主要应用于水稻、玉米、大豆等大田作物及经济作物。2000—2020 年，累计生产 4.5 万吨，使用面积 1500 万亩。

（二） 移栽灵混剂

1998 年，农场引进北京农业大学张军博士研制的移栽灵生产技术，利用原牡丹江农垦卫星经济联合公司（八五〇农场第二生产队）助剂厂闲置设备，进行移栽灵试生产，当年生产 3.5 吨，在东北三省推广应用。

1999 年 10 月，农场与北京移栽灵集团公司签订协议，合作开发应用于水田生产的移栽灵混剂，在农场设立北京移栽灵集团东北分公司——移栽灵厂，为股份制公司。北京移栽灵集团以移栽灵商标权、非专利技术出资入股，八五〇农场以实物资产、土地使用权入股。甲方负责提供原药，乙方组织生产和销售。1999—2020 年，在以黑龙江省为主的东北地区，共使用移栽灵混剂 500 多吨，水稻使用面积 5000 多万亩。实践证明，移栽灵混剂是水稻旱育稀植栽培、育秧防治“立枯病”的有效良药，深受种植户的欢迎。

2004 年以后，黑龙江省卫星生物科技有限公司还先后推出了微生物菌剂、腐殖酸液肥、有机物料腐熟剂、掺混肥等“圣丹牌”生物肥系列产品。

（三）“卫星牌” 蚯蚓粪肥

蚯蚓粪肥适应于各种农作物、经济作物以及果树、蔬菜，是高端农产品肥料的最佳选择。2013 年，黑龙江省卫星生物科技有限公司引进四川师范大学寒地蚯蚓养殖与生态农业循环经济项目，成为国内首家在高寒地区大面积、规模化养殖蚯蚓的高端生物有机肥的原料基地。2013—2020年，由卫星生物科技有限公司生产的蚯蚓精致螯合肥、蚯蚓素、蚯蚓酵素等“卫星牌”系列蚯蚓粪肥，在大田、经济作物、果蔬、花卉等领域已得到推广应用，为开展高端种植、提升农产品的品质提供了保障。8年间，累计生产蚯蚓粪肥2000多吨，累计推广使用面积10万多亩。

四、机械制造与修理

1956年10月，八五〇农场建立机械修配厂，当年修理、制造农具、机械配件、零件、工具等7488件。1959年，各分场均建起修配所，全场共6个修配所。总场机械修配厂作为大修厂，小修由各分场修配所解决。

（一）凉水修造厂

1963年创建于八五〇农场四分场。1975年随三十六团撤并到三十八团。1976—1981年，先后生产喷灌机100台、八寸泵150台、镇压器43台、万能中耕机1台、五吨拖车20台、抛撒器36台。1978年，被评为管局工业学大庆先进单位。1983年并入辉崔修造厂。

（二）辉崔修造厂

1959年创建于八五〇农场五分场，1968年底，试制手榴弹成功，并承接了四师后勤部交给的兵器制造任务。1981年制造的JQb-1.5型秸秆切碎抛撒机，工作量平均35.4亩/小时，在黑龙江垦区范围广泛应用，并推广到河南、河北，北京等地区，获得农垦部1981年三等成果奖。1983—2000年，辉崔修造厂承揽、制造了大型平地机、V型中耕机、打稻机、大犁、水泵、六行和八行气吸式精量点播机，以及三、四、五铧犁等，年产100余台，利润为总产值5%～10%左右。1991年，农场糖作所农机站研制，辉崔修造厂加工生产的“双圆盘气吸式排种器”（国家专利号：11225992.2），1991—1994年共生产70台套，完成大田播种面积45.2万亩。1994年开始，作为八五〇农场定型生产产品，外销267台。1998年，由于农场企业转制，辉崔修造厂拍卖给个人经营。

五、稻米及农产品加工

20世纪90年代初，稻米加工以小作坊、流动加工为主。1999年7月，分局米业集团把在八五〇农场建造的日产100吨大米生产线有偿划拨给农场经营，全部资产总额为

300 万元。9 月，通过公开招标，以 120 万元（剔除不良资产后）将该米厂转让给个人经营。2010 年底，农场拥有稻米加工企业 6 家，具有年加工水稻 60 万吨的生产能力，可生产优质大米 40 余万吨。稻米副产品加工企业 2 家，其中北大荒希杰食品科技有限公司于 2009 年开工投产，年可处理米糠 3 万吨，生产米糠油 4500 吨，米糠粕 2.4 万吨。

八五〇农场稻米加工产业全部集中在农场工业园区，产业集中，实现了规模化、集约化经营。同时对稻壳、米糠等副产物实行精深加工，提高了产品附加值和资源综合利用率，促进循环经济发展。

2020 年，八五〇农场工业园区有粮食加工企业 8 家，年生产优质大米 30 万吨。其中：华彬粮油经贸有限公司、北大荒卫星制米厂和龙祥米业的年加工能力在 30 万吨以上。

第二节　品牌建设与名优产品

建场至 20 世纪 70 年代末，农场产品多为自产自销。进入 20 世纪 80 年代以后，品牌观念逐步形成。企业从提升产品的品质度、传播度、安全度、知名度、畅销度方面打造产品，并不断争优、创优，提高产品形象和品牌信誉。

农场标准面粉、挂面、“卫星牌”全脂甜奶粉、“卫星牌”优级绵白糖先后获农业部优质产品；“卫星牌”双喜酥心糖果获黑龙江省优质产品；“圣丹”牌优质米被中国绿色食品发展中心认定为“绿色食品 A 级产品”；“圣丹”（农业肥料）获选省级著名商标；“八五〇”和“盛泰”获选垦区知名商标。2016 年，“尊合”“八五〇”“盛邦”“圣丹”等产品被国家授权许可使用绿色食品标志。2020 年农场绿色食品标志达到 21 个。

一、品牌建设

（一）依托资源优势合理规划，从产品质量上下功夫，提高“卫星牌”产品的知名度和美誉度

1981—1990 年，粮油加工厂生产的标准面粉和“八五〇”挂面先后荣获黑龙江垦区、黑龙江省和农业部“优质产品奖”；沪星食品厂生产的“卫星牌”双喜酥心糖果，获黑龙江省“优质产品奖”；卫星糖厂生产的“卫星牌”优质绵白糖入选农业部“优质产品”名单，被国家轻工业部评为全国轻工业“优质产品”；卫星乳品厂生产的“卫星牌”全脂甜奶粉，先后被黑龙江省和农业部评为“优质产品”，荣获首届“中国食品博览会银牌”，被国家轻工部评为“A级产品”，被审定为第十一届亚洲运动会指定产品。“卫星牌”速溶全脂奶粉在全国农垦系统第六次乳制品会议上获“包装优秀奖”。

1993—1996年，“卫星牌”系列奶粉，被中国乳制品工业协会评为“国家精品”产品；被中国消费者基金会评为“消费者信得过产品”；荣获黑龙江省首届生活用品消费品展览会“特别推荐奖”；“全脂加锌奶粉”“婴儿配方奶粉”获中国第二届“农业博览会铜奖”；“茯苓抗衰老奶粉”“强化奶粉”“中老年奶粉”“中小学生奶粉”“配方Ⅰ段奶粉”“配方Ⅱ段奶粉”“配方Ⅲ段奶粉”“舒孚奶粉”等产品，销往全国各地。

（二）以绿色基地为依托，完成绿色食品标识系统的商标注册，创建绿色、安全品牌理念

1989年，卫星药厂生产的BT-850生物杀虫剂，应用广泛，属无毒、高效杀虫剂，是开发无公害产品的良药。

1999年10月，农场卫星移栽灵厂与北京移栽灵集团公司签订协议，合作开发“移栽灵混剂”，在农场建立北京移栽灵集团东北分公司，成为股份有限公司。集团总部以移栽灵商标权、非专利技术出资入股，八五〇农场以实物资产、土地使用权入股。甲方负责提供原药，乙方组织生产和销售。实践证明，“移栽灵混济”是防治水稻旱育秧立枯病的有效良药，20多年来在东北三省广泛应用。

2005年，由卫星生物科技有限公司生产的微生物复合肥——“圣丹”牌生物肥，获黑龙江省“免检产品”。

2005年9月，黑龙江省牡丹江农垦圣丹制米有限公司，以农场绿色水稻生产基地为依托，加工生产3大类5个品种的“圣丹”牌大米，被中国绿色食品发展中心认定为“绿色食品A级产品”。

2013年，农场引导企业开发有机稻米、绿色杂粮等粮食精深加工项目。“尊合”“盛泰”等5个产品获得国家绿色食品认定，农场绿色食品标志产品总数达到6个。“圣丹”（农业肥料）获选省级著名商标，“八五〇”和“盛泰”获选垦区知名商标。

2013年，“将军缘”品牌由“黑龙江农垦圣邦米业有限公司”注册。2020年，“将军缘”商标转让给农场。

2015年，完成了“圣丹”品牌整合，组建水稻加工企业生产经营联合体，促进企业做强做大。

2016年，农场坚持以产业融合发展为方向，实现标准化生产、产业化经营、品牌化销售，提高产业化经营水平。“将军缘”品牌获选省级著名商标，“八五〇”“绿垦”“盛邦”“圣丹”等9个产品被国家授权许可使用绿色食品标志。

2019年1月，注册蚯蚓类大米商标12个。华彬粮油经贸有限公司生产的“八五〇”牌大米4大系列、汇粮公司生产的“圣丹”蚯蚓耕田米，受到各界人士广泛好评。

2020年10月28日，由黑龙江省卫星蚯蚓养殖专业合作社种植、生产的蚯蚓稻、蚯蚓杂粮、蚯蚓蔬菜等“蚓力嘉禾”牌系列产品，在国家知识产权局完成商标注册。

2020年，农场拥有“忆味森尝”“圣丹”“蚯蚓农庄”“蚯蚓原香稻”“将军缘”“蚓力嘉禾”等品牌。

（三）积极开拓市场，构建“市场＋企业＋农户”的产销模式，借助“互联网＋”，打造线上线下经营一体化

2014年，圣丹米业搭建绿色有机食品电子商务平台，在淘宝网和京东商城创建产品展示和销售网点，实现产品实体销售和网络销售互动发展。

2015年，推进产业化经营，打造“市场＋企业＋农户”的经营模式，借助“互联网＋”的先进平台，与农户结成利益共同体，以解决市场需求与粮食生产脱节问题，稳定企业原料来源，共同抵御市场价格风险。同年，农场大米系列产品进入“央视网商城”电子商务销售平台，实现网上销售和线下销售同步进行。农场域外兴凯湖湖米被央视网评为全国首批“中国好物产”优秀供应商。完成长三角销售网络布局，委托销售商入住昆山高新两岸青年创业园。

2016年，农场组织企业开拓国内市场，先后在上海、大连运用媒体、公共交通流动平台，对品牌米进行立体式宣传推广。组织企业参加第十三届金秋粮食交易洽谈会、上海国际食品食材展览会和上海绿博会，提高农场的粮食产品知名度。精白米、胚芽营养米、糙米、蟹田米、五谷杂粮、面条、俄罗斯生态米等产品进入上海、北京、大连、苏州等大中型城市布点销售。“八五〇”牌系列米、“绿垦”品牌系列产品在“天猫”“销售宝”“邮乐宝”“食已安”“老兵快线”等平台线上销售，取得了较好的经济效益。

2017年，华彬粮油经贸有限公司进入黑龙江省首届“农担杯”营销大赛决赛，取得综合成绩第二名、单品类一等奖的成绩。与上海禾润公司签订了销售合同。“八五〇”牌系列产品进入东方航空员工福利贺岁平台和大润发、华联吉卖华东地区165家连锁超市。江苏昆山“禾沐农业”的八五〇农场首家社区米仓、健康绿色农产品体验店正式营业。

2018年5月，华彬粮油经贸有限公司在淘宝开始运作网络分销平台，拥有8家网络经销商；同年，农场在第29届哈洽会主会场和分会场上，对“八五〇”“绿垦”“昔粮”品牌进行宣传推介。华彬粮油经贸有限公司生产的“八五〇”牌大米4大系列、40多个品种通过阿里巴巴淘乡甜、优品、零售通、天猫等多个电商渠道线上销售，销量突破 20 万单。同年，华彬粮油经贸有限公司参加了阿里巴巴杭州总部的首届淘乡甜全国大米品牌现场推广直播。

2019 年，农场作为阿里巴巴“聚土地智慧订单农业”首批入选县域，参加了战略发布会，直播推介了“八五〇”牌大米产品，借助淘宝直播平台，在田间地头举办网络直播售卖会，在两个小时的直播期间浏览量 30 多万人次。在首届 CCFA（中国连锁经营协会）采购委“走进北大荒特色暨优质商品贸洽会”上，农场特色农产品签约额达 100 多万元；举办首届“航母农庄”插秧节，消费者签订“认养土地”订单 5000 亩；参加第一届北大荒食材节，在主会场和分会场上分别对“八五〇”“蚯蚓耕田米”品牌进行宣传推介。

2020 年 7 月 10 日，八五〇农场有限公司承办北大荒集团牡丹江分公司新媒体营销联盟启动仪式；8 月，农场参加在上海举办的首届北大荒绿色食品博览会暨北大荒第二届中国农垦食材交易会；10 月 11 日，农场与“美菜网”举办“美菜新米节”（新米品鉴会），并签署认购协议，标志着农场品牌运营再上新台阶。

二、名优特产品

农场企业优质产品的入选开启于 20 世纪 80 年代初期。1980—2020 年农场名优特产品、绿色食品列表如下（表 4-1-1）。

表 4-1-1　1980—2020 年八五〇农场名优特产品

年份	产品	授予称号
1981 年	八五〇挂面	农业部优质产品
1983 年	标准面粉	农牧渔业部优质产品
1984 年	卫星牌双喜酥心糖果	黑龙江省优质产品
1986 年	卫星牌全脂甜奶粉	农业部优质产品
1988 年	卫星牌全脂甜奶粉	首届中国食品博览会银牌
1989 年	卫星牌全脂甜奶粉	轻工部评为 A 级产品
1990 年	卫星牌全脂甜奶粉	黑龙江省首届生活用品消费品展览会特别推荐奖
1990 年	卫星牌全脂甜奶粉	第十一届亚洲运动会指定产品
1990 年	卫星牌速溶全脂奶粉	全国农垦系统第六次乳制品会议上获包装优秀奖
1991 年	卫星牌优级绵白糖	全国轻工业优质产品

（续）

年份	产品	授予称号
1993—1995年	卫星牌系列奶粉	中国乳制品工业协会评为“国家精品”产品；中国消费者基金会评为消费者信得过产品；黑龙江省首届生活用品消费品展览会特别推荐奖
1995年	全脂加锌奶粉、婴儿配方奶粉	中国第二届农业博览会铜奖
1998年	标准面粉精致挂面	农业部优质产品
2005年9月	“圣丹”牌优质米	中国绿色食品发展中心认定为“绿色食品A级产品”
2005年	“圣丹牌”生物肥	黑龙江省免检产品；黑龙江农民满意肥料十佳品牌
2013年	“尊合”“盛泰”等5个产品	国家绿色食品认定
2013年	“圣丹”（农业肥料）	黑龙江省著名商标
2013年	“八五〇”和“盛泰”	黑龙江省垦区知名商标
2016年	“将军缘”和“八五〇”	黑龙江省著名商标
2018年	“八五〇”珍珠米	第十九届绿博会金奖

第三节　龙头企业

八五〇农场辖区现有龙头企业3家：黑龙江农垦华彬粮油经贸有限公司、黑龙江省卫星生物科技有限公司、北大荒米业卫星制米厂。

一、黑龙江农垦华彬粮油经贸有限公司

黑龙江农垦华彬粮油经贸有限公司始建于2006年9月，是一家以粮食收购、加工、销售为一体的独资企业。公司位于八五〇农场工业园区内，注册资本2000万元，有仓库3000平方米，金属立筒仓18座（容量3万吨），水泥地坪7000平方米，仓储能力5万吨。烘干设备2套。日烘干水稻1000吨。糙米、精米线4条，年设计处理水稻32.4万吨。库房1栋，仓储7万吨。

2014年5月，被农垦总局授予农业产业化重点龙头企业。2014年6月，企业通过了ISO 9001、ISO 22000国际认证，被评为守合同重信用企业、黑龙江省放心粮油企业和国家级放心粮油示范企业。2016年生产的“八五〇”牌大米商标被评为黑龙江省著名商标。2017年11月被授予黑龙江省农业产业化龙头企业。2017年，在黑龙江省政府举办的“农担杯”大赛中，从1195家农产品企业中脱颖而出，获得了农产品大米单项奖第一名、农产品全项奖第二名。“八五〇珍珠米”荣获第十九届绿博会金奖。

华彬粮油经贸有限公司依托铁道兵军垦第一场的人文历史、生态资源、产品特质等优

势，深入挖掘品牌资源，把公司独有“八五〇”品牌米定位为中高端产品，形成了独具特色的稻米生态产业文化，公司产品销售实行线上、线下同步运营。自投放市场以后，已经形成了独具特色的稻米生态产业文化，产品远销全国各地（图 4-1-1）。2020 年，企业年产值 2.61 亿元，年主营业务收入 4.42 亿元，年利税 803 万元。

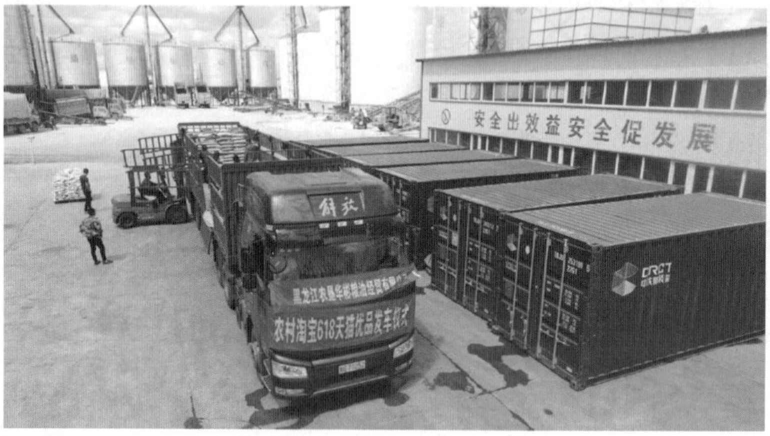

图 4-1-1　农产品远销全国

二、黑龙江省卫星生物科技有限公司

黑龙江省卫星生物科技有限公司成立于 2004 年，由原黑龙江省卫星制药厂、卫星生物制品有限责任公司转制成为股份制企业。截至 2020 年，公司拥有员工 33 人，科技人员 15 人，中高级以上职称人员 8 人。公司主厂区占地面积 1..8 万平方米，拥有 2 套 10 吨智能化生物发酵生产设备；1 套 2 吨中试生物发酵设备；具有独立的研发中心，能够高质量完成菌种的培养与提纯复壮，精准检测产品质量，是农业部批准的农药和肥料定点生产企业。

公司先后与中科院沈阳应用生态研究所、黑龙江省科学院、中国农业大学、四川师范大学、南京农业大学、黑龙江八一农垦大学等单位建立了合作关系，得到了广泛的技术支持。同时也得到了中国科学院院士陈文新先生、中科院沈阳应用生态研究所博士后导师王书锦、农业部生物肥料检测中心首席科学家杨国平博士以及四川师范大学胡佩博士、八一农大教授殷奎德的专业技术指导。

公司拥有“圣丹”“卫星”两大品牌的十多种系列产品，2015 年通过了 ISO 9001 国际质量体系认证，并获得黑龙江省诚信示范企业、守合同重信用企业、高新技术企业等荣誉称号。“圣丹”品牌被认定为黑龙江省著名商标，圣丹生物肥被黑龙江省技术监督局认定为免检产品。2013 年，与四川师范大学合作，共建畜牧业与农业生态循环产业示范基地，形成奶牛养殖、牛粪收集、蚯蚓饲养与采收、绿色菌肥生产、农作物施用的生态循环；2017年，筹建蚯蚓养殖专业合作，提高畜禽粪污的处理能力，产出更多的蚯蚓粪肥，为生产“卫星”牌系列高端生物有机肥提供基础原料。公司主要经营产品：圣丹牌圣丹生物肥、圣丹有机肥、圣丹微生物菌剂、圣丹大豆根瘤菌、圣丹腐殖酸液肥；卫星牌蚯蚓素、蚯蚓精致螯合肥、蚯蚓酵素、蚓力嘉禾牌优质生态米、五谷杂粮（图4-1-2）。

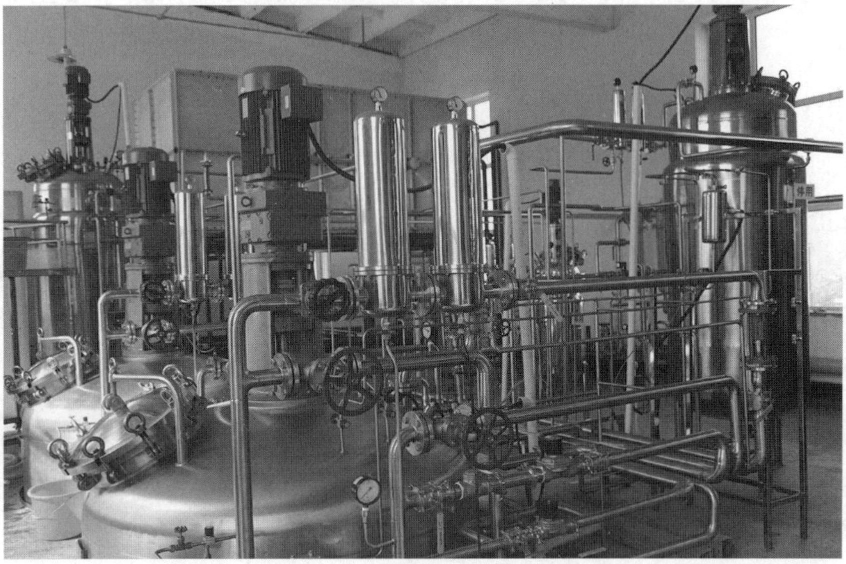

图4-1-2　卫星生物科技公司车间

三、北大荒米业卫星制米厂

卫星制米厂成立于2002年5月31日，是黑龙江省北大荒米业集团有限公司旗下分公司，厂区面积4.5万平方米，资产总额1.18亿元，固定资产8229万元。

卫星制米厂成立初期拥有2条精米加工生产线，年加工能力10万吨；2017年，年综合加工水稻能力达到30万吨，可年产系列精制米20万吨；拥有水稻烘干塔2座，日水稻烘干能力800吨；原粮仓容6万吨，成品粮仓容800吨；有员工59人，技术人员10人，中级以上职称人员12人；企业通过了ISO 9001、ISO 14001、ISO 22000体系认证。

卫星制米厂主要生产加工“北大荒”牌系列精制大米，与山西军供、旺旺集团、永辉集团等多家单位有合作。产品出口韩国、美国、英国、荷兰、澳大利亚、新加坡、加拿大等国家和地区。

第四节　工业园区

2002年，农场开始对工业园区进行远景规划建设，逐步推动农场工业向规模化、集群化方向发展。2012年，工业园区被黑龙江省人民政府批准为省级园区。园区规划总占地面积240万平方米，由三部分组成：南部以稻米加工和生物肥生产为重点，依托自有铁路专用线，发展仓储、物流产业；东部以生物质能源和粮食精深加工为重点；西部以食品精深加工为重点。

截至2020年，工业园区入驻企业21家。其中，粮食加工企业8家，粮食收储企业5家、粮食贸易企业1家、植物油加工企业1家、生物质热能企业1家、乳豆制品加工企业1家、生物制药企业1家、其他粮食企业3家。

2020年，工业园区安排就业1200人，年粮食流通25万吨，加工水稻能力100万吨，拉动200余万亩粮食生产基地建设，产值5.5亿元。成为集粮食收购、储存、加工、销售及物流集散为一体的现代化工业园区。

一、园区建设

2002—2010年，农场陆续投入800余万元修建了近2000米水泥路面，园区主要干路全部硬化，实现了“三通一平”；修建水泥地坪2万平方米，罩棚1万平方米；发货站台3.5万平方米，能够一次性存储货物5万吨。农场自有铁路专用线2.2千米。

2011年，天昊玉米油加工企业（项目投资1200万元）、三合粮油加工企业（项目投资1190万元）落户农场东部工业园区；珍宝岛生物质能一体化项目进入恢复性建设。农场投资444万元完成了1.3万平方米地坪建设和2100平方米全封闭罩棚建设，投资573万元新增标准化库房3200平方米。完成农场粮库1.3万平方米地坪建设和站台2010平方米钢骨架大棚建设，新增粮食存储能力3万吨。组织实施电力线路改造、南部园区集中供热和稻壳灰治理工程。

2012—2016年，农场累计投资5000万元完善工业园区的基础设施建设。完成铁路罩棚封闭工程、场地平整、道路拓宽工程、高压线路改造工程、集装箱场站二期工程和铁路专用线审批、勘测、建设工程。东部园区水泥道路572米，主路硬化、边沟建设和路灯安装。南部园区建设罩棚3000平方米、平整场地、铺垫石条3.5万平方米、建设围栏1500米。园区电力设施改造、物流货场等相继建设完毕，粮食储运库房及农场粮库防尘网建设、水泥路及边沟、停车场等基础设施逐步完备。在粮食处理中心完成600米的防尘隔离网的安装、10个千吨仓的保温改造和站台硬化3500平方米。

2017—2019年，农场不断加大工业园区投入，先后投资294万元建设场院2.45万平方米、搭建围栏2100米、建60平方米警卫房1座、监控设备1套，对国储粮仓储设施进行了维修改造；卫星生物科技公司投资200余万元，完成蚯蚓养殖基地扩建，汇粮粮油加工有限公司投资600万元，新建烘干塔1座、标准化库房1200平方米，实施了加工设备和车间的改造升级。园区企业新建防尘网1300米（图4-1-3）。

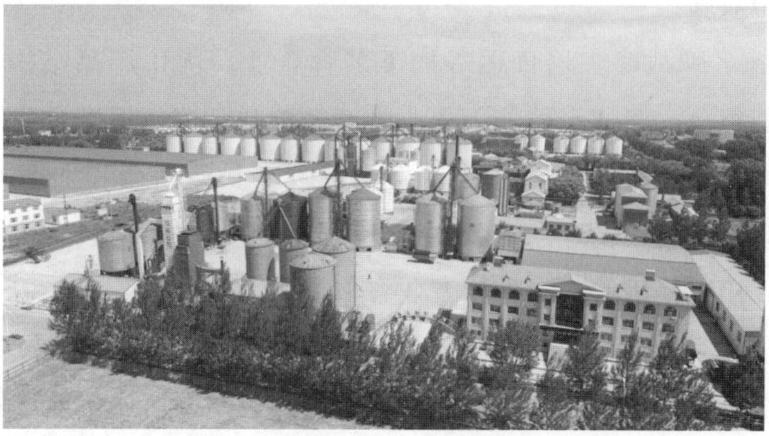

图4-1-3　工业园区

二、园区管理与服务

2002—2010年，园区内有圣丹制米、圣邦米业、盛泰米业、尊合米业、华彬粮油、三合粮油、珍宝岛发电厂、北大荒希杰米糠油、卫星生物科技以及北大荒米业、完达山乳业八五〇分公司等多家企业入驻。园区内稻米加工企业年加工水稻能力60万吨，每年可生产优质大米40余万吨；粮食仓储容量11万吨，具有日烘干粮食3500吨的处理能力；专用线年吞吐量80万吨，年发运量60万吨。农场粮库成为铁道部战略化装车点、哈尔滨铁路局散粮装车点、大连保税区稻米交易市场指定交收仓库，与中海集装箱有限公司建立合作关系，拓展集装箱铁海联运业务，拉动120余万亩水稻生产基地建设。

2011—2020年，按照“科学规划，合理布局，准确定位，突出特色”的指导原则，精心打造省级稻米加工园区，通过政策支持、招商引资、完善服务、加大品牌建设力度，实现园区规模提档升级。

2011年，招商引资额3500万元，2012年，招商引资额4600万元。引进的天昊玉米油加工、三合粮食加工、珍宝岛生物质能一体化（热源）3个项目，每年可新增工业产值

2.65 亿元，就业岗位 200 个。同营口港务局和宁波信风海运集团建立合作关系，将南部工业园区打造成为牡丹江市以东唯一可开办 6.096 米和 12.192 米集装箱铁海联运业务，可承办国内和国际海运业务的“八五〇内陆港”。

2013 年，开展联运商务推介活动，与锦州港、船务公司签订粮食、运输合同，全年实现集装箱运输总量 400 余箱。2014 年，通过实施“公司＋农户”营销模式，建立企业基地链接平台。由圣丹、盛泰、圣邦米业公司牵头组建 3 个水稻种植专业合作社，共吸收社员 300 余人，覆盖水稻种植面积近 7 万亩，公司产前提供金融服务，产后延伸产品销售，实现企业农户双赢。

2015 年，实施名牌战略，培育稻谷加工名牌企业，优化产品结构和企业组织结构，完成“圣丹”品牌整合。组建水稻加工企业生产经营联合体，促进企业做强做大。

2016 年，农场组织企业参加第十三届金秋粮食交易洽谈会和上海国际食品食材展览会、上海绿博会，农场的粮食产品知名度得到提高，产品得到消费者认可。农场新增圣丰水稻、天昊玉米、田野旱田等 6 家种植专业合作社。

2019 年，农场作为阿里巴巴“聚土地智慧订单农业”首批入选县域，参加了聚划算举办的战略发布会，直播推介“八五〇”牌大米产品。举办首届“航母农庄”插秧节，消费者签订“认养十地”订单 5000 亩。

2020 年，制定《八五〇农场工业园区管理实施方案》，对加工企业的企业管理、环境保护管理、环境卫生管理等方面制定具体措施。

第二章 粮 食

建场 65 年来，粮食生产由自给自足，发展到 2020 年以粮食为核心的农业、加工业、交通运输业、粮食贸易业及农业科技服务等行业构成的粮食经济系统。农场粮食种植由过去牛耕铁犁的传统耕作模式，变身“大机械”“大科技”的智能粮食生产方式。截至 2020 年，农场已成为年生产粮食 28.4 万吨，辖区内（包括农场企业和私营企业）粮食仓储能力 182.63 万吨，年加工能力 63.3 万吨的大型粮食主产区，年总产值 7.2 亿元。

2020 年，农场自有铁路专用线 2.9 千米，日发运能力 1000 吨。农场工业园区和物流铁路专线的建立，使粮食贸易发生了新的变化，粮食批发市场成为粮食跨地区流通的主要载体，在省际与区际逐步形成大批量、大规模的粮食流通格局，为参与粮食市场竞争提供保障。

随着粮食产业的不断发展，粮食产品种类也不断丰富。农场顺应时代发展，运用“互联网＋”思维，线上线下同步销售，让农场粮食品牌声名远扬，实现传统粮食销售和互联网的融合发展。

第一节 基础建设

截至 2020 年，农场粮食晾晒面积 56.89 万平方米，其中水泥台面 55.1 万平方米，土场面 1.79 万平方米。

建场初期，农场生产队普遍是土晒场、席穴囤，土圆仓都很少。1964 年，农垦部实验农场各生产队开始陆续修建水泥晒场，全场完成水泥晒场建设 1.75 万平方米。1967 年，全场水泥晒场达到 34 块，2.19 万平方米。1974 年，水泥晒场 8.23 万平方米。1982 年，拥有水泥晒场 15.07 万平方米，修建固定晾晒棚 1.09 万平方米，其中砖瓦结构的晾晒棚 4000 平方米。

1985—1987 年，粮油加工厂建成每座储量 1000 吨的金属储粮仓 4 座；每座储量 150 吨的低温仓 5 座；每座储量 200 吨的中间仓 2 座。

1992 年，建成每座储量 500 吨的砖仓 2 座，提高了储存能力。

2004 年，农场投资 180 万元新建日处理 500 吨烘干塔一座。

2006 年，农场投资 170 万元在粮库院内新建 2000 平方米房式仓一栋，储量 5000 吨。投资 4.5 万元，新进全套监控和屏蔽设备，实现粮食收储采样、化验、检斤、卸粮全过程监控。

2007 年，农场投资 1 万元购置粮食收购专用软件，实现各环节全程纳入微机管理。

2009 年，农场投资 620 万元新建储量 500 吨的金属仓 2 个，储量 3000 吨的保温仓 4 个。投资 80 万元新建 1000 吨中转仓和配套设施。

2010 年，农场投资 800 万元建储量 3000 吨的保温仓 6 个。农场粮库常年总储量达到 5 万吨。

2013 年，完成了第六、七、九、十三、十七、十八、二十三、二十六、二十七、二十九作业站晒场改造工程，施工面积 16 万平方米。

2014 年，卫星粮油仓储有限公司完成烘干塔除尘设备改造，粮仓入粮口防尘改造、仓体密闭改造和防尘网建设，使粉尘量降低 90%。被粮食局授予中央储备粮代储资格企业，颁发“中央储备粮代储资格证书”。

2015 年，卫星粮油仓储有限公司新建 400 立方米消防水池、消防管网及消防井 10 座、消防泵房 1 座，消除消防安全隐患。新建 500 余米的除尘网，解决环境污染问题。2018—2020 年，对日烘干能力 500 吨的烘干塔进行更新，安装数字高清摄像头 25 个。

2020 年，卫星粮油仓储有限公司粮食晾晒及储存总占地面积 7 万平方米，建筑面积 1.1 万平方米（图 4-2-1）。粮食仓储能力 4.86 万吨，日烘干粮食 500 吨；全场粮食晾晒总面积 56.89 万平方米，其中水泥台面 55.1 万平方米，土场面 1.79 万平方米。2000—2020 年农场先后投资 4000 余万元，对第一、二、三、四、五、六、七管理区晒场水泥台面进

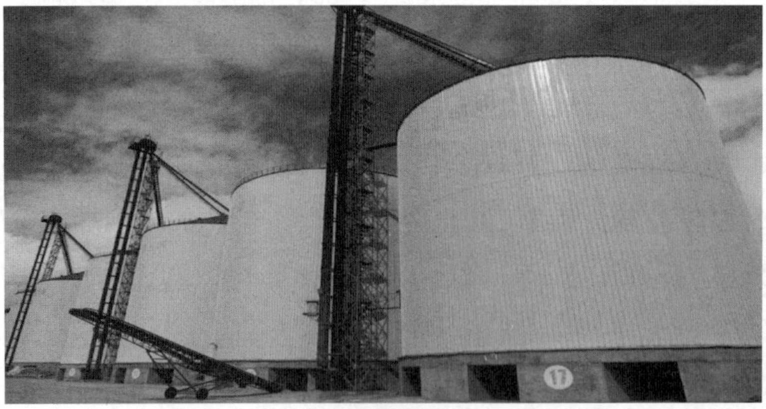

图 4-2-1　卫星粮油仓储有限公司钢筒仓

行更新，能够满足全场粮食晾晒、储存需求。

第二节　粮食供应

1984 年以前，居民口粮实行定量、凭票供应制度。1985 年，农场粮食供应全部放开，取消票证制，1993 年，国家实行粮油放开政策，取消定量供应，“粮票”退出历史。

1955 年，由于粮食不足，同时，也为了减少浪费，国家实行“口粮”定量供应政策，凭“粮票”供应“口粮”。“粮票”分“全国粮票”和“地方粮票”。

1955—1957 年，农场粮食加工能力不足，仍按部队待遇，由虎林县、密山县、林口县等供应“口粮”，“口粮”主要为大碴子、高粱米等。1956 年供应增加了一部分混合面（大麦、玉米、高粱米混合加工），细粮极少。同年，农场在西岗村建面粉加工厂，仅有一台小钢磨，供场部范围内的面粉。1958 年后，各分场相继成立粮油加工厂，负责本单位面粉加工。主要“口粮”品种的大碴子和高粱米，无论是总场或分场，都要从虎林县或密山县运回。

“三年困难时期”，口粮每人每月定量 6～9 千克。在这期间，农场组织职工家属抗灾度荒，大搞代食品（豆秸、玉米秸磨成粉），1960 年，全场累计完成代食品 310 吨，还采集野菜 224 吨。春节前后口粮增加到 12.5～15 千克/人。全场捕鱼（大部分是泥鳅）341.5 吨，以解决蔬菜和口粮之不足。

1962 年，全场实行每人种二亩口粮自给田，每户给 0.3～0.6 亩园田地，收成较好。1963 年，生产逐渐恢复，口粮也逐渐恢复正常的定量供应。1966 年以前，粗粮占口粮的 60％左右，细粮最多也不超过 40％。

1968 年组建兵团后，为补充“地方粮票”的供应不足，发行过“内部粮票”辅助流通。食堂实行包伙制，就餐人员吃粮基本不定量，后期又改为食堂制，制定口粮定量标准，凭粮票就餐，节约归己。加强计划管理，减少了浪费。兵团时期细粮主要是面粉，有时也供应少量玉米面作为调剂。

1978 年，农场对面粉价格作了调整，原普通面粉每千克 0.32 元，调为标准面粉每千克 0.35 元。1979 年 10 月 1 日新面粉厂大楼建成，正式投产，面粉质量得到提高。

1978—1981 年，随着农场经济的恢复，居民口粮供应标准也逐年提高，口粮开始有结余。4 年全场结存口粮 1200 吨。

1982 年，调整“口粮”定量标准，按照工种和年龄的不同，居民口粮分为 25 千克、22.5 千克、21 千克、20 千克、19 千克、18 千克、15 千克定量等级标准。儿童从出生到上小学，每增长 1 岁口粮定量增加 0.5 千克，中学生 19 千克。职工全年每人可供应豆油 9 千克左右，家属、学生每人每年可供应豆油 6 千克左右。1985 年后，“口粮”供应全面放开。

第三节 粮食收购收储

1996 年，农场规范粮食化验中心服务功能，强化管理，做到公开、透明。做好地租粮收储工作，针对割晒拾禾面积增加，粮食上场集中的情况。农场粮库在水稻收割初期就开库收储水稻，减轻各场院粮食压力，保证粮食安全储藏。

2000 年，农场粮库共收购 8900 吨地租粮。对外发运 3.45 万吨，包括地租粮、议价粮、外来客户租用铁路线发运的粮食。

2001 年以后，农场制定了《场院管理办法》《粮食管理办法》《秋粮收储销售方案》。加强秋季粮食管理，从粮食作物收割期开始，粮食部门对粮食品质进行全程跟踪，准确把握粮食品质，做好粮食市场管理，确保地租粮和议价粮收储任务的顺利完成，保证粮款及时回笼，维护农场和职工的利益；强化粮食收购准入制度，对全场粮食购销活动加强监督。在粮食收购期间，对外销售的粮食必须到粮食部门开具购销证明。

2004 年，农场投资 180 万元新建日处理 500 吨烘干塔一座。

2007 年，在完成地租粮收储任务的前提下，做好议价粮收储。收议价粮的资金来源，以农场自筹为主，引资为辅，采取场地出租、代收、代储和合作经营的方式，实现利益最大化。农场将议价粮指标分解到基层单位，议价粮收购价格随行就市，当日定价，做到公正、公平、公开，农场分期分批给付议价粮粮款，对完成好的单位给予奖励，确保农场议价粮收储目标完成。

2009 年 6 月 8 日，举行“大连保税区稻米交易市场八五〇指定交收仓库”签约授牌仪式。农场粮库成为大连保税区稻米交易市场指定交收仓库。农场粮库既承储农场的地租粮、议价粮，还承储稻米市场交收的粮食。7 月 28 日，农场注册成立黑龙江省牡丹江农垦卫星粮油仓储有限公司（简称卫星仓储公司），划归市场营销部管理。以八五〇农场及周边商品粮生产基地为依托，依靠农场稻谷充足的资源优势，与农场种植户签订稻谷收购协议，共同抵御市场风险。

2011 年，完成上年水稻收储任务 8.2 万吨，其中地租粮 5.02 万吨，议价粮 3.18 万吨。收储成本 1.9 亿元，销售总值 2.31 亿元，实现利润 160 万元。

2014 年，农场积极争取国家代储粮政策，为中央直属库代储政策性粮食，实现利益最大化。收购国家政策性稻谷 2.03 万吨，中储粮公司付仓储保管费用 87 万元，拍卖政策性稻谷 2.03 万吨。完成地租粮收储 5.8 万吨，议价粮收储 3000 吨。完成水稻销售任务 5.88 万吨，销售收入 1.73 亿元，销售均价 3007 元/吨。

2015 年，销售上年地租粮 6.3 万吨，销售收入 1.93 亿元，销售均价 3100 元/吨。地租粮收储 4.6 万吨。收购国家政策性稻谷 4.49 万吨，实现收入 228 万元。收储的最低保护价粮为农场创收 705 万元。收购国家政策性稻谷 7200 吨实现收入 625 万元。回运并销售俄罗斯域外卫星分场水稻 3300 吨。

2016 年，完成站台 2 万吨罩棚保温改造任务，增加收储能力。销售上年地租粮 5.1 万吨，销售收入 1.6 亿元。地租粮收储 4.15 万吨。拍卖 2015 年度最低保护价稻谷 1.17 万吨。

2017 年，销售上年地租粮 4.63 万吨，销售收入 1.45 亿元。存储政策性粮 4.04 万吨，其中最低收购价稻谷 3.32 万吨，7200 吨。仓储收入及设备租赁收入合计 284 万元。

2019 年，水稻、玉米、大豆全年总产量 26.30 万吨。全年商品粮豆总产销 25.28 万吨。累计收购订单议价粮 2000 吨。收购国家政策性稻谷 6900 吨，仓储收入及设备租赁收入合计 202 万元。

2020 年，收购国家政策性稻谷 1.94 万吨，仓储收入及设备租赁收入合计 266 万元。

2014—2020 年，代储政策性粮 9.83 万吨，收取仓储保管费用合计 1408 万元。

第四节　粮食营销

1985—1991 年，八五〇农场的粮食对外贸易销售工作，一直由粮食科兼管，纳入管局外贸处管理，为管局在八五〇农场代办成员。其主要任务是组织货源对外出口。累计出口大豆 4.83 万吨，出口红小豆、白瓜子等十多种产品，价值 4300 万元。由于出口量逐年增大，农场对转运站进行了扩建，修建出口大豆金属囤 15 个，扩建站台 200 平方米。

2010 年，八五〇农场与成都花中花公司签订了水稻订单种植合同。签订垦稻 12 品种面积 5000 亩，其中富硒处理水稻 2500 亩，价格高于市场价 0.05 元/千克。农场将富硒水稻作为打开国家西南部粮食市场的切入点，逐步推动粮食种植向专业、优质、特色和高附加值方向发展，走中高端市场，实现效益最大化。同时，与辽宁、天津等 10 余家地方储备库建立稳定的合作关系，多次参加全国水稻交易会、省金秋粮食洽谈会。同年，在省粮食金秋洽谈会上，八五〇农场做了题为《依托资源优势，发展粮食循环经济》的推介汇报。

2011 年，受国家宏观调控和粮食收储成本高的影响，粮食市场低迷，销售不畅。农场积极走出去，开发高端客户。新开发了齐齐哈尔浩丰粮食有限公司以及益海、鑫能源等一批大型高端客户。利用农场地租粮的品质优势，打造八五〇农场原粮品牌，拉动八五〇农场水稻的销售，提高效益。开发富硒、富碘水稻产品，逐步打开特色水稻市场。

2012 年，农场与成都市花中花农业发展有限公司签订 1 万吨水稻销售订单，其中长粒和圆粒品种，价格高于市场价 100～200 元/吨。

2015 年，农场与黑龙江省北大荒粮食集团发展合作贸易，依托八五〇农场的区位、仓储、物流方面的优势，与粮食集团的资金、市场的优势联合发展粮食贸易，减少中间环节，降低物流成本，拉动产区粮食价格，实现农户增收、企业增效。

2016 年 9 月，农场工业园区内的加工企业，参加黑龙江省绿博会，与多家企业签订了绿色、有机、无公害的蚯蚓水稻、龙庆稻 3 号、稻花香 7 号、长粒香特色大米供货合同，开发中高端有机大米市场。其间绿垦公司销售产品 50 吨，华彬粮油经贸有限公司与福建莆田公司签订糙米供货合同 3000 吨，与辽宁省营口市鲅鱼圈港签订玉米供货合同 1 万吨。同年，落实黑龙江省粮食局、财政厅《关于促进年加工能力 10 万吨以下水稻加工企业整合（品牌，产权）工作的通知》要求，把农场工业园区的水稻加工企业组建成生产经营联合体，年加工能力 30 万吨。按照上级文件规定的补贴标准，为黑龙江农垦华彬粮油经贸有限公司争取国储粮补贴资金 174.5 万元。

2017 年，与企业签订绥粳 18 特色大米供货合同，开发中高端有机大米市场。农垦华彬粮油经贸有限公司拓展销售渠道，在京东、淘宝、天猫、一号店等网络平台开展新的销售模式。同年 7 月，又与南京凯天文化传媒有限公司携手合作，在花椒直播平台上宣传“八五〇”品牌有机、无公害农产品，由传统销售走向现代化传媒销售。

2019 年，粮食营销实现多元化，与淘宝直播团队“小侬粮仓”合作，扩大粮食营销渠道，2 次直播累计浏览次数 30 多万人次。对粮食种植结构进行合理化调整，种植优质稻 25.05 万亩，每亩水稻利润增加 200 元，实现总利润增加 5000 万元。

2020 年，八五〇农场统筹资金、仓储和人员，做大统营业务，以政策性水稻为依托，稳定销售渠道，发挥区位优势和产业优势。继续贯彻落实粮食购销市场放开政策，引导粮食购销企业按照市场趋向，本着“购得进、销得出、有效益”原则，积极开展各种市场粮食的购销业务活动。在收购旺季，农场粮库人员分组到管理区检测收购，做到人停机不停，做到应收尽收。扩展粮食销售渠道，准确把握粮食市场行情，随行就市，灵活销售，在稳定老客户的基础上不断发展新客户。

卫星粮油仓储有限公司在统营、统购方面实行多项举措。一是开展互联网销售业务，构建农产品销售的电子商务平台体系。组建专业线上直播运营团队，以多种方式扩大公司业务，促进公司经营稳定健康发展。二是引导、鼓励八五〇农场工业园区内各稻米加工企业，在平等自愿的基础上整合企业品牌，利用龙头企业的品牌效应带动园区内企业的增长。三是依托八五〇农场深厚的历史文化底蕴，主打“八五〇”和“将军缘”系列品牌，逐步形成拥有自身核心竞争力的品牌。

第五节　粮食物流

八五〇农场不断加大对专用铁路线的投入。2020 年，八五〇农场自有铁路专用线 2.9 千米，日发运能力 1000 吨。为八五〇农场粮食产业发展奠定基础。

1974 年，农场铁路专用线由哈尔滨铁路局勘测设计所设计，当年开始修建，1975 年建成 1.71 千米。专用线建成以后，由于管理体制和市场等多方面因素影响，利用率低，一直处于亏损状态。

2003 年，农场决定由粮食科负责站台的建设、开发及铁路专用线的管理。2004—2005 年，投资 120 万元完成站台回填。2008 年，农场自筹资金 90 万元，完成高标准铁路专用线延长工程，延长专用线 377 米，把铁路引到农场粮库院内，提高运量 30%以上。2009—2010 年，投资 900 万元新建 4500 平方米的全封闭罩棚和 2 万平方米的地坪。

2010 年，农场粮食物流园区成为铁道部战略化装车点、哈尔滨铁路局散粮装车点，并与哈铁远东集装箱运输集团签订协议，使运力提高 20%以上。农场加快站台、货场建设，实现铁路专用线整列装运，提高货场利用率。建设散粮装卸设备（散粮仓）和袋积库房，提高储运能力，实现年发运 80 万吨，使物流园区成为本地区的粮食集散地。农场与中海集装箱运输有限公司建立合作，开展铁海联运业务、建设集装箱场站，实现铁（路）海（路）联运。集装箱运输占粮食产品运输量的 20%。

2011—2020 年，八五〇农场自有铁路专用线日发运能力 1000 吨，保证了公司的集散运输。公司内陆港位于哈东铁路附近，有铁路发运专用罩棚 2 万平方米，场地 7 万平方米，基础设施条件能满足整列车皮的装运，是集散集运输、袋集运输和集装箱运输于一体的综合性运输服务体系，年吞吐量达到 80 万吨（图 4-2-2）。

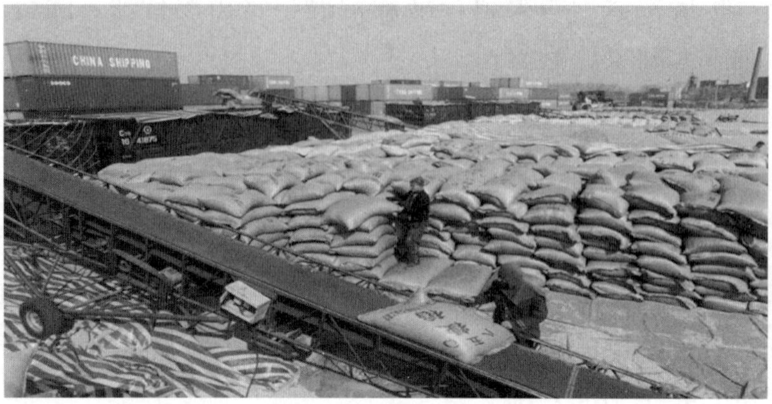

图 4-2-2　发运原粮

第三章　商务　物资

建场初期，商品供应数量少，品种单一，仅能满足居民基本的日常生活用品需求。经过65年的发展，2020年，全场已拥有食品、餐饮、服装、家具、家电、医药、蔬果、旅店、洗浴、超市、快递、建材、电子通信、文体用具、农药化肥、机械维修、农用物资、家政服务、婚庆礼仪等个体工商户590户，注册资本4104万元，就业人数1184人。共有个体企业122户，注册资本5.04亿元。其中：企业资本千万元以上的有15户，100万以上有44户。

第一节　商　　务

65年来，八五〇农场从建场初期计划经济的商品供给制，发展到2020年多种体制并行、营销形式多样的商业服务模式。"互联网＋"已在商业活动中显示出新的生命力。

一、商业

（一）三级制八五〇农场——三十六团时期

1956年6月，农场成立供销合作社，商业人员5人。经营百货、食品、针织、鞋帽、布匹、农杂等商品。主要从虎林县批发站及上海、天津等城市进货。1957年，农场供销合作社搬迁到西岗后增设了粮店、被服厂、照相服务部及废品收购站。同年，各分场都成立供销商店。五分场首家商店开设在辉崔，营业室63平方米。1958年，农场供销合作社改为商店。1960年，场社合并，全场商业人员376人。1961年，场社分家，商业人员下降到66人。1973年又增加到85人。

（二）实验农场——三十八团时期

1960年，五分场商店由辉崔搬到红星村。1963年，五分场改为农垦部实验农场时，有商店总店1家、分店2家、代销店10家。1969年和1971年，商店分别增加了照相馆、修表、收音机修理部和粮店。

1972年，三十八团成立收购站，经营范围主要是收购废旧物资和农副产品，包括对外销售出口农场生产的粮豆和肉牛。1975年，三十六团撤销后，部分连队并入三十八团，商店增加了九队和二十四队2个分店。边远连队成立代销店，商业供应网覆盖全场。

（三）卫星农场——现八五〇农场时期

1980年，由王成山投资的八五〇农场第一家个体商店在场部挂牌成立。1981年9月，农场服务公司开办了第一家集体所有制综合商店。

1986年，农场成立商业科，负责商场、商店、采购站及农场设在北京、天津、上海、镇江、锦州、哈尔滨、牡丹江等地的联营经销点管理。经营品种4000多种，基本满足全场人民的物质文化生活需要。

1991年8月，农场投资35.8万元，建成1100平方米的全封闭式农贸市场。主要经营轻工、纺织、服装、海鲜、肉食、蔬菜、水果、烟酒、食杂等商品。

1992年5月，农场开办农贸大集，每月一次。截至2020年，已坚持了28年。

1993年8月，综合商店转为国有民营，门市部全部租赁给个人，自主经营，自负盈亏。全场个体商业和服务业发展到50多家。

1994年，农场成立庭院经济开发公司，收购站撤销。

2004年，农场投资80余万元建设农贸市场783平方米，内设摊位50个。经营纺织、服装、蔬菜、水果、调料、生肉、熟食、活鱼等10余个品种。2008年，农场将农贸市场产权一次性整体转让给个人，至此，农场商业全部由个体经营。

2020年，农场利用“互联网+农业”，尝试线上网络电子营销，与华彬粮油有限公司共同运营阿里巴巴“八五〇旗舰店”，延伸农产品营销渠道。线下与华彬、西瑞、绿都及广州华新、成都市花中花等企业开展原粮、大米贸易，销售原粮5.5万吨、大米300吨，实现营收1.5亿元。

二、电商

2018年5月11日，八五〇农场成立电商服务中心（“八五〇旗舰店”电商运营平台），隶属八五〇农场商务科管理。电商服务中心装修及前期直播设备投入10万余元。

2020年5月1日，八五〇农场成立智慧大厨房网络直播团队，在电商服务中心运营。

截至2020年底，电商平台有工作人员3人，其中运营客服1人、主播2人（图4-3-1）。线上经营平台为淘宝天猫旗舰店，主要经营八五〇农场区域内生产的优质农副产品，平均月销量1500单以上，日客服接待量40人次，月销售额10万余元。

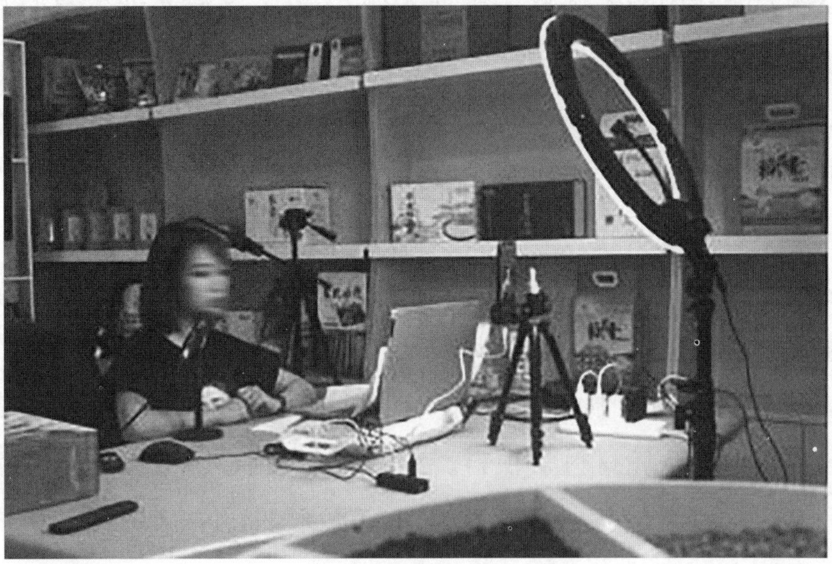

图 4-3-1　电商平台正在直播

第二节　物　　资

1957 年，八五〇农场五分场成立供应组，到 1977 年先后更名为供销科、物资股、物资科。1993 年成立“物资公司”，1996 年更名“八五〇农场物资贸易中心”，2002 年恢复“八五〇农场物资公司”，2003 年改为“八五〇农场生产资料公司（简称生产资料公司）”。2020 年底，按照北大荒集团改革要求，生产资料公司改制为“黑龙江八五零生产资料有限公司”。

2018 年以前，生产资料公司一直是农场的一个部门或独立法人单位。自主经营、自负盈亏，根据农场基层生产资料所需情况，确定进购指标，协调农场财务部门划拨采购资金，并上报分局相关部门订购。

2018—2020 年，八五〇农场作为企业化改革试点单位，生产资料按集团要求进行统供。农场加大了生产资料统供业务的力度，指标层层分解，统供率逐年增加。2020 年，统供率达到 90％以上，实现了扭亏为盈。

一、物资管理

1955—1958 年，农场生产规模较小，基层单位也少，物资管理采取统一设库、统一采购、统一管理。基层生产队不设仓库，需要物资就到农场仓库领取。1962 年以后，根据牡丹江农垦局颁发的“国营农场财务管理条例”和1963年东北农垦总局下发的财务工作的有关规定及学习兄弟农场的物资管理经验，农场物资供应的计划管理逐步步入正轨。

1975年后，物资供应计划管理更加完善。制定了一整套各级物资工作人员岗位责任制度。物资管理实行交旧领新制度。提倡修旧利废，采取以长补短、以大改小、拼凑改装、换位再用等方法，尽量做到物尽其用。在油料管理上加强储油设备及工具的管理，配备必要的防火装置。油库四周架设铁丝网，挖排水沟，库围绿化植树，地面铺砂。取消空中电线，埋设地下电缆防止火灾发生。

1980年起，凭材料票领料制度。根据生产队实际库存和全年生产需要，发给生产队一定数额的材料票，生产队凭材料票领料。1989年，投入48.5万元新建加油站一座，其中：站房360平方米，油罐3个，容积126.74立方米。1990年以后，生产资料公司经济效益逐年提高。1995年，投入50多万元，修建仓棚1200平方米，建站台栅栏500多米。账目管理上，做到日清月结。调拨、保管、会计定期对账。每半年盘点一次物资。公司实行独立核算，固定资产、流动资金、经营业务、财务收支、储备定额、工资等均由公司自行管理。服务对象由农场内部扩大到社会用户。物资公司自主经营、自负盈亏、定额上交的经营模式。1997年实行委托经营，包干上交63万元，超利部分与农场五五分成。

2001—2020年，生产资料公司建立健全了各项规章制度，库内物资分门别类，账目管理规范有序。在物资采购上同有规模、信誉好的正规企业建立联销关系，完善进货渠道，同时根据农场农业部门统计基层生产资料所需情况，确定进购指标，有效地保证全场农业生产的物资供应。2004年以前，公司以服务为主。2005年后，随着农场经济的发展，生产资料公司也由服务为主转变成经营与服务相结合的实体。业务实行独立核算、自负盈亏。固定资产、流动资金、经营业务、储备定额、工资等均由公司自行管理。2010年，生产资料公司被垦区消费者协会授予“农民用肥放心店”，被黑龙江省工商行政管理局授予“农资质量安全示范店”。2018年后，农场企业化改革，生产资料按集团要求进行统供。

二、采购与供应

1992年以前，主要物资的进货渠道为管局物资供应站和管局商业批发站，为计划经济管理的模式，由上级按计划分配调拨。八五〇农场物资科以同样的方式分配供应到各生产队和家庭农场。计划不足部分，从市场调剂解决。

1993年以后，采取以工厂订货为主，管局物资供应站为辅的进货渠道。各生产队所需物资可自主决定采购渠道。基层单位全面推行“两费自理”，到物资科领取物资实行现金结算制度。物资公司逐步完善进货渠道，先后同具有一定规模的四平联合收割机厂、长春吉林柴油机厂、洛阳手扶拖拉机厂等建立联销关系。

2001—2009 年，经营部分机械及配件，补充部分更新的小型机具。经营化肥 2.44 万吨；销售插秧机、联合收割机、割晒机等各类农机具 2839 台套；大棚骨架 511 栋、配件 40 余万件、大棚膜 53.7 吨、秧盘 146.94 万张；销售航化农药 982.9 万元。2006 年，被垦区消费者协会授予“农民用肥放心店”。

2010 年，销售肥料 9000 余吨，航化用药 261.9 万元，更新配套各种农机具 469 套，全年实现销售收入 3545 万元。

2011 年以后，生产资料公司的流动资金由八五〇农场统一贷款解决。公司根据农牧生产队的化肥订购计划负责组织货源。货源采购渠道主要来自牡丹江农管局和总局生产资料公司，计划不足部分，由生产部门提供需求量从市场调剂解决。根据管理区上报下一年再生产准备情况，公司统一计划，统一分配给管理区，确保农业生产的顺利进行。2011 年销售农药、化肥 1.03 万吨。2012 年，采购物资 1.25 万吨，销售 1.15 万吨。2013 年，销售农药、化肥 4100 万元，销售机械 5200 万元。2014 年，销售各类物资 1.06 万吨，销售收入 2200 万元。

2017—2020 年，销售收入共计 1.03 亿元。

第四章　小城镇建设发展

1955年八五〇农场设基建科，下设基建队，1963年八五〇农场改为二级制，基本建设由工业科负责；1968—1977年兵团时期，成立营房股，负责营房建设；1977年3月，卫星农场成立基建科，1984年10月改为设计室，1985年9月恢复基建科。1996年7月，更名为安建科。2000年1月，改为基本建设管理部。2020年更名工程建设管理部。

1959年10月，筹建"卫星城"时，曾提出过"五化"："结构砖瓦化、层数楼房化、给水自动化、防寒暖气化、照明电气化"。

2020年，八五〇农场建设总面积126.77万平方米，住宅面积64.74万平方米，其中：场部住宅面积（一城）59.63万平方米，3个重点管理区住宅面积5.11万平方米。建设公共、工业建筑等62.03万平方米，修建道路52千米，排水管网11千米，给水管网22千米。全场有7329户居民，其中：有4617户居住在别墅、别墅式平房或住宅楼。住宅小区内配套建设了道路、广场、运动健身器材、车库、超市等便民设施，设置社区管理机构，配备社区医疗机构。建成省级五星级新农村1个、四星级新农村1个。实现了当初创建"卫星城"时"五化"设想，实现了居住城镇化，环境生态化。

第一节　城镇规划

八五〇农场从1959年8月，开始规划"卫星城"，总建筑面积26.16万平方米。2006年，在《八五〇农场城镇修建性详细规划》中确定了农场"一城三区"的城镇发展总目标。2012年，规划修编时确定了以"生态城镇，绿色家园"为建设主题的"东兴园、西拓城、南强工、北商贸、中兴文化"总体建设发展思路。

一、"卫星城"初期

八五〇农场五分场在建场之初就对场部未来发展做了规划设计，通过场部主要道路网络的建设，对城区进行功能区划。

1959年8月，由王震部长提议建设“卫星城”，并委派农垦部工程技术人员设计，规划总建筑面积26.16万平方米，建筑上提出五化：结构砖瓦化、层数楼房化、给水自动化、防寒暖气化、照明电气化。1960年2月组成“卫星城”基建指挥部，代号608工区，1961年撤销608工区指挥部，“卫星城”已完成全部规划建设的三分之一。“卫星城”建设对八五〇农场和垦区的影响是：“卫星城”的名称沿用至今；当地火车站也以“卫星站”命名；以“卫星城”建设为标志，垦区此后的基建工作开始由临时性土木结构建筑向砖木、砖混结构建筑转变；先规划后建设的发展理念开始树立。

1987年，基建科的业务管理增加了城镇规划，规划为先的建筑理念逐步形成。

二、发展时期

2001年后，八五〇农场城镇建设总体规划以“生态城镇、绿色家园”为理念，小区建筑采用欧式后现代风格，错落有致，实现了合理的建筑密度和容积率。小区内绿地和各色建筑融为一体，既展现了自然、和谐、宁静、生态的特点，又体现出舒适、文明和现代的特点。小区建设上注重人文关怀，住宅小区内设有卫生服务站，为居民提供医疗健康服务，同时配备完善的健身器材等公共娱乐设施，为居民营造一个安全宁静舒适的休憩空间。

根据总局“抓城、强工、带农”和谐发展的一系列指示精神，结合国家“危房改造”和总局“居民点整体搬迁”政策。2004年，农场聘请专业设计公司对《八五〇农场城镇总体规划》进行了修编；2005年，农场建设科制定了《第二管理区发展规划》；2006年，聘请专业设计公司为八五〇农场规划设计了《八五〇农场城镇修建详细规划》，从体系上确定了八五〇农场“一城三区”城镇发展总目标，即以场部城镇为中心，将全场原有的13个管理区37个居民点整合成三个重点发展管理区（第二管理区、第十一管理区、第十二管理区）重点建设。2006年、2007年，农场先后聘请专业设计院设计《十二管理区发展详细规划》《第十一管理区发展详细规划》，实行居住区、办公区、粮食仓储区、农机装备区、畜牧养殖区“五区”分开。

在上述规划指导下，农场建设开发了场部园林住宅小区、第二管理区小区、第十一管理区小区、第十二管理区小区，用于安置危房改造户和整体搬迁居民。

2009年，八五〇农场依据城镇规划成立了“农场推进城镇化建设领导小组”，成立专门的办公室，配备工作人员，制定了《八五〇农场推进城镇化建设实施方案》《居民点整体搬迁、危房改造、廉租房建设重点工作实施方案》《八五〇农场居民点整体搬迁、危房改造、廉租房重点建设奖罚办法》（简称《办法》），根据该《办法》，八五〇农场与涉及危房改造和整体搬迁管理区主管领导签订了《目标责任状》。

三、小城镇建设时期

2012年，根据八五〇农场经济、社会发展的实际需要，农场再次聘请专业设计院对《场部城镇总体规划》进行了修编，进一步确定今后八五〇农场“一城三区”的城镇总体发展战略；在《八五〇农场场部城镇详细规划》中，充分考虑到八五〇农场场部作为本行政区域中心的这一特点，确定了以“生态城镇，绿色家园”为建设主题，场部城镇按照“东兴园、西拓城、南强工、北商贸、中兴文化”的总体建设发展思路，对城镇基础设施建设、居住区发展、道路交通、电力通信、商服设置、物流仓储、城镇环境等方面进行了详细规划，并特别注重工业园区的规划，将工业园区分成三个发展方向，东部工业园区以物流、仓储、货物集散为发展方向；南部工业园区以稻米加工为发展方向；西部工业园区以食品加工和饲料加工为发展方向。当年8月21日，农垦总局下发文件批准了八五〇农场《城镇总体规划》和《详细规划》，在此规划的指导下，农场以房产开发的形式，对场部老平房区进行改造，建成“长安嘉园”和“龙泽花园”两个住宅小区，提升了城镇面貌。

第二节　城镇建设

八五〇农场从1959年开始“卫星城”建设。20世纪90年代末，农场实施“小城镇建设”，打造“一城三区”。2020年，农场建设总面积126.77万平方米，住宅面积64.74万平方米。修建道路52千米，排水管网11千米，给水管网22千米。

一、初期的卫星城

（一）三级制八五〇农场

1955年元旦，在虎林县建场。由于荒地分散，生产点经常变动，因此基层生产单位的基建比较困难。当年的主要基建工程都集中在总场，根据自力更生、勤俭办场、因陋就简、就地取材的原则，首先集中力量改建了日军溃退时在西岗遗留下的兵营。新建了场部办公室、仓库、宿舍。2月20日，机关全体人员开始刨砖、扒石、拣废钢材、旧钢管等，以备在西岗盖房建点。第一年共修建房舍1.12万平方米。当年冬季雪小，拉爬犁运木有困难，12月29日，全场男女老少齐动手，苦战五昼夜，用被单、脸盆、毛毯运雪，铺成90千米长、1.5米宽的雪道，保证了运木任务的完成，为次年基建备足了建房用料。

1956年，为适应扩场期间人员流动性大的特点，各大队挤出一部分劳力，赶建一批草泥结构的拉哈辫房和窝棚，解决了当时一部分住房困难。农场集中力量修建修配厂、发电厂、木材加工厂和清河的水田灌溉站。当时建筑材料非常缺乏，绝大部分是由自己加工，没有钉子、没有绳子，用草和树条代替。当年，全场共建筑房屋3.31万平方米，是1955年的3倍。

1957年的职工总人数虽然比1956年减少，但家属却大量增加。根据局党委指示“因陋就简、就地取材、适应生产”的精神，集中精力先盖生产用房和家属宿舍。当年完成5.13万平方米，比前两年总和还多。全场安置家属845户，占年入场家属的97％。

1958年大批转业官兵来场，人口骤然增加，原有的厂房、宿舍及住宅已远不能满足生产发展和人口增长的需要，按“因地制宜、就地取材、因陋就简、保暖适用”的原则从事基建。在建筑职工家属宿舍的工作中，提倡自建公助，解决了临时住房问题。全场上下积极想办法，找窍门，挖潜力。以土代砖、以木代钢，以草代瓦，在修建临时性土木结构用房的同时，扩大砖瓦结构的生产用房及生活用房（食堂、集体宿舍等）。当年，工业、畜牧、民用等建筑，共完成10.74万平方米。为前三年基建的1.1倍多，而且，砖木结构的比前三年提高20％，质量也大有提高。

1959年施工7.94万平方米，竣工7.58万平方米，完成五分场场部“卫星城”的全部设计工作及云山、西岗畜牧场的畜舍筹建工作。在农垦部基建处直接参与帮助下，组成六〇八工区，负责“卫星城”及志愿屯（五分场种猪队）的工程建设。本着边勘察、边设计、边施工的方针，发动群众自力更生，自己烧砖、采石、伐木，自己建房。当年开工面积达5万平方米。

1960年，全年施工6.43万平方米，竣工2.71万平方米。但房屋建筑上只追求速度，抢修、急建，造成工程质量不高，战线拉得过长，投资大，收效甚微。当年五分场（卫星城）的楼房、鸡舍等和志愿屯猪舍建筑面积3.5万平方米，后因基建下马，未能竣工。拆除五分场孵化楼1万平方米、种猪队（十九队）猪舍2万平方米。

1961年，将施工未完部分的扫尾工程进行续建和维修，竣工面积4800平方米，主要是医院的扫尾工程和新建的粮食种子库。该年五分场定为农垦实验田，进行单独核算。

1963年，改为二级制农场，八五〇农场吸取之前的经验教训，在房建安排上贯彻以当前生产为主，按轻重缓急，主次先后，集中力量打歼灭战的方针，基本做到当年竣工当年利用。

（二）实验农场——现八五〇农场

1963年，原八五〇农场五分场改为农垦部实验农场，当年除对1960年下马工程小量建设外，农场基建队主要负责重点单位与专业单位的施工，建筑面积约5700平方米。

1964年，各生产队开始自己动手建设砖瓦结构家属房，共建11栋，建筑面积1300平方米，占当年全场建设面积24.5%。

1965年，社教工作团认为农业生产没有上去，农场应集中力量抓农业生产，其他都要下马、停建，已购进的电线杆、变压器、大锅炉、暖气片以及管子等全部转卖，连电力照明工程也停止了。

1966年后，建起了大量“穿鞋戴帽”的石基土墙瓦顶房，至1967年共建7000平方米，解决了230余户的住房。

1968年后，全国各大城市知识青年上山下乡，农场人员猛增。成立兵团后，随着人员的增加，农场逐步向多种经营发展。工副业项目日益增多，对基本建设也起到了促进作用。兵团时期基本建设掀起高潮。

1968—1978年，基建面积20.42万平方米，平均每年1.86万平方米，最高为2.5万平方米。这一阶段基建大力发展建材工业。特别是烧砖瓦，开始采用专业烧砖与发动群众烧砖相结合的方法。共烧红砖6200万块，每年平均564万块。1975年，由于小窑烧砖费煤，红砖质量难以提高，改建了轮窑，为专业生产红砖建立了基础。

1978年以后，由于木材指标减少，砖供不应求，建设计划逐年有所缩小。1979—1982年共建面积4.76万平方米，平均每年1.19万平方米。1980年，建一队养牛点，面积1200平方米；扩建医院1460平方米；东沟林场建点。1981年，一队建养牛点面积881平方米；糖厂菜丝压榨脱水车间180平方米；加工厂粮库1200平方米。1982年，扩建奶粉车间。建糖库、浴室。1983年，建1500座位的文化宫及中学教学楼。1984年，全场两个砖厂年产红砖1200万块，为基建提供了有利条件，基本满足发展工副业扩建厂房的需要。随着农场生产发展及人口的增长，非生产性福利设施建筑，特别是家属住房及集体宿舍，在这一时期中发展很快，生活建筑面积达11.54万平方米。其中宿舍8.54万平方米，集体宿舍1.18万平方米，各单位均建有食堂、厕所。对教育的发展也非常重视，建各类教室1.26万平方米。基本上解决了住房问题和学校教室问题，清除了草木结构简易房。同时，大力发展工业与轻工业。在兵团时期建筑的厂房面积1.02万平方米，其中有拖拉机汽车修理车间、日处理200吨甜菜的糖厂、日处理10吨大豆的豆油车间，日产标准面粉80吨的面粉加工厂。

二、初具规模

1985—2000 年，累计完成土建工程 8.05 万平方米；共投资 6316.3 万元，其中用于工、农业土建工程投资 3500 万元；用于民用、公共设施土建工程投资 2816.3 万元。

1992 年后，八五〇农场对场部地区严格控制了平房住宅建设，住宅楼沿主要街道两侧以综合楼的形式设计开展建设（第一栋住宅楼位于育才路的三号楼，总建筑面积 2200 平方米）。

2006 年，八五〇农场开展了瑞园住宅小区的建设，瑞园小区是八五〇农场第一个住宅小区，占地面积 2.38 万平方米，一期共建 21 栋 234 套住宅。以三层为主，邻街部分设置一层商服用房。瑞园小区建设理念——“公园式的家园，体验居住中的休闲”。小区以优秀的景观设计和高达 45%的绿化覆盖率开创了农场生态住宅小区的先河。

2007 年，八五〇农场首次组织大规模的房屋拆迁活动，拆迁范围东至青山路，西至育才路，南至市场街，北至密虎公路，涉拆房屋共 28 栋 180 户，产权面积 8600 平方米。

2008 年，根据八五〇农场总体规划，打造“一城三区”，即场部中心城镇、第二管理区、第十一管理区、第十二管理区三个卫星城镇。结合总局、分局要求，农场开始组织撤队建区、居民点整体搬迁。2008 年 10 月，撤并平山林场、五队两个居民点，拆迁居民 175 户，拆迁面积 8600 平方米。人员安置在场部瑞园住宅小区和第二管理区、东沟林场。2009 年，农场组织园林住宅小区的建设，小区位于场部城镇西侧，规划总用地 276.45 亩，规划总建筑面积 8 万平方米。园林住宅小区分两期完成，一期工程于 2009 年 5 月 22 日开工建设，包含 28 栋 3.5 万平方米的住宅楼、1 处 2600 平方米的地下车库、1 栋 1400 平方米综合管理楼。主要用于集中安置农场 2009 年 5 个整体搬迁居民点 420 户居民（图 4-4-1）；二期工程于 2010 年 5 月开工建设，包含 30 栋 5.1 万平方米的住宅楼、1 处 3000 平方米的综合管理楼。主要用于集中安置农场 2010 年 8 个整体搬迁居民点 610 户居民。

2008 年开始，美食街沿路个体经营户采取集资合作建房的方式，拆除原来的平房，建设综合楼；建于 20 世纪 80 年代从事个体经营活动的老四合院和 20 世纪 90 年代初建于场部的 4 栋个体综合楼，于 2010 年拆除，在原址上重新建设综合楼。2010 年末，场部住宅楼、综合楼面积 25 万平方米。

2011 年，场部和重点管理区新增住宅楼面积 18 万平方米，新增硬化道路 8 千米（5.6 万平方米），新增绿地面积 17.8 万平方米，新增城镇下水主管线 4500 米。当年，将场部原有分散供热的 3 个锅炉房合并为 1 个供热中心，新建休闲广场 6 个共 3.5 万平方

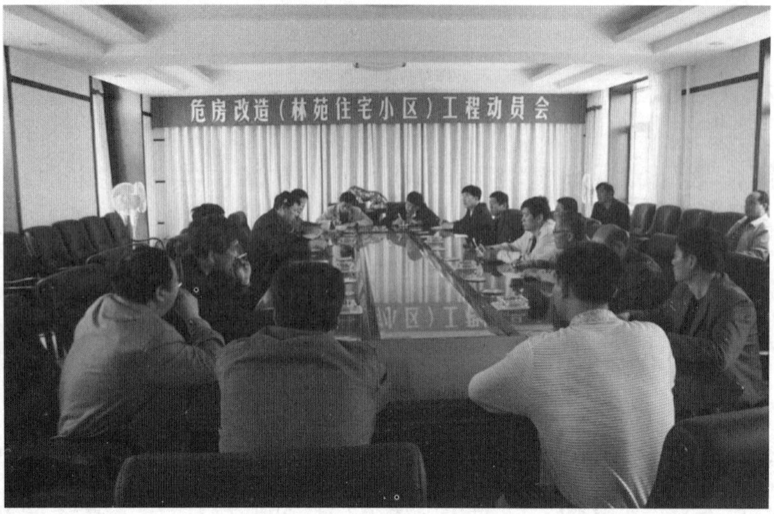

图 4-4-1　2009 年农场召开危房改造工作动员会议

米，电力线路改造 5000 米，通讯改造 4000 米。2012 年，农场建设 4700 平方米公安楼、5500 平方米养老康复中心、2100 平方米社保楼、6406 平方米的医院综合大楼和畜牧实验楼建设项目。2013 年，投资近 900 万元建设子弟校运动场、塑胶跑道和足球场地，2011—2015 年，八五〇农场城镇建设总投资 6.8 亿元。

从建场初期到 2020 年，八五〇农场建设总面积 126.77 万平方米，其中住宅面积 64.74 万平方米，其中：场部住宅面积（一城）59.63 万平方米，3 个重点管理区（三区）住宅面积 5.11 万平方米。建设公共、工业建筑等 62.03 万平方米，修建道路 52 千米，排水管网 11 千米，给水管网 22 千米。

第三节　建筑队伍

1955 年，八五〇农场设基建科，下设基建队；1959 年 6 月，成立基建大队；1959 年 11 月，五分场成立卫星城建设指挥部，下设 2 个施工队；1960 年施工队改为基建大队后合并为基建队；1983 年改为基建公司，1986 年又恢复基建队，为承揽工程对外称基建工程公司。1990 年，八五〇农场基建队更名为“黑龙江省八五〇农场基建工程公司”；1998 年 1 月基建工程公司转制委托经营；2001 年 1 月公司拍卖转制民营，2003 年 8 月成立“黑龙江省牡丹江垦区三园建筑公司”和“黑龙江省牡丹江三园房地产开发公司”，企业资质为“三级”。

1959 年 11 月 29 日，八五〇农场五分场成立“卫星城”建设指挥部，下设 2 个施工队和 1 个烧砖队，当时农场负责基建单位的是指挥部。为了进一步落实农垦部对“卫星城”

建设的要求，加强领导与施工组织，1960年成立“六〇八”工区，负责“卫星城”与志愿屯畜牧点的建设。工区总指挥周道仁，党委书记郭崇华。1960年基建下马，“六〇八”工区（八五〇农场总场基建大队撤走）施工队人员减少，改为基建大队，后为基建队。负责本年度已开工而未完工项目的结尾工程。1968年组建兵团后，由营房股主管营房建设，一直到1977年，其间曾与计划股多次合分。

1977—1984年，下设基建队1～3个。农场的建筑工程主要由农场基建队（建筑公司）承担。由于技术力量薄弱，只能完成一般民用建筑和生产建设基础设施的小型工程。随着市场经济的推进和建筑业的发展，农场相继出现了一些个体施工队。同时有来自山东、河南等地的几支施工队伍，相继打入农场的建筑市场，承揽工程。为适应形势发展的需要，农场建筑公司调整策略，征招外籍施工队伍，充实自己的技术力量，承包农场的重大工程。先后建设完成了农场交通大楼、医院住院楼、民用住宅楼以及管局卫星油库等工程。1999年，八五〇农场建筑公司又承担了农场水利楼、教师楼的工程建设。2000年通过招标，承揽了商贸综合楼、地税局综合楼的建筑施工任务。

第四节 房产管理

八五〇农场于1988年和1992年二次进行住房制度改革，由住房分配制变为住房私人购买。

1985年以前，农场设房屋管理所，对全场的房屋进行管理，后来房管所撤销，由八五〇农场办公室负责房产管理。1987年房管业务归基建科。1988年，根据上级房改要求，农场进行了第一次职工住房制度改革，将职工住房以优惠价格、产权共有的方式转让给职工。优惠转让的房屋，产权归农场和个人共有，属有限产权转让，个人有使用权，不能出卖。

1992年，农场成立房产科，仍与基建科合署办公。同年依据上级文件要求，农场进行了第二次职工住房制度改革。农场将职工住房彻底出售给个人，产权归己。优惠办法是在第一次房屋作价金额的基础上，按省定房屋价格标准，一次交清房款者，场部地区优惠41%，场部以外地区优惠46%。并颁发私人“房产证”，实现职工住房商品化。

1992年12月15日，八五〇农场开发的第一栋商品住宅楼交付使用。新楼为4层，建筑面积2299.3平方米，工程总造价136万元，可容住户32户。为鼓励职工改善居住条件，八五〇农场对购买商品住宅楼的住户给予了一定补贴。

2001年起，八五〇农场房产科业务直接归属牡丹江管理局房产管理处管理，并更换了房屋权属登记核证章。依据《城市房屋权属登记管理办法》对辖区（农场全境及云山水库、辉崔转运站区域）实施房政管理。

2002年后，房产科逐步更换了《房屋所有权证》，新颁发给产权人的房产证名称为《中华人民共和国房屋所有权证》（中华人民共和国建设部监制），建房注册号23084。2008年，进行变更，变更后颁发给产权人的房产证名称为《中华人民共和国房屋所有权证》（中华人民共和国住房和城乡建设部监制2008版），建房注册号23084。

2017年，垦区开始落实不动产登记制度，八五〇农场房产科将办公地点搬迁至八五〇农场新成立的不动产登记中心，与卫星国土资源所、八五〇农场不动产登记中心联合办公。至此，八五〇农场房产科不再发放《中华人民共和国房屋所有权证》，业务改变为与国土资源部门联合审查不动产登记申请。通过流程管理，由不动产登记中心向不动产登记相对人发放《不动产权证书》。

第五章　交通　通信　电力

进入21世纪，八五〇农场的交通、通信、电力事业发展迅速。2004年，八五〇农场开始实施通乡通村公路建设，用五年的时间，建设通乡通村公路100.21千米，共计投资9180.7万元；公路建设的发展，也加快了客运和运输业的发展。客运通至全场的每一个作业站和生活区。货运管理站成为全场粮食、农资、建筑材料等物资运输的“物流中心”；通信、电力的发展日新月异，为现代化大农业发展、职工群众生活改善和生态城镇建设提供了良好的环境基础。

交通科在2000年被授予“总局交通系统文明建设先进单位”，2005年被授予“省厅级文明单位”，2007年被授予“省厅级文明单位标兵”称号。

公路管理站在2015—2019年，连续被授予“全省农村公路管理养护工作优秀单位”称号。

第一节　交通运输

1958年，八五〇农场设工业交通科及汽车队，各分场用汽车由总场派车驻勤。1963年，农垦实验农场设工交科，兵团时期撤销。1976年重新成立工交科。1981年6月，八五〇农场成立公路管理站。1982年，撤销工交科成立交通科。1984年，八五〇农场体制改革，交通科、汽车队、公路管理站合并成立交通运输公司。1985年，八五〇农场交通业务归管局交通局直接领导。交通运输公司解体，恢复交通科为职能部门，汽车队并入糖厂，公路管理站仍由交通科领导。

1988年，交通科变为事业单位。业务归管局交通局，其人事仍由农场协管。交通科负责辖区内所有机动车的交通规费征收、客货运输管理、专用公路管理和汽车维修业管理等工作。

1997年1月，区域经济一体化试点，将交通科改为卫星交通分局，人、财、物三权归虎林市交通局管理。1998年7月1日，虎林区域经济试点撤销，交通职能及人员回归农垦。2019年6月，交通科行政执法权移交虎林市人民政府。同年10月，人员档案转入虎林市交通运输综合行政执法大队。

2020年，八五〇农场拥有各类等级道路268.5千米，其中：水泥路99.59千米，砂石路10.67千米，无路面（未铺筑任何路面材料的道路）158.24千米。客运站营运客车33台，日发班次40台次。

一、公路建设

1981年成立公路管理站，为农场公路管理、养护机构。

（一）砂石公路建设

八五〇农场初建时，布点均沿密虎公路两侧，利用日伪时期遗留下来及中华人民共和国成立后又经修复的密虎公路为主要交通干线。生产队之间主要修筑田间路。

1956年4月，为了修复密（山）湖（北）即凯北段铁路工程，八五〇农场在兴凯村成立铁路修复指挥所，抽虎头大队2个生产中队，7个劳改中队负责该段54.56千米线路的采石碴、铺道床工作。与此同时，虎头大队抽2个劳改中队分别配属二、三劳改大队修筑爱民至虎林和通向大杠的公路、并到迎门顶子一带的公路。

1955—1960年，共修筑砂石公路187千米。1959—1962年，五分场共修筑砂石公路99.3千米，土路77.8千米。1965—1974年，农场先后完成砂石公路189千米。

1982年，修建四队至七队、一队至养牛点、砖瓦二厂至密虎公路的砂石路15千米。公路两边林带植树2000株，计102亩。1984年，场内公路已全部覆盖，保证了生产及生活物资的运输及客运往返。

（二）水泥混凝土路面公路建设

2004年，八五〇农场成立"通乡公路建设指挥部"，开始实施通乡公路建设。投资727.9万元，修建场部水泥路面10.52千米；2005年，投资652.8万元，修建第十一作业站至红东线路段水泥路面7.41千米；2006年，八五〇农场"通乡公路建设指挥部"更名为"通村公路建设指挥部"，开始实施通村公路建设，投资1400万元修建水泥路面14.48千米，其中：修建方虎公路至八五〇农场第二管理区第三作业站2830米；方虎公路至八五〇农场第一管理区第二作业站2150米；场部至第六管理区第十五作业站5190米，场部道路4320米。

2007年，完成了八五〇农场第六管理区第十五作业站至第十三管理区第二十八作业站路段的公路改建任务，此路段为八五〇农场境内公路的主干线路，是连接周边农场的交通枢纽，总长度为27.31千米，路面宽度7米，工程投资2600万元。2008年，完成了通村公路建设 14.9 千米，其中：第八管理区第二十四作业站至方虎公路 8400 米，第三管理区第十作业站至方虎公路 4700 米，第十一管理区第二十五作业站 1800 米，总投资 1100 万元。

2008 年 10 月，黑龙江省委省政府启动公路建设三年决战，2009 年 4 月，全省“公路建设三年决战”战役正式打响。八五〇农场通村公路建设加快步伐，其间共修筑水泥路面 25.59 千米，分别为八五〇农场第十三管理区第二十八作业站至二十九作业站 4600 米；八五〇农场第一管理区第一作业站至方虎公路 4421 米；八五〇农场第十二管理区第九作业站至第七作业站 9900 米和农场道路 6670 米。公路工程投资 2700 万元。

2004—2010 年，八五〇农场共完成水泥路面建设 100.21 千米；公路工程总投资 9180 万元，其中：国家、省和总局合计投资 3500 万元。公路工程质量合格率达到 100%，八五〇农场出口路和主干线公路硬化率 100%。

2011—2020 年，农场对主干路到各作业站之间的道路进行改造。共完成第一、第六、第七、第十、第十五、第二十一、第二十五、第二十六、第二十七、第二十八、第二十九作业站等单位的水泥路面建设 14.1 千米，投资 1531.35 万元。

2004—2020 年，农场公路建设总投资 1.07 亿元，完成水泥路面建设 114.31 千米。

二、公路养护

1963 年，农垦部实验农场时期，公路无专人养护和管理。道路损坏严重，临时突击整修。

1981 年 6 月 20 日，八五〇农场成立公路管理站，负责农场专用公路的管理和养护。公路管理站配解放货车 4 台、东方红-75 推土机 1 台、压道机 1 台、活动装车台 1 台、刮路机 1 台（旧的）。每年投资 18 万元左右，以路养路，投资是从全年机动车的养路费中提取，按每吨每月 90 元计算，汽车上交 65%，轮式车上交 35%，当年结余 4 万多元，除负责全场 82.5 千米道路维修外，还新修公路 1500 米。

1985 年，交通运输公司解体后，公路管理站的职能范围有所扩大，主要负责全场的公路建设、维修和管理工作。全场 136 千米主干线路，经整修、改造、铺沙、压实而成。路基不牢，透水性强，抵御自然灾害能力差，承载不了大吨位、大流量的车辆通行。八五〇农场加大资金和技术投入，全部达到等级路标准，公路畅通无阻。

1997—2000 年，公路管理站实施道旁绿化工程，行道树全部成林。公路管理站每年完成养路备料 1.7 万立方米左右，以保证农场主干道路平整、畅通无阻。

2001年，八五〇农场专用公路养护140.5千米，其中：干线69千米，支线71.5千米。路面结构为砂石路面，抵御自然灾害能力差。根据八五〇农场专用公路的实际状况和特点，采用砂石铺筑和扫浆养护等方法，提高公路质量，确保公路畅通。

2011年，制定道路管理养护制度，根据路段的情况落实承包到个人。加强道路养护管理巡查，根据天气情况增加上路检查次数。同年，砂石路面供应砂料及备料6000余立方米，修剪道路两侧绿篱30余千米，修整路肩80余千米，铺垫硬化道路农田平交道口35处。

2012年，增设警示桩460个，修整硬化道路路肩20余千米。投入资金13万余元，对硬化道路断板裂缝等进行修复。

2013年，上级部门调配铲车2台，解放清雪翻斗车2台和工程抢险车、轮式拖拉机、打草机、吹风机、发电机组（30千瓦）、切割机、冲击夯、平板夯、开槽机、振捣棒、平板振捣器、气动破碎镐、搅拌机、高压清洗机各1台。在鸡虎高速路出口、八五〇农场第十四作业站路口和八五四农场—八五七农场（四七线）59千米处，投资了近百万元，建成四处共1.7万平方米的景观带。投资50余万元，对5条砂石路进行大修。运送沙料1.15万立方米。2014年，安装四七线37千米，百米桩700余个。2017年，安装北秀线地名牌6块。

2020年，公路管理站承担全场268.5千米的道路建设、养护和管理工作，其中：水泥路99.59千米，砂石路10.67千米，无路面158.24千米，桥梁17座278.1米，涵洞92个。

三、运输

（一）货运

1957年，八五〇农场拥有汽车22台。

1959年10月，王震部长决定给五分场调来新“解放”货车10台，组建汽车排。从转业官兵中抽调20人充实到汽车队，并选拔60名青年汽车驾驶学员（其中女学员10名）。

1958—1960年，由于十万转业官兵和支边青年先后来到农场，八五〇农场人口由1957年的3000余人猛增到1959年3.4万人。农场生产生活用品物资运输量加大，再加上1960年2月五分场“卫星城”施工建设，大量备料，基建任务繁重，汽车由1957年的22台增加到1960年的51台。1961年“卫星城”施工下马，汽车又下降到30台左右。

1968年，接收学员12人，以本地青年为主。1969年，接收学员15人，以城市知识青年为主。1974 年，汽车数量增加到 38 台。1975 年，增加到 53 台，主要是国产解放货车。

1977—1982 年，八五〇农场工副业逐渐扩大，为了提高工副业单位的运输能力，分别给凉水修造厂、辉崔修造厂、砖瓦一厂、加工厂、商店、糖厂、变电所、新兴煤矿、公路管理站等单位配专用货车 17 台。

1980 年，汽车队推行单车核算，平均吨千米成本下降 5.4%。

1982 年，全场保有汽车 66 台。

1999 年 4 月，为加强交通运输行业的管理，建立“统一、规范、竞争、有序”的道路运输环境，农场组建“八五〇农场货运管理站”，隶属农场交通科管理。运输货物以粮食、农药、化肥、建筑材料和筑路材料为主，季节性运输的特点比较强，春季主要运输农药和化肥，夏、秋两季主要运输建筑材料和筑路材料等，冬季主要运输粮食等物资。冬季水稻运输占全年运输量的 75%以上。2007—2010 年，共运粮食 22.21 万吨。

2011—2020 年，货运管理站对农场职工的 100 余辆闲散货运车辆进行集中存放、统筹安排。与各司机签订安全协议，保证粮食运输安全有序。农忙季节时与各管理区粮食保管人员对接，做好农场地租粮、议价粮的运输工作，在改善种植户粮食运输困难问题的同时也加强了对货运车辆的合理调度。淡季时，发展配货、外运等其他的运输业务，变季节性工作为全年性工作，增加职工收入。

（二）客运

1975 年以前，八五〇农场内没有客运服务。人们的出行只能靠步行和自行车，或是搭乘单位的运送粮食和物资的轮式拖拉机、马车、牛车，出行非常不便。

1975 年 6 月，农场开通了场部至东片生产队的班车。途经 14 个单位，往返 90 千米，每日两趟。1981 年，开通场部至西片生产队的班车。共分 2 条线路，一是平山线，全程 35 千米；二是东沟线，全程约 25 千米。运行时间为每周一、三跑平山线，每周二、四跑东沟线，周六、日两条线路均运行。场运票价为地方客运票价一半，农场每年拨给客车 1 万元，以补助车队的损失。

1985—1988 年，农场陆续开通了红东线、虎平线、东沟线三条线路。但由于客运经营亏损，1989 年客运中断。1990—1993 年，农场将客车调入公路管理站管理，因客车不足，只开通红东线运营，后来因客运亏损，再次被迫停运。1996 年，农场客运由个人经营，效益较好。1998 年 12 月，农场成立客运站，归公路管理站管理。

2001 年，农场客运站采取委托经营管理方式。2002 年，原来签署的 3 条客车营运线 8 年的经营期已满，在新一轮的经营期内废止了这 3 条旧的客运路线。2004 年，投资 40 万元，对农场客运站主体大楼进行了维修；2005 年，由委托经营转变为站内统一经营。

2006 年投资 1.35 万元，在农场第十四作业站路口修建一座客运停靠站；同年，投入 12 万元，修建 1300 平方米的客运站停车场，客运环境焕然一新。

2009—2010 年，八五〇农场撤队并区步伐加快，八五〇农场分别在第二管理区、第十一管理区、第十二管理区建设客运分站。2010 年 12 月，农场客运站重新获批了 4 条新的客运线路：八五〇农场场部—第八管理区—虎林市、八五〇农场第二管理区—虎林市、八五〇农场东沟林场—虎林市、八五〇农场场部—第十二管理区第二十七作业站。

2011—2012 年，新进 5 台 17 座位的依维柯，2 台 37 座位的宇通客车。开通了八五〇农场—虎林市、八五〇农场场部—管理区、八五〇农场—云山农场、八五〇农场—八五七农场的客运班车。八五〇农场场部—管理区—虎林市的公交线路，采取相互对发的运营方式，半个小时 1 趟，满足了职工群众的出行需要。

2020 年，全场客运线路 15 条，客运班车 33 辆，年发送旅客 8.5 万人次，安全发送客车 1.62 万台次。

2011—2020 年，完成售票 105 万余张，发送运营班次 16.2 万台次，安全输送旅客 105 万人次。班车正班率 99.5%，发车正点率 99%。

2011 年，客运站荣获农垦总局交通系统“青年文明号”，被省交通厅授予“文明单位标兵”称号。

（三）运输管理

1. 道路运输管理。由农场交通科负责主要是道路旅客运输、货物运输、车辆维修、汽车驾驶员培训、运输服务管理、监督检查；危险品运输、道路运输站（场）、机动车综合性能检测、出租车客运、货物源头治超、城市公共交通管理等；组织协调交通战备、重大节假日的道路运输以及自然灾害、突发事件的道路运输等行政管理工作。

2011—2019 年，强化交通运输行业管理，促进运输市场和谐发展。受理群众举报出租车超范围经营案件 8 起。交通科稽查、检查客车 320 余台次，查堵“危险品”36 起。停运隐患客车 3 台，强制报废更新经营到期的出租车 34 台。

2. 出租车管理。2011 年 8 月，组建“佳华”出租车公司，有出租车 53 台，2014 年 3 月结束运营。2012 年 4 月 6 日，成立盛博客运公交有限责任公司，形式为股份制。公司组建初期，购进依维柯客车 5 台、宇通客车 2 台，开通了八五〇农场—虎林、八五〇农场—云山农场客运线路。经过几年的发展，盛博公司发展成为以农村客运、公交客运为主，旅游客运、包车客运、出租客运为辅的产业格局，2020 年，有正式员工 5 名，从业人员 50 名，营运线路 22 条，营运客车 60 台。客运线路四通八达，形成以农垦牡丹江管理局各农场场部为中心辐射本地区的公路客运网络体系。

2014 年 3 月，成立宏伟出租车公司。宏伟出租车公司成立之初有车辆 5 台，2020 年出租车增加到 39 台。宏伟出租车公司经营模式有挂靠和合作经营两种模式。公司主要负责票务、税收等日常业务，帮助出租车司机购买保险，为出租车统一安装 GPS，但公司主要任务是在司机和政府之间建立联系，成立服务类型的公司来为出租车的正常运行提供便利，降低出租运营成本，为居民搭乘提供便捷。

四、交通管理

（一）车辆征费

1988 年以前，八五〇农场交通科未设财务，无征费业务。由八五〇农场财务科办理征收，划拨上交虎林县征费所。交通科每月到虎林县交通局领取养路费票据，再发给各车主。1988 年下半年交通科建立独立的财会业务，开始征收养路费，包括汽车和大、中型轮式拖拉机。1988—1995 年共征费 662 万元。1996 年后，一切费用征收由虎林市交通局收费所负责。

2009 年 1 月，国家实行“费改税”政策，八五〇农场交通科取消了对辖区内机动车的养路费和运管费等交通规费的征收业务。原交通科对农场专用公路投资拨付的养护资金，改为由国家按照农场专用公路养护里程核定标准，拨付专款专用资金。

（二）路政管理

路政职责是：维护路权，保护路产，依法治路，保障畅通。依照法律、法规和规章，制止查处各种违章利用、侵占、污染、毁坏和破坏路产行为。

2011 年 7 月，投入 25 万元配备路政巡查车 1 台，提高治超能力。

2014 年，全年巡查车辆 670 余台，查处超载超限车辆 16 台次，劝返 30 台，卸载 55 吨，教育车主 53 人。完成交通路政规费收缴 2.36 万元。

2015 年，依据交通运输局稽查方案要求，开展农场互检互查工作。在为期 12 天的稽查中，共检查车辆 160 台，查处车辆 8 台，教育车主 18 人。

2016 年 5 月，投入路政执法人员 400 余人次，处理教育路边倾倒建筑垃圾人员 1 人，检查车辆 500 余台，查处超载超限车辆 8 台次，劝返 5 台，教育车主 28 人次。超限率控制在 2%以内。

2017 年，设立治超检测站，称重设备吨位 100 吨。

2011—2020 年，共出动巡查车辆 2500 余台次，查处超载超限车辆 46 台次，劝返 350 台、卸载 300 吨。超限率控制在 2%以内。查处损坏公路案件 28 起（图 4-5-1）。交通路政规费收缴 14 万余元。路政违章控制率 100%，案件查处率 100%，平交（经营性清理）办证率 100%。

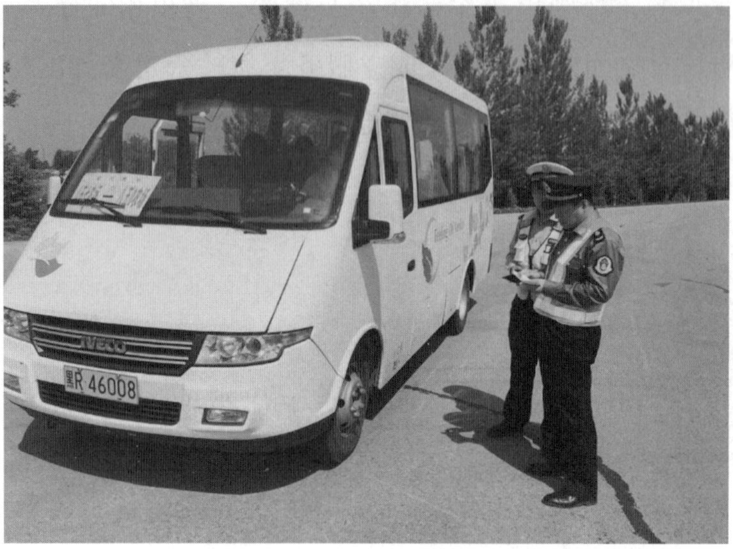

图 4-5-1　2018 年交通执法检查

第二节　通　　信

通信电力公司前身是 1962 年在卫星地区建起的发电车间，负责人是赵资荫。1963 年成立实验农场时建变电所，电力归工副业交通科管理。1984 年成立电讯局，1997 年初改为通信电力公司。2001 年成立八五〇通信中心。

20 世纪 80 年代，八五〇农场内使用的是磁石电话机。20 世纪 90 年代中期发展为程控交换机。2000 年进入光纤传输阶段。电话最初为办公工具，20 世纪 90 年代中期开始，逐步入户居民家中。21 世纪，网络开始进入家庭，2020 年，宽带用户 2900 户，网络入户率 60%。

八五〇通信中心 2015 年被牡丹江管理局授予“文明单位”；2015、2017 年被黑龙江农垦通信有限公司牡丹江分公司授予“先进集体”。

一、线路建设

1956 年，八五〇农场通信线路有农垦局通到八五〇农场两对铜线。八五〇农场到八五四农场一对铁线及总场机关线路，都由通信工区负责维护修理。1957 年，利用农垦局的线路架通至一分场 25 千米、五分场 43 千米、四分场 32 千米，共计 100 千米。1958 年，架通了水库到林煤场的，西岗到三分场，三分场到二分场，六分场到同安的线路，共架设68千米。1959年，通信工区所维修和架设的干线路共计288千米，除六个分场有分机外，还有林煤场、石景山蚕场、东方红林场、云山水库等共十个分机。场社合一时增加太和分场和宝东分场两个分机。1963年，架设西岗至九队两对干线路44杆22千米，使八五〇农场与各生产队形成环形线路。

1963—1976年，实验农场至三十八团时期，农场累计拥有通信线路139.8千米。再加上场部各单位及水库、水利二队、粮库、园林站、运输队等20.2千米，总计拥有通信线路160千米。

1985年以后，电话线路发展较快。到1992年，共架设水泥杆通信线路24.6千米。2000年，通信线路165千米，全场通信联络网基本形成。

二、电话交换设备建设

1988年，投资38万元，建成电信综合楼，建筑面积1200平方米。1989年，安装上海生产的负式500门供电交换机1台。1990年2月，开通WEFAX-22传真机，实现农场与场外的直接文字联系。1992年，安装山东潍坊生产的JK-4模拟程控交换机512线1台，同时安装交直流配电柜2台。10月，投资4万元，安装1座40米高的微波天线铁塔，购置1套24路特高频载波设备。1993年，载波设备开通，农场电话交换网通过管局汇接并入国家公用网。长途传输线路30路，结束了八五〇农场不能直拨国内长途电话的历史。1994年，投资42万元，更换交换机设备，安装JSN-1数字程控交换机两台（1024门），同时购进武汉生产的交直流配电柜一台，实现电话交换自动化。1995年，安装ZZD06-4A型12路载波机3台。同时，架设铝线杆路33千米。1996年，安装小型程控机16～32线8台，分别安装在第九、十、十一、十二、十三、十四、十七、二十四、二十五队。

2001年，八五〇农场电力通信局安装JSN-1数字程控交换机1套1024线，安装JPX265-A总配线架1套6000线。2002年6月，开通场部至原九队微波设备传输1套，安装华光JK-4模拟程控交换机1套，满足九队、二十六队单位用户和个人用户的电话安装。2002年12月，投入14万元安装HJD-04数字交换机1套，更换北京动力源电源设备1套，48V电池组1套；同时，安装生产队256线RSU设备13台套，解决生产队用户安装电话难、信息不畅的问题。2003年8月，安装电话3350部。2004年，八五〇农场移动电话有5503部。2010年底，达到10698部，增长94.4%，2010年底，农场多数家庭已经开通了宽带互联网，信息化时代进入普通家庭。2011年后，随着计算机网络和通信技术发展，固定电话不再是家庭通信的主要方式，光纤网络、智能手机等智能设备成为家庭通信的重要角色，2020年，网络通信（座机和手机）入户率99%以上。

三、光纤线路建设

2002年10月，投入225.6万元，对八五〇农场所有生产队进行接入网改造，架设（6芯以下）光缆长121千米、钢绞线96千米，新立8米油炸杆190根，新建杆路8.4千米，新建、改建场部及生产队市话线路32.6千米，加挂200对以下电缆50.3千米，解决场部及生产队安装电话难、通信设施落后问题。2004年实现光电缆线路全部地埋。

2011年11月，牡丹江通信分公司与广电合作架设全局光纤环路网络，新增主环路烽火4000和烽火780B设备扩容，新增主设备S9306交换机。2012年新增宽带设备C300，对用户进行光纤入户改造，使用F822设备网线上网。2013年第二十作业站实现C220设备传输。2018年10月到2019年5月，完成全场2600户宽带用户的光纤入户光猫改造任务。

四、宽带交换设备建设

2003年，安装港湾HAMMER-10000互联网数据设备1套448线，安装港湾HAMMER5010三层宽带数据交换机一台，为场部地区、机关、工厂及各单位提供网络服务。2005年，采用交叉复用设备开通部分生产队宽带业务。全场除原五队、二十七队、二十九队、畜牧队没有开通数据业务外，大部分生产队实现数据通信。

2007年12月到2008年6月，投资9.78万元，安装SDH传输设备13套，开通单纤光收发设备8套，基层单位全部开通数据业务。2008年12月，更换三层数据交换机华为5624设备一台，实现八五〇农场与分局千兆传输能力。2010年，更换基层单位二层数据交换机华为S5300设备一台，改善场部与基层单位之间数据传输质量。2012年11月，新增主环路烽火4000和烽火780B设备，机房更换主设备S9306交换机。

2013年开始，新增宽带设备C300对用户进行光纤到楼改造，改变原有的ADSL宽带电话线拨号上网，使用F822设备实现网线上网。HJD-04数字程控交换机逐渐成为历史。2016年，对第九、二十作业站实现C220设备传输，改善作业站住区宽带网络需求。2019年8月，对S9306设备扩容，由原4个千兆升级为万兆传输，提高设备运行处理能力。2020年，购进C300万兆上联光板，将原有的4个千兆升级到万兆。完成第三作业站和第九作业站C320设备传输工程，改善了网络质量。

第三节 电　　力

1956年，八五〇农场建发电厂。五分场于1962年建变电所。1974年，三十八团成立电业管理所。1984年，农场成立电讯局。1987年，改为电力通信局。2007年，更名卫星供电局。2020年，更名为国网兴凯湖电业公司卫星供电分公司。

卫星供电分公司，担负着农场34.5万亩水田的供电任务，供电区域527平方千米，供电用户1.1万余户。

2020年，完成供电量4800万千瓦时，售电量4500万千瓦时。

一、电力与线路建设

1956年，八五〇农场发电厂建成，安装200千瓦柴油发电机，主要供给农场照明及场部附近单位生产用电。1957—1959年，发电厂供给虎林县虎林镇3200伏高压电50千瓦。

1958年，八五〇农场筹建虎林电厂。同时，将虎林县的200千瓦柴油机组调给农场发电厂，由该厂发电，除农场自用外，向虎林县城供电100千瓦，供农垦局及直属机关生活照明用电。1959年，农场修配厂和6个分场修配所，共安装大小发电机24台，装机容量856千伏安。

1970年前，有柴油发电机组1组48千瓦，每年发电量30万千瓦时，配电线路2千米，变电设备2台，420千伏安，通电连队仅1个。

1979年前，八五〇农场高压线路多是杂木杆，技术状态差，倒杆事故严重。1979年开始改造水泥杆线路，架设主干线路由场部到“七虎山一次（154）”变电所，线路总长17.6千米，208根水泥杆；平山林场4.1千米，52根油炸杆；九队2.4千米，30根水泥杆；二十队到十七队6.4千米，67根水泥杆。1981—1982年，更新线路146.18千米，1800根杆，其中水泥杆1300根，112千米，约占总线路的75%。油炸杆333根，木杆176根。1982年，架设四队、五队、十三队、十四队、十五队、二十九队共22.7千米，水泥杆283根。1979—1982年，共架设线路199.38千米，线杆2400根（其中水泥杆1900根）。1982年后，再没有出现一起因倒杆断线而停电的事故。

1985年以前，全面完成杂木杆线路改造任务，线路状况良好。

1985 年 7 月，将辽源变电所供电区 120 千米二相一地线路改为三相供电（共计 51.20 千米）。1985 年以后，先后对场部地区住户的部分电度表进行改造。

1987 年 8 月，开始对全场进行电力建设和改造。

1992 年 6 月，架设六队强排灌配电线路 1 千米。

1992 年以后，又架设变压器台 7 座。经过更新、改造，提高了安全用电的水平。

1997 年 10 月，改建水利一队配电线路 400 米。

1987—2000 年，先后完成场部地区 35 盏路灯的架设和卫星建行营业楼、电信局综合楼、种子公司办公楼、一号商品住宅楼、星城宾馆、交通大楼、卫星农行办公楼、职工医院住院大楼、二号商品住宅楼、三号商品住宅楼、卫星邮电局营业楼、小学教学楼、国税局住宅楼、农行住宅楼、教师住宅楼、水利住宅楼、商贸住宅楼、地税局住宅楼等的电器安装及星城公园的庭院灯、草坪灯的安装工程。完成转运站低压线路改造和路灯架设。投资 20 万元，更换中心变电所主变压器（3150 千伏安）一台。改建水利一队配电线路 400 米，完成农场粮库电缆桥架设施工工程。

2001 年后，先后完成了场部地区 813 线路主干电缆敷设工程。为第六、七、十、十一、十二、十三、十四、十五、十六、十九、二十、二十五、二十八作业站、种子公司等单位的油改电工程架设线路。

2009 年，在第十二管理区新建辽源变电所。5 条配出线：辽西线供第七、二十二、二十三、二十四、三十 5 个作业站；辽北线供第九作业站及九作业站场院等 6 台变压器；辽南线供第二十七、二十八、二十九 3 个作业站；辽东线供第六、二十五、二十六 3 个作业站；辽云北线供云山农场 4 个作业站和 2 万余亩水田。

二、变电所建设

1963 年，农场五分场改为农垦部实验农场，由农垦部投资 10 万元，在场部北端密虎路北侧建立一座面积为 77.5 平方米的户内型变电所，于当年 12 月 10 日建成投入运行。

1970 年，三十六团在凉水车站西南高岗上建成一座简易型户外变电所，于 5 月 10 日正式送电，投入运行。

卫星中心变电所始建于 1973 年。当年，引入鸡西电力。由于变电布局需要，三十八团变电所拆除，与四师中心变电所合并。

1976 年，凉水变电所搬迁到九连，建立了比较正规的户外变电所，命名为辽源变电所，并于 9 月 9 日正式送电，投入运行。

1980 年，原有变压器已经满足不了农场的生产发展需求，因此，主变容量增容，二次电压升高，与此相适应高压配电线路和配电变压器也由原来的 6.3 千伏升高到 10 千伏，全部工程于 9 月 20 日完工，并投入运行送电。

卫星中心变电所供电区共分 8 个出口：加工厂（811）线路主供第一生产队、十二生产队、十三生产队、十四生产队、十五生产队、卫星奶牛小区；糖厂（812）线路主供南部工业园区、湖北闸、畜牧队；农场（813）线路主供八五〇农场场部育才路以东、四区、十区居民区；湖北闸（814）线路主供砖瓦一厂、西片管理区；工业（815）线路主供东部工业园区；医院（816）线路主供医院、学校及育才路以西居民区；米业（817）线路主供北大荒米业、米糠油公司；东辉（818）线路主供辉崔片、中片管理区。

1999 年以前，八五〇农场供电是由卫星中心变电所和辽源变电所两部分组成。1999 年 1 月，对辽源变电所进行改造。将辽源变电所原 817 线和 818 线并入卫星中心变电所 813 线，将 813 线与第二十二队分支线相连，从此八五〇农场 160 千米配电线路，均由卫星中心变电所直供。

2000 年，全场共有 10 千伏配电线路 160 千米，变电所 2 座，主变压器 2 台，其中：卫星中心变电所 1 台（3150 千伏安），辽源变电所 1 台（560 千伏安）。配电变压器 76 台，7700 千伏安，年供电量 630 万千瓦时。

2009 年，兴凯湖电业局投资 680 万元，在第十二管理区新建辽源变电所。新建辽源变电所主变 3150 千伏安 2 台。2010 年末，八五〇农场年供电量 2152 万千瓦时。到 2020 年，年供电量达 4743 万千瓦时（表 4-5-1）。

表 4-5-1 1985—2020 年供电量

年份	供电量（万千瓦时）	年份	供电量（万千瓦时）	年份	供电量（万千瓦时）
1985	525	1997	701	2009	1903
1986	624	1998	525	2010	2152
1987	863	1999	570	2011	2642
1988	813	2000	630	2012	2884
1989	820	2001	835	2013	2630
1990	864	2002	912	2014	2650
1991	901	2003	1057	2015	2800
1992	947	2004	1068	2016	3175
1993	834	2005	1310	2017	3631
1994	836	2006	1337	2018	4571
1995	714	2007	1475	2019	4143
1996	704	2008	1572	2020	4743

三、农网改造

2002年4月至2004年8月，卫星供电局投资464.87万元用于农网改造。共改造低压台区68个，架设400伏线路26.84千米，组立电杆368基，安装变压器66台，容量4800千伏安，架设10千伏线路43.15千米，组立电杆261基，此次农网改造投资规模相当于农场前30年的投资总和，覆盖全场面积70%。

2004年，卫星中心变电所主变由3200千伏安增容为5000千伏安，2006年4月，卫星中心变电所划归卫星分公司管理，更名卫星变电所。随着工业用电和水田用电的增加，供电负荷增长。2009年，卫星变电所增装2000千伏安主变1台，架设米业线（817）专线1.5千米。2013年，卫星变电所异地新建，主变容量为2万千伏安变压器1台，1万千伏安变压器1台，供电出口由5条增至8条。

2011—2016年，卫星供电局为八五〇农场种子公司和13个作业站进行油改电，架设10千伏线路88.78千米，400伏线路92.8千米，安装变压器92台，容量9100千伏安，水田灌溉面积9.1万亩，614户农户受益。随着农场小城镇建设加快，完成10千伏八五〇农场线主干线路120平方电缆敷设，设置11个电缆分支箱，完成场部地区的电缆安装工程和农场水田建设的设计和监督施工工作。

2016—2018年，国家实施机井通电工程，卫星分公司架设10千伏线路114千米，安装变压器121台，敷设低压电缆234千米，组立水泥杆1900余基，使农场水田电提水基本覆盖所有水田。2018年3月，完成2座变电所的主变增容工程。卫星变电所1台2万千伏安主变、1台5000千伏安主变；辽源变电所2台1万千伏安主变，确保了农场地区的电力供应和各管理区水田提水灌溉的需求。

第六章　新农村与美丽乡村建设

2006 年 4 月，八五〇农场成为新农村建设试点单位，成立了八五〇农场新农村建设领导小组，设立新农村建设办公室（简称新农村办）；2008 年 11 月底农场成立商务旅游局，新农村办隶属商务旅游局领导；2010 年 1 月，新农村办并入生产管理部；2020 年新农村办并入农业发展部。

2020 年，全场城镇植树绿化面积累计 107 万平方米，人均公共绿地面积 68 平方米；光纤入户率 98%，广播电视入户率 95%；自来水入户率和饮水安全覆盖率 100%；水泥道路总里程 109.51 千米，高标准绿色大通道 41.3 千米，班车通车率 100%；工业园区成为黑龙江省知名企业，为首批国家级粮食现代物流建设示范单位和黑龙江省级稻米加工园区；田间综合机械化作业率 99.8%；粮食产量 28.4 万吨；实现企业增加值 4.3 亿元；实现居民人均可支配收入 2.44 万元。

第一节　建设举措

八五〇农场被黑龙江省政府确定为黑龙江省新农村建设试点单位后，省建设厅委托黑龙江省瑞达城市规划设计有限公司为八五〇农场规划设计了《八五〇农场城镇修建性详细规划》，以场部城镇为中心，将全场原有的 13 个管理区 33 个居民点整合成 3 个重点发展管理区即第二、第十一、第十二管理区进行重点建设，从体系上确定了农场“一城三区”城镇发展总目标。农场成为新农村建设示范点、美丽乡村示范场，第二、第十一、第十二管理区先后申报成为新农村建设试点管理区、星级管理区、美丽乡村示范管理区。农场生产得到快速发展，职工群众生活水平与生活质量显著提高，城镇化、绿化、亮化、美化建设程度逐年加强，场区建设走在全省前列。

2006 年，农场按照“生产发展、生活宽裕、乡风文明、村容整洁、管理民主”的社会主义新农村建设总体要求，加快发展现代农业，精心打造生态城镇，全面实施安居工程和素质工程，保持经济社会平稳较快发展。在农业生产中，主要把握以产业结构调整为重点，以科技培训、新技术推广为举措，全面提高种植水平，夯实农业机械、农业水利设施基础，提升现代农业标准化建设；在畜牧养殖上，完成倍增计划，实现奶牛年产奶量7吨目标。提升奶牛养殖水平，加快奶牛场标准化体系建设，落实优惠补贴政策；在工业建设上，加大对稻米加工企业扶持力度，注重产品开发，盘活固定资产，加强招商引资；在生态城镇建设上，以促进垦区新农村建设全面发展为目标，完善城市基础设施，建立城镇维护体系，出台优惠政策，稳步推进住宅建设。实施“素质工程”，分层次进行全员培训，注重人才引进，实现区区配有大学生，为企业的发展提供了人才支撑。在民生建设上，加强完善文化教育和医疗体系建设，做好社会保障工作，利用“四项基金”（即扶贫贷款基金、助学基金、救济基金、最低生活保障基金）解决贫困职工的基本生活，鼓励和扶持困难职工开辟致富项目。在民主建设上，进一步加强基层领导班子建设，提高领导干部的思想理论水平，增强驾驭市场经济的能力，带领职工群众一起脱贫致富奔小康。

2008年，根据新农村建设验收工作部署要求，农场成立了验收小组，经过自查，认定规划的目标基本实现，各项考核指标完成，社会主义新农村建设取得成效并健康发展。

2011年，总局党委扩大会议提出“创建一批在全省乃至全国新农村建设中有示范带动作用的星级管理区”，结合垦区“四五”城镇体系规划，农场制定了《八五〇农场城镇总体规划》，确定了“一城三区”的城镇总体发展战略，精心打造场部中心城和第二、十一、十二管理区卫星城。按照“东兴园、西拓城、南强工、北商贸、中兴文化”的建设布局，对“城镇基础设施建设”“居住区发展”“道路交通”“电力通讯”“商服设置”“物流仓储”“城镇环境”等方面进行详细规划，突出城镇建设特色，促进城镇规划建设。围绕打造“三优”文明城镇，通过实施绿化、美化、亮化工程提高建设档次和品位，提高人居环境质量。对照“十有”即“有建设规划、有主导产业、有硬化街道、有安全饮水、有新型居民、有清洁能源、有整洁环境、有健全服务、有文明村风、有个好班子”标准，积极申报星级管理区。经过考核验收，第十二管理区（现第七管理区）获得五星级管理区称号，第十一管理区（现第五管理区）获得四星级管理区称号，第二管理区（现第一管理区）获得三星级管理区称号。

2013年，黑龙江省制定美丽乡村建设三年行动计划，2015年，农垦牡丹江管理局下发《管理局美丽乡村建设实施方案（2015—2017年）》，公示八五〇农场为美丽乡村示范农场，农场第十二管理区（现第七管理区）为美丽乡村示范管理区。农场根据上级文件精神，结合农场实际情况，制定《美丽乡村建设实施方案（2015—2017年）》，以提升职工群众生活品质为核心，稳定主导产业，加强基础建设，大力开展环境综合整治，推进农场生态环境和人居条件建设，全面建设具有八五〇农场特色的美丽乡村，提高人民福祉。管理区经济发展方式以种植业为主，畜牧、商贸、代耕、深加工等多种经济发展方式齐头并进。新区建设结合北大荒当地特色，将欧洲建筑设计风格融入新区建设上，按照“功能楔入、住宅聚合、设施保障、资源集约”的方式，结合管理区的资源条件和生产生活特点，将管理区划分为居住区、综合服务区、畜牧养殖区、农机装备区、产品处理区，合理布局发展空间，为管理区发展绘制了美好蓝图。

2018年，黑龙江省农垦总局分别下发《黑龙江省农村人居环境整治三年行动实施方案（2018—2020年）》和《农（牧）场人居环境整治三年行动实施方案（2018—2020年）》，农场根据上级文件精神，以“5＋1＋1”即“厕所革命、垃圾革命、污水革命、能源革命、菜园革命、龙江民居、村庄清洁”开展人居环境整治工作。为做好“5＋1＋1”工作，农场加强宣传引导、建立管理制度、完善处理设施、开展专项整治、合理建设公厕、创新管理机制，大力改善农场人居环境。制作下发了《八五〇农场文明公约》，为居民免费发放，指导群众对生活垃圾进行源头分类，确保垃圾源头分类减量。实行网格化管理，对街道、居民区等分片包干，做到环境卫生无死角，清扫保洁有人管。经过3年的努力，农场人居环境整治工作已见成效，人居环境明显改善。

第二节　建设成果

2006年以后，农场重点在发展现代化大农业、加快畜牧业经济发展、加大基础设施建设、发展新型工业、整治人居环境、实施民生和民主建设几方面加大实施力度，新农村建设工作成果显效。2020年，实现企业增加值4.3亿元，其中第一产业增加值3.5亿元，第三产业增加值8000万元。实现居民人均可支配收入2.44万元。营业收入4.17亿元，同比增长76.3%，创历史新高。实现利润总额2590万元，其中土地外增收实现利润450万元。

一、产业发展

（一）粮食产能

种植结构调整坚持“扩稻、稳玉、适度发展经济作物”的原则，坚持把农业结构调顺、调优、调精当作首要任务。全场水稻种植面积由2005年30.5万亩发展到2020年38.05万亩，种植绥粳18、三江6号等优质长粒香型品种26.6万亩，占水田总面积的

70%。落实农业“三减”面积15万亩，开展精准溯源2万亩，水稻种植实现全面积质量管理，有效使用绿色食品标识18个，有机稻谷持续认证3835亩。实施耕地轮作面积9021.37亩，休耕面积3136.8亩，黑土保护核心示范区2000亩。2020年全年粮食作物播种面积50.7万亩，实现粮食产量28.4万吨，比2005年的18.8万吨增加9.6万吨，增长51.1%，实现“十七连丰”。

（二）农机装备

在新农村建设过程中，农场通过政策引导和资金补贴，连续多年增加机械更新投入。2006—2020年，全场农机更新累计投入5.28亿元，其中上级和农场补贴资金1.29亿元。截至2020年有大中型拖拉机1500台，其中旱田大功率拖拉机47台；大中型联合收割机625台，其中大型进口联合收获机12台，履带式收获机527台；旱田翻转液压大犁40台，其中进口翻转液压大犁7台；旱田播种机114台，其中进口播种机16台。2020年，引进插秧机自动导航驾驶系统109套，引进卫星平地机、田间轨道车、新型水田犁、水稻分段收获机械、秸秆还田粉碎机共423台。全场农机总动力15.2万千瓦，田间综合机械化作业率达99.8%以上，其中水田种植机械化作业率99.6%，旱田种植机械化作业率100%。

（三）现代畜牧业

从2007年开始，农场明确规定饲养生猪、禽类达到一定指标，给予一定补贴，使生猪、禽类养殖数量一直趋于稳定。农场还出台各项优惠政策，扶持发展以奶牛为主的畜牧业。2020年奶牛存栏1200头；生猪存栏3000头，饲养量6500头；禽类存栏6000只，饲养量1.1万只；鲜奶总产1700吨。

（四）林下产业

八五〇农场积极发展林木种苗、大棚果蔬、食用菌生产等林业产业经济，并在林业产业基础设施建设和指导服务上下功夫。及时为种苗基地苗木病虫害防治给予指导。2011—2020年，林木种苗培育年产值约170万元；果蔬大棚种植的葡萄，年产约20吨，产值25万余元；指导大棚种植户引种的4栋大棚桃越冬正常，生长旺盛；2017年东沟林场种植红树莓，生产果品20余吨，产值20万元；食用菌基地生产木耳菌30余万袋，产值80万元；2020年，森林生态猪1200头，出栏近500头，效益达125万元。全场林业产业稳固增收。

（五）工业发展

2006年以后，八五〇农场开始对工业园区进行远景规划建设，逐步推动农场工业向规模化、集群化方向发展。2011年以后，仓储物流园区全年可实现总运量30万吨，其中集装箱运输8万吨，实现总收入30万元，仓储收入260万元。2016年，通过线上全力推进网络电子营销，重点对“八五〇”“将军缘”等高端特色大米进行品牌宣传和推广展示。与华彬公司共同运营的阿里巴巴“八五〇旗舰店”，月销售额10万余元。2020年，园区共入驻企业21家，农场工业园区已成为首批国家级粮食现代物流建设示范单位（黑龙江省唯一的一家）、黑龙江省级稻米加工园区、农垦总局级重点工业园区。

（六）旅游业

借助铁道兵军垦第一场、荒火燎原、知青文化、支边青年文化等文化资源打造军垦文化旅游。2006—2020年，接待知青回归第二故乡团、军垦子女寻亲团、大中院校体验团等多个旅游团队；借助农场优秀小城镇资源、军垦航母展示区、高产创建展示区等开发城镇观光游、农业科普游；结合农场周边30多家垂钓园和农家乐资源，利用北秀线沿线原生态资源、东沟林场红树莓基地、平山水库风景区、云山水库风景区等资源，开发农家院体验游、垂钓游、林果采摘游。年均累计接待团队及散客3000余人次。

二、基础建设

（一）农业水利建设

2006—2020年，八五〇农场水利建设的重点是修建水工建筑物、渠道衬砌及农田道路砂石化。投资2.64亿元，实施了云山南灌区节水配套工程、中低产田改造工程、大型商品粮基地、水稻良种繁育基地、土地整理等项目，修建各类建筑物2600座，完成道路278.29千米，渠道衬砌64.31千米，架设高压线路158.74千米，低压地埋电缆49.28千米。

（二）生态城镇建设

八五〇农场在小城镇建设上，坚持科学规划、合理定位、突出特色、建管并重，始终坚持“生态城镇，绿色家园”建设主题，精心打造绿色生态城镇。2006—2020年，新建拥有80万平方米供热能力的供热中心、4500平方米教学综合楼、6406平方米农场医院综合楼。落实4700平方米公安楼、5500平方米养老康复中心、2100平方米社会保险办公楼、畜牧实验楼建设；投资近900万元完善子弟校（学校）运动场建设项目；建设更新提档城镇绿化6万平方米。全场水泥道路总里程达到109.51千米，高标准绿色大通道41.3千米，班车通车率100％。第七管理区居住区建有 81 栋别墅式平房住宅、16 栋商品住宅楼、3 栋别墅、3 栋商服楼、8 栋廉租住房，建筑总面积 2.7 万平方米；在综合服务区建有 7000 平方米中心花园、800 平方米职工活动中心；铺设热网管线 4400 米，实现供水、集中供热 100%。为主干道路安装节能路灯 63 盏。

三、生活水平

（一）物质文明建设

2009—2020 年，八五〇农场对 29 个基层居民点实施整体搬迁，共迁移居民 2358 户，拆除各类房屋建筑 22.5 万平方米；完成危房改造任务 2566 户，其中管理区 2358 户，场部 208 户。全场共有 2358 户居民告别了老旧砖房，搬迁到宽敞明亮的别墅、别墅式平房或住宅楼。共建各类楼房建筑 230 余栋，各类房屋总建筑面积 50 余万平方米。健全并完善了最低生活保障制度，社会保险待遇逐年提高。管理区养老保险、失业保险、工伤保险、生育保险、职工医疗保险参保率均实现 100%，城镇居民医疗保险率 98%。农场新建的廉租房小区，户均面积 44 平方米。加强和完善城镇、管理区饮水工程建设，自来水入户率和饮水安全覆盖率 100%。煤气、太阳能热水器等清洁能源，使用普及率 85%以上。

（二）精神文明建设

农场每周五在文化宫为全场职工免费播放电影，同时常年组织各类文体活动，丰富场区民众的业余文化生活。对娱乐、文体、健身设施进行全面维修，100%达到安全使用要求。加快推进和完善电视、通信工程建设，全面升级改造网络线路，将原来的宽带全部升级为光纤，居民上网速度提高 30%。2020 年，光纤入户率 98%，广播电视入户率 95%。第七管理区光纤入户率 90%以上，有线电视入户率 100%，清洁能源使用率 100%。建设文化广场 1.25 万平方米，安装健身器材 14 套，生态景观园 7800 平方米，休闲广场、封闭式综合运动场各 1 处，职工书屋藏书 5000 余册，计算机 15 台，方便广大职工群众阅读和使用。文教卫生事业稳步发展，八五〇农场学校教育教学水平逐年提高，医疗卫生体系不断完善。

四、环境卫生

（一）绿化美化

农场秉持“生态城镇，绿色家园”的规划设计理念，确定“一街一景”城镇绿化发展思路，实现城镇绿化提档升级，重点绿化了荒火燎原森林公园。2020年，林地补植补造树木8000余亩，全场城镇植树绿化面积107万平方米，人均公共绿地面积68平方米。对军垦街、铁兵路、工业园区进行绿化改造。每年义务植树造林4万余株，参与人员6000余人次。2020年栽植九角枫900株，移植大云杉400余株，新建军垦红枫一条街。第七管理区铺种草坪7.85万平方米，栽种各类落地鲜花3万余株，移栽山桃、稠李、垂柳、云杉、梓树、水曲柳等绿化树4000余棵。

（二）垃圾处理

农场严格制定垃圾处理技术标准，按照户分类投放、保洁员定点收集、集中分拣筛选和存放、组织定期清运的基本管控流程，有效控制垃圾收集量、清运量，降低运行成本，提高治理效率。场区共设立600余个垃圾箱，配备保洁员200余人，实施错时保洁，保障场区环境全天干净整洁。5辆垃圾车每天将垃圾装车运至垃圾处理点进行掩埋，做到垃圾日产日清、无生活杂物存留。2020年，农场场部居住户数5658户，拥有室内厕所4700户。第一、第五、第七管理区常住474户，室内厕所普及率100%。场部内设有公共厕所8个，做到“有制度管护、有资金维护、有专人清理”。

五、民主建设

推进八五〇农场社会主义新农村建设，构建和谐社会，重在加强基层民主建设，做到管理科学民主。一是加强党风廉政建设，提高党员干部的道德修养，廉洁自律，率先垂范，建设一支为民、务实、清廉的干部队伍，管理区领导班子群众满意度90%以上；二是不断完善职工代表大会、职工民主大会、民主议事会、厂务办事公开等民主管理制度，调动职工群众参与民主管理、民主监督的主动性和自觉性，激发职工群众在生产中的积极性和创造性。厂（政）务公开率、农场职工代表大会召开率、民主议事会建制率均达到100%（图4-6-1）。

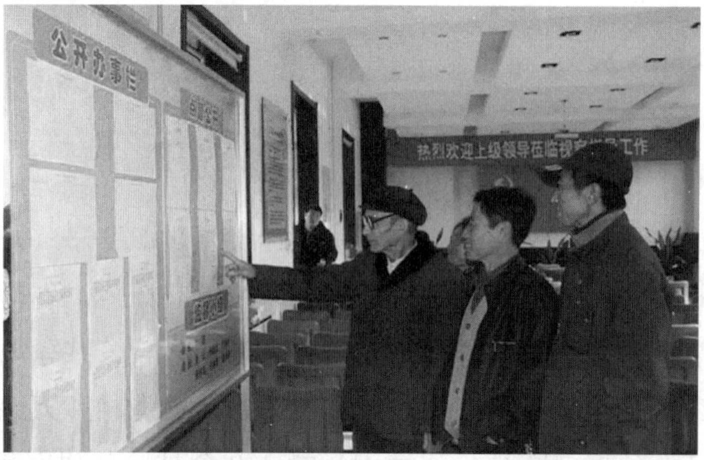

图 4-6-1　各基层单位坚持办事公开制度

第五编

经营管理

创建初期，生产投入大，生产力低下，经营能力及生产效率不高，加之受涝灾、旱灾、虫灾等自然因素的影响。1955—1982年，共有13年盈利，15年亏损，盈亏相抵后，共亏损803.2万元。大涝之年的1984年，一年亏损就达1303万元。

20世纪80年代前，八五〇农场经济结构单一，工业发展薄弱，农业占比过高，抗风险能力低，亏损年份多，盈利年头少。中后期，农场工业发展迅速，经济效益突出，一度扭转了农场亏损的局面。20世纪90年代中后期，农场工业企业效益下滑，逐渐成为农场经济负担。农场通过对工业企业的改革，逐步摆脱了困境。2000年以后，农场农业生产向良好态势发展，推进“两田制”，培育“农场＋合作社＋农户”的现代经营组织模式，同时开始发展以粮食加工、粮食仓储和粮食运输为主的工业经济。

八五〇农场计划工作在1963年以前实行“统一计划、分级管理、以块为主、条块结合”的管理办法。1999年之后，步入市场经济，农场计划工作的重点放在对主要指标的宏观调控上。逐年加大农田、水利、奶牛、工业基础建设的投入，以及教育卫生、城镇建设、公路、危房改造等民生建设的投入；加强农场经济统计核算和管理，财务管理方面，始终坚持实现企业效益最大化的原则，制定配套的财务管理制度，强化财务管理工作，为农场经济发展把好关。充分发挥审计部门的服务、监督职能，堵塞管理漏洞，防范风险，增加企业经济效益，优化农场经济发展环境；加强人才引进和人才培养，做好劳动社会保障、社会保险工作，确保社会稳定；坚持“安全第一、预防为主、综合治理”的方针和“谁主管谁负责”的原则，完善制度，加强教育，强化安全检查，把安全工作落到实处；依法做好地政管理工作，加强土地规划、土地利用、耕地保护工作；加强市场监管，确保市场秩序和经济健康发展，维护经营者和消费者的合法权益。

第一章　经营情况与经济结构

1955—1984 年，八五〇农场执行计划经济，经营方针“以粮为纲，全面发展”。1984 年固定资产总值 4200 万元，工农业总产值 3101.4 万元，其中工业总产值 1567.1 万元，占总产值 50%以上。1985—2020 年，市场经济快速发展，经营方针和经济结构也不断调整，农林牧副渔、工商运建服综合经营，优势产业快速发展，形成产业良性互动的发展局面。2018 年末，农场实现生产总值 11.59 亿元，第一产业 6.26 亿元，第二产业 1.84 亿元，第三产业 3.49 亿元。一、二、三产业构成 54∶15.9∶30.1。农场经济类型以公有制为主体，多种经济类型并存，非公有制在二、三产业中占有较大比例。2019 年初，农场企业化改革，统计指标为国有口径。2020 年末，农场实现产业增加值 4.3 亿元，其中：第一产业 3.5 亿元，第三产业 8000 万元，垦区居民人均可支配收入 2.44 万元，实现利润总额 3976 万元，资产负债率 58.66%。

第一节　经营情况

截至 1984 年，农场拥有耕地 45 万亩。1955—1984 年共造林 6056 亩，生产粮豆 41.7 万吨，累计上交粮豆 24.9 万吨。

1985 年，全面实行大农场套小农场统分结合的双层经营机制，兴办家庭农场 1421 个，土地承包到户，机车承包到人，核算到户，定额上交，自负盈亏，逐步减少农场垫支生产和生活费。1994 年，采取“一厂一策”，改革不断深入。1998 年，农场对所有工业企业进行转制，通过转让、租赁、买断、引进和股份制改造等多种形式，盘活了闲置资产，激活了工业企业。

2000 年，农场粮豆总产 16.8 万吨，比 1985 年增长了 302%；社会总产值 3.5 亿元，比 1985 年增长了 442%，创历史最高水平；人均年收入 3750 元，比 1984 年的 500 余元增长了 6 倍，全场有 26 个农牧生产队跨入小康队行列。

2010 年，农场以“抓城、强工、带农”为统筹发展方针，以率先实现农业现代化为目标，大力推进现代化大农业和城乡一体化建设，实施工业园区建设。农场以“稳稻、兴牧、少粮、多经”为原则，有效提升粮食产能和农产品质量。水稻种植面积 35 万亩，占总播种面积的 72%。

2020 年，农场农业播种面积 50.7 万亩，粮食总产量 28.4 万吨，实现企业增加值 4.3 亿元，其中第一产业增加 3.5 亿元，第三产业增加值 8000 万元，人均可支配收入 2.44 万元。利润 3976 万元（表 5-1-1）。

一、阶段经营情况

（一）1955—1962 年阶段

1955—1962 年，原八五〇农场三级制时期，除 1957、1958 年两年分别盈利 40.4 万元和 71.9 万元外，其余 6 年均亏损，共计亏损 1204.3 万元。最少的是 1955 年亏损 43.7 万元，最多的是 1961 年亏损 404.6 万元。盈亏相抵，这 8 年尚亏 1092 万元。平均年亏损 124 万元。

（二）1963—1974 年阶段

两级制八五〇农场到三十六团的 12 年间，共盈利 5 年，亏损 7 年，盈利 440.7 万元。亏损 1108.6 万元，盈亏相抵，尚亏损 667.9 万元，平均年亏损 55.7 万元，比前 8 年平均亏损降低 55.8%。

农垦部实验农场到三十八团的 12 年间，盈亏各 6 年，盈利为 467.3 万元、亏损 953.6 万元，盈亏相抵尚亏损 486.3 万元，平均年亏损 40.5 万元，比前 8 年平均亏损减少 97.4%。

（三）1975—1983 年阶段

1975—1983 年，在这 9 年间，6 年盈利，3 年亏损。盈利为 1979.1 万元。亏损为 1220.2 万元，盈亏相抵，尚盈利 327.1 万元。达到了扭亏为盈。

（四）1984—2020 年阶段

1984 年，受涝、虫、病等自然灾害影响，播种面积仅完成计划的 90%，成灾面积 29.8 万亩，粮豆单产 66.15 千克，比 1983 年少收粮豆 2.9 万吨，减少收入 1211 万元。当年农场经营亏损 1303 万元。

1993 年，全场 32 个农牧生产队有 25 个单位盈利，7 个单位亏损，盈亏相抵后，农业生产共亏损 104 万元。农场工业生产下滑到有史以来最低点。全场工业企业 10 个，其中亏损单位 7 个，3 个单位略有盈利，工业生产共亏损 478 万元。

1997 年，全场经营亏损 488 万元，其中：农业亏损 272 万元，工业亏损 176 万元，商业服务业亏损 15 万元，建筑业亏损 21 万元，其他亏损 4 万元。农业亏损主要原因：农场

表 5-1-1　1962—2020 年八五〇农场经营盈亏情况表

年份	营业总收入（万元）	其中		营业总成本（万元）	其中							投资收益（万元）	补贴收入（万元）	营业外收入（万元）	营业外支出（万元）	利润总额（万元）
		主营业务收入（万元）	其他业务收入（万元）		主营业务成本（万元）	其他业务成本（万元）	税金（万元）	营业费用（万元）	管理费用（万元）	财务费用（万元）	资产减值损失（万元）					
1962	216	216	—	254	224	—	12	—	18	—	—	—	—	12	37	−64
1964	196	196	—	241	215	—	4	—	22	—	—	—	—	4	23	−64
1966	463	463	—	432	377	—	19	14	22	—	—	—	—	17	30	19
1968	642	642	—	525	479	—	21	—	25	—	—	—	—	4	—	121
1970	817	817	—	706	663	—	22	—	21	—	—	—	—	2	2	111
1972	630	630	—	705	612	—	6	—	87	—	—	—	8	3	155	−217
1974	798	798	—	907	793	—	6	5	103	—	—	—	10	—	70	−169
1976	1786	1786	—	1806	1522	—	77	21	185	—	—	—	8	—	128	−140
1978	2586	2586	—	2441	2131	—	21	24	265	—	—	—	16	7	61	107
1980	3819	3819	—	3113	2675	—	98	34	307	—	—	—	46	10	92	670
1982	3507	3507	—	3123	2640	—	100	21	362	—	—	—	66	9	166	294
1984	3675	3675	—	4735	4063	—	106	42	524	—	—	—	—	31	274	−1303
1986	6022	6003	19	5653	4694	—	171	131	658	—	—	—	—	60	421	8
1988	5759	5461	298	5229	3856	—	140	84	1149	—	—	—	—	10	426	114
1990	8729	8057	672	7844	6275	—	203	279	1087	—	—	—	—	18	630	273

（续）

年份	营业总收入（万元）	其中		营业总成本（万元）	其中							投资收益（万元）	补贴收入（万元）	营业外收入（万元）	营业外支出（万元）	利润总额（万元）
		主营业务收入（万元）	其他业务收入（万元）		主营业务成本（万元）	其他业务成本（万元）	税金（万元）	营业费用（万元）	管理费用（万元）	财务费用（万元）	资产减值损失（万元）					
1992	9777	8865	912	9042	6370	—	190	300	2182	—	—	—	—	17	752	0
1994	8765	8623	142	8751	7204	—	60	465	697	325	—	2	—	161	51	126
1996	18793	15679	3114	18980	14362	—	49	558	2118	1893	—	26	—	566	186	219
1998	10841	8727	2114	10937	7848	—	11	303	2177	598	—	—	—	180	72	12
2000	13596	11330	2266	13105	10707	2	29	364	1335	668	—	—	20	69	92	488
2002	10042	6184	3858	7160	4772	18	6	373	1641	350	—	49	—	23	244	2710
2004	14490	10130	4360	16136	9625	14	4	323	5547	623	—	6	200	2632	166	1026
2006	15639	9848	5791	12620	6974	59	13	377	4467	730	—	3	500	73	544	3051
2008	16088	8541	7547	12515	7605	114	14	631	3353	798	—	7	—	327	956	2951
2010	26706	26491	215	22083	11824	49	10	356	9678	172	−6	11	—	6725	6894	4465
2012	36988	36281	707	30681	18139	18	16	663	11318	527	—	4	—	6990	9023	4278
2014	25860	24626	1234	17751	4481	888	25	741	10036	1323	257	25	—	8708	11283	5559
2016	24316	22814	1502	15372	2605	820	81	835	8964	924	1143	—	—	6702	11884	3762
2018	21354	20303	1051	13798	2534	792	135	815	8253	485	784	9	—	7265	12024	2806
2020	44403	43136	1267	36321	20383	773	103	802	11436	−34	2858	—	9	7078	11193	3976

说明：每偶年一列

根据市场行情对地租价格进行下调，水田亩收缴地租粮减少20千克，旱田地租粮由原来合同规定的按一等粮收缴，改为按三等粮收缴，加之当年全场弃耕土地面积4.1万亩，共减少地租收入514万元。

2000年，战胜了历史上百年不遇的春涝、夏旱、秋涝、虫害等自然灾害，克服了粮价低、卖粮难、油料等生产资料价格上涨、农业比较效益下降等市场风险，粮食产量再创历史新高，实现利润489万元。

2001—2010年，农场对基建公司、水利公司进行了公开拍卖，实现了产权转移，转换了企业经营机制；2006年国家全面取消农业税后，农场全面推进以“基本田＋规模田”为基本形式的“两田制”改革。继续完善统分结合的双层经营体制和“两田一地”，土地承包实名制，坚持“大稳定、小调整”的原则，进一步完善职工土地承包租赁经营管理制度，积极支持和培育“农场＋合作社＋农户”“龙头＋基地＋农户”的现代农业经营组织模式，使家庭农场融入合作化、专业化、产业化、集约化和社会化大生产。十年累计盈利2.02亿元，年平均盈利2020万元。

2011—2020年，农场加大农业基础投入，强化工业园区建设，优化产业结构，推进民生工程，打造生态宜居文化城镇。现代化大农业建设和农业机械化水平跨越式发展，农场水田面积38.36万亩，其中绿色、有机食品基地面积35万亩，粮食综合产能逐年递增；坚持以产业融合发展为方向，实现标准化生产、产业化经营、品牌化销售，以稻米加工为核心的循环低碳产业集群初具规模。10年来累计盈利4.19亿元，年平均盈利4190万元。

二、各业产值占比

（一）三级制八五〇农场阶段

1955年，总产值45.8万元，其中农业产值45.2万元，占98.6%；畜牧产值0.3万元，占0.7%；工副业产值0.3万元，占0.7%。1962年，总产值532.5万元。其中：农业产值122.5万元；占23%；林业产值18.6万元，占3.5%；牧业产值22.3万元，占4%；工副业产值370.1万元，占69.5%。

（二）二级制八五〇农场到三十六团阶段

1974年，总产值708.2万元。其中：农业产值394.2万元，占55.7%；林业产值1.6万元，占0.2%；牧业产值25万元，占3.5%；工副业产值287.4万元，占40.6%。

（三）农垦部实验农场到三十八团阶段

1963年，总产值257.1万元。其中：农业产值132.8万元，占51.3%；林业产值1.1

万元，占 0.4%；牧业产值 24.4 万元，占 9.5%；工副业产值 95.4 万元，占 38.4%。1974 年，总产值 693 万元。其中农业产值 378.6 万元，占 54.7%；林业产值 16.6 万元，占 2.7%；牧业产值 34.9 万元，占 5%；工副业产值 260.9 万元，占 37.6%（表 5-1-2）。

表 5-1-2 1955—1982 年各业产值情况

原八五〇农场至三十六团				农垦部实验农场至八五〇农场			
年份	1955	1962	1974	1963	1974	1975	1982
总产值（万元）	45.8	532.5	708.2	257.1	693.0	1445.2	3033.1
农业产值（万元）	45.2	122.5	394.2	132.8	378.6	806.0	1868.2
畜牧产值（万元）	0.3	22.3	25.0	1.1	18.6	11.0	45.3
林业产值（万元）	—	18.6	1.6	24.4	34.9	171.0	170.1
工副业产值（万元）	0.3	370.1	287.4	95.4	260.9	457.2	1026.0

（四）三十八团到现八五〇农场阶段

1975 年，总产值 1445.2 万元。其中：农业产值 806 万元，占 55.8%；林业产值 11 万元，占 0.8%；牧业产值 171 万元，占 11.8%；工副业产值 457.2 万元，占 31.5%。1982 年，总产值 3033.1 万元。其中，农业产值 1868.2 万元，占 60.1%；林业产值 45.3 万元，占 1.5%；牧业产值 170.1 万元，占 5.6%；工副业产值 1026 万元，占 32.8%。

1975 年以后，畜牧业发展较快，林业虽有发展，但所占比重太小。工农业的比重常随农业的丰歉而波动，但工副业总产值总的趋势是增长，并不因比重降低而减少收入。

1985—2000 年，经济体制改革，解放了生产力，为农场经济的发展注入了生机和活力。1985 年农场生产总值 1253 万元，其中：第一产业 677 万元，第二产业 303 万元，第三产业 273 万元。2000 年，农场实现生产总值 1.95 亿元，其中：第一产业 1.41 亿元，第二产业 1304 万元，第三产业 4039 万元。2000 年的生产总值比 1985 年增加 1.82 亿元，是 1985 年的 15.5 倍。

2001—2018 年，农场经济发展迅速。2018 年，农场实现生产总值 11.60 亿元，其中：第一产业 6.26 亿元，第二产业 1.84 亿元，第三产业 3.49 亿元。2018 年生产总值比 2000 年增加 9.64 亿元，增长 495%。一、二、三产业构成 54∶15.9∶30.1。

2019 年，农场推行企业化改革，农场各项经济指标为国有口径。农场实现企业增加值 3.86 亿元，其中：第一产业增加值 3.17 亿元，第三产业增加值 6940 万元。2020 年农场实现企业增加值 4.29 亿元，其中：第一产业增加值 3.52 亿元，第三产业增加值 7700 万元。2020 年尽管受到新冠疫情、洪涝台风等影响，但农场加速改革促发展，优化结构增活力，经济指标逆势上扬。2020 年企业增加值比 2019 年增长 11.1%（表 5-1-3、图 5-1-1）。

表 5-1-3　1985—2020 年经济状况一览表

年份	生产总值（万元）	第一产业（万元）	第二产业（万元）	第三产业（万元）	经营盈亏（万元）	资产总额（万元）	负债总额（万元）	资产负债率
1985	1253	677	303	273	7	—	—	—
1990	4028	1932	1490	606	273	—	—	—
1995	9163	4788	1903	2472	181	31215	28626	91.71%
2000	19480	14137	1304	4039	489	33645	30773	91.46%
2005	34884	23253	4156	7475	1734	28574	17956	62.84%
2010	76665	48266	14267	14132	4465	58496	51558	88.14%
2015	128333	71261	26153	30919	5825	106543	74157	69.60%
2018	115908	62641	18366	34901	2806	101826	60078	59.00%
2019	38624	31684	—	6940	931	91386	59468	65.07%
2020	42918	35218	—	7700	3976	84653	49661	58.66%

说明：1985—2018 年每 5 年一列；2019—2020 年农场统计口径为国有单位。

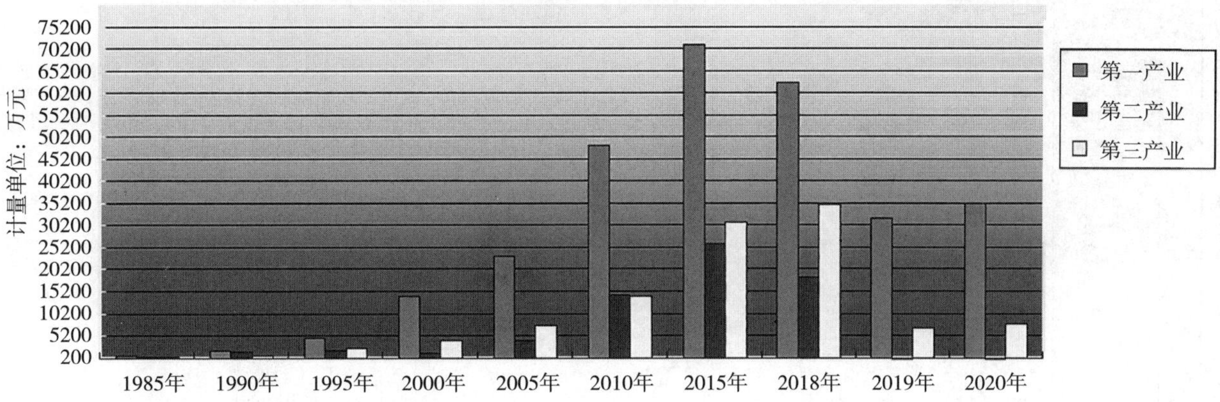

说明：2019 年、2020 年农场统计口径为国有单位。

图 5-1-1　1985—2020 年各产业发展示意图

三、固定资产投资

1956—1990 年，全社会固定资产投资 9218 万元，用于农业、工业、交通电讯、商、饮、物资业等生产性及非生产性建设，形成一个初具规模，基本能抗御自然灾害、高产保收、生产、生活基础设施相对齐全的国营农场。

1991—2020 年，全社会固定资产投资 27.2 亿元，投资主要用于现代化大农业、工业、生态城镇建设和社会事业发展。形成农、林、牧、副、渔、工、商、运、建、服的综合经营，优势产业快速发展，三次产业良性互动的发展局面（表 5-1-4）。

表 5-1-4　1956—2020 年八五〇农场固定资产投资情况表

年份	投资总额（万元）	投资来源			投资完成													
		国家预算（万元）	主管部门自筹（万元）	企业自筹（万元）	合计（万元）	农业（万元）	林业（万元）	畜牧业（万元）	渔业（万元）	水利（万元）	工业（万元）	交通（万元）	电讯电力（万元）	非生产建设（万元）	其中			
															职工住宅（万元）	教育（万元）	卫生（万元）	其他（万元）
1956	223.6	223.6	—	—	223.6	125.8	—	5.4	—	7.0	15.4	4.8	—	65.2	65.2	—	—	—
1958	530.1	530.1	—	—	530.1	450.9	—	3.2	—	9.5	4.2	—	4.3	58.0	58.0	—	—	—
1960	180.4	170.0	—	10.4	180.4	123.4	—	6.1	—	11.8	4.6	5.2	—	29.3	16.5	5.5	7.3	—
1962	51.1	34.6	—	16.5	47.0	5.6	—	1.2	—	—	37.4	—	—	2.8	0.1	2.7	—	—
1964	78.1	78.1	—	—	87.6	18.4	1.2	9.3	—	24.9	4.4	0.2	6.0	23.2	23.2	—	—	—
1966	96.8	82.6	—	14.2	102.4	35.0	1.9	4.9	—	34.7	1.9	2.0	3.6	18.4	9.7	—	8.6	0.1
1968	85.0	30.2	—	54.8	90.2	18.9	2.4	5.5	—	30.4	—	3.8	2.0	27.2	18.9	—	8.3	—
1970	167.9	120.4	—	47.5	129.0	44.7	1.3	8.1	—	43.7	16.7	2.0	1.0	11.5	8.2	3.3	—	—
1972	245.1	190.0	—	55.1	221.1	40.3	2.0	4.8	—	11.3	117.7	2.3	5.6	37.1	19.4	9.1	8.6	—
1974	217.2	173.0	—	44.2	227.6	48.7	5.3	8.2	—	30.4	56.5	8.3	6.9	63.3	15.1	2.0	2.0	44.2
1976	150.2	131.1	—	19.1	150.2	23.8	5.5	10.7	—	33.1	26.3	8.2	—	42.6	36.4	2.0	—	4.2
1978	204.0	36.0	124.4	43.6	272.9	66.9	2.0	14.5	—	30.0	123.7	1.3	12.0	22.5	22.5	—	—	—
1980	201.4	83.4	21	97.0	201.4	97.6	8.9	9.3	—	—	3.8	11.8	22.4	47.6	7.7	28.7	—	11.2
1982	151.4	—	4	147.4	151.4	64.5	4.0	23.0	8	—	51.9	—	—	—	—	—	—	—
1984	429.0	109.0	—	320.0	328.9	—	9.0	—	—	—	299.9	—	—	20.0	—	10.0	—	10.0
1986	72.2	—	—	72.2	72.2	—	—	—	—	14.2	43.0	—	—	15.0	—	—	—	15.0

（续）

年份	投资总额（万元）	投资来源			投资完成													
		国家预算（万元）	主管部门自筹（万元）	企业自筹（万元）	合计（万元）	农业（万元）	林业（万元）	畜牧业（万元）	渔业（万元）	水利（万元）	工业（万元）	交通（万元）	电讯电力（万元）	非生产建设（万元）	其中			
															职工住宅（万元）	教育（万元）	卫生（万元）	其他（万元）
1988	61.7	—	—	61.7	61.7	7.4	3.0	—	—	51.3	—	—	—	—	—	—	—	—
1990	842.8	182.9	—	659.9	842.8	631.9	—	15.5	—	43.1	116.8	9.6	—	25.9	—	15.0	—	10.9
1992	372.0	35.6	76.1	260.3	372.0	83.5	4.0	34.0	—	123.9	55.1	31.0	30.0	10.5	—	10.5	—	—
1994	402.2	170.6	—	231.6	402.2	231.1	5.0	35.1	—	20.6	110.4	—	—	—	—	—	—	—
1996	753.5	208.1	—	545.4	753.5	191.9	—	—	—	159.6	402.0	—	—	—	—	—	—	—
1998	11230.6	1006.3	—	10224.3	11230.5	6605.5	12.1	29.0	—	1051.1	31.7	—	—	3501.1	—	—	—	3501.1
2000	7454.0	1504.0	—	5950.0	7454.0	2072.0	22.0	57.0	—	3050.0	470.0	134.0	—	1649.0	—	574.0	204.0	871.0
2002	10851.0	2727.0	—	8124.0	10851.0	3568.0	49.0	57.0	—	3466.0	1261.0	116.0	—	2334.0	—	934.0	204.0	1196.0
2004	15387.0	3967.0	—	11421.0	15387.0	5443.0	105.0	718.0	—	4309.0	1270.0	569.0	116.0	2857.0	—	1084.0	204.0	1569.0
2006	4775.0	458.0	—	4317.0	4775.0	1312.0	—	372.0	—	541.0	135.0	1459.0	—	956.0	956.0	—	—	—
2008	6535.0	1738.0	—	4797.0	6535.0	2686.0	12.0	1157.0	—	197.0	—	1224.0	—	1259.0	1086.0	—	173.0	—
2010	17328.0	2555.0	—	14773.0	17328.0	3571.0	367.0	346.0	—	660.0	1525.0	1423.0	—	9436.0	9178.0	52.0	—	207.0
2012	29065.0	3125.0	—	25940.0	29065.0	4090.0	79.0	800.0	—	339.0	2675.0	1573.0	—	19509.0	15148.0	863.0	645.0	2853.0
2014	6826.0	2989.0	—	3838.0	6826.0	2459.0	14.0	125.0	—	248.0	417.0	153.0	—	3410.0	906.0	236.	—	2268.0
2016	4644.0	2976.0	—	1668.0	4644.0	2698.0	—	167.0	—	515.0	—	9.0	—	1255.0	891.0	—	—	365.0
2018	4695.0	1450.0	—	3245.0	4695.0	2514.0	—	—	—	—	135.0	0	61.0	1985.0	1985.0	—	—	—
2020	4147.0	2045.0	—	2102.0	4147.0	2580.0	—	—	—	—	—	0	160.0	1407.0	1407.0	—	—	—

说明：每偶年一列

第二节　经济结构

一、产业结构变化

1955—1984 年，八五〇农场执行计划经济，经营方针“以粮为纲，全面发展”。经营产业主要是农林牧渔业和工业生产，以国有经济为主。1984 年末，工农业总产值 3101.4 万元，工业总产值 1567.1 万元，占总产值 50%以上。

1985 年，是农场工业生产最鼎盛时期，工业产品有 15 种之多。1991 年后，工业生产逐年滑坡，1997 年工业产品只有 6 种。很多工业产品逐步转向民营生产，如面粉、豆油、砖瓦、糕点、锯材等。农业生产产业结构有了较大变化，全场播种面积 44 万亩，水稻面积 26.5 万亩，占播种面积的 60%。1985 年农场生产总值 1253 万元，第一、第二、第三产业构成 54∶24.2∶21.8。2000 年，农场实现生产总值 1.95 亿元，第一、第二、第三产业构成 72.6∶6.7∶20.7，产业结构明显改变。

2001—2010 年，农场对农业继续实行土地承包制度，2010 年全场粮食播种面积 48.4 万亩，其中：水稻面积 35 万亩，占播种面积的 72.3%。工业招商引资，建立农场工业园区，工业产品以稻米加工为主。2010 年，农场实现生产总值 7.67 亿元，其中：第一产业 4.83 亿元，第二产业 1.43 亿元，第三产业 1.41 亿元，第一、第二、第三产业构成63∶18.6∶18.4，第二产业占比明显增长。

2011—2020 年，农场以率先实现农业现代化为目标，推进农业供给侧结构性改革，稳定完善土地承包制度，发展绿色生态产业，激活企业发展潜能，推进产业深度融合，农场经济运行质量明显提升。农场第一、第二、第三产业构成由 2010 年 63∶18.6∶18.4 调整为 2018 年 54∶15.9∶30.1，战略性结构调整取得明显成效，优势产业快速发展。

二、产业结构分类

（一）农业结构

自建场至 1984 年，农场农林牧渔业生产以种植业为主，畜牧业发展本着因地制宜、自繁自养、自给自足。1984 年末，农林牧渔业总产值达 1537.7 万元，其中种植业占比 85.1%，畜牧业占比 9.9%，林业和渔业占比 5%。

1985—2010 年，农场在发展种植业同时，加快畜牧业发展，实现粮食的过腹增值。

通过国家投资项目建设奶牛养殖小区，增强养殖基础设施能力。农林牧渔业总产值中种植业占比由 89.5%下降到 75.5%；畜牧业占比由 6.6%提高到 24.1%，提高 17.5 个百分点。

2011—2020 年，农场农林牧渔业总产值中，农业占比由 75.48%上升到 96.9%，增长 21.42 个百分点；林业由 0.32%下降到 0.16%，降低 0.16 个百分点；牧业由 24.11%下降到 2.91%，降低 21.2 个百分点；渔业由 0.09%下降到 0.03%，降低 0.06 个百分点。这一时期农业产业优势突出，畜牧业因城镇化集中发展受限，大幅度下滑。

（二） 工业结构

1985—1991 年，是农场工业发展的兴旺时期。1986 年和 1987 年，扩建糖厂和兴建乳品厂。工业品种由 1985 年的 12～15 种增加到 1996 年的近 20 种。2000 年，农场工业总产值 6441 万元，比 1985 年增加 4821 万元。

2001—2020 年，随着农业产业化经营战略的深入实施，农场工业重点发展以农产品为原料的加工业，包括食品加工业中的谷物磨制业和食用植物油加工业，发展以肥料制造和热力生产与供应业为主。2018 年农场工业总产值 5.64 亿元，轻工业占比 81.12%，比 2000 年增长 4.92 个百分点；重工业占比 18.88%，比 2000 年下降 4.92 个百分点。大米产量 11.02 万吨，比 2000 年增长 502.2%。2018 年工业增加值 1.6 亿元，比 2000 年增加 1.52 亿元。2019 年农场企业化改革，经济指标为国有口径，不统计农场区域内非国有企业数据。

（三） 第三产业结构

1985—2000 年，八五〇农场服务业进行转制，非国有企业占比增加。个体商业、餐饮业迅速增加，成为居民生活消费的主体。第三产业重点发展商贸、餐饮、运输等服务业。2000 年，第三产业增加值 4039 万元，批发零售、餐饮业占比 32.8%，交通运输业占比 21%。

2001—2020 年，农场第三产业重点发展商贸、餐饮、运输、仓储等服务业。2018 年农场第三产业增加值 3.49 亿元，批发零售业占比 18.7%，餐饮业占比 6.9%，运输业占比 4.2%，仓储业占比 25.9%。第三产业的经营性服务业发展较快，20 年来，特别是农场工业园区大规模粮食仓储业投资，对第三产业发展拉动较大。卫生、教育、公共设施管理也有一定增长，拉动第三产业快速发展。

（四） 所有制结构

1955—1984 年，经济体制以全民所有制为主，1984 年，全民工农业总产值 3101.4 万元。

1985—2000 年，八五〇农场体制改革，实行家庭农场承包制，生产力进一步解放，所有制结构由公有单位转为以公有单位为主，多种经济成分并存。1985 年，全民工农业总产值 3830 万元。2000 年，生产总值 1.95 亿元，其中国有经济占比 78%，非国有经济占比 22%。1991—2000 年，全社会固定资产投资 1.45 亿元，国有经济占比 82.8%，非公有占比 17.2%。建立起公有制为主体，多种经济成分并存的所有制结构。

2001—2010 年，把改革开放和科技进步作为动力，把优化所有制结构，加快非国有经济发展作为重点，以产权制度改革为突破口，加快推进国有工商运建服企业改革，推动非公有经济发展。2010 年，生产总值 7.67 亿元，国有经济占比 58.9%，非国有经济占比 41.1%。2001—2010 年，全社会固定资产投资 9.16 亿元，国有经济占比 63.3%，非公有占比 36.7%。

2018 年，公有制经济增加值 7.97 亿元，占生产总值 68.8%；非公有制经济为 3.62 亿元，占生产总值 31.2%。第二、第三产业增加值 5.33 亿元，其中非公有制经济 3.48 亿元，占第二、第三产业增加值 65.3%。2011—2018 年，社会固定资产投资 16.62 亿元，国有经济占比 58%，非公经济占比 42%，非公有制经济单位固定资产投资大幅度增加。

2019 年始，农场企业化改革，经济指标为国有口径，2019—2020 年，固定资产投资 9268 万元。

三、从业人员和劳动报酬

建场至 1984 年，八五〇农场安置转业官兵、支边青年、职工子女、家属十多万人就业。1985 年，从业国有职工 9647 人，集体职工 502 人，国有经济从业人员占比 95%。从业人员劳动报酬 596.74 万元，人均 588 元。2000 年，从业人员 6933 人，国有经济从业人员占比 83.4%，其他经济从业人员占比 16.6%。从业人员劳动报酬 4617.7 万元，人均 6605 元。从业人员人均劳动报酬比 1985 年增加 6017 元。2000 年逐步建立起公有制为主体，多种经济成分并存的所有制结构，劳动者报酬大幅度增加。

2010 年，从业人员 8607 人，国有经济从业人员占比 84.2%，其他经济从业人员占比 15.8%。2010 年从业人员劳动报酬 7341.9 万元，人均 8532 元。从业人员人均劳动报酬比 2000 年增长 29.2%。

2018 年，从业人员 6402 人，国有经济从业人员占比 64.6%，其他经济从业人员占比 35.4%。从业人员劳动报酬 1.37 亿元，人均 2.08 万元。从业人员人均劳动报酬比 2010

年增长143.2%。增长幅度较大的原因是农业承包土地从业人员取消档案工资概念，本阶段从业人员劳动报酬用年平均雇工费用推算。2019年开始农场企业化，统计口径为农场法人所属国有企事业单位从业人员。2019年，从业人员4640人，从业人员劳动报酬9740.2万元，人均2万元。2020年，从业人员5032人，从业人员劳动报酬1.21亿，人均2.39万元。农场企业化改革后，2020年从业人员人均劳动报酬比2019年增长19.3%。

第二章　专项管理

专项管理包括计划、统计、财务、审计、人力资源和社会保障、安全、土地利用与管理、工商物价管理等方面的内容。

计划、统计和财务工作在八五〇农场的生产和经济发展中发挥了重要作用，经历了计划经济和市场经济发展时期，立足农场的经济和社会发展，制定切实可行的计划指标和财务指标，指导农场生产、建设，实现健康、稳定和可持续发展目标。审计工作质量和效果逐年提高，为农场经济科学、稳定、健康发展和全面深化改革，在垦区率先全面建成小康社会提供保障。

注重人才引进，为农场发展引擎提供基础保障。社会保险等社会保障体系的健全和完善，保障了农场职工群众在养老、失业、患病、工伤、生育时的基本生活和基本医疗需求，实现了生活有保障、老有所养、病有所医。在安全应急管理工作中，以促进全员安全防范意识为重点，提高安全素质，消除安全隐患，为企业安全生产起到保障作用，促进了农场和谐发展。

贯彻落实保护耕地基本国策，加大地政管理力度，强化建设用地审批监督，确保基本农田总量不变。

工商物价管理为维护农场健康的市场秩序、促进农场经济发展、维护经营者和消费者权益发挥应有的作用。

第一节　计　　划

1957—1962 年，是农场计划体制开始形成时期，这个阶段实行“统一计划、分级管理”的方针；1963—1966 年，农场计划工作实行“统一计划、分级管理、以块为主、条块结合”的双轨管理办法；1999 年，农场经济逐步走向市场，对基层不再下达生产计划，只是对几项主要指标进行宏观调控，经营管理实行家庭农场自主经营和农场统一管理双轨制。2001—2020 年，农场项目计划管理逐步规范，计划项目的申报可以按照农场经济发展规划，根据各行业的发展目标，向上级申请国家投资计划项目和上报农场自筹资金项目。累计完成建设项目357个，完成项目投资15.34亿元，其中申请国家投资资金3.62亿元，农场自筹资金11.72亿元。

一、计划经济发展时期

1955—1956年，建场初期生产规模小，计划管理简单，以集权管理为主，计划的制订与实施完全是依靠行政命令，由农场编制计划，大队与中队不编计划。1956年，铁道兵农垦局成立后，农场设总场、分场与生产队，实行三级管理体制。1957—1962年，是农场计划体制开始形成时期，这个阶段实行“统一计划、分级管理”的方法，总场负责编制年度生产建设财务计划，集中核算盈亏，分场编制生产月报，提供核算资料，生产队制定作业计划，进行定额核算。

1959年，农场制订计划管理制度。对计划的编制原则、编制步骤、组织领导与审批方式、阶段作业划分、计划分工与计划总结等都作出具体规定。坚持计划管理是社会主义企业经营管理的基本方法，农场是全民所有制农业企业，必须实行计划管理。

1963年，根据国民经济“调整、巩固、充实、提高”八字方针，农场改为两级管理、两级核算体制。1963—1966年，农场计划工作实行“统一计划、分级管理、以块为主、条块结合”的双轨管理办法。1969—1976年，兵团管理阶段，原农场的计划管理体制遭到破坏，计划失去控制，计划可以朝令夕改，统计数字可随意涂改。

1977年，农场恢复体制后，加强计划工作管理，场长亲自主管计划工作，充实计划机构的力量。在计划管理上，继续实行“统一计划、分级管理、以块为主、条块结合”的管理办法，各业务部门主动参与计划管理，计划部门搞好综合平衡。

二、市场经济发展时期

1985年后，农场计财管理体制几经变化，计划管理业务逐步增多，计划部门的工作职能，由计划、统计，扩展到农业综合开发、汽车定编、专控商品的申报及政府采购等。在制定工业、农业生产计划时，参照管局下达的计划指标，结合农场的实际，制定出工农业生产计划、基本建设计划和专项计划，农场从计划经济逐步向市场经济发展。1989年前，农场下达的各项计划，基层单位必须执行。1990年以后，部分计划指标由指令性改为指导性。1995年，农场在下达生产计划时，指令性计划逐步减少，但在经营管理中，仍沿用行政手段。

1999年，农场经济逐步走向市场，对基层不再下达生产计划，只是对几项主要指标进行宏观调控，经营管理实行家庭农场自主经营和农场统一管理双轨制。2001 年，农场计划管理工作逐步规范。计划部门主要负责农场经济总量平衡、发展速度和结构调整的宏观调控，研究提出农场国民经济和社会发展规划和战略目标，制定中、长期规划方案；组织编制和实施各主要行业发展规划；制定投资计划规模、实施计划的步骤和举措，布置投资任务；组织、协调相关部门负责农场计划项目、农业综合开发项目、中央财政资金项目、能源项目和农场自筹资金项目的规划编制、审核申报、实施监督及检查验收工作；负责主要项目可行性研究报告、初步设计、实施方案的编制和申报工作。

三、计划项目完成情况

1955—2000 年，农场的计划项目较少，计划项目主要是上级统筹安排。2001—2010 年，农场累计完成建设项目 175 个，完成项目投资 5.07 亿元，其中申请国家投资资金 1.19 亿元，农场自筹资金 3.87 亿元。2011—2020 年，农场累计完成建设项目 182 个，完成项目投资 10.28 亿元，其中：申请国家投资资金 2.42 亿元，农场自筹资金 7.85 亿元。项目投资的主要方向包括高标准农田建设、农田水利建设、奶牛良种繁育场建设、工业基础设施建设、文教卫生基础设施建设、小城镇基础设施建设、饮水安全建设、通村公路建设、危房改造建设等。

第二节　统　　计

统计主要任务是全面、系统、及时、准确地搜集整理各方面的统计资料，为农场的经营管理和编制社会经济发展计划提供数据。1955 年初，统计工作归生产科管理，总场、分场有综合统计，连队设统计员；1977 年，农场加强计划统计管理，建立健全计划和统计工作制度，计财科设置综合统计，各农业生产队和工副业单位设专职统计员；2006 年，统计年报开始，统计报表实行联网直报。统计工作取得显著成效。

2004 年获“第一次全国经济普查省级先进集体”，2008 年获“第二次经济普查国家级先进集体”，2013 年获“全省乡级统计基层基础建设年活动先进单位”。

一、计划经济统计核算和管理

计划经济时期，农场计划工作实行“统一计划，分级管理”，统计核算任务主要是负责统计计划执行情况和作业进度，由生产单位统计按时收集上报，计财科统计收集汇总。统计人员在这一时期的主要工作是生产调度、管理。计划经济指标是指令性计划，年度计划下达后不准随意变更。兵团时期，计划管理制度遭到破坏，出现计划说变就变现象。1977年起，农场加强计划统计管理，场长亲自主管计划统计工作，充实计划统计机构的力量。建立健全计划和统计工作制度，使计划与统计工作在农场生产建设中越来越发挥重要的作用。

二、市场经济统计核算和管理

1985年，计财科设置综合统计，各农业生产队和工副业单位设专职统计员。主要任务是全面、系统、及时、准确地搜集整理各方面的统计资料，为农场的经营管理和编制生产财务计划，提供准确可靠的数据。1989年，农场配置计算机，统计资料处理实现超级汇总，生产队级资料直接上报农垦总局。

2001—2010年，农场经济体制改革后，基层统计由专职改为兼职，农场统计部门制定统计工作考核方案、统计工作实施细则，实现统计工作管理制度化。2004年，农场基层单位统计脱离了手工记账，实现统计台账电子化。2006年，统计年报开始，统计报表实行联网直报，基层作业站上报数据与总局统计局接收数据同步，统计工作信息自动化实现历史突破。

2006—2014年，农场统计部门承担国家统计局黑龙江省农垦调查队布置的经济抽样调查任务，组织完成包括经济住户调查、农牧产品成本调查、农产品产量调查、民情民意调查等工作（图5-2-1）。2011—2019年，农场先后承担国家企业一套表统计调查、农垦畜禽监测调查、农垦经济抽样调查、固定资产500万元以上项目网络直报、农作物播种面积国家遥感调查等一系列政府统计任务。

2019年1月，农场统计业务整体向虎林市统计局移交，农场不再负责政府统计、国家统计局调查队调查任务。农垦统计制度向企业集团统计转变，农场法人按属地原则依规向虎林市统计局上报涉及国有经济方面的统计资料，统计工作接受北大荒农垦集团和虎林市双重领导。

2001—2020年，农场统计部门先后组织开展9次国家大型普查：2002年第二次全国基本单位普查、2004年第一次全国经济普查、2006年第二次全国农业普查、2008年第二次全国经济普查、2010年第六次全国人口普查、2013年第三次全国经济普查、2016年第三次全国农业普查、2018年第四次全国经济普查、2020年第七次全国人口普查（图5-2-2）。

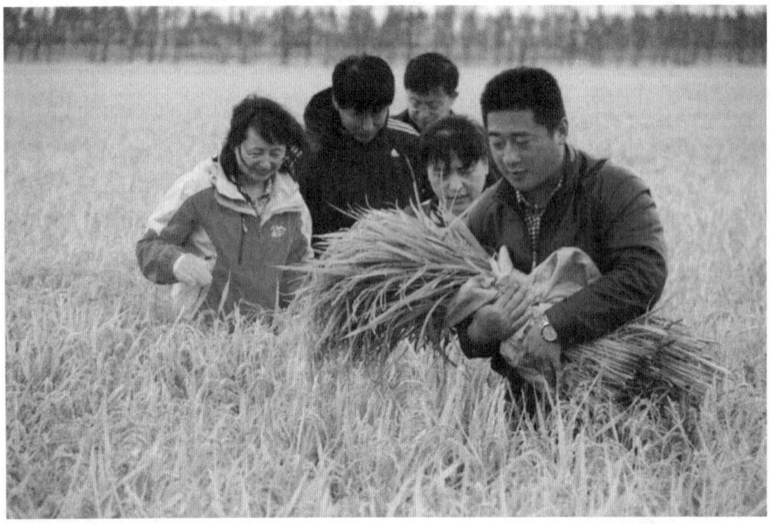

图 5-2-1　2013 年，农垦总局、牡丹江管理局统计人员到八五〇农场开展粮食产量测产

2020 年，农场基层统计核算单位 19 个，其中：农业单位 8 个，工商运建服单位 11 个。基层统计由财务人员兼职。

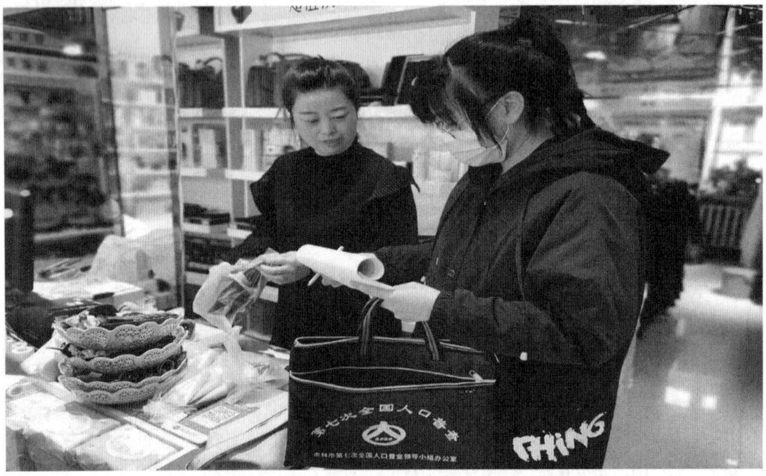

图 5-2-2　2020 年第七次全国人口普查入户登记

第三节　财　　务

农场在 1990 年获“省级先进会计集体”。

农场的财务管理模式经历了由政府主导型向市场主导型转变，财务管理水平不断提高。围绕农场不同时期的经济发展目标，坚持实现企业效益最大化的原则，制定配套财务管理制度和办法，强化财务管理工作。2020 年末，农场有独立核算单位 24 个，其中：生产经营性单位 13 个，企业办社会支出单位 11 个。

一、计划经济时期财务管理

（一）财务管理简单粗放，实行集中统一管理模式

1955—1984年，这一时期，农场财务管理的重点主要是资金管理。1955—1962年，八五〇农场三级制时期，资金管理主要采取总场统管、分场具体管、生产队不管的办法。流动资金由总场统一管理，对分场及各业务部门采取拨款制，属于集体式统收统支。1975年后，资金管理逐步有所改进，采取由农场集中管理设账，实行分件分台设账到生产队的办法。流动资金管理改变为按照基层单位年度计划，给生产队核定资金。对事业单位实行资金砍块、财务包干、超支不补和节余留用的办法。

（二）财会队伍力量薄弱，只能进行简单会计核算

这一时期，农场财会队伍人员较少，财会人员主要从事简单的会计核算工作。1954—1962年，农场采取集中核算的体制，生产队不设专职会计，只设统计兼核算员，主要负责发工资和零星报账，核算完全集中在总场和分场两级，财会队伍设置两级，农场有6个分场、1个畜牧场，财会人员不到30名。1963年后，八五〇农场及实验农场改为二级制，农场采取分散核算的体制，生产队设会计，负责生产队的全面核算，加强基层生产单位的经济责任制，比过去吃“大锅饭”前进一步，提高了经济效益，初步改变“花钱向上要、浪费没人管、赔钱不知道”的状况。

二、市场经济时期财务管理

（一）财务基础管理

1. 总结经验，健全管理。1985—1990年，在经营管理和会计核算方面，农场财务管理跟不上新形势发展的需要，尤其是在全面兴办职工家庭农场的头几年，财务管理及会计核算不规范，造成许多企事业单位财会人员，在掌握和执行上级的财经纪律方面出现偏差。1991年，农场财务科提出“一增、二强、三控、四提高”的财务管理原则，强化财务计划管理和目标成本管理，控制消费、基本建设和非生产性开支，提高资金利用率、劳动生产率、设备利用率和企业整体效益。

2. 执行制度，规范管理。1993年7月，八五〇农场根据国家规定全面实施会计准则和新财会制度，完成新旧制度的接轨调账工作。1994年，农场财务部门组织有关人员参加全国的税制研讨会，学习新税收政策条款，举办新税法知识培训班，为进一步在农场贯

彻新税制打下良好基础。2005 年 4 月，农场执行《企业会计制度》和《农业企业会计核算办法》。所属独立核算单位，单独设立电算化会计账簿。公、检、法、司、中小学及社区、机关等社会性收支单位，统一纳入社区核算中心进行核算。单独设立基本建设财务账簿、农业综合开发财务账簿和预算外资金管理账簿。2018 年 1 月，农场财政资金全部实行国库集中支付制度，农场公检法司、学校、医院、幼儿园、场直社区生活管理服务站、社区管理部门执行财政资金国库集中支付制，对日常的基本支出、行政事业类项目支出以及基本建设支出、财政拨款均需通过零余额账户，实行财政授权支付。

3. 网络核算，科学管理。1996 年推行财务网络管理，实行会计电算化。到 2020 年末，先后使用“垦财”财务软件、“金蝶”农垦专版财务管理软件系统、“用友 NC”财务软件系统，规范财务核算和财务管理，提高财务预测和分析水平，增强财务监督的能力，农场的会计工作电算化、网络化水平逐步规范和提高，全部实现机打票据。通过实行财务软件管理系统，全面实行资金预算控制，货币资金上缴方式实现从手工划转到自动上划，利用财务软件使用银企直联线上支付业务，实现企业资金管理系统与银行结算业务系统对接。

4. 制定制度，强化管理。1995 年，制订《八五〇农场财务管理实施细则》。重点对财务管理、固定资产管理、流动资产管理、基本建设投资和成本费用管理等方面作出具体规定。2005 年，对领导干部在履行职务过程中发生的交通费（小车费）、招待费、差旅费（学习考察费）、通信费等实行货币化管理。2009 年，制订《八五〇农场财务管理办法》。对预算管理、基金及经费管理、农牧单位专项资金及经费管理、货币资金管理、差旅费管理、固定资产及办公设备管理、住房公积金及劳动保险费等做出明确规定。2000 年 9 月实施委派会计制度。2001—2020 年，农场加强资产管理、建立管理制度、规范会计核算、优化资债结构、提高管理水平。制订和完善 28 项财务管理制度及管理办法，强化财务管理，规范基础工作。

（二）国有资产管理

1994 年，八五〇农场参加国家第二次清产核资试点工作，清产核资的核算单位有 74 个。通过清产核资，摸清了农场家底。1995 年，农场对固定资产进行全面清理、汇总登记，为农场农牧单位“四到户”改革，农机具转让工作奠定了基础。1996 年初，农场决定将农机具全部转卖给个人。农场财务部门组织人员核查农机具的具体台（件）数，会同有关部门制定农机具转卖的具体方案。1997 年，农场对公路管理站等 10 个单位试行委托经营，实行有偿使用和经营国有资产。

2006 年，农场开展清产核资工作，制订农场清产核资实施方案，清查范围包括农场

45个核算单位。2007年，农场开展行政事业单位资产清查工作，制订《黑龙江省八五〇农场行政事业单位资产清查工作方案》，明确工作目标，规定清查基准日和范围，确定工作原则、方法、内容和步骤。

2015年12月，农场完成电视台剥离有线电视网络业务，移交划转有线电视资产。2017年，农场将公路管理站财务纳入农场统一核算，公路养护单位的资产、负债、所有者权益等交由农场统一管理。2020年7月，为加快推进集团资产清查工作，摸清企业家底，全面核实集团各项资产、负债情况，农场以2019年决算数据为准，进行清产核资工作。

（三）货币集中管理

2005年，农场实行货币资金集中管理，按照货币资金收支两条线的原则，收入的货币资金统一上交分局网上银行过渡账户，农场支出需要的货币资金，向分局申报货币资金使用计划。年初编制货币资金收支预算，将货币资金收支计划落实到每个月，月初农场预算管理委员会确定资金支出计划，并上报分局预算管理委员会审批。农场各单位遵循“货币资金收支两条线”的原则，各单位收取的所有货币资金，当日必须存入农场网上银行。

2020年1月，农场开始执行财务管控系统资金预算管理的办法，农场的资金预算实行刚性管理的原则，建立货币资金预算指标每月预警机制。3月，农场货币资金由管理局集中管控变为北大荒农垦集团集中管控。

（四）政府采购管理

农场的政府采购工作由计划财务部管理，在计划财务部设置政府采购办公室，具体负责农场所有单位的政府采购工作。农场所有采购行为参照政府采购规定和政府采购目录执行。政府采购方式主要有：公开招标、邀请招标、竞争性谈判、单一来源采购和询价五种方式。2001—2010年，农场严格按照政府采购规定进行采购，制订《八五〇农场政府采购管理具体操作规程》和《八五〇农场政府采购管理实施方案》，指导农场各部门开展政府采购工作。按照政府采购要求，凡是《政府采购品目录》中所列项目，均应纳入政府采购管理，每年年初上报分局农场政府采购计划，每月各部门或单位将政府采购计划上报农场政府采购办公室，由农场统一汇总后上报牡丹江分局，待分局批复后进行采购。2011—2020年，农场进一步规范采购行为，拓宽采购渠道、堵塞管理漏洞、防范采购风险、降低采购成本，提高采购质量和资金使用效益，结合农场实际情况，制订政府采购相关制度。2015年，制订《关于政府采购管理工作暂行办法说明》。2016年，制订《关于政府采购管理办法的补充通知》，进一步明确采购程序和采购办法，节约采购资金，增加农场经济效益。

（五） 分账工作管理

2018 年 6 月，农场对企业资产、负债和经营收入与办社会收支等方面财务数据，进行调查摸底，公安分局、检察室、法庭、司法分局、学校、幼儿园、场直社区管理服务站从农场社会事务部剥离单独建账核算，为农场“五分开”改革推进和领导决策提供重要依据。

2019 年 1 月，农场将 26 个核算账套划分为“生产经营部”和“社会事务部”两套核算体系。农场所属的 7 个管理区、东沟林场、域外管理区、生产资料公司、卫星粮油仓储有限公司、粮库和企业机关等具有生产经营性的单位和部门划分到“生产经营部”财务核算体系管理。学校、幼儿园、公安局、检察室、法庭、司法分局、医院、场直社区管理服务站、公路管理站、客运站和社区机关等具有行政事业单位和公共服务性质的单位划分到“社会事务部”财务核算体系管理。

2019 年 4 月，农场被北大荒农垦集团确定为改革试点农场，制订“五分开”（机构分开、人员分开、资产分开、债务及财务核算分开）方案，实行企业办社会单位与生产经营单位资产、债务和财务核算分开，规定分账原则，根据农场承担的社会职能和主要工作，确定分账的依据和范围。

2020 年 3 月，农场与虎林市人民政府签订农垦教育行政职能及义务教育学校属地移交协议。同年 4 月，与虎林市人民政府签订农垦社区属地化管理移交协议。

（六） 应收款项管理

成立专门机构，加强应收款项的清理。1998 年 3 月 20 日，农场成立“清理内外欠款办公室”，并组成以场长、书记为组长的清理内外欠款领导小组。在各部门的通力协作和各单位的共同努力下，全面完成分局下达的各项清欠指标，收回部分欠款。2000 年，农场机关改革，清欠工作并入计财科合署办公。农场成立以场长、书记为组长，副场级领导为副组长，相关部门为成员的清欠领导小组。

2002 年，农场制订《八五〇农场清欠工作百日会战考核方案》，重点做好秋粮收获期间的清欠工作。2003 年，农场进一步加大依法、依纪清欠力度，坚持“谁经办谁清欠、谁批准谁负责、谁在位谁领导、谁担保谁偿还”的原则，全方位开展清欠工作。

2004 年，农场集中时间和力量对无法回收的应收款、无法支付的应付款和拖欠职工的各类款项进行彻底清理（简称“三清”）。2006 年，农场开展“无个人欠款生产队”“无干部欠款”“种植业无新欠农场款”（简称“三无”）清欠活动。明确规定对当年新增应收款项实行单位党政负责人各偿还 40%，会计偿还 20%的偿还责任制。

2019 年，农场制定《清理回收欠款工作实施方案》，坚持“突出重点、攻克难点、杜绝前清后欠”和“工作有计划、措施有保障、目标有考核”的原则，采取明确主体、落实责任、理清基数、落实指标、多措并举、分类清收、强化考核、严肃问责的工作措施，继续加强清欠管理，坚决防止前清后欠，加强应收款项的管理。

（七）惠农补贴

随着国家强农惠农政策的不断出台，强农惠农资金投入不断加大。2004年以后，农场根据国家政策发放各类惠农补贴资金。在补贴资金发放过程中，严格执行补贴资金发放规定，制定补贴资金发放方案，开设补贴资金专户，实行资金专户管理、专账核算，坚持资金封闭运行，确保专款专用、及时足额发放，禁止截留、挤占和挪用补贴资金，坚持补贴发放公示制度，严格执行“一个到村、两个到户、七个不准”的管理规定，实行“一折（卡）通”发放办法，确保补贴政策落实到位。2004—2020年，农场累计发放惠农补贴资金39项12.89亿元，其中：粮食补贴7.07亿万元、农业补贴4729.7万元、农机补贴8555.85万元、林业补贴990.37万元、水利补贴1933.1万元、畜牧补贴613.27万元、公益事业性补贴1.91亿元、其他补贴1819.53万元，农场配套各项补贴资金2.04亿元。

第四节 审　　计

1987年，农场成立审计科以后，坚持“依法审计、服务大局、突出重点、求真务实”的审计工作方针，有计划地开展各项审计工作。审计工作质量和效果逐年提高。到2020年，完成内部审计项目677个，其中：经济责任审计307个，财务收支审计220个，定期审计52个，基本建设项目投资审计9个，经济效益审计10个，内部控制制度审计1个，预算执行情况审计1个，专项审计59个，专项审计调查18个。审计总金额129.7亿元，查出损失浪费资金380万元，挽回经济损失77万元，查出违纪违规资金9703.45万元，上缴违纪资金538.45万元。提出审计建议531条，被采纳513条。

一、1987—2000年阶段

这一时期，主要开展了财务收支审计、经济责任承包经营审计（含离任审计）、经济效益审计、基建开工前审计、专项审计、定期审计、财务决算审计以及固定资产投资审计等审计项目。将与农场签订的经营承包合同单位，全部纳入审计监督范围，审计当年经营承包的各项指标是否完成，财务收支是否真实可靠，内部控制制度是否健全等，厂长或经理、生产队长调离时，进行离任审计。审计方式，一般是就地审计或报送审计两种，采用的审计方法有顺查法、逆查法和抽查法。

1987年，对二十四队和畜牧公司进行了经济效益审计，针对2个单位经营管理混乱，损失浪费严重，隐瞒、截留收入，财务核算不规范等问题，审计科做出了审计结论，提出了处理意见。根据审计结果，农场撤销了二十四队队长职务。

1988年，对农场资金情况进行专项调查。详细调查了32个核算单位的应收款和应付款情况，找到了影响农场资金正常周转、造成农场流动资金短缺的主要原因。

1989年，对农场教育经费的使用情况进行专项审计调查，对经费使用中存在的问题，向农场提出合理化建议。

1994年12月，对三队、十七队、二十七队3个股份制合作农场进行验资审计。通过审计认定，二十七队既无集体股，也无个人股，不符合成立股份合作企业的条件。

1997年，针对农场奶牛行业不景气，出现严重滑坡的现象，审计科进行专项审计调查。通过对畜牧队经济效益低、奶资不能及时兑现、影响生产发展等情况专项审计调查，提出6条合理化建议，全部被农场采纳。

1999年，加大对农业生产队的审计力度，尤其是生产队长离任经济责任审计，发现许多会计核算中存在违纪违规问题，及时向农场提出审计建议，全部被农场采纳。

1987　2000年，共查出违纪资金3156万元，上缴违纪资金433万元，查出损失浪费金额65万元，纠正账务差错828万元，审计覆盖面达50%以上，并将4人移送到司法机关处理。

二、2001—2020年阶段

这一时期，充分发挥审计部门服务、监督职能，堵塞管理漏洞，防范风险，增加企业经济效益，优化农场经济发展环境。坚持“依法审计、服务大局、突出重点、求真务实”的审计工作方针，有计划地开展各项审计工作。主要开展经济责任审计（含离任审计）、财务收支审计、专项审计、基本建设项目审计和专项审计调查等。

（一）经济责任审计

加强对领导干部行使权力的监督和制约。对基层单位主要领导干部进行经济责任审计（含离任经济责任审计）。通过对领导干部任职期间企业财务收支以及有关经济活动的审计监督，客观公正地评价领导干部守法、守纪、守规、尽责情况，并将审计结果作为农场领导干部任期工作业绩考核的重点和组织部门提拔任用的重要依据。2001—2020年，共进行经济责任审计116个，审计总金额28.18亿元。通过审计，查出违纪违规金额3082万元，查处损失浪费299万元，挽回经济损失64万元，上缴违纪资金64万元，提出审计建议228条，被采纳220条；根据审计结果调整领导干部8名，降职使用6名。

（二）财务收支审计

制定出台了《现金管理制度》《存货管理制度》《固定资产管理制度》《资金审批制度》《农场国有资产监管实施方案》《货币资金内部控制管理实施方案》等一系列配套的财务管理制度。根据年初审计计划或临时工作需要，对基层单位开展财务收支审计，审查和监督预算执行情况，特别是对经费、基金使用部门，严格审查预算支出的合理性，并建立健全预算的监督约束机制。结合农场出台的《农场大额资金使用管理办法》《农场货币资金集中管理工作实施方案》及《领导干部职务货币消费有关规定》等制度开展审计工作，防止截留、挪用、贪污、侵占公款等违纪违法现象发生，保证大额资金发挥最大效用，促进农场财务收支手续不断完善和规范，提高财务管理水平。2001—2020年，共完成财务收支审计84个，审计总金额12.5亿元，查处违纪违规金额3387万元，查处损失浪费16万元，挽回经济损失13万元，上缴违纪资金41万元，提出审计建议258条，被采纳249条。

（三）专项审计

针对百姓比较关注的民生工程、惠民资金的使用和发放情况，开展了农业综合开发资金、扶贫资金、水利专项资金、惠农资金、阳光保险理赔等专项审计。2020年，对三项应收款清收情况进行专项审计。2001—2020年，共开展专项审计47个，审计额达14.17亿元，查处违纪违规金额33万元，提出审计建议20条，被采纳19条，妥善处理涉及惠农资金来访10余起。

（四）基本建设项目审计

“十五”至“十三五”规划建设时期，农场被列为黑龙江省新农村建设试点单位，农业基础设施和城镇公益基础设施需要进行大量的投资，为保证基本建设项目资金有效使用，将基本建设项目纳入审计监督范围，加大审计监管力度。强化了建设项目立项审批程序、招投标程序、资金使用监督、验收程序。2001—2010年，对土地治理中低产田改造和奶牛小区建设项目以及农发项目进行了专项审计。2012年起，对农场每年所有的基本建设项目，委托管理局招标确定的中介机构实施造价审计。2001—2020年，完成基本建设项目投资审计6个，审计总金额1.8亿元，提出审计建议10条，全部被采纳。

（五）专项审计调查

重点开展风险理赔金发放、粮食补贴资金发放和治理“小金库”等专项审计调查。2014年，为维护预算的严肃性，进一步推动农场加强预算管理、促进增收节支、提高经济效益，对农场预算的编制、执行及执行结果的真实性、合法性和效益性，进行审计确认和审计评价。完成预算执行情况审计 1 个，审计总金额 2.94 亿元，提出审计建议 5 条。完成内部控制制度审计 1 个，提出审计建议 3 条。2018 年，完成经济效益审计 1 个，审计总金额 1996 万元，查处违纪违规金额 14 万元，提出审计建议 3 条。2001—2020 年，开展专项审计调查项目 7 个，审计总金额 366 万元，查出违纪违规金额 31.45 万元，上缴违纪资金 4500 元。提出审计建议 4 条，全部被采纳。为楼房业主节约维修资金 8 万元，为农户返还拉粮运费 7 万元，为农户调查核实基本田补贴、阳光保险问题 4 个。

第五节　人力资源与社会保障

农场劳动就业，从建场初期的 1304 名职工发展到 20 世纪 80 年代初期的 9000 多名企业职工。2020 年末，农场企业职工 1955 人，退休职工从 1979 年的 200 多人增加到 2020 年的 5547 人。企业职工参加基本养老保险参保率 100%。工资分配制度不断完善，退休人员人均月养老金达到 2730 元。劳动合同签订率 100%。截至 2017 年共培训 3024 人次，提高了下岗失业人员就业能力，帮助下岗失业人员实现再就业。

2000—2020 年，农场晋升专业技术职务资格 925 人。

社会保险制度改革逐步深入，保险功能不断完善。从 1988 年的单一的养老、失业保险服务到 2020 年的养老、医疗、失业、工伤、生育、城镇居民养老、城镇居民医疗保险的多险种服务，达到服务险种全覆盖。2020 年，辖区企业在职人员 2157 人，事业在职人员 165 人，参保率 100%。个体参保 1848 人。

一、人事

1988 年以来，人事部门通过选拔、配置、开发、考核和培养企业所需各类人才。制定并实施各项薪酬福利政策和职工职业生涯计划，调动职工积极性、激发职工潜能，为企业发展引擎提供基础保障。2000—2020 年，农场引进大中专毕业生 438 人。其中：研究生 3 人、本科生 149 人、专科生 266 人、中专生 20 人，发放住房补贴 100.4 万元。

（一）人才引进

1998 年，农场成立人才交流中心，与农场人事科合署办公，服务对象是全场非在职的各类具有初级以上专业技术职务任职资格人员及统招中专以上学历人员，具体负责流动人员的档案管理、招聘信息发布及开展求职登记等工作。

2000 年，农场成立了招收大学毕业生工作领导小组。根据计划需求情况，参加各大院校的毕业生供需见面会。通过综合考核、面试，采取优中选优的方式，确保招收毕业生质量。对工资待遇、伙食补助、住房补贴给予一定的优惠政策。

2003 年 9 月，农场制定了《加强对来场工作的大学毕业生管理培养工作实施方案》。建立大学生绩效考核档案，实行动态管理。每年组织部门都要通过绩效考核和民主测评，对大学生进行客观、公正、准确的考核评价、绩效评估，并以此作为大学生晋升职务、外派学习或挂职锻炼的重要依据。

2007 年，农场职代会工作报告中提出："继续做好人才引进培养工作，有针对性地做好大学毕业生和专业人才的引进工作，同等条件下优先招聘本场职工大学毕业子女"。

2008 年 5 月，农场被农垦总局批准建立"总局级大学生见习基地"；7 月，农场分别同中国农业大学农学与生物技术学院、八一农垦大学签订了科研教学合作共建项目协议书；农场作为大学的教学实习基地、推广示范基地和农业高新技术成果产业化基地，积极配合教学实习工作，为大学生提供必要的实习条件。

2000—2010 年，农场引进高等院校毕业生和安置农场职工子女高校毕业生回场人员 252 名。有近 30 人担任或充实到农场机关、科研和基层等重要工作岗位。有 47 名大学生在农场安家落户，领取住房补贴 68.6 万元。

2011 年，农场成立人才管理工作领导小组，办公室设在党委工作部，规范了招聘程序。组织人事部门参加院校的大学毕业生供需见面会，对拟来农场工作的大学毕业生进行综合考核后，通过笔试、面试，按照招收人数和考试成绩，择优录用。

从 2015 年 1 月 1 日起，取消原有招收人才住房补贴政策；此前已经享受住房补贴政策的，仍按照原规定执行。如遇急需引进的特殊人才，经农场党委研究决定后可享受相应待遇。

2020 年起，农场用人由农场人事科向牡丹江分公司人力资源部提出用人申请，分公司人力资源部负责面向高校进行招聘，具体是：与用人单位签订不少于 3 年的劳动合同（试用期 6 个月），试用期内本科 4000 元/月，研究生 5000 元/月。试用期满后合格人员予以正式聘用，不合格人员取消聘用，考核合格实行年薪制，按照其聘用所在单位具体岗位职级发放薪酬、缴纳社会保险。

2011—2020 年，农场引进高等院校毕业生和安置农场职工子女毕业生回场人员 186 名。10 年中有 13 名大学生在农场安家落户，领取住房补贴 31.8 万元。

（二）职称评聘

农场于 1987 年开始专业技术职称评聘工作。1988 年 3 月在人事科设职改办公室。首次评聘专业技术人员1198人。其中：高级36人、中级14人、初级1020人。涉及12个系列。

1990年起，国家逐步实行专业技术资格考试制度。1991年，职称评聘工作步入正常化，建立健全专业技术人员考核制度和考核档案。首先，在统计系列员级层次开考试点。1991年经济系列员级层次开考；1992年扩大到助理统计师；1993年会计（审计）系列员、助、中级三个层次同时开考。农场参加国家开考系列考试人员共230人次，获得资格70人。其中：统计员23人、会计员27人、助理会计师9人、会计师7人、助理审计师2人、经济师2人。

1993年，专业技术职称评聘实行"双轨制"，一是按国家和省规定评聘专业技术职称，二是在企业内部自行评聘专业技术职称。

2000年起，卫生系列中、初级专业技术资格逐步实行以考代评和与执业准入制度并轨的考试制度；临床医学专业技术资格实行全国统一考试；2001年，预防医学、全科医学、药学、护理、其他卫生技术等专业技术资格实行全国统一考试，高级专业技术资格采取考试和评审结合的办法取得；2001年，是黑龙江省专业技术职务评聘分开的第一年，评审不再受指标控制，但享受研究员待遇不实行评聘分开，仍由省人事厅核定指标，评审、审批通过人员仍占本单位高级工程师或高级农艺师（高级畜牧师、高级兽医师）岗位；2003年起，卫生系列凡学历破格人员晋升高级职称时，实行水平能力测试和评审相结合，需参加全省统一组织的水平能力测试。

2004年起，取消总局评审系列（专业）晋升中级职称人员外语考试证书和计算机考试合格证书的有效期限，所学专业与所从事专业不对口的限制，继续教育学时作为必备条件的限制；取消评审系列初级专业技术水平等级考核，采取由工作单位聘任的办法。

2006年，垦区在建筑工程系列中级职称评定试点实行"考评结合"方式，对具备相应的学历、资历、外语、计算机等条件人员，不仅要求考试合格，还要按照评审的程序和要求，通过评委专家的评审，才能取得中级职称。

2007年，在建筑、农业、农机、畜牧、交通等5个专业晋升中级职称人员，实行考试和评审相结合的评审办法。没有参加专业考试和考试成绩不合格的人员不能申报。

2008年，在建筑、农业、农机、畜牧、交通、水利、广电、档案、新闻、林业10个专业，晋升中级专业，技术职务人员，实行考试和评审相结合的评审办法。

2009年起，垦区除中小学教师系列外，其他系列（专业）晋升垦评中级职称均实行了考评结合的办法，各系列确定考试合格人员方可申报职称评审。根据上级文件规定，在农场工作的专业技术人员申报高、中级职称可免去外语、计算机考试。初级专业技术职务聘用实行资格审查、培训考试及聘用相结合的办法，凡初级专业技术职务聘用，需经过分局人事局资格审查、培训考试合格后方可聘用。

2001—2010 年，统计、会计（审计）、经济等系列员、助、中级专业技术职务资格继续实行全国统一考试。开考系列参加全国考试取得任职资格 72 人。其中：卫生系列取得国家及省级合格标准中级 32 人、医师 3 人、医士 11 人；会计系列取得国家合格标准中级 11 人、初级 11 人；经济系列取得国家合格标准中级 4 人。10 年间，全场晋升专业技术职务资格人员共 439 人，其中：正高级 1 人、副高级 57 人、中级 84 人、初级 297 人。

2017 年起，规定从本年度起，《专业技术职务任职资格评审表》申报人员按照要求在网络平台填报。

2019 年，根据上级文件规定，对 2017 年 6 月 15 日之后在职人员或 2017 年 6 月 15 日之后在职现已退休人员符合文件规定可破格申报高级职称。

2001—2020 年，全场晋升专业技术职务资格 925 人，其中：正高级 11 人、副高 132 人、中级 269 人、初级 513 人。

二、劳动和社会保障

1963 年以前，劳动工资业务分两个部分，工资部分归财务管理，工人就业、调动、假期与劳动保护等归场办管理。1963 年以后，农垦部实验农场劳动工资全部业务合并一起办理，仍属行政办公室的组成部分。1968—1976 年，兵团时期，劳动工资业务又分为两部分，工资归后勤供应股管，其他工作由军务股负责。1977 年，撤销兵团恢复农场建制后，农场成立劳动工资科，负责管理劳动工资全部业务。

（一）职工队伍

建场之初，农场共有职工 1304 人。1955 年 4 月，198 名四川青年来场，1957 年又有 64 名四川青年到农场工作。1958 年 3 月 5 日，十万复转官兵来北大荒，分配到八五〇农场 1.2 万人，其中有 3500 名复转官兵被分配到五分场工作。1959 年 9 月 4 日，农场共接收支边青年 4000 余人，其中山东支边青年有 3000 余人。1960—1963 年，由于灾荒的影响，涌进了大量山东省、河南省、辽宁省等地投亲靠友的流动人口，其中丹东所属的东沟、庄河等县居多，当时在上级的允许下，落户安置了近 600 多人，后来对政审合格，表现较好的，都转为农场正式工人。1963 年 9 月，根据农垦部的指示，实验农场接收安置北京市 101 名社会青年。1964 年，实验农场接收安置北京市未升学的应届初中、高中毕业生 143 人。1968—1975 年，三十八团共接收安置北京、上海、天津、宁波、哈尔滨、牡丹江、齐齐哈尔和鸡西等市知识青年 3009 人，1966—1982 年，安排农场职工子女就业 2924 人。

1985 年，根据上级有关政策规定，把年满 16 周岁以上，具有初中文化程度的职工子女招收录用为合同制工人。到 2000 年，共招收合同制工人 2540 人，安置复员退伍军人 113 人。2000 年后，企业招工主要以引进高校毕业生为主，招工数量明显减少。2001—2020 年共招工 884 人。2020 年底农场共有企业职工 1955 人（图 5-2-3）。

2000 年前，农场为 2610 名老职工和病残工人办理了退休和退职手续，2001—2020 年，农场共办理退休 4298 人，其中正常退休 3773 人，因病提前退休 90 人，特殊工种提前退休 30 人，超龄人员退休 228 人，“五七工”“家属工”退休 177 人。

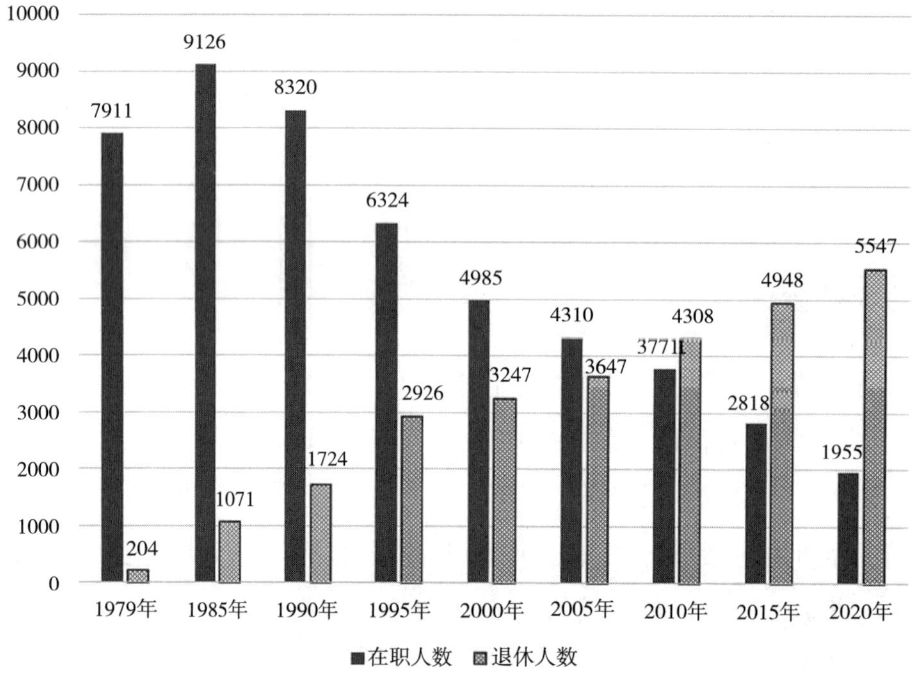

图 5-2-3　1979—2020 年职工、离退休（职）人员变化

（二）劳保安全

1. 劳动保护。建场初期，对职工实行公费医疗。从 1959 年开始，农场成立工会，全面执行劳保条例，职工享受劳动保险待遇，包括生、老、病、死和探亲待遇。对职工的劳动保护，从建场到 1959 年，只是机务工人享受单工作服和线手套。1959—1974 年，全场有 24 个工种享受 14 个品种的劳动保护用品。1981 年开始实行农业、商业、轻工、煤炭、粮食、气象等系统 688 个工种享受劳动保护。1982 年底开始，农场全面执行国家劳动保险政策。

2. 安全。建场以后，随着机械增多，安全问题越来越突出，安全事故不断地发生。

1978—1980 年，发生严重伤亡事故 7 起，死亡 7 人，其他事故损失 10.5 万元。从 1981 年开始，加强对安全生产的领导，建立了各种责任制。1981—1982 年的两年中，没再发生死亡事故，其他事故损失 5.5 万元。1985 年 9 月，安全划归劳资科管理，称劳资安全科，1987 年，农场成立安全办，负责农场安全生产工作。

（三） 工资调整

1. 企业职工调资升级。 从 1985 年到 1999 年，对企业职工档案工资进行了 9 次调整。人均月工资由 37 元增加到 405 元。1985 年，对企业职工进行调整偏低工资、套改并升级。1986 年，“五类区”改“六类区”工资标准 9166 人，月增资 5.5 万元；调整偏低工资 9116 人，月增资 1.83 万元。1987 年，企业部分职工升级 9268 人，月增资 14.66 万元；1988 年，提高虎林地区津贴 15%，全场职工人数 8022 人，月增地区津贴 6.26 万元。1990 年，企业普调工资 8320 人，月增资 13.32 万元。1991 年，调整企业工人工资序号和调整职工工资标准 8128 人，月增资 6.5 万元。1994 年，调整企业职工工资标准 6141 人，月增资 7.87 万元。1996 年，调整工资标准升级 5369 人，月增资 1.55 万元。1999 年以后企业档案工资再未做出调整，企业实行内部分配制度改革，实行国有企业经营者年工资收入制度。

2. 企业离退休人员调资。 2020 年底，全场企业离退休人员 5547 人，其中企业离休人员 27 人，人均月养老金 9200 元。企业离休人员 2000 年以前是按企业标准发放养老金，2000 年 1 月，按照事业单位标准进行了套改，理顺了养老金，之后均按照黑龙江省劳动厅下发的增资文件增加离休费。农场按照上级政策多次为退休人员调整养老金，尤其从 2006 年开始，国家对企业退休人员增加养老金实行常态化，实现养老金 16 年连增，2020 年人均月养老金 2730 元。

3. 企业军转干部增加生活补助金。 2008 年农场退休军转干部 22 人，根据上级文件，为企业退休军转干部发放生活补助金，每人每月 260 元。2009—2020 年，对企业退休军转干部生活补助金进行了 12 次调整，由 2008 年人均 260 元/月增加到人均 1966 元/月。2020 年年底，退休军转干部 7 人。

4. 抗美援朝时期参军复员到企业的退休人员增加生活补助金。 2013 年，根据上级文件规定，对 1949 年 10 月 1 日—1953 年 12 月 31 日参军复员到企业的退休人员发放生活补助金，每人每月发放 260 元，有 128 人符合条件。到 2020 年共进行了 2 次调整，由 2013 年人均 260 元/月增加到 2020 年人均 510 元/月。2020 年底，农场有抗美援朝期间参军复员到企业的退休人员 65 人。

5. 事业单位人员工资。 农场事业单位主要包括教育、卫生两大系统。1985—2006 年，农场事业单位共进行三次较大的工资改革，分别是1985年、1993年和2006年。事业单位工作人员人均工资由1985年的58元/月增加到1993年的266元/月。2006年，事业单位所有工资全部按所任职务、工作年限及任职年限重新进行了套改，人均工资由1993年的266元/月增加到2006年的2120元/月。2006—2020年，经过二次津贴规范调整、三次基本工资调整，到2020年人均月工资增加到6692元。

（四）劳动社会保障

2008年4月，农场将156名未参保城镇集体企业退休人员纳入基本养老保险统筹，改善了民生。

2009年8月，农场成立了以场长、书记为组长的“五七工”“家属工”纳入养老保险统筹工作领导小组，制定出台了《实施方案》。经省劳动厅审批，有177人纳入养老保险统筹。

2012年，为积极推动垦区社会养老保险扩面工作，化解社会矛盾，维护社会稳定，为469人办理参保手续并纳入养老保险统筹。

2013年，为保护劳动者基本养老保障权益，促进城镇企业基本养老保险制度可持续发展，根据上级文件精神，为199名个体人员办理参保缴费纳入养老保险统筹。

（五）工人职业技能鉴定

1998年，对全场职工进行技能培训，培训比例45.7%。1998—2015年鉴定各类级别3080人，其中：高级技师34人，技师492人，高级工586人，中级工1573人，初级工395人。累计举办培训班6期。

（六）再就业工作

1. 再就业培训工作。自2004年农场成立职业介绍所以来，大力推进就业、再就业培训工作。2004—2008年，为2619人办理了《再就业优惠证》，其中凭借《再就业优惠证》享受灵活就业补贴893人，税收减免180人。2009年不再发放《再就业优惠证》，改为《黑龙江省就业失业登记证》，2009—2019年6月，为1477人办理了《就业失业登记证》，享受灵活就业补贴1165人、失业金补贴8人。2019年7月后，由于农垦体制改革，《就业失业登记证》由属地政府相关部门受理。2005—2017年，农场累计培训职工及下岗失业人员3024人次。

2. 灵活就业人员享受社会保险补贴工作。2006年，对灵活就业人员给予社会保险补贴，其中：“4050”人员按照其缴纳养老保险费和医疗保险费的60%给予补贴；其他人员按照其缴纳养老保险费的30%给予补贴。自2011年起，调整灵活就业人员社会保险补贴政策，就业困难人员限定只有“4555”人员。灵活就业后缴纳基本养老保险费、基本医疗保险费的，可享受灵活就业社会保险补贴。灵活就业社会保险补贴采取限额补贴的方法，在年度限额内根据实际缴费情况补贴，每年度的补贴限额按照省人力资源和社会保障部门发布的标准执行。“4555”人员补贴政策期限至法定退休年龄，最长不超过5年。离校未就业高校毕业生实现灵活就业的，在公共就业人才服务机构实名登记，办理《就业失业登记证》或《就业创业证》并按规定缴纳社会保险费的，按照当地“4555”人员补贴标准，给予灵活就业社会保险补贴，补贴期限最长不超过2年。2006—2010年，为3236人申请灵活就业社保补贴451.19万元。2011—2019年，为4746名“4555”人员申请社会保险补贴956.06万元，为9名离校未就业高校毕业生申请社会保险补贴1.61万元。2020年，由于农垦体制改革，该项工作移交属地政府。

三、社会保险

1988年6月，农场成立社会保险公司。2001年，黑龙江农垦社保局实行系统垂直领导，总局社保局为省社保局派出机构，分局、农场社保分局为总局社保局派出机构，实行全垦区大统筹。2005年8月，改为黑龙江省八五〇农场社会保险事业管理局。2019年11月，医院外诊报销业务划归社保分局。2020年4月，根据上级文件规定，驻农场社保经办机构职能、机构、人员移交属地政府。

（一）三项基金统筹

1988年6月，农场成立社会保险机构，对职工退休费、养老保险金和待业保险金实行社会统筹，按国家规定的比例收缴，并建立各种账、卡、薄，为农场在册固定职工和全民合同制工人，建立职工养老保险手册和职工缴纳养老费卡片。1988—2000年，累计支付退休统筹金3216.72万元，缴纳职工养老统筹金2483.57万元，收缴职工待业保险金261.78万元。

（二）养老保险

1. 职工养老保险。从1994年开始对企业固定职工个人缴费。1995年1月1日开始建立个人账户，1995年以后退休的人员由社保局直接在银行发放养老金。当时由于企业经济困难，资金紧张，只有1995年以后的退休人员、离休干部、新中国成立前老兵可以在银行按月领到养老金，其他绝大部分企业退休人员仍然由企业发放养老金。1998年7月1日，开展对个体劳动者办理养老保险扩面工作。对过去企业解除劳动合同和除名职工办理养老保险关系接续工作。2000年，对复转官兵进行认定，先将1958年（含1958年）前来场复转官兵列入银行直接发放对象，当年有587人列入了银行按月发放养老金之列。

2002年，为从根本上解决欠发养老金问题，取消“以地顶资”“以物顶资”做法，离退休人员养老金全部由银行按月发放。农场养老金发放工作走向了正轨，实现了总局提出的“不欠一人，不欠一分”的工作目标，社会保险统筹真正起到了社会稳定器的作用。

2008年，为符合条件的228名超龄大集体人员办理了参保及退休手续，并按月领取养老金。

2009年，为177名符合条件的“家属工”办理了参保缴费退休手续。从2009年7月份开始补发了养老金，解决了“家属工”老有所养的问题。

2001—2010年，农场参保人数3905人。发放养老金2.32亿元。其中，为企业解除劳动合同和除名职工办理养老保险关系接续1018人，为336人办理了退休手续。为394名个体劳动者办理了养老保险。

2011年4月，事业、公、检、法、司系统中执行机关工资标准的在编工作人员，从2011年1月1日起，暂停缴纳养老金。离退休人员的养老金，由其原工作单位支付。

2012年3月，办理灵活就业参保人员补缴养老保险。5月，企业退休人员基本养老金调整实行网上操作，企业退休人员养老金的发放工作由社保局负责办理。

2013年6月3日到7月15日，社保机构开始办理社会保障卡采集工作。8月，企业养老保险单位缴费比例由22%调整为20%。

2014年3月，为垦区户籍、农村户籍人员、外省户籍人员以及其他灵活就业人员，按照个体劳动者办理参保补费。2015年7月，垦区参加基本养老保险人员的死亡丧葬补助金和抚恤金，由社会保险机构按照规定办理待遇支付事宜。8月垦区养老保险、失业保险、工伤保险、生育保险“金保工程”上线，实现黑龙江省级联网。

2016年10月，完成机关事业单位2014年10月前退休人员返还个人缴费本息工作。

2018年12月起，启用黑龙江省企业基本养老保险养老金发放银行直连系统，完成社保回盘和记账业务。完成机关事业单位2014年10月后退休人员返还个人缴费本息工作。

2019年3月，按照城镇个体劳动者办法参保或接续基本养老保险关系后断保欠费人员补缴收尾工作。5月，企业养老保险单位缴费比例由20%调整为16%。

2020年2月，受新冠肺炎疫情影响，对各类中小微企业养老保险保费实行阶段性减免。其中大型企业（2—6月减半）、民办中小微企业（2—12月减免）。2020年3月，办理部分退役士兵养老保险进行补缴业务。对退休人员生存认证，新增“龙江人社”刷脸认证、微信视频认证及采集指纹机器认证方式。

2011—2020年，八五〇农场参保人员4008人，累计发放养老金12.79亿元。

2. 城镇居民社会养老保险。2012年7月，垦区被列为黑龙江省第四批城镇试点单位。

年满16周岁（不含在校学生）、不符合职工基本养老保险参保条件的城镇非从业居民，可以在户籍地自愿参加城镇居民社会养老保险，城镇居民社会养老保险基金主要由个人缴费和政府补贴构成。

个人缴费最初标准分为10个档次，每档级差100元，每年100～1000元。2013年增加1500元、2000元档次，2019年取消100元档次，增加3000元档次，参保人自主选择缴费档次，缴费至60周岁止。

政府补贴最初标准，年缴费补贴30～50元；2014年政府补贴标准，年缴费补贴30～70元；2019年再次调整政府补贴标准，年缴费补贴30～140元。补贴所需资金由省级财政承担60%，参保人员户籍所在地社区（农场、企业）承担40%。

参加城镇居民社会养老保险的城镇居民，年满60周岁，可按月领取养老金。养老金待遇由基础养老金和个人账户养老金构成，支付终身。基础养老金标准最初为每人每月55元，全部由中央财政承担，2018年基础养老金标准调整为每人每月108元，分别由中央财政和地方财政承担。2019年对65岁及以上参保城乡老年居民增加基础养老金。2020年7月1日起，根据上级文件规定，将城乡居民基本养老保险全国基础养老金最低标准提高至每人每月93元，即在原每人每月88元的基础上增加5元。

（三）失业保险

1999年以前，统一执行1986年国务院发布的《国营企业职工待业保险暂行规定》，缴费和待业保险支付以《国营企业职工待业保险暂行规定》为依据，从1999年开始，按照《失业保险条例》执行。

2007年以前，失业保险费都是企业按照缴费工资的2%比例缴费，企业职工按照缴费工资的1%比例缴费；2008—2010年，本着减轻企业压力，确保职工不下岗的原则，降低失业保险费的50%，即失业保险费企业按照缴费工资1%缴纳，企业职工按照缴费工资0.5%缴纳。

2011年1月起，失业单位缴费比例由1%调整为2%，个人缴费比例由0.5%调整为1%。2015年1月失业保险单位缴费比例由2%调整为1.5%，个人缴费比例由1%调整为0.5%。2016年5月失业保险单位缴费比例由1.5%调整为1%。2017年1月失业保险单位缴费比例由1%调整为0.5%。同年11月，实行失业保险基金稳岗补贴。

2018年5月起，发放失业保险技能提升补贴。

2020年7月，启动失业补助金申领工作。2020年3月至12月期间，不符合领取失业保险金条件的参保失业人员、领取失业金期满后仍未就业的失业人员，可以申领6个月的失业补助金。标准按失业保险金的80%执行，领取失业补助金期间，享受价格临时补贴，但不享受失业保险金、代缴基本医疗保险费、丧葬补助金和抚恤金及其他相关待遇。

2006—2020 年，累计支付失业保险金 5 万元。

（四）医疗保险

1. 职工基本医疗保险。2001 年开始执行医疗保险制度。医疗保险实施办法自执行以后，一直采取双基数单比例进行医疗保险费的收缴，即企业在职职工按照养老金缴费基数个人缴纳 2%，企业缴纳 6%。统筹基金报销比例由原来根据参保人员工龄确定改为根据年龄确定。

2001—2004 年，医疗保险将农场作为一个统筹区核算，统筹基金报销项目执行黑龙江省统一制定的药品目录和诊疗项目。

2005 年开始，医疗保险实行全分局统筹，并出台了大病统筹补助保险。

2009 年，在全垦区开办城镇居民医疗保险，要求第一年参保人数必须达到应参保人数的 85%，第二年达到 100%。当年农场如期完成了居民医疗保险参保任务，实现了医疗保险全覆盖，农场职工群众都有了基本医疗保障。

2010 年，分局社保局再次调整统筹基金支付限额；大病医疗统筹补助保险费仍然是职工个人每年 30 元，企业按照每人 30 元缴纳。

2012 年，调整个人账户基金入账比例，职工个人缴纳的医疗保险费全部记入个人账户，用人单位缴纳的基本医疗保险费按照职工本人上年度工资总额的 1%划入职工个人账户；退休人员按本人养老金总额 3%划入个人账户。调整基本医疗保险统筹基金最高支付限额和大额医疗费补助的报销比例。暂定垦区职工医疗保险门诊治疗指定慢性病病种由原来的 15 种增加到 19 种。

2013 年，完善统筹区内参保人员住院就医结算管理。农场职工持职工医疗保险卡在定点医院结算窗口直接办理住院结算。异地就医医疗费报销由原来在农场社保局报销改为在农场定点医院报销。农场定点医院成立医疗保险办公室，配备专职医审人员和专职医保业务人员，负责参保人员异地就医医疗费用的审核、报销结算及日常监督检查工作。

2014 年，为保证参加垦区职工和居民医疗保险的人员尿毒症血液（腹膜）透析治疗、血液透析滤过治疗、器官移植术后使用抗排异药物治疗、恶性肿瘤门诊放化疗（简称“门诊特殊治疗”）及恶性肿瘤住院放化疗患者能够得到及时治疗，减轻个人医疗费负担，“门诊特殊治疗”的费用不设起付线，在定点医院发生的费用，直接结算。统筹基金支付不超过本统筹区规定的基本医疗和大额医疗救助年最高支付限额。

2016 年，再次调整了统筹基金最高支付限额和支付比例。参保人员发生住院费用享受统筹基金支付待遇。

2017 年，规范并使用了新的农垦医疗统筹系统平台。10 月初，实现了辖区内的参保人员凭借社保卡在异地直接结算报销。

2020 年，企业缴纳比例调整到 7.5%。职工基本医疗保险和生育保险实行同一缴费基数，费用统一征缴，列入职工基本医疗保险基金，实现基金共济。统一后的医疗保险，承担了原医疗保险与生育保险的责任，医疗保险的能力和责任更加艰巨（表 5-2-1）。

表 5-2-1　2001—2020 年医疗保险基金支付一览表

单位：万元

年份	统筹基金	个人账户	大病补助
2001	84	36	—
2002	192	71	—
2003	84	114	—
2004	146	137	—
2005	182	169	10
2006	264	232	25
2007	183	237	17
2008	288	285	22
2009	290	431	38
2010	361	386	57
2011	358	483	25
2012	499	719	25
2013	627	633	63
2014	934	808	71
2015	1124	659	115
2016	1751	744	20
2017	1131	803	12
2018	628	815	20
2019	559	818	18
2020	414	820	19
合计	10099	9400	557

注：2018 年后只统计农场医院和外诊报销数据。2011—2020 年，统筹基金不包含异地就医直接结算、管局中心医院结算、总局医院结算。

2. 城镇居民基本医疗保险。2009 年 7 月，开展居民医疗保险，具体参保范围为本辖区内未参加职工基本医疗保险的成年居民、未成年居民、低保对象、重度残疾人员和在本辖区内就读的中小学生，按照居住区域集中的原则，统一由单位组织办理参保登记和缴费。

从 2010 年起，居民医疗保险缴费标准参照上级文件要求，每年进行及时调整。

2011 年 1 月，提高了住院医疗费年度统筹基金最高支付限额，成年居民提高到 5 万元，未成年居民提高到 8 万元。提高了特殊门诊治疗费用年度统筹基金最高支付限额，成年居民 4 万元，未成年居民 7 万元。普通门诊统筹基金支付比例提高到 50%。

2012 年 1 月，提高了垦区城镇居民基本医疗保险统筹基金支付比例，成年居民：一级医院 80%，二级医院 70%，三级医院 65%；未成年居民：一级医院 85%，二级医院 75%，三级医院 70%。统筹基金支付特殊疾病门诊治疗费用提高到 70%。未成年居民遭受意外伤害的门诊医疗费统筹基金支付比例提高到 60%。成年参保居民医疗费年度统筹基金最高支付限额提高到 6 万元。

2016 年 1 月，城镇居民基本医疗保险增加大病保险，居民基本医疗保险支付后个人自付部分的费用，当年累计超过 1 万元以上的部分，从居民大病统筹基金中支付，支付比例为 51%，上不封顶。

2018 年 1 月，城镇居民基本医疗保险增加尿毒症门诊血液（腹膜）透析治疗人员医疗保险待遇，透析以外的门诊常规治疗药物，按照住院比例给予报销，不设起付线，年度不超过 6000 元（平均每月 500 元）。

2019 年，城镇居民基本医疗保险增加统筹基金支付“血液灌流”门诊治疗待遇。提高大病保险待遇，政策范围内报销比例由 51%提高至 60%；建档立卡贫困人员政策范围内报销比例由 55%提高至 65%。城镇居民基本医疗保险增加居民医疗保险高血压、糖尿病门诊用药待遇。

2020 年，根据上级文件规定，完善高血压、糖尿病患者门诊用药：以二级及以下定点基层医疗机构为依托，对“两病”参保患者门诊发生的降血压、降血糖药品费用由统筹基金支付，年度起付标准为 100 元，二级定点医疗政策范围内支付比例为 50%，二级以下定点基层医疗机构支付比例为 55%，高血压患者降血压用药年度统筹金最高支付限额为 300 元，糖尿病患者降血糖用药年度统筹金最高支付限额为 500 元（表 5-2-2）。

表 5-2-2　2011—2020 年城镇居民基本医疗保险基金支付一览表

年份	参保人数（人）	基金收缴（万元）	待遇支付（万元）
2011	4613	38.87	40.85
2012	5185	45.24	64.06
2013	5248	47.24	89.99
2014	5257	58.33	135.66
2015	5345	75.99	186.38
2016	5722	94.67	251.67

（续）

年份	参保人数（人）	基金收缴（万元）	待遇支付（万元）
2017	5816	122.14	225.3
2018	5946	124.87	135.42
2019	6166	154.15	149.25
2020	6225	192.98	91.11
合计	55523	954.48	1369.69

说明：统筹基金不包含异地就医直接结算、管局中心医院结算、总局医院结算。

（五）生育保险

生育保险是国家通过立法，在怀孕和分娩的妇女劳动者暂时中断劳动时，由国家和社会提供生育医疗、生育津贴和产假的一种社会保险制度。

2001年，开办生育保险业务。企业按照养老保险缴费工资基数的0.5%～0.8%比例缴纳生育保险费，原则上以支定收，略有节余。事业单位的女职工产假工资按照本人工资支付生育保险待遇，企业女职工按照企业平均工资支付生育保险待遇，符合计划生育条例非职工按照企业平均工资支付生育保险补贴。

2005年，生育保险实行全分局统筹。按照分局统一的缴费标准缴费和待遇支付标准操作运行。

2012年，女性灵活就业人员参保后生育的，其生育医疗费用按每人每次限额600元的标准给予补助。低于600元的按实际发生额给付；高于600元的，按600元给付。

2014年4月22日，“单独二孩”（夫妻一方为独生子女的，生育第二个孩子）按照《黑龙江省垦区生育保险实施办法》规定享受生育保险待遇。

2020年1月1日，生育保险与医疗保险合并，自此，生育保险不再作为单独险种出现在社保机构。

2001—2020年，累计支付生育保险费376万元。

（六）工伤保险

2001年开始，开办了工伤保险业务，原则上按照企业养老保险缴费基数的0.5%～1%比例企业缴纳工伤保险费。工伤保险基金主要支付经过劳动部门认定的老工伤人员医疗费用和新发生工伤人员的治疗康复费用，原则上以支定收，略有节余。

2005年，实行全分局统筹。截至2010年，经过劳动部门认定的老工伤人员全部纳入工伤保险数据库中管理。

2001—2010年，农场职工医院被确定为工伤保险定点医疗医院。

2015年1月1日起，按照《工伤保险条例》规定依法参加工伤保险，为全部职工缴纳工伤保险费，落实工伤保险待遇。

2017年，对参加工伤保险的小微型服务企业，采用单险种缴费方式纳入参保范围，鼓励小微型服务企业为其存在劳动关系的从业人员依法参加工伤保险。

2005—2020年，累计收缴工伤保险基金858万元，支付工伤保险待遇872万元。

第六节　安　　全

1987年，八五〇农场成立安全办以后，逐年健全了安全生产组织，成立农场安全生产委员会，本着“安全第一、预防为主、综合治理”的方针和“谁主管谁负责”的原则，建立健全从上到下全方位的安全网络。通过多种形式强化安全教育，提高全员安全意识、安全素质。通过定期检查与个别抽查相结合的形式，消除安全隐患。2020年，根据上级体制改革要求，农场成立了安全应急管理办公室，将森林防火、防灾减灾、防汛抗旱等协调救援工作并入农场安全应急管理办公室。2020年1月1日0时，八五〇公安派出所将消防中队管理权，移交给农场安全应急办管理。

1985—2000年，发生伤亡事故27起，伤10人，重伤3人，死亡11人；2001—2020年，未发生事故级安全生产事故。

农场在2000—2003年连续三年被黑龙江省人民政府安全生产委员会授予“安全生产先进单位”。

一、组织体系

1987年，农场成立安全办和安全生产委员会，场长任主任，副场长任副主任，各业务科室领导任委员。本着“管生产必须管安全”的原则，在各项生产经营活动中，始终把安全生产工作放在首位。实行安全生产目标管理，层层签订安全生产责任状，形成了从上到下的群管群防的安全网络。不断完善清查安全生产制度建设，清查隐患，制定切实有效的安全生产措施，奖优罚劣。

2001年以后，农场进一步完善安全生产组织，层层签订安全生产责任状，每年制定下发《八五〇农场安全生产工作责任状考核方案》《八五〇农场安全委员会责任分工》《八五〇农场安全生产考核内容及标准》《行业部门安全工作目标考核评分标准》《八五〇农场关于开展全国“安全生产月”活动的通知》，开展隐患排查，积极筹措资金，用于安全隐患整改和必要的设备更新。

2001—2020年，农场安委会主任与各基层单位的主要领导签订安全生产工作目标责任状1400份，各管理区主管领导和副职与各从业人员以及居民签订安全责任状8000余份。

2011—2020年，农场安委会认真贯彻“安全第一、预防为主、综合治理”的方针，形成了从上到下全方位的安全网络。不断清查隐患，制定安全生产措施，奖优惩劣。凡是年终评比为后5名的单位，要在农场亮黄牌。各基层单位、二线单位也根据不同季节，在开工或上岗前对职工进行一次系统、全面的安全教育。做到有教育内容、有签字，持证上岗。按照“管行业必须管安全、管业务必须管安全、管生产经营必须管安全”的要求，农场安委会主任与各基层单位主要领导和机关行业部门负责人每年签订《安全生产责任状》，明确行业管理部门安全生产责任，履行安全生产行业管理第一责任人的职责；严格要求基层单位主管领导层层落实安全生产责任，建立安全生产责任管理体系，安全生产责任到班组、到个人，每个工位、每个部位都设定安全生产责任人。

二、安全教育

强化安全教育，提高全员素质，是搞好安全生产的有效方法。除每年厂、矿企业主管领导参加管局安全工作培训外，农场结合生产农忙季节，开展特殊工种技术培训，利用广播、电视大力宣传安全生产的重要性，以提高职工安全意识。各基层单位每年春秋两季必须对职工进行一次系统、全面的季节性安全教育，并要签字，持证上岗。2001—2020年，农场组织基层单位、二线主管领导、安全管理人员参加分局安全工作培训1200人次（图5-2-4）；对特种行业、特殊工种人员（锅炉工、电工、电焊工、司炉工、叉车工、吊车司机等）培训800人次；办理各类特种作业人员操作证204人次；农场安全、工会等部门结

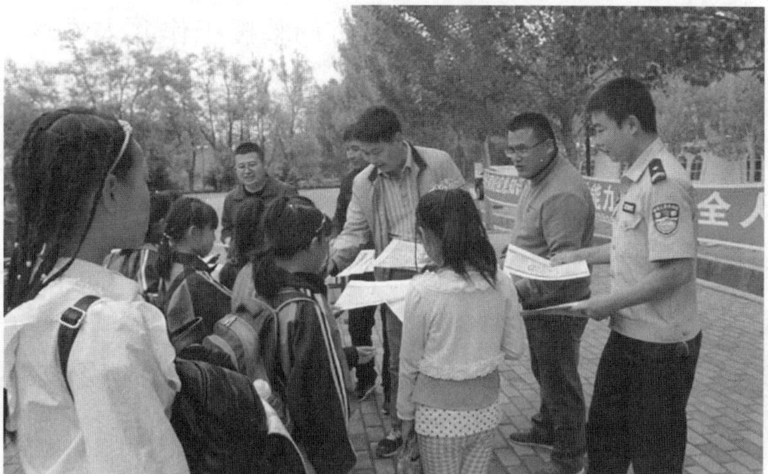

图5-2-4　2018年6月开展安全生产“五进”活动

合生产农忙季节，开展特殊工种技能比赛，利用广播、电视大力宣传安全生产的重要性，以提高职工安全意识。

按上级部门要求，每年制定政企联动演练方案，截至2020年共计组织各种演练120余次，参与1.4万余人次，参与企业、单位、部门32个。

三、安全检查

1985—2000年，安全检查采取定期检查与个别抽查相结合形式。每年定期检查4次。在春秋防火期内加大检查力度，检查各项规章制度及组织机构是否健全，安全管理工作是否到位，安全措施是否落实，以及自检自查的情况。查出的隐患，限时整改。

2001—2020年，农场每年都要组织开展综合性安全检查和行业专项检查、单位自查。20年间，农场开展综合性安全检查80次，查出隐患2223处，下发整改通知书600余份，基层单位开展安全自查2200次。农场各行业部门进行专项安全检查150次，通过检查发现和消除安全隐患1090件，限期整改133件。每次综合、专项检查都制定详细的检查方案，有针对性的进行检查，并安排在节假日期间和夜间进行，保证安全工作的有效落实。农场对上级安全检查中发现的安全问题做到次次有记录、事事有记载，对发现的安全隐患及时下发整改通知书，落实措施，认真整改。

四、安全应急管理

2020年，根据上级体制改革要求，八五〇农场机构实施改革，成立了安全应急管理办公室，将森林防火、防灾减灾、防汛抗旱等协调救援工作并入农场安全应急管理办公室。并根据上级要求，2020年1月1日0时，八五〇公安派出所将消防中队管理权移交给农场安全应急办管理。消防中队更名为农场消防队。农场应急办继续按属地政府及集团、分公司要求落实好安全应急工作。

2020年，结合改革新变化、新要求，理顺落实安全管理责任。制定和完善了安全应急管理制度和应急预案，重点落实风险隐患排查工作。通过安全检查，共查出各类隐患58项，现场整改56项。接收并组建了农场消防队，积极开展业务技能训练、灭火救援、抢险救灾等工作，全年出警11起，挽回直接经济损失40万余元。

五、新冠肺炎疫情防控

2020年1月，面对突发而至的新冠疫情，八五〇农场党委高度重视，积极行动，周详部署。组织社区居委会、管理区，严格落实网格管理，严密实施遣返、隔离观察等措施。全场干部职工、党员群众、公安和医务人员自始至终坚守在疫情防控第一线，坚守在高速路口、火车站和铁道兵路口，不顾严寒酷暑、环境艰苦，吃苦耐劳、坚守岗位，团结协作、尽职尽责，全年累计排查11.3万人次、车辆5.2万台次（图5-2-5），累计投入疫控资金96.6万元，采取有力应变措施，积极推动复工复产，保障了生产生活正常秩序，圆满完成了防疫阻击战阶段任务。

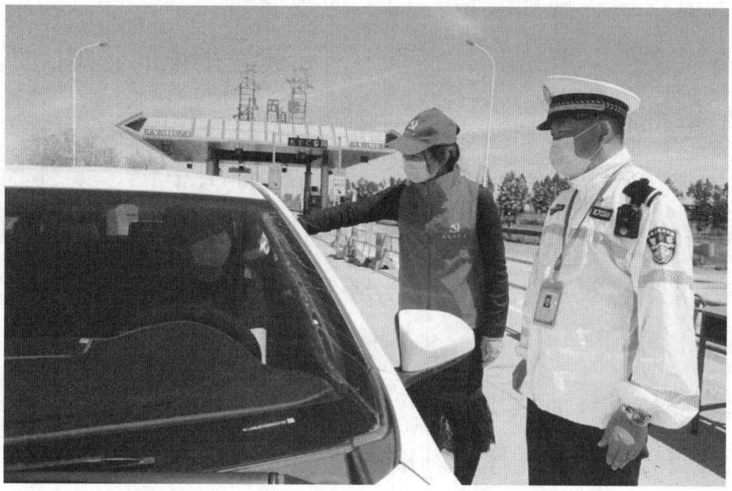

图5-2-5　严把“新冠肺炎”疫情防控第一线

第七节　土地利用

1988年10月，土地管理业务从水利科分出单设，成立了土地科。1993年9月，更名“黑龙江省土地管理局驻农垦牡丹江土地管理局卫星分局”，人、财、物三权上划，实行垂直管理。1996年1月，机构名称改为“虎林市土地管理局卫星土地管理所”。1998年7月，恢复“黑龙江省土地管理局驻农垦牡丹江土地管理局卫星分局”建制及名称，人、财、物三权上划，实行垂直管理。2000年，更名为“黑龙江省国土资源厅驻八五〇农场国土资源科”。

2003年5月，投资4.5万元，开展了“土地利用现状数据库建设”。

2005年12月31日，垦区国土资源管理体制实行“一级派驻，全线垂直”，“撤科建所”，成立黑龙江省国土资源厅驻农垦总局国土资源局牡丹江分局八五〇农场国土资源所。2016 年 8 月成立垦区牡丹江管理局不动产登记中心八五〇分中心。

农场国土资源所严格执行国家供地政策，实行规划管理与用途管制相结合，规范用地审批程序；强化建设用地审批的监管力度，对建设项目按照建设用地定额指标和工业用地定额指标，实施全程管理。

一、地籍管理与利用

（一）地籍管理

认真贯彻“十分珍惜和合理利用每寸土地、切实保护耕地”的基本国策，农场依据国家和省政府颁发的土地管理法规和政策，加大地政管理力度，于 1991 年、1994 年制定下发了农场土地管理有关文件，严格对非农业用地和建设用地的管理。要求所有宅基地的建设及用地实行严格的审批制度。

1991 年 5 月，根据上级的要求和布置，全民所有制单位、集体所有制单位和个人，依法使用国有土地，由县级以上地方人民政府登记注册，核发证书，确认使用权。对此，农场下发了《关于在八五〇农场土地管理辖区开展土地申报登记核实发证工作的通知》。首先对场部地区的 2000 多户居民和 40 多个基层单位的公共占地进行了丈量核实，进行建档申报和发证工作。个人宅基地从 1992 年 5 月至 1993 年 10 月，陆续领取了“国有土地宅基地使用证”，农场于 1995 年 1 月，领取了虎林县人民政府颁发的“国有土地使用证”。

1993 年，通过土地详查工作的开展，基本摸清了农场各类土地的底数。

1995 年 3 月，按照上级有关“五荒”开发精神，农场成立了“五荒”开发领导小组，制定了“五荒”资源开发和管理的实施办法。

1998 年 10 月，根据水利部松辽委计划，对穆棱一干下游段进行改造。农场在此段施工占用了虎林县宝东乡凉水村土地 4 块，面积 560 亩。农场二十五队以同等面积的土地划归虎林县宝东乡凉水村，双方于当年 10 月 30 日签订了《换地协议》。

2002 年 1 月 9 日，省人民政府为农场颁发了《中华人民共和国国有土地使用证》。

2003 年 4 月，农场开展城镇数字化地籍工作。采用全球定位系统（GPS）完成了控制点布设和场部地区卫星定位地籍数据库建设。

2005 年，因发证主体不合法，农场国土资源科将场部地区由垦区内部发放的国有土地宅基地使用证清理注销并收回。

2006 年，按上级部门工作部署，农场国土资源所进一步规范土地登记发证工作。

2006—2016 年，全场共发放土地证书 1872 本，注销登记证书 193 本，土地他项权利证书 2 本。2016 年，成立了不动产登记中心，专门办理不动产登记，颁发不动产证，同时停止办理土地登记发证。按地籍科要求完成 2013—2015 年各类已发证的电子版存档。

2018 年，根据上级文件要求，下发了《关于成立农场第三次土地调查领导小组的通知》文件，召开了“农场级土地第三次调查协调会议”。在全场范围内开展二调成果与土地利用现状不符情况的调查工作，由农场管理区、作业站、测量队共同合作完成了第三次全国国土调查外业核实图斑 2997 块。

2018—2020 年，办理抵押注销登记 1 宗；出具无划拨房产证明 72 份，配合不动产登记中心做好发证工作。

（二） 土地利用

强化建设用地审批监管力度，严格执行建设用地和工业用地各项定额指标，建设项目全程管理到位；严格执行国家供地政策，实行规划管理与用途管制相结合，新建、改建都必须符合总体规划，严格规范用地审批程序。

2001 年 2 月，农场开展国有企业改制国土资产处置审批工作。

2002 年 7 月，根据上级文件规定，停止了经营性项目国有土地使用权协议出让，对商业、旅游、娱乐和商品住宅等各类经营性用地实行招标、拍卖或挂牌方式出让。农场开始实施垦区的基准地价标准体系，结束多年来一直参照虎林市基准地价标准局面。

2003 年 5 月，农场依据《黑龙江省农垦总局牡丹江分局关于利用卫星遥感技术全面开展局域内土地利用现状调查的通知》，投资 4.5 万元，开展了“土地利用现状数据库建设”。

2007 年 7 月，基层国土资源所宅基地审批权全部上收到分局国土资源局，基层国土资源所只负责收件、组卷呈报工作。2008 年 6 月，农场开展第二次土地利用现状调查工作。

2009 年 1 月，建设用地审批权全部上收到黑龙江省国土资源厅，实行用地方案呈报审批制度，依据省国土资源厅审批的方案，分局国土资源局再对各场呈报的用地项目审批。同年 9 月，农场依据《黑龙江省农垦总局关于公布垦区小城镇基准地价标准的通知》，启用修订更新的地价。

2011—2020 年，配合牡丹江分局国土资源局测量队完成各项用地测量任务 52 个，测量面积达 67.07 万平方米。上报用地方案 26 宗，个人平房办理租赁手续 45 宗地。

二、耕地保护与规划

（一） 耕地保护

农场国土资源所严格按照耕地保护的要求，落实耕地保护责任制，签订耕地保护责任状，做到耕地保有量大于等于《耕地保护责任状》所要求的面积，实行占补平衡机制；建立健全基本农田保护档案，把基本农田保护责任制度落到实处，做到图、表、册与实际相符，确保基本农田总量不变。

2007年，农场国土资源部门申报国家无偿投资的基本农田土地整理项目。

2008年6月8日，农场利用第二次土地利用调查的成果，划定基本农田面积为38.74万亩，约占耕地总面积75%。

2008—2009年，农场设立国家统一监制的基本农田保护区标志牌5块。

2016年3月起，执行调整后的垦区征地区片综合地价标准；根据相关要求，对现行土地利用总体规划进行调整。

2016年，核实基本农田保护标志牌、宣传牌使用情况，配合农垦牡丹江分局国土资源局对损坏标志牌进行更换。

2020年，编制完成了2011—2020年土地整治项目，增添了6个大区的高标准基本农田整治项目。

2011—2020年，上报设施农业用地备案5宗。上报批次（农用地转建设用地）项目5宗。八五〇国土资源所与农场签订《耕地保护责任状》，做到耕地保有量大于等于《耕地保护责任状》所要求的面积，确保基本农田总量不变。

（二）土地规划

按照上级部门的指示精神，认真完成土地规划管理日常工作，及时、准确上报各项报表；按要求将年内上级下发和所内上报的文件、材料整理后装盒存档，做到材料整理齐全、各项报表数据衔接准确。

2009年11月，农场第二轮（2006—2020年）土地利用总体规划修编工作启动，由农场委托农垦牡丹江分局国土资源局和黑龙江恒睿科技咨询股份有限公司共同承担，于2010年12月底完成定稿。

2011年，在开展新一轮土地利用总体规划修编工作中，八五〇国土资源所以农场撤队并区、整体搬迁、建设用地等为重点进行整理。

2015年，严格审批、规范管理、保护资源、依法用地。配合上级部门完成增减挂项目实施完成情况验收。

2018年，调整增减挂项目，对拆旧区和建新区以及开天窗的项目进行实地测量，核实面积后上报，利用这次增减挂方案进行调整，及时上报增减挂项目拆旧及建新区坐标，按要求将坐标落入土地利用现状落图和规划落图中。

2020年，按照上级文件要求，对照辖区内涉及的增减挂项目进行验收。

三、执法监察

八五〇国土资源所做好动态巡查工作，实施动态巡查机制，确定动态巡查区域，分区片进行动态巡查，明确巡查责任人，建立巡查台账，每月巡查不少于2次；全面发挥网络建设机制作用，设立执法监察兼职网络，与执法监察信息员签订责任书、建立档案并登记造册。

利用地球日和土地日全面开展土地法律法规的宣传；加强动态巡查，将农场场区、方虎公路两侧列为一级巡查区域重点巡查；各管理区、居民点、农村道路两侧及基本农田保护区列为二级巡查区域及时巡查；一般农田保护区、林场、沙场、砂石山等列为三级巡查区域经常巡查；对发现有违法用地行为的位置重点监控，及时掌握用地动态，采取相关处置措施，及时制止，降低土地违法案件的发案率。

2009年，全国开展卫片执法检查，形成天上看、地下查、网上管、全国一张图管地的工作模式。

2010年，农场被卫片执法检查到疑似违法用地10宗，其中查实一宗违法用地。

2011—2019年，配合监察科对辖区内6宗违法用地现场核实及照片拍摄工作，并按照要求与各管理区签订兼职巡查员巡查责任状。2019年，完成大棚房清理工作及违建别墅的清理工作。

2020年，按照《黑龙江省农村乱占耕地建房问题摸排工作实施方案的通知》的文件规定，开展乱占耕地建房摸排工作。

四、土地权属

2002年1月9日，黑龙江省人民政府为农场颁发了《中华人民共和国国有土地使用证》。登记用途为农用地，使用权类型为划拨，使用权面积78.9万亩。

2011—2019年，土地权属未发生变化。

2020年10月22日，通过补（换）证登记（旧证换新证）颁发不动产权证，原土地证注销。

第八节　工商管理

1984年底，农场成立工商物价局。1988年4月，工商物价局更名为“牡丹江农垦卫星工商物价局”。1996年元月，更名为“虎林县工商局卫星工商所”。1998年7月1日，更名“黑龙江省垦区牡丹江工商行政管理分局卫星工商所”。根据牡丹江工商行政管理分局改革要求，2007年、2009年，先后成立卫星云山工商物价所和第二中心所，办公地点在卫星。2011年，恢复卫星工商所建制。2019年，行政职能移交虎林市政府，卫星工商物价所更名为卫星市场监督管理所。从1984年农场成立工商物价局至2020年，4次更换名称，管辖范围和职责范围也多次调整。2020年底，农场共有企业122户、合作社30户、个体工商户590户。2015—2020年，卫星工商所共立案16次，处罚商户16户，罚款5万元；处理消费投诉、举报600多次，为农场居民挽回经济损失10多万元，维护了农场居民的消费权益、规范了农场的经营秩序。

一、工商管理

卫星工商所每年都会对农场负责监管的经营主体进行多次巡查，对一般行业以例行检查为主、随机抽查为辅的监管方式；对农场重点行业、重要区域、重点消费品或服务每年进行多次专项执法检查；做好投诉举报的受理工作，及时受理并回复投诉举报人。

（一）个体工商管理

1984年，办理个体登记674份、私营企业登记3份、中外合资企业3份。在扶持个体户经济发展方面，农场工商物价局制定了各种优惠政策，尽力为个体户排忧解难，减轻负担，放宽经营范围，简化办照手续，为发展个体经济创造有利条件。

1985年，有个体工商业户101户，从业人员113人，注册资金56万元。

1997年5月，针对农场企业下岗人员多的现状，工商所协调有关部门，批建40户经商用房解决了下岗人员从事个体经营场地问题。

2000年，个体工商业户发展到346户，从业人员460人，注册资金551万元，营业额1086万元。

2001年，由于原农贸市场拆除，在市场内经营的近百户个体经营者除极少数租房经营外，多数废业，个体户数急剧减少。个体登记管理方式，由卫星工商所负责受理和审核，再由牡丹江工商行政管理分局负责复核、打印、发放执照。

2005年初，按照上级精神，除非煤矿山、医药、娱乐等A类行业登记仍由牡丹江工商行政管理分局负责登记外，其余B类和C类个体工商业户的登记、审核、发照权均由卫星工商所负责。2005年11月，卫星工商所正式开展个体工商业户的受理、审核、发照工作，简化登记、审批程序，方便个体业户及时申领执照。

2007年起，实施撤队建区以及居民区整体搬迁，在原生产队从事经营的个体工商业户除个别到场部继续经营外，绝大多数办理了注销登记，个体工商业户有所回落。到2011年，有个体工商业户61户，注册资本294万元。

2008年9月1日，根据上级精神，停止征收个体工商业户管理费和集贸市场管理费。卫星工商所停收了“两费”。为个体工商户每户年均减负1200元左右。

2015年7月1日，黑龙江省率先推行“四证合一”登记制度改革。卫星工商所按要求办理新版营业执照，新执照不再标注“注册号”，改为“统一社会信用代码”。同年8月31日，国家食品药品监督管理总局令第17号公布《食品经营许可管理办法》。食品经营许可证取代食品流通许可证、餐饮服务许可证，卫星工商所开始为农场经营食品零售业的个体工商户办理食品经营许可证。

2017年8月6日，国务院发布《无证无照经营查处办法》，自2017年10月1日起施行。明确了在查处无照无证经营行为中，各市场监管部门的职责分工。卫星工商所在监管范围内，单独或配合其他市场监管部门，依法对无证无照经营的行为进行查处，有效地维护了农场健康的经营秩序。

2019年，卫星工商所正式移交虎林市场监管局后，监管职能扩大，开始对农场餐饮业、食品小作坊、特种设备等进行监管，实现对食品安全的全链条监管。同时为农场餐饮业、小作坊（食品加工业）办理食品经营许可证。对药品和化妆品零售业经营主体、正在使用的特种设备进行监管，提升了监管水平和监管效率。

2020年12月31日，农场共有个体工商户590户，注册资本4104万元，就业人数1184人。

（二）企业管理与服务

卫星工商物价所成立以后，积极协助农场企业、合作社的经营者办理营业执照、许可证等各种业务，让企业少跑腿，降低办事成本。1988年3月，按照《工商企业管理条例》要求，召开了企业厂长、经理对话会，参加企业52户，参加人员63人。1985—2000年，办理企业注册登记156户，办理变更登记204份，增加企业经营项目216项，为企业办理产品商标注册26份。

2001—2010年，农场良好的区位优势和招商引资政策，为企业的发展创造了条件，登记的企业有43家，呈现出逐年增长的态势。2008年初，卫星工商所根据牡丹江工商行政管理分局指示精神，将虎林电厂等4家企业移交给青山工商所管辖。同年9月，根据上级文件精神，接收了4家在农场境内的地方煤矿。截至2010年底，辖区内共有各类企业53家，其中，内资企业14家，私营企业39家。

2011—2020年，农场经济快速发展，农场企业的数量不断增加，规模、质量及市场竞争力明显提高。

2015 年，药品零售行业由个体经营变为企业经营。农场药店当年全部转变为企业，个体工商业户全部退出药品零售行业。

2020 年底，农场共有各类企业 122 户，注册资本 5.04 亿元，就业 1776 人。其中：企业资本千万元以上的有 15 户，100 万以上 44 户。

（三） 经济检查

随着市场经济的不断发展，卫星工商物价所负责的经济检查内容越来越广、任务也越来越重。1985—2000 年，卫星工商所共查处假冒伪劣商品 487 种，2653 件，销毁假冒商品价值 2.16 万元。查处违法案件 8 起，罚没款 4.6 万元。查处了倒卖钢材倒卖化肥和非法经营甜菜种子案 31 件，罚款 4.55 万元。2015 年，卫星工商所查处假冒舒肤佳香皂和洗发水 100 多件，货值 2000 元。

（四） 专项执法检查

1. 非洲猪瘟。在 2018 年、2019 年非洲猪瘟防治工作中，卫星工商所的执法人员一直奋战在第一线。2019 年没有改革前，卫星工商所只负责生鲜猪肉的流通环节监管，执法人员定期对农场食品流通领域中的生鲜猪肉进行检查，重点检查在售生鲜猪肉的两证一票和进货台账，确保流通环节在售的生鲜猪肉合格，防止病猪肉和来源不明的猪肉进入农场流通。2019 年改革完成后，卫星工商所实现了食品行业全流程、全链条监管，开始对食品生产企业的生鲜猪肉采购、存储、生产、产成品的销售，餐饮业的生鲜猪肉的采购、存储，零售业的在售生猪肉的索证索票、台账实行全面监管，提升了监管能力和效率，维护了农场的食品安全和居民的人身安全。

2. 新冠疫情。2020 年，面对突如其来的新冠肺炎疫情，卫星工商所根据上级要求和农场防疫指挥部的要求，深入各大超市、商铺、药店，严查经营假冒伪劣防疫物资、哄抬物价、虚假宣传等各种违法经营行为。要求基本生活必需品和防疫用品的购销差价不得超过 30%。在疫情防控常态化后，加大对来自高风险地区的商品专项执法检查力度，严防高风险地区、发生疫情企业的商品流入农场；对进口冷链食品和冷冻食品进行常态化监管，要求农场所有使用冷链食品的经营者做好索证索票、台账记录；在“黑龙江省进口冷链食品监管平台”上线的第一时间，协助、监督农场相关行业经营者注册使用，对购入的进口冷链食品及时登记。

二、物价管理

1985—2000 年，物价管理的主要任务是为企业产品做好调定价工作，进行商品收费管理、农产品成本调查、物价检查等。为企业产品调定价 327 种，发放收费许可证 65 份。先后进行了 11 次专项物价大检查，查处企业违价案件 16 起，罚没款 3.6 万元。1989 年，贯彻省政府全面实施“383”工程，即控制 383 种有关人民生活的商品价格，控制本地区物价上涨。1990 年，在贯彻落实国家物价局 1 号令过程中，在辖区内坚持商业与服务业实行明码标价制度，发放价格标签 3.8 万片。

2001—2010 年，国家对商品和服务价格采取政府定价、政府指导价和市场调节价三种管理形式。在卫星辖区内，仍采用政府定价和政府指导价的商品和服务有石油成品油、邮电、金融、供热、供水、供电、通信及各行政事业收费，其他商品和服务价格基本上是采取市场调节价的管理。2001—2006 年，居民生活必需品价格基本维持在较平稳的价格水平。2007 年 6 月起，由于原粮价格的上涨，导致居民生活必需品生产成本提高，肉食、蔬菜等居民生活必需品价格出现了不同程度的上涨。2010 年底，已办理收费许可证的单位有林业科、交通科、畜牧服务中心、职工医院、生活服务管理站、法律服务所、水务局、疾病预防控制中心、建设科、幼儿园、公安分局 11 个单位。卫星工商所对上述单位及公用企业的收费行为通过调定价、成本调查、物价检查、收费许可证年审等方式进行监督管理。

2011—2020 年，卫星工商所每年对农场内重要商品或服务的价格组织多次专项执法检查（图 5-2-6），开展以春节、国庆节等节假日为重点的市场价格秩序进行检查，对米、面等日常消费品，月饼等节日消费品，烟、酒等礼品和公用企业的收费项目、标准是否及时落实国家各项减费政策，是否有乱收费等价格违法经营行为进行检查；严厉打击零售行业虚假打折、哄抬物价等价格违法行为，维护健康的物价秩序。2016 年起，根据上级相

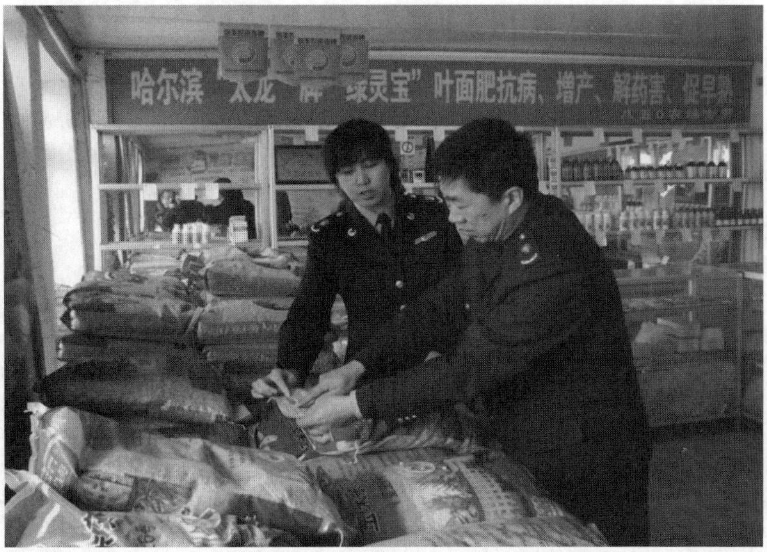

图 5-2-6　工商开展“红盾护农”维护农资市场秩序

关文件规定，将价格监管由事前监管转变为事中、事后监管。每年对农场行政事业单位的收费项目和标准进行检查。对于实行政府指导价的商品或服务，要求相关企业将收费标准、项目进行报备，并对其进行不定期的抽查。对于实行市场定价的商品或服务，实行日常巡查和专项执法检查相结合的监管方式。对重点商品在重点时间段的价格进行重点监管。

第六编

组织机构

1955年初，建立农场党委。截至2020年，共召开19次党代会。65年来，农场党委不断完善各项组织生活制度，加强民主集中制建设，全面加强党的建设，坚持从严治党，构建起“上下同心、齐抓共管”的运行机制。在党内集中教育中，经历场队两级“整党”“保持共产党员先进性教育”“学习贯彻科学发展观”“党的群众路线教育”“三严三实”“两学一做”“不忘初心、牢记使命”等主题教育活动，党组织凝聚力和战斗力不断增强，党员干部先锋模范作用发挥突出。

1956—1978年，农场工会经历了从成立到撤销，再由重建到停止工作的曲折历程。1979年，再次恢复八五〇农场工会。截至2020年，共召开15届54次职工（从业劳动者）代表大会。工会在参与企业“民主决策、民主管理和民主监督”，维护职工合法权益，开展扶贫帮困、扶低共富、共同富裕、精准扶贫等工作中，发挥了积极作用。

1959—2020年，共召开7次团代会。60多年来，在农场党委的领导下，共青团工作坚持发挥党联系青年的桥梁和纽带作用，带领青年在农场经济建设中发挥了生力军和突击队作用；女工委员会围绕农场中心工作，动员广大女职工为农场建设建功立业，维护女职工的合法权益，为农场经济、社会发展做出了贡献。

法治工作始终坚持党的领导，坚持“以人民为中心”的法治思想和“谁主管谁负责”的原则，狠抓社会治安综合治理及“平安农场”建设，通过“专群结合、打防结合、标本兼治、育人治本”，维护社会稳定和人民安宁。

国防教育工作逐步实现了硬件建设规范化、资料管理信息化、民兵工作制度标准化。做好征兵、拥军优属、防汛、抢险及教育等工作。征兵质量逐年提高，2020年，新兵学历全部达到大专以上。

第一章　农场各组织机构工作

1954年底，由余友清、阎斌等6人组成临时党委。1955年初，建立农场党委，下设3个党总支，9个党支部；1983年，下设77个党支部，共1079名党员；2020年，全场共有33个党组织，975名党员。1955—2020年，共召开过19次党代会。65年来，农场党委始终坚持“三会一课”“民主生活会”“党员联系群众”“三重一大”等制度。党组织建设逐步实现制度化、经常化、规范化；党员发展工作严格按照“控制总量、优化结构、提高质量、发挥作用”的要求，有计划、有重点、按标准、按条件发展党员，为党组织增添新生力量。农场党委紧密结合形势，开展“爱国主义”“集体主义”“社会主义”“北大荒精神”等教育活动，培养和提高党员、群众正确的人生观和价值观。坚持党管宣传的新闻报道工作原则，及时宣传报道农场各项事业发展动态，把握舆论主基调、唱响发展主旋律，汇聚改革正能量。纪检监察工作，严格执行中共中央八项规定、六个严禁及党风廉政建设责任制等，纠正党员干部在工作、生活中存在的不正之风。严格落实老干部的政治待遇和生活待遇，抓好离退休干部的服务和管理。使他们老有所养、老有所医、老有所乐、老有所为、老有所学、老有所教。

八五〇农场党委在2000年、2001年、2003年、2006年被总局党委授予“先进基层党组织”，2012年6月被鸡西市委授予“先进基层党组织”。

第一节　党员代表大会

1955—2020年，八五〇农场共召开19次党代会（表6-1-1）。其中：1955—1958年三级制农场时，召开党代会2次；1959—1962年，五分场召开党代会4次；1963年，五分场正式命名为实验农场后，召开党代会2次，兵团时期召开党代会1次；1977年，撤销兵团恢复农场后直至2020年共召开党代会10次。

部分党代会召开情况具体如下。

中国共产党八五〇农场第一届代表大会，于1956年11月23日在西岗举行。出席代表179人，其中，正式党员124人，列席代表55人。总场场长余友清在大会上作《两年工作总结》报告，就1955年建场以来在“五边”方针指导下八五〇农场的发展情况及党委开展工作情况，分农业、机务、基建、职工福利与生活问题等十个方面进行汇报。大会选举产生了总场首届党委委员。

中共八五〇农场五分场第三次代表大会，于1960年3月26日在“辉崔”举行。出席代表114人，代表五分场640名党员。分场党委书记李子英在会上做了1959年工作的基本情况和1960年任务的发言，农垦部党组织代表朱亮初和仲星帆参加了大会，并作了重要指示。总场党委代表付传友副场长也到会作了指示。大会选举产生了李子英等13人组成的中共五分场第三次委员会。

中共八五〇农场五分场第六次代表大会，于1962年9月5日在“红星村”（现八五〇农场场部所在地）召开。这是五分场时期最后一次代表大会。

中共农垦部实验农场第一次代表大会，于1965年5月27日在红星村召开。出席大会代表94人，其中：正式代表75人，列席代表19人。大会由农场党委书记郭崇华代表前届党委作了《关于1963年以来的工作报告》；社教工作团副团长贾大勤作了《关于社教运动的工作报告》；姜学奎作了《高举毛泽东思想红旗，革掉低产亏损帽子，实现1965年生产建设任务》的报告；社教工作团副团长陈重作了《关于实验农场三年规划，十年设想》的报告；社教团团长兼党委书记景明远对大会做了重要指示，并作了大会总结发言。会上选举产生了由郭崇华等13名委员组成的中共农垦部实验农场第一次委员会。

中共黑龙江省生产建设兵团四师三十八团第一次代表大会，于1970年3月21日在红星村召开，这是八五〇农场历史上第三次体制变动后的首次党代会，出席大会代表143名，其中。列席代表13名，代表全团461名党员。这次代表大会是在毛泽东主席“六一八”批示，由沈阳军区派现役在东北农垦总局所属农场组建黑龙江生产建设兵团的形势下召开的。政委于宽林代表党委在大会上作了《建团以来工作总结报告》，团长冯宗诚作大会总结。四师政委童德山代表师党委出席了大会并讲话。大会选举产生了冯宗诚、于宽林等16人组成的中共三十八团第一届委员会。

中共卫星农场第一次代表大会，于1977年6月22日在红星村召开。出席大会代表350人，代表1149名党员。冯宗诚作了《高举毛泽东思想的伟大红旗，加强党的建设，为加速建成大寨场而奋斗》的报告。大会选举产生23名委员组成的中共卫星农场第一次委员会。冯宗诚为书记，张祥、庞宝锁为副书记。

表 6-1-1　八五〇农场历届党代会召开情况一览表

届数	召开时间	召开地点	会议主题	选举委员
八五〇农场第一届	1956.11.23	西岗	1955 年建场以来在“五边”方针指导下八五〇农场的发展情况及党委开展工作情况进行汇报	张其俭等
八五〇农场第二届	1958.10.15	西岗	就 1957 年生产建设和整风“反右”斗争的情况进行了总结，并提出了 1958 年生产建设和党的工作计划进行汇报	张其俭等
八五〇五分场第三次	1960.03.26	辉崔	就 1959 年工作的基本情况和 1960 年任务的进行汇报	李子英等 13 人
八五〇五分场第四次	1960.12.16	辉崔	总结 1960 年的工作，明确了 1961 年的任务	郭崇华等 13 人
八五〇五分场第五次	1962.03.03	红星村	总结 1960—1961 年全场干部职工在党委领导下，发扬艰苦奋斗精神，进行生产自救，经受住了三年自然灾害考验。同时确定了 1962 年的任务	郭崇华等 13 人
八五〇五分场第六次	1962.09.05	红星村	—	郭崇华等 13 人
实验农场第一次	1965.05.27	红星村	关于 1963 年以来的工作报告；关于社教运动的工作报告；关于实验农场三年规划，十年设想	郭崇华等 13 人
实验农场第二次	1966.02.17	红星村	高举毛泽东思想伟大红旗，为实现 1966 年生产建设跃进指标而奋斗；农场“三五”建设规划	郭崇华等 14 人
三十八团第一次	1970.03.21	红星村	建团以来工作总结报告	冯宗诚等 16 人
卫星农场第一次	1977.06.22	红星村	高举毛泽东思想的伟大红旗，加强党的建设，为加速建成大寨场而奋斗	冯宗诚等 23 人
八五〇农场第二次	1979.11.17	红星村	突出强调党的工作重点转移，贯彻党中央“调整、改革、整顿、提高”的方针，改善和加强党的领导，狠抓端正党风问题	李振仁等 25 人
八五〇农场第三届	1983.02.25	红星村	—	张祥等 7 人
八五〇农场第四届	1987.02.14	场部文化宫	明确了今后三年的主要任务	吴军等 7 人
八五〇农场第五届	1990.07.01	场部文化宫	满怀信心跨入 90 年代，为振兴农场而奋斗；强党的纪律，坚持从严治党，把反腐败斗争进行到底，密切党同人民群众联系的若干措施	张志俊等 9 人
八五〇农场第六届	1994.12.10	场部文化宫	大会听取了上届委员会和纪律检查委员会的工作报告并做出相应的决议	陈家德等 9 人
八五〇农场第七届	1999.07.16	场部文化宫	大会听取和审议了上届委员会工作报告《面向未来，迎接挑战，团结奋进，加速发展，全面开创农场两个文明建设新局面》和上届纪律检查委员会工作报告，并通过了相应决议	郑绪凯等 9 人
八五〇农场第八届	2003.12.01	场部文化宫	总结四年来贯彻执行党的基本路线和加强党的建设的经验，确定今后五年工作计划	张宏雷等 9 人
八五〇农场第九届	2008.11.30	场部文化宫	实事求是地总结第八次党代会以来的工作，提出今后五年农场经济社会发展的总体思路和工作目标	刘佳明等 9 人
八五〇农场第十届	2013.10.28	场部文化宫	全面规划部署今后五年农场经济社会建设的主要任务；选举产生新一届中共八五〇农场委员会和纪律检查委员会	张卫华等 9 人

中共八五〇农场第十次党员代表大会，于2013年10月28日在场部文化宫召开，为期2天。出席大会正式代表168人，占全场1060名党员数的15.8%。农场党委书记张卫华作了《转变发展方式，加快转型升级，为率先全面建成小康社会而努力奋斗》的工作报告；农场党委副书记、纪委书记张昭宏作了《强化源头治腐，构建惩防体系，为党风政风根本好转而努力奋斗》的工作报告。农场场长刘佳明致闭幕词，做了总结讲话。大会选举产生了由张卫华等9人组成的中共八五〇农场第十届党委会和由张昭宏等7人组成的纪律检查委员会。

第二节　党组织机构

一、领导机构

（一）历届党委委员

1. 八五〇农场时期（三级制）

党委书记：阎斌、张其俭

党委副书记：周长岑、王思润、宋广秀、王荫菠、张一千

党委常委：张云鹏、付传友、孟宪春、肖文、曾纪银、柏华

2. 实验农场时期

党委书记：郭崇华

党委副书记：付子政

党委常委：姜学奎、范振海、夏玉祥

3. 三十六团时期

党委书记：孙荣田、周元勋

党委副书记：叶平

4. 三十八团时期

党委书记：于宽林

党委副书记：王金昆、郭崇华、张宝明

5. 八五〇农场时期（二级制）

第一届　党委书记：冯宗诚；党委副书记：张祥

第二届　党委书记：李振仁；党委副书记：王风翔

第三届　党委书记：张祥；党委副书记：吴军

第四届　党委书记：吴军；党委副书记：李华森、李希桐；党委委员：许万庆、廖春先、王在邦、薛鸿森

第五届　党委书记：张志俊；党委副书记：李华森、吴军；党委委员：许万庆、廖春先、薛鸿森、王德胜、孙爱国、郑崇文、刘汉勋

第六届　党委书记：陈家德；党委副书记：吴军；党委委员：冯占国、赵松波、孟海燕、薛鸿森、杨广明、王振武、庄萍

第七届　党委书记：郑绪凯；党委副书记：李顺、范学斌；党委委员：孟海燕、杨广明、盛宝贺、刘连学、秦红军、李红星

第八届　党委书记：张宏雷；党委副书记：郑绪凯、姜德福；党委委员：马俊学、孔令波、李红星、杨云亭、孟海燕、盛宝贺

第九届　党委书记：刘佳明；党委副书记：张宏雷、马俊学；党委委员：李红星、李晓兵、杨云亭、贾忠军、蔡景军、韦红英、郭景阳（增补）

第十届　党委书记：张卫华；党委副书记：刘佳明、张昭宏；党委委员：张天会、粟华、纪军、贾春水、齐长春、王万昌

（二）历届纪律检查委员会委员

从1979年11月农场恢复党的纪检工作到2020年，农场在历届党员代表大会上，同步选举产生中共八五〇农场纪律检查委员会。至今共选举产生了九届纪律检查委员会。

第一届　纪委书记：王风翔；委员：张洪钧、于平瑞、单志发、陈焕娥、谢升

第二届　纪委书记：王风翔；委员：刘秉科、吴旭东、李福友

第三届　纪委书记：许万庆、薛鸿森（增补）；纪委副书记：胡瑞庆、郑源贵（增补）、徐方堂（增补）；委员：戴明德、周国营、王成龙

第四届　纪委书记：孙爱国、薛鸿森（增补）；纪委副书记：徐方堂、崔腾武（增补）；委员：王振武、郑源贵、齐保平

第五届　纪委书记：薛洪森、郑绪凯；纪委副书记：郑源贵、董洪德；委员：任传举、宋文武、郑源贵、崔腾武、秦红军、殷虎陵、董洪德（增补）、郑绪凯（增补）

第六届　纪委书记：范学斌；纪委副书记：董洪德、王治友；委员：于均一、王治友、毕翠贞、范学斌、姜德福、郭玉梅、董洪德

第七届　纪委书记：姜德福；纪委副书记：吴春华；委员：栾春玲、王治友、于均一、郭玉梅、陈建新

第八届　纪委书记：马俊学；纪委副书记：吴春华、郭玉梅（增补）；委员：毕鲁敏、于均一、李祖辉、栾春玲、王治友

第九届　纪委书记：张昭宏；纪委副书记：汪龙凤；委员：陶晓彬、于均一、张春和、贾云武、孟云、王彦强（增补）

二、工作机构

1955年，建立农场党委。1956年6月，党的工作机构设政治部。1957年八五〇农场设政治部和场长办公室，其中政治部机构：党委秘书室、组织科、宣传科、团委、妇联、监委、公安分局。1979年2月，党的工作机构设组织部、宣传部、党委办公室。1985年，农场机关改革，农场党委办公室与行政办公室合署办公。

2010年，党的工作机构设党委工作部（含组织、宣传、人事、老干部、广播电视、统战、文明办、文化市场、关工委）、纪委（含监察、审计）；2012年，对部门进行调整，设：组织部（与人事、老干办合署）、纪检委（与监察室合署）、宣传部（与统战、文化、精神文明合署）。2019年，党务工作机构设党委工作部（含党委组织部、党委宣传部）、纪委。

三、基层党组织设置

1955年，建立农场党委之初，下属3个大队分别设立党总支，9个中队设立党支部。1956年6月，八五〇部农场由军垦农场改为企业性农场。下辖6个总支委员会。1957年，农场党委设党委办公室、政工室。各大队改称分场，设总支委员会。1958年，农场和公社合并，成立八五〇农场人民公社。党委会是一套领导班子两个牌子，即八五〇农场党委会、八五〇人民公社党委会。1960年，农场党委增设书记处。

1963年，农场体制调整。由三级制的八五〇农场，改建为3个两级制农场（云山农场、八五〇农场和实验农场），实验农场直属农垦部。1965年，由东北农垦总局代管。农场设党委会。1966年9月，党委成立"文革筹备委员会"，各基层支部成立"文革筹备小组"。

1969年2月10日，成立三十八团党委会，进行了整党建党工作，下辖3个党总支、35个基层支部。1976年兵团撤销，正式恢复农场建制，1977年3月，三十八团命名为卫星农场。

1979年3月，卫星农场改为八五〇农场，下辖3个党委、59个基层党支部。1983年，增设机关党委、糖厂党委，下设77个基层党支部，1079名党员。

2007年，为了加强社区的组织力量，农场从基层单位抽调有基层工作经验的党支部书记担任居民委专职书记。2008年，根据总局撤队并区精神，农场合并生产队党支部，成立了第二、四、八、九、十、十一、十二、十三管理区党支部委员会。2009 年，合并成立第五和第七管理区党支部委员会。2010 年，合并成立了第六管理区党支部委员会。同年，成立了场直第四居民委党支部委员会。截至 2010 年 12 月，八五〇农场共有 40 个党组织，其中农场党委 1 个，机关党委 1 个，党总支 1 个，党支部 37 个。

2012 年 2 月，撤销第一、第二、第八、第十、第十一生产队党支部委员会，成立第一管理区、第三管理区党支部委员会。同年 5 月，成立工业园区联合党支部委员会，实现了对全场 21 家非公企业党建全覆盖。2013 年 3 月，根据总局撤队建区指示精神，撤销第十九生产队、畜牧队党支部委员会；2014 年 5 月，生活服务管理站党总支更名为“中共黑龙江省八五〇农场场直社区工作委员会”。2017 年 1 月，按照农场企业化改革需要，撤销第八、第九、第十、第十一、第十二、第十三管理区和个体劳动者协会党支部委员会。2018 年 6 月，撤销卫星生物科技有限公司党支部委员会。2020 年 6 月，撤销生资公司党支部委员会。同年 8 月，按照国有企业退休党员社会化管理的要求，农场在 4 个居民委成立 11 个党支部，保证了退休党员的正常组织活动。同年 12 月，因农垦系统教育职能移交地方，撤销学校党支部委员会。

2020 年 12 月，八五〇农场有 33 个党组织，其中农场党委 1 个，机关党委 1 个，社区党工委 1 个，党支部 30 个。

第三节 组织工作

20 世纪 80 年代末，农场党委制定了 13 项党建工作制度，依靠制度抓好组织工作的开展和落实。

农场党委始终坚持把“三会一课”制度作为组织工作的法宝，并加以落实。制定了党支部目标管理制度、党风廉政制度、党员活动日制度、民主生活会制度、党员联系群众制度，切实维护党员权利，自觉履行党员义务，认真执行各项制度，党组织建设逐步实现了制度化、经常化、规范化。

党员发展工作中，农场党委严格按照“控制总量、优化结构、提高质量、发挥作用”的总体要求，坚持严格标准程序，严肃纪律，确保发展党员工作有领导、有计划地进行。通过开展“双投”，把党员发展的“评判权”交给党员和群众，为党组织增添高质量、充满活力的新生力量。2020 年，全场共有党员 975 名，其中女党员 235 名，占党员总数的 24.1％；少数民族党员 16 名，占党员总数 1.6％。35 岁以下党员 137 名，占党员总数 14.05％；大专以上学历党员 508 名，占党员总数 52.1％。

一、制度建设

1987—1990 年，农场党委制定了党委会议制度、书记办公会制度、党委成员联系支部制度等六项制度。在基层支部建设和党员管理方面，制定了基层党支部书记例会制度、外出党员管理制度、支部书记、组织委员例会制度等七项制度。

2001—2010 年，农场各基层党组织始终坚持“三会一课”制度、党支部目标管理制度、党风廉政制度、党员活动日制度、民主生活会制度、党员联系群众等制度，党组织切实维护党员权利，党员干部自觉履行党员义务，认真执行各项制度，确保了全场党组织建设逐步实现制度化、经常化、规范化。

2012 年，农场党委在党支部换届选举工作中，开始实行“由党员、群众公开推荐基层党组织委员候选人，由党员大会直接选举基层党组织委员、党组织书记、副书记”的“公推直选”制度。

2015 年，根据管局党委《关于进一步发挥农场党委领导集体核心作用的实施方案》，农场党委修订和完善了《八五〇农场落实“三重一大”事项集体决策制度实施方案》《八五〇农场党委会议事规则》等 16 项规章制度。

2016 年，农场党委健全完善了“三会一课”、民主生活会、党员学习、主题党日活动、民主评议党员等制度 15 项，贯彻落实“三重一大”决策，规范农场各级党组织决策行为。

二、党员队伍建设

1960 年 12 月，全场党员 625 名。1983 年，全场党员 1077 名。

1985—2000 年，发展党员 497 人。其中：35 岁以下青年占 66.2%，中专（高中）以上文化程度的占 73.2%。评出牡丹江市优秀党员 11 人次；农场总局级优秀党员 8 人次；管局级模范党务工作者 22 人次、优秀党员领导干部 5 人次、标兵 3 人次、优秀党员 58 人次；农场级模范党务工作者 102 人次、优秀党员 1080 人次；鸡西市模范党务工作者 2 人次。

2001—2010 年，农场党委认真遵循“坚持标准、保证质量、改善结构、慎重发展”的方针，有计划、有重点、按标准、按条件发展新党员，注重发展生产一线党员，注重发展年轻党员、女党员和高知识群体的大学生党员，不断优化党员队伍结构。共发展党员

158 人，其中 35 岁以下青年占 58.2%，大专以上文化程度占 64.6%。共评出总局级优秀共产党员 3 人次，优秀党务工作者 1 人次；分局级优秀共产党员 33 人次，优秀党务工作者 7 人次，党风廉政建设先进个人 10 人次；农场级优秀共产党员 759 人次，优秀党务工作者 70 人次。

2011—2020 年，农场党委严格按照“控制总量、优化结构、提高质量、发挥作用”的总体要求，坚持严格标准程序，严肃纪律，确保发展党员工作有领导、有计划地进行。按照《鸡西市建立健全发展党员质量保证机制的实施办法》有关规定，把经党组织培养教育一年以上的所有入党积极分子，都作为“双投”票决的对象，纳入“双投”票决范围，把“评判权”交给党员和群众。共发展党员 124 人，其中 35 岁以下青年占 68.2%，大专以上文化程度占 74.6%。共评出总局级优秀共产党员 1 人次，鸡西市优秀共产党员 1 人，优秀党务工作者 1 人次；管理局级优秀共产党员 23 人次，优秀党务工作者 7 人次；农场级优秀共产党员 487 人次，优秀党务工作者 41 人次（表6-1-2）。

表 6-1-2　1977—2020 年八五〇农场党员基本情况统计表

单位：人

年份	党员总数	正式党员	预备党员	男	女	35岁以下	文化程度				发展党员								
							大专以上	中专	高中	初中及以下	总数	男	女	汉族	少数民族	35岁以下	专业人员	文化程度：中专高中以上	文化程度：初中以下
1977	1138	1126	12	952	186	477	—	—	—	—	9	—	—	—	—	—	—	—	—
1980	1046	1012	34	910	136	290	—	—	94	952	12	8	4		—	—	—	4	8
1985	1228	1199	29	1079	149	255	52	79	81	1016	27	23	4	27	—	23	9	13	14
1990	1107	1068	39	972	135	194	163	132	124	688	45	37	8	45	—	31	27	37	8
1995	1131	1107	24	997	134	244	215	204	174	538	24	21	3	24	—	17	7	19	5
2000	1071	1039	32	928	143	112	271	209	81	510	30	23	7	30	—	30	20	28	2
2005	1003	983	20	859	144	88	343	175	64	421	20	14	6	20	—	14	16	20	—
2010	1034	1020	14	860	174	101	410	159	74	391	13	9	4	12	1	10	10	13	—
2015	1026	1014	12	806	220	122	475	152	74	325	12	7	5	12	—	7	6	12	—
2020	975	961	14	740	235	137	508	139	73	255	14	8	6	14	—	11	9	14	—

说明：每五年一行。

三、基层党建工作

（一）专题教育

1957 年 5 月，农场党委在西岗召开了场直干部会议，传达了中央《关于整顿党的作风》的通知。5 月 17 日，王震部长和张林池副部长来农场视察，并在西岗召开全场干部会议。王震部长在会上作了《整风运动报告》。

1958年1月，农场党委进一步向全场发出“大鸣大放、重点整改、大辩论、系统整改”号召，要求各党总支及整风单位必须明确“整风是整领导，坚决整掉三个坏主义，要下决心引火烧身，将整风矛头引向自己，以免犯错误”。

1985年，农场开展以“统一思想、整顿作风、加强纪律、纯洁组织”为基本内容的全面整党工作。全场有2个党委（机关党委和糖厂党委）、3个党总支（教育中心党总支、经销公司党总支和西岗联合厂党总支）、82个党支部的1208名党员。

1985年10月5日至1986年6月5日，农场进行场处级整党工作。分3个阶段进行，即：系统学习，边整边改阶段；对照检查，集中整改阶段；组织处理，党员登记和后期建设阶段。1986年11月5日至1987年1月25日，进行农场队级整党工作。分2个阶段进行，即学习整党文件，进行党性教育阶段和民主生活会、组织处理、党员登记后期建设阶段。

2005年7月，在全场各单位开展党员先进性教育活动，历经学习动员、分析评议、整改提高3个阶段的工作。

2008年10月，在全场开展学习实践科学发展观活动。活动共分3个阶段进行，即：学习阶段（学习培训、深入调研、思想讨论）、分析检查阶段（深入征求群众意见、召开专题民主生活会和组织生活会、形成领导班子分析检查报告、组织群众评议）、整改提高阶段（制定整改落实方案、集中解决突出问题、完善体制机制）。参加学习实践科学发展观活动的有2个党委（农场党委、机关党委）、1个党总支（生活服务站党总支）、40个党支部的1031名党员。

2014年3月，在全场开展党的群众路线教育实践活动，按照“照镜子、正衣冠、洗洗澡、治治病”的总要求，在深入学习的基础上开展大调研、大讨论和大整改活动，坚决反对形式主义、官僚主义、享乐主义和奢靡之风，教育引导党员干部牢固树立宗旨意识和马克思主义群众观点。

2015年6月，在全场范围内开展“三严三实”（严以修身、严以用权、严以律己，谋事要实、创业要实、做人要实）专题教育。农场党委收集各类意见建议136条，其中领导班子“不严不实”问题12条，班子成员个人“不严不实”问题124条。

2016年5月，在全场党员中开展“两学一做”学习教育。以“三会一课”为主要形式，抓好集中学习和研讨，不断加深广大党员对党章党规、系列讲话的理解认识。全场各支部及党员干部讲党课72场次，受教育党员2000余人次。

2019年6月，在全场范围内开展“不忘初心、牢记使命”主题教育。各级党组织通过召开学习交流座谈会，组织党员干部集中观看专题教育片《丰碑》《楷模》《北大荒精神专题》，教育引导党员干部汲取榜样力量、争当时代先锋。

（二）党建载体

农场党委以加强基层组织标准化、规范化建设为目标，着力培养党组织的凝聚力、向心力和执行力，实现了“常规工作有提升、重点工作有创新、难点工作有突破”，促进了基层党建健康有序发展。

1992 年初，根据管局党委要求，在全场各基层党支部开展标准化党支部达标升级活动。

1995 年底，粮油加工厂、乳品厂、修造厂、四队、物资科等 27 个单位党支部达到管局级标准化党支部标准。

2008 年 4 月，结合“北大荒先锋工程”，开展“八比八看”主题实践活动，即：比为民看发展、比惠民看政策、比富民看收入、比育民看素质、比安民看稳定、比亲民看民意、比助民看措施、比乐民看活动。

2012 年，推行“互联网＋党建”新模式，建立了八五〇农场党建网络管理平台，栏目设置内容涵盖了扶贫帮困、党员教育、科技培训、上级精神、主题党日、在职党员进社区等党建工作。

2013 年 3 月，全场 13 个管理区、4 个居民委、4 个场直二线单位全部建立党建网络平台。

2014 年 5 月，场直社区党工委全面推进“在职党员抢单服务”，完善“在职党员进社区”微信群，丰富“在职党员进社区”活动内容，组建 7 支志愿者服务队（图 6-1-1）。

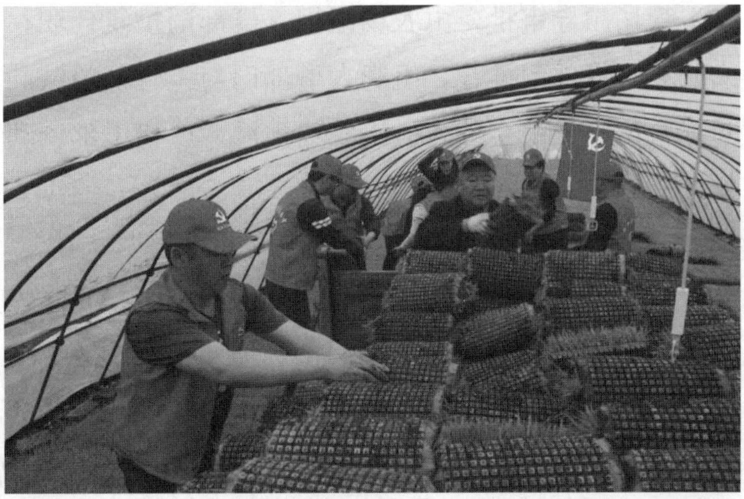

图 6-1-1　2018 年，第一管理区党员志愿服务队帮助贫困水稻户装秧苗

2016 年 11 月，八五〇农场党建信息管理典型案例在第四届全国基层党建创新案例征集活动上选登。

2017年，按照总局党委要求，积极开展“北大荒堡垒工程”创建工作。

2018年，第七管理区、学校党支部被评为管理局北大荒堡垒工程八星级示范党支部。

2019年，第五管理区、第四居民委、医院党支部被评为管理局北大荒堡垒工程八星级示范党支部，第七管理区党支部被评为总局级北大荒堡垒工程示范党支部。

2020年初，结合新冠肺炎疫情防控工作，制定了社区党工委＋战区党支部＋网格党小组＋党员中心户的“四级网络”体系，以居民委党支部为单位划分4个疫情防控战区党支部。

四、干部管理与培训

（一）干部管理

农场干部管理工作，一直归党委组织（人事）部具体负责。

1985年初，制定了《干部管理暂行规定》，坚持党管干部、干部“能上能下”的原则。明确了干部管理权限、干部聘任程序、干部选拔使用、考察、教育、交流、回避以及干部奖励、处罚等规定。

1988年4月，农场根据深化改革的要求，实行场长负责制。干部的任用由过去的党委任免，改为行政各级下部由场长聘用，政工干部由党委任命。

2001年，农场党委下发了《关于加强干部管理工作的规定》。严格干部考核任免程序，基层单位主管由农场组织人事部门考核、农场聘任或农场党委任免或由职工（党员）民主选举产生；副职干部由基层单位或主管部门、主管场领导推荐，组织人事部门与主管部门共同考核并提交主管场领导审批，由农场组织人事部门批复任职；管理人员或专业技术人员由基层单位或业务主管部门推荐，组织人事部门与主管部门共同考核并提交行业分管场领导审批，由基层单位聘任；会计人员由农场委派。严格干部调动手续，调出和调入农场的干部由场长审批。

2003年，农场党委以《党政领导干部选拔任用工作条例》为依据，把管理局《加强干部选拔任用工作的意见》作为干部选拔任用工作的行动指南，并同农场干部选拔任用工作的实际结合起来，把不断完善干部选拔任用制度作为做好干部工作的重要措施来落实，逐步建立、完善了一整套干部选拔任用和监督制度。

2007年，按照牡丹江分局《关于为结对子乡镇选派技术顾问的通知》要求，场县共建互派干部挂职，农场选派4名技术能力强的干部分别到宝东镇、虎林市挂职镇长助理、市长助理及党建指导员等职。

2016年起，按照上级要求，从动议、民主推荐、考察、讨论决定到任职，严格坚持

“凡提四必”和“三个不上会”“五个不准”原则，严把政治关、廉政关，确保选人、用人工作程序规范，做到了公开、民主透明。

2018年起，开始运用干部任免审批表编辑器对全场在职干部的任免审批表重新进行编辑，实现了干部任免信息化管理。

2011—2020年，农场党委采取上挂下派、交流轮岗、选送外出学习等形式不断搭建干部成长平台，将懂经营、会管理的年轻干部调配到重要岗位，选优配强了基层、二线班子，逐步形成了专业技术、年龄结构、知识结构更加合理的干部人才梯队。10年来，共调整任免干部967人。

（二）干部培训

农场党委始终把基层作为培养干部的主阵地，在坚持常态化、制度化培训学习的基础上，针对干部人才短板，有针对性地开展培训，借力知名高校及场外优质资源，组织干部人才赴场外考察学习，进一步开阔干部人才视野眼界，坚持“请进来”与“走出去”相结合，为干部人才提供专业能力素质提升机会。1981—1998年，农场共举办后备干部培训班7期，培训201人次。

2001年，农场党委制定了《八五〇农场实施素质工程方案》和《实施素质工程“考学”办法》，由党委工作部负责全场“素质工程”的综合协调，抓好招聘大学生工作和人才计划的实施，安排协调干部异地学习与实践锻炼及后备干部的考核等。

2001—2010年，农场有100余名机关和基层单位干部到北京、上海、山东、江苏、河南等发达地区考察、脱产学习；有16人到北京大学、清华大学参加企业家及领导力培训；23名机关干部下派到生产队挂职锻炼，10名基层干部到机关代职锻炼。10年间，农场干部专业技术人员参加继续教育培训3865人次。

2011—2020年，农场（公司）党委每年均组织为期3～7天的干部培训，先后外聘省委党校、农垦干部管理学院、农垦水稻研究所、东北农业大学、八一农垦大学的专业教授及管理局部门领导为农场中层干部授课，共计培训1200余人次（图6-1-2）。

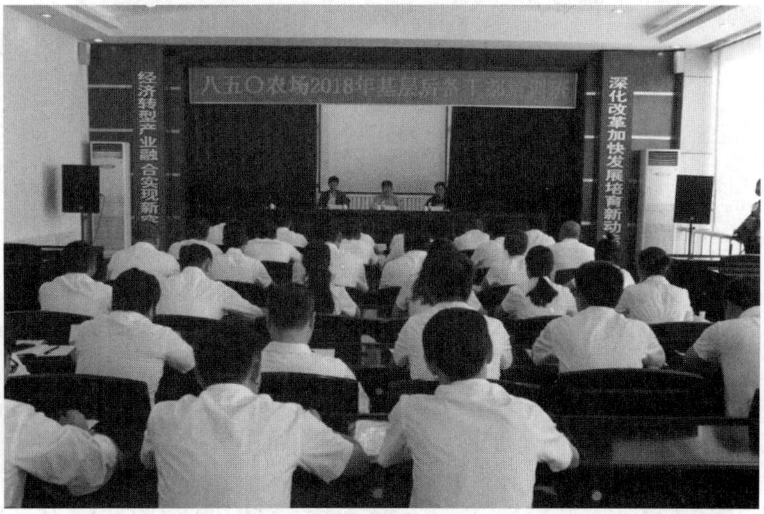

图6-1-2 2018年农场举办后备干部培训班

第四节　宣传工作

建场65年来，农场党委十分重视思想政治工作，结合形势开展主题宣传、教育活动。通过开展“新三反”运动、“五好”生产队运动、“社教”运动，以及爱国主义、社会主义、北大荒精神教育和“历史、情感、愿景”教育，树立党员及干部群众正确的人生观、价值观。

加强干部理论教育工作，学习《为人民服务》《纪念白求恩》《愚公移山》、县委书记的好榜样焦裕禄事迹、新时代中国特色社会主义思想，以及在社会主义实践中的新理论、新知识、新方法，激发干部群众艰苦创业、奋发图强、与时俱进、开拓创新的拼搏精神。

坚持党对宣传工作的绝对领导。牢牢把握舆论主基调，唱响发展主旋律，汇聚正能量，发挥报刊杂志、电视、网站、微信等新闻媒体作用，实时宣传农场各项事业的发展动态，为经济、社会的发展营造良好的舆论氛围。

大力开展精神文明建设工作。通过开展“十星级文明户”评比、“五讲四美三热爱”“三优一学”活动，以及社会主义荣辱观教育活动，净化社会风气，培养文明行为。制定和完善文明建设管理制度和措施，通过“义务建设、制度管理”，提高广大居民保护环境、爱护环境、参与建设的自觉性。

到2020年，全场有3个单位荣获国家级“文明单位”，9个单位荣获省级“文明单位”，15个单位荣获总局级“文明单位”；2个管理区被评为“全国文明村镇”；陶恭喜被评为“黑龙江省第四届孝老爱亲道德模范”和“2020年二季度龙江好人”，黄汝安家庭被评为“全省文明家庭”。

一、职工思想政治工作

农场党委通过加强理论学习、强化思想教育、开展主题活动等方式，不断加强思想政治工作力度，解放思想、提高认识、凝聚共识。

1960年4月15日，农场开展了反贪污、反浪费、反官僚主义的“新三反”运动。

1963年起，开展“五好”生产队运动。“五好”内容是：生产建设好、经营管理好、贯彻政策好、政治思想好、生活管理好。运动中评比“五好”干部、“五好”职工、“五好”生产队、“五好”班组，掀起比学赶帮超社会主义大竞赛。

1963—1967年，农场党委开展爱国主义教育和社会主义教育以及“学习毛主席著作的群众运动”“五好生产队运动”“学习雷锋、焦裕禄”等活动。

1964年1月至11月，开展“面上社教”，成效不大。同年12月，东北农垦总局确定八五〇农场为首批社教重点场，社教运动在农场全面展开。运动中共查出贪污盗窃、“投机倒把”行为的127人。贪污款8.6万元，粮票5100千克，布票310尺。有12名干部受处分，其中开除党籍、行政撤职的2人。1965年5月运动结束。

1968—1976年，三十八团先后开展了一系列主题宣教活动。

1977年3月，农场提出“高举红旗学大寨，粮豆指标大发展，四年建成大寨场”的口号。1979年，开展关于真理标准问题的讨论。

1985—2020年，农场党委围绕职工群众关心的热点、难点问题，开展了形势教育、政策教育、解放思想更新观念教育、爱国主义教育、集体主义教育、社会主义教育、北大荒精神教育、《公民道德建设实施纲要》教育、社会主义荣辱观教育、北大荒核心价值观教育、“历史、情感、愿景”三项教育、社会主义核心价值观教育等。

二、干部理论教育

农场党委始终重视干部的理论教育工作，做到理论教育有计划、有制度、有考核。

1963年开始，重点学习《为人民服务》《纪念白求恩》《愚公移山》。通过学习，提高群众的思想觉悟，树立起为革命种田的思想。

1965年，开展学习县委书记好榜样焦裕禄的活动，组织焦裕禄事迹文艺节目。激发干部群众艰苦奋斗建设农场的干劲。

1985年，在农场领导班子中成立了中心理论学习组；基层单位有干部理论学习小组；农场党校、党委宣传部专门配有理论教员和理论干事负责理论教育。中心理论学习组学习做到“四有”（有计划、有辅导、有笔记、有检查）。每月集中学习一次，在集中学习的基础上自学消化，有统一的学习笔记本，每人每年写心得（或工作总结、体会文章）不得少于12篇，论文1～2篇。

1985—2000年，组织干部、党员学习《共产党员要站在改革前列》《政治经济学》《国民经济管理学》、党的十三大文件；学习社会主义初级阶段理论和社会主义初级阶段党的基本路线、《中共中央、国务院告全体共产党员和全国人民书》《马克思主义哲学》《中共中央关于制定国民经济和社会发展十年规划“八五”计划的建议》和中央主要领导人的重要讲话；利用党校阵地，抓好基层领导干部的岗位培训，系统地学习马克思主义哲学、社会主义经济学和党的基本知识、《邓小平文选》第三卷、《社会主义市场经济理论》、十四届五中、六中全会精神、《关于国民经济和社会发展“九五”计划、2010年远景目标纲要报告》、党的十五大文件；学习党的十五届三中全会、四中全会文件和总局党委（扩大）会议精神。围绕职工群众关心的热点、难点问题，有的放矢地开展思想政治工作。抓好形势教育、政策教育、更新观念教育及爱国主义、集体主义、社会主义教育和北大荒精神教育。

2001—2020年，坚持机关干部每周五下午理论学习制度。利用农闲时节，对全场基层干部进行有计划的专题培训。对领导干部层，全年保证270课时的脱产学习；对专业技术人员，全年保证180课时的学习。选派优秀中青年干部到清华、北大学习深造。强化考学制度，建立培训、应用、考学相结合的运行机制，使考学与年薪收入挂钩，考学结果纳入干部档案，作为干部任用、提拔、奖惩的重要依据。党委理论学习中心组全年学习不少于12次，根据上级党委的要求调整学习内容。重点学习党的十八大和十九大精神、新时代中国特色社会主义思想、党中央和国务院以及省委省政府和总局党委的重大决策部署、农垦改革相关文件精神、习近平总书记讲话精神、农业产业化发展、安全生产、现代企业经营、财务管理、法律法规等内容。每名党委理论学习中心组成员每年完成理论文章和调研报告各1篇，学习笔记2万字以上。

2016年，开通党委理论学习中心组、中层干部、普通党员干部三级微信学习群，开启网络学习新模式。2020年，农场网站、微信公众号、学习强国App、极光新闻App等网络化、信息化、智能化的学习载体已成为学习主阵地，党员干部利用电脑和手机在网上学习成为新常态。

三、新闻报道

1985年，农场新闻报道工作坚持党管宣传的原则。每个基层单位成立3～5人的新闻报道小组，定期组织基层报道员培训。对外报道主要为《农垦日报》组写稿件，兼顾《鸡西日报》《黑龙江农村报》《黑龙江经济报》《农垦工人》等报刊。通过新闻报道工作，及时宣传报道农场各项事业发展动态，牢牢把握舆论主基调、唱响发展主旋律，汇聚改革正能量。

1988—1990年，农场连续3年获管局新闻报道“先进单位”。1993年获《农垦日报》社通讯报道“先进单位”。1994年被总局党委授予通讯报道“先进农场”。1997年12月，陈建华采写的《八五〇纸箱厂改制后获新生》发表在《农垦日报》头版头条。方传绪被采用稿件109篇，被《农垦日报》社评为“百强通讯员”。

2001—2010年，对外报道主要为《农垦日报》《北大荒日报》《黑龙江经济报》《鸡西日报》等报刊投送稿件，为《北大荒网》《中国农垦北大荒网》《牡丹江管理局信息港》等网站投送电子版稿件。10年间，共被采用稿件1250余篇。其中，《农垦日报》800余篇，省级报刊100余篇。

2015年，农场开通了官方微信公众号，“两微一网”（微信、微博、网站）逐渐成为新闻报道的主阵地；2020年，农场进一步强化新媒体建设，推进媒体融合发展，初步形成宣传、广电、网站、微信多媒体协调发展、多方联动的宣传格局，微信公众号全年推送信息1200余条。

1990—2020年，累计在《人民日报》《黑龙江日报》《黑龙江经济报》《黑龙江工人报》《农垦日报》《北大荒日报》《鸡西日报》等报刊采用稿件4300余篇。

2011—2020年，累计在新浪网、东北网、学习强国、极光新闻、北大荒网、牡丹江信息港、微观北大荒、北大荒旗帜等网络媒体采用稿件1万余篇。

四、精神文明建设

20世纪80年代初，农场开始开展精神文明建设工作。1984年，农场首次制定《文明单位建设规划》，实现文明单位建设的目标管理。

1985年，农场成立“五讲、四美、三热爱”活动委员会，后更名为“文明建设活动委员会”。1989年，更名为“农场文明建设指导委员会”，与党委宣传部合署办公。

1989年以后，农场按照《黑龙江省文明单位建设暂行规定》的要求，制定精神文明建设工作方案，重点开展思想建设、文明风尚、移风易俗、典型选树、生态环境等工作，并定期督导验收。

（一）“十星级文明户” 评比

1997年，农场首次开展以小康队建设为牵动，以“十星级文明户”文化建设为主要内容的精神文明建设活动。2001年，农场农牧单位全面展开评比活动，坚持每半年评比一次，年终挂星。2008年，农场社区开展以楼道、楼栋为单元“十星级文明户”评比活动，按照辖区总户数的3%比例评选出具有代表性的“十星级文明标兵户”，年终进行表彰奖励。

（二） 文明风尚活动

20世纪80年代初，农场在开展“五讲四美三热爱”活动中，成立学雷锋小组260个，做好事8600件。1982年结合“三优一学”开展创建文明场（队）活动。1987年，农场职代会审议通过《文明单位建设方案》，把提高全场干部职工的思想道德和文化技术素质作为文明单位建设的根本任务，在商店、医院、招待所、招待食堂、个体旅社、理发店、饭馆等窗口行业中开展文明服务、文明语言活动提出具体要求。1998年，坚持以弘扬“北大荒精神”为主旋律，以贯彻落实《黑龙江省文明单位建设条例》为主要内容，以扶贫解困为载体，以治理脏、乱、差为突破口，以良化社会风气，提高劳动者素质为目标的文明建设工作。2001—2010 年，农场开展以社会主义荣辱观为主要内容的教育，以“诚信”为主要内容的社会公德教育。发挥场史馆教育基地作用，培育青少年爱垦区、爱农场的道德情怀；通过演讲比赛、读书会、文艺演出等多种形式，开展“北大荒精神”教育。加强公益性文化体育设施建设，建室外篮球场、排球场、网球场，使干部职工的体育健身活动有了自己的场所。2006 年，农场职代会通过《八五〇农场城镇管理公约》，制定了行为道德规范、环境卫生管理、树木花草管理、商业经营管理、街道车辆管理、安全防火管理等方面细则，推动农场小城镇的文明建设。2011 年，随着撤队并区工程的开展，大部分种植户进入场部居住，为加强场部地区精神文明建设管理，农场建立了管理区与居民委齐抓共管的双层管理模式。开展文明小区、文明楼道、十星级文明户评选活动。2014 年，开展“网上祭英烈”、征集道德感言、文明承诺签字仪式、讲场史故事比赛、道德讲堂和大荒讲堂、行业最美评选等活动。2015 年，制定《文明有礼培育活动实施方案》，开展“全民动手共建洁净美丽星城”“文明创建党员奉献月”和“创建优美城镇环境，共产党员在行动”等载体活动。

（三） 环境卫生治理

20 世纪 80 年代初，农场开展以治理脏乱差为主要内容的环境卫生治理活动。1984 年，制定《文明单位建设规划》，实现文明单位建设目标管理，建立考核奖惩制度。按照文明场队的要求和规划，对住区、道路、林带、桥涵、公共场所进行统一规划。20 世纪 90 年代以后，按照“义务建、制度管”的原则，发动群众动手清除垃圾、挖通排水沟、修垫道路、种花种草。1998 年，场部地区各单位按划分的责任区，利用工作之余清理卫生；生产队按照干部包片、工作人员包段、个人包户，住户门前“三包”的办法，确立卫生区，将责任落实到人，出动义务工 2 万多人次，清除垃圾、疏通沟渠，场容场貌焕然一新。每年春季，农场从文明建设经费中拨出 5～6 万元，为全场各单位及场部街道、星城公园栽植各种花卉，使场部地区的绿化、香化、亮化工程逐步完善。

（四） 文明创建成果

1984—1991 年，先后有 51 个基层单位进入农场文明单位行列，占全场单位总数 85％。1985 年、1986 年，农场在“黑龙江省百个县镇文明建设竞赛活动”中，分别获得农垦系统第五名和农场组第三名。1991 年，农场被牡丹江国营农场管理局授予“文明单位”。有 4 个基层单位进入管理局文明单位行列，10 个单位达到场文明单位标兵。2013 年，农场退休职工陶恭喜被评为“黑龙江省第四届孝老爱亲道德模范”。2015 年，第十二管理区（现第七管理区）被评为“全国文明村镇”。2017 年，第五管理区被评为“全国文明村镇”。2019 年，农场退休干部黄汝安家庭被评为“全省文明家庭”。2020 年，陶恭喜被评为“2020 年二季度龙江好人”（图 6-1-3）。

1984—2020 年，文明单位创建成果：总局级 15 个、省级 9 个、国家级 3 个（表 6-1-3）。

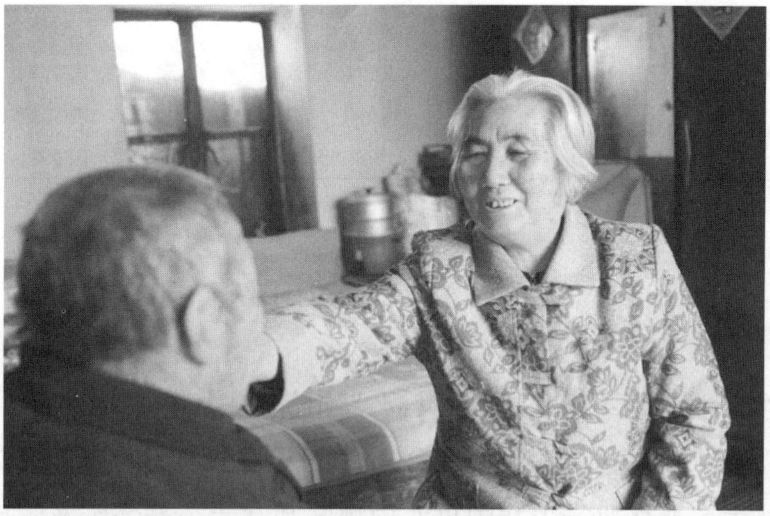

图 6-1-3　省级道德模范陶恭喜 30 多年如一日照顾叔公传佳话

表 6-1-3　1984—2020 年八五〇农场获总局级以上文明单位统计表

荣誉名称	单位名称	荣誉级别	评定时间
总局文明建设先进单位	八五〇农场	总局级	1984
	八五〇农场医院	总局级	1984
总局文明队标兵	八五〇农场十三队	总局级	1992
	八五〇农场十四队	总局级	1992
	八五〇农场第四管理区	总局级	2003
总局文明单位	八五〇农场中学	总局级	2003
	八五〇农场公路管理站	总局级	2006
	八五〇农场幼儿园	总局级	2008
	八五〇农场社保局	总局级	2019
总局级文明管理区标兵	八五〇农场第九管理区	总局级	2005
总局文明单位标兵	八五〇农场中学	总局级	2006
	八五〇农场公路管理站	总局级	2008
	八五〇农场医院	总局级	2017
总局级文明生态管理区	八五〇农场第一管理区	总局级	2007
总局文明管理区	八五〇农场第二管理区	总局级	2007
全省文明单位	八五〇农场	省级	1985
省文明单位标兵	八五〇农场	省级	2006
全省和谐村屯	八五〇农场第十二管理区	省级	2010

（续）

荣誉名称	单位名称	荣誉级别	评定时间
省交通厅系统文明单位	八五〇农场公路管理站	省级	2010
省级文明乡镇	八五〇农场	省级	2011
省级文明村	八五〇农场第九管理区	省级	2008
	八五〇农场第二管理区	省级	2013
	八五〇农场第十一管理区	省级	2013
省级文明村标兵	八五〇农场第十二管理区	省级	2013
全国文明单位	八五〇农场	国家级	2015
全国文明村镇	八五〇农场第十二管理区	国家级	2015
	八五〇农场第五管理区	国家级	2017

第五节　纪检监察

农场纪检工作自1979年恢复以后，贯彻“预防为主、教育为主”的方针，把廉政宣传教育放在首位，坚持开展党风党纪教育，通过正反两个方面的典型教育，增强广大党员干部拒腐防变的能力；严格执行中共中央八项规定和“六个严禁”及农垦总局党委提出的“九项要求”，纠正党员干部在工作、生活中存在的不正之风；案件查处工作，始终以信访举报为主渠道，挖掘案件线索，围绕监督执纪“四种形态”，加大审查力度，突出重点抓落实。制定和完善信访举报工作预案、便民措施和工作制度，及时回应群众关切、解决群众反映的实际问题；完善制度建设，建立重大事项报告登记制度和提醒承诺制度，严格禁止党员干部利用婚丧嫁娶、生日祝寿、子女升学等机会变相敛财，对违反规定者，予以党纪政纪处罚。

一、党风廉政建设

1979年，农场恢复纪检工作以后，每年召开党风廉政建设暨反腐败工作会议，制定考核工作办法，下发考核细则，明确各单位“一把手”为党风廉政建设第一责任人，增强“一岗双责”意识，健全责任体系，列出责任清单，压紧压实，不留缝隙。明确党风廉政建设工作思路及重点，并与各基层单位党政一把手签订党风廉政建设责任状，推进基层各单位党支部党风廉政建设主体责任和监督责任的落实。

（一）宣传教育

农场纪委始终把宣传教育放在首位，通过开展形式多样的宣传教育活动，坚定党员干部的理想信念，筑牢思想道德防线，增强拒腐防变的能力。

1. 党风党纪教育。1985 年以后，农场纪委贯彻“预防为主、教育为主”的方针，通过具体案件，举办学习班和以会代训等方式，对广大党员进行《中国共产党章程》和《关于党内政治生活的准则》的学习辅导。

1988 年，农场通过黑龙江垦区曾晓燕特大贪污案、西岗加工厂姜某贪污案、粮油加工总厂领导公款大吃大喝违纪事件等反面典型，教育广大党员、领导干部。

1991—1997 年，通过开展党规国法和党纪教育，对全场党员干部进行反腐败和纠正党内不正之风教育。

2001—2010 年，通过学习英模、先进单位事迹，号召全场党员干部学先进、赶先进，争做清正廉洁、勤政为民的模范。以黑龙江省田凤山、韩桂芝、马德等违纪违法案件为反面教材，在全场干部和公职人员中开展警示教育活动。

2011—2020 年，成立由场长、书记为第一责任人的“两风”（党风和工作作风）建设组织领导机构。通过对中共中央八项规定、“六个严禁”、总局党委“九项要求”和管局党委关于加强作风建设的紧急通知等学习和讨论，开展廉政“双色”教育。对当前党风廉政建设工作形势进行分析，认识作风建设在反腐倡廉工作中的重要性，组织党员干部观看反腐专题片，用身边的反面典型案例，警示党员干部。

2. 专项教育活动。1985—1987 年，根据农场《端正党风严肃党纪考核评比标准》抓端正党风工作。1998—2000 年，通过开展“党风廉政建设百日宣传”活动，组织党员干部学习《邓小平论党风廉政建设和反腐败》《党风廉政教育》等内容。

2017 年，开展作风整顿专项活动。对 97 名机关干部进行作风整顿及“两学一做”知识测试。农场领导班子与班子成员，班子成员与分管部门负责人，开展谈心谈话活动 34 次，召开作风整顿座谈会 2 次；广泛征求意见建议，认真对标自查。经归纳梳理，收集到各类问题 81 条，其中领导班子作风问题 10 条，班子成员个人作风问题 71 条，制定出相应的整改措施。

2020 年，开展“姜国文、刘杰案件”专题警示教育；在全场发放调查问卷 185 份，征集个人意见 36 条；组织召开专题警示教育学习研讨会 1 次。开展“厉行节约、反对食品浪费”专项督导活动。

（二）制度建设

1986 年初，纪委在原来基础上制定了《实现党风根本好转规划》。

1987 年，针对农场个别干部巧立名目、公款相互吃请的问题，制定出“八不准”和《关于党政干部廉洁的规定》。

1990年，建立健全干部深入基层调查研究、参加劳动、场级领导干部“联系点”、党员联系户制度。机关干部和基层党政主管干部在处理个人建房、修房、安排子女和婚丧嫁娶等事项前，实行向党委报告制度。对涉及场级领导干部个人及亲属的问题，实行回避制度。

1994—1996年，完善各项制度建设，制定了《农场党政班子廉政建设规定》，完善《党员自查自纠制度》，建立了《干部诫勉谈话制度》《办公小汽车购买、使用具体规定》和《干部承包租赁土地暂行规定》。

1998年起，建立重大事项报告登记制度，凡是领导干部子女结婚摆宴席、用小车以及到个体饭店就餐等，必须先到纪委请示、登记备案。建立提醒承诺制度。每年在中秋节、春节等重要节点之前，告诫党员干部自觉遵守规章制度。

2000—2010年，建立和完善《领导干部廉政档案制度》《重大事项请示报告制度》《廉政谈话制度》《党员干部信访监督制度》《领导干部述职述廉制度》和《党风廉政建设考核制度》6项制度。全面落实“首问责任制”“服务承诺制”“限时办结制”“否定报备制”“无偿代办制”和“失职追究制”等，完善和落实“三重一大”制度。

2011—2012年，梳理完善廉政制度42项，新建制度6个。全面推行“三公开一监督”制度，形成党务公开、政务公开和财务公开“三合一”的管理体制。2013年，建立风险防控机制，增强制度设计的廉洁性、合理性及有效性。新建制度9个，修订完善制度23个。

2014—2020年，制定出台了《党员干部操办婚丧喜庆事宜管理办法》《党员干部禁止操办“升学宴谢师宴”》。提出了“六不准”，即婚宴不得超过100人（10桌），车辆不得超过10台；婚嫁双方同城合办婚宴的，宴请人数不得超过200人（20桌），车辆不得超过12台；除婚事丧事外，其他喜庆事宜禁止以任何方式邀请和接受亲戚以外人员参加；不准收受或者变相收受任何单位和下属、服务对象的礼金及贵重礼品。对党员干部利用婚丧喜庆等事宜大摆酒席借机敛财的现象，严查严办。2020年，新建保密制度、回避制度、反馈制度、证据收集标准制度、诬告陷害处理制度等。

二、受理信访案件

1978年，全场开展“两打”运动。农场成立“两打”运动专案组，对打、砸、抢人员进行专案处理。根据中央有关精神，农场党委对中华人民共和国成立以后，历次政治运动中本人提出申诉的案件以及在农场有存档的59名“右派”进行甄别、改正、摘帽处理。同年，对“文化大革命”中被错误批判的17人给予平反；对“文化大革命”中错误地被遣返原籍的干部和职工，一律落实政策，做好回场安置和工资补发工作。

1985—2020 年，受理群众信访举报 464 人次，初查核实信访举报 274 件，立结各类案件 120 件，处分 144 人，其中，警告处分 27 人，严重警告处分 28 人，留党察看 10 人，撤销党内职务 2 人，开除党籍 12 人，行政处分 65 人，收缴违纪款 267.36 万元，为农场挽回经济损失 447.57 万元。

三、监督检查

八五〇农场监察科自 1988 年成立以来，一直与纪委合署办公，大部分工作职能都与纪委工作一起开展。2020 年 4 月，农场监察科撤销。

（一）执纪监督

1991—1994 年，纪委在全场 53 个基层单位聘请离退休老党员做党内纪律监督员，公款吃喝问题得到有效遏制。1992 年，狠抓卖粮中的不正之风，查处私自卖粮案 4 起，收缴卖粮款 11.7 万元。生产队实行“两自”后，为了给生产队创造宽松的自主经营环境，农场纪委制定了《粮食销售管理办法》，使私自卖粮问题得到了彻底解决。开展清欠工作，1993—1994 年，清回内外陈欠 4660 万元，占应收欠款的 52%，收回当年货款 4174 万元，占应收货款的 87%。

2001—2020 年，为机关副科级以上干部和基层单位主管领导建立廉政档案 285 份；对新提拔任职或岗位调换的领导干部，上岗前进行廉政谈话 324 人次，农场纪委开展述责述廉 76 人次，监督农场各类人员上岗公开招聘考试 14 次，党员干部婚丧嫁娶、公款招待等重大事项向农场纪委请示报告 128 人次；针对群众反映强烈、民主测评满意率低的领导干部进行警示谈话和诫勉谈话 136 人次，发信访督办通知书 7 份。

（二）专项检查

1991—1994 年，开展专项清理和重点整顿工作。主要是狠刹公款大吃大喝之风、狠抓卖粮中的不正之风和开展清欠工作。

2005—2006 年，农场监察科按季度对“五项费用”的使用进行审查。共清理土地承包合同 2634 份。对机关 14 个行政执法部门的行政收费项目进行清理检查。

2007 年，对全场干部种地和购车情况进行彻底清理。全场干部主动退出耕地 3000 余亩，退回运输车辆 8 台。

2009 年，协同财务部门组织开展“小金库”专项治理工作，全面清理农场债权债务，将清理发现的长期挂账（历史遗留的无法支付款项，属账内小金库）全部转入农场收入账户，共清理账内小金库 12 笔，金额为 24.45 万元。责令某管理区退回向职工农户多收取的卖粮运费和违约金 8.7 万元。

2010 年，针对个别管理区土地承包不透明现象，农场纪委与工会成立专项检查组，以土地承包为重点，深入基层各单位，就全场办事公开制度的落实进行监督检查，责令土地发包不透明的两个管理区限期整改；监督检查各项惠农政策的落实，确保各项补贴及时发放。

2013—2014 年，针对农场“三重一大”执行情况、中央各项惠农政策落实、土地承包及地租收缴、财经纪律执行情况、微肥摊派情况、廉政风险防控工作实施情况开展专项检查。针对中央八项规定要求开展公务接待专项治理活动；针对建筑领域里的房地产市场调控、保障性安居工程、城乡规划实施、建设节能减排、工程质量安全、建筑市场秩序开展了重点工作监督检查。

2019 年，农场纪委协同相关部门先后开展了“高龄生活津贴专项治理工作”“清赖专项治理工作”，对 82 人高龄津贴发放情况进行检查。

2020 年，在新冠肺炎疫情防控监督检查工作中，联合相关职能部门开展督导检查 328 次，对履职尽责不到位，落实疫情防控部署不力等问题，及时发现，及时纠正。

第六节　老干部工作

1982 年，成立老干部办公室，1984 年 1 月，成立老干部科。农场老干部工作围绕中央关于“老干部老有所养、老有所医、老有所乐、老有所为、老有所学、老有所教”的工作方针，抓好离退休干部的服务和管理。建立健全老干部工作领导机构，拨专项经费，保证老干部工作的正常开展。严格落实老干部的政治待遇和生活待遇，为离休干部订阅报纸杂志。离休老干部的医疗费按时报销。每年春节和老年节为离退休老干部发放慰问品及慰问金。发挥离退休老干部作用，由 20 人组成的宣讲团，进社区、进校园，讲国史、党史、北大荒精神等。组织离退休老干部搞好文体活动，使老年朋友愉快地欢度晚年。

2020 年，共有离退休干部 565 人。其中：离休干部 34 人（含抗日战士 1 人），其中享受副处级待遇的离休干部 18 人；退休干部 531 人。设党支部 1 个，党员 48 名。

一、落实老干部待遇

（一）政治待遇

坚持学习制度、阅文制度。每月的 15 日确定为老干部集中学习日，进行政治学习和文件阅文，学习后组织老年人讨论、写出学习体会，并刊登在宣传栏上（黑板报、夕阳红副刊）。成立板报组，每年收稿件120余篇，每年出板报24期，副刊12期。农场每年投资3万余元，为老干部阅文室订阅报纸55种、杂志100种。为每位离休干部订阅《退休生活》和《老年参考》各一份。2020年，由于《退休生活》杂志停刊，农场为每位离休老干部订阅一份《黑龙江日报》。每年召开老干部座谈会两次，请老干部建言献策。

（二）生活待遇

1. 抓好“两费”落实。一是离休费。1993年以前，离休干部的离休费由各自单位解决，1993—1999年，离休费由农场统筹发放。2000年1月后，离休费由老干办转移到八五〇社保分局统一发放。2001年1月，农场企业离休干部离休费比照机关事业水平发放。二是医药费。为保证老干部看病就医需要，1980年起，医药费每年报销两次。2010年2月，医药费由老干办转移到八五〇社保分局报销。2015年，将医药费报销调整为每季度报销一次，对有特殊情况的离休干部提前支付药费。1985—2020年，每年进行一次离休干部体检。2004年起，每月15日为离退休干部进行义诊。

2. 走访慰问。1980年以后，坚持对离休干部走访慰问。重大节日必访、重病住院必访、有困难必访、老干部病逝必访、异地居住必访。每年春节、老年节，农场都要拿出20余万元，对全场600余名离退休干部和老干部遗孀进行走访慰问。

二、发挥老干部余热

1985—2020年，有2名离休干部受聘八五〇人民法庭法纪监督员，有7人被聘为通乡公路建设、小区楼房建设义务监督员，2名离休干部受聘农场公安分局警纪警风监督员，4名退休老干部被聘为文化市场义务检查员。在每年的秋季收粮工作中，3名退休老干部被聘为粮食收购督察员。13名离退休干部担任老干部支部和居委会党支部委员工作，有270名老干部和老工人参与关心下一代工作，3名离退休干部长期驻居委会，77人担当“十大员”，1名退休干部长期在农场信访办帮助工作。2001—2003年，离休干部郝振武主动承担起农场志的续志编纂工作，编写的《八五〇农场志》（1985—2000年）被黑龙江省史志办评为“优秀成果”。郝振武被评为“省先进史志工作者”。他执笔编写的“概述”选登在2003年第1期《北大荒史志》“续志概述选登”栏内，成为刊物的开栏之作。2001—2014年，被农场党委表彰的先进离休干部144人次，退休干部379人次。2016年10月，离休老干部郝振武、张武、王忠等，到学校、社区宣讲国史、党史和北大荒精神。退休干部黄汝安受邀到省军区某边防二团演讲《永不磨灭的北大荒精神》，受到欢迎。

三、丰富老干部业余生活

1987年，开办“老年刊授大学”，有46人参加学习，于1989年9月毕业。2005年，在农垦总局“老干部活动之家”达标评比活动中，农场老干部活动中心首批通过达标。2009年，农场投资400万元新建面积1888平方米的老干部活动中心，2010年9月26日投入使用，内设台球、乒乓球、麻将、象棋各种设施。每年组织开展丰富多彩的文体活动，老年节举办“不老松运动会”和“趣味运动会”；春节组织开展“迎新春球棋牌比赛”“春节大观园”“迎新春书法比赛”。举办“七一”“十一”书画摄影展、大合唱等活动。2020年，新冠肺炎疫情期间，开展网上投稿和自编自创诗歌及快板说唱活动，丰富老年人的业余生活，激励大家战胜疫情的决心。

1994年、2012年、2014年、2017年，农场分别获得管局老年门球甲级联赛亚军、优秀组织奖、季军。

四、关心下一代工作

2004年8月10日，农场党委正式设立“八五〇农场关工委”。关工委办公室设在党委工作部老干办。在农场“关工委”建立的同时，各基层党支部也相应成立了“关心下一代工作领导小组”，由党支部书记任组长，聘请一名离退休人员任副组长。同年10月，聘请30名“五老”（老干部、老战士、老专家、老教师、老模范）任“十大员”。2020年，有基层关工委组织8个，关工委成员270人，其中：“五老”“十大员”183人。

（一）教育活动

1. 开展北大荒精神教育活动。收集建场初期（1955—1972年）历史照片400余幅，为场史馆建设、青少年传统教育基地提供照片资源。2005年，农场关工委先后组织离退休老干部到学校举办“北大荒精神”报告会。郝振武编写并出版了5万余字的《八五〇农场建场初期创业历史故事集》，成为对青少年进行北大荒精神教育的生动教材。2005—2007年，开展专题报告、座谈会、联欢会、参观场史馆等活动80多场次（图6-1-4）。

2. 开展社会主义荣辱观“中华魂”教育活动。2005—2010年，先后开展了报告会、座谈会、联欢会、青少年书画展、演讲比赛、征文、辅导讲课、知识答题等专题教育活动。

3. 开展社会主义核心价值体系教育活动。2011年以后，开展“讲党史、颂党恩、跟党走”“学习光荣历史，传承红色基因”“两史、三爱”“北大荒精神”“传承北大荒精神争

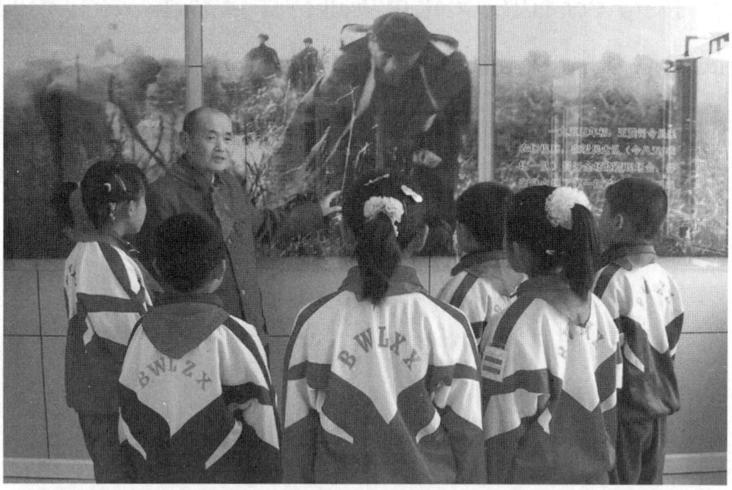

图 6-1-4 老复转官兵郝振武对学生进行“北大荒精神”教育

做文明好少年”报告会等活动 10 余次，举办“阅读经典回归初心”主题读书活动、传承“一二·九”精神红色故事会等主题教育活动 5 场。

（二）构建学校、家庭、社区“三位一体”教育格局

2004—2020 年，按照“学校放假，社区开学，五老上岗”的要求开展活动，发挥三方互动教育功能。聘请 10 名“五老”为义务网吧监督员，巡视网吧，防止未成年人进入。教育青少年远离黄、毒、赌；请“五老”“十大员”给学生讲传统、讲北大荒精神；开展“中华魂”读书活动；“五老”带领学生参观场史馆、水稻田，参加力所能及的生产实践活动；“五老”带领学生捡拾白色垃圾，进行环保教育，参加文艺、体育活动。

（三）开展“学科技、育新人、奔小康”教育活动

2004—2020 年，各基层关工委，请“五老”参与帮扶帮教、科技致富活动，配合农场有关业务部门开展青年职工技术培训工作。每年进行两次规模较大的培训活动，举办专题讲座、开现场会，以会代训；培训内容以机械、农业、养殖为主。参加各类培训的有 5000 人次，其中青年职工占半数以上。

（四）开展关爱贫困生活动

2011—2020 年，工会、学校、关工委为 371 人次贫困生捐助助学款 18.9 万元。2011 年，第十一管理区为患病贫困学生刘蘖捐款 2 万元。2012 年，第九管理区学生孙水亮患急性淋巴性白血病，关工委及工会号召为其捐款 1.1 万元。农场职工代莲花，因脑积水需要大笔手术费，单位组织为其捐款并为孩子万晓桐申请了助学资金。

（五）开展创建“未成年人零犯罪”活动

2013 年，开展“创建未成年人零犯罪社区、学校管理区”活动。学校聘请司法工作者为义务法律副校长，开展法律进课堂活动，对学生进行法制教育。关工委会同公安、工商、文化、教育等部门对学校周边的文化市场进行综合治理，净化校园周边环境。

2007年，郝振武被授予黑龙江省关心下一代优秀“十大员”；2011年，郝振武、王在邦、张武、潘海震、王忠、郑源贵获黑龙江省党史百题竞赛“桑榆奖”；2012年孟庆如获黑龙江省“五老”义务网吧监督员“先进个人”；2018年靳自林获黑龙江省“关心下一代”宣传工作“先进个人”。

第七节　法治工作

1999年3月15日，第九届全国人民代表大会第二次会议把“依法治国”正式写入宪法，“法治国家”成为国家的政治目标。65年来，农场法治工作坚持“有法可依、有法必依、执法必严、违法必究”的原则，依法做好社会治安综合治理、“扫黑除恶”、打击各类刑事犯罪、化解社会矛盾和纠纷、维护社会公平正义和长治久安；政法工作坚持“谁主管、谁负责”的原则，完善规章制度，强化队伍建设，发挥基层综治领导小组、治保会、调委会及治安员的作用，建立“十户联防”“栋户联防”制度，及时排查和发现隐患，把社会不稳定因素解决在萌芽中；开展“平安农场”创建工作，以打造“平安八五〇、构建和谐农场”为中心；强化服务部门的职能转变，维护群众合法权益，确保社会平安、稳定；公安派出所坚持“政治建警、从严治警、素质强警”，强化队伍建设，打造出了一支政治坚定、纪律严明、作风过硬、敢担当、善作为的公安队伍。综合破案率、大案要案破获率居牡丹江管理局前列。八五〇农场在2013年被评为首批省级“平安农场”。

一、综治工作

1985年，八五〇农场成立政法委。1986年，成立治安综合治理委员会。34年来，贯彻全国人大“关于加强社会治安综合治理的决定”，坚持两个文明一起抓，紧紧围绕农场经济建设开展社会治安综合治理工作，坚持“谁主管谁负责”的原则，实行专群结合、打防结合、标本兼治、育人治本，化解社会矛盾，减少犯罪因素，抓好严打、严防、严管，完善各项整治社会治安工作机制，加强政法队伍建设，促进综治工作向经常化、制度化、法律化、规范化方向发展。通过开展“平安农场”建设、“扫黑除恶”专项斗争、矛盾纠纷排查化解等重点工作，有效维护农场社会稳定。

（一）综治防范网络建设

1986年，农场成立社会治安综合治理委员会（简称综治委），下设综合治理办公室

（简称综治办），负责日常工作。各基层单位有综治领导小组、治保会、调委会、治安员、更夫（经济民警）、看护员等。建立“十户联防”或“栋户联防”制度。场直地区有6个居委会和综治小组，统管13个居民区，2176户，近8000人口的综治工作。综治委每年下发《综治工作方案》《综治目标考核细则》，与各基层单位签订《综治目标责任状》，每年进行两次检查、验收。

2009年，在学校建立了警务室，配备协警3人，维护校园、幼儿园的秩序。

2010年，共有综治领导小组60个，300余人，建立了治保会、调委会（维稳领导小组），治安员40人，协警37人。

2012年，农场党委加大创新社会管理工作力度，设立了第十一、第十二管理区和第四居民委3个社会管理创新试点单位。对社会治安综合治理领导小组进行调整，配齐、配强干部队伍。在13个管理区、4个居民委、7个企事业单位内设立了24个维稳工作站，有98名专、兼职调解员和170名基层信息员，负责本辖区社会纠纷排查和维稳工作。

2015年，推动社区网格化管理责任体系建设。全场共划分为一级网格4个、二级网格15个、三级网格52个、四级网格114个。

2020年，随着农场基层单位的调整，全场设立18个维稳工作站，45名专、兼职调解员和120名基层信息员。

（二）治安稳定

1985—2000年，注重从思想教育入手，多渠道解决职工深层次的问题，化解各种社会矛盾和社会问题。群众上访，1985年为265件，1997年为175件。

1999年、2000年，全场开展创建“安全小区”活动。制定《八五〇农场创建平安小区百分考核细则》。两年间，评出“平安小区”30个，占全场小区总数的75%。2000年，有4个小区被评为牡丹江分局级“平安小区”。

2001年，落实领导责任制，贯彻“谁主管，谁负责”的原则，做好“打、防、控”一体化建设。2003年，落实“稳定压倒一切”的方针，开展维护稳定工作。2004年，结合创建“平安垦区”活动，推进维稳工作。2008年，开展社会矛盾“大排查”“大调查”工作，即开展排查调处矛盾纠纷、排查整治治安混乱地区和突出治安问题。2009年，成立“矛盾纠纷维稳办公室”，建立“人民调解、行政调解、司法调解”的三调联动机制，稳妥地解决各种社会矛盾和社会问题。2001—2010年，刑事案件破案率68.76%，治安案件查处率100%。

2014年，开展“社会稳定风险评估”工作，农场党委将此项工作纳入议事日程，对每一项关乎职工群众切身利益的决策都进行先期评估，未进行评估或通过评估决定不予实施的项目坚决下马。综治委成员和决策部门全程参与评估过程，监督评估程序，确保评估过程缜密严谨，评估结果科学准确。2012—2020 年，对重大事项实施风险评估 8 件，主要涉及社会保障和农民负担两个方面，8 件事项均在评估后发现风险，通过采取化解措施后顺利实施。

（三） 平安创建

2001 年以后，农场党委大力开展“平安农场”创建工作，以构建社会和谐普惠区为目标；以打造“平安八五〇、构建和谐农场”为中心；以加强部门服务职能转变和加强社会管理为突破口，创新思路、加大投入、关注民生、维护民权。2004 年，农场第二管理区的第三作业站和第一居民委在“平安小区”“平安垦区”建设中，被评为“省级先进单位”，同期全场 95％的单位被评为各级“平安小区”。2009 年，第十二管理区、第二管理区进入“省级先进”行列。

2011 年，农场党委把平安建设工作纳入农场发展规划，党政一把手亲自抓，把平安建设上升为党政工程，纳入第一要务。2013 年，制定下发《社会管理综合治理和创建平安农场目标管理考核方案》，实行目标管理，一票否决。坚持谁主管谁负责原则，认真落实领导责任制。加强社会治安群防群治工作，在全场开展创建平安管理区、平安作业站、平安企事业单位、平安社区活动，推进和改善“十户联防”或“栋户联防”的防范措施。

2013 年以后，农场在“平安农场”的基础上不断创新，开展“平安社区”“平安学校”等平安创建活动，全力推进平安创建工作。开展“群防”和“栋户联防”，老年治安巡逻队进行白天义务巡逻，青年治安联防组进行夜班巡逻，维护居民财产安全。

二、刑侦工作

1956 年 6 月，成立八五〇农场公安分局。1966—1975 年，公安工作停滞。1976 年，得到恢复。1985 年，更名为八五〇公安分局。1996 年 1 月 1 日，八五〇公安分局划归虎林市公安局，更名为虎林市公安局卫星派出所。1998 年 7 月 1 日，公安回归农垦，恢复八五〇公安分局。2018 年 6 月 16 日，更名为黑龙江省公安厅垦区公安局牡丹江分局八五〇派出所，由垦区公安局牡丹江分局直接领导。

1985—2020 年，共立刑事案件 886 起（表 6-1-4），破获 665 起，综合破案率 75.05％。其中，破命案 16 起。2001—2020 年，查处治安案件 1320 起，查案率 100％。2001—2020 年，查处交通事故 506 起。未出现恶性交通事故。2001—2020 年，火灾扑救 306 起。2011—2020 年，火灾扑救挽回经济损失 130 余万元。

八五〇公安分局在2004年被评为全国“三级派出所”;2005年被评为全国“二级派出所”。

表6-1-4　1985—2020年刑事案件分类统计表

年份	案发数（件）	破案数（件）	破案率%	案件分类							备注
				盗窃（件）	伤害（件）	杀人（件）	强奸（件）	抢劫（件）	诈骗（件）	其他（件）	
1985	8	7	88	5	1	—	—	—	—	2	—
1986	11	9	82	10	—	—	—	—	—	1	—
1987	9	7	78	6	—	1	1	1	—	—	—
1988	10	7	70	5	—	1	3	—	—	1	—
1989	45	38	84	40	1	1	1	—	—	2	—
1990	38	37	97	30	1	1	1	1	—	4	—
1991	19	16	84	13	2	3	1	—	—	—	—
1992	21	20	95	12	—	2	3	—	4	—	—
1993	24	18	75	21	1	1	1	—	—	—	—
1994	18	15	83	11	3	—	1	1	1	1	—
1995	14	12	86	9	—	2	—	2	—	1	—
1996	39	35	90	36	2	—	1	—	—	—	—
1997	33	32	97	20	3	3	1	2	—	4	—
1998	25	21	84	20	2	—	1	2	—	—	—
1999	60	33	55	31	3	—	1	2	5	18	—
2000	55	32	58	37	1	—	2	1	5	9	—
2001	44	33	75	31	4	—	—	—	3	6	—
2002	63	56	89	43	5	—	—	—	5	10	—
2003	73	30	41	39	6	—	—	21	—	7	—
2004	44	25	57	32	3	—	1	1	—	7	—
2005	42	31	74	26	4	3	1	—	—	8	—
2006	36	15	42	27	3	—	—	—	3	3	—
2007	41	33	80	31	6	—	—	—	—	4	—
2008	36	25	69	29	3	—	—	2	1	1	—
2009	41	32	78	32	5	—	1	—	—	2	—
2010	36	29	81	27	3	—	—	—	4	2	—
2011	42	32	76	15	6	—	—	—	5	16	—
2012	98	82	84	42	—	1	—	—	35	20	—
2013	73	51	70	43	6	1	—	—	—	23	—
2014	75	67	89	61	5	—	—	—	6	3	—
2015	56	12	21	52	—	—	—	—	—	4	—
2016	62	37	60	34	2	—	1	—	10	15	—
2017	52	44	85	31	2	—	—	—	11	8	—
2018	30	16	53	14	2	—	—	—	7	7	—
2019	60	40	67	25	—	1	1	—	25	8	—
2020	83	57	69	46	1	—	—	—	24	12	—

三、治安管理

治安管理工作的主要任务是贯彻“打防结合，以防为主”的方针，减少犯罪和犯罪因素，负责检查、监督有关部门、单位落实安全防范工作；全面加强社会治安管理，查处各类治安案件；加强户口身份证的管理；重点人口和流动人口管理；枪支、弹药和易燃易爆物品、危险品的管理；公共场所的管理，配合抓文化市场的管理；指导基层治保会、企业内保组织、经济警察、治安员、更夫、看护员队伍建设；指导落实“两放”人员的教育和对有劣迹人员的帮教工作等。

2001年，农场治安管理工作由治安股负责，下设3个警务区。

2004年和2005年，八五〇公安分局先后被评为全国“三级派出所”和“二级派出所”。为表彰在“等级派出所”评定活动工作中取得的成绩，2006年，总局公安局为八五〇公安分局局长毕鲁敏、教导员张正芳各记个人三等功1次。

2007年，八五〇公安分局开通四级网，全面落实网络化和办公自动化。开通了以实有人口管理，按房装户的人口信息化管理的“839”工程。2001—2010年，共查处治安案件725起，查案率100%。

2015年7月，治安民警队不再承担治安案件的查处，由案件侦办队办理治安案件，社区民警队主要负责人口管理、行业管理、消防监督管理、维稳工作。2017年起，加强人口管理，夯实“一标三实”录入工作。八五〇公安分局将“加强实有人口信息管理，推动社区警务管控机制”，与治安管控、为民服务等工作结合起来统筹推进。实行网格化管理，4名责任区民警分别兼任所在辖区居委会副主任。2011—2020年，查处治安案件595起。

四、交通管理

1989年7月，组建八五〇交警中队，行政上隶属八五〇公安分局，业务管理权仍归虎林县。1991年，重新组建农垦交警支队和大队，八五〇交警中队业务从虎林县转归牡丹江农垦。1996年1月1日起，八五〇交警中队随八五〇公安分局一起划归虎林市公安局。交警中队更名为虎林市公安交警大队卫星中队。1998年7月1日公安回归农场，恢复八五〇交警中队。

交警中队的主要任务是维护农场辖区的道路安全，保障道路畅通，为辖区运输户办理车辆牌照、驾驶证，配合交警大队搞好车辆年检、驾驶员年审和重特大事故处理，以及农场内除省、国道外的道路事故管理，业务由大队审批管理。

2010年，农场辖区自有交通道路161千米，居住区31处，机动车保有量4000余台，摩托车200余辆。交警中队坚持常年交通安全知识宣传，保证农场交通秩序的安全。每年上路执勤200余次，纠正违章1000余次，查处交通事故30余起，办理相关证件、年检3000余台件。2001—2010年，查处交通事故264起。

2013年，负责农场辖区内除省国道外的道路交通安全管理，业务由大队审批管理。2014年农场在场直地区设立交通信号灯5处，同时增加非现场处罚。

2015年开始，全面查处酒驾和醉驾行为。2020年3月1日，驾驶证换证、补证可在派出所办证大厅办理，通过“互联网＋”“12123”平台，驾驶员可在手机上查询自己车辆的使用情况和办理相关业务。交警年上路执勤300余次，年纠正违章2000余次。

2011—2020年，查处交通事故242起。无交通处理案件上访事件，无死亡3人及3人以上案件，无群死群伤等恶性交通事故。

五、消防管理

1983年，八五〇农场成立消防队。1990年，通过考试招收合同制消防队员，成立新消防队。1994年，巡警队与消防队合并。1996年1月1日，公安划归虎林县公安局后，消防队由农场武装部领导。1997年，消防队归农场保卫科领导。1998年7月，公安回归农垦，消防队重新归农场公安分局领导。八五〇农场消防队属企业消防队性质，由八五〇公安分局主管，主要负责辖区内企事业单位、居民住宅等火灾扑救以及消防宣传监督、日常预防等工作。农场消防队除负责辖区内的火灾扑救工作外，还参加附近农场、村屯及上级安排的火灾扑救任务。2010年底，消防司机6名，消防员11名。2013年9月，建训练消防塔一座。

2020年1月，消防监督及消防队划归农场管理，派出所只负责“九小”场所（包括小学校或幼儿园、小医院、小商场、小餐饮场所、小旅馆、小歌舞娱乐场所、小网吧、小美容洗浴场所、小生产加工企业）的消防安全管理。

2001—2020年，消防队火灾扑救306起，挽回经济损失130余万元。

六、户政管理

1982年10月前，户口迁入迁出，均由虎林县公安局统一管理。1982年10月起，省公安厅发文批准各农场公安分局行使户口管理审批权，办理出生、死亡以及从市县、城镇、乡村迁往农场、农垦系统内部的户籍变动、复员退伍军人落户等户口迁入迁出的使用管局公安局制发的户口迁移证，由八五〇公安分局办理审批。迁往省外城镇的人员仍需换发虎林县公安局的迁移证。粮食关系到虎林粮食局换发非农业人口粮食关系。1987 年 10 月，八五〇农场正式启用居民身份证。原边境居民证、户口废止。户口卡片管理变为“常表式”。居民身份证管理与户口管理同步进行。户籍管理主要实行以行政单位为主的三级管理，即居民手中的户口簿册，基层单位的常住人口数的管理和公安的户籍管理。户口登记是以户为单位。

1996 年，八五〇公安分局改变隶属关系，归虎林县公安局后，户政工作与农垦公安局完全脱钩，户籍变动审批归虎林县公安局。1998 年 7 月，户政工作随公安回归农垦，恢复原来管理办法。2000 年，常住人口管理与身份证管理纳入正规化管理。人口出生、死亡、迁入、迁出以及身份证底卡、编码等各项档案资料齐全。

2002 年，户籍管理由三级管理变为二级管理，生产队和社区不再管理户籍。按照上级规定：凡是农场职工家庭户口由农业户口转为非农业户口，户口登记以户为单位，以四项变动为主要管理内容，即出生、死亡、迁入、迁出。辖区流动人口由治安部门负责管理。2005 年 10 月，户籍联网升级。2006 年 1 月，农垦户政实行归口管理，审批权归牡丹江农垦公安局，使用网络审批程序。同年，农场开始换发二代居民身份证。2007 年 11 月，除新生儿落户，其余户口迁往农场落户的由农场审批同意后，报牡丹江农垦公安局审批。2006—2010 年，换发二代身份证 13535 份。

2014 年，八五〇派出所办证大厅安装了全程视频监控系统，民警办理各项业务全程监控。2015 年开始，相继开通了二代指纹身份证、异地身份证、临时身份证办理。省内迁出、迁入、异地办结业务。居民户口本中“户别类”取消“非农业家庭户”和“农业家庭户”，统称为“居民户口”。2019 年 4 月，牡丹江农垦公安局全面下放了除“主项变更”和“补录户口”外户籍业务审批权限，农场对迁入落户人员不再审批，同时全面放开外地人员落户农场限制。通过“互联网＋”办理身份证和其他户籍业务。

2020 年底，农场总户数 5941 户，13938 人，其中男 6843 人、女 7095 人，实有居住辖区户籍人口 11000 人。

七、法院工作

1958 年，铁道兵农垦局、虎饶县合一，成立黑龙江省铁道兵农垦局虎饶县人民法院。1962 年，八五〇农场成立临时巡回人民法庭。1966 年，“公、检、法”机构取消。1977

年 3 月，农场设卫星人民法庭，审判业务归虎林县人民法院领导。1983 年，法庭归属于牡丹江农垦法院。1996 年，法庭划归虎林县人民法院管理，更名为虎林县人民法院八五〇人民法庭。1998 年 7 月，法院回归牡丹江农垦法院管理。2003 年 3 月，八五〇法庭为中心法庭。2019 年 1 月 1 日，牡丹江农垦法院并入红兴隆农垦法院，更名为红兴隆人民法院。八五〇人民法庭更名为红兴隆人民法院卫星人民法庭。

1977—2020 年，共审理和执行各类民商事案件 4476 件，涉案总标的 2.11 亿。年受理案件数从 1977 年 10 件增长至 2020 年 600 余件，年涉案总标的增长至 7500 余万元，指导人民调解各类案件 3000 余件，涉案总标的 2095 万元。审判工作实现了无冤假错案、上诉无更审改判、无“三案”，结案率 100％，年调解率平均为 91.8％（图 6-1-5）。

八五〇人民法庭 1987 年被省法院评为“先进集体”；1999 年被省政法委评为“学东莱，创建人民满意政法基层单位达标单位”；2005 年被省高院评为“全省优秀法庭”。

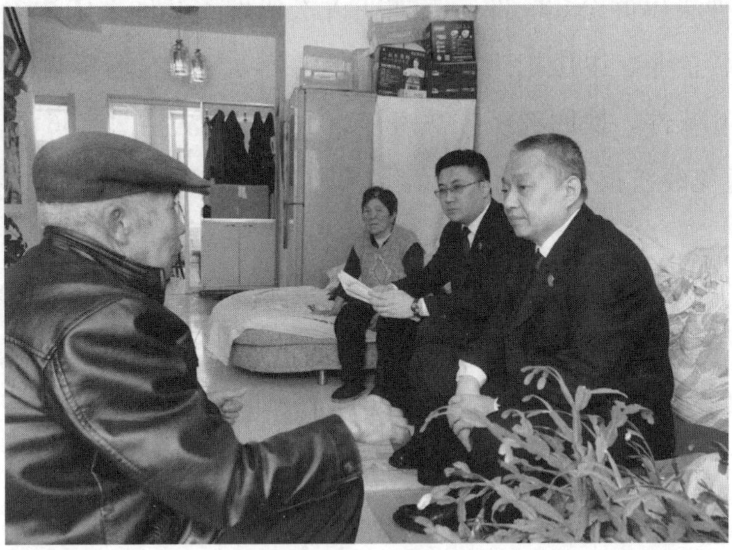

图 6-1-5　2000 年，法庭法官上门调解

八、检察工作

1985 年，八五〇农场建立检察联络组，1986 年撤销。1988 年，恢复检察联络工作，与审计科合署办公。1989 年 3 月，重新建立检察联络组，与农场纪委、监察科合署工作。1989 年 9 月 29 日，成立八五〇农场检察室。1996 年，检察室划归虎林县人民检察院，更名为虎林县人民检察院卫星检察室。1998 年 7 月 1 日，虎林区域经济一体化试点结束，恢复八五〇检察室。2001 年，检察室为牡丹江农垦区人民检察院驻八五〇检察室。2018 年 9 月，牡丹江农垦区人民检察院与红兴隆农垦区人民检察院整合为红兴隆人民检察院，

更名为红兴隆人民检察院卫星检察室，人员、资产全部划归省院管理，办公楼、办公用车及办公楼内所有设备全部划为红兴隆人民检察院。检察室主要负责辖区内职务犯罪协查工作、对监外执行罪犯实行法律监督，受理举报、申诉、控诉线索，参与社会治安综合治理、青少年维权工作。开展检察业务法律宣传活动。从 1989 年检察室成立到 2017 年，立案查处各类案件 38 件，协查案件 45 件次，追缴赃款 2032 万元。

九、司法工作

1985 年 9 月，设立司法机构以后，不断完善司法行政制度，强化司法行政职能，建设法治农场。开展普法、依法治理、人民调解、法律服务、安置帮教、社区矫正等工作。1993 年，农场设立法律服务所，接待群众来访咨询 2944 人次，代写法律文书 2233 份，受农场委托代理各种法律诉讼 339 件，参加非诉讼代理 452 件。依法参与农场各类纠纷处理 270 次，为农场、企业、单位担当法律顾问 42 家，参与农场重要合同、方案、协议的起草、修改、审查 676 件，挽回经济损失 4553 万元，依法清欠 356 万元。为群众解答法律咨询 2021 件，避免经济损失 2388 万元。办理各类经济、民事等法律公证 3692 件。全面完成国家七个五年普法宣传教育工作，农场重点普法对象年普及率 100%，职工群众年普及率 95%以上，职工群众知法、守法、用法意识得到提升（图 6-1-6）。

2004 年，八五〇农场司法分局被黑龙江省司法厅授予“省级规范化司法所”和“人民调解模范司法所”；2005 年被黑龙江省司法厅、黑龙江省残疾人联合会授予“残疾人维权示范岗”；2011 年被省委省政府、省司法厅纠风办授予“关注民生服务发展，群众满意司法所”。

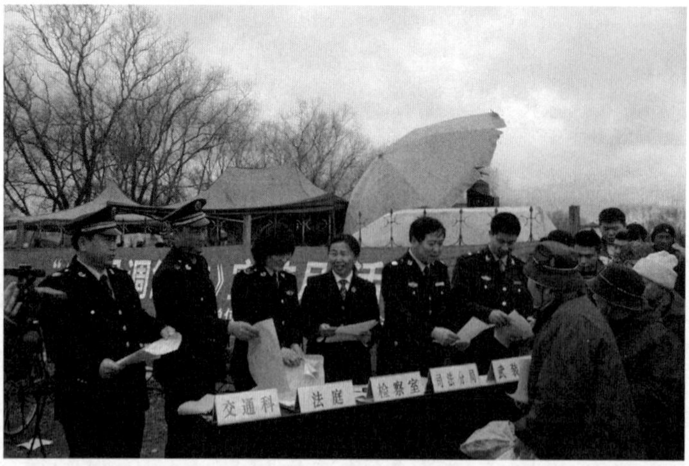

图 6-1-6　法律大集

第二章　群团组织

1956 年，成立中国农业水利工会铁道兵八五〇农场工会委员会。

1979 年，恢复组建八五〇农场工会，职工总人数 8685 人，全场 54 个基层单位建立了工会组织；经农场历次改革和撤队并区，2020 年，有基层工会组织 22 个，工会会员 2209 名，职工入会率 100%；通过每年召开职工代表大会、基层职工民主大会形式，让职工充分行使民主参与、民主管理、民主监督权利；已召开十五届职工（从业劳动者）代表大会；培养各级劳动模范：省级劳模 8 人、农垦总局劳模 20 人（次）；开展扶贫帮困、共同富裕、精准扶贫工作，帮助贫困家庭走出困境，累计发放扶持创业基金 1107.4 万元；利用职工书屋、北大荒职工学校，加强职工思想教育，提升职工素质。

1959 年 6 月，八五〇农场首届团代会在西岗召开，总场和分场设团工委，基层团总支 2 个，团支部 119 个，团员 2759 人，占全场青年总数 4606 人的 60%，全场青年占职工总数的 35%，少先队员 2494 人。随着体制的调整，团组织数量和团员数、少先队员数不断变化。2020 年底，农场共有 11 个团支部，基层团干部配备配置率 100%，青年干部 157 人，少先队员 454 人。1959—2020 年，共召开过七次团代会。

1979 年，各基层工会全部设立了女工委员会。2010 年，农场建立基层女工组织 34 个，其中非国有制企业女工组织 4 个。经过撤队并区，合并管理区，2020 年基层女工组织 22 个。2010—2020 年，慰问贫困女职工 44 人次，看望贫困儿童 39 人次，发放慰问金 2.8 万元。

八五〇农场 2010 年 1 月被黑龙江省总工会授予“省模范职工之家”。

第一节　工　　会

八五〇农场工会成立于 1956 年，1979 年恢复工会。1956—2020 年，共召开十五届 54 次职工（从业劳动者）代表大会。

农场工会工作在党委的领导下，始终坚持“民主决策、民主监督、民主管理”制度。保障职工在农场事务中的知情权、参与权、决策权和监督权，推动农场“厂务公开”制度的落实；开展多种形式的职工教育工作，通过举办农作物栽培、畜牧养殖及计算机和餐饮业培训，提高职工的文化素质和致富技能；开展主题教育活动，把打造“星城好人”与开展的“北大荒核心价值观”活动相融合，引导职工群众投身到“三大一航母”（大基地、大企业、大产业，农业领域的航母）建设中；开展丰富多彩的文化体育活动，增强农垦人的自信心及自豪感，展现农场职工的精神风貌；积极落实“扶贫帮困”工作，对于困难职工给予政策和资金上的支持，引导和扶持困难职工开展自主创业，通过党员干部与困难职工“一帮一”结对子，以及企业、单位“多帮一”的形式，把“精准扶贫”工作落到实处，2020 年，全部实现脱贫。

一、组织建设

1956 年 8 月，成立中国农业水利工会铁道兵八五〇农场工会委员会，农场工会自成立以后，把发展会员、壮大队伍作为一项重要工作来抓。1965 年，社教后期，工会会员重新登记，农场职工总数为 2502 人，全场有 24 个基层工会，192 个工会小组，工会会员 2192 人。“文化大革命”期间，工会工作停止。

1979 年，恢复组建了农场工会，设专职副主席 1 人。职工总人数 8685 人，全场 54 个基层单位都建立了工会组织，会员补办了入会手续，重新发放会员证。1984 年，管局将西岗的局直单位和良种场划归八五〇农场，职工总数 9480 人，工会会员 8987 人，全场有 73 个基层工会，654 个工会小组，会员有登记表、会员证。

1985—1995 年，基层单位设专职工会主席。1996—2005 年，基层单位工会主席由党支部书记兼职。到 2010 年，先后为 12 个基层工会配备专职工会主席。2014 年，调整了 10 名工会专职干部。

2012 年，农业单位合并，有 13 个工会组织，2017 年，再次合并为 7 个工会组织。按照行业组建工会要求，成立了私营企业工会联合会。2020 年，基层工会组织 22 个（其中私营企业工会 8 个），工会会员 2209 人，职工入会率 100%。

二、职工代表大会

职工代表大会是企业实行民主管理的基本形式，是职工行使民主权力的机构。1956—2020 年，八五〇农场召开了十五届 54 次职工代表大会。

1958 年 10 月 12 日，八五〇农场工会召开职工代表大会。

1965年1月，实验农场工会在红星村召开首届职工代表大会，出席代表200余人，列席代表50人。同年5月27日，实验农场首届会员代表大会与党代会、团代会同时召开。1966年12月29日，实验农场第三次职工代表大会在红星村召开。1968年2月，由农场革委会主持召开过一次职工代表大会。

1979年2月，八五〇农场第一届职工代表大会和工会会员代表大会在红星村合并召开，出席大会代表500名，为职工总数的5.5%。1979年以后，每年年终或下一年的年初召开职工代表大会，每三年为一届。

1985年，中共第十一届三中全会以后，特别是在国家颁发了《全民所有制工业企业职工代表大会条例》后，农场职工代表大会逐渐规范。农场重大经济活动、管理决策必须由农场职代会讨论审议通过。每半年职代会主席团召开会议听取场长半年工作报告，检查职代会决议、提案落实情况，通过巡回检查了解全场工、农业生产经营情况。农场职代会、基层职工民主大会的提案95%得到落实。

2011年以后，职工（从业劳动者）代表中，注重“种养加”一线职工（从业劳动者）代表、中层干部以上代表和女代表人数的配比。职工代表选举采取“自荐报名、资格审查、竞选演讲、投票选举、公示确认”的方式产生。职代会材料坚持“三级审核”联合审批制度：即单位职工代表初审，广泛征求意见；农场预审并做好意见反馈工作；管理局党政工联审，把好会议质量关。坚持民主评议领导干部制度、无固定工资收入职工代表补贴制度、职工代表巡视检查制度。每年职代会中，由场长与工会主席签订《工资平等协商协议书》《集体合同》《女职工权益保护专项集体合同》，履约100%。发挥职工代表民主参与和管理的作用，组织职工代表对提案落实情况进行巡回检查。

2014年，农场第十三届二次职工代表大会更名为农场第十三届二次职工（从业劳动者）代表大会。2020年2月27日、28日，农场召开第十五届一次职工（从业劳动者）代表大会。受新冠肺炎疫情影响，为减少人员聚集，预备会议以不见面的形式召开。正式会议将全场代表划分为20个小代表团，235名职工代表分别在全场20个分会场，通过视频参加和聆听会议。会议听取和审议了《场长工作报告》《二〇二〇年土地承包经营管理实施方案》《二〇二〇年农场经济体制改革实施方案》等8项报告、方案、合同草案。

2020年12月18日，第十五届二次职工（从业劳动者）代表大会在农场文化宫召开。代表总数237名，其中：“种养加”一线职工（从业劳动者）代表131人，占代表总数55.27%；其他一线职工（从业劳动者）代表11人，占代表总数4.64%；从业劳动者代表49人，占代表总数20.68%；中层干部以上代表40人，占代表总数16.88%；女代表55人，占代表总数23.21%。中心议题是：以做强现代化农业企业为奋斗目标；构建红色基因、绿色理念、金色未来三色调和发展，推进三产深度融合；加强工业产业园和文化产业园两园建设；实施优质农产品基地建设、数字智慧农业建设、仓储扩容、物流拓展、加工升级、品牌创建、营销增收、文化旅游八项工程；突出党建领航统领作用，为经济高质量发展提供保障。大会审议通过《场长工作报告》《2021年“双控一服务”模式创新农业经营管理体制实施方案》《2021年农场深化企业经营管理方案》《2021年农业生产资料集中采购方案》《财务预决算、债权债务和新增贷款情况报告》《工资专项集体合同》《2021年市场运营和创新营销工作方案》。农场场长王洪斌与职工总代表张天会签订了《工资专项集体合同》，农场有限公司党委副书记、总经理石万峰作了《万众一心谋发展，风雨无阻向前进，奋力书写农场企业化改革发展新篇章》的总结讲话。

三、职工教育

2001年以后，农场工会把建设高素质职工队伍作为一项长期的战略任务，维护职工受教育权和发展权。不断创新工作思路，通过举办培训班、知识竞赛、演讲比赛、读书会等各种形式，开展形势教育、主题系列教育、北大荒精神教育和职业道德教育，抓好职工思想教育工作，推动职工队伍整体素质的提升。

（一）职工书屋

20世纪80年代初，农场建立了图书阅览室。2000年，基层职工书屋20个，图书5万余册。

2001年，掀起机关干部读书风，农场党委在原机关（星城宾馆）一楼改建了一间图书阅览室，室内有藏书3000余册，开放时间为18点到21点，规定机关干部一年读书时间不少于260小时，每个月张榜公布个人学习时间，并与机关干部考核挂钩。2006年，农场将文化宫二楼北厅改建为图书室，总建筑面积300余平方米，机关图书阅览室随之撤销。

2006年12月19日，农场图书室面向全场正式开放。图书共有54个类别，杂志60余种，报纸20多类，电子音像制品100余张。2010年，农场第二管理区、第十一管理区、第十二管理区都建成较为规范的图书室，第四居民委建立职工书屋，有图书5000册，电脑16台。2020年，农场图书总量达到1.8万册，完善基层职工书屋3个，更新图书5万册，设立电子图书3个，配备电脑36台套。

（二）学习型组织

2001年以后，农场工会利用职工书屋和职工学校阵地，在全场开展了“创建学习型组织，争做知识型”和“创先争优”主题系列活动。

八五〇农场坚持利用冬闲季节和夏季农田管理的空闲时机，对职工农户集中开展科技培训活动。“科技之冬”“科技之夏”培训活动针对不同培训对象，分为“实用技术普及性培训”“科技示范户培训”“管理人员培训”等形式。培训主讲人有农场业务部门人员、农大教授、科研院校的专家等。培训对象为生产队长、农业技术人员、畜牧兽医、水稻种植户等。

2010年，农场工会创办北大荒职工学校，占地面积250平方米，可容纳200名职工培训学习。2010—2020年，举办农业、农机、畜牧、特色种养殖、计算机、餐饮业等培训，累计培训4000余人次。

2013年，开展“读书学习节”系列活动。开展“书香进机关、进社区、进校园、进基层”“金秋话读书”及“创建学习型农场，争做知识型职工”演讲比赛活动。2015年，举办“相拥世界读书日，良师益友伴我行”读书会，全场1000余人参加活动。农场职工奚艳书写的《书中的奥秘》获省第四届职工“读书学习节”读书学习故事大赛二等奖。2020年，开展“学习铁人精神，做铁人式职工”演讲比赛、“知善、扬善、行善、乐善”演讲比赛、“创建学习型农场，争做知识型职工”诗歌朗诵大赛、“创先争优看我行”演讲比赛、“党旗飘飘”书画摄影展、“中国梦，劳动美，我与改革创新”演讲比赛等活动。

八五〇农场2011年被黑龙江省工会授予“优秀‘职工书屋’示范点”；2012年被全国总工会授予“全国职工教育培训示范点”。

（三）主题教育

2011年，围绕“当好主力军、建功十二五”主题，开展形势政策宣传、劳动模范事迹座谈会、报告会，增强职工群众的责任感、使命感和紧迫感。开展“学好人、做好人、打造好人星城”活动，把打造“好人星城”活动融入农场职工素质教育和创建文明宜居城镇全过程。2012年和2013年，共有30人获得农场“星城好人”；2012—2020年，先后开展了“北大荒核心价值观主题教育”“三项教育”“弘扬光荣传统、践行优良作风”“与共和国同成长，与新时代齐奋进”“不忘初心、牢记使命”等主题教育活动，引导职工群众把践行新发展理念转化为投身“三大一航母”建设的政治自觉、思想自觉和行动自觉。

四、劳动竞赛

农场工会在劳动竞赛活动中，将劳动竞赛与创建“工人先锋号”活动相结合，常年开展“工人先锋号”和“安康杯”竞赛活动，劳动竞赛成为农场生产工作中必不可少的一项活动。

1979 年，农场成立“劳动竞赛委员会”。麦收阶段开展生产队与生产队，车组与车组的社会主义劳动竞赛。

1980—1982 年，动员职工开展为“四化”立功活动；农场制定“大田生产管理社会主义劳动竞赛方案”。冬季，农场工会在辉崔修造厂、凉水修造厂和文教卫生系统，开展食堂工作竞赛活动。

1983—1984 年，农场为实现“再战一个亿，盈利一千万”的目标，农场工会组织修造厂和农牧生产队开展机车冬检劳动竞赛。

1990—1999 年，开展以“提质、降耗、高效、安全”为内容的劳动竞赛活动、春季工作百日会战活动。1999 年，劳动竞赛实行重奖，先进单位一次性奖励现金 2000 元。全年发放劳动竞赛奖金 3 万余元。

2001—2010 年，农场工会结合春季、秋季农业生产，围绕农业增产、农民增收、标准化作业、农业新技术推广等方面，开展“百日劳动竞赛”“工人先锋号”劳动竞赛、“安康杯”安全生产等竞赛活动；举办水稻插秧、电工电焊、餐饮、医疗护理比武活动。

2011—2020 年，开展“工人先锋号”劳动竞赛，举办“圣丹杯”水稻机械插秧劳动竞赛、“中国梦、劳动美，咱的技能顶呱呱”农业技能劳动竞赛、“五创”劳动竞赛、公路养护劳动竞赛以及“中国梦、劳动美”插秧大比武和线上“农技网络授课”竞赛活动，通过比赛增强科技和知识创新能力。2011—2020 年，开展劳动竞赛 26 次，发放春秋生产劳动竞赛奖金 235.97 万元。2018—2020 年，开展各类职工劳动和技能系列竞赛 23 项，开展“五小创新”成果 66 项，其中廉涛改装的电动追肥机和李勇改装的智能喷药机 2 项，获黑龙江省“五小创新成果”三等奖。

农场工会在 1991 年被省总工会授予“黑龙江省工会劳动保护工作先进单位”。

2011 年农场被授予“省工人先锋号”、总局“劳动模范单位”；2012 年被农垦总局授予“现代化大农业劳动竞赛先进单位”。

五、劳模管理

建场以后，农场产生各级劳动模范 494 人（次），其中：省级劳模 8 人，农垦总局劳模 39 人（次），管局（分局）劳模 160 人（次），农场劳模 287 人（次）。

2001—2020 年，农场每年召开一次劳模代表座谈会，向劳模汇报农场发展形势和工会工作。2010 年，组织劳模栽种“劳模林”（图 6-2-1）。为分局级以上劳模免费做体检。利用电视、网络信息平台宣传劳模事迹，号召大家向劳模学习。

2013年，农场召开自建场以来获得各级劳动模范100多人的劳模大会。全体劳模向全场发出倡议书，劳模代表做典型事迹报告。

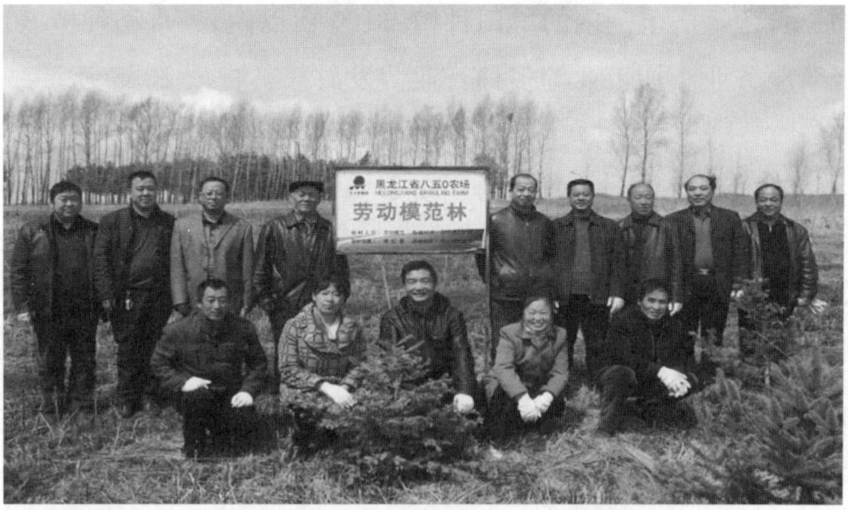

图6-2-1　2010年，农场工会组织各级劳动模范栽植“劳动模范林”

六、扶贫工作

农场历届党委十分重视对贫困职工的救助和帮扶。通过开展扶贫帮困、扶低共富、共同富裕、精准扶贫工作，使贫困职工走上富裕之路。

（一）扶贫帮困

1985年以后，农场各级工会开展做好扶贫帮困工作，到2000年底，累计扶贫578户，其中脱贫535户。

工会在扶贫帮困工作上，开辟了养牛、养猪、养鸡、养兔、大棚蔬菜、食用菌栽培、种植经济作物等10多个项目，困难群众根据各自环境和条件，选择适合自己的发展项目。1985—1990年，农场投入扶贫款14.7万元，其中上级下拨11.7万元，农场工会配套3万元。

1995—1997年，农场扶贫基金会筹集资金43.81万元，贷给全场90户困难职工家庭，扶持脱贫。1997年，农场对全场24名鳏寡孤独退休工人发放护理费。根据自理能力的不同，年付护理费600元和2000元两个不同标准。由所在单位安排人员与被护理人签订合同，护理工作按合同执行，直到被护理人寿终。

（二）扶低共富

2001年，农场启动“扶低共富保扶升级”工程，将基础相对薄弱的低收入户作为帮扶工作重点。

2006 年，农场筹集 50 万元无息扶贫贷款基金，用于扶持困难家庭和低收入家庭发展生产，鼓励和支持持有本场户口并在农场居住的农场职工、职工子女，从事特色种植、养殖业、经济作物、自营经济范围内的旱田种植（100 亩以内）、水稻种植（150 亩以内）项目，以及个体经营服务业、加工业等多种行业。发放扶贫贷款 20.5 万元，帮扶 21 户进行创业。

2007 年，扶贫创业基金累计达到 100 万元，全年实际发放贷款 60.8 万元，帮扶 79 户进行创业致富。

2008 年，农场将扶贫贷款基金更名为“创业基金”，实际发放贷款总额 91.2 万元，扶持 118 户进行创业。

2009 年，更名为“扶持创业基金”，一次性投入 200 万元，为下岗职工创业和低收入家庭开辟致富项目。同年，有 71 人通过农场工会办理了贷款手续，发放扶持创业基金 73.3 万元。

2010 年，农场继续实施扶低共富工程，设立“扶持创业基金、社会救助基金、日常帮扶救助基金、金秋助学基金”四项基金。开展领导干部“一帮一”扶贫结对 198 对，发放四项基金 150 余万元。创办社会救助基金以来，收到 13 家企业和个人捐款 6.54 万元。帮扶救济 600 余人次。帮助低收入职工发展生猪、林带鸡养殖、木耳栽培、烤烟、蕨菜种植、棚栽葡萄、台湾小番茄等特色高效自营经济项目 20 余项，有 210 户低收入户和贫困户走上了脱贫致富道路。

（三） 共同富裕

2011 年，农场全面启动实施“职工共同富裕行动”，把“职工共同富裕”作为一项重点工作写入场长工作报告中，要求农场每一名党员干部结对帮助困难职工脱贫致富，走上共同富裕。

2013 年，通过党员干部“一帮一”、资金、政策、科技、岗位等多种形式帮扶，使低收入职工家庭，实现 100％脱困脱低。

2014 年，建立“共富”长效考核机制，完善帮扶制度。将低收入可扶持户、受灾户、自营经济发展户、家庭困难户、自主创业户 80 户统一纳入干部“一帮一”中。

2015 年，利用农场匹配的创业资金，为有劳动能力的困难职工发放扶持创业资金 116 万元。

（四） 精准扶贫

2016—2020 年，农场精准扶贫工作，紧扣“两不愁、三保障”目标，采取各种措施，开展脱贫攻坚工作。

2016 年，农场 80 余名各级领导与年人均收入低于 3500 元的 24 户（33 人）贫困户结成“多帮一”对子。18 个民营企业参与认领帮扶，每名帮扶人每年为帮扶对象送慰问金 1000 元。

2017 年，全面开展精准扶贫“回头看”工作，有 6 户贫困户不符合精准帮扶条件，按程序进行核查清退。通过农场慰问一点、帮扶干部捐助一点、上级政策补贴一点、土地流转金保障一点、工会给予临时性困难救助一点、民政和残联实施特困救助一点、社会力量参与帮扶一点，18 户贫困户年人均收入 1 万余元，全部达到“两不愁、三保障”目标，实现脱贫。

2018 年，贫困户进入脱贫巩固阶段，农场对贫困户做到：帮扶措施不改，帮扶工作力度不减，享有的政策不变，帮扶责任不卸，保障贫困户收入稳定，无返贫现象。2020 年，有精准扶贫户 16 户 23 人，通过各项帮扶措施，全部实现脱贫（图 6-2-2）。

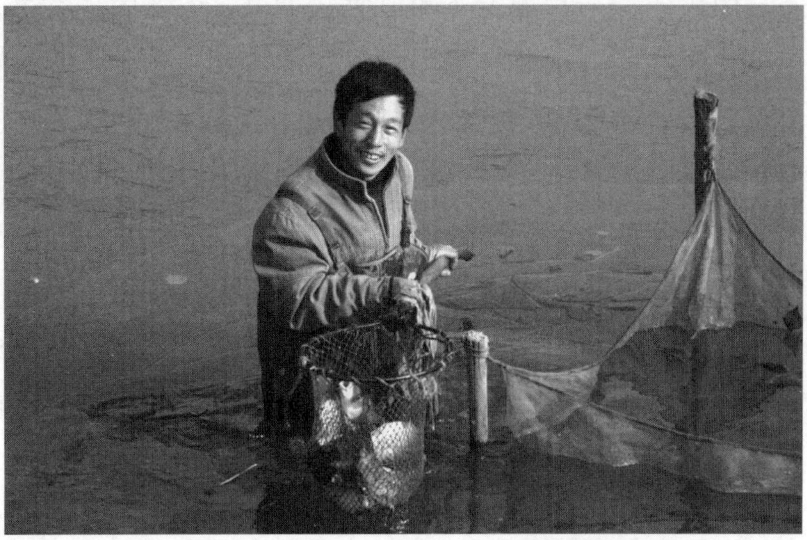

图 6-2-2　创业基金帮助贫困职工刘继波致富

第二节　共青团工作

八五〇农场共青团工作，始终发挥中国共产党的助手和与青年之间纽带作用，在农场初创、发展、建设、改革各个历史时期，共青团发扬“党有号召、团有行动”的优良传统，为党争取青年人心，汇聚青年力量，在农场政治、经济、社会活动中发挥重要作用；21 世纪以前，农场青年人的比重大，成为农场经济建设的主力，农场共青团工作十分活跃，一批批有知识、有能力、有干劲的优秀青年被选拔到重要岗位上来。21 世纪后，农场青年人比重虽然减小，但是高学历比重逐年提高，为农场提供了优秀的人才储备，第三代北大荒人已成为农场建设的主要力量。

随着撤队建区工作的开展，农场各基层团支部也逐渐向管理区发展，2017 年，基层管理区团支部由 13 个合并为 7 个。2020 年，农场共有 11 个团支部，基层团干部配备配置率 100%，青年干部 157 人。

八五〇农场团委在 2004 年获“省五四红旗团委标兵”。

一、团员代表大会

1959—2009 年，团员代表大会共计召开 12 届。其中：八五〇农场三级制时期召开 2 届；实验农场召开 2 届；三十八团召开 1 届；卫星农场召开 1 届（后定为八五〇农场第一届），卫星农场更名八五〇农场后召开过 6 届代表大会。

八五〇农场首届团代会，于 1959 年 6 月在西岗召开。农场团工委书记王思润（总场党委副书记、政治部主任），副书记白志勇。共青团的主要任务是：坚决贯彻以“大豆为纲全面跃进”的方针，团结带动广大青年，全力以赴，保证农业大面积丰产，在生产中开展“创六好支部”和争当“红旗青年”活动。五分场六队团支部，在大豆播种中与全体职工一起，提前七天完成任务，荣获团省委“优秀团支部”的红旗奖励。

实验农场第一届团代会，于 1965 年 5 月 27 日在红星村召开。在广大青年经过社教运动基础上，农场团委在基层试建了“社会主义青年协会”，主要活动是组织广大青年努力学习毛主席著作，进行团的基本知识教育和革命传统教育。“青协”主任由团支委或团员担任。

三十八团第一届团代会，于 1971 年 12 月 11 日在红星村召开，出席代表 163 名。大会主要任务是：学习毛主席关于青年工作的论述和总政关于加强青年工作的指示，总结交流工作经验，选出第一届团委。

三十八团第一次团代会，1972 年 12 月 22 日—26 日召开，代表 163 名。会议内容是：以批修整风为纲，畅谈接受再教育、安心边疆建设，热爱本职工作、学习雷锋的体会。

卫星农场第一届团代会，于 1977 年 9 月 3 日在红星村召开，出席代表 220 人。大会主要任务是：落实总局党委《关于进一步做好知识青年工作》的指示精神，交流团的工作经验，讨论今后任务，选举产生第一届团委会。

八五〇农场第二届团代会，于 1980 年 1 月 21 日在红星村召开，出席代表 255 人。大会任务是：落实场党代会决议，贯彻执行国民经济“调整、改革、整顿、提高”的方针，听取和讨论团的工作报告，交流经验，表彰先进，选举产生八五〇农场第二届团委会。

八五〇农场第七届团代会，于 2009 年 11 月 10 日在农场文化宫召开。出席正式代表 131 名，占全场团员的 46.3%，另有列席代表 5 名，特邀代表 10 名。选举产生第七届委员会。会议的主要议程是审议和通过共青团八五〇农场第六届委员会的工作报告；审议共青团八五〇农场第六届委员会关于团费收缴管理使用情况的报告；共青团八五〇农场第七届团员代表大会，通过无记名差额选举，选举郭景阳等 9 人为共青团八五〇农场第七届委员会委员。

二、组织建设

1959 年，八五〇农场和各分场设团工委，基层有团总支 2 个，团支部 119 个。全场有团员 2759 人，占全场青年总数 4606 人的 60%，青年占全场职工总数的 35%，少先队员 2494 人。当年，通过整顿团组织，使团员作用加强。一类团支部由原来的 15%提高到 35%。农场团工委要求年终评比时消灭三类团支部和三类团员。按照青年人数的 10%～15%比例发展团员 231 人。

1984 年，全场团支部 128 个，团员 1923 人。当年发展团员 347 人。

1986 年 11 月—1987 年 1 月，农场团委在农场整党的基础上，开展了“团建工作”。全场 76 个行政单位的 117 个团支部、2200 名团员、500 余名非团青年参加团建活动。新建、扩建“青年之家”10 个，各团支部投入活动经费 1.54 万元。90 名青年递交入党申请，170 名青年递交入团申请，场团委推荐 87 名团员填写《推荐双优入党表》，发展新团员 30 人。

1995 年以后，为加强团干部队伍的力量，对农牧生产队团支部书记实行团支部书记、青年科技星火带头人、科技副队长（技术员）“三位一体”配备制。1997 年，28 个农牧生产队的团支部书记配制率达到 80%。他们在生产队分别担任副队长、技术员、会计、统计等工作。

1998 年，农场团委根据出现的团组织老化问题，结合整顿，对 16 个基层团支部班子进行调整。

1999 年，按照团支部书记、青年科技星火带头人、科技副队长（技术员）“三位一体”配制，结合农场基层单位干部配备编制，由团员大会选举、党支部把关，选拔一批年龄小、有知识、有能力、有热情的优秀党团员做团的干部，对 11 个基层团支部班子进行调整。

2000 年底，团支部“三位一体”配制率达到 95%。农场团委班子 9 名委员中，党员 6

人。本科学历 1 人，大专学历 6 人，中专学历 2 人。中级职称 6 人，初级职称 3 人。2008 年，30 个农牧生产队的配置率 100%。

2017 年，基层管理区团支部由 13 个合并为 7 个。2020 年，农场共有 11 个团支部，基层团干部配置率达到 100%。青年干部 157 人。

三、各项活动

八五〇农场团委在组织开展各项活动中，根据青年人特点和爱好，结合农场生产实际，经常开展各种知识竞赛、生产比武活动、社会公益活动以及各项文体活动，陶冶了情操，丰富了青年人的文化生活。

（一）组织活动

1959 年，国庆节后，农场召开“红旗青年”大会，有 250 人评为“红旗青年”，其中团员 160 人。1961 年，开展“五好团员”“十红青年”“八好团支部”评比活动，评出“八好团支部”6 个，“八好团小组”5 个，“五好团员”238 名。组织 48 个业余学校，308 个学习小组，3908 名团员和青年参加理论学习。1981 年起，各生产队团组织都建立了“青年之家”，1982 年，共建立“青年之家”42 个，占全场的 80%。其中有 20 个达到牡丹江地区标准，由团地委授匾“青年之家”。各单位团组织利用“青年之家”开展“青年作品评选会”“青年智力竞赛”“青年文艺晚会”等活动。

1985—2020 年，共青团以“青年之家”为阵地，加强对青年的技术培训，举办不同层次、不同内容培训班、学习班 350 余期，培训团干部、团员和青年 3500 多人次。2002 年 4 月 19 日，农场团委举办为期 3 天的团干部学习班，基层团支部 40 余位团干部参加培训，学习团的相关知识、“三个代表”重要思想与团的工作、公文写作、《公民道德建设实施纲要》、“四五”普法知识、WTO 知识以及农业生产技术。同年，农场团委开展建团 80 周年纪念大会，表彰了“八五〇农场首届十大杰出青年”。2006 年，聘请八五一〇农场和八五二农场两位资深技术人员讲解玉米和大豆栽培技术，各农牧单位技术员和青年科技示范户 60 余人参加了学习。

（二）教育活动

1. 北大荒精神、爱国主义教育。1961 年，全场开展学习“北大荒老红军余友清”的活动，进行革命传统教育。1984 年，全场开展共产主义教育、“伟大的社会主义祖国”读书报告会、“华山抢险”英雄事迹报告学习会、“党在我心中”基础知识测验等活动。2000 年以后，围绕“讲传统、树理想、见行动”主题，开展收集北大荒人故事采访活动和“北大荒人故事演讲会”活动。2006—2008 年，先后组织开展了“十佳中、小学生”到侵华日军虎头要塞遗址博物馆和虎头边防部队接受爱国主义教育活动、“清明祭英烈、听北大荒故事、做北大荒传人”主题教育活动、“争做新时代好队员——集结在星星火炬旗帜下”新生入队仪式，以及“十佳中小学生”表彰活动。

2. 职业道德、爱岗敬业教育。先后在全场青年中，开展“青年文明岗”“青年文明号”“青年岗位能手”评比；开展先锋号车组竞赛和“青年突击队”活动。1992 年，开展“质量、品种、效益年”活动，“青年岗位学、练、赛”和技术比武活动。2003 年，农场团委在全场开展“雷锋精神代代传”主题教育征文活动。2020 年，开展“青年大学习”网上主题团课。先后组织集中收看“青春在战役中绽放”、中国青年好网民优秀故事分享及学习十九届五中全会精神等活动。

（三）生产科技活动

1961 年，全场青年包种两万亩“青年丰产田”，产量超标准 40%。1977 年，开展“新长征突击手”活动，涌现“新长征突击队”12 个，新长征突击手 91 名。1982 年，农场团委号召全场团组织种植青年田 453 亩及其他收入共筹备经费 2.4 万元，为各“青年之家”购置了彩电、录音机、照相机、手风琴及大型体育器材。1984 年，开展“五小”竞赛活动，在管局召开的“五小成果经验交流会”上，农场糖厂的高景全和广播站的李希宽、张常宝获技术革新二等奖；医院的余忠诚、宁卫获技术革新三等奖。2002 年，扩大“青年科技协会”人员，吸纳了生产队长、科技副队长、青年科技人员、青年星火带头人、青年种养殖大户等，发挥科技协会带头示范作用。2016 年 7 月，以“青春建功北大荒”为牵动，联合相关部门组织开展现代理念、政策法规、农业技术和实用技能培训。2018 年，农场团委利用创业资金扶持 31 户青年创业，使用创业资金 57 万元。其中有两户青年开展创业活动，养殖林下生态鸡、大鹅，发放创业资金 3 万元。

（四）公益活动

1. 植树造林。1979 年，全场营造青少年林 101 亩，绿化林木 5.84 万棵。1983 年，团委布置“两采支甘”任务，采集草种、树种支援甘肃建设。共采集草树种 1 吨多。农场团委被管局评为“采种支甘”先进集体，被省采种支甘领导小组授予“两采支甘，成绩优异”嘉奖令。同年，文明礼貌月活动中，做好事 3625 件，大型公益劳动 86 次，参加 7550 人次，清除垃圾 3120 吨，青少年植树 2 万余棵，绿化道路 1.4 千米。1985—1987 年，开展“采种支甘”活动，采集树种 7500 千克，农场团委连续 3 年荣获省、总局“采种支甘优胜单位”。2008—2020 年，组织团员青年先后栽树 2 万余株。

2. 公益捐助。1987 年大兴安岭地区遭受严重火灾，广大团员、青年捐助救灾款 5732

元。1991 年，在青少年中开展以“敬老、爱老、帮老”为主题的为北大荒人办实事活动，收到捐款捐物价值 5000 元，帮助贫困老人。1991—2003 年，农场团委先后组织青年团员“缴纳特别团费”、为灾区及困难学生救助捐款 4.97 万元。

3. 义诊活动。2006—2020 年，农场团委与农场医院每年联合开展 1～3 次义诊。青年医疗小分队走进基层管理区、养老院、社区等场所，为职工群众免费测量血压、做心电图和 B 超、疾病诊断等医疗服务。

（五） 文体活动

1983 年 5 月 31 日，在场部举办了“学海迪、唱海迪、颂海迪”的诗歌演唱会，场直地区的 13 个团支部参加。1985 年，举办 2 期青年交谊舞学习班及“交谊舞大赛”“霹雳舞”联谊、“青春美”集体舞大赛、“五四”青年节时装表演、集体婚礼仪式等活动。冬季，团委同工会、宣传部一起举办了“我爱塞北的雪”诗歌演唱会。1986 年，举办“纪念‘一二·九’运动振兴中华”演讲会、大型篝火晚会、职工篮球联赛、排球赛、青年围棋赛、室内运动会。1996 年，与工会共同开办了“文化夜市”，开展“送电影下乡”，以及演讲会，知识竞赛、征文比赛、青少年书画展等活动。1997 年，组织“迎（香港）回归青年环城赛”活动。2002—2006 年，每年组织“五四”青年环城赛活动，促进农场全民健身运动的开展。2004 年，农场在文化宫广场举办“五四”大型篝火晚会，150 名青年参加表演，展现农场青年人的青春活力。2015 年、2016 年、2018 年农场团委分别举办“放歌军垦城”“学新条例准则、唱响青春旋律”“春天的故事”青年歌手大赛。2017 年 5 月 10 日，举办“讲述身边故事”朗读比赛，全场 17 个单位 22 名选手参赛。

四、少先队

八五〇农场团委贯彻党中央“关于加强少先队工作”的精神和团章的要求，发扬以团带队的光荣传统，与农场中小学一起，抓少先队工作，开展各种活动。

（一） 组织状况

1983 年，全场中小学校 36 所，少年儿童 3056 人，其中发展少先队员 2468 人。建立少先队 35 个，辅导员 96 人。1985 年，全场中小学 8 所，发展少先队员 2163 人。建立少先大队 8 个，少先中队 70 个，辅导员 78 人。2000 年，全场中小学校各 1 所，少先队员 1352 人，少先大队 1 个、少先中队 30 个，少先队辅导员 36 人。

2011—2018 年，发展少先队员是一、二年级按一定比例入队（首批不超过三分之一），三年级以上都是少先队员；2019 年以后，依据省里要求，每年 6 月 1 日当天以“全童入队”形式举行入队仪式。2020 年 6 月 1 日，由于新冠肺炎疫情，采取线上“全童入队”形式，发展少先队员 100 人。

2020 年，农场学校少年先锋组织有大队 1 个，少先中队 15 个，少先队员 454 人，少先队辅导员 18 人。

1989 年，学生王晓丹被授予总局“火炬少年”和全国“奖章队员”。

2017 年，教师佟伟霞被授予总局“垦区优秀少先队辅导员”。

（二）组织活动

1985 年 8 月，农场成立八五〇农场少先队工作委员会。1987 年，农场成立关心下一代工作委员会（简称关工委），委员由农场团委、老干部科、教委等部门领导组成。

1. 常规教育。强化行为习惯养成教育。开展每周“红旗班”评比和《小学生日常行为规范》遵守情况评比活动，强化队员的行为习惯教育。加强小干部队伍建设，加强对“一日常规检查评比”人员和少先队大队部委员的教育与培训，发挥其监督和示范作用，引导少先队员养成良好的行为习惯。2011 年以来，少先队坚持每年“六一”或“建队日”，进行“传承红色基因、做新时代好少年”等主题的少先队入队仪式和少先队基本知识教育等方式，开展社会主义核心价值观教育，增强少先队员的组织归属感、光荣感，培养“立志向，有梦想，爱学习，爱劳动，爱祖国”的优秀少先队员。每学期开展“安全伴我成长”“铁路安全警钟长鸣”“拒绝毒品珍爱生命”“众志成城童心防疫”“消防连着你我他”等安全教育活动。2011—2020 年，开展消防安全逃生演练 6 次，地震安全逃生演练 2 次。

2. 主题教育。1985 年以后，利用节日、纪念日、重大事件等时机，有计划地组织开展形式多样的系列主题教育活动。“学习雷锋好榜样”是少先队活动的长期主题。1986 年，少先队大队共成立 40 多个学雷锋小组，做好事 400 余件。1987 年起，在小学生、少先队员中开始升国旗例行活动。1985—2000 年，在少先队中开展文明礼貌“十个字”“热爱红领巾，争做好队员”“爱祖国、赞家乡”“争做王震爷爷放心的农垦接班人”“以实际行动向王震爷爷献礼”“新老北大荒人联欢”“五爱”主题系列教育、“远学赖宁，近学学校”十佳少年、“保护环境、爱我家园”等一系列活动。

3. 文体活动。1996 年张照杰的纸版画《我睡不着觉》、李铁红的纸版画《第一次见到了外国人》在河南省省级刊物《家庭指南》上发表。2011—2020 年，少先队先后开展“魅力校园，舞动心灵”校园艺术节、《弟子规》表演、校园广播操比赛、公安进校园禁毒活动宣讲、“绳彩飞扬”庆“六一”跳绳比赛、校园雪地足球赛、“中国梦、爱国情、成才志”校园书画展等 9 次大型活动。

第三节　妇女工作

1979年，各基层工会都设立了女工委员会。几十年来，八五〇农场女工工作在农场党委的领导下，积极参与农场政治、经济和社会发展建设，引导广大妇女在农场建设中发挥“半边天”作用；在广大妇女中开展“巾帼建功”“岗位立功、技术创新”“十佳能手”“双学双比”等活动，彰显新时期女性风采；女工委员会在开展依法维权、保护妇女儿童合法权益和健康利益、扶贫帮困、文化娱乐等工作中，发挥了积极作用。

2020年，全场基层女工组织22个。2009—2020年，农场女工委员会共表彰各类先进（集体）1140个。2010—2020年，慰问贫困女职工44人次，看望贫困儿童39人次，发放慰问金2.8万元。2011—2020年，全场妇女自愿参加女性安康保险1.3万余人次，出险人数31人，理赔108万元。

八五〇农场工会女工部2012年被总局评为“女职工组织标准化建设示范点”。

一、妇女代表大会

1955—1977年，共召开四届妇女代表大会。其中：总场召开二届，三十八团召开一届，卫星农场召开一届。

八五〇农场首届妇女代表大会，于1959年3月在总场场部西岗召开，大会的任务是贯彻“以生产为中心，以生活福利为重点，以思想教育为动力”的妇女工作方针。

八五〇农场第二届妇女代表大会，于1961年3月20日在西岗召开。大会的任务是贯彻“全党全民大办农业，大办粮食”的方针；贯彻“以农为主，农牧并举，保证出口，保证自给，积极扩大耕地面积，积极发展多种经营生产方针”；总结1960年妇女工作，表彰先进，大会与纪念“三八”国际劳动妇女节五十周年和1961年春播誓师大会一并进行。

三十八团第一届妇女代表大会，于1976年1月10日在红星村召开。大会的指导思想是“以党的基本路线为纲”，认真学习马列和毛主席关于妇女运动的论述，深入批判“妇女无用”论。大会任务是选举产生第一届妇女联合会，加强党对妇女工作的领导。大会选出了出席四师首届妇代会的代表，和团首届妇联主任、副主任。

卫星农场第一届妇女代表大会，于1977年8月30日在红星村召开。大会的任务是总结工作经验，制订和布置任务，表彰先进，选举妇联，促使卫星农场早日建成大寨场，为社会主义革命和建设作出更大贡献。本次出席会议代表204名，选出卫星农场首届妇联。

1980—2020年，每年在“纪念三八国际劳动妇女节”的同时，召开“双红”（三八红旗手、三八红旗集体）代表大会，对评选出的农场三八红旗集体、先进女工委员会、三八红旗手、五好家庭等先进集体、先进个人进行表彰奖励。

二、组织建设

1959年，成立总场及分场的妇女工作委员会，生产队的妇女委员会共51个。各分场政治处设妇女干事。根据王震部长“处处要有穆桂英挂帅，女兵要有女将带”的指示。生产队的妇女班排都由妇女担任班排长，并提拔妇女副队长48名，分场女副场长2名。全场妇女职工4177名，占职工总数的23%，其中支边女青年1012名。妇女在农场各条战线上形成一支重要力量。

1960年，全场女职工4299名，占职工总数的34%。

1961年9月，为顺利进行国民经济调整，开始精简压缩职工队伍。1962年女职工大批减退。其中，1958年以后参加工作的女职工95%被动员退职。随之托儿所和生活服务站大多解散。1963年农场改制，妇工委及各级妇女组织撤销。实验农场建立工会后，由工会主管女工工作，但一直没有女工委员，1965年才配齐首届女工委员。

1964年，实验农场共有妇女4600余人，其中成年妇女1464人，1965年家属妇女逐渐参加生产劳动，各队办农忙托儿所。

1969—1973年，三十八团政治处负责妇女工作，1973年以后，政治处组织股设女工干事一名，负责妇女工作。当时虽然大批城市女知青来场，基层连队都有女子排和家属班、排建制，各单位有女副指导员、副连长、干事，但都是仿部队编制的生产组织，没有专门的妇女组织机构。

1979年，妇女工作纳入工会统一管理。当年10月选举产生第一届女工家属委员会。设女干事负责女工家属工作，各基层单位成立女工家属委员会。

1982年，选举产生第二届女工家属委员会。

1984年，女工家属委员会更名为农场“女工委员会”，通过选举产生了第三届农场女工委员会。1987—1988年7月为第六届；1987年1月，农场基层女工组织76个，配齐兼职女工主任，全年培训186人次；1988年7月—1989年8月为第七届。1989年9月，将原农场女工委员会改为农场工会女工委员会，并通过农场工会委员会常委会提名，经过自下而上反复酝酿和民主协商，农场工会委员会讨论确定，大会表决，选出11名女工组成八五〇农场首届工会女工委员会。全场61个基层单位有60个单位建立了女工委员会。

1989年以前，工会设女工干事（或女工委员）一名，负责女工日常工作。

1990年开始，工会设女工部，女工部长一般由工会女工委员会主任兼任。

1999年，农场女工组织建设工作重点是抓女工组织整顿，配齐配强基层女工主任，以会代训进行岗位培训。全场有52名女工主任参加培训。2000年，对基层女工干部进行2次培训，写出论文和调查报告17篇。全年推荐后备干部12人，入党积极分子34人，发展党员7人。

2000年2月，女工部长由团委书记兼任。同年，召开工会女工委员会（含女职工委员会）会议，以投票方式，选举产生了第五届农场女职工委员会，主任委员由工会女工部长担任，委员会由11人组成，平均年龄38.6岁，其中：党员6人，本科学历7人，专科学历1人，高中（含中专）学历3人。基层女工组织在党支部领导和工会指导下，进行了换届选举，共调整基层女工委14个。

2010年，在6个转制企业、三园建筑公司和第四居民委成立了女职工委员会。基层女工委员（包括私营企业女工委员）45个。

2010年以后，随着农场撤队并区的进行，基层女工委员会也相应减少。2020年，基层女工委员会22个。

三、妇女活动

（一）巾帼建功工程

1959年，以“大豆为纲”开展“大豆丰产运动”；开展“红色饲养员竞赛”；设立“大豆姑娘”和“红色饲养姑娘”荣誉奖励。1960年，全场凡有劳动能力的妇女都走出家门，参加生产劳动。五分场根据妇女身体情况，分别编成突击班，孩子妈妈班、老太太班、孕妇班，规定不同定额，合理分配工作。在抗灾排水战线上，开展“红头巾”运动。在扫盲运动中，全场青壮年妇女文盲由一字不识到能看一般书报。1968—1984年，有114名妇女提拔为干部，168名加入中国共产党，748名加入共青团。1978年，女职工赵顺才从事种植绿肥改良白浆土试验，获省科技成果三等奖，1979年荣获省、总局、管局、场“劳动模范”，并被农垦部评为“模范科技工作者”。

1992年，开展“为企业增盈创收提一条合理化建议，为企业增产节约提一条具体措施”的活动。1995年开展“提供一条致富信息，开辟一条生产门路，解决一个实际问题”的“三个一”活动。1996—1998年，开展了“手拉手扶贫帮困奔小康”活动、“双学双比”经验交流会，树立了加工厂工会女工委员会为集体典型，周华蓉、董玉凤以及获总局

“女状元”称号的农场中学英语教师唐宏宇等一批妇女为个人典型。

2001 年，开展“岗位立功，技术创新”活动。机械厂机加车间刨床女工于秀英，平均月创产值 5500 元。2010 年，开展不同形式的“学比创争”竞赛活动，举办纪念 101 个“三八”国际劳动妇女节先进女工典型事迹报告会，养牛户钟玉玲、下岗女工陈玉环、孝敬公婆好儿媳吕玉娟、第二居民委保洁一班女工代表、第一管理区第二作业站黑豆种植联合体负责人孙淑波在报告会上做典型事迹发言（图 6-2-3）。

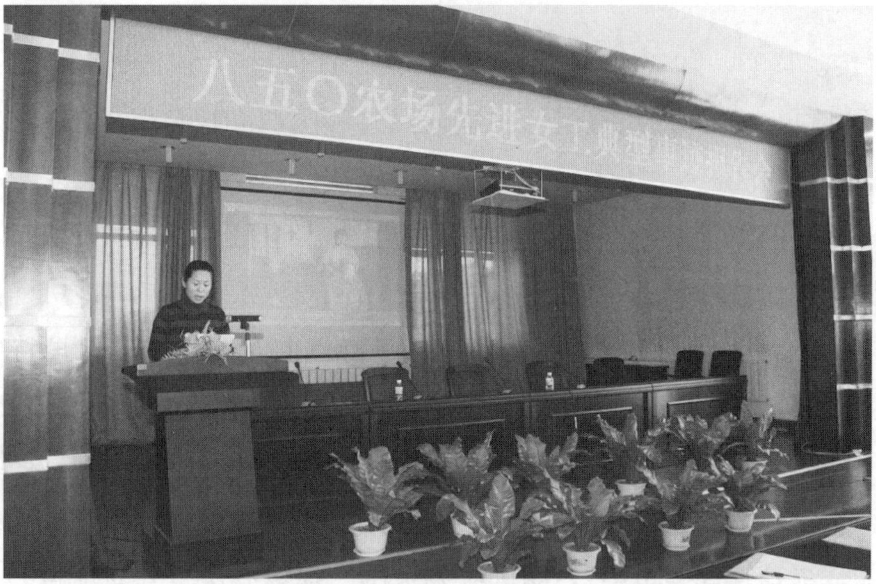

图 6-2-3　孝敬公婆好儿媳吕玉娟作典型事迹发言

2010 年 3 月，第二居民委保洁一班获黑龙江省巾帼建功标兵岗，第二居民委张春香获黑龙江省“巾帼建功标兵”。

2011 年，开展创建“六型”和谐家庭、评选“六好”家庭和选树“四好”活动。

2012 年 3 月，农场科研中心董元香获黑龙江省三八红旗手。

2018 年 3 月，华彬粮油经贸有限公司于文彬获黑龙江省女职工创业能手。

2020 年，由于全国发生新冠肺炎疫情，农场各行业 300 多名女工参与到抗击新冠肺炎疫情工作中。

（二） 素质提升工程

2000 年，为提高妇女科技致富能力，种子公司女科技人员周桂芳，参加科技下队和科技讲座活动，全年授课 60 多个课时。

2001 年，开展“六学”活动，全场共成立妇女读书小组 108 个、文化补习班 27 个。

2002—2008 年，农场工会女工部，组织协办了“科普服务大集”“提高综合素质，构建和谐社会”知识竞赛，以及水稻科学栽培、计划生育、写作等培训活动。

2013—2017 年，以“星城好人”活动为契机，开展“阳光女性·幸福中国”读书征文、“书香征文和我爱读书”“女职工艺术品评选”“书香三八读书”“建设家园文化、培育家庭道德、守望家庭幸福”活动和“倡导科学家教、树立良好家风、培育家国情怀”书香征文活动。

（三）依法维权工程

1985 年以后，农场工会女工委员会一直把维护妇女、儿童合法权益作为自己的主要工作。

1. 法律宣传。1993、1997 年先后组织了两次“宣传月”“宣传周”活动，开展广播电视知识讲座，聘请司法工作人员宣讲《中华人民共和国妇女权益保护法》。2002 年，举办《中华人民共和国劳动法》《中华人民共和国妇女权益保障法》《中华人民共和国人口与计划生育法》等法律知识竞赛。2003 年，举办基层女工主任“法律培训班”。2010—2020 年，持续开展“妇女维权周”宣传活动。

2. 女职工劳动保护。1981 至今，工会组织坚持贯彻女职工劳动保护特别规定、四期保护政策、生育保险、女职工卫生费规定。1985 年以后，每年坚持开展妇女病普查、“两癌（宫颈癌、乳腺癌）筛查”工作，发现患者及时诊治。1991 年 1 月，农场第六届一次职代会审议通过了《八五〇农场女职工生养基金统筹办法》，建立以农场场长为主任的“女职工生养基金统筹管理委员会”，明确统筹范围、提取办法、开支项目、专户存储、专款专用等事项。2004—2006 年，农场女工部聘请北京妇女病防治专家贺静、李红教授进行“妇女保健知识”讲座，讲解妇女病防治相关常识。2007 年，农场第十一届二次职工代表大会上，农场工会主席同农场场长首次签订《女职工权益保护专项集体合同》，之后每三年签订一次。2008—2020 年，审议《女职工权益保护专项集体合同》落实情况报告，成为每届职代会的重要议程。

（四）扶贫工程

1999 年，开展“手拉手”扶贫帮困活动。二十二队女工委筹资 2 万元，为有困难的女工金香建猪场。

2001 年，全场共建帮扶对子 54 个，年底脱贫 21 个。2002 年，牵头建立姐妹基金会和贫困学生救助基金会，全年共计救助贫困学生 52 人，资金 1.8 万元。2009 年，农场工会女工部、基层单位与部分单亲困难母亲结成帮扶对子 32 个。第三居民委女工委成立“家政服务”小分队，对有困难的家庭进行上门服务，对居住分散的孤寡、病残、行动不便的老人发放“连心卡”。

2010 年，举办“关爱女童”活动，为农场幼儿园和学校困难女童送去慰问金；32 名困难女工在农场医院享受乳腺彩超和子宫刮片等免费检查。2014 年，开展“关爱困难女工”活动，农场工会女工部长、计划生育办带着米、面、油看望 15 位困难女工。“六一”儿童节，组织看望 14 名贫困儿童，送节日慰问金 7000 元。2019 年，“六一”儿童节，看望 7 名单亲困难女职工子女和孤儿，送慰问金 4500 元。举办“初级母婴护理师”培训班，发放初级母婴培训教材 90 份。2020 年，“六一”儿童节开展“关爱儿童”活动，慰问困难儿童 8 人，送去慰问金 4000 元。

（五）共建共享工程

1. “三八”节纪念活动。1985 年以后，“三八”节纪念活动为一年一度。每次纪念大会，农场有关领导、各单位工会主席、工会女工委员会主任、妇女代表 100 多人参加。对妇女战线中涌现出的优秀女工组织、三八红旗手、三好文明家庭等先优进行为表彰奖励，总结、布置女工工作。

2. “母亲节”纪念活动。1991 年以后，先后成立 62 所“家庭学校”，开展“三优”教育。1994 年起，每年“母亲节”，开展“关心、尊重母亲”“做合格的母亲，当好妈妈”活动。

3. 寓教于乐文化活动。根据女工特点和女工工作性质，常年开展丰富多彩的文化活动。1985—2000 年，组织开展了妇女运动会、“家庭演唱会”“三八演唱会”“三爱”演讲比赛、“五好家庭”评选等活动。2001—2010 年，陆续举办文艺演出、法律知识竞赛、“倡导社会公德”演讲比赛、家庭风采赛、女工手工作品展、家庭才艺赛、排球赛等活动。2011—2020 年，举行女工手工作品展、先进女工干部典型工作经验介绍、开展“精读一本好书”“做一件好事”“学做一门手艺”活动，开展“厨艺大比拼”竞赛、时装表演赛、“三八”读书比赛等系列活动。

第三章 国防教育工作

八五〇农场武装部建设之初先后经历了创建武装部、取消武装部划归兵团和兵团撤销恢复武装部三个时期。1967—1968 年，武装部显示了在革委会中的支柱作用。1969 年兵团时期，农场的武装工作处于军民合一的状态。1976 年，农场的武装工作才逐步正规起来。到 2020 年，逐步实现了硬件建设规范化、资料管理信息化、民兵工作制度化。

农场武装部把“以劳养武，富民强兵”作为民兵和预备役工作的主要任务，组织、指导、帮助和扶持民兵积极从事生产经营活动，安排养鱼、养鸡、奶牛等养殖、种植项目，为新时期民兵工作开拓了新途径。开展拥军优属工作，对农场社会稳定、经济发展以及巩固国防产生积极的影响。加强民兵组织建设，积极组织基干民兵参加抗洪抢险、森林扑火、抗击疫情等工作，培养出一支能征善战的民兵队伍。认真贯彻《中华人民共和国兵役法》《征兵工作条例》，做好每年一度的征兵工作，新兵的整体素质逐年提高，2020 年，新兵文化水平全部达到大专以上。

八五〇农场 2011 年获垦区“基层武装工作三年（2009—2011 年）规划建设先进单位”；2016—2018 年，连续三年被总局党委、总局军事部授予“先进基层武装部”。

第一节 组织建设

1962 年 5 月，八五〇农场五分场成立人民武装委员会。1963 年，更名为实验农场武装部。1967 年，农场武装部成立生产指挥部，指挥全场生产。1969 年，三十八团时期取消武装部，由团司令部作训股代替。2000 年 1 月 25 日，武装部、司法科、民政局三个部门合并，称为武装（司法、民政）部。2007 年 12 月底，民政局与武装部分离，单独办公。2011 年，武装部与司法分局分离。2020 年，农场武装部部长由农场党委副书记兼任，不再设专职武装部部长一职。

一、武装部建设

1963—1997年，八五〇农场武装部基础设施比较薄弱。1998—2018年，农场按照上级要求，全面推进基层武装部正规化建设。武装部设“两室一库”，即办公室、资料室、物资器材库，备齐了部分民兵应急分队抢险救灾、服装等物资器材。民兵连部建“两室一所”，即办公室、资料室、活动场所。

2018年6月，按照《关于做好国防动员准备工作的通知》文件要求，成立农场国防动员指挥机构。修订各类民兵分队动员准备行动预案，做好相应物资装备保障，按照编制落实，采取购置和林业、水务等应急部门联建联用方式，确保物资装备保障到位。同时按照上级关于民兵装备配置要求，配备70人的基干民兵服装、20人的携行运行装备物资。农场民兵任务分队相关物资采取预征预储方式解决，防汛抗洪装备由农场水务局负责保障。森林草原灭火装备由农场林业科负责保障。9月下旬，总局军事部配发给农场应急连42人的携行、运行物资装备。2019年1月，武装部将农场户籍的1262名适龄男青年（18～35周岁）全部进行国防潜力数据录入。

二、以劳养武

1984年初，八五〇农场武装部安排适当的以劳养武项目，开始种养业。养鸡1700只，成活1400只，1985年经营盈利4000余元。养鱼、种木耳段、小块地种植也取得一定效益。由于养鸡周期短，以及市场的局限性，1986年改饲养奶牛，通过农场垫支，解决资金，饲养奶牛6头。管局人武部投资7000元作股金参与养奶牛。

1986年，农垦总局在农场召开“以劳养武”现场会，参观学习典型经验。《农垦日报》用近一版的篇幅介绍八五〇农场武装部“以劳养武”的先进经验。

经过五年的发展，1991年奶牛达到11头。由于饲养奶牛形势变化，饲料价格高，奶款不能及时兑现，经营亏损3万多元。1992年6月，改换项目，集资购进一台大卡车搞运输。到1995年，4年共盈利6万余元。1996年，因运输市场车多活少，不景气，遂将车卖掉。农场武装部以劳养武工作尽管多次变换项目，取得一定的经济效益和社会效益。运输的盈余补充部门经费，减轻了农场负担。

三、拥军优属

每年以春节、“八一”建军节等节假日为契机，对边防二营和分局人武部进行节日慰问。2001—2010年，共走访慰问20余次，送慰问品和慰问金5万余元；对烈属、革命伤残军人、现役军人家属每年进行节日慰问。2001—2007年，发放烈属7人次慰问金2000元、革命伤残军人95人次慰问金1.56万元、现役军人家属38人次慰问金2.72万元、复退军人优抚金21.36万元、立功受奖战士慰问金4000元。2007年底，民政局独立办公后，武装部只负责慰问现役军人军属。

第二节　民兵与国防教育

一、民兵工作

民兵工作遵循党在各历史时期（革命阶段）的总路线、总任务，依据《中国人民解放军政治工作条例》《民兵工作条例》的有关规定进行。在珍宝岛自卫反击战时期，主要是动员、组织民兵参军参战、支援前线和巩固后方；在和平建设时期，主要是动员、组织民兵参加社会主义物质文明和精神文明建设，担负各项军事勤务，随时准备抵抗侵略，保卫祖国。新时期，紧紧围绕党在新形势下的强军目标，按照“平时服务、急时应急、战时应战”的要求，立足垦区特点和民兵思想实际，深入开展职能使命、形势战备、战斗精神、安全保密等教育，弘扬北大荒和军垦精神，强化广大民兵的军魂意识、宗旨意识、使命意识。2015年依托农场“党建信息管理平台”，在全场每个管理区、场直社区全部建立民兵工作主体网页，开辟民兵风采、政治教育、法规学习、军事训练、抢险救灾、农业生产等多个板块。同时按照民兵16课时教育内容，分季度下发民兵思想教育课件，供基层民兵连学习选用，实现民兵政治教育全覆盖。加强宣传报道工作，组织民兵新闻报道员向军报军刊、地方杂志投稿，及时宣传垦区民兵工作风采。2013—2020年，武装部先后在《中国民兵》《中国国防报》《东北后备军》《黑龙江科技报》《黑龙江工人报》《黑龙江经济报》《北大荒日报》上稿百余篇。其中，2017年10月24日在《中国国防报》一版头条刊发了杨彦忠采写的《构建现代农业，小康路上站排头》的文章被中国军网、中国国防部网站等媒体关注转载。

二、国防教育

2001—2020 年，农场武装部注重加强国防教育，强化农场职工群众的国防观念和爱军拥军意识。为基层民兵连订阅《东北后备军》《中国民兵》等刊物；把国防教育的落实情况纳入各单位党支部书记年度目标考核中；充分利用板报、广播、会议、座谈会等形式进行国防教育；利用民兵整组、“八一”建军节活动、军事训练、征兵等进行国防教育；结合农场素质教育和农场大集日开展国防宣传日活动，每年开展国防大集日活动 5 次以上；组织军政素质优秀的退伍军人对农场学校学生进行军训，提高学生的国防意识。

第三节 编兵整组

民兵组织整顿是对民兵的组织、思想、作风进行整顿。是保证民兵组织健全巩固落实的根本措施。各历史时期，农场民兵组织建设按照上级下达的武装基干民兵发展规划和战时兵员动员任务，本着民兵组织与生产、行政、学习相适应原则，按照便于领导、教育训练、开展活动、快速动员及执行应急任务进行合理编组。

第四节 战备训练

农场的民兵军事训练是按照上级下发的年度训练任务和《民兵军事训练大纲》要求组织实施的。训练时间、人数、内容和质量都达到上级要求。训练科目主要依据训练大纲进行，对照编制装备、轻武器射击、警棍盾牌术、军体拳等及军事共同科目进行训练。现阶段重点突出应急分队训练，结合“应急预案”和围绕可能担负的森林草原扑火、防汛抗洪演练、维稳防暴等急难险重任务，突出抓好针对性训练，提高应急分队整体快速反应能力。

第五节 征兵工作

根据国家《兵役法》和上级军事部门要求，农场每年征兵一次。经过宣传动员、报名、体检、走访、学历审查、政审等程序。1985—1988 年为冬季征兵；1989 年为春季征兵；1990 年为春季、冬季两次征兵；1991—2012 年，为冬季征兵。2013—2020 年为夏季征兵。2013 年以前，农场负责征兵初检，确定送检对象名单。2014 年按照管理局征兵办要求农场取消初检，直接去管理局体检站进行体检。女兵征集由省征兵办公室集中组织实施，管理局征兵办公室负责初审初检。2020 年开始，实行“两征两退”（每年分为上半年和下半年两次征兵两次退役），由于受新冠肺炎疫情影响，未实施。

1998 年 6 月 6 日，中央电视台一套节目“人民子弟兵”栏目，播放了农场武装部制作的专题片《徐家有儿去当兵》。专题片播出后，在年轻人中掀起了参军热，也向全国亿万观众展现了垦区武装工作的风采。

1985—2020 年，征兵 218 人（其中 2015 年、2019 年征集女兵各 1 人），完成征兵任务 100％。

在 2016 年、2018 年，八五〇农场被黑龙江省农垦总局、黑龙江省农垦总局军事部分别授予“管征工作先进单位”“征兵工作先进单位”。

第六节　发挥作用

65 年间，农场民兵充分发挥在社会主义现代化建设中的重要作用，带头扶贫帮困、维护社会治安、抢险救灾、完成生产和其他各项任务。

1991 年 8 月，发生重大洪涝灾害，农场所在的穆棱河发现险情，随时都有溃堤的危险。而一旦出现溃堤就会威胁到农场和虎林市几十万人民的生命财产安全。武装部迅速集合起 1200 人的民兵队伍赶赴穆兴大堤，十多个日日夜夜坚守，终于将洪水一步步逼退下去。

2004 年 5 月 1 日，东沟林场发生火灾，500 多名民兵以火为令，成建制迅速集结，到达现场后，结合火场的地形特点、气象条件等情况，进行分析研判，制订扑救方案，密切配合，沉着应对，经过连续奋战，明火全部扑灭，圆满完成森林草原火情处置任务。

2020 年 7 月 22 日，正值防汛的关键时期，为全面提升应急抢险救援水平，武装部组织民兵应急分队开展防汛抗洪应急演练。下午 1 点 20 分，农场有限公司民兵应急分队接到命令，立即前往平山水库集结待命，用时 40 分钟。随后，防汛抗旱指挥部接到命令，第一管理区第一作业站莲灌渠出现险情，民兵应急分队立即前往事发地点。水务部门向民兵们讲解筑堤要求以及具体的操作方法，民兵应急分队迅速分组，包括装沙组、搬运组以及筑堤组，分工明确、配合密切，紧张有序、作风严谨地开展迎水坡防护、修筑子堤等工作，演练过程井然有序，各项工作均在预定时间内完成（图 6-3-1）。

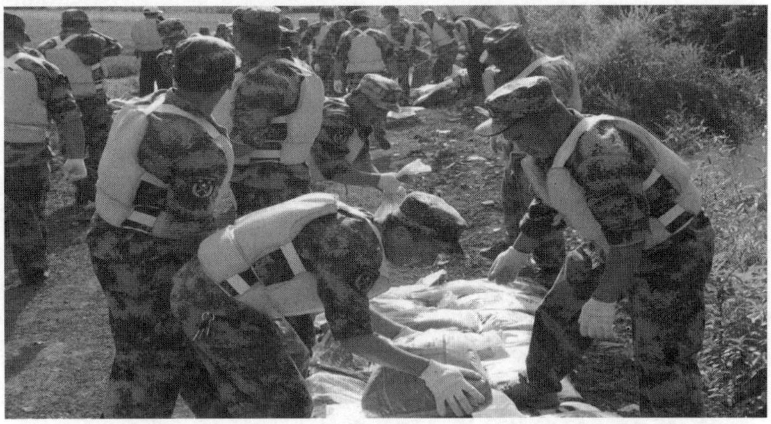

图 6-3-1　民兵应急分队开展修筑子堤演练

中国农垦农场志丛

第七编

文　化

建场 65 年来，经过三代八五〇人的艰苦努力，农场的科技、教育、卫生、文化等各项事业取得了较好的成绩。

“六五”至“九五”期间，完成“三江平原”国家重点科技攻关项目，取得科技成果 44 项，其中达到国际水平 8 项，国内领先水平 10 项，省内领先水平 26 项。荣获国家、省、部级科技进步奖 24 项。2011—2020 年，农场累计承担国家级、省部级等各项课题 452 项。

农场义务教育入学率 100%；职业教育坚持为农业生产服务、为农场经济建设服务。2001—2020 年，中专毕业生（脱岗或函授）1600 余人，大专、本科毕业生（脱岗或函授）300 余人，年平均培训在岗人数 5000 人次。农场 3～6 周岁幼儿入园率 100%。

群众看病就医环境逐渐改善。建立健全了“预防、医疗、保健、健康教育、康复、计划生育技术指导”“六位一体”的二级卫生网络体系。每千人拥有医院床位 4.24 张，每千人拥有医生 5.1 人，住院分娩率 100%，孕产妇死亡率为零。

数字电视入户率 100%，用户可以收看到近百套电视节目；农场档案工作通过“企业档案管理国家二级标准”的审核验收。

农场在建设发展中，传承和发扬“军垦精神”“北大荒精神”，农场“荒火燎原”基地被黑龙江农垦总局列为北大荒精神教育基地。

第一章 科 技

1958年，八五〇农场设立科委，1962年机构撤销。1978年，卫星农场成立科技科。1982年9月20日，成立科学技术委员会（简称科委），1988年6月27日，成立科学技术协会（简称科协）。科技科负责全场科技计划项目管理、科技成果管理和科协学会等工作。2020年科技科并入农业发展部，以开展农业科技工作为主。

1956—2020年，农场科技体制改革稳步推进，加强科学研究、成果开发、技术推广，科技事业快速发展。“六五”至“九五”期间，完成“三江平原”国家重点科技攻关项目。1989年7月26日，时任国务委员、国家科委主任宋健视察八五〇试验示范区，对攻关中取得的成果给予肯定并亲笔题词“大科技支援大农业”。1989年10月，农场以科技项目为载体，实施“科技兴场”战略，至2020年，建立9个单位12个示范项目的科技示范带，开展绿色高质高效模式攻关，应用推广蚯蚓粪肥种植高端米技术、测土配方施肥技术，打造“互联网＋农业”基地，实现全面积农产品质量安全追溯系统全覆盖。

八五〇农场2003年获黑龙江农垦“总局科技园区”，2004年获黑龙江省农业科技推广试验示范基地，2007年获全国测土配方施肥工作先进单位，2009年被共青团中央授予“青年就业创业见习基地”，2010年获黑龙江省科技成果推广工作先进集体，2011年4月获黑龙江省“十一五”期间全省“科技成果推广工作先进集体”，2013年被黑龙江省教育厅评为省“卓越农业人才联合培养基地”，被农业部、共青团中央授予“全国青少年农业科普示范基地”。

第一节 科研中心

农业试验站于1956年5月在八五〇部农场场部（虎林县西岗村）成立，是垦区成立的第一个基层农业试验站。1960年3月，五分场成立农业试验站，之后先后更名为实验农场试验站、良种繁育试验站、三十八团二十三连、科研连、八五〇农场科研站、原种站。1962年5月，王震部长偕同北京农业大学教授来农场讲学。著名农业教育家、植物病理学家沈其益等知名专家曾在农场亲自拟定协作试验课题。

2001年，为更好开展试验示范，农场按照功能重点建设2个科技园区（即水稻科技园、旱田科技园）、5个农业示范园区（即绿色瓜果设施农业示范园、水田立体种养示范园、林木种苗示范园、良种澳牛养殖示范园、经济作物及牧草示范园），经过多年建设，水稻、旱田科技园区已成为集科研试验、示范推广、良种繁育、科普培训、科教结合为一体的农业科技园区。2008年农业科研中心将农业科研站、气象站、土壤化验室、信息中心合并，统筹开展科技工作。2020年，农业科研中心有科技人员16人，其中研究生3人、本科生9人、专科生4人；取得高级职称5人、中级职称7人、初级职称2人；试验示范和良种繁育田700亩；培训广场3000余平方米；智能温室370平方米；办公楼1400平方米，拥有烤种室、昆虫标本室、电子沙盘室、农业数字化主控室等功能办公室。农业科研中心行政和业务上隶属于科技科。

一、科研课题

65年来，农业科研中心始终把服务于生产作为科研之本、立题之据。试验区坚持做到"全过程、全作物、全面积"标准化，大豆秋起垄百米弯曲度不超过5厘米；小麦区白灰划线播种，区间步道规范整齐，标牌横竖成行，高低一致；水稻池埂拉线修直、成型整洁，小区单排单灌，秧苗笔直成行，标牌整齐大方。

由于科技园区综合水平高，国家科技部、农业部（现农业农村部）、国家农业基金会、省科技厅、省种子管理局、农垦总局的各级领导以及东北农业大学、黑龙江省科学院、黑龙江八一农垦大学等著名的水稻科研机构科研人员曾多次来园区参观指导。黑龙江省知名水稻专家徐一戎、周耀群、李金锋也曾多次来到试验区指导栽培技术（图7-1-1）。

2003年8月，曾在农场工作过的北京农业大学博士生导师何忠佩教授等4人在八一农垦大学科研处处长郑殿峰、教授刘佰如陪同下，来农场考察，认为"农场科技园区的布设、研究内容与生产结合，在全国是一流的科技园区"。

2004年9月，著名水稻专家徐一戎来场调研时说："八五〇的水稻试验区是全省一流水平。"

1956—2020年，八五〇农场科研课题发展历经5个阶段、2个方向。5个阶段：1955—1960年以品种鉴定和良种繁育为主的阶段、1961—1967年与大专院校协作阶段、1975—1982年科学开展植保试验阶段、1983—2000年国家科技攻关阶段、2001—2020年食品安全阶段；2个方向：以产量为主的方向和以优质为主的方向，其中异地引种繁育、

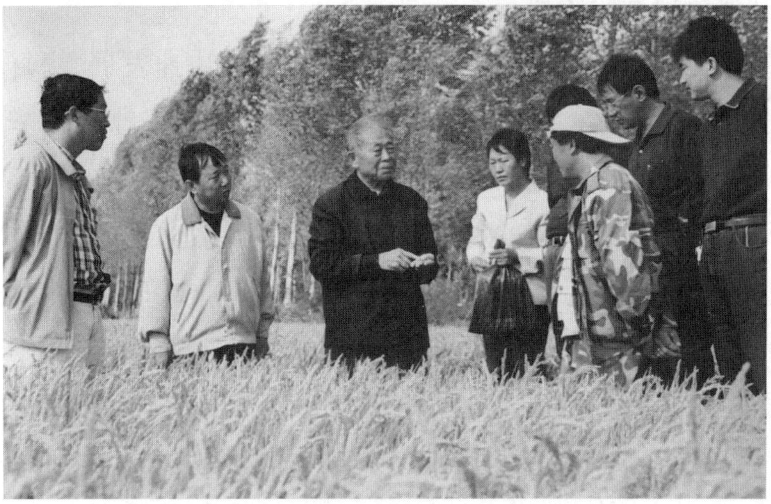

图 7-1-1 水稻专家徐一戎（左三）来场调研

兴建土壤化验室、与大中专院校合作、开展化学灭草，这些举措使作物产量有了质的飞跃，应用开展炭基肥、微生物肥、节水控灌、农业“三减”、肥料利用率等试验，以保障粮食生产绿色、优质、安全。

（一）品种鉴定与良种繁育阶段

1955—1960 年，以品种鉴定和良种繁育为主。农场以麦类为主，大豆为辅，开展小区鉴定与生产试验及良种繁育。农业试验站为一级田，五分场八队、农业大学生产队为二级田，各分场生产队均设留种田，全部使用优良的丰产种子，小麦以甘肃 96、松花江 1 为主，大豆以满仓金、元宝金为主。

1959 年，国家农垦部生产局金淑英在五分场四队指导，开展机械化蔬菜生产试点，引进北京四季青、天津杨柳青等蔬菜基地及大专院校的蔬菜品种 40 余种进行试栽，共经营果树、蔬菜及菜种 1000 余亩（其中果树 500 余亩），当年生产蔬菜 517 吨，菜种 17 吨。

（二）与大专院校协作阶段

1961—1967 年，主要与大专院校协作，打开了科学种田新局面，从以品种试验良种繁育为主，发展到以作物品种改良及解决稳产高产为主的耕作栽培、除草等综合措施的研究。1962 年 5 月 11 日、6 月 6 日，王震部长 2 次偕同北京农业大学教授蔡旭、李竞雄等人到五分场做科学种田报告，对农业生产现场指导。1964 年，五分场新建化验室、种子检验室。1965 年，将改良白浆土、化肥施用、种子、轮作及灭草等作为重点研究项目。1967 年，全场粮豆平均单产 152 千克，这个纪录一直保持到 1984 年。

1968—1974 年，科研站的科研项目处于半停止状态，技术人员被调动、改行，仅留技术员 3 人，只能进行区域品种鉴定和大田生产技术推广工作。

（三） 科学开展植保试验阶段

1975—1982年，“科学的春天”到来，农场科技工作快速发展。科研站新增大豆根腐病、根潜蝇防治方法调查、玉米育种加代繁殖、玉米螟防治、小麦南繁、小麦正交试验、小麦成株抗秆锈、叶锈鉴定结果、钾肥试验、白僵菌生产、小麦、玉米、大豆育种与攻关等多项试验。特大涝灾的1981年，全场15.9万亩大豆无法实施机械和人工灭草，对被淹的8.4万亩大豆进行化学灭草，当年总产3400吨，这一收成的获得，化学灭草起了决定性作用，荣获国家推广奖。1982年，农场试行“技术联产奖赔责任制”，加速了新技术的应用和推广。科技科与农业、林业、多种经营办公室等部门会同推广8项技术，与基层17个单位签订35份技术承包合同。推广小麦叶面追肥1万亩，每亩增产17.2千克；推广小麦种子拌钼2000亩，每亩增产13千克。

（四） 国家科技攻关阶段

1983—2000年，是农场科技最兴旺的阶段，国家重点科技攻关项目“三江平原区域开发”在农场完成了“六五”至“九五”4个五年计划的科技攻关任务。1989年，农场提出“科技兴场”，1990年农场把“科技兴农”作为“科技兴场”的战略重点，资金投入向农业倾斜，配合三江科技攻关项目，坚持农业标准化管理，建立“科技兴农”样板队，推广应用新技术，取得较好成果和经济效益。

（五） 食品安全阶段

2001—2010年，是农场科研水平全面提升、成效突出的阶段。在巩固同中科院生态所、黑龙江八一农垦大学联合科技攻关的同时，同中国农科院、中国农业大学联络沟通，建立稳定的科研合作关系，提升了科研水平。农场被列为国家“十五”重大科技专项《食品安全关键技术综合示范项目》的核心试验示范区。科研试验数据的准确性有所增加，在农场科委中期验收中，试验优秀率达到98%以上。增加了水稻“超早育秧”“两段育秧”等新技术试验内容。承担中国农业大学的“大豆化控试验”、沈阳农业大学的“大豆重茬、迎茬缓解剂试验”及八一农大的水、旱田等项目。与北大荒米业及东部韩农农药公司合作承担了部分作物及药剂的科研课题，实现了科研与生产的有机结合。

2011—2020年，农场累计承担国家级、省级课题452项，主要有“3414”（3个因素、4个水平、14个处理）肥料田间效应试验、国家水稻产业体系黑龙江垦区减药试验、四大作物（水稻、玉米、大豆、麦类）品种试验、寒地水稻节水控灌试验、东北地区农情田间定点监测等（图7-1-2）。除了承接上级单位下派课题外，农场自行拟定课题，解决农业生产中存在的实际问题。主要有水稻、玉米、大豆高产攻关、水稻不同插期试验、作物肥密试验和其他肥料试验。农场加强与院校合作，共同完成一些课题研究，主要有生物炭基肥应用试验、玉米减叶技术试验等。各项试验在科研进行的同时，在全场范围内布设新技术试验示范田。

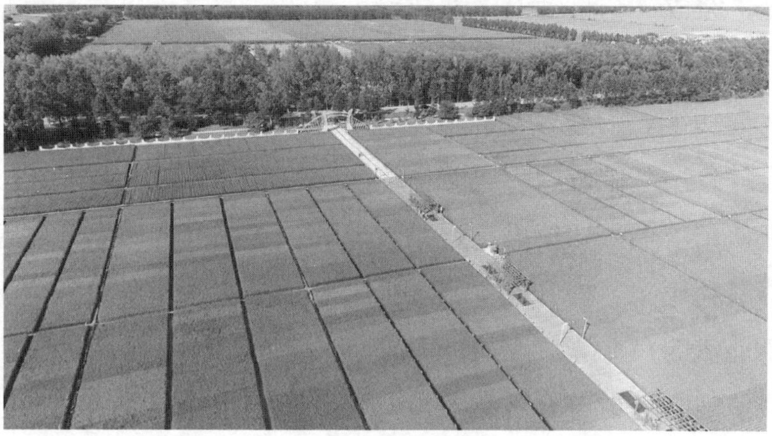

图 7-1-2　2012 年水稻科技园区试验田

二、农业气象

八五〇农场气象站建于 1960 年，2005 年建成自动气象站。2007 年，建设了 GY-3B 型测雨雷达，增强了抗逆减灾能力。2012 年，完成了 5 套自动温雨站建设，引进瑞万思集成预报系统，实现 15 天内气象要素的综合分析预报。2020 年，气象站拥有 2 套自动站、5 套温雨站、固态降水仪、自动日照仪、气象会商系统、X 波段中频相参多普勒天气雷达及升级观测场，为发布气象预报、提供年景分析发挥了作用。短时和短期天气预报准确率达到 85％以上，中长期天气趋势预报准确率达到 75％～80％。2014 年，气象站被评为省人工气象影响天气工作先进单位，同年通过省验收为省级优秀行业站。

（一）气象设施建设

1960 年建站以后，有数十名气象工作者从事气象工作，气象站参加业务培训率 100％。为加强气象预测预报设施建设，对温雨站、自动气象站设备进行了维修更换，完善实时监测天气变化，预报天气状况，为农业生产提供保障。农场气象站平均每年观测气象数据 2000 余次，参加视频会商 100 余次，发布各类预报和服务信息 500 余次。

2005 年，利用国家建设项目，投资 30 万元，建成自动气象站，在数据的准确性、及时性上有了很大的提高。同时，气象数据自动上传至省气象台，形成共享数据，方便了数据的查询。2007 年，投资 13 万元，建设 GY-3B 型测雨雷达，为临近、短时、即时天气及强对流天气的预测预报提供技术依据，提高增雨防雹效果，增强抗逆减灾能力。同年，投资 5.8 万元完成土壤墒情自动站建设，可随时提取土壤墒情资料，方便农业生产的指导。

2007年12月28日，中国气象局计划财务司韩霄、李毅等3人、黑龙江省气象局副局长贾世民，在总局农业局人员的陪同下到农场检查农垦气象建设情况，给予较高的评价。2012年，投资9万余元，完成5套自动温雨站建设，气象站通过引进瑞万思集成预报系统，实现15天内气象要素的综合分析预报，实现场内区域性降水、温度的自动监测、数据自动上传、终端网上查询功能，为农场现代化农业的发展保驾护航。2015年，引进一套自动气象站设备，完成气象站基础改造，实时监测天气变化、预报天气状况。

气象办公软件使用“瑞万斯集成预报系统”和“单站气象数据库信息应用服务系统”，提高了历史气象资料利用率，提升气象服务能力和预报水平。随着住宅区的逐渐扩大，原有的气象观测场不能满足气象观测需求，2020年投资145万元，对气象站进行改造，迁移了观测场位置，使观测场更符合观测要求，误差影响越来越小，同时还增加了一套雷达设备，提高了冰雹等极端天气的预报准确率。

（二）气象服务

自从建站以后，按国家地面气象观测规范的要求，每天进行3次（8时、14时，20时）定时观测，测报错情率在0.5%～1%。根据农业生产需要，为农场发布各类短时、短期、中期、长期天气预报，为农作物种植和品种布局提供年景分析，为各项农事活动提供长、中、短期天气预报，发布各类突发性灾害性预报，短时和短期天气预报准确率达到85%以上，中长期天气趋势预报准确率达到75%～80%。2020年短时和短期天气预报准确率达90%以上，短期气候预测和农业年景分析达到趋势基本准确。重点分析春季和汛期的降水、气温情况，发布了《春季预报》《逐月预报》《汛期预报》《秋季预报》以及各类中期预报和灾害天气预警等气象服务，并且每日通过微信群、QQ群和广播电视台传送、播报48小时短时天气预报。实现气象各要素的实时监测、土壤墒情实时监测、大风、温度、降水的实时监测、基层作业站气象各要素实时监测。逐步形成了暴雨、冰雹、雷电、高温、大风、寒潮、大雾等灾害性天气短期监测预警能力。让相关部门和农户更好、更及时地掌握气象信息。同时，根据农场不同作物分布进行物候、灾情的定期观测；紧密配合农业科研部门开展各类农业课题研究和科技攻关，进行气候区划，为合理利用气候资源、农业趋利避害提供气象资料。

1991年，建立农业风险互助机制，人工影响天气工作纳入了气象台站的基本业务，利用卫星地面接收站和静止极轨卫星云图、天气雷达等探测设备实现了灾害性、突发性天气的有效监测和预警。从2001年开始，增加了人工增雨防雹工作，作业期由气象部门提供气象信息，保险社组织实施人工增雨防雹作业。同年6月19—21日，利用天气有利时机，连续3天进行人工增雨作业，共耗炮弹198发，降雨量68.1毫米，共计20多万亩土地受益。2020年，农场已拥有人工增雨高炮3门，增雨火箭1套，分设3个炮点。年防控面积达54万亩，减灾增收粮食20万千克以上，年增加经济效益20万元。2001—2020年，累计耗弹4300发。

三、土壤化验

自1971年成立化验室以后，农场就拥有了专业技术较强的化验队伍，最初由1人主持化验工作，2013年，引进大学生，化验室增至2人。2020年农场化验室拥有工作人员3人，每年冬季科研中心所有工作人员参加化验工作。

1989年，完成了全国第二次土壤普查工作；2003年开始开展测土施肥工作；2007年在农业科研站检测室的基础上，投资100多万元扩建成农场土壤检测中心。2020年，土壤检测中心拥有紫外分光光度计等先进检测仪器40台套（图7-1-3）；经过多年的发展，农场土壤化验已实现了分析设备自动化、样品测试批量化、数据管理信息化的目标。

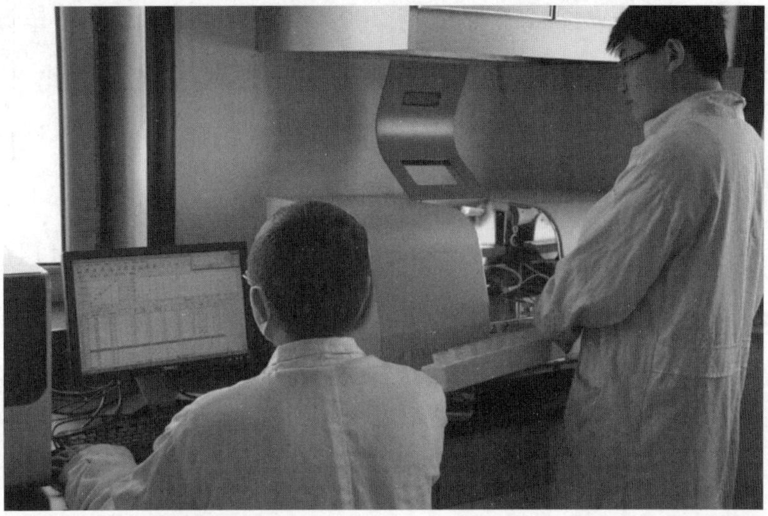

图7-1-3　土壤化验室化验员正在使用原子吸收分光光度计化验土样

（一）土壤养分分析

从2005年开始到2020年，每年对全场50万亩土地进行取样检测，累计取土样1.6万余份，对土壤养分进行检测分析。检测项目有pH、有机质、碱解氮、有效磷、速效钾、全氮、全磷、全钾、中微量元素等15项指标。2005—2010年，农场根据土壤检测结果，制作了各种养分分布图，与1999年的养分分布状况进行了比较，耕地土壤有机质、氮、钾含量有逐年减少趋势。有机质1级和4级面积正在逐年减少，逐年趋向于2、3级（即2%～4%），占全场耕地面积的89.2%；速效养分中，速效氮和速效钾含量逐步向中等肥力（100～150毫克/千克）集中，占全场总耕地面积的96.7%；有效磷含量基本平衡，略有上升趋势，主要集中20～40毫克/千克，占全场耕地面积的77.6%；土壤有酸化趋势。速效养分中，碱解氮呈稳定趋势，主要在150～250毫克/千克；有效磷呈下降趋势，主要在30～40毫克/千克；速效钾呈增加趋势，主要在100～150毫克/千克。氮磷钾养分情况符合农场实施控氮、减磷、增钾的施肥方式。

（二）应用效果

从2005年开始，通过土壤化验室检测的数据，为农场土壤养分含量大数据提供数据支持；2010年以前实行指导施肥，从2011年开始，农场针对不同养分地块制定不同施肥方案，同时，配置配方肥，制作施肥明白卡发放到每一位种植户手中。2011—2013年，施肥明白卡包括水田和旱田作物，每年发放2200余张，发放比例80%以上。2013年以后，只发放水田施肥明白卡，到2020年每年发放明白卡1500余张，发放率达100%。指导农户科学施肥、施好肥，起到节本增效、保护生态环境的作用。至2020年，农场50.7万亩耕地全部推广测土配方施肥技术，此项工作成为农场农业生产的一项重要的基础性工作。通过开展测土配方施肥，水稻施肥量与2005年相比：氮肥商品量减少1千克，磷肥商品量减少3千克，钾肥保持稳定。氮肥、磷肥、钾肥利用率分别比2005年之前提高了5.63%、5.68%、5.87%，基本达到控氮、减磷、增钾的施肥要求。通过测土配方施肥宣传与培训工作，农场水田氮磷钾施用比例由原来的2∶1∶0.5变为2∶1∶1.5。通过对农户的技术培训，使农户施肥观念得到改变，科学施肥的意识增强，盲目施肥、偏施氮肥的习惯逐步得到纠正，科学施肥水平提升。通过土壤化验完成了耕地地力评价工作，种植户掌握了农场的土壤养分分布情况，并根据土壤养分分布情况进行合理作物布局和分区施肥，建立了水稻养分丰缺指标和施肥体系，推广了水稻配方肥的施用。

四、信息化建设

从2000年开始，农场开始农业信息化硬件设施建设。2013年，投资近400万元建设农业示范园区农业信息管理平台体系。农业信息管理平台的建设提高了工作人员的办事效率，为领导决策农事活动提供科学依据，推动了现代化农业新技术的推广。2019年，在农场第二管理区第十四作业站安装田间监控和气象信息自动采集设备，实现了“互联网+农业”的线上农业。2020年，在农场第四管理区第十九作业站“军垦一号水稻航母”建设水稻作物长势视频监测基地，农业逐渐实现精准化、数字化、无人化。

（一） 开发与建设

2000年开始，农场先后完成管理区计算机、通信网络、宽带配备。2007年，农场与八一农垦大学计算机信息系联合开发农业信息管理系统，开展农场农业数据库的建设和农场地理信息系统的开发应用。同年，农场投资100余万元开发850farm.com网站、配齐防火墙、服务器及机柜等软件及设施。2008年，开展计算机管理中心建设方案的制订工作，建立农场网站，标志着农场拥有了自己独立的网络域名，并有自主维护权，网站成为宣传农场的一个窗口。2009年，与沈阳金雀未来科技公司联合开发出水稻作物田间监测系统，在第六管理区第十二作业站投入运行。

2010年4月，农场与黑龙江八一农垦大学信息技术学院合作开发了农业科技信息管理平台项目，具体内容包括科技信息、专家咨询、视频培训、农业数据、地块数据、专家系统、作物品种。并与信息技术学院合作试验开发水稻育秧开闭棚温湿度自动监测系统。

2011年，农场与黑龙江农垦垦通信息通信有限公司（简称农垦垦通）合作，建设北大荒信息平台，同年，定制农产品质量追溯系统软件。2012年，农场与农垦垦通合作，开发八五〇农场信息管理平台体系，建设内容包括：触摸信息展示系统、信息化系统、示范园区系统（气象信息监测子系统、农田环境信息监测子系统、作物长势监测子系统、虫情测报系统、智能孢子捕捉系统）、远程农田信息监控系统等。2013年，农场投资近400万元建设农业示范园区农业信息管理平台体系。

2014年，农场成为全国农垦100个卫星远端接收站及配套设施建设的试点，同年9月底，农场的农业现代远程培训卫星远端接收站正式投入使用。平台采用多种信息技术手段，提高了工作人员的办事效率，生产期间，利用手机短信平台为管理区领导及农技人员发布每日气象预报，定期发布病、虫、土壤墒情监测信息。

2019年，在农场第二管理区第十四作业站安装田间监控和气象信息自动采集设备。

（二） 精准数字农业

为了适应现代化大农业发展需求，2011年，农场开始引进美国凯斯联合整地拖拉机，并自带导航系统。2012年，开始大面积推广应用，实现了从传统的整地作业向联合整地作业的重大转变。2019年，农场开始引进卫星平地机，无人自动导航插秧系统及电动式多功能轨道车。2020年，农场引进卫星平地机，通过卫星激光平地机精准作业，达到了田面平整的效果，加速了格田化、条田化改造的进程。应用自动导航系统达到精准施肥、起垄、播种作业，提高了作业质量和标准。水田应用自动导航无人驾驶侧深施肥插秧机，实现无人化驾驶，自动调头，精准插秧施肥一体化作业，减少人工，节省生产成本。2020年农场拥有122台插秧机农机自动导航驾驶系统、63台卫星平地机、17台田间轨道车。

五、辐射推广

2000年以来，农场形成了场级农业生产专家—技术指导员—科技示范户—种植户的技术推广服务体系，引进了新技术、成果及重大项目。首先将园区列为示范推广的核心区，然后通过服务体系链进行示范辐射推广；并在田间设立试验示范项目标牌，种植户随时到园区都可得到试验示范的效果信息，提高了项目实施的可行性。

园区将科研单位的农业科技成果搬到园区内，结合春、夏、秋季三个百日会战，将种植户请到地头，把科技成果摆到地头，使科技成果与农业生产经营者面对面；将测土配方施肥、毯状育秧、节水灌溉技术、叶龄动态管理、玉米膜下滴灌、化控等技术引进科技园区进行展示、示范，供参观学习（图7-1-4）。结合冬季培训，培养出大批懂经营，会管理的新型农民；促进农业科技队伍的建设，带动全场及周边地区农民科技素质和科学种田水平的提高。每年平均培训本场种植户3000余人次，培训鸡西、密山、虎林等市县农民1000余人次，为提高周边乡镇的科学种田水平作出了贡献。

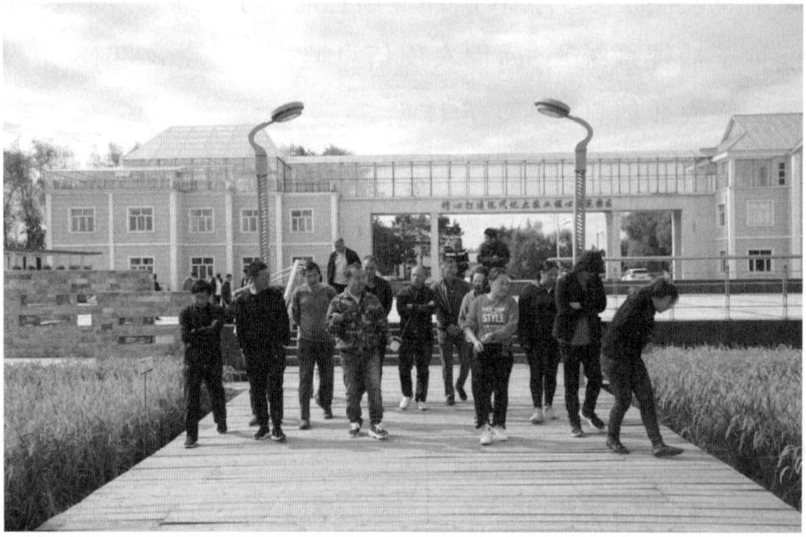

图7-1-4　种植户到科技园区参观学习

园区成为农业高校实习及中小学生科普基地，每年中国农业大学、黑龙江八一农垦大学来场实习生约20余人次，中小学生科普教育500人次。农业科技园区含“五站五区”，五站即试验站、植保站、土肥站、气象站、信息技术站；五区即水稻、大豆、玉米、麦类、经济作物展示区。涉及生物、栽培、植保、土壤肥料、气象、计算机及信息技术等学科，通过到园区参观和学习，让青少年学到许多在课堂内学不到的知识，满足了社会公众的求知需要，突出了科技园区的社会效益。

第二节 科技攻关

国家重点科技攻关项目三江平原区域开发八五〇试验区，始建于1983年，到2000年，历经“六五”“七五”“八五”和“九五”四个五年计划。八五〇试验区有大批外地专家参加攻关，最多时有269名专家和科技人员，来自15个单位。有两院（总局农垦科学院、总局农垦勘测设计院）、三校（东北农学院、北京农业大学、八一农垦大学）、八所（北京植物所、北京遗传所、中国科学院沈阳应用生态研究所、上海植物所、长春分院地理所、长春分院应化所、黑龙江农科院大豆研究所、牡丹江管局科研所）、一局（牡丹江分局）、一场（八五〇农场）。前后累计17年，取得丰硕成果和较大经济效益。八五〇试验区通过四个五年的科技攻关已形成种、养、加一条龙，科、工、贸一体化发展模式。农、科、教相结合的典型做法，丰富了我国三江平原低湿耕地农业发展科学，为三江平原农业可持续发展提供了有效途径和科学技术储备。

一、攻关内容

“六五”（1983—1985年）期间，农场承担国家“三江平原农业区域增产综合技术研究”专题，吸引了15个校、院、所269名专家和科技人员联合攻关。国家拨攻关经费96.2万元，农场自筹165.4万元，直接经济效益475万元，推广经济效益1700万元，获得28项科技攻关成果。其中《旱作大豆高产综合技术体系研究》（即大豆三垄栽培技术），1987年获省科技进步二等奖，1994年获省重大科技成果效益奖。

“七五”（1986—1990年）期间，凝聚了12个科研、教学单位的116名科技人员，开展了“以低湿耕地综合治理为主八五〇试验示范研究”。国家拨款110万元，配套32万元，农场自筹365.61万元，取得了“万亩低湿耕地除涝防旱综合治理”“低湿耕地大豆机械化高产栽培技术”“低湿耕地甜菜机械化高产栽培技术”“低湿耕地饲料资源综合利用技术”4项重大科技攻关成果，其中前两项达到20世纪80年代国际先进水平，后两项达到国内领先水平。取得攻关直接经济效益1229.2万元，推广效益5258.5万元，投产比为1∶21。“万亩低湿耕地除涝防旱综合治理”成果，为三江平原低湿耕地综合治理提供了干、支、斗、农、沟、管、洞、缝配套模式，该项研究成果1992年获得省科技进步三等奖。“三江平原区域综合治理攻关”成果，1994年获省科技进步一等奖，1996年获国家科技进步二等奖。

“八五”（1991—1995年）期间，7个院、校、所的75名专家在八五〇试验区，进行“三江平原低湿耕地农业综合发展研究”。国家攻关拨款100万元，农场自筹100万元，试验区所在地主管部门匹配16万元，历时5年，攻关取得综合技术成果4项：低湿耕地不同投资强度规范化治理模式；低湿耕地潜在肥力化与持续作用；低湿耕地农作物机械化增产高效配套技术；低湿耕地节粮型畜牧集约化系列配套技术，累计创经济效益5.9亿元。“八五〇试验区三江平原低湿地农业综合发展研究”专题，1996年获国家“八五”科技攻关计划重大科技成果奖。

“九五”（1996—2000年）期间，八五〇试验区集结4个校、院、所的57名专家，在“六五”“七五”“八五”研究的基础上，开展“三江平原低湿耕地治理与农业综合发展技术研究”，进一步挖掘低湿耕地的水、肥资源潜力，建立高产稳产的农田生态环境，重点实现和完善低耗高效的治涝综合治理技术，达到以排为主、排蓄结合、合理利用水资源。与此同时，建立以深松垄作体系为核心的土壤丰产库，增强土壤水分调控能力，达到避涝除旱的效果，提高农牧业综合水平。

二、领导视察

八五〇试验区科技攻关工作得到国家领导与国家有关部委的关心和重视。原国务委员、国家科委主任宋健，中科院副院长胡启衡（女）、黑龙江省副省长戴谟安等，于1989年7月26日视察了八五〇试验区，对攻关中取得的成绩给予肯定。同时，接见了在八五〇试验区参加科技攻关的全体科技人员。

国家副主席、中华人民共和国农垦事业的奠基人王震，时任农业部部长何康等，于1990年8月2日来八五〇试验区视察、慰问。

“九五”期间国家科委、省科委、总局科委与专家曾多次来八五〇试验区检查、指导攻关工作，推进八五〇试验区科技攻关工作的开展，提高了专题研究的整体水平与规模效益。

三、专家验收

1997年8月，国家科委组织专家对全国51个试验区抽查15个试验区，一致认为：八五〇试验区“低湿耕地治理与农业综合发展研究”机构健全，管理有力，主攻方向明确，研究内容可行，层次清楚，特色突出，水平、规模、效益兼顾较好，为大科技支持大农业，发展规模化、集约化、现代化农业提供了先导模式。2000 年 11 月 28 日，松嫩—三江平原中低产田治理与区域农业综合发展技术研究课题专家组受国家科技部委托，对八五〇试验区专题研究进行验收和鉴定。专家组认为八五〇试验区立题准确，设置合理，研究技术路线正确，效益显著，整体成果达到国内领先水平，四大作物垄系耕作制度达到国际先进水平。为三江平原发展持续高效农业提供了配套技术，为创建绿色食品基地提供了科学技术贮备，为率先实现农业现代化提供了科技动力及先进模式。

第三节　科技兴场

根据中国共产党第十三次全国代表大会“把发展科学技术和教育事业放在经济发展战略的首要位置，使经济建设转到依靠科技进步和提高劳动者素质的轨道上来”的精神，省委、省政府和牡丹江国营农场管理局发出“科技兴省”“科技兴局”的指示，制定了“科技兴局”的实施方案。农场于 1989 年 10 月 21 日，明确提出“科技兴场”。“科技兴场”以科技项目为载体，根据市场需要、政策倾向，因地制宜、因时而异在全场范围内，持续开展农业、农机、畜牧、林业、种子等试验点布设、示范带建设、新技术推广一系列措施。32 年来，农场科协把“科技兴场”作为中心任务来抓，实现作物“17 年连丰”的目标，切实发挥了农业“领头羊”作用。

一、科技兴农

1990 年，农场把“科技兴农”作为“科技兴场”的战略重点：一是资金投入向农业倾斜，基本建设资金 80%投向农业。投入 1413.47 万元用于引进农业机械、购买化肥农药、供应油料配件。投资 471.64 万元，解决了二十六队、二十七队等 11 个生产队 9.6 万亩低湿耕地和 8200 亩水田的水利配套工程。二是坚持农业标准化管理。制定了农业技术、水利、计划、财务四项管理制度，加强农业的基础管理和标准化、规范化管理，改变了过去无章可循、有章不循的局面。三是推广应用新技术。小麦应用深施肥和喷灌技术；大豆应用“三垄栽培”技术；玉米全部起垄分层深施肥、垄上精播技术；甜菜应用营养块育苗移栽技术；水稻推广催芽垄上水条播技术。应用播种同时进行苗带喷药、液压平地机等 9 项技术。推广小麦品种垦九 3 号、大豆品种绥农 8 号。引进种子小线加工设备 3 台套，节约麦种 50 余吨。四是建立“科技兴农”样板队。三队大豆、小麦、玉米分别实现亩产 202.5、305、550 千克。二队为全场大规模农业机械更新提供了科学依据。二十一队集中喷灌机进行喷灌试验。十四队采取“干、支、斗、农”加“沟、管、洞、缝”配套措施，让低产变中产。二十七队小麦、玉米、大豆亩产分别实现252千克、260千克、100千克，粮豆平均亩产178.25千克，改变了长期低产亏损局面。

1991—2001年，在农业生产各个环节，继续坚持深松、少翻、上垄、换品种、精播、还田、抓旱、灭草等科学种田措施。调整作物结构比例，扩大水稻种植面积，坚持种管收的作业标准和机务管理标准，开展科技示范活动。

2002年，构建“科研、示范、推广”三位一体的运行机制，重点抓新技术、新措施的现场培训和推广。建设农业高标准科技园区、7个科技示范队和科技示范走廊。

2003年，重点建设垦区特色的一流科技示范园区，在科技示范带上建立了水田、旱田、苗木、蔬菜4个规范示范区。承担分局“科教兴局”载体项目、新技术推广项目、高产攻关模式化栽培技术等35项。农业部高油高产示范项目所实施和推广的5项实用技术（水稻叶龄诊断标记技术、大豆及玉米原垄卡种技术、大豆“大垄密”栽培技术、水稻井水灌溉综合增温技术、病虫害综合防治航化作业技术）取得显著经济效益。落实大豆面积5.01万亩，平均亩产190.58千克，较下达指标增产2.97%，科技进步率由2002年的50%提高到55%，超额完成项目规定的各项技术与经济指标。承担国家农业科技示范场建设项目，总投资120万元，其中：中央补助经费30万元，农场配套90万元。

2004—2010年，以“科协管理、科技园区升级、科技示范与服务”三项工作为重点。承担分局“科技兴局”载体项目200余项、总局科技示范项目190余项，包含科技示范基地建设、农业新技术推广、高产攻关、新机具推广、作物新品种示范、人才和科技投入等。建立科技人员直接到户、良种良法直接到田、技术要领直接到人的科技成果快速转化长效机制。

2011—2016年，在5个作业站建设自动气象站，实现温度、雨量自动监测。建设5个固定土壤墒情监测点，引进孢子捕捉仪和虫情测报灯。制定27项生产技术管理措施，引进推广玉米化控防倒、玉米膜下滴灌等15项新技术，建设13个科技信息庭院，利用信息化网络平台服务于农业生产领域。成立农业、农机、奶牛养殖专业合作社6个。探索立体生态种养模式，尝试种植“鸭稻”“蟹稻”“鹅玉”1506亩，应用蚯蚓粪种植寒地香稻、瓜果蔬菜等5700亩，取得较好的经济效益（图7-1-5）。

2017—2019年，通过筛选优质高端米品种，3年落实种植长粒香稻品种“绥粳18”“三江6号”“粘稻”“黑稻”等面积从2.85万亩扩展到19.65万亩。年落实“三减”包括水稻侧深施肥、蚯蚓有机肥替代化肥、高效药械装备、高效低用量药剂、生物农药、植物源类农药、高效助剂和安全剂等技术，年落实“三减”面积8.55万～9.45万亩。重点开

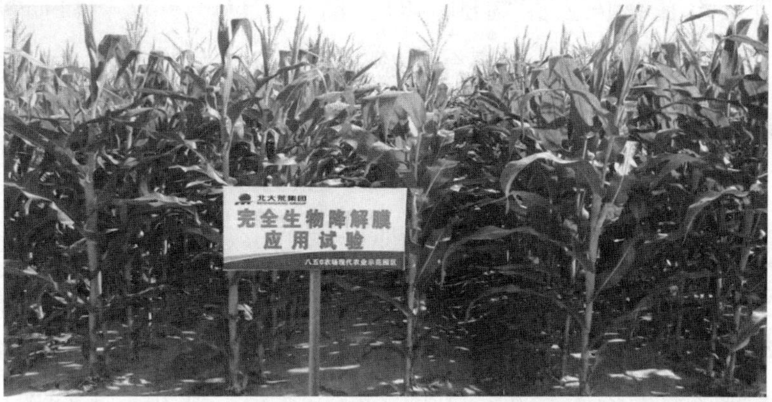

图 7-1-5　2012 年玉米完全生物降解膜应用试验

展“互联网＋”寒地香稻种植示范、水稻振捣提浆机插、坡岗地旱直播滴灌水稻（喷灌）、有机稻种植等示范项目。

2020 年，积极推进“双控一服务”模式，统购统供农业投入品，保障农业生产有序推进。水稻统一集中浸种催芽 1492.7 吨，种子统供率 95.6%；大宗肥料总使用量 1.29 万吨，统供量 8964 吨，统供率 69.7%；飞机航化累计使用药剂 21.8 吨，其中统购统供药剂 19.5 吨，占防病药剂总量的 89.4%，适宜航化作业地块航化率 100%。统营销售原粮 5 万吨，新增营业收入 1.35 亿元。拓展数字农机使用，解决疫情期间雇工难题。全年引进 109 套自动导航仪安装在插秧机上辅助插秧，实现直行自动驾驶作业。旱田在精量播种上引进 3 套自动导航驾驶系统，卫星平地机 62 台。落实“三减”措施，保障“米袋子”绿色优质安全。示范推广“蚯蚓粪”“中盐红四方”“五洲丰”等生物（有机）专用肥替代化肥、“侧深施肥”、生物农药替代、应用智能喷雾系统等技术，示范应用面积 6700 亩。

二、科技示范推广

（一）科技示范队（带）建设

农场把科技示范队建设作为科技兴场的突破口，把示范队、示范田作为新成果、新技术展示的窗口。

1998 年 8 月 15 日，加速高新技术向生产力的转化，成立了“高科技示范带”领导小组，办公室设在科技科。同年，以“九五”科技攻关试验区（农科所）、示范区（十四队）、辐射区（三队）为点，以密虎公路沿线的生产队（三、二、一、二十一、十九、十七、二十五队）和辉崔公路沿线的生产队（二十、十四队）为线，以四大作物大面积高产综合配套技术为面，形成点、线、面立体高科技示范带。

2000年，示范带设在密虎公路两侧，即三队—二队—一队—科研所—二十队—十八队，共计34公里，6个示范队，1个综合试验区。三队、二队为旱作工程农业示范区，示范内容有耕作改制，麦、豆、玉高产栽培模式、垄系栽培技术。科研所为水旱田综合研究技术示范区，共有44项研究内容。二十队、十八队为水田综合示范区。十八队建立80栋钢骨架大棚的水稻工厂化育秧示范基地。在抓好示范带建设的基础上，还在全场范围建立7个不同类型的示范队。即四队、二队、十四队、十九队、十六队、六队、二十七队，分别为沿山地区经济作物示范队、旱田高产攻关示范队、低湿耕地水旱田综合示范队、穆棱河沿岸砂土地瓜菜类经济作物示范队、水稻工厂化育秧示范队、水稻高产示范队、低产田开发示范队，每个生产队结合本单位特点，开展3～5个试验示范项目，把农场即将推广的项目进行展示示范。同时，建立40户不同类型种养殖重点示范户。

2003年，科技示范带覆盖面积4.05万亩。农垦总局重大科技示范项目“优质水稻专品种种植”布设在科技示范带上的二十、二十五两个科技示范队，面积各1万亩，品种为空育131，经总局验收平均亩产分别为550千克、600千克，各项考核指标均超额完成，得到专家组一致认可。

2004年，建设沿密虎公路从三队—场部—十七队的科技示范走廊，包括5万亩绿色大豆高产高效基地和5万亩绿色水稻高产高效基地，长度34公里。

2007年，完善生产队试验田管理，重点加强二队、三队、十八队、二十队等农场科技示范带生产队的试验内容和示范田建设。

2009年，农场完善管理区科技示范带的试验内容和示范田建设。在管理区重点布设“3414”肥料效应试验区。

2013年，在原有景观设施的基础上，农场将“生产、生活、生态”三要素有机融合在一起，将农业科技创新与企业文化创意结合，完善“荒火燎原”及“军垦一号水稻航母”两大景观设施，将稻田规划成“田间写意田”，分别用9.1万穴和8.2万穴彩稻勾勒出“军垦农场”“北大荒标识”和“八五〇”的轮廓，彰显了现代景观农业的独特魅力。

2016年，为贯彻落实农垦总局党委提出的“三减”（减肥、减药、减除草剂）工作要求，一是在第一管理区第一作业站开展机插侧深施肥示范，示范面积176亩，亩减少化肥3～5千克。二是在第四、第五、第八、第九管理区开展寒地香稻种植的减肥、减药、减除草剂示范，示范面积5700亩，水稻达到绿色食品标准。三是企业与种植户签订订单合同，最低收购价格为3.6元/千克，为种植户多增收100余万元（图7-1-6）。

2017年，按照“转方式、调结构、拓市场、促增收”的要求，农场重点开展典型示

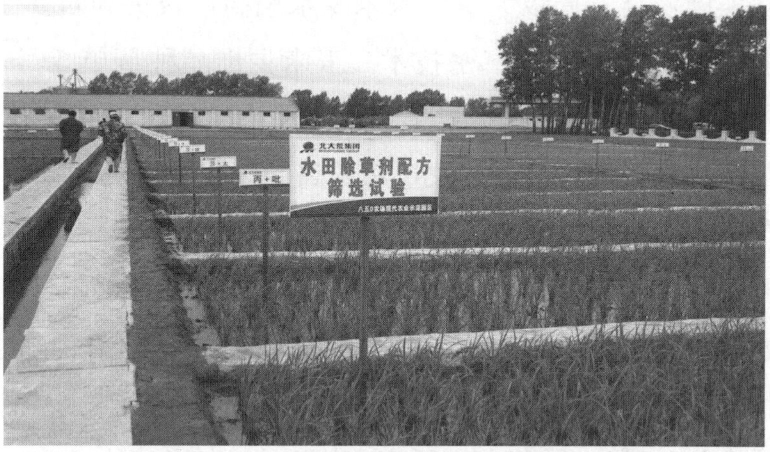

图 7-1-6　水田除草剂配方筛选试验

范项目 1 万亩，其中“互联网＋”寒地香稻种植示范 7200 亩、水稻振捣提浆机插项目 2000 亩、坡岗地旱直播滴灌水稻（喷灌）项目 500 亩、旱作免耕种植 300 亩、鸭稻示范 150 亩、有机稻种植 100 亩、水稻旱平垄作双侧双深示范 10 亩、大棚二次利用栽培双孢菇 1 栋、大棚种植旱稻 9 栋、“泥鳅水稻”共作试验田 2 亩，为探索水稻种植新模式奠定基础。

2018 年，各管理区选种 35 块约 4200 亩试验展示田，因地制宜开展有机水稻种植、优质米品种展示、宽窄行高产栽培、水稻侧深施肥、大豆稀植高产、有机鸭稻、水稻优质品种促早熟、蚯蚓粪肥替代技术、液体肥代替颗粒肥、生物农药试验等典型示范推广项目。

2020 年，示范区落实 9 个单位 12 个示范项目，示范点面积 1150 亩，示范带路线为“科研中心—第二十作业站—第十九作业站航母—第十八作业站—第十七作业站—第二十四作业站—第十二作业站—第十五作业站—第一作业站荒火—科研中心”。包括：“数字农场试点项目”“棚区复种特色经济作物”“旱平免提浆技术试验示范”“宽窄行机械插秧试验示范”“有机稻种植”“水稻侧深施肥试验示范”“互联网＋农业示范基地”“品种展示田”等项目。

（二）高产创建

为实现分局党委提出的“十一五”期间优质粮食奋斗目标，稳定和提高粮食生产能力，2006 年农场开展以主攻单产为突破口，五大作物单产水平再突破的高产攻关活动，旨在提高产量、增加效益。15 年来，在各级专家的技术指导下，通过财政资金支持，水稻高产创建工作成效显著，起到了示范、带动、辐射、展示的作用，形成了系列栽培模式。

2007年，农场实施农垦总局级大豆、玉米及水稻高产攻关项目。大豆主导品种垦鉴豆23，主推栽培技术为大垄密、深窄密技术。玉米主推品种垦单5号，实测亩产890.7千克。

2008年，农场承担农业部农垦局、农垦总局高产创建及攻关活动，开展水稻、玉米、大豆三大作物高产栽培技术模式攻关，采取小面积攻关和大面积高产创建示范相结合，实施水稻、玉米、大豆“333”高产创建示范工程，即3万亩现代展示区、3000亩典型示范区、300亩核心攻关区。从2008年辐射带动面积4.65万亩，辐射带动农户近200户，扩展到2012年辐射带动面积12.3万亩，辐射带动农户近500户，占全场水田种植户近50%。水稻良种覆盖率100%，示范点水稻高产技术入户率100%。

2013年，农场落实水稻高产创建4个万亩片和19个核心区，其中：农业部级水稻高产创建万亩示范片2个；玉米高产创建万亩片1个、核心区5个；大豆高产创建万亩片1个、核心区4个。通过多技术组装配套应用，大豆核心区平均亩产286.01千克，在农垦总局排名第二，万亩示范片平均亩产257.55千克，总局排名第四，创造了农场大豆高产创建单产新纪录；玉米核心区平均亩产986.69千克，在总局排名第十四，万亩示范片平均亩产912.16千克，总局排名第八；水稻核心区亩产在总局排名第五，万亩示范片平均亩产747.68千克，总局排名第十。2014年大豆万亩片实际亩产246.46千克，在总局排名第三。

2016年，农业部将高产创建模式攻关更名为绿色高产高效模式攻关。2019年更名为绿色高质高效模式攻关。在攻关模式上转变为绿色生产模式，由单一的追求产量向产量质量并重攻关。

2019—2020年，在项目资金的支持下，农场继续开展绿色高质高效模式攻关。2020年，经集团（总局）绿色高质高效专家组测产，核心区三大作物实测产量：水稻649.07千克/亩，玉米816.2千克/亩，大豆255.3千克/亩。均超目标产量（水稻600千克/亩，玉米700千克/亩，大豆单产195千克/亩）。

（三）基层农技推广项目

根据农垦牡丹江管理局《基层农技体系改革与建设示范县项目实施方案》，农场成立农技推广体系改革与建设领导小组。成立农技推广体系改革与建设专家组，负责制定主导产业农技推广工作方案，筛选主导品种和主推技术，指导农业科技试验示范基地建设，培训技术指导员，指导其开展技术服务工作。

2011—2012年，农场承担基层农技推广体系改革与建设示范县项目，技术指导员入户率、培训人员参训率、示范户挂牌率、手册发放率、物化补贴示范户满意度100%；示范基地新品种、新技术试验示范、技术推广率达100%，示范户增产、增收较上年提高15%。

2013年，农场作为开展综合类公益性农技推广机构改革的试点单位，整合各类农技推广机构，设立综合性的“农业科技推广服务中心”，含种子站、植保站、土肥站、气象站、信息中心、畜牧、林业、农机、水利技术推广站和试验站10个部门。

2013—2020年，农场承担重点基层农技推广项目10个。其中，2013—2015年实施3年“水稻‘双增一百’技术推广项目”，每年实施面积30万亩，主导品种为龙粳26、龙粳31、垦鉴稻6、空育131等，较2006—2010年每亩增产25.2～89.4千克，实现每亩增效145～358.1元。2016、2019、2020三年分别实施“香稻及蚯蚓粪肥生产技术产业链示范”“寒地优质香稻绿色高效技术模式示范推广”“绿色高端米种植＋产业融合模式项目推广”3个项目，开展以香稻搭配蚯蚓粪肥技术为核心项目，经过专家组测产，较常规种植，平均每亩增效200元左右，同时解决了畜牧小区的牛粪污染问题，实现水稻减肥提质、生态绿色、企业增效、农民增收的目标。2018年实施“基于物联网技术的稻米全产业链追溯技术示范”项目，为农产品精准溯源体系建设奠定坚实基础。

第四节　科技服务

1988年6月，农场成立科协，开展科技服务工作。科协下设学术交流、科学普及、咨询服务、经费管理4个专业组。组建9个学会（农学会、畜牧管理学会、教育工作者学会、医疗卫生学会、青年工作者学会、经济管理学会、新闻工作者学会、老年工作者学会、工人运动理论研究学会），会员658人。33年来，农场科协始终以科学技术为抓手，积极发动广大会员持续开展技术培训、科普、学术交流等活动，多角度、多维度、多方向提高农场职工群众爱科学意识、学科学氛围、用科学行动，推动农场全面协调发展。

一、技术培训

农场科协配合农场有关部门，对各行业科技人员和技术工人进行有计划的、较完整系统的培训。

1988—1991年，农场以职工中专为基地，开展两种类型的培训。一是提高型培训。主要是按行业、工种分期、分批进行业务培训，同时还组织中、高级职称的科技人员先后去管局、总局、农大等单位、院校进行培训和知识更新；二是后备型培训。农场有计划、有目的地选拔一批年轻、有文化、有觉悟、懂业务的人员进行培训，培训后充实到农业生产第一线。

1991—2000年，每年举办各类培训班12期，年平均培训3000余人次。1997年起，农场科协把冬训改为夏训，在关键的农时阶段，置身于生产队地头、试验田、高产攻关田，结合生产实际实地讲解，农户称之为“田间课堂”。每年先后召开“水稻春寒秋防”“水稻提前覆膜育大苗”“水稻开闭式扣棚法”“移栽灵应用”“水稻钵育大苗稀植”“旱田小型喷灌机应用”等现场会，年参加观摩学习2000多人次。

2001—2020年，农场科协针对农业生产中存在的技术难题，利用农闲时间每年举行“科技之冬、春、秋”三阶段培训活动。主要内容为：解决农业生产中出现的技术难题、农业新政策、作物常规种植技术、推广应用新技术；春播要注意的问题和作物常规种植技术；田间管理、品种介绍、施肥技术、栽培技术、植保技术等。20年来，农场聘请中国农业大学、中国科学院、黑龙江八一农垦大学、黑龙江省农垦科学院等院校的陈文新、张军、胡江春、郭玉、李金峰、冯永祥、张玉先、那永光、穆娟薇、戴志铖等30余名著名导师、专家来场授课，有效地提高了科技人员的整体水平。2020年，农场科协本着“远程直播讲农艺，防疫春耕两不误”的原则，举办远程线上培训。3月起通过快手直播方式组织技术员参加远程线上培训10场，参加学员1000余人次；组织技术员和种植户参加穆娟薇等专家远程线上培训10余次，参加学员2000人次。

2011—2013年，开展阳光工程项目。2014年，由培训转向培育，阳光工程项目全面转型升级为新型职业农民（工）培育工程项目。2020年按照“科教兴农、人才强农、政策惠农、高素质农工固农”的思路，开展高素质农民培育工作。2011—2020年，培训专业技术人员1918人次，涉及农业多个工种，主要包括种植业的家庭农场主、农艺工、病虫防治员、农机操作员，畜牧业的畜禽繁殖员、疫病防治员，以及衍生出的农业经纪人、农业信息员、网店经营业主等。

二、学术交流

1983年，农场被定为国家“三江开发”重点科技攻关的示范基点。1983—2000年，吸收国内外200多名专家和教授来场进行科技攻关工作和交流活动。其间，中国人民大学张象枢教授来场进行“系统工程”专题讲座；国务委员、科委主任宋健来农场示范区视察；美国、日本、法国、荷兰等国的大豆专家、水利专家（图7-1-7）来场进行实地考察和技术交流活动；农场农学会的高级农艺师王德明、常开兴、翟崇高等到省农学会、农大和管局等地进行学术交流活动。

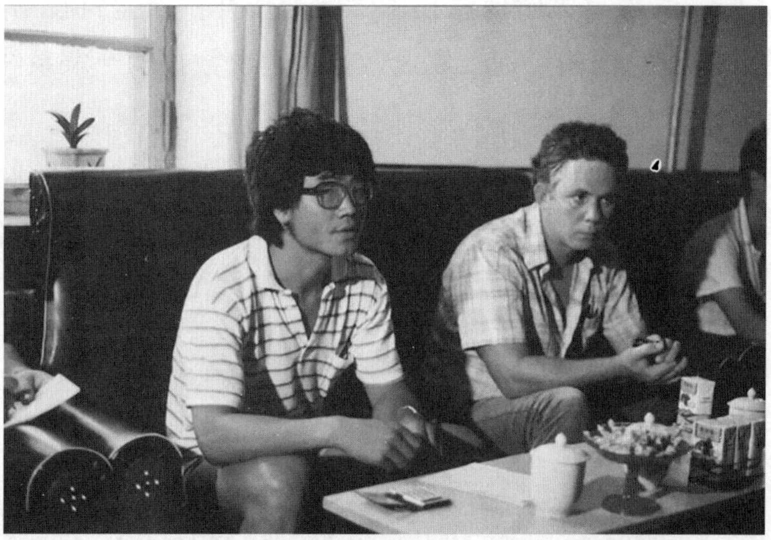

图 7-1-7　美国伊利诺斯州立大学大豆、水利专家来场考察

2000 年，聘请八一农垦大学经贸学院王新利、赵福春两位专家进行“加入 WTO 对我国农业的影响”的专题讲座，聘请东北林业大学博士生导师聂绍荃及黑龙江中医药大学博士生导师匡海学研讨刺五加种植技术开发项目。

2001 年 10 月 21 日，中国医学科学院中草药植物研究所李爱莲研究员（博士后）对农场刺五加组培室、平山林场刺五加硬枝和嫩枝扦插繁育试验区进行现场考察，对所取得的研究进展给予肯定。

2002 年 6 月 3 日—6 月 24 日，加拿大牧草专家威廉·平浩到农场指导苜蓿种植技术，针对农场苜蓿生产中存在的问题进行调研分析后提出了规范化种植的建议。

2006 年，与东部韩农化工有限公司（宁安）首次合作，开展化学除草及病虫害综合防治技术试验 19 项。

2007 年 4 月，中国农业大学段留生博士和福建浩伦农业科技集团代表 4 人，来场洽谈合作生产水稻调节剂事项，签订技术引进合同，在卫星生物科技有限公司进行试生产，同时也开展玉挺、豆挺、麦挺的配方试验工作，为做好化控产品群的开发工作奠定基础。

2008 年，农场分别与中国农业大学农学与生物技术学院（图 7-1-8）、黑龙江八一农垦大学农学院和信息技术学院建立合作伙伴关系。农场提供教学实习基地，配合大学教学实习工作。大学每年定期选派部分优秀毕业生到农场农业科研中心工作。

2009 年 3 月，与中国农大生物技术学院联合试验黄腐酸、大豆根瘤菌及化控调节剂项目，并进行水稻高产创建交流与合作。同年，沈阳农业大学谢立勇博士、黑龙江八一农垦大学冯永祥博士来场开展栽培及气候变化适应技术交流合作。

2010年4月，与八一农垦大学信息技术学院合作开发农业科技信息管理平台项目，包括科技信息、专家咨询、视频培训、农业数据、地块数据、专家系统、作物品种等栏目。同月，与信息技术学院合作试验开发封闭棚温湿度自动监测系统。

2012年4月，农场正式成为八一农垦大学农学院实践教学基地。2012—2019年共接待八一农垦大学农学系实习生103名。通过实习让学生了解农业生产各个环节，并且参与到农业生产当中。

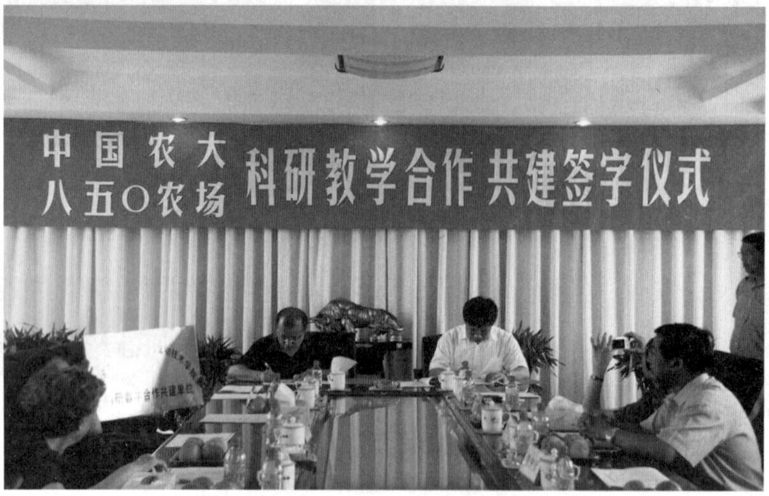

图7-1-8　2008年中国农业大学与八五〇农场科研教学合作共建签字仪式

第五节　科技成果

1955—1984年，农场获得成果71项，其中农业15项、农机20项、畜牧8项、多种经营4项、园林5项、计财4项、医疗卫生15项。

1983—2000年，三江科技攻关八五〇试验区取得丰硕的成果。“六五”期间有28项成果通过鉴定，获奖成果11项。“七五”期间研究内容全部通过省科委组织的专家鉴定，获奖成果4项。“八五”期间获得综合技术成果4项，获奖成果4项，其中“三江平原低湿耕地农业综合发展研究”获国家“八五”重大科技攻关计划成果奖，发表学术论文74篇（表7-1-1）。

2001—2020年，获得总局级以上成果12项，其中全国农牧渔业丰收奖2项，黑龙江省科技进步奖3项（表7-1-2）。在各类期刊、杂志发表文章86篇，荣获总局级以上优秀论文29篇。

表 7-1-1　“六五”至“九五”期间国家科技攻关八五〇试验区主要成果表

时期	编号	成果名称	成果水平	获奖情况	培养人才（人）	发表论文（篇）
“六五”	专题	三江平原农业区域增产综合技术研究	—	—	71	29
	1	八五〇试区资源详查与评价	国内先进	黑龙江省农场总局科技进步一等奖	23	专著 2 本
	2	糖乳系列开发综合技术研究	国内先进	黑龙江省农场总局科技进步一等奖	19	10
	3	旱作大豆高产栽培技术体系研究（即大豆三垄栽培）	国内先进	黑龙江省科技进步二等奖、黑龙江省重大成果奖、黑龙江省农场总局科技进步一等奖	8	5
	4	低湿易涝耕地合理利用一稻牛渔系统	国内先进	黑龙江省农场总局科技进步二等奖	4	2
	5	黑豆果种、加工、生产技术体系研究	国内先进	黑龙江省农场总局科技进步二等奖	5	3
	6	经济合理施用化肥技术	国内先进	黑龙江省农场总局科技进步三等奖	3	2
	7	大豆病虫害综合防治技术	省内先进	黑龙江省农场总局科技进步三等奖	2	4
	8	白浆土旱涝综合治理模式	省内先进	—	7	3
“七五”	专题	三江平原低湿耕地综合治理	—	—	57	62
	1	低湿耕地大豆机械化高产栽培技术	经省级鉴定达国际先进	黑龙江省农场总局科技进步一等奖、黑龙江省科技进步三等奖	23	27
	2	低湿耕地饲料资源开发利用研究	经省级鉴定达国内先进	小叶樟开发利用获农业部科技进步三等奖（1993 年）	11	13
	3	低湿耕地甜菜机械化高产栽培技术试验示范	经省级鉴定达国内先进	黑龙江省农场总局科技进步二等奖	16	11
	4	“万亩方”低湿耕地除涝防旱综合治理试验示范	经省级鉴定达国际先进	黑龙江省科技进步三等奖 黑龙江农场总局科技进步一等奖	7	11
“八五”	专题	三江平原低湿耕地农业综合发展研究	—	国家“八五”重大科技攻关计划成果奖	28	74
	1	低湿耕地不同渍涝类型不同投资强度规范化治理模式研究	经省鉴定成果达国际先进	—	5	15
	2	低湿耕地潜在肥力活化与持续利用技术研究	经省鉴定成果达国际先进	—	6	19
	3	低湿耕地农作物机械化增产高效配套技术研究	经省鉴定成果达国际先进	黑龙江省农场总局科技进步一等奖	11	25
	4	低湿耕地节粮型畜牧业集约化系统配套技术研究	经省鉴定成果达国际先进	两项研究内容获牡丹江分局科技进步一等奖，一项研究内容获农场总局科技进步三等奖	6	15
“九五”	专题	三江平原低湿耕地治理与农业综合发展技术研究	国内领先国际先进	黑龙江省农场总局科技进步一等奖	48	50
	1	大豆大面积高产综合配套技术研究开发与示范	国内领先	黑龙江省农场总局科技进步二等奖	6	4
	2	水稻大面积高产综合配套技术研究开发与示范	国内领先	黑龙江省农场总局科技进步三等奖	5	3

（续）

时期	编号	成果名称	成果水平	获奖情况	培养人才（人）	发表论文（篇）
“九五”	3	小麦大面积高产综合配套技术研究开发与示范	国内领先	黑龙江省农场总局科技进步二等奖	4	2
	4	荷斯坦牛主要经济性状遗传规律及改良提高的研究	国内领先	黑龙江省农场总局科技进步一等奖	3	2
	5	大豆机械化综合配套高产栽培技术研究	国内领先	农业部丰收计划二等奖	—	2
	6	低湿耕地综合治理工程及水资源合理利用模式研究	国内领先	—	6	15
	7	低湿耕地土壤肥力可持续发展利用的生物工程调控技术研究	国际领先	—	5	5
	8	低湿耕地粮豆机械化垄作丰产优质高效配套技术研究	国际领先	—	12	8
	9	低湿耕地农牧结合乳肉复合型草食为主家畜优化配套技术研究	国内领先	—	7	9

表 7-1-2　2001—2020 年省级以上科技成果一览表

编号	年份	成果名称	奖励等级	获奖情况	主要参加人员
1	2001	黑龙江垦区大豆机械化综合配套高产栽培技术	全国农牧渔业丰收奖	二等奖	翟崇高
2	2003	三江平原低湿耕地治理与农业综合发展技术研究	省科技进步奖	三等奖	八五〇农场为第二参加单位
3	2004	低湿耕地粮豆机械化垄作丰产优质高效配套技术研究	省科技进步奖	二等奖	八五〇农场为第二参加单位
4	2004	低湿耕地土壤肥力可持续发展利用的生物工程调控技术研究	省科技进步奖	三等奖	王书锦、胡江春、王伟、翟崇高、薛德林、肖洪亮、许晓明
5	2013	黑龙江大豆安全施肥与优质高效生产技术示范与推广	全国农牧渔业丰收奖	三等奖	八五〇农场为第二完成单位

第二章　教　育

65年来，农场教育事业经过不断完善、调整、提高及各项改革的实施，资源布局更加合理，教师队伍更加优化，教学质量显著提升。幼儿教育、义务教育、职业教育、成人教育，都取得了不俗的成绩。

1959年8月，八五〇农场成立第一所中学——“宝东中学”，其师资力量和教学质量在虎林县及农垦系统中位居前列。

20世纪80年代初期，农场高考录取率连续3年名列管局之首；通过改善教育教学条件，义务教育入学率40多年保持100%，辍学率为“零”；职业教育成果丰硕，有2500多名职业高中毕业走向工作岗位，成为农场建设的中坚力量；农场举办各类各专业短期培训班培训8000余人次。1981—2020年，有1900多人通过农场成人教育取得中专以上学历；创新幼儿教学方式，把幼儿德、智、体、美教育融入寓教于乐之中，促进幼儿全面发展；冰雪运动和足球运动成为学校创新特色教育的亮点，学校被批准为“国家级冰雪特色学校”“省冰雪运动体育基点校”“省校园足球体育基点学校”“省足球传统校”。

农场职工子弟学校于2001年获“省级绿色学校”，2007年获“全省民主法治学校”和总局级“文明单位标兵”。农场学校于2009年获省教育厅“师德先进集体”，2012年被省教育厅授予“德育（校外）工作先进集体”。农场幼儿园于2004年被授予“黑龙江省幼儿教育先进集体”和“总局示范幼儿园”，2005年被授予“总局绿色幼儿园”，2013年获总局级“文明单位”。八五〇农业广播学校于2009年被农业部评为“全国县级农业广播电视学校办学水平A级校”。

第一节　教育改革

为适应农场体制的变化，加快农场教育体制改革，提高教育、教学水平，农场教育系统经历了三个阶段的改革。通过改革，教育网点布局更加合理，资源优势更加突出，师资队伍更加优化，教学质量显著提高；幼儿教育、义务教育、职业教育得到同步稳定发展。

一、1977—1984 年阶段

1977 年 3 月，农场成立文教科以后，将教育工作重点转移到教育改革、提高教学质量、为国家造就人才上来。1977—1984 年，教师队伍不断加强，教学质量显著提高，高考录取率逐年增长。1977 年，高考零录取。1984 年 81 名应届高中毕业生，高考录取 62 名，高考升学率 76.5%。1980 年、1982 年、1984 年三年高考，八五〇农场学生录取率都名列管局之首（1983 年高中由二年制向三年制过渡，无高中毕业生）。

1979 年开始，农场开展了一系列的教育改革工作。

（一）教育布局网点调整

1977—1982 年，对全场中学教育布局网点进行调整。将全场 28 所队办中学（其中有 14 个高中班），以及场直二中、三中全部并入场部一中，在场部地区办起一所完全中学，中学全部集中在场部，在校中学生 1500 余人，住校学生 900 多人。调整后的中学有 33 个教学班（高中 5 个班，高中生 218 名）。新布局改变了过去师资、经费分散，教学质量低的局面。

（二）中等教育结构改革

1980—1982 年，在调整中小学布局的基础上，进行了中等教育结构的改革。1981 年，建立起第一所职业高中。1982 年增建职高分校，为农场培养既有高中文化又有一定专业知识和技能的农场后备力量。到 1984 年，职业高中已有 478 名毕业生走上工作岗位。

（三）小学并点改制

1982 年，开始实行生产队小学分片管理。按地理位置分西、北、中、东、东北五片，每片指定一所学校为中心校，其他各校为教学点。由于学龄儿童逐年减少，生产队办小学在校生不足，规模缩小，暴露出许多弊端。1984 年 7 月，实行生产队小学并点改制，在九队组建了并点改制的第一所小学，由 7 所队办小学的 245 名在校生合并建成了“第二小学”，归教育科直接领导。

（四）实行联教计酬岗位责任制

1982—1984 年，农场教育系统实行了“联教计奖岗位责任制”和“联教计酬岗位责任制”。这是在农场教育系统打破“大锅饭”体制的一项重大改革。

（五）幼儿教育改革

1984 年 2 月，开始将幼儿教育纳入教育部门管理，加强儿童早期的智力开发工作。重点抓幼儿园大班教学和幼儿教师培训，提高教学水平，制定幼儿园大班升小学考试的办法。

二、1985—2000 年阶段

（一）教育领导体制的改革

农场教育科，多年来一直是作为一个机关科室管理学校。管理方式一般只是上承下达，工作上有责无权，职、权、责分离，很难发挥领导改革作用。

1985 年 4 月 5 日，农场成立八五〇农场教育中心（简称教育中心）。明确规定：教育中心在农场领导下，负责管理全场的普通中小学教育、职业技术教育、职工教育、幼儿学前教育，既是学校管理中心，也是教研中心和师资培训中心；教育中心实行单独核算、经费包干；教育中心统管全场教职工的人事调动、任免、工资、文秘档案、考核奖励、进修培训、责任制落实和经费、物资管理等。

由于教育中心比原教育科在职能上具有更多的活力，能有效地发挥本系统的职能效率，只用了 3 个月的时间，完成了中小学校并点改制工作，成为垦区范围内率先实现中小学并点改制的农场，农场被授予垦区"教育先进农场"。

1988 年 7 月，教育中心改为八五〇农场教育委员会（简称教委）。除保留原来教育中心职能外，还吸收计财、劳资、组织、人事、科技、生产等部门参加，教委具有广泛的社会性，办事效率提高。

1988 年 7 月，职业高中搬迁场部与职工中专合并。

（二）中小学并点和改制

1985 年，用 3 个月时间，将全场 34 所生产队小学合并成 6 所完全小学（含二小）。并点改革，改变生产队办学体制。学校独立建制，统由教育部门直接领导。学生实行寄宿制，1～6 年级学生全部住校。并点后，教学质量明显提高。小学普及教育"四率"达标；适龄儿童入学率 100%，巩固率 98.3%，毕业率 97%，普及率 100%。教师素质整体提高，教师队伍的知识结构、业务能力、思想水平发生很大变化。办学条件得到有效改善。

农场小学校并点工作，从 1984 年开始，经历了 12 年，1996 年全部集中到场部，建成一所标准化的完全小学——八五〇农场小学。

1998 年 8 月 24 日，小学与中学合并，成立八五〇农场职工子弟学校。

（三）中等教育结构的调整改革

随着形势的发展，教育与经济建设不适应的矛盾日益突出。主要表现两方面：一是普通中小学拼命追求升学率，高升学率成了办学的唯一目标。农场把有限的教育经费，也多半用在普通高中上，以保证高升学率；二是中等教育结构单一，学生初中升高中率过低。1975—1986年，平均升学率：小学升初中为98%；初中升普高为38%；高中升大中专为应届生的32%（同龄人的1%～2%）。10年累计未升学而待业的学生4427人。这些历次升学考试的落榜者，逐年进入农场职工队伍。到1986年，他们约占农场职工人数的30%～40%，成为农场职工队伍的主体。而农场花了大量人力、物力和财力培养出来考上大学的学生，回乡率很低。1979—1986年，有346名高中毕业生考入大中专院校，回场的大中专毕业生均来自垦区院校，其中回场的仅为20%（其中：大学1%、专科4%、中专15%）。而录取到垦区外院校的大中专生，回场率为零。为了改变中等教育结构单一的状况，20世纪80年代初，农场根据总局党委的指示，兴办职业高中，对学生进行职业技术教育。1985年，农场职业高中在校生445人，与普通高中在校494人之比为1∶1.1，扭转了教育结构单一的状况。

为了巩固和发展职业技术教育成果，1985年，农场实行“先培训、后就业”政策，职业高中毕业生先分配和择优分配。1980—1997年，职业高中毕业生2981人，占全场历年高中阶段毕业生总数的53.4%。他们学习了农业、农机、畜牧、园艺等技术知识，并进行了一定的实习训练，进入农场职工队伍后，成为生产岗位上的主力军。

（四）实行校长负责制

农场在完成中小学并点改制以后，学校内部管理体制的改革被提到日程上来。

1985年3月，在场直中学、第一小学、职业高中试行校长负责制。同时实行了教职工民主管理制、教师聘任制和岗位责任制。

1986年1月，农场教育中心根据上级文件精神，制订《关于学校领导体制改革的初步方案》，明确校长负责制。校长对学校工作负全面领导责任，有教学行政决策权和人、财、物管理权。教职工参加民主管理，建立教职工代表会议制，每学年召开1次。建立校务委员会，作为咨询机构，议论校政，帮助校长决策。校长对教师和学校各级干部实行聘任制，对员工实行目标管理岗位责任制。

三、2001—2020年阶段

2001—2010年，农场教育改革历经了4次大的变动。

2003年1月，针对摊子大、学生多、高中生源逐年增加的现状，农场从教育教学现状出发，将农场子弟校拆分为八五〇农场中学和八五〇农场小学。

2005年，农垦牡丹江分局成立牡丹江分局高级中学，原农场高中撤并到分局高级中学。农场高中并入分局高中后，送走学生750人，归并教师34名，14名高中教师留在农场等待竞聘上岗。同年，农场根据上级文件精神，结合农场教育的实际情况进行教育改革，教育系统编制171人，其中教师编制133人。中小学教师全员竞聘上岗。

2006年7月，高中撤并后生源减少，八五〇农场决定将小学和中学合并成立八五〇农场子弟校。2008年4月，学校更名为八五〇农场学校。2020年5月，学校更名为虎林市卫星学校。

第二节 基础教育

八五〇农场基础教育经历了创建、规范、集中三个阶段。经过65年的努力，农场基础教育的师资力量、教育教学水平不断提高。2020年，农场学校，占地面积10万平方米，建筑面积1.99万平方米，在校中小学生833人，教师76人；农场幼儿园1所，占地面积9743平方米，建筑面积1737平方米，入园幼儿246人，幼儿教师25人。

一、幼儿教育

65年来，八五〇农场幼儿教育发展从最初的给儿童以生活照料、养育看护，逐步过渡为以教为主和保教并重。随着各种教育制度的出台与完善，幼儿教育管理逐渐走上正轨。教师队伍管理日益规范，硬件建设不断加强，办园条件得到改善。办园形式日益多样化和灵活化，幼儿入园率达到100%。主要以培养幼儿兴趣、自然经验、社会交往能力和习惯、品质为主，寓教于乐，使儿童身心获得健康和谐发展。

（一）幼儿园发展

1956年，八五〇农场场部（虎林县西岗村）建立第一个托儿所（日托），1958年扩大为幼儿园。

1958年，五分场在辉崔分场部建立场直第一个托儿所。1961年，由辉崔迁入红星村。1962年，幼儿园、托儿所解散，1969年组建三十八团后，全场逐渐恢复幼托园所。

1979年以前，全场幼托工作以看好孩子为主。1979年以后，农场有计划地开展全场幼托园所的建设，抓保教队伍建设，逐年分批培训保教人员。

1980年，农场成立了儿童保教委员会。1981年10月，全场保教人员定级。1982年，儿童保教委员会改为儿保工作委员会。1983年，场直小学撤销预备班。幼儿园开办学前班。

1983年以前，农场幼儿工作一直由工会委员会管理。1984年，教育改革中将幼教工作划归教育部门管理。

1985年初，全场有幼儿园、托儿所共44个，除场直幼儿园、糖厂幼儿园设备条件较好外，其余园、所条件较差，一般都是由职工宿舍、队部或家属房改建而成。室内只有土炕，供小孩睡觉、玩耍，没有学习设备和玩具。这种简陋的园所，到20世纪80年代末全部停办。

20世纪90年代以后，由于场部地区人口增加，幼儿入园人数也随之增加。1991—1994年，农场租用劳动服务公司房屋，开设2个托儿班；在小学旧楼开设3个学前班。1994年9月，3个学前班迁到原招待食堂改修的教室。1994年11月，糖厂破产，该厂幼儿园停办，糖厂住区的入园幼儿全部转入场直幼儿园。

2020年，场直幼儿园有幼儿246人，教职工48人（含临时工），其中，幼儿教师25人，保育员9人，保健医2人。

（二）幼儿教学

1981年后，幼儿教育、教学逐步走向正规，教学方法以教师说教为主。内容以文化知识为重点，突出识字、背儿歌、数数、算数题等。1985年，幼儿教育从“看好孩子”向“抚育培养好”转变，变填鸭式教学为启发式教学，打破单一的教学模式，游戏逐步进入课堂，初步开展五爱教育和“五讲四美”教育。德育教育在说教基础上融入图片、幻灯片等教具。

2000年后，幼儿园教法与幼儿教育接轨，以游戏为主要教学形式，开设了语言、数学、健康、科学、社会、音乐、美术、拼音、识字、英语、微机等学科的教育活动。

2010年，幼儿园按照上级教育部门有关要求进行教学改革，杜绝“小学化”教学模式，以突出幼儿个性发展和心理健康发展，培养幼儿自强自立意识、兴趣与能力发展为主，在教育教学中注重培养让幼儿动手操作，变教师说教、演示教学为孩子自主体验的探索学习、研究学习、选择性学习等方式。每年开展幼儿绘画展、庆“六一”文艺汇演与儿童趣味运动会、童话剧表演、故事大王、“小歌手”比赛等活动，重视幼儿能力的培养，使幼儿德智体美全面发展。

2011年以后，幼儿园取消学前班，按年龄编班，学制为3年，招收3～6岁幼儿，使用牡丹江管理局教育局统一的幼儿教材，教育科学出版社的《幼儿园和谐发展课程》，内容包括健康、语言、社会、科学、艺术五大领域教学活动。后经不断更新，现使用黑龙江少年儿童出版社出版的《幼儿园主题活动用书》。

2012年，教育部发布的《3～6岁儿童学习与发展指南》，对防止和克服学前教育“小学化现象”提供了具体方法和建议。农场为幼儿园逐步配置了电脑、投影仪、电视机、电钢琴、打印机、音响和录像设备与配套的幼儿图书、玩教具，使幼儿园教育教学设备逐步趋于现代化，实现了教师电子备课与多功能电化教学。实行保育与教育相结合。以多样化的游戏为基本活动形式，不断创新教学方式，做到寓教于乐，促进幼儿德、智、体、美和谐发展。

（三）保教队伍

为贯彻中央关于“抚育三亿儿童”的指示精神，农场动员各方面力量关心儿童身心健康，有计划地对全场幼托园所条件进行改善。

1960 年，全场 241 名保育员，60%经过农场培训，培训内容为幼儿园教学课程。

1984 年前，幼教队伍年龄偏高，30 岁以上约占 30%。文化程度偏低，初中以下占 70%。1984 年以后，农场对幼教人员进行业务考核，采取择优录用上岗、全员培训。优先录用幼师和艺校毕业生，充实幼教队伍。1985—1997 年，参加进修的有 21 人，幼儿教师培训内容由教学课程培训逐步过渡到侧重音乐、舞蹈等技能培训。

2011 年，幼儿园开展“名师工程”，“请进来，走出去”相结合。鼓励支持教师自学和参加岗位培训，大练基本功，提高教师专业技能。2013—2018 年，幼儿园有 18 名教师参加黑龙江省农村幼儿园骨干教师短期集中培训班，2 名教师参加 3 个月长期培训班。2020 年底，有幼儿高级教师 6 人，一级教师 8 人，二级教师 4 人，三级教师 4 人，未定职教师 3 人；其中本科 19 人，专科 6 人；教师业务参培、学历达标率均为 100%。

（四）园区建设

幼儿园创建初期，只有两间草房。1979 年，在场部新建了 660 平方米的场属幼儿园。2003 年，投资 150 万元兴建了 1517 平方米幼儿园综合楼。2005 年兴建了 220 平方米的幼儿园食堂。2014 年新增塑胶操场、大型玩具等（图 7-2-1）。2020 年，八五〇农场幼儿园建筑面积 1737 平方米，占地面积 9743 平方米。院内有葡萄架、迷宫、沙池、彩砖地面、幼儿大型玩具等。开设 9 个教学班，室内设有幼儿活动室、寝室、卫生保健室、盥洗室、微机室、音体美综合活动室。

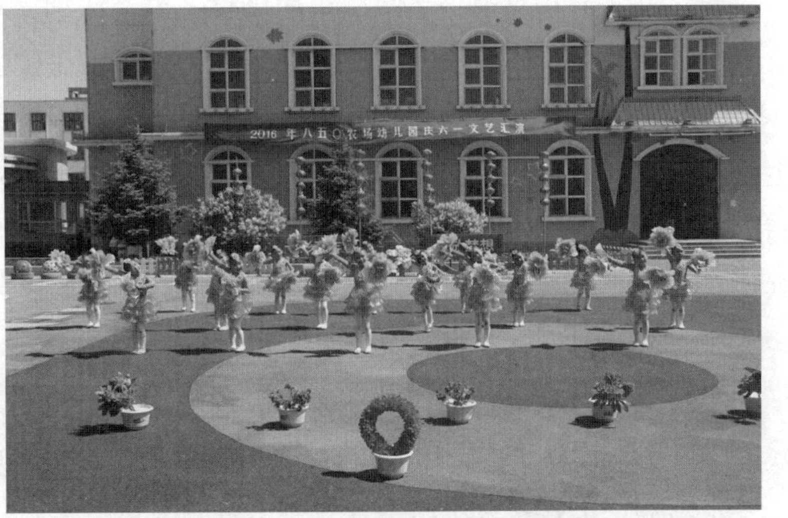

图 7-2-1 2014 年农场投资新增塑胶操场、大型玩具等

二、农场中小学教育

1958年，八五〇农场建立职工子弟学校，各分场的部分生产队也开始办学。1964年9月，实验农场创建农业中学（现八五〇农场学校的前身）。1981—1996年，完成小学并点工作。2002年，完成了集中办学改革。1978—2005年，被全国高等院校录取的学生1271人。

（一）学校发展

1958年，八五〇农场在虎林市西岗村成立农场职工子弟学校（简称子弟校），1959年8月，子弟校初中搬迁到虎林县宝东乡，成立了宝东中学。

1962年，八五〇农场有小学23所，在校学生1636人；初中1所，在校生290人，各分场都建立了完全小学。

1964年，举办半工半读的农业中学（初中）。这是实验农场第一所中学。

1970年秋，三十八团团直学校首次开办了第一届高中班2个，三年制，招收学生90多名。

1981年，农场开始调整普通教育网点布局，首先是按照队办小学、片办中学、场办高中的原则做了初步调整。东片：二中改建为农场第一所职业高中，二中的高中部并入一中，初中部并入三中。中片：各队初中并入十八队、二十队两年初中。西片：各队初中都由一中招生，只有二队、三队、五队、八队、十队的初中还剩下初二、初三继续上课。此次调整优化了师资力量，改善了办学条件。

1982年，农场对中小学网点布局进行了第二次调整；全场各队初中并入一中（只留下十八队两个初中班），一中集中了全场初中、高中在校生1500人。

1984—1996年，农场完成了全场小学并点工作。但由于住校生人数过多，小学住校生仍有450名学生居住在离学校1500米处的原职工中专院内。1989年8月，管局将农场高中确定为“点校”，从此，高中开始招收场外学生，主要招收云山农场的初中毕业生和其他农场的部分学生。

2008年4月，学校更名为黑龙江省八五〇农场学校。

2020年3月4日，根据改革要求，农场向企业化转型，办社会职能移交地方政府。八五〇农场学校移交至虎林市政府，5月更名为虎林市卫星学校。

2020年，农场教育机构设有九年一贯制学校1所，在校中小学生833人，其中初中生309人，小学生524人，学校共有教职工105人，专任教师70人，行政人员6人。

（二） 学制变革

1993 年 9 月，由普通小学六年制改为九年义务教育六年制。1994 年 9 月，九年义务教育实施“五四”制，即小学五年，初中四年。2011 年 9 月，九年义务教育实施“六三”制，即小学六年，初中三年。

（三） 师资队伍

建场初期，教育处于初始阶段，没有专业教师，基本上都是从各个连队相对有文化的高中毕业生、中专生中选拔的，通过不断进修，提高业务水平。

1959—1966 年，宝东中学属八五〇农场管理。师资力量较强，语文教师中有原大学讲师李军，原长影制片厂编剧沈默君；俄语教师有以后调黑龙江大学俄语系任教的范德一，外语老师还有美国加利福尼亚大学毕业生陈尔真（后调入广州中山大学）等。其他各科教师也都有较深的造诣，绝大部分是从部队转业来的。再有后来的青年作者罗国士在校教语文，教学成绩也很显著。因此，该校的教学质量在牡丹江管局各校中是较高的，宝东中学报考虎林县高中的录取率，当时居全县前列。

1964 年，实验农场在红星小学开办农中班，聘请农场技术人员做兼职教师。

1971 年，三十八团落实教师政策，加强教师队伍建设，给予中学教师干部待遇。

1977 年，三十八团改为卫星农场，设文教科。6 月，文教科举办首次英语教师训练班，培训英语教师 40 名。农场对教师队伍建设重新重视起来。

1979 年，卫星农场改为八五〇农场。全场知青教师大批返城，暑假后几乎开不了学。农场采取二项措施，在全场范围内挑选教师，以保证按时开学。第一批就选调了 78 名教师，保证了各学校教学工作的顺利进行。

1997 年开始，农场每年选派一大批优秀教师轮流培训，外出参观学习。到 2005 年，已经投资 90 多万元，选送 1000 多人次进行教师培训，以提高全场教师的文化素质和教育教学水平。

1999 年以后，农场在加强教师培训的同时，注重合理调整教师队伍结构。从高等师范院校招聘大学生充实到教师队伍中。到 2020 年，学校共有专任教师 70 人，行政人员 6 人，教师学历达标率为 100%。其中副高级教师 24 人，中级教师 28 人，占教师总数的 72%。省级骨干教师 1 人，总局骨干教师 3 人，省级教学能手 2 人，总局级学科带头人 2 人；管理局骨干教师 11 人，教学能手 9 人。

（四） 教学和教研

农场创建初期，各地开始零星办学，师资参差不齐，教育教学处于摸索阶段。宝东中学成立后，师资力量和教学水平较强，教学质量居全县前列。

1964年，实验农场在学生中加强劳动教育，开展勤工俭学活动，农业中学实行半工半读。六天上课，三天劳动，一天休息。开设了语文、数学、政治、农业常识、机务等课程。

1966年，宝东中学全部移交给虎林县。1966—1976年，农场教育陷入混乱，教学质量严重下降。

1977年，教育教学进入复苏阶段。

1978年上学期，文教科组织全场小学五年级、初中一、三年级参加数学竞赛，一队、二十四队和一中取得好成绩。年末在农垦总局组织的数学竞赛中，八五〇农场一中小学五年级学生许燕（女），取得第一名。高等院校招生考试，全场高中毕业生296名考生中，录取39名。1980年，在高等院校招生考试中，八五〇农场90名应届毕业生参加考试，被大专录取35名，中专录取9名，其中被重点院校录取10名，列管局首位。

1984—1985年，农场普及教育工作，经农垦总局检查验收合格，颁发《黑龙江省普及义务教育合格证》。

1985年3月实行校长负责制以后，各校都加强了教学和教研工作的组织领导。多个教研课题立项，其中，“数学尝试教学法”和“注音识字、提前读写”实验在当时影响较大。教师刘积林承担的《实验在物理教学中的作用》《怎样讲授安培力的本质》2项课题，均获农垦总局二等奖。教师黄毅撰写的论文《利用地图培养学生智力》被评为“省优秀论文”。

1990年，教育抓“双基”（基础知识、基础技能）。1991—1998年，学校制订了《激励学生主动参与课堂教学评价表》《素质教育课堂教学评价表》，要求教师在教学中突出学生的主体地位，以培养学生能力为主。愉快教学法、“青浦教学法”等主要教研项目实施。获总局以上教研成果和论文奖共95人次。1993年，省政府教育督导室为农场颁发《实现普及九年义务教育扫除青壮年文盲局（场）》牌匾。1999年，农场通过省“两基”验收工作。

2001年，基础教育改革。学校在广泛吸纳各校先进教学理念的同时，结合自身实际，逐步形成了独具特色的“绿色教育”模式。学校在中学课堂中实行“高效课堂教学模式”，在小学课堂中实行“愉快教学法”。

2016年，在“全国第四届微课大赛”活动中，8名教师获奖。

2020年，由于“新型冠状病毒”疫情影响，学校利用“钉钉”平台开展了停课不停学“线上教学活动”。

2001—2020年，申报9个省级课题、15个总局课题。编写了大量的校本教材，推进了教育科学研究的进程。中考成绩有五年位居分局前列。10人考取管局中学宏志班。11人考入管理局前100名，70%的学生考入管局重点高中。2016年，王凤同学以950分的成绩荣获管理局中考状元。2017 年，在牡丹江管理局学业毕业考试中，物理学科综合指标排名第一。

（五）体育教学

1955—1984 年，学校领导重视体育教学工作，每年举行一次全场中小学运动会。每到冬季都浇灌冰场、购置冰鞋，开展冰上运动。1973 年举办全团冰上运动。经常性地开展排球、足球、田径运动。1981 年，农场组织排球代表队参加管局比赛获得冠军，代表队成员都是农场一中学生。各校常年坚持课间操、眼保健操，按教学大纲要求上好体育课。

1985—1991 年，举行全场中小学运动会 3 次，冬季速滑比赛 2 次。1991 年以后，因并点学校减少，故由学校自己组织比赛。1985—1997 年，农场组成代表队参加管局和总局举办的中小学生田径运动会 7 次，冬季速滑运动会 4 次，乒乓球比赛 3 次。

2000 年 9 月，八五〇农场子弟校举行了首届“体育节”。2010 年 8 月 26 日，学校师生 300 余人参加了黑龙江省农垦总局“第十二届学生田径运动会”开幕式的团体操“欢庆锣鼓”的表演，被牡丹江农垦教育局授予“垦区第十二届学生田径运动会工作先进集体”和“特殊贡献奖”。学生李泽林获三级跳远冠军，110 米栏和 4×400 米接力赛第二名。

2011 年以后，学校冰雪运动及足球成为学校两大特色。2011—2014 年，学校连续四年在鸡西市中小学生速滑锦标赛中获初中组团体第一名。2016 年，在牡丹江管理局“新华杯”速滑比赛中，学校获团体第一名、5 项个人冠军、7 项个人亚军。2018—2020 年，学校相继被评为“省冰雪运动体育基点校”“全省冰雪传统学校”“国家级冰雪特色学校”。2017 年，学校被批准为“国家级校园足球特色学校”，注册球员 26 人。2018 年，在“黑龙江省校园足球四级联赛”总决赛中获初中女子组第五名，并被授予“体育道德风尚奖”，有 3 名队员被评选为“全省最佳阵容”。2019 年 10 月，学校女子足球队在“黑龙江省中学生足球锦标赛”中获初中女子组第三名。一名学生被选为分营最佳阵容，参加了在上海举办的全国校园足球夏令营总营的比赛。2018—2019 年，学校相继被评为“黑龙江省校园足球体育基点学校”“黑龙江省足球传统校”（图 7-2-2）。

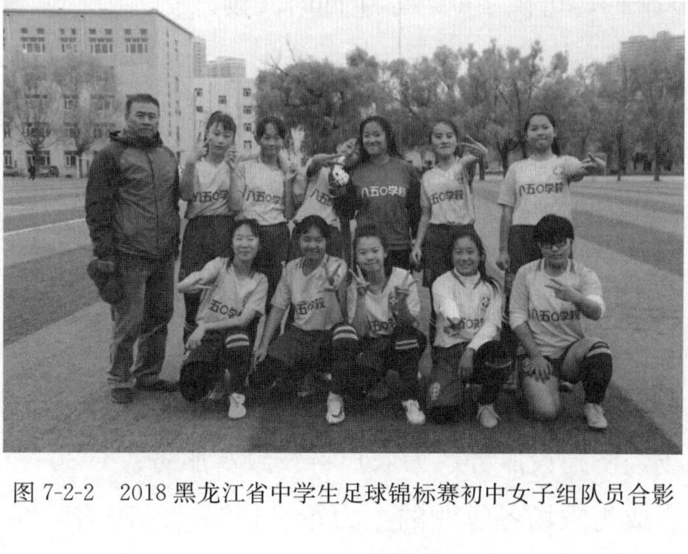

图 7-2-2　2018 黑龙江省中学生足球锦标赛初中女子组队员合影

（六）学校建设

1998 年，八五〇农场投资 300 万元建成占地面积 3400 平方米的小学教育楼。2002年，农场自筹资金450万元新建1栋4500平方米的高标准宿舍楼，改善了450名学生住宿条件。2000—2005年，农场教育投资达3000多万元。

2010—2013年，投入资金2625万元，先后完成了综合实验楼、阶梯教室、塑胶运动场地、校园路面硬化、教学楼维修改造、学生宿舍和食堂修缮、校园绿化美化等工程项目。38个教学班全部实现了“班班通”，全校教师人手一台笔记本电脑，硬件设施达到了标准化学校的建设要求，在2012年的全省达标验收中，学校高起点、高标准、高质量地完成标准化建设工作，被评为“省级标准化先进学校”。

2016年，八五〇农场投资210万元新建校园网、语音室、录播室，更新学校微机室和部分师用电脑（图7-2-3）。同年，学校通过国家义务教育均衡发展工作的验收。

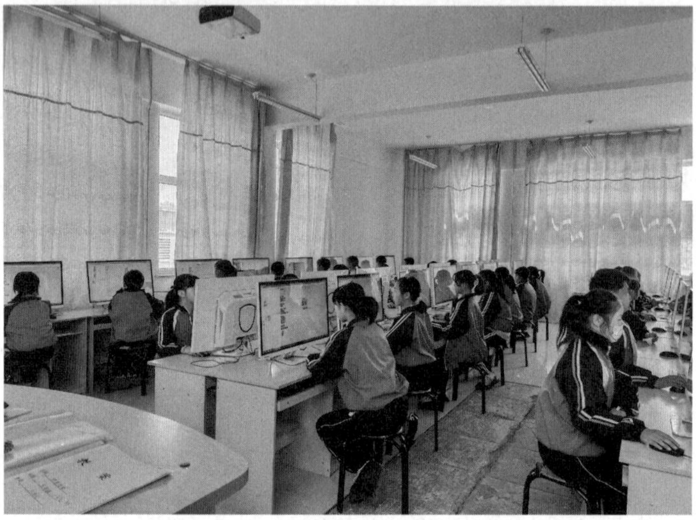

图7-2-3　2016年八五〇农场投资210万元新建校园网、语音室、录播室

八五〇农场学校经过不断的建设与完善。2020年，学校占地面积10万平方米，建筑面积1.99万平方米，绿化面积3.8万平方米。有中、小学教学楼各1栋。标准跑道400米。综合实验楼按照国家一类标准配备了理、化、生实验室，理科探究和小学科学实验室，综合实践活动室。音乐教室、舞蹈室、美术活动室、微机室等教学辅助教室，仪器、设施先进齐备。图书馆阅览室面积280平方米，藏书3万余册，报纸杂志120余种，可供100名学生同时阅读。

第三节　职业教育

1958年8月，农场建立八五〇农场农业大学，1959年12月改为八五〇农场中等专业技术学校，1961年停办。1979年，建立八五〇农场技术学校，1982年，改为八五〇农场职工学校。1983年，成立黑龙江农垦八五〇农场职工中等专业学校，与八五〇农场职工学校、八五〇农场干部学校为一套班子三块牌子。农场职业教育坚持为农业生产服务、为农场经济建设服务、为农户科技致富服务。1980—1996年，职业高中毕业生累计2500多名，成为农场各行业的主力军。1985—2020年，完成岗位职工培训13.46万人次。2009

年农场被农业部评为“全国县级农业广播电视学校办学水平A级校”。

一、职业高中

20世纪80年代初，根据总局指示精神，农场着手进行中等教育结构调整，创办职业高中，对学生进行职业技术教育，开始改变中等教育结构单一的状况。1981年8月，第二中学并到场直一中，原校址（位于二十四队）改为职业高中，1982年，农场决定将三中（位于七队）改为职业高中分校，搬迁到职业高中本校（位于二十四队）。1985年5月，职业高中与中央农业广播学校结合办学，成立中央农业广播学校农垦八五〇分校辅导站。1988年秋，职业高中搬迁到场部，与职工中专合并，一个学校两个牌子，学校成为成人教育与学生职业技术教育的培训中心。1996年职业高中停办。1980—1996年，职业高中毕业生2500多名。

二、职工中专

黑龙江省农垦八五〇职工中等专业学校（简称职工中专），为全日制职工中等专业学校，其前身为1972年5月三十八团成立的轮训队，队址在辉崔。1979年8月，农场将轮训队迁到场部，成立八五〇农场技术学校。1982年3月，农场在技校的基础上，成立了八五〇农场职工干部学校。同年5月，农场根据上级文件精神，筹建职工中专。1983年8月25日，通过全省统考，录取第一批学生40名。1988年8月，农场职业高中与职工中专合并，两个学校，一套班子，成为农场普通职业技术教育与成人教育相结合的办学基地。20世纪90年代以后，受多种因素的影响，学校生源逐年减少，1996年停止招生。

三、成人职业教育

（一）职工教育基地的建设与发展

1955年3月，铁道兵八五〇部农场，办起了第一个农业训练班，轮训生产队长和农业练习生，讲授农业生产知识和农场管理知识。到1956年，共举办21期，培训学员500余人。

1958年，大批转业官兵来场后，农场在虎林县宝丰（现第六作业站）成立八五〇农场农业大学，为农场生产需要培养建设骨干。开设了农机、农学、农林、畜牧、水利五个专业班。当年9月正式开学，教师都是各大专院校毕业分配来农场的技术员，共30余人，学员500余人。学制三年。

1959年，八五〇农场农业大学改为八五〇农场中等专业技术学校，迁往虎林县西岗村岗北。1960年3月学员提前毕业，分配到各分场、生产队，成为骨干力量。以后农技校又办了几期训练班。1961年因条件所限，学校停办。

1972年，建立三十八团轮训队，1976年停办。4年间，共举办了25种、40期专业训练班，参加训练的2004人次；其中机务训练班19种34期，共1575人次，为农场培训一大批机务骨干，提高了机务队伍的素质。

1979年8月，成立八五〇农场技术学校。配备专任教师7名，其中大专毕业生3名，中专毕业生1名，其余为1968届高中毕业生。1979年创办至1981年底结束，共办一年制农机班2期，半年制农机班2期，副职干部班1期，培训学员220人。

1982年，各部门办学习班30余期，共2140人次，其中干部培训413人次。农场职教办成立后，先后向大专院校及专业班选送代培职工70多人进修，参加函授班学习的83人，电大正式学员6人，中央农业广播学校45人。

1988年11月起，农场成人教育实行三个转移：从学历教育转移到岗位培训，以岗位培训为主；从脱产学习转移到在职学习，以在职学习为主；由公费学习转移到自费学习，以自费学习为主。

（二） 成人学历教育

20世纪80年代开始，随着改革开放不断深入，掀起了学历教育的热潮，这个时期通过多种形式与途径，使中专、大专和本科学历人数大幅度增加。2006年，农场依托中央农业广播电视学校，开始实施对从业人员学历的达标教育。2008年8月1日，成立黑龙江垦区农业广播电视学校八五〇农场分校。2006—2020年，通过中央农业广播电视学校学习共毕业1600人。通过参加中央党校函授本科班、西南大学网络学院、中央广播电视大学（国家开放大学）的学习，提高自身知识水平，取得大专或本科学历300余人。

（三） 成人岗位培训

为提升农工队伍的综合素质、生产经营水平和自我发展能力，打造一支高素质农工队伍，2001年开始，农场在成人岗位培训工作中，利用多形式对职工、种植户、养殖户进行培训。举办洋马插秧机技能、生猪饲养技能、奶牛饲养与防疫、水稻种植、“互联网＋电商”创业、“开设你的网店”创业等多种实用技术培训班。利用农垦现代远程教育平台、农业、农机、畜牧培训基地，以及2017年正式挂牌成立的两所农工田间学校，提高职工、种植户的种植、养殖技术，为增收提效打下基础，也为农场培养了一批农业生产管理者、科技示范户、种养殖技术能手和增收致富带头人。农场还重视专业人才队伍建设，引进大中专毕业生来农场工作；选送有一定管理和专业技术经验的管理人员和专业技术人员，参加各级各类培训，每年都有管理、医疗、教育、科技等近百名人员外出培训学习，成为农场各行业的主力军。

2020 年，受新冠肺炎疫情影响，农场本着“远程直播讲农艺，防疫春耕两不误”的原则，举办远程线上培训班。组织技术员参加中央农业广播电视学校、农业农村部农民科技教育培训中心举办的农业科技人员知识更新培训和黑龙江北大荒农垦集团总公司农业发展部举办的农垦远程教育专业技术培训，平均每次参加学员 60 人次。利用“科技之冬”对全场 85 名基层管理人员进行培训，外聘黑龙江八一农垦大学、农垦科学院专家来场授课。81 人参加高素质农民培育培训班。

第三章　卫　　生

1958年，三级制八五〇农场成立卫生科，1963年卫生科撤销。1977年10月，农场恢复卫生科建制，实行“科院合一”，卫生科长兼医院院长。2002年2月，卫生科与医院分离，划归农场机关。2019年6月，农场卫生科、人口与计划生育、疾病控制和卫生监督的行政执法权移交虎林市政府，机构也随之撤销。

65年来，农场卫生事业发生了巨大变化，全场卫生技术人员由最初的几人，发展到2020年的98人，其中：高级职称26人、本科57人、专科34人；每千人拥有医院床位数为4.24，每千人医生数为5.1；拥有彩色多普勒超声诊断仪、高压氧舱、全血分析仪、全自动化学发光免疫分析仪、全血血球分析仪等各类医疗设备238台（套）；“四苗”覆盖率，由1985年的90%，提高到1993年及以后的100%；传染病总发病率由1975年的1.5%，下降到2019年的0.21%。1991年起，住院分娩率100%、孕产妇死亡率为零。

八五〇农场医院于1995年7月被国家卫生部授予“一级甲等医院”，2016年被黑龙江省卫生和计划生育委员会授予“垦区系统省级示范社区卫生服务中心”。

第一节　医疗改革

1955—2020年，农场先后实施了公费医疗制度改革和医疗卫生体制改革。

一、公费医疗制度改革

1955—1968年，农场实行职工公费医疗制度，职工的直系亲属实行半费医疗。

1969年，三十八团实行合作医疗，先在十八连试点，职工直系亲属每月交合作医疗费0.3元，其所有医疗费由农场承担。农场制定了《合作医疗管理规定》，这项制度一直延续到1982年。1983年经职工代表大会讨论同意取消合作医疗制度，继续执行职工直系亲属半费制度。

1985年，农场职工按工龄享受医药费差额报销，直系亲属报销半费。实行按职工工资额核定医疗费包干指标，超指标个人承担部分医疗费的管理办法。

1986年，仍延续按工龄长短不同报销医疗费的办法，但标准做了调整，提高了科技人员待遇。在《关于改革农场劳保医疗制度的规定》中规定：中华人民共和国成立前干部、工人、工程师（或相当于工程师）以上科技人员医疗费报销100%；科级以上退休干部、助理工程师、大专毕业生，工龄满25年以上的职工报销95%；技术员（或相当技术员）、中专毕业生、工龄满15～25年报销90%；工龄10～14年的报销85%；工龄10年以下报销80%；职工因患传染病（出血热、肝炎、脑膜炎）、职业病、结核病、精神病、恶性肿瘤及一次性治疗死亡等特殊情况，报销100%；职工及其供养的直系亲属，去场外医疗单位就医，须经农场医院逐级转诊介绍，凭据报销；职工离退休后回原籍居住，可在指定医院就医，凭据报销。

1988年，对医疗费与职工工龄挂钩的办法进行部分修改：中华人民共和国成立前的干部、工人和1953年底以前工作的离退休人员，全额报销；满30年以上工龄的报销95%；30年工龄以下的，每5年降低一个档次，报销比例减少5%。为贯彻知识分子政策，对凡享受浮动津贴的科技人员和享受职务浮动津贴的生产队领导，在原工龄段的基础上，报销比例增加5%，但最高不超过100%。去外地居住的双退人员，每年限额报销100元。

1992年，对医疗费报销标准又做了更细的划分。全额报销的只限于中华人民共和国成立前的老干部，其余干部、职工按工龄划分8个档次。最高报销95%，每个档次下降5%，最低报销60%；中级及以上职称技术人员，在本工龄基础上增加10%，最高不超过95%；1953年底以前参加工作的具有高级职称的技术人员最高不超过100%；自行去外地居住的双退人员，医疗费按其本人月退休金总额7.5%的标准，随退休金发给本人，包干使用，不再报销。

1994年，农场对报销医疗费工龄划段做了简化，只分中华人民共和国成立前和中华人民共和国成立后两段。对中华人民共和国成立前参加工作的职工，住院期间医疗费100%报销，门诊医疗费只报销80%，并每人每年补贴门诊医疗费60元；中华人民共和国成立后参加工作的干部、职工可报销医疗费80%。7周岁以内独生子女每人每年补贴门诊费30元。职工的直系亲属的医疗费报销50%，但检查费、床位费、处置费由本人负担。国家规定的烈性传染病、精神病、癌症、肺结核、职业病、工伤和工伤旧伤复发、计划生育术后遗症等医疗费100%报销。经批准逐级转诊的医疗费只报80%；经批准进行的CT、核磁共振等特殊检查，其特检费不分参加工作年限，一律报80%；外地居住的双退人员医疗费按退休金额11%的标准，随退休金同时发放，包干使用不再报销。

1996年，参照国家有关公费医疗规定，从全场工资总额提取14%，作为劳保医疗、卫生人员工资、药品采购等方面的经费，全部拨给农场职工医院包干使用，超支不补，节余留用，改变了过去由各单位承担报销医疗费的办法。并下发了《八五〇农场医疗费使用和管理的暂行规定》，共24条。由于卫生经费和公费医疗费拨给医院包干使用，医院采取了许多管理措施，控制医疗费的支出。1996年公费医疗费比1995年节省400多万元。

1998年11月，农场对公费医疗的有关问题作出规定。进一步明确了公费医疗对象：一是农场离退休职工；二是与农场签订了土地承包合同的职工，其中包括：与农场签订了土地承包合同、养牛合同，并达到农场规定标准的农场职工；保留职工身份的下岗职工或停薪留职人员（上交了农场规费1450元）；经农场批准的长期病休的农场职工；场内民营及私营企业中由经营者承担了农场各项规费并与劳动部门签订了用工合同的受聘农场职工；由职工直接供养的直系亲属（以户口为准）。每人每年医疗费报销最高1.5万元以内，以外部分自理。同时，还规定了分段结算标准：0.5万元以内按标准报销；0.5万～1万元报销降低10%；1万元以上报销降低20%。

2000年12月，农场根据上级相关文件要求，制定了《八五〇农场职工基本医疗保险制度改革实施细则》。对农场医疗保险制度改革的原则、范围、基金统筹管理、使用和报销等都做出了新的规定。在报销标准上，除离休人员、二等乙级以上革命伤残军人的医疗费由原渠道解决，待遇不变，对在职职工、退休人员的医疗费报销比例规定进行了调整。

2001年以后，农场开始执行医疗保险制度，由农场社保局行使职能。

二、医疗卫生体制改革

1955—1982年，农场医院、各基层卫生所的管理和经费拨付均由农场和各基层单位负责。

1982年，农场医院开始实行联奖岗位责任制，对全院人员进行“三考”（考勤、考绩、考德），“三考”与全年奖金挂钩。

1996年，农场对基层卫生所和卫生人员实行由卫生科垂直领导，行政上与基层单位脱钩。

1999年，实行基层单位与农场卫生科双重管理。

2001年，根据上级有关文件精神，农场医院实行“事业单位企业化管理”，并进行了改革：建立完善各项岗位责任制度及考核制度；推行“评聘分开、定岗定薪、岗动薪移”的人事工资制度和“病人选医生”制度，薪酬与职务和经济效益挂钩；与牡丹江分局中心医院建立紧密的业务关系，成为牡丹江分局中心医院八五〇分院；建立哈医大一院—八五〇远程会诊工作站，让患者不出家门，就能享受到快捷、低价、优质的医疗服务；进行“事企剥离”和“后勤服务社会化”改革。

2003年“非典”疫情暴发后，医疗卫生工作又得到了各级政府的重视。农场逐步增加了对医院的投入。

2009年开始，农场除按档案工资总额的50%向医院拨付经费外，还承担了“折旧费”及“三险一金”（养老保险、失业保险、医疗保险、住房公积金），其余资金通过创收解决，医院的医务人员基本上可拿到档案工资标准。

2015年2月，按照牡丹江管理局《关于落实农场及以下医疗机构一体化管理的通知》文件要求，卫生系统实行社区卫生服务中心、社区卫生服务站（基层卫生室）“六统一”（行政、人员、财务、业务、药械、绩效考核）管理。基层卫生所及卫生人员统一由农场医院管理，农场卫生科依法行使监督职能。

2017年，牡丹江管理局对卫生系统推行绩效考核制度。

2018年9月11日，农场按照《管理局卫生系统绩效工资实施意见（试行）》文件，对卫生系统执行绩效考核。①农场对医院实行刚性预算管理，定额补贴。除财政补贴外，农场承担医院固定资产的折旧、大中型医疗设备维修、房屋改造和医疗责任保险、五险一金及取暖费。其他部分由医院自收自支、自负盈亏。②基层卫生员工资标准为：基础工资（每年35000元）+绩效考核工资（年平均8000元）。③农场卫生科人员工资标准为“基础工资（档案工资的70%）+绩效考核工资（档案工资的30%）”，工资和经费由农场承担。

2019年6月，卫生及计划生育行政职能移交虎林市政府。按照《黑龙江省农垦政府行政职能移交及办社会职能改革实施方案》中“办社会职能改革”的要求，“农场医院纳入企业集团，按事业单位管理”。

第二节 医疗与护理

1965年，农场有医疗机构15家，其中医院1家，基层卫生所14家。1982年全场基层卫生所发展到54家。2010年，撤队建区后，基层卫生所逐年减少，到2020年，基层卫生所减少到5家。农场医院经过65年的发展，技术力量、医疗设备和医疗条件发生了巨大的变化。2020年，医院建筑面积7906平方米，床位60张，彩超、高压氧舱等大、中型医疗设备、器械238台（套）；医疗和护理队伍中，副高级以上职称有26名，本科学历 57 名，大专学历 34 名。承担全场人民的医疗、护理、保健、康复等服务。

一、农场医院的发展

八五〇农场医院的发展为两个阶段。第一阶段是 1955—1974 年，为原八五〇农场（四师三十六团）与实验农场（四师三十八团）并存时期；第二个阶段是 1975—2020 年，为三十六团撤销并入三十八团后的现八五〇农场时期。

（一）原八五〇农场职工医院

1955 年元旦，铁道兵八五〇部农场在虎林县城挂牌成立后，农场在虎林县宝东乡建立了休养所。1957 年，在休养所基础上建立了八五〇农场职工医院（也称宝东医院）。1959 年 9 月，牡丹江农垦局将宝东医院改为牡丹江农垦局第二职工医院。1962 年 1 月，医院迁入西岗，1964 年 1 月，与林管局医院合并，组成完达山林管局职工医院，合并后全院迁往虎林县东方红乡。

（二）现八五〇农场医院

1965 年 7 月，实验农场组建农场职工医院，设诊断室、药房、化验室、X 光室、中药房、西药房、药库、处置室、手术室，病床 16 张，卫生技术人员 23 人。1966 年，病床增加到 36 张，医务人员增加到 28 名。1968 年 12 月，实验农场撤销，医院改为三十八团卫生队。1971 年，卫生队面积为 1500 平方米，设病床 60 张，职工增加到 80 多人。1977 年 3 月，卫生队更名为卫星农场职工医院。1979 年 2 月，卫星农场更名八五〇农场，卫星农场职工医院也随之更名为八五〇农场职工医院。1980 年，医院新建两层门诊楼 1500 平方米，总面积增加到 5000 平方米。病床增加到 122 张，职工增至 150 人。设立了内、外、妇、儿、传染、五官、口腔、眼科、理疗、中医等科室，成为一所综合性医院。

2010 年 1 月 11 日起，八五〇农场职工医院变更为八五〇农场医院，并挂“八五〇农场社区卫生服务中心”牌子。2012 年 8 月，由农场投资 1837 万元新建的 6406 平方米的医院综合大楼落成并启用。大楼共 5 层，分门诊区、住院区、手术区和办公区，设置病床 60 张。2017 年，农场争取国家项目投资 320 万元，新建 1500 平方米的发热门诊和附属用房。医院共有建筑面积 7906 平方米，占地面积 3.12 万平方米。2011—2020 年，农场先后投资 809.4 万元，购买各类医疗设备 238 台（套），其中 10 万元以上有 14 台。对提高疾病的诊断率和治愈率，起到重要作用。

二、医疗技术

八五〇农场建场之初，农场职工医院的医疗技术力量比较雄厚，成为虎林县和牡丹江农垦局东部地区的医疗中心。先后有190多名卫生技术人员被农垦部调走，援建内蒙古、新疆、海南农垦医院。

现八五〇农场医院，是1979年由卫星农场职工医院承继而来。医疗水平发展分为三个阶段：

（一）创建时期（1965—1976年）

1965年7月，实验农场组建职工医院，设病床16张，医务人员23名。配有50毫安X光机1台、显微镜2台及简易手术床1张，可对一般常见病进行诊治。如急性菌痢、肺炎、出血热等常见病及外科、妇产科疾病。每天门诊量有百人左右。开展了第一例阑尾炎切除手术及剖宫产手术。

1966年，医院病床增加到36张，卫生技术人员增加到28名。增设了理疗室，开展了针灸、拔罐、蜡疗等医疗项目。可对一般急重病人进行抢救和治疗。

1971年，医院病床增设到60张，职工增加到80多人。增添200毫安的X光机、万能手术床、立式消毒柜、红外线治疗仪、紫外线治疗仪、短波治疗机、蒸馏器、离子交换器、显微镜、电冰箱、干燥箱、酸度计、分析天平等仪器。技术水平再上一个档次。

1972年11月，由徐金城医生主刀，完成了建院以来的第一例胃大部切除术。20世纪80年代后，陆续开展了子宫全切术、肝脏修补术、脾脏切除术、颌面部骨折内固定术、颅内探查术、硬膜外血肿清除术、膀胱造瘘术、胃大切或次全切术，重症肺炎、中毒性痢疾、重症流行性出血热、心力衰竭、呼吸衰竭、肾衰竭等病例的抢救。

由于业务水平高，在周边影响较大，门诊及入院患者中有一半来自地方农村。床位使用率在85%以上，常常出现通过加床才能使患者得到收治的情况。

（二）发展时期（1977—2006年）

1977年3月，三十八团卫生队更名为卫星农场职工医院。1979年3月，更名为八五〇农场职工医院。1980年，医院新建1500平方米的两层门诊楼，总面积增加到5000平方米，病床增加到122张，职工增至150人，设立了内、外、妇、儿、传染、五官、口腔、眼科、理疗、中医等科室，成为一所综合性医院。先后开展了腹膜透析治疗重型出血热、重症中毒型痢疾、平衡盐为主治疗出血热、肾盂造影、重型肺炎（休克九天）、锁骨骨折内固术、膀胱造瘘术、气管切开术、桡骨小头切除术、肱骨内上髁骨克氏固定术、跟腱延长术、跟腱牵引术等医疗服务项目。

20 世纪 90 年代中期后，由于人才流失导致业务骨干严重不足，技术水平严重滑坡，加上一些政策和法规上的要求，一部分外科手术项目停止开展。进入 21 世纪后，这种现象越来越突出。大部分外科手术项目都已停止，仅能开展阑尾切除术、疝气修补术、四肢骨内固定术等常见外科手术和外科创伤处置。80%以上的孕妇要到管理局中心医院生产。

（三）转型时期（2007—2020 年）

根据黑龙江农垦总局《关于发展垦区社区卫生服务的实施意见》，农场医院从 2007 年起，业务重点由过去单纯的以医疗服务为主，向“预防、医疗、保健、健康教育、康复、计划生育技术指导”“六位一体”社区卫生服务功能转变（图 7-3-1）。为辖区居民免费提供“建立居民健康档案、高血压病和糖尿病管理、妇女保健、计划生育技术服务、儿童保健、老年保健、健康教育”等十五项国家基本公共卫生服务项目（表 7-3-1）。

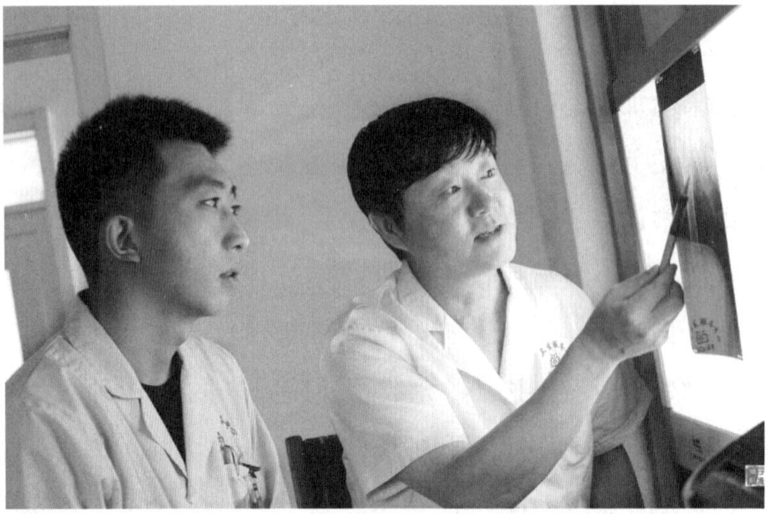

图 7-3-1　放射科医生在阅片

表 7-3-1　1982—2020 年八五〇农场医院医疗质量、工作效率统计

年份	治愈率（%）	好转率（%）	病死率（%）	实际床位使用率（%）	危重病人抢救成功率（%）	门诊收治诊断与临床确定诊断符合率（%）	临床初步诊断与临床确定诊断符合率（%）
1982	83.40	12.71	1.12	75.09	77.31	85.20	85.20
1984	83.82	13.54	0.74	83.89	80.46	96.92	96.92
1986	74.23	19.60	1.24	89.24	90.20	97.37	99.10
1988	72.46	23.75	2.10	86.11	94.23	97.36	99.26
1990	74.25	18.97	0.83	76.70	86.59	98.98	99.46
1992	68.93	28.06	1.42	101.28	90.12	96.28	99.78
1994	75.15	20.39	2.36	64.05	95.50	97.06	99.45
1996	74.00	19.60	4.30	49.20	87.00	90.00	99.00

（续）

年份	治愈率（%）	好转率（%）	病死率（%）	实际床位使用率（%）	危重病人抢救成功率（%）	门诊收治诊断与临床确定诊断符合率（%）	临床初步诊断与临床确定诊断符合率（%）
1998	74.80	20.00	2.80	46.00	85.60	96.80	99.80
2000	65.70	30.20	2.40	49.85	97.70	97.67	97.67
2002	50.42	44.54	1.84	51.92	94.29	96.84	97.16
2004	43.82	47.99	2.35	41.65	81.82	97.70	99.14
2006	44.19	33.60	1.45	49.30	100.00	98.34	98.80
2008	50.06	42.27	3.20	63.70	92.15	95.78	99.60
2010	34.23	53.56	5.76	49.93	93.65	96.94	99.21
2012	34.20	71.50	5.10	45.60	96.30	91.20	96.70
2014	35.10	75.80	6.30	42.50	95.20	93.50	96.80
2016	20.80	74.90	5.40	38.30	93.50	95.40	99.60
2018	10.70	88.20	7.30	39.20	95.60	92.50	98.50
2020	10.50	80.20	4.20	30.10	98.50	96.70	98.80

注：表中内容为偶年统计数据。

三、护理技术

1955年，铁道兵八五〇部农场设立了第一家卫生所，护士2名。同年，在虎林县宝东乡成立了休养所，配有十几名护士。除能进行常规临床治疗工作外，可配合医生进行阑尾切除术、疝气修补术等简单的外科手术及外伤处置工作。

1957年，宝东医院（即八五〇农场职工医院）成立后，护理队伍不断壮大和成熟，在医疗活动实践中，发挥了重要作用。

1965年7月，实验农场成立职工医院。当年，开展了建院后的第一例静脉穿刺输液项目，第一例阑尾切除术和剖宫产术的手术配台工作。

1971年，三十八团卫生队护理人员增加到20名。

1980年，医院规模再次扩大，护理工作更加规范，分内科、外科、传染科、门诊及供应室。设立了护理部，负责全院护理工作的培训、考核、检查、指导，完善了各项护理岗位制度和操作规程。

2000年，护理工作实行院长领导下的总护士长、护士长二级护理管理制度。在2005年“医院管理年活动”中，开展规范临床护理技能操作、转变服务理念和温馨服务及“两好一满意”（即服务好，质量好，让病人满意）活动；强化护理核心制度及工作流程的落实，提高执行能力；加强“三基三严”（即：基本理论、基本知识、基本技能；严格要求、严密组织、严谨态度）训练及考核，提升专业水平。对护理人员进行静脉输液、静脉输血、肌肉注射、皮内注射、无菌技术、鼻饲、胃肠减压、引流管的护理、褥疮护理、灌肠、氧气吸入、导尿、吸痰、备皮、雾化吸入、口腔护理等18项操作培训考核（图7-3-2）。将开展“优质护理服务示范工程”活动与创建“全国百姓放心示范医院”活动相结合，把“以病人为中心”的护理理念和人文关怀融入护理服务中。完善各项护理工作制度、质量标准、岗位职责、护理人员语言规范、护理操作流程、常见疾病护理指导等，汇编成册下发到各护理组。护理部通过专项检查、日常抽查、护士长夜查等各项措施，确保了护理工作制度和服务流程落实到位。

2020年，农场医院共有护理人员22名。其中内科10名、外科8名，门诊4名；副高级职称5名，中级职称6名，初级职称11名。

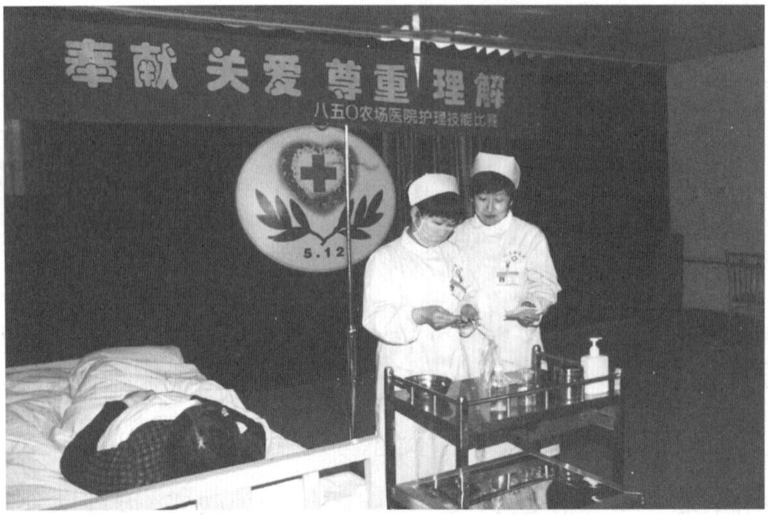

图7-3-2　医院定期举行护理技能比赛

四、队伍建设

1955—1964年，三级制农场时期和二级制农场初期，卫生人员大部分是复转官兵。

实验农场时期，卫生技术人员少，文化和业务水平较低，农场着重培养城市知青。20世纪70年代中后期，随着知青的大批返城，造成医务人员青黄不接，农场开始重点培训农场职工子女，以充实卫生队伍。

1970年以前，医务人员进修只限于在垦区内部参加一些训练班。1970年后开始在省内外医院进修学习，业务水平提升较快。

1979年，通过晋级考试，医务人员中取得主治（主管）医师职称的3名，医师职称

15 名，医士职称 38 名，护士职称 15 名。

20 世纪 70 代中期，开始有“工农兵”大学毕业生分配到农场医院工作。20 世纪 80 年代中期，分配到医院包括临床、护理等专业的中专毕业生不到 10 人。1986 年，医院开始陆续选送优秀的医务人员，到裴德卫生学校、牡丹江医学院、吉林医学院、齐齐哈尔医学院、佳木斯医学院及省卫生干部管理学院等进行理论学习，所取得的“内部学历”，在垦区内享受国家正规学历待遇。

1991 年开始，大批经过成人教育的医学院校毕业生，通过考试、考核，充实到农场卫生队伍。1995 年，全场卫生技术人员，均具备了中专以上学历。

2011—2020 年，农场通过牡丹江管理局组织的事业单位招聘考试，录用了 48 名医学院校统招毕业生。其中：本科 15 人，大专 18 人，中专 15 人。医疗专业 14 人，护理专业 18 人，妇幼卫生专业 6 人，药学专业 1 人，放射专业 2 人，检验专业 2 人，药学专业 4 人，病案信息管理专业 1 人。

2020 年，农场医疗卫生队伍拥有正、副高级职称 26 名、本科学历 57 名、专科学历 34 名。

第三节　疾控与监督

农场疾病预防控制中心与卫生监督所为合署办公，两个机构一块牌子。承担全场疾病防控和卫生执法任务。先后经受了非典型肺炎（简称“非典”）、甲型 H1N1 流感（简称甲流）、新型冠状病毒肺炎（简称新冠肺炎）等重大疫情防控的考验。

一、疾病防控

从 1971 年组建卫生防疫组以后，预防工作在农场卫生工作中越来越得到重视。通过普及卫生知识，增强居民自我防护意识，提高疫苗接种率，控制传染病的传播途径等措施，使各类传染病和地方病都得到有效控制。1982 年，消灭了小儿麻痹症。

2001 年，有防疫网点（基层卫生所）40 个。随着撤队建区工作的推进，2020 年，防疫网点减少到 4 个。2001—2020 年，对“非典”、甲流、新冠肺炎等突发传染病重点人群排查 12.46 万余人次；接种各类疫苗 7.92 万人次；中小学生健康体检 3.16 万人次。

二、重大疫情防控

2003—2020年，农场先后经历了“非典”、甲流、新冠肺炎等重大疫情。由于采取了科学、及时、有效的措施，杜绝了疫情的暴发和蔓延。

（一）抗击“非典”

2003年2月，国内首发“非典”病例在广东省发现，随之在北京、河北、内蒙古等部分地区暴发流行。疫情发生后，农场按照“依靠科学，有效防治；加强合作，完善机制”的基本要求及“力争不发生，确保不扩散”的原则，开展了一系列的防控工作。农场制订并下发了《八五〇农场防治非典型肺炎应急处理预案》，迅速组织成立了八五〇农场防治“非典”工作协调小组，下设办公室。成立了医疗救护组、预防控制技术指导小组、病原学检测技术指导小组。对物资、技术、资金、人员方面给予保障。

4月，全国疫情十分严峻，农场成立了3个中心道口检查站和32个村口检查站，每天上路执勤人员78人。4月23日，开始实行“非典”疫情日报告和“零报告”制度，及时搜集、掌握、上报疫情动态。工作人员24小时全天轮流值班。4月24日起，全场停止一切大型活动，关闭所有网吧、舞厅、活动中心，取消公园文化广场活动及每月一次的农贸大集。

农场投资7万多元改造了隔离病房，分污染区、半污染区、清洁区。设有值班室、办公室、治疗室、检查室、病人卫生间、工作人员卫生间及病房。

5月8日，农场成立防治“非典”工作指挥部，下设办公室，负责全面指挥、督查、协调全场防非典工作，做到“统一指挥、统一协调、统一落实、统一行动”。按照牡丹江分局及虎林市政府要求，在卫星车站、湖北闸及农场六队3个主要入口设立道口检查站，抽调2名机关干部、4名公安干警、4名工人、3名卫生人员，分兵把守。在各基层单位设立了32个村口检查站，成立了由64名离退休老干部、老工人、治安员、卫生人员、队领导组成的“非典”防控小组，昼夜24小时值班，对异地来场人员进行检查、登记、消毒，确保万无一失。成立了由医疗、防疫、公安干警等30余人组成的应急小分队，做好突发事件的应急准备。

历经一百天的努力，完成了抗击“非典”任务。全场用于抗击“非典”费用62.88万元。

（二）抗击甲流

2009年4月25日，美国和墨西哥发生甲流。5月11日，在四川省发现首例甲流输入型病例，随后在全国大部分地区蔓延。农场为了做好甲流防控工作，下发了《八五〇农场防治甲型 H1N1 流感应急预案》，成立了防治甲型 H1N1 流感应急指挥部。下设技术指导组、综合协调组、新闻宣传组、疫情监测组、现场处理组、医疗救治组、经费保障组和社会稳定组。对会诊程序、信息报告、人员培训、消毒隔离、疫情排查、物资保障等工作环节进行了安排和部署。

9 月 28 日 18 时，农场疾病预防控制中心发现 1 名甲流疑似患者，随即向牡丹江分局和虎林市疾病预防控制中心做了报告，并对其密切接触者进行排查。9 月 29 日 19 点 40 分，经过鸡西市疾病预防控中心检验室检验显示：该患者甲型 H1N1 流感病毒检验结果呈阳性，确诊为甲型 H1N1 流感。此病例成为鸡西地区第二例，牡丹江分局首例甲流病例。该患者于 29 日当晚 9 点被送往虎林市人民医院治疗，经过一周的治疗，于 10 月 6 日健康出院。

首例甲流确诊后，各级领导予以高度重视。鸡西市卫生局、鸡西市疾控中心、虎林市卫生局、虎林市疾控中心、农垦牡丹江分局卫生局和疾控中心的领导，农场场长、书记、工会主席及卫生科、疾控中心、医院负责人，于 29 日当晚在医院会议室召开紧急会议，研究防控措施。决定立即启动《甲型 H1N1 流感防控预案》。迅速将在医院住院的所有患者办理出院或转院分流，将医院住院处作为临时隔离病房，对有密切接触史的 27 人进行七天的医学观察。

医学观察期间，农场办公室负责提供 27 人的生活用品和一日三餐，让他们吃好、休息好；医院安排 6 名医护人员对隔离人员每日测量 4 次体温，观察健康状况及室内消毒、通风、废物处理等；疾控中心负责对密切接触者家庭及公共场所的消毒、防控知识宣传、流行病学调查等工作；公安分局负责治安、稳定工作；农场卫生科负责指挥、协调、监督、指导防控工作。

经过七天的医学观察，所有密切接触者健康状况良好，于 2009 年 10 月 5 日全部解除医学观察。

其间，为医护人员、学生、儿童、教师免费接种甲流疫苗 1450 人份。用于购置防控物资及医学观察期间发生的费用共 12 万元。

（三）抗击新冠肺炎

2019 年末，新冠肺炎疫情暴发。2020 年 1 月 20 日，习近平总书记对新冠肺炎疫情作出重要指示："要把人民群众生命安全和身体健康放在第一位，坚决遏制疫情蔓延势头。"农场接到上级通知后，立即采取紧急措施，"加强领导、精准防控、加强防护"。1 月 22 日，医院设立专门预检室，配备防护用品。制定《新型冠状病毒防控工作应急预案》，成立新冠疫情防控指挥领导小组、医疗救治专家组，建立医疗救治梯队。1月26日开始，停止春节休假，排查出武汉返乡人员8人。

1月27—31日，农场客运站停运，农场疾控中心、公安派出所组成两组人员前往火车站、高速路口，摸排武汉返乡人员及外来车辆。高速路口检测行动队由各管理区技术员组成，公安派出所配合24小时不间断值班。防疫人员对火车站所有上下车人员全部进行筛查。各个公共场所娱乐场所全部关停。

2月2—21日，在农场医院设立临时隔离留观点。场部“铁兵路”卡口由医院值守。外科住院处暂停诊疗，外科医护人员分流至隔离留观点4人、卡口2人，其余人员分流至门诊、内科、隔离人员转运。医院组成3个小组分别在场区内3个大型超市门口进行体温监测。2月21日，全面启用“龙江健康码”。

4月22日，全国正处在复工复产和疫情防控的关键时期，为准确落实“外防输入、内防反弹”的防控策略，切实维护人民群众生命财产安全，根据有关文件要求及医院实际情况，制定了《八五〇农场医院就诊须知》，对门诊就诊、住院患者及陪护须知进行明确。

5月10日，吉林省舒兰市暴发新冠疫情，由于正值春播插秧季节，舒兰籍来虎林市务工人员剧增，农场疫情防控形势十分严峻。舒兰市来农场务工人员79人，按照虎林市指挥部要求，舒兰籍人员采取集中隔离14天，其间新冠病毒核酸检测4次，新冠病毒抗体检测2次，均为阴性方可解除隔离。农场设立3处集中隔离点，分别为海城宾馆、云香宾馆和鑫吉源宾馆，共集中隔离57人，其余22人定点居家隔离，隔离点由医务人员全天值守。5月23日，经虎林市疫情防控指挥部与舒兰市沟通协商，派专用大巴点对点将舒兰籍人员送回原籍。

7月5日，疫情常态化，医院各诊室正常开诊。9月19日，各卡口撤销，相关卡口医务人员返回本单位。

截至2020年9月1日，共计解除居家隔离观察1965人，集中隔离70人；预检分诊27594人次；核酸检测172人次；业务培训20次，766人次。

防控期间，农场医院共发生疫情防控经费30余万元。

三、卫生监督

卫生监督所组建于2004年8月，承担全场卫生监督执法和食品安全监管工作。2019年6月撤销机构。

2003年以前，卫生监督工作由卫生防疫站承担；2004年，成立卫生监督所后，卫生监督工作步入规范化管理的轨道。卫生监督所承担全场食品安全、公共卫生、学校卫生、职业卫生、传染病、化妆品及医疗机构的监督执法任务。

2001—2019 年，举办各类学习班 44 期，日常监督检查 2765 余次，联合工商、畜牧、质量监督等部门检查 81 次。开展劣质奶粉、地沟油、非食用添加剂及无证照经营等专项检查 84 次，收缴各类不合格食品 25 种，369 袋（包），奶粉、方便面、红肠、月饼等食品 216 千克。餐具消毒效果检测 2306 份，生活饮用水检测 507 份。办理各类许可证 1430 份，从业人员健康体检 7590 人次，取缔各类非法行医活动 71 起，实施各类行政处罚 9 起。

第四节 妇幼保健

1985 年以前，妇幼保健工作由农场医院指定 1 名专职医生负责。1986 年农场医院组建妇幼保健站。2007 年，撤销妇幼保健站，成立妇幼保健院，农场医院挂“八五〇农场妇幼保健院”牌子，下设妇幼保健办公室。工作任务是：规范孕产妇系统管理工作，提高孕产妇保健服务质量；规范儿童系统管理，提高儿童保健服务质量。

1986—2020 年，妇女病普查累计 1.32 万人次，普查率 90.6%，妇女病普治率 99.62%；妇女病患病率呈逐年下降趋势，由 1986 年的总患病率 48.8%下降到 2020 年的 20.2%。

第五节 基本公共卫生服务

2007 年起，农场医院承担社区基本公共卫生服务项目的实施与管理，挂牌“八五〇农场社区卫生服务中心”，下设健康管理办公室，开始落实“国家基本公共卫生服务项目”。包括：建立居民健康档案、信息收集、报告和公示、传染病登记和报告、一类疫苗的预防接种、艾滋病防治、结核病防治、高血压病和糖尿病管理、其他慢病防治、妇女保健、计划生育服务、儿童保健服务、老年保健服务、社区康复服务、健康教育共十五项内容。2007—2020 年，开展国家基本公共卫生服务项目，经费由国家拨款，农场按比例匹配，并逐年提高拨款和匹配标准，以保障项目的实施。开展“国家基本公共卫生服务项目”的资金补助共计 635.97 万元。

2011 年，根据国家“以防为主，防治结合，卫生工作向社区卫生服务转移，构建新的卫生服务体系”的要求，制定“一个中心，三个亮点”的发展规划，即：以“公共卫生工作”为中心，拓展“托老”“健康小屋”“家庭责任医生”三个新亮点，把社区卫生工作落到实处，服务百姓，降低发病率，提高百姓健康生活质量和幸福指数。

2014 年 9 月，建立自助式健康小屋，室内配备身高体重测量仪、电子血压计、人体成分分析仪、动脉硬化检测仪、骨密度测量仪、血糖仪、肺活量测试仪。健康小屋自助式体检与实验室检查相结合，让居民对自己的健康状况有所了解，通过早发现、早诊断、早治疗，提高治愈率。

2019 年 7 月，为 138 名 6～24 个月龄的婴幼儿免费发放营养包 1256 包。10 月起，开展了 0～3 岁儿童眼保健和 3～6 岁儿童视力检测。为 0～3 岁婴幼儿 230 人开展了红球实验、光照反应、瞬目反射和眼外观检查，对 3 岁以上儿童进行视力检测。

2007—2020 年，重点人群免费体检 5.19 万人次，其中：65 岁及以上老年人 2.21 万人次（图 7-3-3），高血压患者 1.75 万人次，糖尿病患者 5260 人次，严重精神障碍患者 606 人次，0～6 岁儿童健康体检 6424 人次。

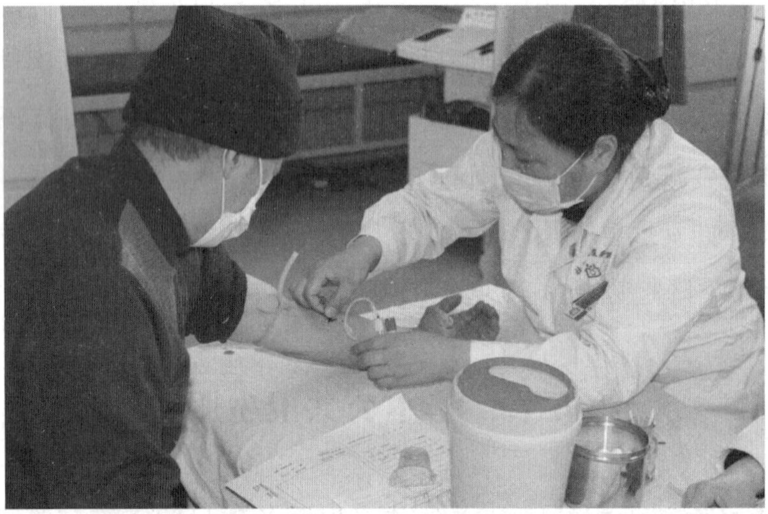

图 7-3-3　社区卫生服务中心每年对 65 岁以上的老年人开展一次健康检查

第四章 文化体育

经过65年的艰苦努力，八五〇农场作为“铁道兵军垦文化”的发祥地，“北大荒精神”发源地核心区，继承和发扬“南泥湾精神”，丰富和发展了“北大荒精神”的时代内涵。涌现出聂绀弩、张惟、王秉勋、沈默君、罗国士、张开平等优秀作家和诗人。创作出《北荒草》《第一书记上马记》《向北大荒进军》《自有后来人》《北大荒的老红军》等优秀作品，成为北大荒人取之不尽、用之不竭的精神食粮。农场在创造出丰富的物质财富的同时，精神文化生活也得到发展。21世纪后，农场相继成立了篮球、乒乓球、象棋、台球、文艺、书画、摄影、老年健身、健身操共9个协会组织，会员1000余人。2002—2020年举办各类文体活动400余场次，通过各项活动的开展，丰富职工群众业余文化生活，促进农场和谐文化建设。

第一节 传承精神

八五〇农场是王震将军1954年秋天带领从抗美援朝前线回来的铁道兵开办的第一个保留部队建制和编号的军垦农场。60多年来，农场人始终继承和发扬军队的优良传统和“南泥湾精神”，创造了军垦文化，丰富和发扬了“北大荒精神”，把昔日荒原变成了现代军垦城，实现了农场城镇化、农区工业化、农业现代化“三化”目标，百姓过上了“耕作在广袤田野上，居住在现代化城镇里”的幸福生活。靠发扬北大荒精神，农场创建成为全国文明先进单位、国家级生态乡镇（农场）和“省级卫生城镇”；靠发扬北大荒精神，八五〇农场发展成为以优美的环境、独特的文化、璀璨的文明为特色的一座宜居、宜旅、宜商的现代化军垦名城。

八五〇农场的发展是北大荒军垦历史的缩影，几代创业者经过65年的奋斗，昔日荒无人烟的北大荒，现已建设成为国家的重要商品粮基地，建成了富饶美丽具有独特风韵的“卫星城”，为全垦区提供了现代化建设的经验，创造出八五〇人独有的“军垦精神”，孕育了“艰苦奋斗、勇于开拓、顾全大局、无私奉献”的北大荒精神！

2014年，八五〇农场的“荒火燎原”基地被列为第三批总局级北大荒精神教育基地。

一、传承铁道兵军垦精神

八五〇农场是铁道兵军垦精神的发源地，是以余友清为代表的老一辈军垦战士用令行禁止、团结协作、严肃认真、甘于奉献、吃苦耐劳、勇于开拓的工作作风，创造出八五〇人独有的“军垦精神”。

（一）拓荒将军——王震

八五〇农场是王震将军响应党中央和中央军委号召，亲自组织领导创建的北大荒第一个铁道兵军垦农场。王震将军亲自带队，踏查荒原，赤脚涉河，风餐露宿，蚊虫扑面，足迹印满了这片土地。在踏查西岗、宝东、爱民各点荒地时指示：“我们要脚踏实地，实行五边（即边开荒、边生产、边建设、边扩大、边积累）的建场方针，艰苦创业，要搞出一套系统经验，以扩大开荒，建设新场。”并于1955年3月下旬，在虎林县爱民大队（现农场第一管理区第一作业站）的一号地，王震将军亲手点燃了第一把荒火，打响了部队垦荒第一炮。余友清带领职工试验人拉犁开荒，第一年人工开荒9万多亩。用豆铲点种的3万多亩大豆，单产高出当地农村水平。当年建场，当年开荒，当年播种，当年丰收的喜悦，为职工扎根垦区，大规模开发垦区，扩大发展，奠定了基础。农场站稳脚跟之后，王震将军指示余友清说“母鸡该下蛋了”。从1956年2月5日，余友清派出3路踏查小组分赴穆棱河南北、宝清大禾镇、南横林子、饶河沿江一带10余处，为扩建新场选择开荒布点的位置。至1960年底，先后创建和扩编了用“八”字头命名的12个农场，从此，一个以复转官兵为主力军的农场群在北大荒沃土上铺展开来。

1955—1956年，八五〇部农场创建初期，倾注了王震将军许多心血和精力，从生产财务计划到职工生活、冬季如何贮藏蔬菜，予以全面的关怀和具体的指示。1956年5月，农垦部部长王震在铁道兵农垦局召开的第一次党员代表大会上赠给了铁道兵复转军人这样一副的对联，上联是“密虎宝饶千里沃野变良田”，下联是“完达山下英雄建国立家园”，横批是“艰苦创业”。这副对联里面，包含着北大荒人不怕苦、不怕累，勇敢拼搏、勇争第一的精神，也正是这副对联不断激励着三代北大荒人创造了许多奇迹。

1990年8月2日，82岁高龄的副主席王震，来到他35年前在荒原上创建的八五〇农场，受到当年老垦荒者和他们后代子孙的热烈欢迎。他沿途视察了二队、三队和云山水库，在他曾经抬过大筐运土的大坝上，同捕鱼职工促膝交谈问讯渔情。在农场文化宫欢迎大会上，王震说：“我受中央的嘱托，来看望战斗在北大荒的复转官兵、科技人员和知识青年！”他深情地回忆二十世纪五六十年代垦荒岁月的情景，高度赞扬垦荒者扎根边疆、艰苦奋斗、无私奉献的可贵精神，并语重心长地嘱咐大家要教育子子孙孙，把光荣传统继续下去，发扬光大。

（二）军垦先锋——余友清

1954年，王震命令铁五师副师长余友清率领先遣队员踏查荒原，筹建农场。1955年元月，以中国人民解放军铁道兵的代号八五〇五为名，在虎林县政府礼堂举行了成立大会，副师长余友清成为官兵们的场长。为多开荒，余友清带头试验人拉犁的开荒模式，当年开荒14.45万亩，其中靠人拉犁和锄头开荒9.3万亩，解决了机械和畜力不足问题；为节约资金，组织职工挖出日寇营房旧砖数十万块，修建了西岗场部，盖起了第一座四层大楼。1956年，根据王震将军指示，为迎接大批复转官兵的到来，余友清带领人马修复密虎铁路，架通了密山到裴德两座大桥，修复了三条公路，为垦区的大发展奠定了基础。为了提高粮食产量，在余友清的领导下，于1956年成立了垦区第一个科研试验站，开展品种、土肥、植保等科学试验。1958年8月，建立了垦区第一所大学——铁道兵八五〇农场农业大学，请农业专家和技术人员到场搞科研攻关，加强农业科研工作，对发展生产起到了促进作用，为垦区科学种田树立了典范。1959年，余友清为了今后的农场职工能像城市人一样生活，在王震将军的指示下，在五分场开始规划创建“卫星城”。当时的城建规划，一直沿用至今，为加快农场现代化城镇建设，奠定了基础。

1960年12月，铁道兵张开平以老红军余友清率铁道兵开发北大荒为背景写的报告文学《北大荒的老红军》一文发表在《中国青年报》杂志上，对广大青年起到良好的教育作用，朱德委员长看后高度赞扬，并题词：“青年同志们应该学习红军老战士的不断革命精神，艰苦奋斗，发愤图强，建设我们伟大的社会主义祖国。”

为了八五〇农场这片土地开发和建设，余友清倾注了全部心血。余友清是著名的第一代北大荒开拓者，他的一贯作风，赢得了全场复转官兵、干部、职工及周围农村群众的爱戴和尊敬（图7-4-1）。1963年，他任虎林分局局长，仍住在西岗的草房里，每天很早起身步行到虎林县上班，他说这

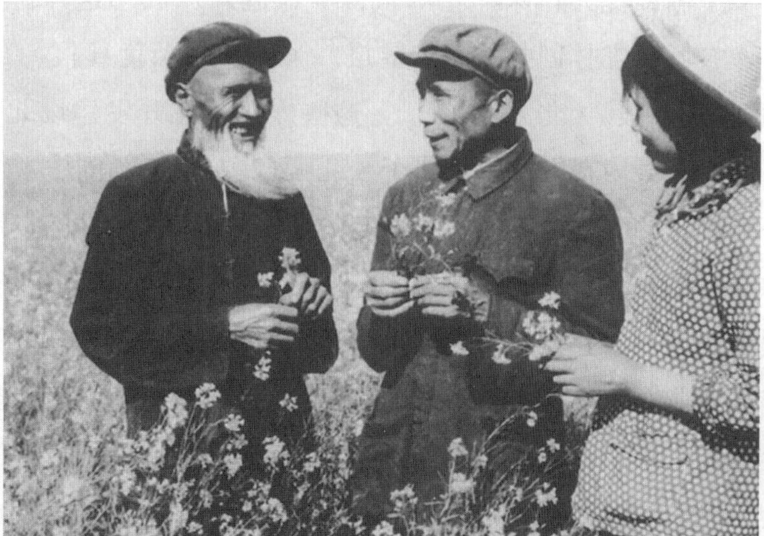

图7-4-1　第一任场长余友清与当地老农交谈

样可以多和职工、老乡唠唠，多了解些情况，老乡们都亲切地称他为“老余头”。1965年，他身患多种疾病，王震部长亲自安排其到长沙休养，于1978年逝世。

二、传承“北大荒精神”

“艰苦奋斗、勇于开拓、顾全大局、无私奉献”的北大荒精神，是几代包括八五〇人在内的北大荒人铸就的宝贵的精神财富，是长期奋斗形成的一种政治觉悟、精神境界、道德品格、行为规范和工作作风，正是这种精神激励广大复转官兵满怀报国之情和兴垦之志，克服艰难困苦，用辛勤的劳动开垦唤醒了沉寂千年的茫茫荒原。正是这种精神，激励支边青年、城市知识青年和第二代、第三代八五〇人自强不息和不懈奋斗，八五〇农场才能在艰难曲折的历程中发展进步，走向繁荣。这种精神必将激励新时代铁道兵人以及后人开拓向前。

（一）“北大荒文化”发祥地

八五〇人不能忘记这片土地最早的开发者是“一颗红星头上戴，革命红旗挂两边”的军人，他们和后来的支边青年、城市知识青年和广大科技人员、当地的干部、农民等成千上万的拓荒者，共同发扬革命战争年代的战斗精神，逐渐形成了以融合军旅文化、支边文化、知青文化、黑土文化特色的，与北大荒文化血脉相连的“铁道兵军垦文化”。这是我们的根，也是我们的魂。

1958年4月以后，中央国家机关27个单位的925名“右派”来到北大荒，这其中有许多中国最优秀作家、艺术家、学者进入八五〇这片土地。在王震将军的关怀下，1957年，农场在虎林创办了《农垦报》（现《北大荒日报》），1958年创办了《北大荒文化》《北大荒画报》《北大荒文艺》，这些媒体，在开发建设北大荒和建设垦区事业中发挥了重要作用。聂绀弩在此地创作了《北大荒歌》，丁聪创作了《北大荒素描》，为北大荒留下了一笔可贵的文学财富。在北京来的名家影响下，农场涌现出了一批文化青年。比较有影响的文学创作者有张惟、王主玉、罗国士、张开平等。在张惟的小说《第一书记上马记》受到错误批判时，聂绀弩仗义执言，予以保护；王震将军还给张惟写信，鼓励他继续努力创作。转业军官罗国士与下放的剧作家沈默君合作写了著名的电影剧本《自有后来人》，后改为现代京戏《红灯记》。转业军官范国栋在吴祖光指导下创作的大型话剧《雁窝岛》，后改为电影《北大荒人》。

（二）“北大荒精神”发源地核心区

八五〇农场是北大荒精神发源地核心区、铁道兵军垦精神发源地和铁道兵军垦文化发祥地。她“以场扩场”，创建和扩编了12个八字头命名的农场，这些农场都成了农业的骨干企业。

1963年1月，诗人郭小川写的《刻在北大荒的土地上》有几句北大荒人耳熟能详的诗：“继承下去，我们后代的子孙！这是一笔永恒的财产—千秋万古长新；耕耘下去吧，未来世界的主人！这是一片神奇的土地—人间天上难寻。”郭小川的《刻在北大荒的土地上》和聂绀弩的《北大荒歌》两首诗都是在八五〇农场孕育或完成的，这两首诗中洋溢着伟大的北大荒精神。前辈的创业历史被写进诗篇，长久地流传，他们的丰功伟绩被镌刻在了北大荒这片神奇的土地上。

2013年1月，中共中央政治局原委员、中央书记处书记、中央军委副主席张万年上将亲笔为八五〇农场题字“军垦之魂”。

三、传承红色基因，赓续精神血脉

农场始终秉持老一辈垦荒者的嘱托，不忘初心、砥砺传承、迸发能量。农场场史馆于2005年改造修建，2006年开放，先后收集了300余幅珍贵的照片资料，完整展示了农场从建场初期开始，到具有现代化农业和小城镇规模的国营农场概貌。特别是老铁道兵艰苦奋斗、无私奉献的北大荒精神，它是农场的文化传承，教育和激励着农场的新一代。每年参观场史馆的人员3000～5000人，场史馆现已成为农场宣传和弘扬“北大荒精神”的教育基地。

2013年，农场投资300余万元，以王震将军点燃第一把荒火为背景，修建了“荒火燎原”景点和观景台，以此纪念王震将军率师开发建设北大荒的光辉历史。利用场史馆和“荒火燎原”两个红色教育基地，让广大职工群众接受铁道兵军垦精神教育。将场部7条街道和11条道路重新命名为军垦街、将军路、知青路、支边路等具有军垦文化特色的名称，在每条街道指示牌上安装了LED灯箱，在设计中融入军垦历史文化元素。成立了军垦精神报告团，深入到机关、学校、社区、家庭、企事业单位、管理区，宣讲“军垦第一场”的光荣历史，开展宣讲活动20余场次。

2011—2020年，农场先后出版了《记忆50年》《荒火燎原》《红星闪闪传万代》等反映农场发展史的征文集、报告文学和宣传画册，发放《创业历史故事集》1000余册。在农垦广播电视台制作了标版，在垦区确立了农场是“铁道兵军垦第一场、王震将军点燃第一把荒火的地方”的历史定位。使王震将军点燃第一把荒火、军垦第一场、北大荒精神发源地核心区、铁道兵军垦文化发祥地、《红灯记》原著诞生地（图7-4-2）、军垦红色文化名城等标志性红色经典广泛传扬。2019—2020年，农场筹建了“八五〇军垦开发建设纪念馆”，采用修旧如旧的办法，将旧建筑翻建还原回原先年代的风貌，展示历史，激励后人。

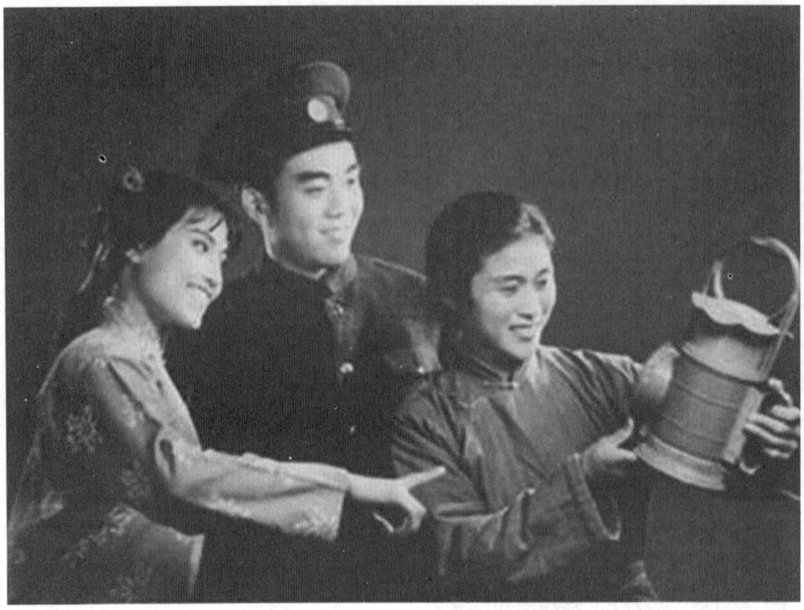

图 7-4-2　京剧《红灯记》剧照

2020 年 12 月 18 日，中共八五〇农场党委提出推进“文化旅游工程”。充分发掘和打造文化旅游资源，将农场的文化产业园、荒火燎原红色教育基地、军垦一号农业航母基地、生态城镇建设、现代农业观光、稻米加工流程展示、铁海联运集装箱场站等景点进行资源整合，打造成为八五〇农场特有的旅游产品，深入挖掘军垦文化，积极扶植“军垦合唱团”等本地文艺团队，策划推出“北大荒文化之旅——八五〇印象”文化品牌。并依托“一馆两地”军垦文化资源，丰富北大荒精神新内涵，加强场史场情教育，激励干部群众“铭记光辉历史，传承红色基因”，为八五〇农场的明天增光添彩。

第二节　文化建设

根据农场自身特点，着力构建具有农场特色的企业文化。加强以星城公园为中心的“广场文化”建设；坚持开展以春节大观园、元宵秧歌和灯展为主要内容的节日文化建设和送春联、送文艺、送科技为形式的文化“三下乡”活动；提高居民的文化修养，展现新时期农场职工群众的精神风貌。

一、文化市场管理

20 世纪 80 年代以前，在计划经济条件下，农场只有教育科办的新华书店，职工个人还没有经营文化市场的观念。改革开放以后，市场经济观念逐渐深入人心，到 20 世纪 90 年代初，开始有人涉足文化市场。

1992 年 6 月，第一批办证经营的有 7 户。项目有舞厅、图书、音像、电子游戏、台球、书画等。

1995 年，为了加强对文化市场的管理，农场根据国家有关政策规定，成立八五〇农场文化市场管理委员会下设文化市场管理办公室，设在宣传部。文化市场的日常管理工作，由宣传部负责。对申请开办文化娱乐场所的从业者进行审核，办理相关手续；组织从业人员学习文化市场管理条例，要求守法经营，遵守职业道德；定期或不定期检查和抽查，规范文化市场经营行为；按上级要求开展“扫黄”“打非”工作，使文化市场得以繁荣健康地发展。

1996 年 1 月，省委、省政府决定在虎林地区进行区域经济一体化试点，农场文化市场交由虎林市文化局管理。后来不断有人陆续办证经营，1997 年有 13 户，1998 年有 12 户，经营规模都不大，注册资金一般都在万元左右。1999 年有 12 户，注册资金 28.6 万元。2000 年有 12 户，注册资金达 32 万元。

1998 年 7 月，区域经济一体化试点停止，文化市场仍归农场管理。

2001 年来，农场文化市场始终坚持“一手抓繁荣，一手抓管理，繁荣和管理并重”的原则，规范和培育文化市场。按照上级要求，文化市场管理在加强出版物市场监管的同时，始终分阶段、有重点地开展专项检查监督活动。

宣传部、教育、工商、公安、交通等部门密切配合，按工作步骤和时间安排，对文化经营场所定期验证，发放有关文化市场管理法律法规宣传单，张贴有关管理规定，对网络文化经营场所进行重新审核登记。每年多次清查出版物市场，开展打击走私光盘专项斗争，重点开展对盗版教材、教学辅导读物的专项治理，加强文化市场巡查工作，联合公安、工商对文化经营场所进行巡查，按照有关管理规定逐户对文化娱乐经营场所进行全面检查。例如，对各网吧抽查安全防火设施情况，检查未成年人进入网吧情况；对书店进行盗版书刊检查等；对歌厅进行文明及安全检查，以及从业人员的从业资格审查。

2013 年，农场宣传干事马丽丽被抽调参加总局举办的文化市场综合技能大比武，取得第一名。之后又代表总局参加了省里的比赛，取得第 10 名。

2016 年，按照黑龙江省文化厅《关于进一步加强文化市场监管工作的通知》要求，进一步提升文化市场监管规范化、常态化水平，坚持每月开展 2 次专项检查监督活动，定期将检查数据上传到全国文化市场技术监管与服务平台，指导文化市场经营者按时更换文化许可证，指导书店和印刷企业定期上报年度经营报表。

2019 年，按照农垦改革的要求，农场党委宣传部不再负责文化市场管理工作，相应的行政执法权和职能移交属地政府。截至 2019 年移交时，农场辖区内有网吧 4 家、歌厅 2 家、书店 2 家。

二、文化建设

2001 年以后，农场党委根据农场自身特点，着力构建具有农场特色的企业文化。加强以星城公园为中心的“广场文化”建设；坚持开展以春节大观园、元宵秧歌和灯展为主要内容的节日文化；广泛开展了以送春联、送文艺、送科技为主要形式的“三下乡”活动，充分发挥农场文艺协会和书画协会的作用，深入生产第一线，为广大职工群众演出。每年春节前，农场工会组织文艺演出队赴管理区进行慰问演出，组织书画协会成员到管理区送春联，元宵节组织管理区等基层单位秧歌队到场部进行秧歌比赛。为不断提高职工群众的文艺表演水平，工会选送文艺骨干参加总局文艺创作培训班，利用广场开展各种文体活动，展示新时期农场职工群众的精神风貌，广场文化蔚然成风。

2011—2020 年，农场通过申报上级文化体育项目，完善文化体育设施，开展各项文化活动等形式，营造健康和谐的文化氛围，提升干部职工群众的整体素质。

2013 年，借助全民体育健身工程，为各住宅小区安装各类体育健身器材 168 件。2016 年，争取总局全民健身工程，在第十二管理区（现第七管理区）和场部同德小区安装社区多功能运动场 2 套。2017 年在机关安装社区多功能运动场 1 套，在学校新建一个可移动冰场和冰壶运动场，并配备了相应器材。2018 年在场部长安嘉园住宅小区新建八处健身场地，安装健身器材 40 套。新建文体中心和场史馆项目正式启动。2019 年争取上级 30 万元体育器材配套项目。在第五管理区安装社区多功能运动场 1 套。

2020 年，农场全民健身中心建设项目和配套工程通过验收。农场现有文化体育活动场所：文化宫（内含演播大厅、图书馆、健身房、乒乓球室）、全民健身中心（内含篮球场、排球场、羽毛球场、乒乓球室）、老干部活动中心（内含棋牌室、台球室、乒乓球室、图书阅览室）、工人活动中心（内含棋牌室、图书阅览室）。

第三节　文学艺术

农场涌现出聂绀弩、张惟、王秉勋、沈默君、罗国士、张开平等优秀的作家和诗人。创作出《北荒草》《第一书记上马记》《老场长》《第一个北大荒人》《垦荒队的早晨》《向北大荒进军》《赞云山水库》《自有后来人》《北大荒的老红军》等优秀作品。

一、文学创作

建场初期，尤其是1958年大批转业官兵来场后，涌现出不少业余文学创作者，比较突出的有1955年铁道兵转业来的张开平，有1958年转业来的张惟、王主玉、罗国士。他们在1959年先后被吸收为中国作家协会黑龙江分会会员，成为八五〇农场、垦区以至全国有名的青年作家。同时，全国著名老作家聂绀弩在反右运动中受到错误处理，下放到八五〇农场四分场劳动和生活，写了《北荒草》等脍炙人口的诗作。

聂绀弩，1902年出生，著名诗人，杂文家、小说家、古典文学研究家。早年在黄埔军校第二期学习，以后从事写作，曾到新四军从事文化工作。新中国成立后担任人民文学出版社副社长。在一九五七年“反右”运动中受到错误处理，1958年春天，随同十万转业官兵一起来到北大荒，在八五〇农场第四分场劳动和生活。写了《北荒草》等诗篇。同年年底，调到《北大荒》文艺编辑室工作，当张惟的小说《第一书记上马记》受到错误批判时，他仗义执言，表现了一个共产党员和正直作家坚持真理的崇高精神。三中全会后，他担任人民出版社顾问。他的《北荒草》编入《散宣生诗》，由人民文学出版社出版，胡乔木为之作序，评价甚高，《聂绀弩小说集》《聂绀弩杂文集》等陆续重印出版，深受全国读者欢迎。

张惟，原名张汉荣。1932年11月出生在福建省龙岩市一户归国华侨小商人的家里。1949年9月参军，1958年3月从中国人民解放军原总参谋部转业来到北大荒，在八五〇农场当农工，以后调到农场政治部当过宣传干事、党委秘书。1963年后担任《东北农垦报》驻场记者。1964年11月，他调回福建，在中共福建省委宣传部文艺处工作。曾任福建省龙岩地区文化局局长、文联主席、作家协会主席等职，是中国作家协会会员，曾出席全国第四次文化会。张惟在农场期间，先后给《农场生活》《解放军文艺》《人民日报》《萌芽》等报刊，写了反映北大荒生活的散文特写《老场长》《第一个北大荒人》等作品。王震部长于1962年12月来到八五〇农场视察时，提出要看望青年作家张惟。后听说他已到小兴安岭林区伐木，就写了一封信，交农垦报记者专程送到小兴安岭，鼓励他继续努力创作，反映开拓和建设北大荒的作品。他在1962年又开始写《星星草》《继承》《长征的战士》等小说和一些散文作品。出版有散文集《卢沟桥畔》《雁行集》等。用张惟的话说：“作为一名劳动者，我在八五〇农场当过开荒队员、宣传干事、文工队指导员、党委秘书、驻场记者，流了血汗；作为一名作家，是八五〇农场的土地哺育我成长。在北大荒所写的作品，都是讴歌八五〇的。”

王主玉，是王秉勋的笔名。1958 年 3 月王秉勋从军委总参转业到八五〇农场，在党委宣传部工作，1959 年 7 月调农垦部《中国农垦》做编辑工作。他在农场仅一年多时间，写了散文、小说、评论、诗歌等作品 20 余篇。均以垦区生活为题材，转业官兵开发北大荒为背景，表述军垦战士屯垦戍边的生活故事。诗歌有：《向北大荒进军》《光辉的劳动，壮丽的诗稿》《雁回岭》等 30 余首，分别登在《解放军文艺》《北大荒文艺》《北方文学》《解放军报》《黑龙江日报》等报刊上。

罗国士，1958 年 3 月从北京军区转业来到八五〇农扬，当过农工。《农垦报》社驻场记者、中学教员。1974 年调往桦川林业局工作。他在农场期间，为《黑龙江日报》《北大荒文艺》《人民日报》《农垦报》写过不少作品。尤其是与沈默君合作写了著名的电影剧本《革命自有后来人》，当时在青年中引起强烈反响，

张开平，1931 年出生于湖北汉口。1950 年 1 月考入军政干校入伍，1955 年随铁道兵转业来到农场。曾任政工干事、助理员、文化教员、党委秘书等职。1963 年调农垦部工作。他在农场期间，曾以铁道兵开发北大荒、艰苦创业的生活为背景，写了《一幅地图》《北大荒的老红军》等优秀作品，发表于《北大荒文艺》《中国青年》杂志上，尤其以老红军余友清率铁道兵开发北大荒为背景所写的报告文学，激励了广大青年读者学习老前辈的革命精神。朱德委员长还为这篇报道题了词：“青年同志们，学习红军老战士的不断革命精神，艰苦奋斗，发奋图强，建设我们伟大的社会主义祖国!”

1960 年以前，群众性的文艺创作活动蓬勃开展，农场领导带头，人人动手，诗画满墙。在此形势下，农场宣传科组织编辑出版了《农场生活》文学刊物，由于各方面条件所限，只出了 1 期就停刊了。

二、农场报社

三级制农场时期，政治部组织了农场生活报社，从 1956 年到 1960 年，共出版了三日刊《农场生活报》500 多期。开始是油印小报，十六开纸，每期出 1～2 张，反映农场的生产和一些生活版面，不时刊登生产进度等。1959 年下半年改为铅印小报，先后由农垦局印刷厂和虎林县印刷厂承印。小报有各分场、生产队的通讯网，有一支力量雄厚的通讯员队伍，和广播互相配合，是当时有力的宣传工具。1960 年因各方面条件所限，尤其是为保证《农垦报》的稿件，由农垦局下令，各农场小报停刊。

三、摄影

1959 年，八五〇农场宣传部配备了专职摄影员。负责全场摄影宣传报道和重大活动的摄影，每年在节日期间和定期在场部宣传橱窗展出。曾保存了建场以来珍贵的历史资料照片，农场改两级制后移交给八五〇农场工会摄影员，“文革”中被接管委员会接管，以后又交给三十六团宣传股直到三十六团撤销。在接管委员会和三十六团负责期间，尤其在撤销时，这批建场照片资料毁坏散失殆尽，现仅查找收回很少几张照片。

1979 年重建工会，又配设了专职摄影员，在此之前，历年由宣传部门负责摄影宣传和资料工作。场部设置两块摄影宣传橱窗，由宣传部和工会各负责一块，定期展出。群众性的业余摄影活动很少开展，仅在 1976 年办过一次报道员摄影训练班。1977 年举办了一次摄影展览。并选出优秀作品参加了虎林县摄影、展览。

2002 年 6 月 16 日，成立“八五〇农场摄影家协会”，每年在“七一”或“十一”配合农场工会组织一次全场大型摄影作品展。

四、书画

1973 年，三十八团举办了一次全团美展。1977 年，举办了第二届全场美展和摄影展览。展出了油画、国画、水彩画、铅笔画、剪纸等作品共 97 件。1984 年春节举办了全场书法展览，收到各种书法作品 200 多幅，作品中不少有功力和素养的佳作。

1985 年以后，每逢节日、纪念日，除开展文艺活动外，同时开展各种书法、美术、摄影展，每次出展作品在 60 幅以上。

1996 年，农场正式成立了书画协会，由农场工会、党委宣传部和老干部科、团委共同筹办，在党委、工会领导下开展活动。协会是全场书画爱好者的群众性团体，宗旨是弘扬民族文化，促进书画艺术发展，加强书画艺术交流，活跃企业文化生活。书画协会的活动经费，由工会、宣传部、团委、老干部科筹措，企事业单位赞助。发生费用账目由工会财务代管。

书画协会成立后，曾与虎林县文化局、铁路书协开展交流活动。1996 年请铁路书协携作品来农场书协举办联展，农场书协派人到虎林文化局观摩书画展。

1996 年春节前，书画协会部分人员为场部地区居民书写春联 400 余幅。

1999 年 12 月 25 日，农场工会、宣传部、团委、老干部科和书画协会联合举办了

“迎澳门跨世纪书法、美术、摄影作品展”。展出书法作品 97 幅、摄影作品 43 幅，共展出 4 天，观众达千余人次。

2002 年 6 月 12 日，调整农场书画协会组织。1997—2020 年，农场工会每年坚持春节前送春联到基层，统一安排书法协会成员及书法爱好者，现场写对联和“福”字，义务赠送，为基层职工、农户送去新春的祝福（图 7-4-3）。此项活动每次持续 3～5 天，由 4～5 名书法爱好者现场书写，平均每年赠送春联 300 余幅、“福”字 300 余张。

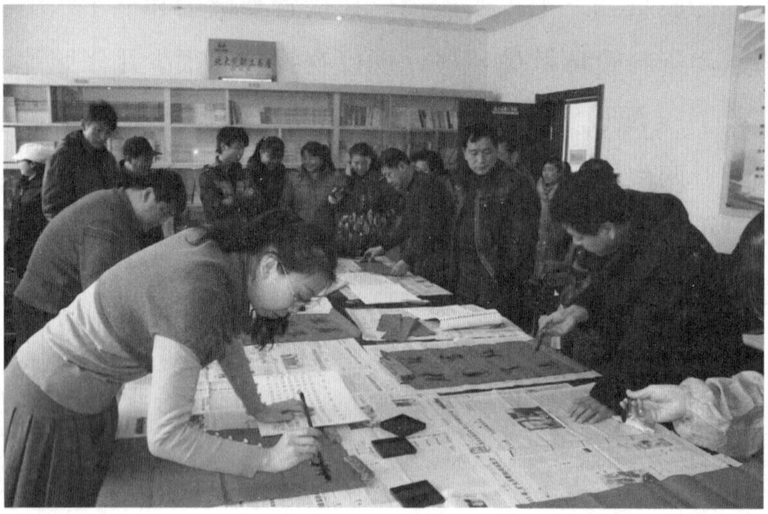

图 7-4-3　农场工会组织书法协会爱好者送春联到基层

第四节　文体活动

1956—1982 年，农场文艺演出由文工队（宣传队）承担。1988 年以后，农场以举办群众性业余文艺活动为主要形式。体育运动以举办篮球、乒乓球比赛为主。

2002—2020 年，农场工会相继成立了篮球协会、老年健身协会、乒乓球协会、象棋协会、台球协会、文艺协会、健身操协会、军垦合唱团等群众性业余文化团体。在协会倡导下经常性举办文艺演出、体育比赛等。截至 2020 年底，全场 10 个协会有会员 2000 余人，举办各类文体活动 400 余场次。

一、文艺团体

1956 年，铁道兵八五〇农场成立第一个专职文工队，不久解散。1958 年 7 月，来自总政歌舞团、中央警备团文工队等专业文艺团体的 50 多名转业官兵组成的农场文工队再次成立，其中有总政歌舞团的著名独唱演员李书年、八一电影制片厂青年演员袁玫。1959年冬，成立八五〇农场第二个文工团体——北大荒文工团。

1971年，三十八团调集50多名城市知青组成样板戏《沙家浜》剧组。到1972年结束，共演出70余场，其中在牡丹江、密山、虎林及四师各团演出30余场，反响较大。

1979年，农场工会组织了一个10余人的小演出队，演出了《救救她》《深夜静悄悄》等话剧。1982年演出京剧《金玉奴》后演出队解散。

1956—1982年，农场先后成立过场一级文艺团体13个，分场级文工队6个，生产队业余文艺组织数百个次。

二、群众文艺

1982年以后，农场不再设专职文艺团体。为丰富群众文化生活，开辟新的文艺阵地，农场增加“音乐会”“文艺汇演”“歌咏比赛”等文艺形式。培养了一大批业余文艺骨干和人才，创作和编排了数千个文艺节目，在田间地头、车间、生产队、社区、剧场、文化广场等进行演出。反映农场建设、生活中的先进典型和好人好事等自创节目，倍受群众欢迎。

1985—2000年，进行各种群众性歌舞演出40多场，参加演出千余人次。主题有“我爱塞北的雪演唱会”“革命歌曲演唱会”“金秋音乐会”“沿着社会主义大道奔前方社教汇演”“爱岗爱场爱家乡文艺汇演”“赞改革、庆丰收职工文艺汇演”“贺新春、迎回归卡拉OK演唱会”“喜迎香港回归文艺汇演”等。此外，还有时装表演、秧歌龙灯表演、周末交谊舞会等。

2000年后，广场文化建设逐步完善，群众自发性文艺演出和农场组织的文艺汇演，深受群众欢迎和喜爱。

2001—2020年，农场先后举办“庆祝建场50周年大型歌咏比赛”“温馨家庭、和谐社区”家庭风采赛、“美丽星城和谐家园”才艺风采比赛、“金秋广场职工文艺汇演”“祝福伟大祖国建设和谐家园”“惠风和畅赞党恩”“红歌颂党庆七一”“打造好人星城、创建和谐家园”“军垦激情共欢唱”“军垦之魂代代传”“唱响中国梦，争做圆梦人”“星城邀明月，聚力金秋时”“唱响中国梦、百歌颂中华”“舞动星城、放飞梦想”“广场红歌大家唱”“唱响中国梦、梦圆军垦城”“欢天喜地歌盛世、携手共圆大荒梦”“军垦之光”“同唱盛世欢歌、礼赞幸福星城”“再唱红歌献给党”“纪念长征80周年”“星城之夏”“红星之夏—光荣的黑土地”“璀璨星城”迎新春歌舞晚会、“我和我的祖国”大合唱等专题性文艺演出。2019年，举办由1000余人参加的“我和我的祖国”快闪录制活动及“欢歌劲舞颂祖国”庆祝中华人民共和国成立70周年专场演出活动。2020年，“逐梦新时代、启航2020”迎新春晚会在文化宫上演，来自全场各行各业的200多名文艺爱好者参加演出，上演节目15个。20年间，农场举办各类文艺演出22场次，举办春节晚会7场次，开展秧歌表演10次，参与活动的干部、群众超过1万人次。

三、群众体育

65年来，农场坚持开展群众性体育活动。

1955—1984年，职工体育活动，主要开展了篮球、乒乓球项目。其他运动项目因受各种条件限制，很少开展。

1. 篮球。1957年起，农场积极组织代表队参加上级举办的各类比赛，均获得较好成绩。1963年，实验农场有篮球队30个，全年组织各种比赛4次。二级制八五〇农场在虎林分局举行的篮球赛中，两度获得冠军，八五〇农场女子篮球队是牡丹江管理局甲级队。1990年，农场男、女篮球队在分局“丰收杯”篮球邀请赛中，女队获第一名，男队获第四名。

1993—2000年，每年的篮球比赛都由各企业赞助举办，先后举行了“兴糖杯”“乳业杯”“安全杯”“小康杯”“金稻杯”“种子杯”“平安杯”“希望杯”篮球赛。

2. 乒乓球。1964、1965年，八五〇农场乒乓球代表队曾在虎林分局、农垦总局、虎林县、密山县的比赛中获得冠军。2000年以后，乒乓球爱好者日趋增多，农场文化宫设立的乒乓球室，成为广大乒乓球爱好者每日相互切磋、交流的活动场所。一年一度的乒乓球比赛，成为广大群众的最大看点。

3. 足球。1977年，农场组织职工足球代表队参加了总局在卫星农场举办的足球赛（地区）决赛，获第三名。

4. 象棋。1975年，农场象棋代表队选手杨昌宏（哈尔滨市知青），曾在参加管局、总局和佳木斯市的比赛中，连续获得冠军，在参加省象棋比赛中获得第十一名。1991年10月，农场代表队在参加牡丹江管局举办的第三届中国象棋比赛中，获团体第三名。

1985—2000年，每年春节前后都举行“迎新春冬季室内运动会”。主要项目有：台球、乒乓球、围棋、军棋、象棋、扑克、麻将等。每年秋季举行全场职工篮球赛或田径运动会。1990年12月31日举行“迎新年弘扬亚运精神”环城赛，参加人数700多人。

2008年7月10日，举办了“迎奥运、讲文明、树新风、促和谐、共发展”为主题的首届职工运动会。共有 24 支代表队参加比赛，运动员共计 500 余人，团体操演员 1500 余名，现场观众 5800 多名。比赛项目包括田赛、径赛、趣味运动等 30 多个项目，全面展现了农场职工蓬勃向上的精神风貌。

2011—2020 年，先后举办了冰上趣味运动会 1 次、举办职工篮球赛 2 次、职工排球赛 9 次；参加管理局举办的龙舟赛 1 次、乒乓球赛 1 次；举行环城徒步走活动 2 次；举办职工拔河比赛 2 次、职工跳绳比赛 2 次、乒乓球赛 10 次。

2020 年，由于受新冠肺炎疫情影响，各类聚集性文体活动停止。

四、秧歌　灯展　灯谜游园会

八五〇农场工会每年都要举办迎新春“大观园”游戏活动，项目有：投球、射击、钓鱼、套圈等。元宵节的时候，都要举办“灯展”“猜谜语”“秧歌”和“放烟花”活动（图 7-4-4），各单位充分发挥自己的艺术水平，制作出反映农场精神面貌、节日气氛浓厚的各式彩灯。职工群众观看烟花后，欣赏元宵彩灯和猜谜语并拍照留念。2011—2020 年，共参展彩灯 345 盏，灯谜游园会接待职工群众万余人次。

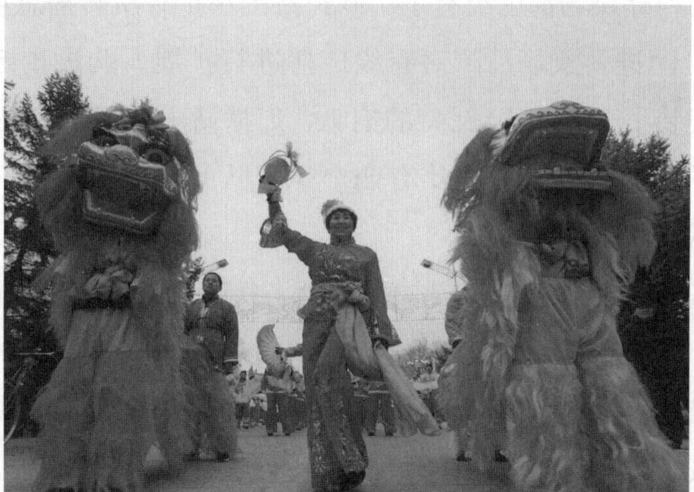

图 7-4-4　正月十五秧歌表演

第五节　广播电视

1965 年，实验农场成立广播站，1986 年 9 月，更名为八五〇农场广播电视局，下设网络部和新闻部。2015 年 12 月 30 日，有线电视网络资产正式移交黑龙江农垦广播电视网络有限公司，成立卫星运维管理站，农场广播电视局网络技术部撤销。

八五〇农场电视转播事业的发展分为电视差转、有线电视、数字电视三个阶段。2010年，农场进入数字电视时期，用户可以收看到近百套电视节目。

八五〇农场电视新闻起步于1982年，创办了农场自办节目，广大职工第一次从电视屏幕上看到了自己农场的形象。随着录像剪辑设备不断更新，到2020年，农场广播电视局每年在央视、省台和集团（总局）电视台三级新闻平台各栏目播发外宣电视新闻稿件保持在300～400条/年。同时在多个媒体平台发布自制短视频，取得了很好的宣传效果。

一、有线广播

农场有线广播创建于1955年，铁道兵八五〇部农场在虎林场部设立了一个简单的播音室。1956年场部迁西岗村后，电影队兼管播音和维修。早、中、晚各播音一次，播一些机关投来的稿件，这是农场第一个广播室。

1959年，广播室改称广播站，通过电话线路开始向各分场广播。除三、四分场直播外，一、二、五分场和林煤场都已经有了100瓦特的小扩音机转播总场节目。

1964年，社教分团进入农场后，对有线广播进行扩展。购进扩音机、电唱机、话筒等。在红星村各处安装了十几个10瓦特的喇叭，广播站主要用于开展社教运动。

1965年，开始推行喇叭入户。当年有四个生产队的住户听上了广播，其他生产队只在队部装一只大喇叭。

1966年5月，全场广播试播成功，农场人第一次听到从北京传来的声音。

1979年12月，李希宽自制广播自控装置试验成功，避免了广播时迟播事故发生。1983年4月，张常宝为广播输出部分制作安装了自动保护装置，避免雷击和搭电力线时给站内设备造成损失。

截至1983年末，喇叭入户3474户，占全场户数的95%以上，使广大群众能及时收听中央电台节目。

中共十一届三中全会以后，农场广播报道工作空前发展，全场报道员200余人，组成全场报道网，年平均投稿2000余篇。广播站自办《农场生活》节目，1959—1984年，历经25年连续不断，从开始每天播放15分钟到1984年全天播放一个小时。

到20世纪90年代，电视开始普及，有线广播的作用逐渐被电视所替代（图7-4-5）。

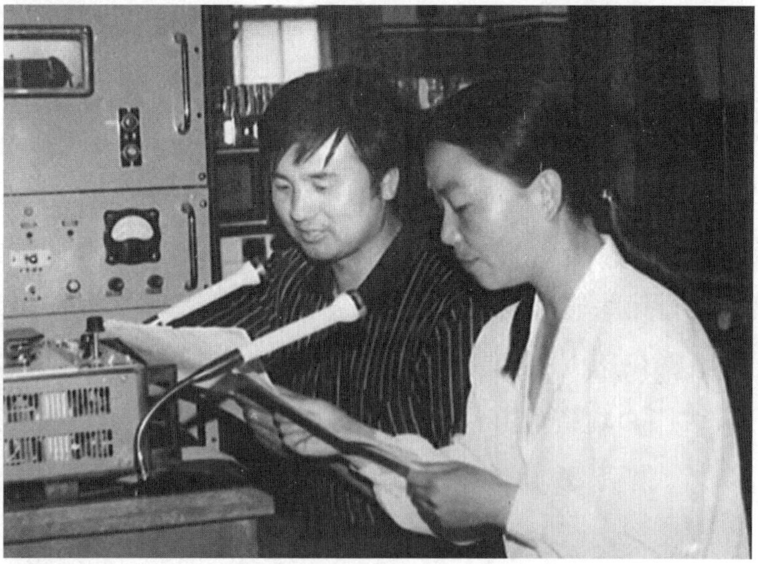

图 7-4-5　1997 年广播站播音员在现场播音

二、电视差转

1978 年，农场拨款 1 万元，购进 50 瓦特差转机。10 月份，在距广播站几十米处竖起 45 米高钢管连接的单管天线塔。竖塔当晚刮起八级大风，因塔周拉线受力不均，铁塔被大风刮倒，发射和接收天线及阻抗交换器、馈线全部摔坏。农场当即再投资 1 万元，购进 70 米三角结构钢架天线塔和 10 瓦特差转机 1 台，制作两副一频道天线和一套发射天线、阻抗变换器，增加两截三角铁塔和底座、高空工作台。机修员张常宝和李希宽专程到密山县广播站差转台和金沙农场差转台学习，确定了发射和接收天线的安全角度和位置。

1980 年 6 月 19 日，完成竖塔和天线安装任务，20 日试转林口台信号成功，图像和伴音较好，农场有史以来第一次有了电视。

1981 年 5 月，成立无线电修理部，9 月份与宣传部正式签订了经营承包合同，承包全场无线电修理和代销电视机。开办 3 个月经销了黑白电视机 300 多台，到 11 月，全场就购进了 1200 台。

截至 1983 年末，全场有各种类型电视机 3000 多台，其中彩电 500 多台。大部分生产队有电视户达到 60％以上。

1984 年，农场拥有 10 瓦特和 100 瓦特插转机各一台，三角钢架天线 70 米，有五频道接收天线一副，四频道、十频道放射天线各一副，覆盖全场。除转播虎林县电视台节目外，还自办《农场新貌》《农场科技与生活》《农场新闻》《专题报道》等电视栏目，受到广大观众欢迎。

三、有线电视与数字电视

1987年7月20日，农场投资15万元，购进千瓦彩色电视发射机1台，同年8月1日正式开播，信号能覆盖500平方公里，全场所有农牧单位都能收看。发射频率为77.55兆赫兹，能转播中央电视台第一套节目。同年11月14日，农场又投资4万元购置卫星地面接收站6.2米天线1座、东芝CZ卫星电视接收机4台、18英寸彩色显示器2台。

1994年7月，采取用户集资的办法，建有线电视台，每个用户收260元（糖厂职工收200元），约1100多户，集资21万多元，建立有线电视传递系统，传递10套卫星电视节目。

1997年11月，与虎林县电视台微波联网，增加了8套节目，使农场有线电视节目传输18套。

2000年10月1日，与牡丹江农垦分局电视局联网，传输25套。

2001年1月，农场有线电视网络已覆盖全部场部地区及29个农牧生产队，全场网络电视用户达4810户，入户率达86.8%，传输节目达到25套。同时，承担着对八五七、云山、八五六、庆丰、八五四、八五八等东部6个农场及虎林电厂的模拟信号中转及新闻回传任务。因光缆未架设到三十队、东沟林场，这两个单位的职工群众暂时收看不到有线电视节目。

2001年7月2日，农场与牡丹江农垦广播电视中心签订八五〇农场有线电视网络转让协议。至此，八五〇农场有线电视网络的升级改造、网络维护、事业发展，全部由牡丹江农垦广播电视中心具体管理。

2004年10月，因平山林场长期无电视信号，经上级批准，农场决定安装卫星地面接收设备，输送8套节目，解决了该林场职工群众长期无法收看电视节目的问题。

2005年1月，为三十队架设光缆，安装电视接收系统，传输有线电视信号。

2008年4月7日，农场对70米高、6.9吨重的三角结构钢架天线进行拆除。它的拆除结束了农场电视节目开路发射的历史。同年12月，为农场第十二管理区新区平房铺设有线电视网络，传输信号。

随着农场撤队并区工作的开展，有线电视数字化工程在全场逐年展开。

2006—2012年，先后完成了瑞园、园林、祥园、龙泽、长安、绿色家园、鹏利、同德、连心等小区以及农场第十二管理区的有线电视网络铺设和信号传输工程。

2010年1月，农场有线电视网络回归农场管理。农场投资590万用于数字化电视的平移。平移后的电视画面更加清晰，信号更加稳定，电视节目增加到上百套。

2015 年 12 月 30 日，黑龙江省八五〇农场有线电视网络资产正式移交黑龙江农垦广播电视网络有限公司。2016 年 1 月 1 日，更名为黑龙江农垦广播电视网络有限公司牡丹江分公司卫星运维管理站。

四、电视新闻

1982 年 9 月，八五〇农场广播电视站拍摄了第一部电视报道节目《医院制剂室开工投产》，11 日又拍摄了《园艺鉴定会》实况。

到 1982 年底，农场广播电视站共拍摄反映农场面貌的电视片 20 部。在农垦总局广播电视会议上，八五〇农场介绍了经验。1983 年，广播电视站被评为总局、管局、农场各级先进单位。

1985—1995 年，农场先后投资 13 万元，购买了索尼 5850 编辑机、440 编辑盘、M9000 摄像机、M9500 摄像机、字幕机等设备。

1999 年，农场电视新闻从摄像到制作全部实现了由模拟向数字化的转变，并与分局和总局的新闻播出实现对接，为电视新闻上稿打下了基础。

截至 2000 年，农场广播新闻节目平均每年 180 余期，根据农场党委总体工作要求和农场不同季节的生产需要，把握舆论导向，面向基层、面向群众、面向生产，服务、服从于两个文明建设，关注小城镇建设发展，倡导健康、文明的社会风尚。电视新闻工作者深入基层，对生产生活中的新闻人物进行采访报道。每年还向分局、总局、省台以及中央台传送新闻稿件，制作专题片，传送上级电视台播出。

2001 年 1 月开始，农场广播电视局新闻节目形成固定播出时间，每周 3 期：周一、周三、周五首播，周二、周四、周六重播，周日没有新闻节目。节目时间保证在 10 分钟以上，内容以时政新闻为主。

2003 年 9 月，广播电视局对新闻节目进一步调整，除时政新闻外，加入了社会新闻，增设了《农情指导》《健康指南》《生活常识》等小栏目。2006 年，新闻节目增加了口播新闻。

2009 年，农场投资 294 万元，新建了面积为 2511.6 平方米的老干部活动中心和广播电视局综合楼。广播电视局用房约 630 平方米，设有演播厅、编辑室、办公室。投资 80 万元用于演播厅机房、办公室的装修及办公设施的购置。

2011 年，广播电视局采编设备全部应用非线性编辑机，原有线性编辑机退出历史舞台。

从2016年起，由于高清视频制作的需要，广播电视局不断更新摄像机与采编设备，引入EDIUS非线性编辑机、大疆精灵4PRO+航拍器、佳能EOS5D4照相机、松下2100高清摄像机，使新闻采访与视频制作标准大幅度提升，由标清录放向高清录放升级。与此同时，购进八讯道箱载切换台，实现了大型文艺演出的多机位现场录制。

至2020年，八五〇农场广播电视局每年在央视、省台和集团（总局）电视台三级新闻平台各栏目播发外宣电视新闻稿件保持在300～400条/年；制作和播出农场公益宣传片及各类公益标语，弘扬社会正能量；每年春节、“五一”“十一”以及重要节日，配合工会等部门录制农场春节联欢晚会、公园开园广场舞、文艺汇演、迎国庆等各类大型演出实况；每年协助各部门制作工作汇报片10余部；为农场工业企业制作广告、企业形象片30余部，从各个方面介绍展示农场所取得的发展成就与环境变化。对外宣传报道在牡丹江管理局广播电视宣传工作中始终保持第一梯队位置，新闻上稿综合排名位列前三名。

第六节　档案　史志

档案是农场的无价财富，是农场政治、经济、文化等各方面发展全过程的真实记录。为农场文化宣传、史志编写、节本增效、欠款清缴等各项工作的开展发挥了应有作用。截至2020年，室存各类档案5.34万卷、5.65万件；利用档案9407人次、4.36万卷次、1.28万件次。1990年，农场晋升“企业档案管理省级先进标准”；1991年10月，晋升“企业档案管理国家二级先进标准”；1995年，由段公健等撰写的论文《实物档案称谓不可否定》《主动服务概念刍议》先后被录入《中国档案管理精览》一书；1998年，农场通过“企业档案管理国家二级标准”复审验收；1988年，八五〇农场被黑龙江省授予“档案工作先进集体”。2006年，农场档案室被授予“垦区档案工作先进集体”。

农场已编修出版史志三部。第四部《八五〇农场志》（2011—2020）与《黑龙江八五〇农场志》（1955—2020）于2020年6月启动。农场2020年被列为第一批中国农垦农场志编纂农场。

一、档案

（一）档案室建设

1985年，农场在机关楼内设档案室，面积30平方米，隶属办公室管理。

1987 年 7 月，成立农场综合档案室，由原招待食堂改建，面积 336 平方米，内设办公室、阅档室、整理室、档案库房。新增档案五节柜、凭证柜、去湿机等。专职档案员 3 人。

2005 年 7 月，农场投资 68 万元新建综合档案室，总建筑面积 584 平方米，设有库房、办公室、阅档室、整理室、音像、荣誉档案室、消毒室。先后投资 20 余万元，购置了 112 节（28 列）手动轨道式档案密集架、复印机、微机、扫描仪、去湿机、加湿机、碎纸机等设备。

2016 年，新增轨道式档案密集架 32 节。

2020 年，为尽可能延长档案寿命，维护档案的完整与安全，档案室内各类设备、装具配备齐全。

（二）档案管理

20 世纪 70 年代之前，档案工作由秘书兼管。因农场体制多变，机构不健全，档案管理不到位，大部分档案遗失。1979 年配备了专职文书管理档案。

1982—1987 年，制定档案管理各项规章制度，下发《基层单位文档工作考核标准》和《专（兼）职文档人员工作职责》文件，做到档案管理有章可循；先后制发文书、会计、科技档案管理办法，明确归档范围、保管期限和规则，形成全场文书、科技、会计档案的统一管理。

1987 年以前，文书档案分党委、行政两大类，科技档案按专题分类。

1998 年，建立以农场分管领导负责的档案管理网络，成立档案安全工作领导小组；分别将机关和基层单位档案管理工作纳入《机关年度目标考核》和《党支部书记目标考核》。

2001 年，根据国家档案行业标准《归档文件整理规则》要求，农场文书档案取消立卷，以件为单位整理。期限为永久、长期、短期，采取年度一机构一保管期限排序上架。

2004—2005 年，随着国家《档案法》及《黑龙江省档案管理条例》的实施，档案部门认真贯彻落实，为提高全民档案意识，组织竞赛，印发宣传单在大集发放。对基层单位档案管理工作进一步规范，统一标准，使农场档案工作的整体水平得到进一步提高。

2006 年，更换卷盒统一为无酸卷盒，盒签全部打印，类别、年度、期限、卷（件）号排列清晰；库内各类档案、资料存放有序，出入库手续完备，做好“四不”和“八防”。

2006 年以后，手抄目录与电子目录双套并行，机打目录统一改为电子表格目录格式，档案利用目录检索由人工查找转微机检索。

2007 年，档案室微机联网，建立农场档案工作群。全场专兼职档案人员全部入群，常规档案业务网上开展。归档、移交目录网上发送。

2008 年，根据上级文件规定，文书档案保管期限按规定改为永久、定期 30 年、定期 10 年；按农垦总局牡丹江分局要求购置并安装 PDE 档案信息应用软件，初建八五〇农场档案信息库。

2009 年，加强基层业务指导，开展全场文档工作培训，对档案管理基础知识和操作技能进行具体讲解和指导；完善档案安全领导小组和档案鉴定小组，进一步做好逾期档案的鉴定销毁；制定印发了《关于加强文秘、档案工作规范化管理的通知》，重新明确档案归档标准、保管期限划分、档案鉴定、销毁等各环节工作原则。做到档案统计准确，确保各类档案的归档率、完整率和准确率。

2011—2016 年，有效推进档案数字化建设，重置农场档案信息库结构，完成上级、本级文件目录及照片档案目录的导入和录入；并将历年任免职人员名册、奖惩人员名册、上级领导来场视察照片、历任农场领导简历照片与 PDE 档案综合信息库挂接。2013 年，将各类电子目录全部统一格式导入数据库。2015—2016 年，对利用率较高的纸质文件、照片转换为电子档案挂接到数据库对应子目录下。2016 年，档案目录检索数字化 90%。

截至 2020 年，档案检索目录数字化已完成 100%（短期目录不列入）。随着电子文件数量不断增加，农场档案管理逐步向信息数字化目标发展。网络时代，电子档案安全保管难度加大，档案人员更注重档案的安全防护，处理好利用与保密的关系，做到及时备份，涉密文件不上网。

（三）室藏档案

1982 年，设专人专柜保管。对建场历年文件材料进行清理，收集文书档案、资料共 600 卷。

1986 年，档案室对农场各单位 82 年以前形成的工资表、决算、凭证、账簿等进行清理收集，共收集会计档案 1.78 万卷。

1987 年，对建场以来的照片及废止印章清理收集，形成照片、印章档案 1700 张、600 枚。

1988 年，建立了各项规章制度和科技档案管理办法。共收集历年科学技术、农业开发、农田水利、工程项目、设备安装等科技档案 2500 余卷，工程底图 1416 张。形成全场文书、科技、会计档案的统一管理。5 月，人事档案划归综合档案室。此后，各类档案归档按年度完成，进入常规收集状态。截至 1988 年底，室存档案达到 2.2 万卷。工程底图 1416 张，照片 1700 张，印章 680 枚，人事档案 2038 份。

1992 年，在市场经济推动下，农场民房作价，房屋档案批量形成卷；1993 年人事档案回归人事科。

1993—1996年，企业改革，减员增效，工副业单位先后转制、撤并、破产。2001年，依据《国有企业与产权变动档案处置暂行办法》，农场成立了企业转制档案清理小组，收集整理转制、破产企业档案1183卷，清理逾期档案1840卷。

1996年，虎林区域经济一体化试行，劳资档案划归综合档案室，共接收劳资档案1.03万份（1998年劳资档案划回劳资科）。

1997年，农场土地二次发包，土地承包合同暂由农业单位自行保管。2002年，集中收集土地承包合同222卷、1177件，纳入文书档案管理；同期农场产业结构调整，大面积开发水田，农田进行沟渠建设。形成水利工程档案27卷划入科技档案。

2005—2006年，收集照片1000余张。收集阳光工程、劳动就业补贴档案134卷，划入文书档案。同期农业开发“西部小区”项目完成，收集农发科技档案233卷，农业科技档案185卷。

2006—2011年，农场村村通、危房改造、撤队并区工程档案形成，先后收集通村路建设档案919卷；危房改造房屋整体搬迁档案1474卷，纳入科技档案。

2012—2016年，农场进行小城镇、科技园区、工业园区等项目建设，此间收集建设项目科技档案2978卷。

为拓宽档案门类，优化室藏结构，先后对名人题字（题词）、领导书信、知青签名、奖证奖牌等其他载体档案一并纳入常规收集范围。

截至2020年，共收集文书档案6831卷、5.51万件；会计档案6.45万卷（3.05万卷已经逾期销毁）；科技档案1.21万卷；资料516件。照片6704张、音像56盘、印章1308枚（表7-4-1）。

（四）档案编研与利用

为优化服务、高效利用，1987—1993年，编制检索目录10种、68册。1993年开展的“文号目录在检索文件中的应用”课题获分局科技进步三等奖。1995—2001年，编制检索目录12余种、42册；编写了《各类人员奖惩名册》《干部任免职名册》《科研成果汇编》《农作物产量与气象因素汇总》《八五〇农场地名录》等专题材料。配合相关部门完成了“农场综合统计资料”“麦类产量调查”的编写。其间提供各类档案利用8600人/次，3.02万卷次，为农场增收160余万元（指会计档案、科技图纸档案），产生了良好的社会效益。1999—2001年，配合农场清欠工作，为清欠部门提供会计档案凭证、账簿等原始依据。清回历年陈欠2000多万元。

2001—2020年，新增检索目录5种、88册；编写了《档案存放指南》《档案全宗指南》《八五〇农场基建工程简介》《历年使用证、许可证书统计》等编研资料，其间提供各类档案利用 4668 人次，2.15 万卷次，1.28 万件次。为农场间接增收 300 余万元，其中，在农场志书编写过程中，提供各类档案利用 95 人/次，218 卷次。2020 年，档案部门先后为八五〇军垦开发建设纪念馆提供建场初期照片、奖牌、奖证、废止印章、名人题词、复转官兵、知青档案等有价值资料近百份。

截至 2020 年，共编制检索目录 16 种，198 册；提供各类档案利用 9407 人/次，4.36 万卷次，1.28 万件次（表 7-4-2）。

表 7-4-1 1958—2020 年综合档案室室藏情况表

年份	室存当年卷数	室存当年件数	档案室藏情况													
			文书档案（卷）			文书档案（件）			科技档案（卷）			会计档案（卷）			资料	
			永久	长期	短期	永久	定期（30 年）	定期（10 年）	永久	长期	短期	永久	长期	短期	卷	件
1958—1997	15169	—	3809	1712	830	—	—	—	1306	—	—	2351	1197	3512	452	—
1998	2203	—	88	24	35	—	—	—	29	—	—	137	140	1734	16	—
1999	1208	—	112	19	37	—	—	—	33	—	—	44	66	880	17	—
2000	1387	—	107	21	37	—	—	—	41	—	—	48	80	1022	31	—
2001	1280	1155	—	—	—	214	348	356	103	—	—	45	70	1062	—	237
2002	1041	2204	—	—	—	204	1408	370	50	—	—	41	69	881	—	222
2003	1167	2697	—	—	—	229	1978	416	33	—	—	42	60	1032	—	74
2004	1312	2457	—	—	—	280	1688	420	156	6	—	48	63	1039	—	69
2005	1102	1765	—	—	—	227	1086	301	70	33	—	52	62	885	—	151
2006	1237	2630	—	—	—	358	1762	395	97	151	—	51	55	883	—	115
2007	1363	3072	—	—	—	553	2081	368	137	288	—	42	47	849	—	70
2008	1477	2846	—	—	—	385	1876	548	322	319	—	51	39	746	—	37
2009	2216	2645	—	—	—	390	1651	567	903	273	—	68	37	935	—	37
2010	2452	3204	—	—	—	429	2242	443	1116	265	—	65	43	963	—	90
2011	3080	3452	—	—	—	413	2501	467	1231	463	—	92	42	1252	—	71
2012	3287	3407	—	—	—	522	2564	241	1628	238	—	72	38	1311	—	80
2013	2052	3328	—	—	—	386	2382	548	211	248	—	70	41	1482	—	12
2014	2478	3296	—	—	—	428	2360	460	243	267	—	71	1897	—	—	48
2015	2326	3328	—	—	—	350	2446	475	270	171	—	72	1813	—	—	57
2016	1939	3244	—	—	—	464	2321	429	377	79	—	77	1406	—	—	30
2017	1882	3819	—	—	—	618	2798	368	531	—	—	64	1287	—	—	35
2018	1742	4002	—	—	—	493	3095	414	447	—	—	77	1218	—	—	—
2019	3	3935	—	—	—	490	3053	392	3	—	—	—	—	—	—	—
总计	53403	56486	4116	1776	939	7433	39640	7978	9337	2801	—	3680	9770	20468	516	1435

表 7-4-2 1958—2020 年其他档案室藏及档案利用情况

年份	其他档案				档案利用			检索工具
	音像（盘）	磁盘光盘（盘）	照片（张）	印章（枚）	人次	卷次	件次	册
1958—2000	30	4	3649	692	4739	22027	—	110

（续）

年份	其他档案				档案利用			检索工具
	音像（盘）	磁盘光盘（盘）	照片（张）	印章（枚）	人次	卷次	件次	册
2001	1	2	793	67	228	1283	—	4
2002	1	—	121	62	249	1282	24	2
2003	1	2	520	68	345	1384	438	2
2004	1	1	136	56	324	1656	680	2
2005	1	1	163	46	362	1678	1569	3
2006	3	3	183	37	258	1601	527	3
2007	—	1	177	42	321	1661	435	7
2008	1	1	523	45	168	490	350	5
2009	—	1	81	28	204	1124	244	9
2010	—	1	93	17	191	1037	478	7
2011	—	—	23	6	201	765	860	7
2012	—	—	25	34	232	190	394	6
2013	—	—	32	19	220	700	300	5
2014	—	—	79	23	250	538	2636	5
2015	—	—	42	12	304	155	1263	5
2016	—	—	64	34	231	2900	264	4
2017	—	—	—	17	181	264	1323	4
2018	—	—	—	3	163	1113	243	3
2019	—	—	—	—	84	912	243	5
2020	—	—	—	—	152	801	501	—
合计	39	17	6704	1308	9407	43561	12772	198

二、史志

八五〇农场是王震将军创建的第一个铁道兵军垦农场。经过 65 年的开发建设，到 2020 年，已成为一个现代化大型国有企业。通过 3 次史志编修，真实记录了几代农场人艰苦奋斗、勇于奉献的精神和农场的发展历程。农场已编修出版史志三部。第四部《八五〇农场志》（2011—2020）和《黑龙江八五〇农场志》（1955—2020 年）的编纂工作于 2020 年 6 月同时启动。

第一部：《八五〇农场史》（1955—1984 年）的编辑工作始于 1982 年 8 月，成立了农场场史编审委员会，并抽调有较强写作能力的人员组成编写班子。采取专、兼、聘相结合的办法，特别注重调动一批离退休人员的积极性，聘请一些对本单位情况熟悉、占有资料多、经验丰富、责任心强、工作作风扎实的人员积极参加续志编写工作。由于体制几经变化，领导更迭频繁，尤其是“文化大革命”中史料散失严重，给编写工作带来很大困难，编写人员历尽艰辛，挖掘材料。采取向知情人发信函征集，走访兄弟场及省内外有关单位和个人，派人到北京、长沙、成都、呼和浩特等地访问老垦荒者等多种渠道，收集了近百万字的资料，历史照片100余幅。同时，收集到了建场元老、原第一任副场长侯敬甫珍藏的1955—1959年的垦荒日记、有关文件、历史照片及亲自写的回忆录。为确保资料翔实，多次与农垦总局、分局、地方档案部门沟通，寻求帮助，查找资料。先后查阅抄录了农垦档案馆、虎林战备档案库存的有关资料。《八五〇农场史》（1955—1984年）采取史志结合体例，以生产发展为主线，重点编辑了农场建场30年来体制几经更迭，经济和社会起伏发展、曲折向前、不断成长壮大的历史。在农场各部门的通力协作和大力支持下，1984年3月完成初稿，经上级主管部门一审、二审后，又经反复多次修改，于1985年7月完成修订稿，全书约40万字，1986年9月印制完成。

第二部：《八五〇农场志》（1985—2000年）是农场第一部志书的续写，全面、系统地记载了农场1985—2000年自然地理的变迁、改革开放的历程、经济建设的成就、科技创新的成果、政治文化的发展、农场社会的进步，为认识、研究场情提供了翔实、丰富的历史资料。《八五〇农场志》（1985—2000年）续志工作于1998年8月启动，1999年11月完成了1985—1998年的初稿。按上级史志部门要求，于2001年10月又补写了1999—2000年场史。同时，对全志书篇目、章节和文字重新进行了调整和补充。历时4年，其间几易其稿，于2002年9月完成，成书70万字。2004年，农场史志工作被授予“黑龙江省史志工作先进集体”、郝振武被授予“史志工作先进个人”；农场史志被省史志办评为省地方志“优秀成果三等奖”。

第三部：《八五〇农场志》（2001—2010年）编纂工作始于2011年6月。根据总局、管局史志办统一部署，农场成立了编纂委员会，下设史志办公室，并配备了人员和办公设施，承担具体编纂任务。编纂中，史志办编纂人员明确分工，多次调阅档案，深入机关部门和参编单位，并走访老垦荒者和知情者，以“尊重历史、实事求是”为原则，以“广泛征集、精编严审”为工作方针，务求数据翔实、准确无误。其间，农场史志办及时对编目进行调整完善，对志书数次修改并征求意见，于2011年11月完成初稿。后经过管局史志办初审、总局史志办终审定稿，于2013年4月付梓。成书85万字。

第四部：《八五〇农场志》（2011—2020）与《黑龙江八五〇农场志》（1955—2020）编纂工作，于2020年6月同步进行。2020年5月，八五〇农场被列为第一批中国农垦农场志编纂单位之一。为真实、全面的记述农场建场以来的自然、经济、政治、社会等领域的历史与现状，存真求实，通鉴后世。6月，农场成立场志编写办公室，聘请了三名责任心强，有一定的文字能力的退休人员，负责志书的编纂工作。办公室设在农场星城宾馆，办公桌、椅及电脑、打印机、扫描仪等设备齐全。6—9 月，场志办人员主要任务是将第一、二部农场志纸质版转为电子版及收集整理建场以来的各类资料。9 月 14—17 日，农场办公室副主任张仁群和 1 名史志办人员到哈尔滨市参加中国农垦农场志编纂培训班。9 月 28 日，农场举办农场志编纂知识培训班。下发了《黑龙江八五〇农场志编纂工作实施方案》，成立以党委书记、董事长、总经理为主任，各相关部门负责人为成员的农场志编纂工作委员会。由农场办公室具体负责对志书编纂工作的领导、协调、检查，以保证编纂工作的顺利进行。同时，要求各单位和各部门指定一名人员，负责本单位和本部门志书资料的收集、编纂工作。为了按时、高质量完成农场志编纂工作，对目录、各阶段任务进行了量化分解，分类分项落实到具体的每个单位、每个部门和每个人，做到任务明确、责任明确、时间明确。根据农场历史发展特点，重点突出开发建场、经济体制改革、农业、工业、小城镇建设及社会发展等内容。11 月底，完成了《八五〇农场志》（2011—2020）材料收集、长篇、短篇初稿。2020 年底，完成《黑龙江八五〇农场志》（1955—2020）长篇初稿（约 90 万字）。

中国农垦农场志丛

第八编

社　　会

65 年来，八五〇农场人口结构发生明显变化。20 世纪 80 年代前，农场人口主要由复转官兵、支边青年、城市知青和第二代北大荒人构成。进入 21 世纪后，第三代北大荒人、来场大学生及引入农场从事种植业的人员成为农场人口构成的主要成分。一批有知识、有文化、懂技术、会管理、善经营的新型北大荒人成为农场建设的主力军；居民生活水平和生活质量明显改善和提高，2020 年，居民人均可支配收入 2.44 万元；社会保障和救助体系逐步完善，2001—2020 年，发放低保金 2189.07 万元；社区服务与社会管理工作逐步规范，环境更加舒适，服务更加贴心，居民幸福感日益提高；农场人口老龄化现象日益突出，2011—2020 年，人口自然增长率连续负增长，人口总数呈逐年下降趋势；社会风气向上向善，农场先后涌现出温宝军、生菊英、陶恭喜等一批见义勇为、拾金不昧、助人为乐、孝老爱亲、乐于奉献的先进人物，成为践行和传承“北大荒精神”的时代楷模。

第一章 人口与民族

20 世纪 80 年代前，八五〇农场人口结构主要是由复转官兵、支边青年、城市知青和第二代农场人构成。20 世纪 80 年代后，大批农民陆续从省内外到农场从事水稻种植。进入 21 世纪后，第三代农场人及来场大学生成为农场建设的主力军，人口数量及结构发生了重大变化。职工占比及文化结构、年龄结构、人口自然增长率都发生了明显的改变。总体趋势是，文化层次逐年提高，老龄化现象越来越突出，人口自然增长率 10 年保持负增长，人口下降明显。1985 年，8 个少数民族 230 人，占总人口的 1.21%。2020 年，14 个少数民族 286 人，占总人口的 2.02%。

第一节 人 口

八五〇农场总人口、人口出生率和自然增长率总体呈下降趋势，老龄化程度不断加深。人们的文化观念、婚育观念转变，越来越注重素质教育、优生优育优教，少生优生已成为生育观念的主流，农场人口综合素质得到进一步提高。2009 年人口分布随着小城镇建设而发生变化，场部地区居住人口逐年增加，基层单位随着撤队并区常住人口在逐渐减少，全场常住居民主要集中在场部地区。

一、人口总数

三级制时期的 1958 年，全场人口总数为 2.39 万人。1963 年后，三级制农场分成了三个二级制农场。1969 年兵团时期，三十八团总人口为 1.13 万人；1982 年，全场人口为 1.82 万人；2000 年，全场人口为 1.56 万人；2020 年，全场常住人口为 1.42 万人（其中常住流入人口 2802 人）。

人口变化的主要因素：20 世纪 60 年代末到 70 年代初，大批知青下乡，使人口数量及文化结构发生改变。20 世纪 70 年代中后期开始，知青返城，农场人口减少；20 世纪 80 年代，农场第二代陆续走上工作岗位，成为农场建设的主力军；20 世纪 90 年代后，外出务工人员逐渐增多，人口流动性不断增大。随着计划生育工作的深入开展，人口增长势头得到有效控制，出生率呈下降趋势。2000—2020年，人口自然增长率长期处于负增长状态，农场常住人口逐年减少，一直在1.4万～1.5万人徘徊。

二、职工比例

1958年，八五〇农场职工1.71万人，占总人口的71.46%；1969年，三十八团职工5266人，占全团总人口的46.76%；1982年，职工8698人，占总人口的47.81%；2000年，职工4985人，占总人口的31.96%；到2020年，在册职工1955人，占总人口（常住人口14155人）的13.81%。

建场初期，由于复转官兵是农场人口中的主要成分，职工的占比在三分之二以上。随着复转官兵家属及支边青年的到来，第二代农场人的出生，职工占比下降到合理范围。

三、学历构成

1982年，全场大学学历111人，占总人口的0.63%，文盲和半文盲2461人，占总人口的13.53%；2000年，大专以上学历为647人，占人口总数的4.57%。

城市知青下乡前，农场人口文化程度普遍较低，文盲比例高。1968年大批知青的到来，给农场带来了知识和文明，第二代农场人基本上都是在知青的启蒙下，学习文化知识。进入到20世纪80年代中后期，接受成人高等教育的人员增多，参加应届高考人员也在快速增加。2000年后，留场工作的子女，大专以上学历占90%以上。农场人口文化结构明显提高。

四、年龄构成

1985年，60岁以上人口2560人，占总人数的13.48%。2000年，60岁人口2853人，占总人数的18.24%。到2020年，60岁以上人口3782人，占总人数的26.72%。

人口年龄结构变化的突出特点是，青少年人口比例逐年下降，老龄人口比例逐年增加。主要原因是：老年人口在逐年增多，年轻人生育愿望低，导致出生率低，人口自然增长率下降。2016年国家实施全面两孩政策，出生人口出现一个小高峰，随后又恢复到负增长状态。

第二节　民　　族

八五〇农场是由转业官兵、支边青年、城市知青、本场职工子女以及关内流入人员组建起来的，祖籍各异、民族不同，来自五湖四海，为开发和建设北大荒走到一起。但经数十年同一环境的生活共处，少数民族与汉族的衣饰习俗已融为一体，没有明显差别。民族结构基本稳定，在农场常住总人口中，汉族人口仍占大多数，少数民族人口数量较少且变化不大。

1985年，有8个少数民族，共计230人，占总人口的1.21%。其中：朝鲜族61人，蒙古族32人，满族40人，壮族26人，回族40人，苗族22人，彝族6人，高山族3人。

2000年，有7个少数民族，共计261人，占总人口的1.67%。其中：朝鲜族68人，蒙古族39人，满族49人，壮族30人，回族48人，苗族26人，彝族1人。

2010年，有15个少数民族，共计257人，占总人口的1.76%。其中：满族92人，蒙古族35人，朝鲜族33人，回族32人，苗族20人，壮族15人，土家族8人，侗族8人，畲族4人，瑶族3人，赫哲族3人，达斡尔族1人，锡伯族1人，傈僳族1人，彝族1人。

2020年，有14个少数民族，共计286人，占总人口的2.02%。其中：满族157人，朝鲜族43人，蒙古族33人，回族14人，壮族11人，侗族9人，苗族6人，土家族5人，鄂伦春族2人，布依族2人，瑶族1人，鄂温克族1人，傈僳族1人，藏族1人。

第二章 居民生活

65年间，居民生活逐步走向富裕。国家农业政策的调整、退休人员养老金持续增加，以及国家各项富民政策的出台落地，大幅度地增加了居民收入。2020年，八五〇农场居民年人均可支配收入2.44万元，人均住房面积46平方米，达到小康生活水平；居民消费水平发生巨大变化，楼房、轿车已成为居民大额主流性消费品。由建场之初的温饱型消费，转变为追求精神享受和高品质生活的质量型消费。

第一节 收 入

65年间，居民生活由贫困到富裕，由艰辛到安逸，居民收入由最初的靠工资性收入，到种植业收入、个体业收入、自营经济收入等多种收入组成。居民收入趋多元化，收入由建场初期的年人均工资520元增加到2020年居民年人均可支配收入2.44万元，居民幸福指数不断提升，达到了小康生活水平。

1955—1960年，大部分人员从朝鲜战场复员转业，开荒建场，条件艰苦，职工每月平均工资43元。1961—1984年，复转军人及支边青年先后在农场成家，子女多，收入少、工资收入只能维持基本生活，吃菜自己种，穿衣自己做，是当时生活的真实写照。1984年人均年工资614.64元，比建场初期年520元，增加0.18倍。

1985—2000年，改革开放，群众转变观念，善于经营的群体先富起来，成为行业带头人，引领着农场的经济发展。生产队职工兴办家庭农场，场部地区职工从事工商运建服等行业，职工收入来源多元化。人均纯收入从1985年的553元，增加到2000年的3800元，增长了5.87倍。个体工商户由1985年101户发展到2000年346户，注册资金551万元，营业额1086万元。按国家调资政策，对职工工资先后作了20次调整和升级，2000年末职工总数4985人，与1985年相比，尽管职工总数少了4000多人，但年工资总额达到2619.2万元，比1985年的595.3万元增加近3.4倍。平均每人年劳动报酬5300元，比1985年增长了7倍多。

2001—2020年，是八五〇农场经济快速发展时期。经济体制改革，生产队职工实行土地承包“两费自理”，由过去统营在单位领取工资转变为自主经营、自负盈亏。场直地区转岗职工从事种养殖业、工商运建服等行业或务工，职工收入向多元化多渠道发展。2004年，国家开始对农业实行粮补、直补等一系列的优惠政策，农场职工收入快速增长，农场职工家庭人均纯收入从2001年的4000元，增加到2010年的1.49万元，增长了2.73倍。2020年末，居民家庭人均可支配收入2.44万元，是2001年的6.1倍。2020年人均工资6.06万元，比2001年增长了11.63倍。离退休人员养老金通过多次调整，由2001年人均月离退休工资额462元，增长到2020年的人均月退休金额2700元，增长了4.84倍。2020年末，有个体工商户590户，注册资本4104万元，就业1184人。有各类企业122户，注册资本5.04亿元。其中企业资本千万元以上的有15户，100万元以上有44户。

第二节 消 费

建场以后，农场居民消费随着经济收入持续增加、生活水平的不断提高，在消费观念、消费方式上逐步发生改变。

1961—1970年，由于家庭负担重、经济条件差，农场居民消费水平较低。20世纪80—90年代，在收入提高的同时，职工家庭购买实力也随之提高，收音机、录音机、手表、黑白电视机、彩色电视机、沙发、组合家具进入家庭，经济条件较好的家庭购买了摩托车。2000年后，网络消费方式悄然出现。2008年，居民在农场“一城三区”购买楼房、别墅及装修住房，户投入20万～60万元。

2011—2020年，居民在衣食住行等方面的消费观念发生了较大变化。由最初的追求低价商品，到追求品牌、个性化消费，再逐渐进入到“趋于理性、平衡价格与品质”的新消费时代。宽带、有线电视入户率达到90%以上。

一、衣着

在服饰上，从单一款式向多样化、时尚化转变。20世纪80年代以前，人们衣着颜色基本上是蓝、绿、黑。布料除棉织品外，稍好的是“涤纶”“腈纶”“涤卡”“的确良”。款式为“中山装”“学生装”“女式小开领”西服。鞋以农田胶鞋、解放鞋和布鞋为主。20世纪90年代后，人们开始注重衣着，颜色多为流行色，款式新颖时尚，衣着消费已由单一、低档向多样、中高档转变，个性化消费特征更加明显。“一季多衣”完全取代了过去的“一衣多季”。2010年以后，年轻人购买服装追求品牌，讲究休闲服饰，面料上要求纯棉、纯麻、纯毛、纯皮的居多，穿着更加舒适、休闲和随意，更加注重各种生活和工作场合的着装，人们在健身时有运动装、旅游休闲时有休闲装、做家务时有家居装、在单位工作时有职业装，参加活动时有各种礼服装。

二、饮食

在饮食上，从解决温饱，向讲求营养、绿色健康、安全转变。20世纪80年代以前，农场居民以吃饱为主。细粮是面粉，大米少有供应，粗粮主要是玉米。20世纪80年代依然是供应粮，但主要是面粉，大米增加，少有粗粮，副食有所改变，冬天不再是萝卜、白菜、土豆“老三样”，新鲜蔬菜、猪肉、豆油也不再是定量供应。至2000年，全场人均动物性食品摄入量35公斤，达到了垦区小康标准。2011年后，人们在饮食方面又进一步改善和提高，在饮食上一改过去，大鱼大肉、高蛋白、高脂肪、高热量的饮食习惯，追求科学营养、粗细搭配、荤素兼顾的健康饮食；追求有机无公害食品；追求食物的多样化；追求吃得好、吃得营养、吃得科学。在主食上，以大米和白面为主，但人们为了健康，增加了粗粮和杂粮，杂粮成了改善生活质量的“营养品”，一年四季新鲜水果、蔬菜不断，四季新鲜蔬菜品种繁多，人们在饮食上更加注重营养、健康、绿色，对食品安全问题更加重视。

三、居住

在居住上，从土坯房、砖瓦房向楼房转变。1971—1980年，农场各生产队每年建一批30平方米左右砖瓦结构住房，居民逐步告别泥草房、土坯房，搬进新居，住房条件得到改善。但住房面积普遍较小，有的家庭添置少量木质家具。在此期间，一部分家庭开始搞养殖等副业，经济条件逐渐向好。1988年开始，农场职工住房折旧转让，到1992年职工住房产权归个人所有。到1999年末，农场建住宅楼及综合楼7栋，200余户居民从平房搬迁到楼房居住。2000年全场人均住房面积16.4平方米，已超出垦区小康水平人均15平方米的标准。2010年末，人均住房面积26平方米，比2000年增加9.6平方米。全场有2100户居民住上新楼。2004—2013年，农业单位撤队并区、整体搬迁，有2358居民告别了低矮陈旧的砖瓦房，搬入宽敞明亮的别墅式平房或住宅楼。2020年，全场有4617户居民住上楼房、别墅或别墅式平房。居民住房面积64.74万平方米，人均住房面积46平方米。

四、出行

在出行上，由自行车、摩托车向客车、出租车、家用轿车多样化转变。2000年末，职工个人自有汽车96辆，其中小汽车70辆。个人自有农用运输车22辆、摩托车205辆。2001—2010年，管理区和场直地区主干道路基本硬化，从管理区到场部，从场部到分局、密山、鸡西、牡丹江、哈尔滨等地每天都有客车往返，出租车也十分便利，铁路客运列车从农场到哈尔滨由20世纪80年代前的24小时缩短到11小时。2010年末，职工自有各类生活用车348辆。2012年，建鸡高速公路正式通车，在八五〇农场设有路口，为农场人出行创造了便利条件。2020年，管理区从事种植业人员轿车入户率达到90%。真正实现了王震将军建场初期建设“卫星城”的愿景目标。经过65年几代农场人不懈的努力奋斗，“耕作在广袤的田野上，居住在现代化的城镇里”的目标得以实现。

五、家用设备

在家用设备上，向现代化、智能化转变。从20世纪70年代，职工家庭一般有一对黄菠萝箱、木桌、木凳、五斗橱等木制家具；有收音机、手表、自行车、缝纫机“四大件”。20世纪80年代，职工家庭一般有了集衣柜、书柜、写字台于一体的组合家具；有简易沙发、收录机、洗衣机、摩托车和电视机（以黑白电视为多数）等新“四大件”；厨房有了电饭煲、电炒锅，部分家庭使用了液化气灶。20世纪90年代，开始购置组合沙发、拐角沙发，原来的“新四件”又被更新的、功能更好的家电所代替。2000年，全场家庭私用电话1648部，还有部分人有移动电话和传呼机。2001—2010年，一般家用电器成为普遍，手机成为人人必备的通信工具，液晶、平板电视成了家庭的首选，电脑进入了普通家庭。2004年，农场家用计算机299台，2010年底2296台，增长667.9%；2004年，农场移动电话5503部，2010年底10698部，增长94.4%。2010年底，农场多数家庭已经开通了宽带互联网，信息化进入普通家庭。2020年，家具家电更加现代化，智能手机普遍使用，上至六七十岁老人，下至几岁孩子，都会使用智能手机。宽带用户2900户，60%的家庭普及了网络。网络购物、网络游戏、微信聊天、网络直播、网络电视等成为人民群众生活不可缺少的一部分。

六、精神文化消费

八五〇农场居民在充分享受物质生活的同时，也追求精神生活和健康指数的提高。尤其是20世纪80年代、90年代出生的年轻人，精神消费、“爱好”消费的支出明显增加。旅游、子女教育、休闲娱乐、个人爱好、学习提升、健身、美容等成为人们主要的消费内容，其中，子女教育是最主要的消费支出。部分家庭从学前教育开始就花钱报绘画、舞蹈、英语等各类兴趣爱好班，小学和初中报特长培养班，年费用在1万～2万元，是部分家庭消费的一大开支。

第三章 社　区

1990年3月，农场成立街道办事处，下设6个居民委员会。1998年1月，撤销街道办事处，成立生活服务管理站。2014年4月，生活服务管理站更名为场直社区管理服务站，下设4个居民委和城镇管理服务队、物业维修服务队。负责场直地区城镇环境管理、楼道管理、商铺管理、居民管理、社区服务、扶贫帮困等工作。机构成立30年来，社区工作始终坚持以增强居民幸福感、满意度为根本，以提升居民综合素质，提高居民生活质量为服务宗旨，服务与管理相结合，促进精神文明和物质文明共同发展。

2020年，场直辖区共有居民4855户，11182人。草坪面积46万平方米，花带面积2.8万平方米，绿篱6.7万平方米，林带21.2万平方米，绿化面积77万平方米。

第一节　社区管理

在社区管理上，为全面提升管理水平，社区坚持“三分建、七分管”“建管结合”的原则，通过不断健全完善环境、楼道、商铺市场、居民管理机制，形成城镇管理精细化、常态化、制度化的工作机制。街道美化亮化水平进一步提升；楼道管理水平普遍提高；小区和平房区卫生死角、乱堆乱放现象普遍得到整治；机动车辆管理基本实现规范化；小城镇建设管理水平逐步提升。

一、环境管理

20世纪90年代以后，农场按照“义务建、制度管”的原则，发动群众动手清除垃圾、挖通排水沟、修垫道路、种植花草，累计造绿化林230亩，建绿篱3.22万延长米，绿地草坪510平方米，花坛307个，亭园6个。1998年，场部地区各单位按划分的责任区，利用工作之余清理卫生；按照干部包片、工作人员包段、个人包户、住户门前“三包”的办法，确立卫生区，将责任落实到人，出动义务工2万多人次，清除垃圾、疏通沟渠，场容场貌焕然一新。

（一）环境卫生

2001年，农场成立环卫队，负责场部地区居民生活垃圾的清运工作和场部街道及两旁绿地、人行道、居民居住区环境卫生清扫、清理工作。以定岗定额的岗位承包形式安排了29名符合条件的“4050”下岗职工再就业。每年与保洁工签订岗位责任合同，制定岗位考核方案。按照考核方案由生活服务管理站和各居民委员会不定期进行检查考核。2001—2004年，农场星城路、长安街、育才路、市场街的管理由生活服务管理站负责，以定额的形式对外承包。其他街道由农场机关及二线单位以包片责任区的形式管理。2004年，农场对星城路、长安街、育才路、市场街、花园街、人和街、糖乳街、青山路进行水泥路建设，总长度5000米。这些街道统一归生活服务管理站管理。

2006年，农场在十届三次职代会上通过了《城镇管理公约》，城镇管理做到了有章可循。创新建立了农场考核生活站、生活站考核居民委、居民委考核环卫工人的三级考核制度，同时建立完善了卫生责任区、车辆停放、商服门前“三包”、宠物管理、三级考核、绩效考核等12项制度。

2007年，场部地区生活垃圾不再堆放在原垃圾场（农场化肥厂附近），而是由垃圾车将垃圾运出场部之外的指定垃圾场集中堆放处理。每年春季，从文明建设经费中拨出5万～6万元，为全场各单位及场部街道、星城公园栽植各种花卉，场部地区的绿化、香化、亮化工程逐步完善。

2011年以来，场部地区全部街道、住宅小区由社区负责。完善内部改革措施，强化街道的管理，街道的环境、卫生、绿化、美化工作再上一个新台阶。2014年，结合场部地区的实际情况，制定了《居民委环境卫生考核制度》，在环境卫生管理上实行精细化管理，制定了站里考核居民委，居民委考核保洁人员的双重考核制和八小时外错时保洁制度。提升环境卫生管理的长效机制。

2017年，合理调整保洁环卫队伍。本着压缩支出、节本增效的原则，在保障各项工作顺利完成的前提下，裁减保洁工20人、减少垃圾车2台。2019年，签订承包合同人员必须为农场职工。2020，社区有小区管理员58人，街道保洁工86人，负责22千米街道的卫生及管理任务。

农场逐年增添环卫设备，1990年有1台污水车，4台四轮小车；2015年12月，农场投资74万元，购买一台扫路车，用于道路保洁；2019年11月，农场投资4.12万元，购买了剪草机、绿篱剪、高枝锯、高枝剪、打孔机、梳草机各一台，用于环境绿化；2020年，环卫队有各种运输车10台，驾驶员5名，装卸工2名，环卫工136人。日处理垃圾约17吨。

（二）环境绿化

2001年开始在场部地区主要街道两侧种植草坪。对于草坪管理，从春天施返青肥到夏季管理、防病防虫、抗旱防涝，再到秋施肥，经过多年实践已摸索出一套管理办法。

2010年底，主要街道两侧草坪面积达到7.55万平方米。场部地区种植草坪总面积23.1万平方米。

2012年，农场购入城管车1台，供城管队使用。

2014年，场区新增草坪面积4.97万平方米。创新街道花卉图案，在环城西路、西将军街、景观大道、铁兵路等地设计花卉"红色花浪""祥云图"等40余个图案。在场区街道、小区种植花卉27.9万株。2015年在军垦街东侧科研到供热中心平整绿化面积7700平方米，场区草坪面积41.5万平方米。

2015年，龙泽小区由物业纳入社区第四居民委管理。

2017年，在场区街道、小区、公园等公共场所栽种花苗近20个品种30.5万余株，栽种绿化树1.2万株。重点打造特色花卉景观，在环城西路、将军路、铁兵路、军垦街东部等重要街道设计花卉图案140余处；利用废旧的轮胎、铁管等在公园设计2处立体花卉景观造型；在铁兵路两侧将木质花箱更换成用废旧轮胎自制的花盆352个，节约资金10万余元。安装"二龙戏珠"彩灯25套。

2018年，社区充分利用废旧轮胎自制景观造型，设计出"福娃""长颈鹿""坦克"具有观赏性的造型安装在公园各处。

2019年，社区自制履带花箱70个，将瑞园、祥园、医院、安康、龙泽等小区补种上玉簪花近8万株，对全场的混合草坪进行打孔、梳根、施肥、防病、防虫。在林带、街边种植树苗4000多棵。开展了"花满星城　美美与共"栽花竞赛活动，栽种花苗26万余株(图8-3-1)。

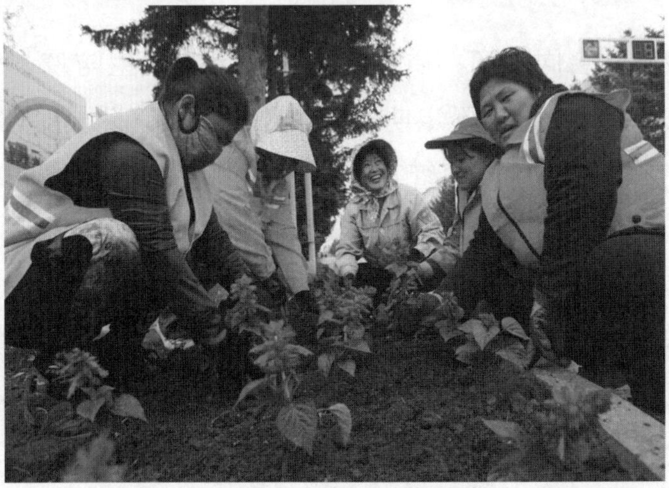

图8-3-1　装扮美丽家园

2020 年，社区管理服务站进一步推进环境建设提档升级，改善军垦街、知青路、铁兵路环境，栽植景观树，形成林带与花带相间的新景观带，对西军垦街进行改造，在路两边设计 16 个“如意”“祥云”等花卉大造型，并打造“军垦第一场”标志性景观 1 处。场区花卉种植数量及造型逐年增加，2020 年栽种花卉 30 余万株，打造花卉景观造型近 200 处。打造了“一街一美景、一路一特色”的多彩立体化小城镇。

二、楼道管理

2012 年，农场制定了《推进场部社区网格化管理工作实施方案》，生活服务管理站根据农场要求和社区管理的具体情况制定了《社区网格化管理考核细则》和“网格化管理工作内容表”，管理区、居民委共同管理和服务社区居民。2013 年将辖区内 2000 多户居民划分为 16 个网格，制定了网格负责人，建立了网格化管理工作群，便于各网格之间相互交流网格管理工作中好的经验；同时制作储物柜、网格流程图、“和谐树”图版；开展楼道五星级评定，楼道卫生有了明显改观。

2017 年，由原来的 16 个网格单位重新划分为 7 个网格单位，根据楼道整洁度的标准，划分为一档楼道和二档楼道，通过开展网格化管理竞赛的方式对网格单位进行监督考核。

2019 年 4 月，为进一步提高社区楼道的管理水平，制定了《社区管理服务站楼道管理方案》，本着居民自治的原则，通过小区管理员进行入户宣传教育，使居民逐步转变观念、提高认识。

三、商铺市场管理

2010 年以来，城管队会同工商、质量监督、商务、卫生防疫、公安等部门对辖区的商户、店铺、餐饮等服务行业进行不定期检查、监督。城管队员对辖区内门市进行包片分组巡逻，加强门市前杂物乱摆乱放的管理，同时加强《八五〇农场城镇管理公约》的宣传，特别是“门前三包”，通过每年评选“文明商户”，使商户整体文明程度不断提高。通过依法执法、文明执法，使门市房达到了干净整洁、秩序井然。

2015 年 6 月，农场根据实际情况进行选址，投资 50 余万元在新社保楼南侧重新规划修建占地面积 3500 平方米的农贸市场，并划分了水果、蔬菜、水产、禽蛋四个区域共计 153 个摊位，并配备了市场管理人员。2018 年，重新划分了肉类、鱼类、蛋禽类、蔬菜水果类、早餐类等摊位，为居民打造放心、舒心的新市场。同时为了维护市场秩序，还安排人员值班，专人进行卫生清理工作，保证市场运转良好。将每月25日定为八五〇农场大集日，可摆放摊位300余处。城管对每月一次农贸大集环境脏乱差、占道经营、阻碍交通等问题会同交警、交通等部门进行专项治理，加强人员监督与执法宣传，形成农贸大集道路畅通、秩序井然、卫生整洁的良好局面。

四、居民管理

（一）文明建设

1997年，农场首次开展了以小康队建设为牵动，以“十星级文明户”文化建设为主要内容的精神文明建设活动，做到了有方案、有步骤、有落实、有验收。2001年，农场农牧单位全面展开评比活动，坚持每半年评比一次，年终挂星。2008年，农场社区开展了以楼道、栋为单元“十星级文明户”评比活动，四个居民委每半年召开一次“十星级文明户”专题检查评比会，按照辖区总户数的3%比例评选出具有代表性的“十星级文明标兵户”，年终进行表彰奖励。2011年，开展“好人工程”活动。在居民群众中积极宣传农场的好人好事，以点带面营造学好人、做好人，争当好人的良好氛围。

2013年，社区以“十百千文明户”评选活动为平台，发掘、选树和大力宣传群众身边的优秀典型，引导职工群众自觉以身边典型为榜样，从自身做起，从身边小事做起，促进社区文明和职工素质的不断提高。社区还通过“道德讲堂”“家庭美德教育”“文明有礼培育”等活动营造浓厚的道德文化氛围。2017年，各居民委注重将教育宣传活动融入青少年、融入志愿者服务等活动中。组织学生参观场史馆开展历史教育，举办小学生知识竞赛，参加保护环境、社区实践等活动，教育广大中小学生热爱家园、热爱农场。利用宣传栏、电视、互联网、微信等途径传播文明风尚。

（二）文化活动

2011年以后，社区按照有活动、有成果、有宣传的原则，坚持每月开展文化、教育、娱乐等贴近居民的文化活动。在端午节、重阳节等重要节日，组织党员干部、志愿者开展特色传统节日活动；2011年举办了第一届“邻里节”活动（图8-3-2）；在妇女节、劳动节、国庆节等开展才艺秀、演讲比赛、文艺演出等专题活动。

2013年，制作了14张图板安装在吉祥小区广场上形成廉政文化墙，利用路灯做支架，在广场周围的灯杆上制作了形状、内容各不相同的宣传板，用通俗易懂的文字和图画向居民宣传廉政文化。2014年，举办“告别陋习、牵手文明”承诺签字仪式、文艺演出活动，参加活动的农场领导、各行各业代表和居民群众一起在签字板上进行郑重签字承

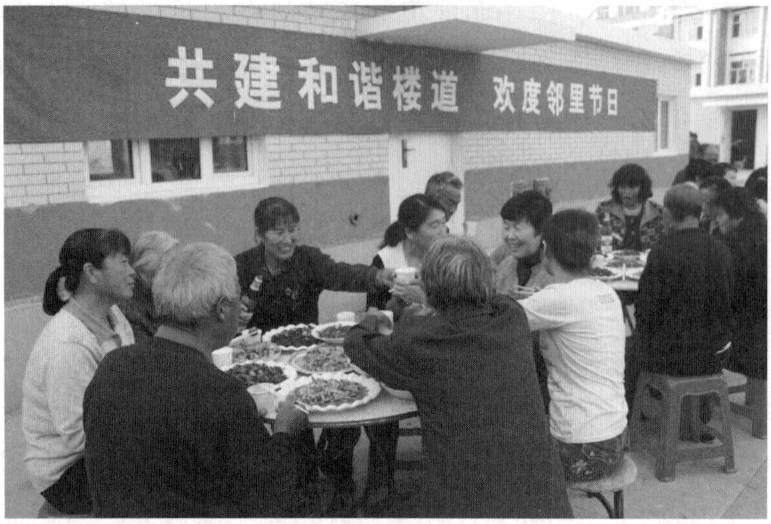

图 8-3-2 2011 年居民欢度“邻里节”

诺。2015 年，为营造法治文化氛围，以支边路灯杆为载体，安装造型美观的标语宣传牌，建成法治文化宣传一条街，总长 1800 米，宣传牌 25 块。宣传牌标语主要为法律法规、文明创建、廉政建设内容。2012—2015 年，农场陆续为吉祥小区、同德小区、安康小区、龙泽小区、连心小区安装了 80 多套健身器材，在同德小区和安康小区修建了风格不同的凉亭 3 处，在每个小区增添了广场椅、果皮箱等设施。2015 年在同德小区修建了占地 700 多平方米的标准化篮球场 1 处。

第二节 社区服务

场直社区不断在实践中总结经验，在服务中感受真诚。在社区服务上，制定实施群众接访“首问负责制”；不断完善、壮大志愿者服务队伍。真情面对社区工作中点点滴滴的琐事难题，真诚帮助职工群众解决生活中遇到的热点、难点问题。到 2020 年，社区组织健全，服务功能完善，管理规范有序。

一、首问负责制

2014 年，为了及时解决社区居民的房屋维修、管道维修、用电用水、邻里矛盾等问题，场直社区完善“首问负责制”，第一个接待居民来访的人要从始至终负责解决居民的困难，并将民情按照即办民情、承诺民情、补办民情、上报民情和建议民情分类办理，直到居民满意。场直社区始终把居民生活放在心上，把提出的热点、难点问题放在心上，小到换个灯泡、修理门锁，大到暖气漏水、下水道疏通、邻里矛盾调解等，每年帮助居民解决困难百余件，上报有关部门解决渗水井、管道漏水、房屋维修等问题上百件。

二、扶贫帮困

社区建立健全帮扶和服务机制，积极争取支持，扎实开展好困难职工帮扶、送温暖、扶持创业等民生工程。通过摸底、调查、走访等工作，根据困难职工群众的实际情况，帮助他们解决生产、生活中的实际问题。2014 年，为 13 名困难职工申请扶持创业资金 31 万元；2016—2018 年，为 11 名困难职工申请扶持创业资金 21 万元，为困难户申请救济 1.2 万元，为患重病的员工捐款 2000 余元。2016 年，在开展精准帮扶工作中，社区党员干部广泛开展结对互助、扶贫帮困活动，以“多帮一”的形式，与社区 4 户困难户结成帮扶对子，定期登门送慰问品、送政策、送服务。每年组织爱心捐款活动。

三、志愿者服务工作

2011 年以来，加强社区志愿者服务工作，建立社区与各社会单位团体的有效联系。先后成立党员先锋、爱心救助、环境保洁、五老监督、治安巡逻等 7 支志愿者服务队伍。每年组织党员干部、员工志愿者开展为困难户封窗户、清雪、拉柴、卸煤等服务；组织青年、在职党员、离退休人员开展义务劳动，清理小广告、治理卫生死角、安全宣传等志愿者服务；2014 年起，开展“党员进社区”活动，每年与机关、管理区、二线单位等联合开展贫困帮扶、知识讲座、老年义诊、消防演练、环境治理等志愿服务活动。为农场的经济建设、文明建设、社会管理做出了重要贡献。

第三节　社区党建

1998 年 1 月，建立生活服务管理站党总支，下设 6 个居民委党支部。2014 年 5 月 1 日，更名为中国共产党黑龙江省八五〇农场场直社区工作委员会（简称社区党工委），下设 4 个居民委党支部。2020 年，社区党工委设立了 11 个党支部。在已有 4 个居民委党支部的基础上，农场党委将老干部支部划入社区党工委管理，新增了 7 个退休党支部。共有党员 560 人。

生活服务管理站党总支不断创新党建载体活动，丰富活动内容。每年创新开展庆“七一”、专场文艺演出、文明建设、知识竞赛、红色记忆等丰富多彩的文化活动，不断激发党建新活力。

一、组织建设

2007年以前，居民委党支部书记一直由主任兼职，针对居民委工作纷繁复杂的特点，当年从基层管理区选拔了3名有经验、善于做群众思想政治工作的优秀干部担任专职党支部书记。2010年，又从回场分配的大学生中择优选拔了4名党员担任书记助理。通过配齐配强社区各党支部队伍，使得党员的先锋模范作用和党支部的战斗堡垒作用得以充分发挥。

2011年，结合基层管理区整体搬迁到场部的实际情况，在第四居民委创新开展“三管”（托管、代管、共管）、“五双”（日常管理双向、活动组织双联、形象展示双亮、典型先优双推、作用发挥双考）的党员管理模式，并根据党员不同类型（直管党员、在岗党员、下岗党员、离退休党员和流动党员），有针对性地进行分类管理；在全场推行党员二次管理模式，实行“双向管理”制度。要求有工作的党员既在工作单位进行在线管理，又要在居住地（居民委）进行二次管理，从而消灭管理盲区。如机关党员到社区进行共驻共建活动，既要参加机关党的生活，又要参加社区党的生活，增强机关社区两头管理的有效性。通过创新党员管理模式，确保农场党员组织关系不遗漏、组织生活不间断、教育管理不停顿。

2018年，按照“完善功能、一室多用”的要求，在四委三楼多功能室设置了党员活动室，内有播放设备、党支部工作流程图、党报、党刊、电教片及图书2000余册；并将党旗、入党誓词、十项党建工作制度上墙，达到了“四个有”“三上墙”的标准。

二、载体活动

2003年，开展了“党群联系制度”“一名党员一面旗”“党员先锋岗”等主题实践活动，发挥社区300多名党员的先锋模范作用，在“三优”文明城镇创建工作中奋力创先争优，组建党员义务服务队22个，开展大型服务活动60多次，社区党员共承诺526项，践诺448项，征求各方意见建议80余条，办理实事好事300多件。

2010年，社区党总支通过开展不同内容的主题实践活动，逐渐形成了党员在社区奉献的好势头。组织开展了“四个一”活动，即：协助楼道长管理好一座楼院、帮助一户困难家庭、做一件好事、提一个有利社区发展的建议。开展了“党员一帮一”“党员为民服务周”“我是党员　我光荣”等活动。使社区党员积极投身社区建设，用自己的实际行动为党旗增辉。

2018 年，社区党工委开展“支部创最坚强堡垒，党员树最鲜艳旗帜”活动。以“建成战斗堡垒作用最强、党员作用发挥最好”为目的，开展“最强堡垒”评比活动。建强党员队伍、网格队伍、志愿者队伍 3 支；围绕党员学习教育提高度、党员干部管理提力度、党员队伍建设提纯度、党员组织生活提广度、党员干部服务提速度、党群干群关系提温度 6 个维度，唱响社区廉、德、善、和、美 5 个音符（图 8-3-3）。社区党工委对各支部每月点评、每季度小结、年度进行评比，评选出“最强堡垒”进行奖励，通过评比切实把支部建设成为团结群众的核心、教育党员的学校、攻坚克难的堡垒，推动党建工作再提升。2020 年初，新冠肺炎疫情暴发，社区制定了“社区党工委＋战区党支部＋网格党小组＋党员中心户”的“四级网格”体系，应用网格化管理，党员干部包保，地毯式排查的管理方式，由农场抽调的 141 名干部工作人员担任网格员，对网格内人员进行排查登记造册，共摸排住宅 6050 户、门市 538 户、车库 769 户，梳理居住居民 1.18 万余人，形成了战区不漏小区、小区不漏户、户不漏人的严密防控体系。在疫情防控期间发挥了积极作用，并做到了网格化管理宣传教育常态化。

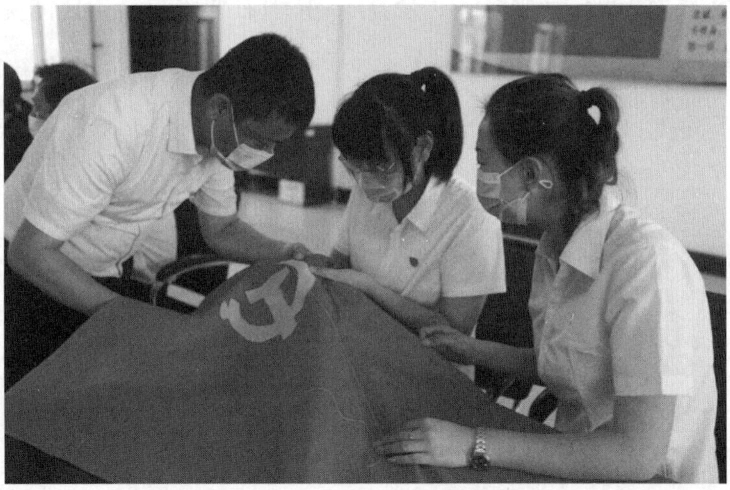

图 8-3-3　2020 年，社区党工委开展手制党旗铭誓言，不忘初心葆本色活动

三、主题活动

2010 年之前，主题党日活动多以学习为主。2011—2020 年，社区不断深化主题党日活动，四个居民委党支部创新开展了“五结合”学习法，将集中学习与分散自学相结合；

集体讨论与个人体会相结合；人文关怀与学习要求相结合；走访入户与电话联系相结合；理论学习与实践活动相结合。打造网络信息平台，送教到指尖。通过社区党建网和支部党员微信群等方式，积极引导社区党员及时参加学习和活动。建立“结对帮学”制度，送教进家门。组织骨干党员为行动不便的老党员送学习资料、定期入户开展专题辅导，实现党员学习教育送学上门。2014 年，发放“便民联系卡”2000 余张，老年人“爱心卡”1000 张。接待群众来访、接听居民来电，为辖区居民解决用电、用水、维修等实事上百件。2017 年，社区党工委提出“四零四心”打造服务型社区。在“四零服务”的基础上做到服务职工群众更贴心、热心、暖心和放心。2017 年以来，四个居民委党支部组织党员干部重温入党誓词，以包饺子、送书法、写征文、听党课、参观现代化大农业、举办诵读比赛等多种形式丰富主题党日活动，进一步提高了社区党组织的凝聚力和战斗力。

2014 年开始，开展“在职党员进社区”活动。2018 年推进了“在职党员抢单服务”，完善在职党员进社区微信群，在职党员通过微信抢红包的方式报名社区活动，社区 4 个居民委根据各支部实际情况，丰富“在职党员进社区”活动内容，在义务劳动等志愿服务活动之外开展爱心帮扶活动，使“在职党员进社区”活动取得实效。2018 年各居民委党支部联合机关、管理区、学校、医院、幼儿园等在职党员开展义务劳动、法律教育、知识讲座等活动 18 次，组织党员干部、员工志愿者开展为居民送水、为独居老人封窗户、帮助困难户卸煤、为残疾家庭拉柴等服务 20 余次；组织在职党员、退休党员开展义务劳动，清理小广告，安全宣传等志愿者服务 15 次；清理场区卫生死角 18 处，集中清除草坪杂草 6 次。

第四章　民　　政

1993 年 10 月，八五〇农场民政局成立，先后经历了创建时期、虎林区域经济一体化试点撤销农场民政局时期、试点终止民政工作回归农场时期、农垦改革农场民政行政权力及职能移交虎林市民政局四个时期。27 年来，民政各项工作制度不断完善，民政工作管理制度更加规范，社会救助体系和低保保障水平更加健全和提高。

2011—2020 年，发放重大疾病救助、医疗救助金 143.91 万元，发放特困供养补贴 27.47 万元，发放贫困失能半失能老人护理补贴 9.04 万元，发放高龄老人生活津贴（简称高龄津贴）50.84 万元；发放临时救助金 67.53 万元；发放重度残疾人护理补贴、贫困残疾人生活补贴（简称残疾人两项补贴）116.08 万元；发放义务兵家庭优待金、自主就业一次性经济补助金、入伍大学生奖励金共计 136.36 万元。2001—2020 年，发放最低生活保障金（简称低保金）2189.07 万元。

八五〇农场 2006 年 12 月被省民政厅授予“全省民政工作全优乡镇（街道）”。

第一节　社会救助

社会救助包括经常性的社会救助、临时救助、社会互助。是国家和其他社会主体对于遭受自然灾害、失去劳动能力或者其他低收入公民给予物质帮助或精神救助，以维持其基本生活需求，保障其最低生活水平的各种措施，它对于实现社会公平，维护社会稳定起到非常重要的作用。

一、经常性的社会救助

2007 年，分局出台了重大疾病救助实施方案，针对垦区患有重大疾病的贫困患者实施免费手术治疗，并形成了长期救助制度。2007—2010 年，农场享受重大疾病救助的贫困患者共 12 名，为患者减免手术费用 4.8 万元。2011—2020 年，为患有重大疾病的贫困患者办理重大疾病救助约 90 余人次。2013—2020 年，为患病住院的低保人员办理医疗救助。2011—2020 年，共计发放重大疾病救助、医疗救助金 143.91 万元，发放特困供养补贴 27.47 万元，发放贫困失能半失能老人护理补贴 9.04 万元，发放高龄津贴 50.84 万元。2020 年 12 月 24 日，农场特困供养、高龄津贴、失能半失能老人护理补贴，移交给虎林市民政局管理。

2001—2010 年，将 9 名孤儿纳入低保，并享受低保全额补助，直至其大学毕业或能够独立生活为止。2005 年，为孤儿发放一次性补助金 6500 元。2010 年，有 4 名孤儿享受最低生活保障待遇，同时享受每月 270 元的孤儿基本生活保障资金。2017 年 1 月起，按照相关文件要求孤儿基本生活费与低保待遇不能同时享受，只给孤儿发放孤儿基本生活费。2019 年 1 月 1 日起，孤儿基本生活费提高至每人每月 1150 元。2011—2020 年 5 月，发放孤儿基本生活费 12.74 万元。2020 年 6 月，享受孤儿补贴 1 人，孤儿档案移交给虎林市民政局。

二、临时救助

2006 年 10 月，农场“民政爱心超市”正式启动，低保家庭和低收入家庭可凭证到超市领取免费物品，为农场扶贫帮困工作起到临时的救助作用。

2014—2016 年，民政慈善超市共进货 10 万元，用于给低保家庭发放临时救助物品，当年每户可凭低保证免费领取 120 元的米、面、油等生活用品。每年为因火灾、交通事故等特殊原因造成基本生活出现暂时困难的家庭，和已经纳入低保，但因疾病、子女教育等原因导致基本生活暂时出现较大困难的家庭，以及其他需要救助的贫困群体办理临时救助。2011—2020 年，发放临时救助金 67.53 万元。

三、社会互助

2001—2004 年，农场每年都开展“扶贫济困送温暖”募捐活动。

2005 年，垦区相继遭受干旱、洪涝等自然灾害。农场组织捐助活动，帮助宝泉岭分局所属的共青、延军、宝泉岭、梧桐河、新华等遭受严重灾害的农场群众解决生活困难，共为灾区捐款 1.39 万元。

2006 年起，每年的 11 月定为“送温暖、献爱心”捐赠月。

2008 年 5 月 12 日，四川省汶川发生 8.0 级强烈地震，农场组织了两次捐款，共为灾区捐款 40.63 万元。2010 年 4 月 14 日，青海省玉树县（现玉树市）发生了 7.1 级地震，农场组织捐款，为灾区捐款 18.63 万元。

2001—2020 年，农场共捐款 188.37 万元，包括向灾区的紧急救助。

第二节 优抚安置

优抚工作是国家、社会和群众对烈属、因公牺牲、病故军人家属、伤残军人、现役军人及其家属、带病回乡退役军人、退伍红军老战士等优抚对象，在政治上、经济上给予优惠待遇的工作。

2000 年末，农场有 1958 年前集体转业官兵 731 人，中华人民共和国成立前转业离休干部 106 人，革命伤残军人 14 人，1958 年后退伍军人 183 人，正在服役士兵 43 人。1985—2000 年，农场参军 128 人。

2001 年起，农场每年在春节和“八一”建军节期间，对全场的革命伤残军人、军烈属进行走访慰问；2001—2010 年，共发放烈属、革命伤残军人、现役军人家属慰问金 5.09 万元，立功受奖慰问金 4000 元；发放退役军人优待金 32.24 万元；51 名退役士兵中，有 34 名通过考试、考核后安置到农场巡警队和基层工作。

2011—2020 年，发放义务兵家庭优待金、自主就业一次性经济补助金、入伍大学生奖励金共计 136.36 万元。

2011—2020 年，农场共有退役士兵 34 人。2020 年 7 月 22 日，根据相关文件规定，为符合条件的 17 名退役士兵办理养老保险补缴手续。2020 年 10 月，为 75 名抗美援朝老兵颁发由中共中央、国务院、中央军委颁发的“中国人民志愿军抗美援朝出国作战 70 周年”纪念章，并为每位老人发放 2000 元的慰问金，共计 15 万元。

2019 年 9 月 4 日，退役军人事务涉及行政权力和职能移交给虎林市退役军人事务局。

第三节 最低生活保障

1998 年，开始实行居民最低生活保障制度。1998—2000 年，累计发放低保资金 14.43 万元，保障对象 49 户。2000 年 9 月，对全场居民最低生活保障情况重新进行详查摸底，经严格审查，对符合低保条件的 299 户家庭办理最低生活保障。

2001 年以来，农场低保制度逐步完善。2006 年，农场决定配套一部分低保金，解决应保未保的实际情况。2009 年，低保金实行社会化发放，低保金直接打入低保户的银行账户，方便低保户领取。农场严格执行低保发放程序。

2001—2010 年，五次提高标准，人均月补差额 165 元，低保金标准提高至每月 260 元，总计发放低保金及低保家庭各类补贴 590.1 万元。

2011—2020 年，民政局坚持每月与相关部门沟通、核查制度，及时了解掌握低保家庭情况，对于不符合条件的低保家庭及时进行清退，将符合低保条件的贫困家庭纳入低保。每月低保金发放前，低保名单在农场网站和公示栏进行公示，并设立监督举报电话，在公示期满且无异议后再发放低保金，做到动态管理。2019 年 6 月，民政行政权力及职能移交给虎林市民政局，农场不再审批办理低保，对原有在册的低保户仍每月进行低保金、物价补贴等补贴的发放，继续动态管理。截至 2020 年 12 月，全场低保家庭共有 153 户，193 人。10 年间，低保金共提高标准 6 次，由月人均标准 300 元提标至月人均标准 604 元，总计发放低保金及低保家庭电价、物价、取暖等各类补贴 1883.88 万元，其中低保金 1598.97 万元。2020 年 12 月 24 日，农场最低生活保障对象及其档案移交给虎林市民政局管理。

2001—2020 年，发放低保金 2189.07 万元（表 8-4-1）。

表 8-4-1 2001—2020 年低保金发放明细

年份	户数	月人均低保标准（元）	低保金（万元）
2001	199	—	28.64
2002	279	—	28.95
2003	291	—	35.36
2004	283	—	33.46
2005	284	—	33.10
2006	390	165	52.81
2007	413	165	71.81
2008	477	165	102.42
2009	489	200	102.33
2010	407	260	101.22
2011	390	300	89.28
2012	374	400	107.94
2013	361	450	190.46
2014	329	450	228.42
2015	292	500	204.80
2016	277	560	202.10
2017	251	600	201.98
2018	178	600	159.95
2019	172	600	126.05
2020	153	604	87.99
合计	—	—	2189.07

第四节 残疾人管理

八五〇农场1986年成立残疾人联合会。主要业务：为残疾人办理残疾证、为残疾人发放各类补贴、发放辅助器具、积极鼓励残疾人参加文体活动。

一、办理残疾证

1991年，根据虎林残联有关文件通知精神，为残疾人办理第一代残疾证。1994年，转换农垦系统残疾人证并建立了残疾人档案。2009年11月，农场残联统一为残疾人换发全国第二代残疾人证，并建立二代残疾人证档案。2019年6月20日，农场残联行政职能移交给虎林市残联，农场残联不再办理残疾人证。

截至2019年6月，农场持证残疾人209人，其中：肢体残疾80人，智力残疾31人，言语残疾3人，听力残疾11人，视力残疾34人，精神残疾41人，多重残疾9人。

二、发放各类补贴、辅助器具

1986年以后，农场残联先后多次协调上级残联，为小儿麻痹后遗症患者进行康复和白内障患者进行复明手术。为残疾人发放轮椅、拐杖、智能听书机等辅助器具，为肢体残疾人申请安装假肢；2008年，“残疾人事业专项彩票公益金助学活动”启动，八五〇农场子弟校8名残疾学生获得救助金共5600元。同年5月，“残疾人专项彩票公益金贫困精神病患者免费住院治疗救助”（春风行动）在农场启动，有7名精神疾病患者获得了为期三个月的免费救助；2010年“阳光家园”活动启动，为重度并丧失劳动能力的智力、精神、肢体残疾人发放一次性补贴，当年为10名残疾人发放阳光家园补贴2700元；2011年为一名肢体残疾人申请了免费手术的机会；2014年为开设盲人按摩院的重度视力残疾人李萍提供按摩床2张、牵引椅1张、电脑1台；2010—2016年，黑龙江农垦神经精神病防治院每年一次来农场为精神病患者免费送医送药；2016年，为7名住院的精神病患者发放一次性住院补贴，每人600元，共4200元。每年助残日为贫困残疾人送去慰问品、慰问金。

2011—2020年，共计发放阳光家园补贴50人次，合计金额6.36万元；为15人发放残疾人机动三轮车燃油补贴，合计金额1.63万元；2014年，根据文件要求，为农场一、二级重度残疾人发放重度残疾人护理补贴，为低保家庭中的残疾人发放贫困残疾人生活补贴，两项补贴标准均为每人每月 100 元，符合条件的两项补贴可以同时享受；2014—2020 年，共计发放 116.08 万元。

2020 年 12 月 24 日，残疾人两项补贴对象及档案（108 人，132 份）移交给虎林市民政局管理。

三、参与文体活动

1987 年 5 月十八队聋哑姑娘、共青团员莫文英，在虎林县第一届伤残人乒乓球赛中，获单打冠军，后来又在牡丹江市伤残人运动会上获得 800 米径赛第二名的成绩。

第五节　婚姻登记

1985 年以前，农场婚姻登记业务曾先后设在农场公安分局、法庭，还曾短期在虎林县杨岗镇办理过结婚登记。1985 年以后，农场贯彻“两法一例一通知”，严格依法办事，按婚姻登记工作主要职责要求办理结婚、离婚业务。1985—1996 年 6 月，共办理结婚登记 2080 对，离婚登记 420 对。1996 年 7 月，婚姻登记工作归虎林市，由市政府在农场的办事处负责。1998 年 7 月 1 日，婚姻登记工作又交回农场。1998—2003 年，农场民政局办理结婚登记 462 对，协议离婚登记 183 对，调解离婚成功 5 对。

2004 年 1 月 1 日开始，牡丹江分局东部六个农场（八五〇农场、八五四农场、八五六农场、八五八农场、云山农场、庆丰农场）的婚姻登记工作统一交由虎林市电厂民政局办理。

2020 年 3 月 18 日，因农垦改革，婚姻登记档案全部移交给虎林市民政局婚姻登记处。

第六节　殡葬管理

1986 年，开始推行火葬，改革土葬，破除封建迷信，提倡节约、文明办丧事。当年全场平坟 899 个，无主坟 91 个，起尸火化 26 具，当年死亡火化 27 人。为存放骨灰和方便亲人纪念，农场设立了临时祭祠堂。

1993 年 10 月，农场投资 19.34 万元，筹建占地 2100 平方米、建筑面积 467 平方米的殡仪馆，由专人管理。其中骨灰寄存室287平方米，祭奠堂120平方米，假棺室、看管室60多平方米，配齐了焚烧炉等一系列殡葬服务设施。农场1996年4月被评为鸡西市“殡葬改革先进单位”。截至2000年末寄存骨灰344盒，火化率100%。

2009年，根据《黑龙江省殡葬管理规定》，农场对第五管理区第二十作业站北山包墓地进行了迁移，共迁移坟墓58个，补贴墓主迁移费2.9万元。同年，由聂卫国个人承包建设殡仪服务中心，殡仪服务中心位于农场场部天堂路北段西侧，建筑面积324.82平方米，该服务中心集太平间、休息室、纸花店、运尸车、告别大厅于一体。殡仪服务中心接受农场民政局的监督管理，殡仪服务中心的建成进一步规范了农场的殡葬管理。2019年7月1日，殡仪服务中心经营人变更，由李桂兰承包经营，经营期限两年半。到2020年，寄存骨灰盒780余盒。

第五章　习俗　风尚

民俗既是一种社会意识形态，也是一种历史悠久的文化遗产。农场秉承保护、传承和创新的精神，丰富民俗内容、形式，适应现代经济社会。通过精心策划把民俗节日庆典活动提升为精神生活。每年春节举办春节联欢晚会、初二开展大观园，农历正月十五举办秧歌表演和灯展活动；2018 年增加了农民丰收节、花卉展等，吸引众多的职工群众参与。

第一节　习　　俗

生活习惯是人们随着不同的地位和日常生活中长期形成的，它随着社会的进步和生产的发展而随之发生变革，农场初建时期有少数老居民，在逢年过节时还供神烧香，后来便逐渐停止。

一、方言

建场前这里人烟稀少，寥寥无几的星点住户，来自辽宁的东沟县（现东港市）和热河的赤峰、围场等县，以及很久前从山东等省闯关东来的居民，没有统一的标准方言，有一点就是人们所说的东北“臭咪子”的这“嘎嗒”那“嘎嗒”比较普遍。

1954 年下半年以后，铁道兵转业官兵和河南管教支队的到来，使山东、河南、四川口音成优势语言。

1958 年全国大批转业军官和 1959 年山东青年的来场，口音就成了语言的大会合。

1963 年以后，北京、天津、上海、宁波、哈尔滨等大中城市的知识青年陆续来场，语言就更加多样，谁也无法统一为一个方言。

随着教育事业的发展和学习汉语拼音的普及，现在除了部分老职工还保留一定的原籍口音外，青年人和学生都学习普通话，过去一些方言土语逐步被淘汰。

二、民间节日

建场至今，农场居民最注重过的民间节日是春节、元宵节和中秋节。这些节日除农场安排些活动外，家家户户都要欢聚庆团圆。

春节：农场一般在春节到来前，进行拥军优属、拥政爱民活动。邀请地方市、乡、镇政府及农场附近单位领导参加的“友邻座谈会”；请农场的民主人士、非党知识分子、农场的市政协委员、起义投诚人员、港澳台属、少数民族等代表参加“统战人员座谈会”；召开离退休干部代表座谈会；走访慰问农场的军烈属、革命残废军人；看望并救济贫困家庭；带慰问品看望离退休人员；到医院看望节日期间住院的病人；举办春节文艺晚会或召开春节联欢会；每年年三十家家户户贴春联、贴“福”字。正月初二举办春节大观园游戏活动。几十年来，人们守岁，全家在一起娱乐、唠家常、看中央电视台“春节联欢晚会”，已成为欢度新年的主要风俗。

元宵节：春节过后，正月十五为元宵节，亦称上元节。过元宵节的显著特征就是家家吃元宵（也叫汤圆）、煮鸡蛋、观花灯。1998 年起，农场连续十多年举办秧歌表演、灯展、猜字谜活动。

中秋节：中秋节家家户户喜庆团圆，吃月饼、吃西瓜，晚上赏月。从 2018 年开始，农场举行农民丰收节活动，庆祝丰收，庆祝国庆节、中秋节。

三、喜庆

建场初期，由于人员来自五湖四海，结婚没有固定习俗，不讲究什么仪式，一般由单位组织，领导参加，亲朋好友相聚庆贺吃喜糖、瓜子，表示庆贺，气氛大方热烈。到 20 世纪 70 年代，开始请客送礼，一般结婚都要办几桌酒席，有的办十几桌。亲朋好友要送礼品，有暖瓶、被面等，后发展到送五元、十元多到几十元的现金。20 世纪 80—90 年代，结婚方式有所不同，旅行结婚开始兴起，经济较富裕的借蜜月之机，到上海、北京等大城市去旅游，亲朋送礼品、礼金几十元、上百元。2000 年以后，到饭店订婚宴，找司仪举行仪式，祝福婚姻美满，亲朋好友送红包。有的家庭经济条件好，双方到大城市、国外旅行。

婴儿出生、周岁时过生日是喜事，一般设家宴庆贺，也有的亲朋好友登门祝贺，购买小童服、小毯子、红包相送。

老年人过生日祝寿。子女们要为老人提前订购蛋糕，举办家宴，祝贺老人健康长寿。

四、丧葬

建场至20世纪80年代，本地人去世一直沿袭祖先土葬、留坟、立碑的传统习俗。凡是农场职工或家属死亡，单位领导和工会组织都牵头操办丧事。不论干部、工人或家属，死后都要送花圈。有以单位组织名义送的，有亲属和好友送的。亲属都要戴黑纱，要守灵，一般是单日出殡，有的停尸3天，有的5天。如果死者的父母在世，一般要当天出殡。守灵、出殡时都要烧纸。高龄老人去世算喜丧，出殡时还要放鞭炮。参加出殡的除亲属外，有死者生前好友、单位领导和同事、邻里等人。开追悼会时，一般由单位领导或有关人员主持或致悼词。

1986年，农场贯彻地方政府有关殡葬改革的文件精神，改土葬为火葬后，本地人去世，人们都自觉进行火化。为了方便骨灰存放和亲人纪念，1986年农场设立了祭祠堂。20世纪90年代初，根据上级文件精神，丧事从简，不开追悼会。单位领导协助料理丧事，做好安抚工作。一般只是送花圈，领导和亲朋好友向遗体告别或向遗像告别。1993年农场新建了占地2100平方米，建筑面积为467平方米，集存放骨灰、祭奠（烧纸等）于一体的并由专人管理的殡仪馆。存放骨灰的亲人清明时节可按死者属相到专门祭奠间去祭奠、烧纸。职工去世，农场要按国家规定给予丧葬费。

实行殡葬改革后，丧事办理仍按民间习俗进行，变化最大的是由过去的土葬改为火化。截至2020年，农场火化率100%，火化后的骨灰要进行安葬或寄存于农场殡仪馆骨灰寄存室。

第二节　风　　尚

良好的社会风尚是农场的名片，社会风尚的高质量为农场发展打造潜能。多年来，农场党委广泛开展先进典型选树活动，把道德模范选树、学习活动作为培育和践行社会主义核心价值观的重要载体，打造见贤思齐的群体榜样。

一、见义勇为

（一）水中救人的温宝军

1985年10月的一天下午4时30分，八五〇公安分局凉水派出所温宝军等3名民警，与往日一样，在辖区内进行巡逻，当他们走到距个体户谢光辉家的鱼池20米处时，发现划船在鱼池中心喂鱼的谢光辉，由于抛撒鱼食用力过大，致使身体失去平衡不慎落入水中。温宝军听到呼救声，把帽子往旁边一扔，连警服都来不及脱，就跳入很寒冷的水中，朝着谢光辉落水的方向奋力游去，把谢光辉托出水面游回岸边。谢光辉脱险了。事后，谢光辉要重金酬谢温宝军，被温宝军谢绝了。农场表彰了温宝军舍己救人的精神，团组织授予他“农场优秀共青团员”；总局为他记三等功一次。

（二） 挺身迎险的张利军

1990 年 12 月 28 日，农场法庭助理审判员张利军去管局执行公务，突遇 2 名手持铁棒、镰刀的歹徒，张利军见势，挺身而出，制止了歹徒行凶，并将 2 名歹徒押送到当地公安机关。张利军受到农场党委通报表扬；农垦中级人民法院给他记三等功一次，发奖金 100 元。

（三） 勇斗歹徒的张义夫

1991 年 3 月 10 日清晨，二队职工张义夫夜班烧锅炉还没下班，突然发现 1 人走来，一看是一个陌生人，来人说天气冷，找屋暖和暖和，并提出要些吃的。张义夫马上警觉起来，于是一番盘问，陌生人表现神色紧张，仔细一看衣服不显眼处还有血迹。当张义夫指出他不是好人，表示要报告时，陌生人就拿出刀子要行凶，张义夫与陌生人扭打起来，并夺下刀子。张义夫高大魁梧，矮小精瘦的陌生人便使出了全身劲，拼命反抗。双方搏斗了一阵，张义夫终于抓获了企图行凶的陌生人。押送到队治安员那里，治安员赵建峰立即与农场公安分局联系。原来，此人是一个流窜作案的犯罪嫌疑人，于当天早上二三点钟下火车，叫开在糖厂区域内的清云食杂店的门，将睡觉看店的男店主用刀刺伤，慌忙逃窜，又到二队作案。张义夫勇斗歹徒的行为，受到了群众的称赞，农场给予了表彰。

（四） 协助破案的张洪星

张洪星是一名退休干部，是农场第二居民委支部委员，是义务巡逻队队长、便民服务组副组长、民事调解领导小组副组长。他退休不退志，积极协助社区居民委组织开展各项活动，义务组织和带领社区志愿者成员日夜坚守在“保一方平安，促一方和谐”的第一线，经常深入场部重要场所和居民区，进行防范知识的宣传教育和对外来人员的查询，随时掌握外来人员的动态。2008 年 5 月 23 日晚 8 点，鸡东县有一重大盗车团伙流窜到场部准备作案时，被正在义务巡逻的张洪星发现，并及时通报场公安分局，协同公安人员将该团伙成员全部抓获。该案的成功破获，受到了农场、分局、总局及省公安部门的一致好评。

二、助人为乐

（一） 路遇车祸， 主动相助的任传举、 王德发

1991 年 3 月 27 日下午 5 时许，农场检察室任传举、王德发从生产队驱车回场部时，突见一辆汽车翻在公路上。他们停车一看，原来是吉林省白河农场的车，司机头负重伤。此情此景，不能犹豫，救人要紧，他们立即将那位受伤的司机送往农场职工医院，并联系抢救治疗。同时又与保险公司取得联系，并随保险公司一起去现场，将车拉回场部。任传举又到邮电局给吉林白河农场发电报。这时，已是午夜了。感动得三位素不相识的白河农场人直说："今天在这里，遇到救星了。"

（二）热心公益活动的邹天吉

邹天吉，八五〇农场第十一管理区一名退休党员。每年在管理区生产的大忙季节，他都义务担当治安巡逻员，认真排查外来人口，检查过往车辆。在管理区基本建设施工中，他担任起义务监理员，每天起早贪黑忙碌在施工现场，各环节都亲自过问，每个基建用料过程亲自检验，多次拒绝施工方吃请，保证了施工质量。管理区新区建成，职工群众入住后，由于工期时间短，下水没有通到指定的位置，附属设施不完善，污水井每个星期抽一次，邹天吉主动担当抽污水工作，他不怕脏、不怕累，不计报酬。在 2011 年管理区实施铺种草坪、栽种鲜花和绿化树木工作过程中，他每天都义务参加劳动，并用自家的四轮车往场地运送回填土。在他接影响下，参加单位党支部组织的各项公益活动党员越来越多。

三、拾金不昧

七队女职工生菊英回北京探亲期间，1986 年 12 月 15 日晚乘坐 23 路公共汽车时，在车内发现一个手提包无人认领。内有美元支票 5000 元，3000 美元现金，外汇券 400 元，还有护照及中外签订的经济合同等。生菊英当即将手提包交北京宣武公安分局。经查系沈阳国际公司杨凤祥所失。事后，北京宣武区（现已并入西城区）对生菊英拾金不昧的高尚品德通过《北京晚报》给予了赞扬。农场给生菊英记三等功一次。

四、乐于奉献

（一）优秀的第二代北大荒人王志重

1987 年 8 月麦收，糖料作物学研究所青年收获机车长王志重，驾驶 1075 收获机，先后转战三个单位。在多雨、多草、地陷的困难条件下，共收割小麦 5155 亩，占全场麦地面积的 3.14%。在二十九队，他一台车收割 4610 亩。他一台车的作业量占该队 8500 亩的 54.2%，比该队早作业 10 天的 4 台收割机作业总量还多 720 亩，比同类型车多收 2000 亩。平时，他钻研业务，对机车了如指掌，操纵得心应手；他组织纪律性强，急需支援时，接到命令，连夜赶到；他不畏艰苦，从不计较生活和工作条件；他早晨4点就起身保养机车，夜里直收到下露为止。他的车两次在烂泥地掉轨，他连夜抢修；他注意质量，比同时作业的车组损失低3%～5%，全期累计少损失2.5万公斤粮食。农场场长热情赞誉他是“优秀的第二代北大荒人”，农场党委书记亲自为他披红挂彩！他的车组和他本人都荣立三等功，并破例为他晋升两级工资。

（二）大爱无疆孝敬老人的陶恭喜

在农场第二管理区第八作业站，陶恭喜三十多年如一日伺候叔公霍振兴老人的感人故事，一直在农场传颂。没有血缘关系，义无反顾照顾叔公几十年。虽然她没有美丽的外表，但是她有一颗最美丽的心灵。霍振兴1958年投奔亲属来北大荒参加开发建设，由于思想觉悟高，他什么脏活累活抢着干，几年下来落下了腰肌劳损、类风湿等疾病，老人终身未娶妻生子，到了六十来岁，生活已不能自理，无人照顾。当时的领导便找到霍振兴老人的侄媳妇，让她义务照看她叔公。按说不是直系亲属，陶恭喜完全可以找到许多理由拒绝连队领导的要求，但她没有这样做，而是默默地将霍振兴老人接回到了家里，这一接就是几十年，接出了几十年的真情与责任。1986年陶恭喜的老伴去世，叔公年龄大，有多种疾病，她自己退休工资不高，陶恭喜为了给叔公买药、买营养品，退休后她干计件活时不顾自己身体有病，一个人干两个人的工作量。1992年，陶恭喜的叔公霍振兴年事已高，冬季大雪过后，老人突然病重，她在大雪里来回走了十几个小时到场部医院给老人买回特效药，使老人的病情得到了有效控制和好转，而她自己却累得在炕上躺了三天才缓过劲来。一个人做一件好事容易，但几十年如一日做好事难，陶恭喜老人用实际行动诠释人间的大爱无疆，这种无怨无悔的精神，传承中华民族孝敬老人的传统美德，展现了北大荒人无私奉献的精神。慈善感动社会，付出总有回报。2013年10月陶恭喜荣获“第四届全省道德模范”，2020年荣获“第二季度龙江好人”。陶恭喜，用无限的爱，演绎着最朴实的人间真情。

（三）义务维修能手李艳宏

李艳宏是八五〇农场第七管理区的一名普通职工。管理区新区建设初期，家家户户都实现了统一上下水和供暖。职工群众的居住条件大幅度改变，但随之而来是各种维护问题。李艳宏自己花了一千块钱买了套通下水的工具及附属设备，无论什么时间，不论谁家出现水管断裂、马桶堵塞、暖气漏水等问题，只要一个电话打给他，他就会带上将近10千克的工具赶到居民家义务解决问题。李艳宏还是机械维修的能手，管理区的职工农户在机械上出现问题解决不了，都愿意找他帮忙，不论多忙他都第一时间帮助修理，管理区的健身和体育器材，他每年都义务的帮助检修，保证了器材的安全。他还是管理区志愿服务队的队员，李艳宏经常笑着说："有事您说话。"他就是这么一位朴实、平凡的人，一件小事、一句简单的话语却流露着人间真情，温暖着人们的心，弘扬着正能量。2012 年他被评为农场第二届星城好人。

（四） 志愿打拐寻亲助力团圆的孙鲁豫

孙鲁豫，1987 年 1 月 16 日出生，在八五〇派出所工作。2016 年以来，在完成本职工作的同时，她积极参加公益寻人活动，志愿打拐寻亲助力团圆，以民警志愿者的身份为群众提供帮助。她志愿参与寻人 3 年多，经她参与协查案例达 30 余例，并 6 次自费赴被寻人所在地核查情况，整理各类寻人线索 3000 余条。因她在寻人工作中积极主动、表现突出，先后 6 次被中央广播电视台总台综合频道《等着我》栏目提名感谢，栏目组专门寄来了感谢信。并 3 次被央视栏目组邀请到现场参与录制。团圆对平常的家庭来说，只是一句简简单单的祝福，但对于失散的家庭来说，却是一个遥不可及的梦，这也是督促她继续坚持下去的动力。

五、孝老爱亲

（一） 照顾孤寡老人的王文玉

王文玉，是农场第九管理区第二十二作业站职工。多年以来对工作兢兢业业，任劳任怨，家庭和和睦睦、相濡以沫。在管理区是让人羡慕的好丈夫、好父亲。而最难得是王文玉多年如一日的照顾孤寡老人。在外人眼里，他们非亲非故，长年照顾一个行动不便，又无经济后盾的老人，让人十分不理解。有人说他傻，自己的生活条件不好，还添个"累赘"，而王文玉只是淡淡一笑。二十年前，一次偶然，王文玉看见孤寡老人李老，在屋里因腿脚不便摔倒在地，挣扎几下都没起来，王文玉赶紧扶起老人，这时让王文玉产生义务照顾老人的想法，并一照顾就是十几年。在这十几年中，他把老人当作自己的父亲，老人爱吃什么，他就让爱人做什么，老人换洗的衣物，也是老王清洗干净后再给送过去。尤其是冬天，老人无法自己取暖，老王干脆把老人接到自己家中，连队住房条件有限，本来就不宽敞的房子，就更加拥挤了，可老王还开玩笑地说，挤挤暖和。十多年了，老王从年轻也慢慢变老，很多人劝王文玉别管了，一说到这，平时十分内向的老王，却红着脸说："帮人帮到底，我要给老人送终。"老人一提到他就热泪盈眶，言语不多，但足以看出对老王一家的感激。看似简简单单，没有轰轰烈烈的事迹，折射出人间的真情大爱，老王就是这样的人。

（二）尽心尽责照顾婆婆的吕玉娟

吕玉娟，是农场第三居民委环卫女工。人人都说婆媳关系难相处，她却和婆婆亲如母女。婆婆年纪大了，患有很多疾病，腰椎间盘突出、骨质疏松症、肠梗阻、白内障、高血压等，婆婆在卧床不起时，她就忙前忙后的为婆婆端水送药，帮婆婆梳洗、擦身、按摩，尽量缓解婆婆的病痛。婆婆需要灌肠的时候，她天天陪伴着婆婆，床前床后的伺候。过年的时候，婆婆还在住院，她就包饺子送到医院，和婆婆一起在医院过年，陪婆婆聊天说笑，给婆婆精神动力，让婆婆觉得和在家里过年一样，忘记疾病的疼痛。这期间她不曾有过一句怨言，一直尽心尽责的照顾婆婆，经她无微不至地照料，婆婆终于战胜病魔，健康起来。2012 年 3 月，被授予总局级“五好文明家庭”。

中国农垦农场志丛

第九编

人　物

本编收集了建场以后各时期各方面的代表人物，依次列入传记、传略、简历、表（名）录章节中。

传记，列入已故的卓有贡献的老红军干部。传略，列入对农场有突出贡献的代表人物。

人物简介，在农场工作过的红军干部、战斗英雄、一等以上功臣获得者；省劳动模范、省五一劳动奖章、省道德模范、总局特等劳动模范获得者；烈士。

表（名）录，列入农场领导更迭、三级制时期分场领导更迭；在农场工作过的抗日军人；总局级劳动模范；国家及省级先进；省、市、县人民代表大会代表、政协委员。

第一章 人物传记 传略

人物传记，列入已故的卓有贡献的老红军干部 3 人：余友清，湖南省慈利人，1934 年参加红军，1935 年入党。曾任铁道兵第五师副师长。1955 年 1 月创建八五〇部农场并任场长。黄振荣，陕西省西安人，1931 年 12 月参加红军，同年底入党。1955 年率部来垦区，后被任命为铁道兵八五〇部农场副场长。曾纪银，湖北省红安人，1930 年 5 月参加红军，1934 年 12 月入党。1958 年转业任八五〇农场副场长、党委副书记。

人物传略，列入对农场有突出贡献的代表人物——杨淑云，女，1954 年 10 月转业到垦区，八五〇部农场六人筹建小组成员之一。

第一节 人物传记

一、余友清

余友清原名周光元，1905 年 1 月，生于湖南慈利县岩泊渡赶舟湾一个贫农家庭。1934 年参加工农红军，1935 年入党。在第二次国内革命战争时期，历任红二方面军四师十团二营四连战士、班长、排长、司务长和二营营部管理排长。抗日战争时期，历任八路军绥远骑兵支队副大队长、大队长、副支队长（即副团长）。解放战争时期，历任第一野战军十九师五十五团副团长、团长，五十六团团长。新中国成立后，历任十九师副师长、铁道工程兵第五师副师长、志愿军铁道兵五师（八五〇五部队）副师长。从朝鲜归国后，历任铁道兵八五〇五部队副师长、铁道兵八五〇部农场场长、铁道兵农垦局八五〇农场场长、牡丹江农垦局八五〇农场场长。

1934 年 10 月，贺龙、任弼时领导的红二方面军（当时叫红二、红六军团），来到湖南一带进行反围剿运动战。当时红军占领了慈利、桃源等县，声势很大，穷人奔走相告，余友清便沿着澧水去投奔红军。他越过了几道白匪封锁线，终于找到了红军队伍。

1935 年，他参加了红二方面军在湖南进行的几场著名战斗，即陈家河、中堡、板栗圆等战斗。1936 年 10 月，红一、红二方面军会师甘肃后，部队开赴抗日前线，他参加了山西忻口大战。解放战争初期，他参加了绥包战役；1946 年，参加了晋绥、集宁、大同战役。1948 年，他在一野十九师五十五团、五十六团任团指挥员时，参加了扶郿战役和南下解放四川的战役。在长期革命战争中，余友清成长为一名能冲锋陷阵又能指挥和敢于打硬仗的指挥员，在战斗中曾三次负伤。1954 年，受王震司令员之命，率勘察队进入垦区选点办农场，1955 年 1 月，创建八五〇部农场并任场长。1955 年，党和国家授予他三级“八一”勋章、“独立”勋章和“解放”勋章，并授予上校军衔。1956 年，他多次带领先遣队深入密、虎、宝、饶一带，踏荒勘察，“以场扩场”，为创建八五二、八五三、八五四、八五八等场做了大量准备和支援工作。在“三年困难时期”，他积极组织生产自救，亲自抓代食品制作，打鱼、打猎、采集食用山产品以补口粮之不足。在每天降到四两粮的困难时刻，他坚持在大食堂和职工一道吃糠咽菜，直到病重咳血。1960 年 12 月，《中国青年》杂志刊登了介绍余友清事迹的特写《北大荒的老红军》。1963 年任东北农垦总局虎林分局局长。1965 年离开垦区到湖南长沙市休养。

1978 年 11 月，余友清逝世，湖南省委组织了“余友清治丧委员会”，向各地有关单位发出了讣告，在长沙老干所开了追悼会。在悼词中回顾了余友清参加革命 40 余年的历程，认为余友清“忠于党忠于人民，在革命战争中，英勇顽强，在历次政治运动中立场坚定，旗帜鲜明，坚持党的原则，遵守党的纪律，以身作则，严于律己，对革命工作忠心耿耿。作风正派，襟怀坦白，光明磊落，大公无私。生活简朴，对人诚恳，团结同志，联系群众，保持和发展了党的优良传统和作风。为党和人民做出了应有的贡献，为共产主义事业贡献了自己的一生”。

二、黄振荣

黄振荣，1915 年 6 月出生，陕西省长安县（现西安市长安区）人，1928 年参加了国民革命军西北军，开始在冯玉祥将军的卫队旅担任警卫。1930 年 12 月，卫队旅改编为国民革命军第 26 路军 74 旅。1931 年 12 月他随军起义加入红军，同年底加入中国共产党。

1932 年，江西赣州战役中，他勇敢作战，身负重伤。之后，他被提升为中央红军湘赣军区电台副排长。长征时黄振荣任红六军团五十一团参谋，四渡赤水，他机智果断，出色地完成了任务。1936 年 2 月，他被任命为营长，后进入延安“抗大”太原分校学习。

1937 年，卢沟桥事变发生后，中共中央为促使阎锡山部队抗日救国，派黄振荣等五人到山西太原“决死纵队”工作，黄振荣任决死一纵队教官。后经薄一波周旋，黄振荣和李成芳二人担任了晋绥军营长。1940 年，在山西关家垴，日寇与晋绥军展开激战，黄振荣身负重伤，被俘关进监狱，曾一度和党组织失去联系。1941 年，黄振荣逃脱虎口回到部队，太岳军区党组织经严格审查，做出了结论，恢复了他的工作。

1943 年，黄振荣奉上级指示，护送丁玲等文化人去延安。在延安，黄振荣见到了朱德总司令。朱总司令把一块麻将牌锯成两节，一半自己留下，一半给黄振荣刻图章以纪念。

1945 年，经太岳军区党组织严格审查后，10 月恢复了他的组织生活。1948 年 12 月，“铁道纵队”成立，中央军委任命他为中国人民解放军铁道兵团第四支队副队长兼参谋长。1949 年 12 月，黄振荣率部抢修山海关铁路并立大功一次。1951 年，任铁道兵三师副师长，率部入朝，在抢修大同江铁桥中又立大功，荣获朝鲜民主主义人民共和国二级国旗勋章和二级自由独立勋章。1953 年 1 月，被任命为铁道兵第三师代师长。回国后，率部抢修鹰厦铁路。

1955 年 9 月，黄振荣被授予大校军衔，后奉王震将军之命率部来垦区，任命为铁道兵八五〇部农场副场长。1956 年 3 月，率领小分队到宝清以东地区踏查荒原，选定建场地址，筹建八五二农场并扩建了八五三、八五五农场。1958 年 5 月，农垦部任命黄振荣为八五二农场场长。

1968 年 2 月，黄振荣因脑出血逝世。1979 年 2 月 20 日，中共八五二农场委员会作了“关于给黄振荣平反昭雪的决定”，召开追悼大会。1985 年，中央军委重新审查黄振荣被俘历史问题，予以平反。

三、曾纪银

曾纪银（原名继银），湖北省黄安县（原河南新县）人。1917 年 9 月出生于黄安县子仁区第一乡曾岗村一个贫农家庭。1930 年 5 月参加工农红军，1931 年 4 月参加共产主义青年团，1934 年 12 月加入中国共产党。

曾纪银出身贫苦，参加红四方面军后屡立战功。

在第二次国内革命战争时期曾纪银历任十师二十九团三连战士、十一师三十三团通讯员、十一师师部通讯副班长、红三十军军部学兵连连长、通讯连指导员、三十军八十九师二六七团五连连长。由于张国焘的反党活动导致长征中西路军（包括红三十军）失败，经指战员浴血奋战只有一千人突围，辗转战斗从祁连山到了新疆。曾纪银随部队到新疆后任班长、排长。1936 年在西路军高台血战中立功，红三十军军部授予他“战斗英雄”；1937 年 1 月西路军红三十军在甘肃永昌众寡悬殊的浴血战斗中，曾纪银因作战勇敢，在《红军报》上受到表扬。

抗日战争时期在淮北新四军历任副营长、营长。1940 年在新四军六支队（师）任副营长时，政治部授予他“战斗英雄”奖章；1941 年在新四军四师三十三团任一营营长时，师政治部授予他“模范党员”。

解放战争时期历任三野九纵队七十九团一营营长、二纵队五师警卫营长、淮北军区睢县总队副总队长、皖北宿县军分区独立团副团长。1949 年在安徽宿县独立团任副团长时，因剿匪、生产成绩好，被军分区评三等功一次。

1952—1954 年，调安徽省公安部队任大队长、团长，河南省商丘县预六师副师长。1954 被省军区评三等功一次。

1957 年在商丘率部队防洪立功，在当时的《人民日报》报道中受到表扬。同年 6 月，党和国家授予曾纪银三级“八一”勋章、“独立”勋章和“解放”勋章。

1958 年，红军老战士曾纪银，身带战伤（三等甲级残疾），响应党中央毛主席的号召，率领部队转业官兵，集体开赴北大荒垦荒前线。来北大荒后，1958—1962 年任三级制八五〇农场副场长、副书记、五分场场长，1963 年调农垦部实验农场任场长兼党委书记。1965 年调新疆生产建设兵团，历任新疆生产建设兵团农一师一管处、塔管处副处长、农一师副参谋长。1975 年任新疆阿克苏地区农垦局局长、党委书记，1979 年任阿克苏地区行政公署副专员。1983 年 1 月离休。1998 年 7 月 16 日因病在阿克苏市逝世。

第二节　人物传略

杨淑云

杨淑云，女，1927 年 9 月生于四川省绵阳市，1948 年毕业于四川大学农学院，1950 年 10 月参加中国人民解放军铁道兵，任第五师文化教员，1954 年 10 月，随铁道兵副师长老红军余友清一起，到北大荒创建军垦农场——八五〇农场。

杨淑云是开发北大荒最早的女垦荒战士，也是 1954 年建场时唯一的知识分子、科技工作者。在创建八五〇农场时，她是六人筹建小组成员之一。几十年来，她生活坎坷，历尽艰辛，曾冒着风雪严寒，踏查荒原，披荆斩棘，开荒建点。1958 年，其爱人被划成“右派”，不久含冤而死。自己也因在初中时参加过“三青团”被戴上“历史反革命”帽子下放劳动，在历次政治运动中累遭批斗，但这一切没能把这一个身单力薄的女子打垮。她带着三个幼小的孩子，一边尽着母亲的义务，一边尽着社会的职责，战胜一个又一个困难。她相信党，热爱边疆的垦荒事业，珍惜用自己血汗和泪水书写的历史。在漫长的逆境中，始终是生活的强者。

中共十一届三中全会以后，经过拨乱反正，杨淑云背了二十多年“历史反革命”的包袱终于彻底卸掉了，得到了党的信任。1983年11月经农场党委批准吸收她为中共党员，她多年的夙愿终于实现了。

1979年，她担任农场中学外语教员兼任外语组长，为了提高教学质量，她摸索出“归纳记词法”和“演绎背诵法”的经验，对提高学生外语成绩，增加考入外语专业学生人数，做出了很大贡献。

1979年以后，杨淑云先后被评为优秀教师、先进工作者、牡丹江市优秀党员、牡丹江管局劳动模范和省劳动模范。

1982年，由于她工作劳累，加之患有严重冠心病和白内障，她不能再继续从事教学工作。经领导安排，她开始编写场史和参加三江开发工作，负责主持与东北农学院协作的“黑豆果种、加工、生产体系的研究”课题，取得了显著成绩。

第二章　人物简介

建场元老（老红军干部）：许成余、阎斌、傅传友。

战斗英雄及一等功臣：钟天铎、张一千、张志甫、庞宝锁、崔文学、李振仁、田墨林、孙荣田、陈治国。

省级劳动模范：田振友、刘月汉、金芬燕、杨淑云、赵顺才、王德胜、付玉勇、董元民。

省“五一劳动奖章”：赵松英、安丰弟。

省道德模范：陶恭喜。

总局特等劳动模范：赵圣全、王德胜、李顺、郑绪凯。

烈士：詹宏开、马义文。

第一节　建场元老

一、红军干部

许成余，1915年出生，四川仪陇县将军乡人。1933年7月在仪陇县参加红军，1936年加入中国共产党。1935年10月到达陕北在延安中央警卫营当战士。1950年2月调中央警卫团后勤处任副处长。1957年，分配到中央警卫师医院。1958年2月，转业来北大荒分配到八五〇农场任面粉加工厂主任。1959年被评为牡丹江农垦局先进分子，出席了省和全国复转军人积极分子代表大会。1961年调农场医院任院长，1962年3月调海南岛农垦局三亚农垦医院任院长。1969年11月调广东省海南岛广州军区生产兵团第三师后勤部任副部长，1974年10月成立广东省通什农垦局任副局长。1988年逝世。

阎斌，1918年5月出生，山西省汾县人，中学文化程度。1937年4月参加红军，1938年3月加入中国共产党。曾任铁道兵五师政治部主任、师政委。1954年率部队到虎林地区筹建农场，1955年1月任八五〇部农场党委书记。1956年6月调离垦区。

傅传友，1913年出生，江苏省江都人。1933年2月参加红军，1938年1月入党。

1958年9月至1961年2月任八五〇农场副场长。1961年调离垦区。

二、战斗英雄及一等功臣

钟天铎，1924年1月出生，湖北人，1949年2月参加工作，1950年8月入党。曾任黑龙江生产建设兵团四师三十六团八连指导员。1949年10月至1950年6月在湖北剿匪中立大功两次、三等功一次。1951年被湖北恩施军分区授予“八一”二等战斗英雄奖章。

张一千，1916年出生，山东省莱芜市（现莱芜区）人，初中文化程度。1939年1月参加八路军，同年8月入党。1941年获“战斗英雄”称号。到垦区后曾任八五〇农场党委书记，虎林农垦分局副局长，1977年11月任牡丹江管理局副局长。1981年8月离休。

张志甫，1918年2月出生，江苏省新沂县（现新沂市）人，1944年4月参加工作，1945年9月入党。1961年任八五〇农场三分场党委书记。1951—1953年，立一等功一次，立三等功两次，1953年授予“朝鲜三级国旗勋章”，1952年、1956年两次到北京参加群英会见到毛主席。

庞宝锁，1928年出生，河北省黄骅县（现黄骅市）人，初中文化程度。1947年1月参加人民解放军，1948年3月入党。历任战士、班长、排长、连长。解放战争中曾立一等功一次，二等功一次，三等功四次。1958年转业到八五〇农场，历任副队长、副场长、党委副书记，1977年调任北兴农场场长，1979年任八五八农场党委书记。1983年调回八五〇农场任顾问。1988年离休。

李振仁，1931年出生，吉林省舒兰县（现舒兰市）人。1947年10月参军，1946年8月入党。曾任班长、队长、干事、指导员等职。在辽沈、平津、渡江等战役中立大功三次。1958年4月转业到垦区，历任指导员、科长、营长、厂长、农场党委副书记等职，1977年任八五〇农场党委书记，1981年4月任牡丹江管理局副局长、党委副书记、农工商联合企业公司副经理。1988年2月任调研员。

崔文学，1927年出生，吉林省洮安县（现洮南市）人，小学文化程度。1947年10月参加中国人民解放军，1948年6月入党。历任战士、班长、排长。1949年立大功一次。1958年转业到八五〇农场，曾任采购员、生产参谋、信访办科员。1983年7月担任调查员。

田墨林，1926年出生，河北省廊坊市人。1948年12月参加中国人民解放军，1950年3月入党。历任副班长、助理员、学员。曾立三等功两次，集体二等功一次，解放海南岛战役中立大功一次。1958年转业到八五〇农场，曾任秘书、指导员、信访干事、办公室副主任等职。被评为管理局、总局先进信访干部各一次。1986 年调离垦区。

孙荣田，1927 年出生，吉林省浑江人，大专学历。1947 年 2 月参加中国人民解放军，同年 8 月入党。曾任班长、排长、团政治处主任等职。在抗美援朝中立一等功一次。1958 年毕业于石家庄高级步校。1968 年任兵团三十六团政委，1972 年任三十五团政委，1977 年 2 月任庆丰农场党委书记。1988 年 3 月离休。

陈治国，1923 年出生，江苏省阜宁人。初中文化。1941 年 8 月参加新四军，同年 12 月入党。曾任指导员、作训科长、武装部副部长。1949 年在解放平津、武汉战役中立集体一等功一次。1969 年 12 月任兵团三十八团副团长。1976 年 10 月调回原部队。

第二节　模范人物

模范人物中收集了：省级“劳动模范”、省“五一劳动奖章”获得者、省“道德模范”及总局“特等劳动模范”等先进人物。

一、省级劳动模范（按获得时间排序）

1. 田振友，1929 年出生，内蒙古自治区宁城县人，中专文化程度。1949 年参加中国人民解放军，同年加入中国共产党。历任班长、排长。1958 年转业到八五〇农场，历任农工、队长、指导员，卫星糖厂党委书记，八五〇干校教导员等职。在部队时曾荣立三等功 2 次，小功 1 次。到农场后，多次被评为农场、管局、总局先进工作者和劳动模范。1973 年 3 月荣获黑龙江省劳动模范，出席了 1973 年黑龙江省劳模代表大会。1990 年离休。

2. 刘月汉，1942 年出生，山东省莘县人，1959 年 9 月支边来农场参加工作。1964—1979 年在三十六团工作，历任农工、拖拉机手、车长、副连长等职。1969 年加入中国共产党。1973 年在连队大搞技术革新，制成电焊机、发电机、钻床、弹簧锤等 29 项工具，除满足本队机修、零件加工外，还支援了兄弟连队，节约资金 7000 余元。1971 年、1972 年分别荣立三十六团三等功、二等功各一次；1973 年 3 月荣获黑龙江省劳动模范。出席了 1973 年黑龙江省劳模代表大会。1979 年 2 月任八五〇农场东沟林煤场副场长。1984 年煤场解散后，在八五〇农场十队退居二线。2002 年 10 月退休。

3. 金芬燕，女，1950 年 1 月出生，浙江省萧山县（现萧山区）人，大专文化程度。1968 年 8 月从上海支边来农场工作，中共党员。历任班长、教师、场直小学副校长。

1970—1979 年曾多次被授予“先进教师”。1973 年 3 月荣获“黑龙江省劳动模范”，并出席了黑龙江省劳模代表大会。

4. 杨淑云（见人物传略）

5. 赵顺才，女，1939 年 10 月出生，河南省驻马店市人。1962 年，毕业于北京农业大学农学系，同年 10 月由国家统一分配来八五〇农场五分场科研所任农业技术员，赵顺才在北京农业大学教授孙渠指导下，一直在农场从事改良白浆土试验。由于她坚持不懈的辛勤实践，终于选出了适宜本地种植的四个绿肥品种，并研究了相适应的栽培方法和绿肥改土效果，取得了显著成效，在全场推广。写论文十篇，对这方面的研究工作做出一定贡献，1978 年被省政府和省科委授予“黑龙江省东部地区大面积种植绿肥成功科技成果三等奖”。1979 年晋升农艺师，获黑龙江省劳动模范、农垦部模范科技工作者。1980 年荣获全国农垦系统先进工作者。1982 年选为虎林县人大代表。1982 年赵顺才光荣地加入了中国共产党。

6. 王德胜，1960 年 2 月出生，山东省平度县（现平度市）人，黑龙江虎林生人，大学文化，高级农业经济师，1984 年加入中国共产党。1977 年 10 月在八五〇农场二队参加工作，历任工人、教师、副队长、队长、公司经理。1989 年 9 月调任八五〇农场副场长。1992 年调任兴凯湖农场场长。1996 年 4 月任农垦总局副局长、党委委员、牡丹江分局局长。被选举为省第八届、九届人大代表，任中国农业大学管理工程学院客座教授。1987 年 5 月，王德胜被授予“黑龙江省乡镇企业优秀青年厂长（经理）”“农垦企业家”。1988 年 4 月、1989 年 9 月分别被授予总局“特等劳动模范”；1989 年被授予总局“勇于改革青年企业家”；1989 年 12 月荣获“黑龙江省劳动模范”；1990 年被授予“全国农村青年星火带头人”。

7. 付玉勇，1967 年 2 月出生，河北省沧州市人，中共党员。1983 年参加工作，历任工人、副队长、队长。2008 年 1 月任第十二管理区主任，2012 年 3 月任农场生产管理部部长。由于工作突出，真抓实干，勤奋进取，不辞辛苦，2002 年荣获分局“优秀共产党员”；2003 年 4 月被分局授予“劳动模范”、黑龙江省优秀青年企业家；2011 年获农垦总局劳动模范、垦区第六届“十佳公仆”、牡丹江管理局“优秀科技工作者”；2012 年荣获黑龙江省“平安志愿者”、黑龙江省“劳动模范”；2013 年管理局“农业先进工作者”、管理局“优秀科技工作者”；2018 年获牡丹江管理局安全生产先进个人；2019—2020 年获牡丹江分公司安全应急工作先进个人。

8. 董元民，1966 年 9 月出生，黑龙江省虎林县（现虎林市）人。中专文化程度，中共党员。1985 年 12 月参加工作。历任工人、北安农垦公安局民警；1992 年 10 月任农场种子公司副经理；2006 年任粮库主任。工作中真抓实干，勤奋进取，不辞辛苦，收粮中公平、公正、热情对待每一位交粮户，受到大家好评。亲自带领技术人员进行技术改装，连续三年保质保量、安全完成收粮任务。2004—2007 年连续被授予“农场优秀工作者”；2009 年 4 月荣获分局“2006—2008 年度劳动模范”；2010 年被评为分局“党风廉政建设先进个人”；2011 年 2 月荣获农垦总局“劳动模范”；2017 年 5 月荣获黑龙江省“劳动模范”。

二、省“五一劳动奖章”

赵松英，1962 年 12 月出生，山东省冠县人，1991 年 11 月加入中国共产党，本科学历。1980 年 1 月参加工作。1990 年 12 月至 1994 年 12 月任农场三队农业副队长、机务副队长；1995 年 1 月任队长；2004 年基层撤队建区，任第二管理区主任。任职期间善于经营，大胆管理，集思广益，锐意创新，使三队连续多年成为农场盈利大户，被总局授予“文明队标兵”。1996 年 3 月、1997 年 3 月连续两年被分局授予“劳动模范”；1997 年 9 月被分局授予“杰出青年企业家”；1998 年 1 月被省科委授予“先进科技工作者”；1999 年 7 月被总局授予“劳动模范”；2001 年 4 月荣获黑龙江省“五一劳动奖章”。

安丰弟，1956 年 12 月出生，大专文化，辽宁省凤城县（今凤城市）人，中共党员。1974 年 11 月在农场二队参加工作。历任工人、农机技术员；1983 年 1 月在农场八队任技术员；1984 年 11 月任二队统计、技术员、副队长；1990 年 4 月调入机关农机科工作，历任科员、农机监理所副所长、所长；1994 年任农业科科长；2000 年任生产管理部部长。他从事农机、农业工作 30 余年，始终爱岗敬业，勤于钻研，具有较强的工作责任心和事业心。他研制的“水稻秧床纵向播种机”“气吸式水稻钵育精播机”于 2002 年 1 月获国家知识产权局颁发的专利证书。他本人先后多次被农场、分局授予“先进工作者”“优秀共产党员”和“行业先进工作者”；2001 年获分局“九五”期间“突出贡献科技工作者”；2002 年 4 月荣获总局“劳动模范”；2004 年 4 月荣获黑龙江省“五一劳动奖章”。

三、省道德模范

陶恭喜，女，1936 年 4 月出生，1956 年参加工作，1959 年来到八五〇农场八队托儿所工作，后来从事养牛业。1984 年病退。三十多年如一日地伺候叔公。她这种无怨无悔、传承中华民族孝敬老人的传统美德，展现了北大荒人无私奉献的精神。2013 年 10 月荣获第四届全省道德模范、2020 年荣获第二季度“龙江好人”。陶恭喜用无限的爱，演绎着最朴实的人间真情。

四、总局特等劳动模范

赵圣全，男，汉族，1949 年 4 月出生，河南省遂平县人，初中文化，中共党员。1965 年 7 月参加工作。在八队任畜牧工人；1982 年 8 月调十一队任畜牧技术员；1994 年 6 月调一队任畜牧兽医。1979 年被评为农场“劳动模范”；1981 年 2 月被分局授予“劳动模范”；1982 年 1 月荣获总局“特等劳动模范”。

李顺，男，汉族，1962 年 6 月出生，江苏省沛县人，本科学历，1985 年 7 月加入中国共产党。1978 年 10 月，在八五六农场参加工作。历任工人、统计、技术员、队长，农场新河分场场长，农场副场长；1997 年 10 月，任八五〇农场场长；2002 年 7 月，调任牡丹江分局副局长。曾连续四年被授予分局“劳动模范”；记三等功一次；2001 年 3 月被授予分局“工业先进工作者”；2001 年 5 月被总局授予“第四届垦区十大杰出青年企业家”；2001 年 7 月被总局党委授予“优秀共产党员”；2002 年 4 月，荣获第二届“黑龙江农垦青年五四奖章”“北大荒功勋奖章”和垦区“特等劳动模范”。

郑绪凯，男，汉族，1961 年 4 月出生，黑龙江省佳木斯市人，大学文化，高级政工师，1990 年 3 月加入中国共产党。1979 年 12 月参加工作。历任八五八农场电影放映员、工会干事、团委书记、组织部部长、人事科长、农场副场长；1997 年 10 月，调任八五〇农场党委副书记；1999 年 6 月，任党委书记；2002 年 8 月，任八五〇农场场长；2008 年 7 月，调任齐齐哈尔分局党委副书记。2003 年 4 月，被授予分局“2000—2002 年度劳动模范”；2006 年 5 月，荣获分局“2003—2005 年度劳动模范”；2008 年 2 月，被授予垦区“社会治安综合治理先进个人”；2008 年 5 月，荣获总局“特等劳动模范”。

第三节　烈　　士

詹宏开，江西省婺源人，1952 年 1 月 26 日生于上海。1969 年到黑龙江生产建设兵团四师三十八团二十二连，11 月初调连部当通讯员。时有同连哈尔滨市知青陈士曾，欲谋害连长，被詹宏开发现。陈士曾恐詹宏开揭发，深夜，詹宏开战备值岗时，被陈士曾突袭打昏，詹宏开苏醒过来与陈士曾在井边展开了一场生死搏斗，但终因身小体弱，被陈士曾用凿子刺伤 31 处壮烈牺牲，牺牲时年仅十七岁。詹宏开牺牲后，团党委根据他生前的表现和要求，呈报师党委，追认他为中国共产主义青年团团员。并经兵团政治部呈报黑龙江省革命委员会，批准授予烈士。

马义文，1934年2月出生，黑龙江省讷河县（现讷河市）人。曾任兵团四师三十八团后勤处装备股股长（现役军人）。1969年8月在任“湖北闸建设工地”总指挥时，下水不慎溺水身亡，壮烈牺牲。马义文牺牲后，团党委根据他生前的表现，呈报师党委，并经兵团政治部呈报黑龙江省革命委员会、省军区，追认为他烈士。

第三章　人物表（名）录

本章列入了八五〇农场历届（包括三级制和二级制时期）农场领导、八五〇农场各分场（1956—1962年）领导、抗日军人、总局级劳动模范、国家及省级先进人物、各级人民代表大会代表及虎林县（市）政协委员。

第一节　农场领导更迭

一、场领导

历任农场领导名录如下（表9-3-1）。

表 9-3-1　历任场领导名录

名称	年份	场（团）长	书记 （政委）	副书记 （副政委）	副场（团）长	纪委 书记	工会 主席
八五〇部农场	1954	余友清	阎　斌	周长岭	侯敬甫、李瑶含、黄士元	—	—
	1955	余友清	阎　斌	周长岭	侯敬甫、李瑶含、黄士元	—	—
	1956	余友清	阎　斌	周长岭	侯敬甫、张云鹏、黄振荣	—	李鸿俊
八五〇农场（三级制）	1957	余友清	阎　斌 张其俭	—	侯敬甫、张云鹏、王荫菠	—	李鸿俊
	1958	余友清	张其俭	—	侯敬甫、张云鹏、王荫菠、 柏　华、曾纪银、付传友	—	李鸿俊
	1959	余友清	张其俭	王思润 王荫菠	侯敬甫、张云鹏、王荫菠、柏华、 肖文、付传友、曾纪银	王思润	—
	1960	余友清	张其俭	王思润 王荫菠	张云鹏、王荫菠、柏华、付传友、 肖文、曾纪银、郑保田	王思润	—
	1961	余友清	张其俭	宋广秀	柏华、孟全根、曾纪银、郑保田	—	—
	1962	余友清	张其俭	宋广秀 张一千 孟宪春	柏华、郑保田、孟全根、高文德	—	卜明安
八五〇农场（二级制）	1963	余友清	张一千 孟宪春	—	谢文斌、李德保、刘海山、任晋武	—	郭景阳
	1964	余友清	孟宪春 杨月春	—	谢文斌、李德保、刘海山、任晋武	戴　俭	郭景阳
	1965	余友清 姜振兴	孟宪春	—	刘海山、任晋武	戴　俭	—

（续）

名称	年份	场（团）长	书记（政委）	副书记（副政委）	副场（团）长	纪委书记	工会主席
八五〇农场（二级制）	1966	姜振兴	裴俊生	—	刘海山	戴　俭	—
	1967	姜振兴	裴俊生	—	刘海山	戴　俭	—
	1968	姜振兴、王洪祥	裴俊生	—	刘海山	—	—
三十六团	1969	王洪祥	孙荣田 朱永翠	—	刘福昌、张克发	—	—
	1970	王洪祥	孙荣田 朱永翠	—	刘福昌、张克发	—	—
	1971	王洪祥	孙荣田 朱永翠	—	刘福昌、张克发	—	—
	1972	王洪祥	孙荣田 周元勋 秦焕文	叶　平	刘福昌、张克发、李德保	—	—
	1973	王洪祥	周元勋 秦焕文	叶　平	刘福昌、张克发、李德保、赵斌	—	—
	1974	王洪祥	周元勋 秦焕文	叶　平	刘福昌、张克发、李德保、赵斌	—	—
	1975	王洪祥	周元勋 秦焕文	叶　平	刘福昌、张克发、李德保、赵斌	—	—
实验农场	1963	曾纪银	郭崇华	庞宝锁	肖毓秀、杨振义、王文华、夏玉祥	—	郭善庆
	1964	曾纪银	郭崇华	庞宝锁	肖毓秀、杨振义、王文华、夏玉祥	—	杨孝文
	1965	曾纪银 姜学奎	郭崇华	付子政	肖毓秀、杨振义、王文华、 夏玉祥、庞宝锁、范振海	—	—
	1966	姜学奎	郭崇华	付子政	肖毓秀、庞宝锁、杨振义、王文华、 夏玉祥、范振海	陈树忠	—
	1967	姜学奎	郭崇华	付子政	肖毓秀、庞宝锁、杨振义、王文华、 夏玉祥、范振海	陈树忠	—
	1968	姜学奎 冯宗诚	郭崇华	付子政	肖毓秀、庞宝锁、杨振义、王文华、 夏玉祥、范振海	陈树忠	—
三十八团	1969	冯宗诚	于宽林	王金昆	庞宝锁、陈治国、姜学奎、范振海	—	—
	1970	冯宗诚	于宽林	王金昆	庞宝锁、陈治国、姜学奎、范振海	—	—
	1971	冯宗诚	于宽林	王金昆 张宝明	庞宝锁、陈治国、范振海、朱万祥	—	—
	1972	冯宗诚	于宽林	王金昆 张宝明	庞宝锁、陈治国、范振海、朱万祥	—	—
	1973	冯宗诚	于宽林	王金昆 张宝明	庞宝锁、陈治国、范振海、朱万祥	—	—
	1974	冯宗诚	于宽林	王金昆 张宝明	庞宝锁、陈治国、范振海、 刘汉林、朱万祥	—	—
	1975	冯宗诚	于宽林	王金昆 张宝明	庞宝锁、陈治国、范振海、 刘汉林、朱万祥	—	—
	1976	冯宗诚	于宽林 冯宗诚	王金昆 张宝明	庞宝锁、陈治国、范振海、 刘汉林、朱万祥	—	—

（续）

名称	年份	场（团）长	书记 （政委）	副书记 （副政委）	副场（团）长	纪委 书记	工会 主席
卫星农场	1977	张　祥	冯宗诚 李振仁	—	庞宝锁、夏玉祥、范振海、杨振义	—	—
	1978	张　祥	李振仁	—	夏玉祥、范振海、杨振义、王文彬、	—	—
八五〇农场	1979	张　祥	李振仁	王凤翔	范振海、胡明秋、杨振义、 夏玉祥、王文彬	王凤翔	—
	1980	张　祥	李振仁 张　祥	王凤翔	范振海、胡明秋、杨振义、夏玉祥、 王文彬	王凤翔	孙兆刚
	1981	王文彬 （主持工作）	张　祥	王凤翔	范振海、胡明秋、王立斌、杨振义、 夏玉详、王文彬	王凤翔	孙兆刚
	1982	王文彬	张　祥	王凤翔 吴　军	范振海、胡明秋、李希桐、周学谦、 王立斌、杨振义、夏玉祥	王凤翔	孙兆刚
	1983	王文彬	张　祥	王凤翔 吴军	胡明秋、周学谦、王立斌、李希桐、 吴旭东、熊瑞华	王凤翔	孙兆刚
	1984	王文彬	张　祥	王凤翔 吴　军	熊瑞华、吴旭东、李希桐、郑小勇	王凤翔	廖春先
	1985	王文彬 熊瑞华	张　祥 吴　军	吴　军 李华森	熊瑞华、吴旭东、李希桐、郑小勇、 王瑞海、(戴明德、张维明、王悦）总师	王凤翔	廖春先
	1986	熊瑞华	吴　军	熊瑞华 李华森	李希桐、吴旭东、郑小勇、张志俊、 王悦、戴明德、张维明	王凤翔 许万庆	廖春先
	1987	熊瑞华 李希桐	吴　军	李华森 李希桐	李希桐、吴旭东、张志俊、王悦、 戴明德、张维明、乌俊臣	许万庆	廖春先
	1988	李希桐	吴　军	李华森 李希桐	张志俊、戴明德、张维明、 王悦、乌俊臣	许万庆	廖春先
	1989	李希桐 吴　军	吴　军 张志俊	李华森 李希桐 吴　军	张志俊、王悦、乌俊臣、戴明德、 张维明、许万庆、王德胜	许万庆 薛鸿森	廖春先
	1990	吴　军	张志俊	李华森 吴　军	王悦、戴明德、张维明、许万庆、 王德胜、刘俊臣、薛鸿森	薛鸿森 孙爱国	廖春先
	1991	吴　军	张志俊	李华森 吴　军	戴明德、许万庆、王德胜、 刘俊臣、薛鸿森	孙爱国	廖春先
	1992	吴　军	张志俊	李华森 吴　军	王德胜、许万庆、刘俊臣、薛鸿森、 李德轩、赵松波、孙爱国、 孟海燕（农工商副经理）	孙爱国 薛鸿森	廖春先 冯占国
	1993	吴　军	张志俊	李华森 吴　军	许万庆、刘俊臣、李德轩、赵松波、 孙爱国、孟海燕（农工商副经理）	薛鸿森	冯占国
	1994	吴　军	张志俊 陈家德	李华森 吴　军 冯占国	许万庆、刘俊臣、李德轩、赵松波、 孙爱国、孟海燕、缪伟雄、杨敦启	薛鸿森	冯占国 杨广明
	1995	吴　军	陈家德	冯占国 吴　军	刘俊臣、李德轩、赵松波、孟海燕、 缪伟雄、杨敦启、程木和、史衍军 郭志斌（场长助理）	薛鸿森	杨广明
	1996	吴　军	陈家德	冯占国 吴　军	刘俊臣、李德轩、赵松波、孟海燕、 杨敦启、程木和、史衍军、 郭志彬、缪伟雄（总师）	薛鸿森	杨广明

（续）

名称 \ 项目	年份	场（团）长	书记（政委）	副书记（副政委）	副场（团）长	纪委书记	工会主席
八五〇农场	1997	吴　军 李　顺	陈家德 郭　郢	冯占国 郑绪凯 李　顺	刘俊臣、赵松波、孟海燕、程木和、史衍军、郭志彬、王振武、杨广明、盛宝贺、孔令波、刘连学、杨敦启、缪伟雄（总师）、李德轩（总师）	薛鸿森 郑绪凯	杨广明 孟海燕
	1998	李　顺	郭　郢	郑绪凯 李　顺	王振武、杨广明、盛宝贺、孔令波、刘连学、李德轩（总师）	郑绪凯	孟海燕
	1999	李　顺	郭　郢 郑绪凯	范学斌	盛宝贺、孔令波、刘连学、杨广明、姜德福（场长助理）	范学斌	孟海燕
	2000	李　顺	郑绪凯	范学斌	盛宝贺、孔令波、刘连学、杨广明、姜德福（场长助理）	范学斌	孟海燕
	2001	李　顺	郑绪凯	范学斌	孔令波、刘连学、盛宝贺、姜德福（场长助理）	范学斌	孟海燕
	2002	李　顺 郑绪凯	郑绪凯 张宏雷	范学斌	孔令波、刘连学、盛宝贺、姜德福（场长助理）	范学斌	孟海燕
	2003	郑绪凯	张宏雷	范学斌 姜德福	盛宝贺、孔令波、刘连学、马俊学（场长助理）	范学斌 姜德福	孟海燕
	2004	郑绪凯	张宏雷	姜德福	盛宝贺、孔令波、马俊学（场长助理）	姜德福	孟海燕
	2005	郑绪凯	张宏雷	姜德福 马俊学	盛宝贺、孔令波	姜德福 马俊学	孟海燕
	2006	郑绪凯	张宏雷	马俊学	孔令波、盛宝贺、董桂军、贾忠军（场长助理）	马俊学	孟海燕 李红星
	2007	郑绪凯	张宏雷	马俊学	贾忠军、蔡景军、董桂军、金宝石	马俊学	李红星
	2008	郑绪凯 张宏雷	张宏雷 刘佳明	马俊学	贾忠军、蔡景军、金宝石、董桂军	马俊学	李红星
	2009	张宏雷	刘佳明	马俊学	贾忠军、蔡景军、粟华	马俊学	李红星
	2010	张宏雷 刘佳明	刘佳明 张卫华	马俊学	贾忠军、蔡景军、粟华	马俊学	李红星
	2011	刘佳明	张卫华	孙长波 张昭宏	贾忠军、蔡景军、粟华、贾春水	张昭宏	张天会
	2012	刘佳明	张卫华	张昭宏	蔡景军、粟华、贾春水、纪军	张昭宏	张天会
	2013—2015	刘佳明	张卫华	张昭宏	粟华、贾春水、纪军	张昭宏	张天会
	2016	刘佳明	张卫华	张昭宏	粟华、贾春水、纪军、王本峰	张昭宏	张天会
	2017	刘佳明	张卫华 石万峰	张昭宏	粟华、纪军、王本峰	张昭宏	张天会
	2018	刘佳明 石万峰	石万峰	张昭宏	粟华、纪军、王本峰	张昭宏	张天会
	2019	石万峰 王洪斌	王洪斌	张昭宏	粟华、纪军、付东波	张昭宏	张天会
	2020	王洪斌	王洪斌	—	—	—	—

名称	年份	党委书记 董事长	副书记 总经理	副书记	副总经理	监事会主席 纪委书记	工会主席
八五〇农场有限公司	2018	石万峰	刘佳明	—	—	—	—
	2019	石万峰 王洪斌	刘佳明 石万峰	—	付东波	—	—
	2020	王洪斌	石万峰	张天会	纪军、粟华、付东波	张昭宏	张天会

二、分场领导

历任各分场领导名录如下（表 9-3-2）。

表 9-3-2　历任各分场领导名录（1956—1962 年）

名称	年份	场长	书记	副书记	副场长
一分场	1958	戚如华	张风岭	周长林	曲钦文
	1959	戚如华	张风岭 柏祥伦	周长林 逯景阳	曲钦文、汪克乐、张云亭、王福廷、刘敦信、刘奎文、赵德芳
	1960	戚如华	柏祥伦 许通友	周长林 逯景阳	汪克乐、张云亭、王福廷、刘敦信、刘奎文、赵德芳、李承江、逯景阳
	1961	许通友	许通友 宋　震	冯定生	汪克乐、张云亭、王福廷、赵德芳、李承江、逯景阳、董世福、吴庆丰
	1962	许通友	宋　震 李福昌	冯定生	汪克乐、李承江、逯景阳、董世福、吴庆丰、李忠山
二分场	1958	王富莱	马福财	王精业	周国清、吕志国、尹胜田
	1959	王富莱	马福财	王精业	周国清、吕志国、尹胜田、张志甫、时继智
	1960	王富莱	马福财	贾广巨	周国清、吕志国、尹胜田、张志甫、李忠山
	1961	赵鸿钦 毕勋甫	马福财 贾广巨	贾广巨 王殿阁	周国清、吕志国、尹胜田、李忠山
	1962	赵鸿钦 李忠山	贾广巨	王殿阁	周国清、尹胜田
三分场	1957	刘永清	苗思恩	—	贾文耀
	1958	刘永清 辛耀德	苗思恩	赵登敖 张太银	贾文耀
	1959	辛耀德 吕志国	苗思恩 张太银	赵登敖 王宪章	李德保、武翠俊
	1960	吕志国	张太银 郭景阳	王宪章	李德保、武翠俊
	1961	吕志国	郭景阳 张志甫	—	李成江
	1962	吕志国	张志甫	—	李成江
四分场	1957	肖　文	—		王天命
	1958	肖　文	—	谢文斌	王天命、宁庞顺、左康玉
	1959	郑保田 邵　卿	谢文斌	谢文斌	王天命、宁庞顺、王英全、左康玉、李学东
	1960	郑保田 邵　卿	谢文斌	宋　堂	宁庞顺、王英全、左康玉、李学东
	1961	左康玉	谢文斌	宋　堂 李明远 王国良	王英全、左康玉、李学东、孙宝山、米志纯
	1962	左康玉	—	宋　堂 李明远 王国良	王英全、孙宝山、米志纯

（续）

名称	年份	场长	书记	副书记	副场长
五分场	1956	柏　华	—	—	—
	1957	柏　华	韩武臣	—	—
	1958	柏　华 王　瑞	韩武臣 李子英	—	杨振义、于德功、赵清甫、赵文章
	1959	王　瑞	李子英	陈振超	于德功、夏玉祥、庞宝锁、赵清甫、赵文章、徐光华、吴兆麟
	1960	王　瑞 李子英	李子英 郭崇华	陈振超	夏玉祥、庞宝锁、武翠俊、阎国印、赵文章、徐光华、吴兆麟、杨孝文
	1961	李子英 曾纪银	郭崇华	陈振超 郭善庆	夏玉祥、庞宝锁、武翠俊、阎国印、赵文章、王文华、徐光华、吴兆麟、杨孝文
	1962	曾纪银	郭崇华	郭善庆	夏玉祥、庞宝锁、武翠俊、赵文章、王文华、肖毓秀、杨孝文
六分场	1956	赵宝生	—	—	—
	1957	赵宝生	尚德修		—
	1958	赵宝生	尚德修	张林柏	吴子玉、王天增、阎全声、裴兆富
	1959	时继智	匡　清	李福昌	张祥福、侯文礼
	1960	时继智	匡　清	李福昌	张祥福、侯文礼、李学东
	1961	时继智	匡　清 时继智	李福昌	张祥福、李学东
	1962		匡　清 时继智	李福昌	张祥福、李学东
云山畜牧场	1956	李　福		—	—
	1957	李　福	丁风举	—	—
	1958	白海德 孙绍堂	丁风举	—	陈子明、刘增祥、祝宝山
	1959	孙绍堂 祝宝山	王延卿	吴寿山 方　程	陈子明、刘增祥、祝宝山、王天命、李介喜、袁长珍、王法海
	1960	祝宝山	王延卿 吴寿山	吴寿山 方　程 付学亮	陈子明、刘增祥、王天命、李介喜、袁长珍、祝洪友、王法海
	1961	王延卿	吴寿山	王景臣 付学亮	刘增祥、李介喜、袁长珍、祝洪友
	1962	赵文章 叶金祥	卜明安	王景臣	刘增祥、李介喜、袁长珍、汪克乐

第二节　抗日军人

曾参加抗日战争的军人有（按姓氏笔画排序）：

于萍瑞　王　平　王　金　王一平　王思润　孔祥志　冯宗诚　宁方武　乔永卿　刘士成　刘全才　孙兆刚　李成海　李德保　杨泽民　肖　文　宋学珍　张　荣　张一千　张志甫　张其俭　陈治国　陈焕娥　武仁轩　郑保田　赵福录　柏　华　侯敬甫　姜学奎　原毓璞　郭崇华　裴俊生

第三节　先优人物

一、总局级劳动模范

在农场发展过程中涌现出一批劳动模范，历年总局级劳动模范如下（表 9-3-3）。

表 9-3-3　历年总局级劳动模范名录

序号	单位	姓名	性别	荣誉年度	劳模级别	备注
1	第一中学	钱道源	男	1980	总局级	—
2	八队	赵圣全	男	1981	总局级	垦区特等劳模
3	机关	熊瑞华	男	1981	总局级	—
4	二十八队	闵启斌	男	1981	总局级	—
5	科研所	王德明	男	1983	总局级	—
6	第一中学	李凤兰	女	1983	总局级	—
7	一队	宁贵显	男	1983	总局级	—
8	十一队	袁凤莲	女	1983	总局级	—
9	二队	王德胜	男	1987	总局级	垦区特等劳模
10	幼儿园	王莘萍	女	1987	总局级	—
11	二队	王德胜	男	1988	总局级	垦区特等劳模
12	三队	马俊学	男	1992	总局级	—
13	糖厂	刘　海	男	1992	总局级	—
14	二十三队	李承东	男	1992	总局级	—
15	乳品厂	郑新民	男	1995	总局级	—
16	三队	曹　勇	男	1995	总局级	—
17	畜牧队	孙　琪	男	1995	总局级	—
18	机关	刘连学	男	1998	总局级	—
19	三队	赵松英	男	1998	总局级	—
20	砖瓦厂	闫树会	男	1998	总局级	—
21	二十队	郎丰举	男	1998	总局级	—
22	机关	李　顺	男	2001	总局级	垦区特等劳模
23	药厂	王　伟	男	2002	总局级	—

（续）

序号	单位	姓名	性别	荣誉年度	劳模级别	备注
24	机械厂	安丰弟	男	2002	总局级	—
25	九队	程怀珍	女	2002	总局级	—
26	机关	孔令波	男	2004	总局级	—
27	个体	熊异明	男	2005	总局级	—
28	机关	郑绪凯	男	2006－2008	总局级	垦区特等劳模
29	第二管理区	隋文成	男	2006－2008	总局级	—
30	生活站	钟德华	男	2006－2008	总局级	—
31	农场粮库	董元民	男	2008—2010	总局级	—
32	第十二管理区	付玉勇	男	2008—2010	总局级	—
33	武装部	杨云亭	男	2008—2010	总局级	—
34	社区卫生服务站	宋淑英	女	2011—2013	总局级	—

二、省级以上先进个人

在农场几十年发展历程中涌现出一批先进工作者，省级以上先进个人获得者统计如下（表 9-3-4）。

表 9-3-4　省级以上先进个人名录

序号	单位	姓名	性别	授予年度	名称	授予单位
1	科研所	赵顺才	女	1979	模范科技工作者	农垦部
2	中学	刁乐熙	男	1986	省教育系统劳模	省政府
3	机关	王德胜	男	1990	全国农村星火带头人	团中央、国家科委
4	学校	刘积林	男	1993	特级教师	省政府
5	法庭	栾春玲	女	2002	全国指导人民调解先进个人	最高人民法院
6	武装部	杨云亭	男	2002	“六个五”双十佳	省政府、省军区
7	机关	孔令波	男	2005	全国农业技术推广先进工作者	农业部
8	机关	袭　锋	男	2007	测土施肥先进个人	农业部
9	机关	宋学科	男	2009	“4·27”沾河草甸森林火灾“扑火尖兵”	省委、省政府

第四节　人民代表大会代表

各级人民代表大会代表名录如下（表 9-3-5）。

表 9-3-5　各级人民代表大会代表名录

名称	年份	届次	姓名
市人民代表大会代表	1987.10	牡丹江市	李希桐
	1994.2—1997.11	鸡西市第十届	吴　军
	1997.11	鸡西市第十一届	李　顺
县、市人民代表大会代表	1982	虎林县第八届	王凤翔、潘茂盛、孙树友、赵顺才（女）
	1984.4—1987.8	虎林县第九届	王凤翔、潘茂胜、李景来、毕翠贞（女）
	1987.9—1990.9	虎林县第十届	李华森、蔡玉安、祖文辉（女）
	1990.10—1993.12	虎林县第十一届	李华森、宁卫（女）、任延兴、王志重
	1993.12—1996.11	虎林县第十二届	冯占国、邹颖春（女）、李昌勤、白秀荣（女）
	1996.11—1997.1	虎林市第一届	冯占国、邹颖春（女）、李昌勤、白秀荣（女）
	1997.1	虎林市第二届	冯占国、李昌勤、那丽娟（女）、杨广明
	2001.9—2006.9	虎林市第三届	范学斌、张国光、那丽娟（女）
	2006.10—2010.9	虎林市第四届	马俊学、郎翠兰（女）、岳佃才
	2010.10—2016.9	虎林市第五届	张昭宏、付玉勇、王伟、贾生平、罗庭玉（女）、董元香（女）
	2016.10—2021.9	虎林市第六届	张昭宏、付玉勇、王伟、贾生平、鲁宁、唐花云（女）

第五节　政协委员

农场职工当选虎林县（市）各届政协委员名录如下（表 9-3-6）。

表 9-3-6　农场职工当选虎林县（市）历届政协委员名录

名称	年份	届	姓名
虎林县（市）政协委员	1985	县二届	张国钧
	1987	县三届	张国钧
	1989	县四届	徐国君（女）、肖殿英
	1991	县五届	徐国君（女）、肖殿英
	1993	县六届	单志贵、马国华（女）、徐国君（女）
	1996	市一届	单志贵、马国华（女）、翟崇高、王振武
	1997—2000	市二届	单志贵、马国华（女）、翟崇高、周保国
	2001—2005	第三届	秦红军、李红星、王祥
	2006—2010	第四届	李红星、王祥、闫树会
	2011—2015	第五届	郭景阳、王祥、闫树会
	2016—2020	第六届	张海波、闫超

附　录

一、领导关怀

（一）毛泽东主席

1959 年 9 月 27 日，毛泽东主席给在八五〇农场工作的转业军人李艾回信（书信内容：“问候北大荒的同志们。”）。

（以下领导按来农场时间先后排序）

（二）王震将军

1954—1964 年，王震将军直接指挥复转官兵、支边青年等，开发建设北大荒，在黑龙江省建成了大型国营农场群。

1954 年 5 月底，王震将军（时任铁道兵司令员）由北京到黑龙江省视察从朝鲜归国的铁道兵部队。同时，考查了绥化、佳木斯等地的部分荒原。专托副师长余友清（老红军）在北大荒办农场。

1955 年 1 月 1 日，八五〇部农场在虎林县成立，余友清任场长，阎斌任书记。王震将军由黑龙江省汤原来信：“因军委通知赴京开会，不能亲自来虎林。”同时，要求农场对《一九五五年工作计划》再作修改，反对保守思想，提高劳动生产率和生产指标。

同年 2 月初，王震将军在京与场长余友清、副场长侯敬甫共议，农场正式命名八五〇部农场。全称“中国人民解放军铁道兵八五〇部农场”，是为今后建设铁道兵农垦师而拟定的，后因中央军委只同意建企业性的国营农场，屯垦戍边。1955 年 3 月，王震将军亲手在八五〇农场爱民大队（现八五〇农场第一管理区第一作业站）点燃第一把军垦荒火。1956 年 6 月正式成立铁道兵农垦局时，为纪念铁道兵开发北大荒，王震将军提议将建立的第一个国营军垦农场，更名为八五〇农场。以后，复转官兵在北大荒（密山、虎林、宝清、饶河县一带）建立的国营农场都以八五〇为始，沿八五〇、八五一、八五二、八五三……顺序排列定场名。

1955—1956年，八五〇部农场创建初期，王震从生产财务计划到职工生活、冬季如何贮藏蔬菜，予以全面的关怀和具体的指示，灌注了王震多少心血和精力。

1956年5月，农垦部部长王震在铁道兵农垦局召开的第一次党员代表大会上赠给铁道兵复转军人一副对联，上联是：密虎宝饶千里沃野变良田；下联是：完达山下英雄建国立家园；横批是：艰苦创业。

1990年8月，国家副主席王震来场视察并看望军垦战士。1990年8月2日上午，牡丹江农管局、八五〇农场在场部文化宫举行大会，热烈欢迎国家副主席王震来八五〇农场视察慰问。随行的有全国科协副主席原农业部部长何康，农业部副部长刘江，王震副主席夫人王季青等，省委副书记王海彦，省委副秘书长张厚生，农垦总局局长刘成果、副局长刘文举陪同来到农场。

（三）粟裕将军

1958年粟裕将军、王震将军来八五〇农场视察。

（四）邓子恢副总理

1961年，王震将军陪同邓子恢副总理、张林池副部长到八五〇农场视察。重点视察了五分场新乐生产队（公社并入），召集了十余名人员和队干部一起座谈。在座谈会上，邓子恢副总理指出："农业是野外作业，周期性强，所以要包。不包，责任制是空话。要克服吃大锅饭，把农场利益和工人利益结合起来，同时，还要进行社会主义的思想教育。没有生产责任制，社会主义建设就要受到损害，速度要慢，要实行'三包'（包工、包产、包成本）制度。在新乐先试点搞'三包'。"

（五）农业部部长廖鲁言、副部长李水清

1962年6月6日，王震将军陪同农业部部长廖鲁言、机械工业部副部长李水清等领导，专程来牡丹江垦区视察，并到八五〇农场五分场七队（王震将军试验田）五号地，查看了玉米长势和田间渠道沟网化情况，王震部长把廖部长和李水清副部长一一介绍给"八一农大"在七队实习的40多名实习生，并询问了他们的学习和实习情况，亲自向实习生传授铲玉米的操作规程和剔苗眼草的要领。最后要求学生一定把学到的管理知识运用到实际中去，在实践过程中发现的问题，再加以总结分析，然后充实到所学的理论知识中。

（六）朱德委员长、董必武副主席

1964年7月18日，朱德委员长、董必武副主席，偕同他们的夫人康克清、何莲芝，乘专列由北京到密山，后改乘小轿车，专程来农垦部实验农场视察。朱德委员长、董必武副主席在农场办公楼二楼会议室会见了农场场长曾纪银、书记郭崇华等农场领导，听取了书记郭崇华作农场情况简要汇报。康克清、何莲芝专访了场直电工赵资荫的家庭，并询问了生活情况。随后，朱德委员长、董必武副主席一行，乘轿车去一队1号地，查看了庄稼长势，后返密山乘专列回京。朱德委员长、董必武副主席代表党和国家对“开发北大荒、屯垦戍边”创建国营农场建设事业的成就，予以肯定和赞许。董必武副主席特赋诗一首：红心农场黑土层，麦黄豆绿黍苗青。今年望保丰收确，高屋巍峨已建瓴。斩棘披荆忆老兵，大荒已变大粮囤。虽然经验有得失，得失如何要细论。

（七）农垦部副部长张省三

1979年8月17日，农垦部副部长张省三在总局王正林局长和管局柏华副局长的陪同下，来农场检查工作。

（八）农垦部部长高扬

1979年11月4日，农垦部部长高扬来八五〇农场糖厂视察工作。1986年9月6日，农牧渔业部部长高扬再次到八五〇农场视察。

（九）国务委员、国家科委主任宋健

1989年7月26日，宋健主任由副省长戴谟安、总局局长刘成果以及管局领导等陪同，视察了大豆、饲料玉米高产试验田，“万亩方”工程治理现场和粮食干燥厂，听取了场长李希桐关于示范区攻关情况的汇报，看了示范区攻关录像。对农场低湿耕地综合治理和作物高产攻关取得的成绩给予肯定。认为这些科技攻关项目在三江平原具有代表性和推动作用。他同正在示范区基点工作的专家一一见面。对在基点工作的领导、专家和工作人员取得的成绩表示祝贺。他强调：“没有农业的振兴，国民经济就不能稳定发展，把农业放在经济建设的首位，是全国人民的共同呼声。今年农业生产要上新台阶，全国粮食实现4000亿～5000亿公斤的产量。国家准备动员各方面的力量支持农业，增加农业投资的同时，大力推动科技开发，高新技术要向农业倾斜。三江平原是块宝地，肩负着生产商品粮的光荣任务，全国人民期望你们。”

（十）多位领导出席八五〇农场在北京举办的糖乳产品展示会

1991 年 1 月 15 日，农场在首都人民大会堂举办“八五〇农场产品展示会”和新闻发布会。中央领导中顾委常委李德生、陈丕显、陈锡联、王平，中顾委秘书长李力安，全国政协副主席王光英，中国农垦农工商总经理陈东，农业部农垦司司长刘成果，各界知名人士及消费者代表 100 多人参加了展示会。陈丕显、王光英还兴致盎然地当场挥笔题词。陈丕显题词“发扬北大荒精神，建设现代化农场”；王光英的题词“实至名归”。

陈东、刘成果讲话，对各位领导以及各界知名人士的支持并出席展示会深表感谢。新华社、人民日报社、中央电视台等 18 家新闻单位到会采访，并做了大量报道。《中国消费时报》编辑指出：“经过对八五〇农场的长期了解，他们的产品质量信得过，发展前景很好，愿为广大消费者搭桥。”

（十一）农垦部副部长张林池

1994 年 8 月原农垦部副部长张林池来八五〇农场视察工作。

（十二）黑龙江省委副书记王建功

1996 年 5 月 8 日，黑龙江省委副书记王建功来八五〇农场调研。

（十三）国家粮食局副局长郄建伟

2000 年、2005 年、2006 年，国家粮食局副局长郄建伟（原八五〇农场十六队北京知青）十分关心“第二故乡”的发展，多次回到农场考察、指导工作。

（十四）人大常委会副委员长蒋正华

2005 年 8 月，全国人大常委会副委员长蒋正华来八五〇农场视察。

（十五）黑龙江省政协主席王巨禄

2006 年 7 月 13 日，黑龙江省政协主席王巨禄来八五〇农场调研。

（十六）民盟中央名誉主席厉以宁

2006 年 8 月 16 日，民盟中央名誉主席、全国人大常委会委员、北京大学光华管理学院院长、国民经济学专业博士生导师、全国人大财经委员会副主任委员厉以宁教授一行到八五〇农场调研。参观了星城公园、科技园区。看到农场五十年来的发展，欣然提笔写下："野无人迹非无路，村有溪流必有桥。"

（十七）水利部部长汪恕诚

2007年6月29日，水利部原部长汪恕诚一行6人来场调研并题词。

（十八）黑龙江省委书记吉炳轩

2010年5月27日，黑龙江省委书记吉炳轩就小城镇、现代化大农业、城乡一体化建设等情况到农场调研。参观了农场园林小区和第十二管理区。要求垦区要进一步加快城市化进程，推进城乡一体化建设跨越发展，带动周边农村共同走上致富之路。

（十九）国务院副总理回良玉

2011年9月3日，中共中央政治局原委员、国务院副总理回良玉来到垦区视察指导粮食和农业生产工作。回良玉一行先后视察了农场第一、第二管理区玉米高产攻关示范田、大豆高产攻关示范田、现代农机装备展示区。国务院副秘书长丁学东、农业部部长党组书记韩长赋、省委书记吉炳轩、省长王宪魁、副省长吕维峰陪同视察。

（二十）黑龙江省委常委王常松

2012年6月11日，黑龙江省委常委王常松来农场调研。

（二十一）中央党校副校长孙庆聚

2012年7月22日，中央党校副校长孙庆聚来农场调研。

（二十二）中央军委副主席张万年

2013年1月，中共中央政治局委员、中央军委副主席张万年上将亲笔为八五〇农场题字"军垦之魂"。

（二十三）黑龙江省委书记王宪魁

2015年7月26日，黑龙江省委书记王宪魁在总局党委书记王兆力、局长王有国、管局党委副书记任淑兰、副局长孙乃生的陪同下，来到八五〇农场就现代化大农业发展情况进行调研，查看了第一管理区种植"三减"示范田、黑大豆生产田。

二、文　征

《北大荒的老红军》背后的故事

齐长春　张海波　杨彦忠

53年前，祖国东北边陲一个名不见经传的军垦农场，因为《中国青年》杂志的一篇报道，引起国家领导人的高度重视，朱德委员长亲笔题词。提起这段往事，必然与一个人联系在一起，那就是八五〇农场第一任场长余友清。

据《北大荒的老红军》作者张开平回忆：1954年3月，志愿军铁道兵第五师从朝鲜战场胜利回国后，奉命赴黑龙江省抢修汤旺河森林铁路。5月，王震司令员亲临部队视察，发现部队驻地附近荒地很多，土质肥沃，萌发了开发北大荒的宏愿。时年9月，当部队完成了汤林线铁路抢修任务进行休整时，王震将军来到部队动员指战员“到北大荒建设机械化农场”，王震对时任五师副师长的余友清说：“你先带一部分部队去，你们是打头阵的，去点火的，得搞个样子，以后要大发展。要想一切办法多搞粮食。有了粮食，社会主义工业化就好办了。”

长途跋涉，爬冰卧雪，艰苦勘察，1955年1月1日，铁道兵第一个军垦农场——八五〇部农场在虎林县西岗宣布成立。

转眼春天到了，农时迫在眉睫。余友清动员全部人马去开荒，他要求每人每天开荒不得少于0.3亩，自己也不例外，亲自去拉犁翻地。等到机械力量投入大开荒时，他们已开垦了万余亩良田。

他多次带领小组深入荒原，踏荒勘查；在零下四十摄氏度的严寒中，闯入原始森林寻找困山材，带领战士们从深山到虎林铺成百里冰道，用人拉爬犁将困山材运到农场；组织职工挖出日寇营房旧砖数十万块，修建了西岗场部，盖起了当地第一座四层大楼；他冒着生命危险进入虎头地下工事，起出大批日寇未用过的炮弹，卸去炸药后用弹壳打成建场第一批农具；在仅有两台推土机的情况下，他尝试人拉犁开荒，并在全场推广，实现当年开荒14.4万亩，当年粮食自给，盈利5万元，还建起“拉哈辮”土草房1万多平方米。

《中国青年》的来函

张开平回忆："当年王震司令员很关心八五〇农场的建设与发展。建场初期每年都要来场视察，帮助农场解决一些实际困难。有两个春节都是在八五〇农场和职工一起度过的。"

1958年，10万转业官兵响应中央号召，奔赴北大荒。在第一批官兵抵达密山时，王震亲赴火车站召开誓师动员大会。会后，转业官兵按建制开赴驻地，做了简单安置，立即投入战斗。在广阔的荒原上，红旗飘扬，劳动号子声彻大地。

军垦战士这一壮举，引起了社会关注。许多新闻媒体纷纷来黑龙江垦区采访。1960年，正值农场大发展时期，全国农业生产的形势严峻，党中央提出大办农业、大办粮食的号召。下半年，《中国青年》杂志社给八五〇农场来函，要求写一篇关于余友清如何发扬革命光荣传统，艰苦奋斗办场的文章。时任农场党委书记张其俭十分重视，经过再三考虑，把撰写文章的任务交给了农场党委秘书张开平同志，他是1954年随铁道兵来到农场的转业军官，中国作家协会会员，农场笔杆子，文字功底深厚。接到任务后，他感到肩上的担子很重，他回忆说："场长余友清很少接见媒体，也不愿媒体宣传他。我和余场长虽然熟悉，但是他如何参加红军的，如何向王震司令员请缨来北大荒，这些细节我也不清楚。于是，我下班后晚上到他家去聊天。当时西岗粮油加工厂生产的烧酒度数很高，大概有60多度。半瓶烧酒下肚，余场长的话匣子就慢慢打开了……"

余友清，出生在湖南省慈利县的一个贫农家庭。1934年，他撑着一只舴艋舟，沿着澧水，晓宿夜行，越过白匪的层层封锁，终于追上了红二方面军，参加了红军。他当过营管理员，当过骑兵团长，率领五十六团从西北打到大西南。在四川剿匪时，国民党残部化装成老百姓，伏击了五十六团的一个排，造成了很大伤亡，他一气之下，亲率一个连，直赴敌巢，消灭和俘虏了残匪数百人。

再后来的事情，张开平就清楚了很多，因为建农场的过程都是他亲历过的。他花了7天时间写完初稿，送给了张其俭和副场长侯敬甫审阅。他们看后同意寄出，并提出给余场长看一看。他又将稿子送给余友清。余友清说："我不看。"张开平就将稿子念了一遍，他没说话，停了一会儿，问道："张书记和老侯看了吗？"张开平说："都看了，同意寄出。"余友清回答："那好吧。"

张开平说，寄出不久，文章在《中国青年》1960年第23期上发表了，这在北大荒八五〇农场产生了强烈反响，收到很多群众来信。收到样刊，我感到很惊奇，因为发现了朱德委员长的题词！

朱德委员长题词的缘由

在《中国青年》1960年第23期第二页上通篇印有朱德委员长的题词——青年同志们：学习红军老战士的不断革命精神，艰苦奋斗，发愤图强，建设我们伟大的社会主义祖国！

为什么一篇普通报道能引起中央领导的高度重视？张开平说：“1960年，国家正开展传统教育，号召学习解放军的光荣传统，又恰逢全国大规模的农业建设，开展建设人民公社群众运动正在形成高潮，为了形势的需要，在这一期发表了胡耀邦的重要讲话，题为《在农业战线的伟大斗争中造就一代新人》，第八页就是我写的《北大荒的老红军》一文，当时看了之后，觉得很有号召力。”

张开平说：“我收到《中国青年》杂志后，发现在文章的开头加了一段文字，‘一九五四年六月，铁道兵某师在东北正待向鹰厦线转移的前夕，司令员王震将军来到工地……产生了在北大荒屯垦安置退伍战士的主意。他想要一个好的带头干部。’”

为什么朱德委员长会为老红军题词？事后得知，编辑部收到稿件后，送到农垦部审核，并采访了王震，这段文字是按王震司令员的谈话加上去的。杂志社领导还请朱德委员长为这篇文章写了题词。

笔者在采访中发现，在1960年第23期《中国青年》杂志目录旁白“编辑室”的中心提要中看到：“这一期，我们报道了老红军余友清艰苦奋斗，建设北大荒的先进事迹。朱德委员长特题词……我们应该遵照党的指示，继承和发扬光荣革命传统。不怕艰苦困难，把我们的祖国建设得更加繁荣富强。”

张开平说：“《北大荒的老红军》在《中国青年》杂志发表后，1961年5月，上海少年儿童出版社又将《北大荒的老红军》收入《老红军本色》一书。这本书共收录了两篇文章。一篇是李楚城写的《甘祖昌将军回到江西农村务农》的事迹；另一篇就是我写的这篇文章。我印象里，《老红军的本色》一书前后印刷了五次。”

半个世纪过去了，老红军余友清已于1978年逝世。然而，他艰苦奋斗、勇于奉献的革命精神依然激励着北大荒一代代军垦人不断开拓创新，他亲手创建的铁道兵军垦农场也在不断发展壮大。虽然，他跌宕起伏的人生已渐行渐远，但老一辈军垦人创造的军垦文化必将薪火相传，历久弥新。

（2013年刊登在《中国青年》第20期）

我深爱着这片神奇的土地

——访电影《自有后来人》编剧罗国士

齐长春

罗国士说："北大荒是我文学创作的摇篮，没有在八五〇农场生活和工作的经历，就没有我文学创作的动力和源泉，我深爱着这片神奇而多情的土地。"

我想象中的罗国士老人应该是两鬓斑白，面目沧桑，或者还佝偻着身躯，但当我见到他的时候，所有的想象都被推翻了。已是近 80 岁高龄的罗老很有精神，全然没有耄耋之年的老态。和罗老聊天后才知道，他和那个年代的许多北大荒军垦人一样，有着坎坷的过去。

北大荒的大烟炮点燃了他文学创作的激情

罗国士出身于湖南一知识分子家庭，其父为教授。1951 年，罗国士随部队抗美援朝。1953 年 6 月，当朝鲜战场的硝烟渐渐散去，在中国人民解放军 64 军政治部工作的罗国士和广大志愿军战士一起从朝鲜撤回国内，他被分配到辽宁凤凰城某军械学校当了一名语文教员。后来该校又迁至佳木斯，整编为佳木斯预备军校。

1958 年 3 月，乍暖还寒。此时罗国士所在佳木斯预备军校的转业官兵从密山向八五〇农场挺进，昏暗的天空，刮着强劲的东北大烟炮*，站在卡车车厢上的复转官兵冻得瑟瑟发抖，脸像被刀割得一样疼，雪越聚越厚，汽车不时地打滑、捂车，车上的官兵推车上车，反反复复，颠颠簸簸。车上罗国士陷入了深深的思索之中，面对一望无际的大草原，肆虐的大烟炮，罗国士不但没有感到寒冷，反而对大自然有了新的认识，此时，他已深深地被这片神奇的土地所震撼……

到了目的地，他被分配到王震将军创建的铁道兵第一个军垦农场八五〇农场五分场三队。在安顿下来后，他把这次途中的经历写成了人生中的第一篇散文发表在农场主办的《农场生活》刊物上，后来《北大荒文学》也转发了此文。在连队工作的一年多时间里，

---

* 大烟炮，又称"白毛风"，是东北地区对大风、降温并伴有降雪天气的称呼，气象上称"雪暴"。——编者注

他勤奋好学，经常点着油灯写稿到深夜。随着稿件质量和数量的提高和增多，在《农垦报》发表的稿件也多了起来，一年后调到农场宣传科做专职新闻干事，到职后如鱼得水，先后在《人民日报》《黑龙江日报》《农垦报》《北大荒文学》等报纸杂志发表稿件数篇，当时设在虎林的《农垦报》调他为驻场记者。

身上的担子重了，他负重前行，不但没有停下为农场而歌的脚步，而且把《农场生活》办得有声有色，农场出版有困难，他就带着稿子顶着大烟炮步行前往距场部60公里的密山印刷。有时一天只能吃一顿饭，一忙一整天，但当他看到散发着油墨香味的刊物甭提有多高兴了。就在他工作如日中天的时候，1960年的大精简运动开始了，他被无情地“简”到了八五〇农场一分场一队从事体力劳动，春种、夏管、秋收样样都干，忙的时候还要挑灯夜战，打场、脱谷、扬场三班倒。虽然如此但还是挺开心，一有时间还是愿意写上两笔，稿子依然能在一些报纸上发表，他感到很欣慰。

命运多舛的岁月锻造了他坚强的意志

1962年，铁道兵农垦局所属八五〇农场职工子弟学校成立后，师资力量严重不足，农场也在四处寻找能胜任老师职位的人，后来经过同为《农垦报》驻场记者张惟的推荐，农场决定调任罗国士到八五〇农场子弟学校任教。闲暇的时候，与同校的陈尔真老师探讨沙俄侵略中国的历史。陈尔真是从美国回来的电影专业人才，对历史和电影制作研究造诣很深。当时八五〇农场子弟学校设在密虎铁路线的虎林县宝东镇，这个学校大多数老师是转业官兵和中央机关下放的国家机关工作人员（当时称“右派”），那时八五〇农场还接纳了吴祖光、艾青、丁聪、胡考、聂绀弩、沈默君等文化名人，其中沈默君是解放军总政文化部创作室著名的电影剧作家，他的电影作品《南征北战》《渡江侦察记》和《海魂》早已被广大观众所熟悉。1957年，沈默君被打成“右派”，下放到北大荒八五〇农场劳动改造。

罗国士和沈默君因在同一学校任教而结识，因有着共同的写作爱好而成为朋友，经常在一起谈论文学、话剧、电影剧本等。这时罗国士已经开始创作小说《吾土吾民》，这部小说的构思和主人公的设计就是当年罗国士担任驻场记者采访铁路修建情况时，安置屯的老人和老铁兵及部分群众讲述的抗战时期与鬼子如何斗争、较量的故事，其中有一对抗日夫妻被伪军抓走后，他们的孩子在村里好心大娘的帮助下成长起来，后来成长为一位铁路员工与他的师娘及一位烈士的女儿一起英勇抗日，终于取得了胜利。日本投降后，这个故事在铁路沿线村屯流传开来。经过交流，沈默君得知罗国士还有与人合写过电影脚本的经历时，沈默君说可以根据这个小说题材创作一部剧本，罗国士说“可以”，于是就开始动笔了。因为当时沈默君是“右派”，不便于出头露面，就在幕后边策划边指导，两人用了半年多的时间，在八五〇农场宝东中学就把剧本写成了，起名为《自有后来人》。不久沈默君调到长春电影制片厂搞电影剧本创作。在分别的日子里罗国士被错牵进反革命队伍，在虎林关了14个月，后来又成了监管对象，经常挨批斗。那时农村实行一元化领导，再后来把八五〇农场子弟学校更名虎林县第二中学，划归虎林县管理了。

1969年，罗国士作为学校里被看管的对象，在虎林县第二中学的校办工厂石青山白灰厂劳动改造，打石头、烧白灰。因为他患有严重的风湿病，时常发作，不能再到工地干重活，领导便安排他在厨房“帮厨”。尽管是在这样的环境里，罗国士依然没有停止搜集写作素材，构思了第二部小说《黑水魂》的基本框架。

“文革”结束后罗国士平反，被调至黑龙江桦南林业局纸浆厂工作。20世纪80年代初，调到安徽省作家协会当了专业作家，退休后定居深圳。

波折坎坷的人生造就了《自有后来人》

20世纪60、70年代，电影《自有后来人》在全国放映后好评如潮。然而，1966年“文化大革命”开始了，这部电影被改编成《红灯记》样板戏红遍全国，既有沪剧又有京剧还有钢琴伴唱等，曾几易其名。但直到现在仍有人不知道《红灯记》的原作者是谁。而当年每次演出都说是“集体创作”。随着历史的烟尘渐渐散去，事物的本来面目也在渐渐浮出水面，其实《红灯记》的前身就是电影《自有后来人》。

2012年2月16日，我们专程采访了现定居在深圳的罗国士。回想起在八五〇农场与沈默君合作电影剧本《自有后来人》的经历，他说：“50年代末，我和沈默君在八五〇农场子弟校（当时学校在宝东）把《自有后来人》剧本写出来后，受到长春电影制片厂的关注，打算拍成电影。1962年5月，沈默君就去长影修改《自有后来人》剧本了，由于他对剧情还不是很熟悉，没过多久沈默君来信要我也来长影工作，和他一起修改，但迟迟没成，后来沈默君致信牡丹江垦区宣传部，请求郑部长出面与长影协商。这样一来上下贯通，同时也得到农场的批准，我就带上小说《吾土吾民》的草稿来到长影，与沈默君同住长影招待所的一个房间里。我俩不分昼夜开始共同创作并修改电影剧本。后来根据剧情需要我加进了密电码，加重了对敌斗争的复杂性，在修改过程中我发现全剧中缺少主线把一家三代人的关系穿起来融为一体，一晃几天过去，没有任何进展。那时我有晨练的习惯，每天都起得很早，突然有一天清晨，雾都茫茫，我照常起床外出散步。行至一处铁道附近时，清脆的汽笛声将我的目光引向远方，尽管在迷茫的雾气中，但铁路上空的红色信号灯依然清晰可见，闪闪发光。我怔怔地站在那里，陷入了思考之中，何不用红灯作为一条线索贯穿始终？既有铁路的职业特点，又具有红色的革命内涵。我想到这里顾不得散步，连忙赶回住所，将正在睡梦中的沈默君叫醒，讲述了自己的想法，沈默君听后连声叫好，立即敲定。再次修改剧本时，便加进了铁梅手中拿着的那盏号志灯，使整个剧情发生了质的变化，剧情更加合理巧妙，人物更加突出鲜活。”

罗老紧接着又说了剧中另外一场李铁梅和叛徒王连举对暗号的戏。他自豪地说：“有一次在菜市场听到小贩不同的叫卖声，顿时勾起童年时看到的家乡小贩卖木梳的情景：‘卖木梳了，卖木梳了！’‘有桃木的吗？’‘有，要现钱！’这样一个鲜活的情节，我几乎是原封不动地搬进了剧本。”

剧本《自有后来人》成稿以后，导演于彦夫很满意，很快进入了拍摄阶段，而罗国士也回到了原来的工作单位——八五〇农场职工子弟学校。

1962年9月，《电影文学》要发表此稿，唐主编是沈默君的老相识，他特地通知沈默君，说：“我们已经了解到罗国士的家庭及个人的政治面貌，按规定他必须化名。”付印在即，来不及去信与罗国士商量，沈默君替他起了笔名罗静。所以，电影剧本的署名迟雨就是沈默君，罗静就是罗国士。

1963年影片上映后，片名仍为《自有后来人》，各文艺团体纷纷进行了移植，哈尔滨京剧院将其改编为京剧《革命自有后来人》，上海沪剧团改编为沪剧《红灯记》，不管哪一种改变和移植，始终都没有原创作者罗国士和沈默君的名字，只说是“集体编剧”。

据罗国土回忆：“文革”期间，我厄运突降，先被批判，后以“反革命”罪关进监狱。在监狱中我曾写了《自有后来人》续集。人物依旧，铁梅最后上山参加“抗联”，打击日寇。续集完成后曾寄给当时的“文化领导小组”，结果石沉大海，没有音讯。

罗国士平反以后，他的长篇小说《黑水魂》，也由中国青年出版社出版了，并被共青团中央评为全国百部爱国主义教育书籍之一，罗老很自豪地对我们说：“本来要写五部，后来由于经历等诸多原因，只出版了两部。”说话间，罗老兴致勃勃地从书房里拿出了已经泛黄的原著《黑水魂》，当我们打开扉页时，便深深地感受到了这部书的厚重和历史的沧桑。

（2014年刊登在《中国农垦》第6期）

王在邦的保密往事

——访参加二次阅兵仪式的老战士王在邦

于长春

2020年10月23日，中共中央在北京隆重召开了抗美援朝70周年纪念大会，在祖国的边陲小镇裴德农大社区的农垦康乐老年中心里，十几位曾参加过抗美援朝的老兵再一次齐声唱起《志愿军赞歌》：雄赳赳，气昂昂，跨过鸭绿江的歌声回荡在宽敞明亮的大厅里。

在这群九十上下的耄耋老人中，一位精神矍铄、腰板笔直、一身戎装的老战士格外引人注目。在当晚黑龙江卫视《新闻联播》的头条新闻里，我们再一次看到了老人接受采访时的风采，虽然年过九十，但思维依旧清晰，带有山西方言的普通话依旧说得利利索索。他就是老战士王在邦。

说起王在邦，尤其让他引以为豪的是，作为步兵阅兵方队的头排战士曾经两次在天安门广场参加阅兵式。第一次是开国大典，第二次是国庆一周年。然而如此光荣的经历，却在几十年后才为人们所知，就连他的子女也不曾知晓。

1949年7月，入伍不到一年的王在邦正在二十兵团六十六军一九七师和战友们顶着烈日集中训练，591团的团首长和三营的营长在八连连长的引导下，来到了他们二排的训练场地上当场宣布，要王在邦立即整理行装执行特殊任务。王在邦来不及和战友们道别，急急忙忙地和另外几名战友上了军用卡车。

军人以服从命令为天职，虽然不知道此行的特殊内容是什么，但是凭借自身感觉，王在邦意识到一定是更加艰巨的任务，战友们在车厢内一言不语，气氛显得有些紧张，军车在颠簸的路上疾驶，他已经在暗下决心，无论是什么任务都要高标准地完成。

几个小时后，军车停下来了，当他们打开封闭的篷布时，展现在眼前的是一个完全陌生的环境，当时只看到很远很远的地方似乎停着几架飞机。战友们迅速整编队伍，带队来的团首长在跟接洽的首长说着什么，几分钟后，他们来到队伍前，新首长的一番话，让他们紧绷的心放下啦，怦然跃起的是激动和自豪。

原来他们的新任务不是去战场拼杀，而是要参加开国大典阅兵式步兵方队的训练，他们来到的地点是北平远郊的南苑机场，他们将在这里进行为期近百天的队列训练。当时的北平刚刚解放，社会治安情况相当复杂，首长特别要求，要刻苦训练，争取在新中国成立的开国大典上再立新功。

后来知道，新中国开国大典阅兵步兵方队是以二十兵团六十七军一九九师为基数组建的，由于政治和身体素质条件要求高，这个步兵方队合格战士不足，于是又从二十兵团其他部队临时选调了一批年轻骨干填充，当时王在邦是六十七军一九七师的一名新兵战士，无论是政治表现，还是身体素质都表现突出，荣幸地被选中。在艰苦的队列训练中，又因动作标准规范，身材好，相貌优，被编排在阅兵方队的第一排。在这次特殊任务的执行过程中，王在邦以优秀的表现荣立三等功。1950 年国庆一周年，他们原班人马原位置又参加了新中国的第二次阅兵。

但这些经历，王在邦始终没有跟家里人说明，只是说在执行特殊任务。二次阅兵任务圆满完成后，王在邦又成为首批入朝参战的志愿军一员。

1950 年 6 月，朝鲜内战爆发。1950 年 10 月，中共中央艰难作出决策：抗美援朝保家卫国！

阅兵结束后，刚刚回到天津的六十六军一九七师五九一团一营三连驻地，19 岁的王在邦马上接到了新任务，随部队开赴辽宁丹东，通过收音机和报纸，他知道要打仗了。但是来到边界并没有宣布出国，只是在静静地等待，10 月 16 日接到命令，要求全体战士退下军装上的领章帽徽。

70 年过去了，王在邦老人回忆当时的情景时说："因为还没宣布出国，大家都在焦急地等待，心情也是不一样的，很复杂，虽然没有具体指令，但大家知道，这次是要将生死置之度外的，有的战士还默默地给家人留下了永别的话语。有一天（大概是 10 月 25 日夜间），我们全都上了车，军车是全封闭的，外边什么也看不到。大家依然是静悄悄的，谁也不说话，静得出奇，只是感觉军车在晃晃悠悠的缓行。第二天下车时，我们已经到了朝鲜新义州，就在战场的前沿。"

多年以后才知道，因为是以志愿军的身份参战，所以退掉了中国人民解放军的领章和帽徽。王在邦他们入朝的路线，也是经过中朝两军作战指挥部缜密设计的，由朝鲜人民军的警察摆着旗子一路指挥，悄悄到达的。虽然是首批入朝参战部队，但是在编制上 66 军属于预备部队，所以在战略配备上比其他部队要差很多。王在邦先后参加过四次战役，虽然负了轻伤，最终安全地返回祖国。他常说，比起牺牲在朝鲜战场上的战友们，那点伤痛又算得了什么呢！

王在邦他们部队在朝鲜战场上浴血奋战了近半年，1951 年 3 月中旬，整建制撤回国内，虽然时间不长，但却经历朝鲜战场上最艰苦、最激烈的战事。

1958年，王在邦随十万转业官兵一同开赴北大荒。1959年任八五〇农场五分场派出所民警，因为有着在部队做文职业务的功底，他系统地建立了户籍管理制度，这或许是垦区最早的户籍。1963年，王在邦任农垦部实验农场的党委秘书，1980年任八五〇农场党委组织部部长。每份工作王在邦都恪尽职守，每一份工作都完成得出色。除此之外，他还教育自己的子女，听党的话跟党走，无论在什么单位，什么行业，什么岗位，都要坚定信念严格要求。

如今年逾九十的王在邦依旧健康硬朗，四个儿女虽在不同的省份，却都在领导岗位上，为国之强大贡献着自己的力量。

（撰写时间：2020年10月25日）

梦系黑土地

吴沪建

喜闻八五〇农场建场五十年华诞，我夜不入眠，感慨万分，往事像电影一样，一幕幕在我脑海中浮现。

我1970年5月25日乘上知青专列，离开繁华的大上海，来到祖国的边陲——北大荒（黑龙江生产建设兵团四师三十八团）。先分配在二十一连农工排，干了两个月的农活，8月份调到团部变电所工作，1972年5月调到卫星糖厂，后任发电车间调度，1979年离开边疆返沪。

我在边疆劳动锻炼了九年，使我从一个不懂事的十七八岁的孩子，成为一名能吃苦耐劳、敢于挑战的共产党员，是北大荒的土地哺育了我，北大荒精神也一辈子在激励着我，有些事情使我终生难忘。

记得那是1971年秋天，我到边疆才一年，瓢泼大雨下了半个多月，眼看快收割的麦子全浸在水中，康拜因*下不了地，收不到麦子。不用说上缴国家，连全团吃饭的口粮都成问题，怎么办？冯宗诚团长在全团动员大会上发出号召，用小镰刀精神，水中夺粮。

---

* 康拜因，指联合收割机。——编者注

第二天一早，大卡车把我们送到了地边，抬头望去，只见稀稀拉拉的麦穗头躺在一片的汪洋之中，我从没见过这种场面，心中发怵。在老职工的鼓励下，我挽起裤脚，踏上齐腰深的水中，学着老职工的样子挥舞起小镰刀，水中捞麦子。由于我没有经验，割下的麦子顺着水漂走了，赶紧去抢，脚跟不稳，一下跌入水中，爬起来时成了泥猴，引起哄堂大笑，就这样跌跌撞撞地坚持了一天，虽然我浑身湿透了，也没割到多少麦子，但能在这样恶劣的环境中得到锻炼，受再多的苦心中也觉得值了。

1973 年 10 月，三十八团糖厂马上就要建成投产了，看着高大的厂房从一片荒草地上矗立而起，大家心里充满了胜利的喜悦，因为它有我们知识青年洒下的汗水和付出的辛劳。锅炉房等着点火烤炉，但 36 米高的大烟筒避雷针还没有安装，许多人跃跃欲试，但爬了一半就退了下来，有天转地摇的感觉，施工组负责人万分着急，这时老厂长范振海把我叫去，用和蔼和期待的目光问我："小吴，锅炉房大烟筒你敢不敢上？实在没人上，只好向外单位借人。"我心想，经过几个春秋，这么大一个糖厂我们都建起来了，还怕这点困难，由于心中也没有十分把握，我答应范厂长说："厂长，让我试一试。"我的师傅、朋友们得知此事后，都为我捏了一把汗。

在领导和同志们的关怀下，我泰然处之，身扎安全带，沿着大烟筒的外壁踏环，一步步向上登去，看着大家期待的目光，我终于克服了目旋和摇动带来的恐慌，以及 36 米高处呼啸的秋风，将两根避雷针精确地安装到位，并安全落地，赢得同志们一片掌声。我虽然紧张得出了一身冷汗，但为糖厂能按时投产，完成了一项艰巨的任务，心中还是热乎乎的。

时间飞逝，三十五年过去了。我们这批知青都步入了中老年，有的退休了，有的即将退休。知青的话题早已是昨天的历史，但他们也为我们边疆的建设谱写了光辉的一页。为八五〇农场的建设添砖加瓦。当回忆起青春往事，我们心中充满了活力，我们这些知识青年把美好的青春年华都献给了祖国的边疆建设，我们做到了青春无悔！

今天，在八五〇农场建场五十周年之际，我衷心祝福我们的八五〇农场，在改革开放的大潮中，蒸蒸日上，成为繁荣富饶的北大仓。

八五〇，我们为您自豪！

北大荒，我们为您添光！

（撰写时间：2005 年　摘自《记忆 50 年》）

黑土地上的犁

——怀念我的公公原毓璞

张学勤

我始终坚信，公公去了一个美好的地方。即使如人所说，人走后会变成星星，那他也一定会是星河中闪亮璀璨的一颗。这和我是否唯物无关，在我心中，公公就是这样的存在。

我是地地道道的垦二代，在这片黑土地上出生、成长、工作、生活。我是平凡的，但是我的父辈们却是不平凡的，他们筚路蓝缕、艰苦奋斗，开创了中国垦荒史的先河，把昔日的北大荒变成今天的北大仓，为今天的垦区现代化大农业发展奠定了坚实的基础。我的公公——这个参加过抗日战争、解放战争的老兵，是昔日百万垦荒大军中既普通又伟大的一员。公公在黑龙江垦区的六十年，是北大荒变成北大仓的六十年，在历史的长河里，六十年弹指一挥，但这六十年却沧海桑田，翻天覆地，更是公公坚韧奉献的一生！

公公出生在山东一个小村子里，他的父母是伟大的中国劳动人民的代表。尽管贫穷，依然选择让孩子上学；尽管不舍，依然选择支持两个儿子投身到抗日战争的烽火狼烟中。公公十几岁参加革命，经历了抗日战争、解放战争血雨腥风的洗礼，公公的父母可能也不曾想到过，从此他们的儿子离家越来越远，他们的思念也越来越长。

1948年参加济南战役、1949年参加上海战役，结束后，公公在济南十二步兵学院进修学习军事理论知识。他的各项成绩优秀，但在国家建设边疆需要懂机械、会驾驶技术的战士时，他选择跟随大部队一起奔赴北大荒，到了更艰苦的战场——北大荒。此后余生，公公把自己连骨带肉都奉献给了这片黑土地。从建立机耕队到二九〇农场开垦的第一朵黑色浪花，再到军垦第一场八五〇农场的发展，公公一直在农场建设中奉献着自己所能奉献的一切。

我刚结婚的时候，觉得公公是一个不苟言笑、做事果断的老人，同时又是一位慈爱的父亲和祖父；他为人正直、目光犀利，但在看着高高的粮仓或是大型农机的时候，却又眼神柔和。公公晚年和我共同生活的十八年里，他极少提起战争时期的枪林弹雨和垦荒时的艰苦卓绝，许多事情我都是听婆婆、姑婆或者是公公战友们的讲述，这其中，有些许埋怨，些许感慨，些许惆怅，更多的是自豪和骄傲。但更深层的读懂公公，是在公公晚年生病卧床后的那几年。在我整理家中久放的衣柜时，发现了公公早些年的日记。以下是我摘录的几篇，借此表达对公公无处安放的想念。

1951 年 11 月 5 日　晴

现在，我再一次面临着选择，和当初我选择是否参加革命不同，这次我有些犹豫。

济南十二步兵学院，这里是我人生的第二所学校。和在老家上的学不同，这里有战友，有教员，有欢笑，有军事学习和期待的明天，我真的很喜欢这里，也真的不想离开这里。可是，前几天指导员找我谈话了，说要去东北开发北大荒，他说我在战斗中流过血立过功，给我一次选择的机会。确实，这里离家也近，可是，部队里懂机械、会驾驶的人太少，我知道，那里更需要我。

今天我做出了我的最终选择，我要和我的部队、我的战友一起，去建立一支机耕队，把能开垦的土地都开垦出来，把能种出的粮食都种出来，让老百姓都能吃饱饭。

梦想，可能是人类最昂贵的奢侈品。我想，公公在 21 世纪的农场子弟校里，看见现代化的教学楼和操场上的塑胶跑道时，每天目送他心爱的小孙女雀跃着飞奔进校门时；在国人都捧着中国饭碗，吃着中国粮食，每个孩子都有书读，温饱无虞，未来可期……这个人类最高贵的奢侈品，公公拥有了。

1957 年 10 月 12 日　阴

今天，我去火车站送走了毓经（公公的弟弟），回到宿舍我想哭，我也想和他一起回老家，回去看看爹娘，可是正在秋收，会农业机械养护修理的人太少了。

毓经说我这里不像是人生活的地方，太艰苦了！我笑了，心说这还叫苦，比起刚来时这里就是天堂，那“天当被，地当床，就着雪吃粗粮饼子，蚊子大的像小鬼子小飞机”的日子都过来了。这几年在党的领导下，农场已经建设的好多了，而且我相信，我们一定会把这里建设得更好的。

我很庆幸毓经当年和我在抗日打鬼子的时候挂了小彩，不得不退伍回家了，爹娘和妹妹们跟前有他，我很放心。但我能看得出来，毓经他不放心我，我笑着把攒了半年的工资塞给他，告诉他替我多尽孝，等我把农场建设好了，就把爹娘接来。

人生有很多割舍不下的东西，比如金钱，比如权力，公公最割舍不下的，是家人和亲情，但在国家需要他奉献自己的时候，他只能忍痛放下。父母在北大荒建设的美丽富饶之前就已离去，这可能是公公此生最大的遗憾吧。

1974 年 5 月 27 日　小雨

我出来跑材料，离开家已经第 39 天了，真的对不起小马（我婆婆）。我走时医院徐医生已经和我说了，孩子的预产期就在 5 月 26 号，小马是高龄产妇，还有妊高征，应该会很危险，但是，我却不能在家照顾她。今天已经过了预产期了，不知道孩子出生了吗？母子是否都还平安？

这次出差跑材料真的很难，书到用时方恨少，我的专业知识还是不够，没办法，只能一边跟工人师傅学习，一边选择最适合农场使用的吧。

今天早上出去晚了一些，因为晚上衣服洗了没有干，走时小马说再拿一套衣服，听她的就好了，没想到出来这么久。唉，这南方的梅雨季节，衣服真的不好干啊。穿着潮湿的衣服，想念老家温暖的小院儿，也想念农场热热的火墙。

公公不知道，就在他写日记的这天，婆婆经历了自己给自己签字的危险生产，更不知道这以后他总会在妻子、孩子需要他的时候，仍在出差的路上。公公在世时，婆婆经常提起这些带着儿分埋怨的记忆，公公总是不动声色，但他歉疚的心，我在他的日记里读懂了。

20 世纪 50 年代初，公公所在的农建二师成立了开垦北大荒的机耕队，历史记录了公公除了在硝烟中冲锋陷阵之外，还有征服荒原威风凛凛的样子。

公公从离开山东到在农场离世，经过了半个多世纪的岁月，在八五〇农场的时间就占了一多半儿，他先后在修配厂、加工厂、物资科等单位工作过。尽管当年这些单位都曾在农场的发展和建设中起到了举足轻重的作用，但是随着时代的变迁、发展，很多单位已经退出了历史舞台。不过，看得出来，公公对付出的心血和努力从未后悔过，在公公心里，只要有需要，只要对农场的建设、祖国的发展有用处，无须深思熟虑，他的内心从不矛盾，只忠于自己内心的追求和信仰。

公公去世不满一年的那个冬季，他心心念念的抗日战争胜利 70 周年纪念章，由农场老干部科转交到我们手中。女儿在她的微信中写道："岁月静静流淌，离去的爷爷却不再随时间变老，抗日战争胜利 70 周年纪念章在爷爷远游近一年时，似乎带着爷爷的气息来到我们的身边，这是爷爷红色一生的缩影，也是爷爷不老的见证，更是我作为爷爷的孙女的骄傲。"我转发了女儿的这条微信，获赞无数，我知道不是女儿写得有多好，而是公公值得赞。

去年，山东老战士纪念广场管委会也联系了我们，要给解放济南战役中的所有老战士立一块碑，我们整理了资料邮寄过去。心里既感动又感激，公公的故乡在山东，从此他一生牵挂的地方有了他的名字——原毓璞。

其实，公公在农场工作的几十年中，有数次可以离开农场，回到山东的机会，但他为了农场，为了这个更需要他的地方，放弃了他牵肠挂肚的故乡，毅然选择了留下。公公的性格有山东人的憨厚，但更多的是如同北大荒般的豪迈、坚忍、奉献……我有时会想，到底是北大荒铸就了公公的魂，还是千千万万垦荒人的魂交汇成了北大荒之魂？有人说，每一个人，身上都拖带着一个世界，由他所见过、爱过的一切所组成的世界，即使他看起来是在另外一个不同的世界里旅行、生活，他仍然不停地回到他身上所拖带着的那个世界去。公公已远行，他身上拖带的世界，一定是倾注了他毕生心血的魂之所存、根之所在、梦之所依——农垦黑土地。

有风，穿过茫茫的原野；有风，走过长长的岁月；有风，抚过深邃的记忆。我愿记忆长存，岁月不老，公公风华正茂，只是又去了远方。

公公去的地方啊，我猜想，定会有千顷良田，每当春风化雨，无边沃野绽新绿；待到秋色斑斓，万顷稻菽堆金山。

（撰写时间：2020 年 12 月）

祖国，我在一片稻田里寻找你

范晓波

我在一片稻田边长大，如今已年逾四十。我工作和生活的地方从未远离过稻田，如我一样，那些工作在基层我最亲爱的同事们也在这个季节里，一边写着文书，一同闻着稻花香。

几十年前，三江平原望不到尽头的土地里，有我们家三亩田。春天，勤劳善良的父亲母亲早早就撒下希望的种子。边走边撒，一锹一铲，从踏着露水的清晨一直到太阳落山。赶上大雨，父亲会在深夜起来，去稻田放水防涝。每次放学回来听到的好消息都与稻田有关，都与国家有关。扬花了，丰收了，进步了，强大了……那些幸福的笑容会在我心里停留很多年，浸润很多年。稻花像一串串风铃，而我的童年正像稻花，晶莹清脆。

秋的到来，是风告诉我的。它浩浩荡荡染黄一片稻田，又繁忙地从这一畦赶到另一畦。稻田一直繁忙着，正如我所在的国度，繁忙着一片昌盛，慈祥着一片温情，给人以踏踏实实的幸福和安定。从播种、除草、灌溉到收割，从上古到今天，因忙碌而挥汗，因挥汗而有所获，因收获而有所积累，因勤于积累而终将强大。深深地地弯下腰去，蹲在最低处，你会听见禾苗最用力地拔节声，那是向上的力量！

稻田，就是我们家的柴米油盐，生活的酸甜苦辣，也曾装下了我的春秋。稻谷喂养了我的祖辈，栖息着父母简单的爱，我的理想也因稻田的芬芳而升华。

我在祖国的稻田里，找到了家，也找到了亲情。

父亲刚来北大荒时 19 岁，几年后，在稻田里认识了我的母亲。他们在一片稻田边，整整生活了近半个世纪。对稻田的依赖，就是对祖国的忠诚。

站在稻田里深深凝望的那一刻，我真切地感受到祖国几十年来的变化，还有生活的真实。其实，田野从来就不是大东北冰天雪地里的一张黑白底片，它一直是彩色的，喧闹的，即使在没有星月的夜晚，它的色彩仍然是无法替代。从嫩绿到翠绿到鹅黄到橙黄，稻田里每天都在孕育不同的色彩，每个时节都在编织不同的故事。

我的家乡过去给人们的印象，除了塞外苦寒，就是原始蛮荒。从魏汉到明清，这里一直是荒凉凄苦的代名词。秋收时遇上绵绵秋雨，收割机进不了地，只能用镰刀在泥水里扑腾和挣扎，在稻田里奉献青春和生命。他们中有老红军、抗日英雄，有参加过解放战争、抗美援朝的复员转业官兵，还有怀揣梦想朝气蓬勃的知识青年。从踏上这片土地，震撼着他们的是每个人自己内心无怨无悔的家国情怀和对土地最真挚的感情。

“过去种地是‘小四轮’，灭虫是小药壶，收割是小镰刀。现在种管收，全是大农机了，灭虫用飞机洒药。十几天的活，现在几个小时就干完了。”父亲站在稻田边不住地感慨。他看看滚滚稻浪，又看看穿梭在天地间的飞机，脸上的褶皱里装满丰收的喜悦。

我和丈夫又一次走在田埂上，回忆过去，回忆相识的当初。祖国的田埂上有我们牵手走过的岁月，也接住和融化了我们抖落下的伤痛。那个稻苗疯长的日子里，我们骑着单车在稻田边追赶，一阵风里丁香花开了，让稻田里的香更加浓郁。祖国七十岁，多么年轻可爱，多么青春多情！

我在祖国的稻田里，找到了自信，也找到了爱情。

夏末，小雨，微凉。

这是一片希望的田野，孕育了北大荒人又一个丰收的希望。

父亲经常跟我谈起垦荒时的木犁，一根弯木做辕，后端固定着犁铧，前边两根麻绳为索，这就是祖国东北角——北大荒开发的第一犁。苍茫荒原面前，一具木犁的力量何等渺小！可是，仍然有无数人前赴后继抢着去拿起它。毫不夸张，我的父辈们都是国家的英雄。

关于土地，关于祖国，那场波澜壮阔、声势浩大的开拓绵延了几千里，沉寂数万年的“北大荒”运动，让昔日的蛮荒之地变成了今日的“北大仓”，夯实了国家的粮食储备。斗转星移，沧桑巨变。从机械化向数字化智慧农业迈进，这一步是一个国家几代人的足迹。火热的夏天里，祖国东北角到处是一片现代化大农业的壮美。那火热的稻田里，怀揣着中国梦想，有着国际视野的大国农民正迎面向我走来。

祖国大农业，不可复制！

天风浪浪，山海苍苍。如今，我挚爱的那片稻田越来越强大，大到让我自己都不敢相信。建三江“万亩大地号”稻浪滚滚，是世界上最大的单体粮食种植区，仅一个地块，面积就超过 12000 亩，万亩之余的稻田镶嵌在祖国大地之上，既有山的清秀如画，也有海的水天一色。现代大农业的气魄，中华大粮仓的壮美，还有我们的国家从此不缺粮的自信和坦荡，都浓缩在一片稻田里。

我在祖国的稻田里，找到了信仰，也找到了梦与未来。

稻田一畦连着一畦，隔畦相望，稻田如波。从天涯海角，到塞北江南，从莽原千里的林海雪原，到长河落日的黄土高原。我的祖国，我无法看清她的尽头，一次次在风声中感受她的辽阔。此刻，我的身后是一片平川旷野，被称为国家大粮仓。天很蓝，风很轻，祖国母亲的手无处不在，无论是村庄，还是稻田和稻田里的我，还有那天上不知从哪里来的飞鸟和浮云，都生机勃勃地活在当下，感受着母亲手心里的温暖。

唯有稻花让我心动，它们都有一颗诗一样的心。或许我的前世就是一棵稻苗，早已把自己根植在国旗上，用一片金黄以及我的荣耀，为五星添色，为红旗增彩。

如今，我知道，无论何时我都是离不开稻田的。稻田培育着我，培育着村庄，也培育着村庄里的孩子，一代跟随着一代，一代养育着一代。千年稻田里，有我澎湃起伏的胸膛，有我站立起来的背景。

一眼望过去，我在稻田里找寻到了祖国——我的母亲。

（撰写时间：2019 年 10 月 1 日，发表于《人民司法》）

三、回忆录

为了回忆历史，教育当代，发扬建场艰苦创业的革命传统，本章收录了几篇当年开发北大荒，艰苦建场的回忆文章。其中张开平写的《北大荒的老红军》，发表在《中国青年》杂志上，得到朱德委员长的题词，《中国青年》杂志编辑室还为此写了按语："我们报道了老红军余友清艰苦奋斗建设北大荒的先进事迹。朱德委员长特题词，指示青年应该学习老红军的不断革命精神，艰苦奋斗，奋发图强，建设我们伟大的社会主义祖国。"

北大荒的老红军

张开平

1954年6月，铁道兵五师在东北正待向鹰厦线转移的前夕，王震司令员来到工地。与将要退伍的战士做了亲切谈话。战士们要司令员介绍工作，这时将军王震回忆起毛主席在抗日战争时期指示要自力更生开垦南泥湾，解放新疆后指示要开发祖国边疆。这样就产生了在北大荒屯垦安置退伍战士的主意，他想要一个好的带头干部……

"余友清，去北大荒办农场怎么样?"这是王震司令员对余副师长的第一句话。余副师长并不感到突然，他毫不犹豫地说："党需要我去我马上就去!"

王震将军和蔼地笑着，说道："你考虑考虑，开荒种地是一个艰苦的战斗岗位啊!"

余副师长斩钉截铁的回答道："早就考虑好了!"他一边说着，一边将手指头捏得咔吧直响，这是他在心情激动时的习惯动作。司令员见余副师长的态度很坚决，于是高兴地说："你先带一部分转业官兵去。你们是打头阵的，是去点火的，得搞个样子，搞得红红火火才行，以后的发展很大，后来的要按你们的脚窝子走。你们要想一切办法多搞些粮食，社会主义工业化也就好办了……"

余副师长兴奋地说道："保证全心全意地与退伍战士同甘共苦，把农场办好，完成党交给的任务，请首长放心吧!"

在王震将军和他谈话的第二天，他就背了一个小包，带了一个警卫员同将军一道，到北大荒踏荒，选择建场地点来了。

1954年10月，余副师长踏荒回来。我们五百四十多个转业官兵，在他的率领下，背着被包，扛着铁镐、铁锹、枪支，向黑龙江省虎林县出发。

辽阔的草原展现在我们的面前。左边，隐藏在灰色大气中的完达山脉，像条长龙似的，蜿蜒伸向遥远的白云生处：右边在远远的蓝天与大地接触的地方，弯曲的穆棱河闪耀着波光；中间，是一马平川的草原，没有尽头。

余副师长抓起一把黑土，一展手，满掌是湿漉漉的黑水，像油一样，多肥的土啊！余副师长容光焕发，嘴唇在兴奋地颤动。走着走着，他一扭头看见我，于是大声地说道："张干事，叫文化教员指挥唱歌"！望着这荒凉但又富饶的草原，谁不激动呢？于是我们以志愿军战歌的曲子，唱起了我们自己填的词：

雄赳赳、气昂昂，奔向北大荒，

为人民，为理想，建设新家乡。

毛泽东的好儿女，齐心团结紧，

艰苦奋斗，翻天覆地干一场。

正当我们唱得高兴的时候，突然响起了一声清脆的枪声，一只刚待起飞的野鸡坠入草中。余副师长赶过去，拎起野鸡哈哈地笑着："乖乖！好肥的家伙，今天我们又该'打牙祭'了。"

傍晚，来到一处漫岗坡前，余副师长说道："到家啦！"于是我们卸下了背包，铲去了草皮，撑起了帐篷，当夜幕降临的时候，我们已点燃了一堆堆篝火，烤着余副师长打的野味。

我们一边津津有味地吃着，一边听着余副师长谈着农场的建设规划。他热情洋溢地说着：那里种小麦，那里种水稻，那里盖学校和医院……他又谈起学习宝泉岭、九三、赵光等军垦农场的经验……面对着这片野兽纵横的荒原，他并不因将要碰到的各种困难感到丝毫的畏惧。他对党的事业满腔热情和这种坚强的意志，深深地感染了我们。

余副师长停了停，又说："你们都是建设者，是主人，你们谈谈农场该咋个搞？"于是我们把自己认为最美好的东西都说了出来。他乐呵呵地听着，点着头，说："对头，对。"

第二天，我们就开始了营建。北大荒的树条子、乌拉草遍地都是，不几天工夫我们就盖起了十几座窝棚和适于过冬的坑道式的地窝子。

八五〇农场的第一座房子盖起来了。余副师长叫我选了一块上好的黄波罗木，做了一块牌子，上面写着"中国人民解放军八五〇部农场"。1955年的元旦，战士们敲着脸盆，放着鞭炮，将这块牌子挂上了场部大门。

余副师长成了我们场长。他无限深情地说道："北大荒今天只有这样一块牌子，以后将会有更多这样的牌子挂起来的……"

5月，大地解冻。我们用自制的农具迎接了建场的第一个春天，向沉睡了千万年的沃土一寸、一尺的夺取着阵地。

为了多开荒，我们又向当地农业社借了一部分双轮铧犁，选了18匹骡子开始试耕。生荒地，草皮厚，最糟的是有些低洼地还积着片片冰水，牲口在里边抬不起腿一步一跤。

咋办呢？战士们提出用人拉犁。余场长感到这个办法很好，但作业的人员艰苦些。越是艰苦的事，他越是走在前头。于是他派人找了几根粗绳子选了十几个身强力壮的战士，说了声“走”！一步就跳到泥浆里。在寒冷刺骨的冰水里和战士一起，拉起了犁杖。

头一年，就用人拉型和锄头开出了 9.3 万多亩荒地。就在开荒战斗的同时，在一次场党委扩大会议上，余场长谦虚地向新来的农艺师问道：“你说我们先种些什么好呢？”农艺师眉毛一扬，吃惊地回问了一句：“今年就要播种？”

“是啊！今年不播种，开出这么多的地干什么？”余场长不解地反问了一句。

农艺师有些茫然，答道：“按着农业科学来说，在当年新开的荒地上，是不能播种的！”

“那什么时候才能播种呢？”余场长急切地问着。

“最好是休闲一二年。”

“什么？一二年！”余场长嚯的一声站了起来，脸涨得红红的，半晌才说道：“国家需要粮食才派我们到北大荒来，不播种我们拿什么交给国家？难道说，这一二年还要国家拿粮食把我们养着？”

农艺师感到委屈，场长没有理解他的意思，于是解释道：“当年开的荒，又没耙过，土地板结，草根也没腐烂，种子播下去了，也会被草吃掉，到头来连种子都收不回来。”

余场长斩钉截铁地说：“能长草，就能长粮食，草能吃庄稼，庄稼就不能吃草？草长起来就锄草，我们这些人连草都斗不过？”

农艺师感到余场长不理解农业科学的特性，于是为难地说：“就不谈农业科学，拿目前本地的习惯来说，也是要隔一二年的。”

“这习惯不好，我看可以改变！”

“我是不同意播种的，我是这里唯一的技术人员，我要在技术方面对国家负责！”农艺师表明了自己的态度。

“国家需要粮食，能拿出粮食才是对国家负责。我同意播种！”余场长也毫不犹豫地表明了自己的态度。

在当天会议上，余场长提议暂时不要做决议，散会后，他没有吃饭，一个人坐在办公室里寻思。他耳边响起了王震司令员的指示：有了粮食，社会主义工业化也就好办……他又想起了党提出建场方针是：“边生产、边建设，绝不能等建设好了再生产。”“播种，一定要播种！播种什么作物，怎样播种法呢？找群众商量去！”当天晚上他赶到虎林县，拜访了当地有经验的老农许大爷。许大爷说：“早些年我们闯关东的时候，都是当年播种。既然是逃荒。谁还有多少粮食呢？”

余场长听了非常高兴，在许大爷的耳边大声说道："许大爷，我们要好好向你学习！""许大爷，您说生荒地种什么好？"

许大爷想了想，说道："种大豆保收，有七八成把握！"

"草能不能把庄稼吃啦？"余场长又问了一句。

"这就看人勤不勤啦！人勤苗旺，人懒草肥。另外，种子也要得劲，我看，满仓金（大豆）就差不离！"

"种小麦呢？"余场长又问。

"小麦可没种过。"

余长场想了想又问道："咱们今年试试看，请你当老师，行不行呀？"

许大爷捋着胡子，笑嘿嘿地说："不嫌我老吗？"

余场长爽朗地笑了："人老是一宝！"

第二天，余场长召开会议作出决定，当年播种大豆，并在二大队划了一块地试种小麦，新开地上浮起了星星点点的绿色。可是杂草长得更快，不几天的工夫就封垄了，把嫩苗压在下面。余场长带着哉士们抢锄，直到把杂草锄尽。小麦飘起了绿色的带子。大豆的枝叶迎着阳光向着周围舒展，把重新露出的杂草压了下去。于是余场长又带着战士们忙着送肥上粪。

向地球开战的第一个回合胜利了！慷慨的黑土给予了勤劳者以丰收的喜悦。当年的大豆平均亩产 85.33 千克；小麦平均亩产 96.67 千克。

1956 年，中央成立农垦部，同年铁道兵农垦局在密山成立。王震部长给余场长来信说："老母鸡该下蛋了。"要以八五〇农场为基础，在密山、虎林、饶河、宝清四个县扩建六个总场，并要余场长立即进京开会。余场长临走时向业务部门交代，要赶快编制扩场计划。余场长开会回来后，在审查扩建计划时，发现在收入的总计下是一个很短的数字，但在支出的总计下写着串很长的数字。这下他火了，大声地说道："这超支的数字向谁要？向上级要？上级又没栽'摇钱树'。自己不想法，动辄伸手，我就看不惯。北大荒遍地是宝，就怕懒人不弯腰！"

于是他积极组织人上山伐木，为扩场筹集资金。

就在"三九四九棒打不走"的严寒里，余场长带着我们七个人到完达山找伐木地点。我们坐着四匹马拉的爬犁在凛冽的风雪中走了一天，到完达山夜已深了。

我们用拾来的干柴架起了一堆熊熊的篝火，拿出了冻得像树皮一样多皱的油饼，在火上燎了燎，就啃嚼起来。

余场长的风湿性关节炎又发作了。他把膝盖靠近火头，用劲的揉着。我不禁为他的身体担心，说道："余场长，你应该去休养才对，长期这么下去还行吗？"他笑了笑，往火上加了几根干柴，答道："咋个不行！老毛病了，治不治都一样，关节炎又死不了人。"

警卫员王永富嘟着嘴说："副师长，你为革命流血、挨饿，受累几十年了，你也不到城市去，偏偏要到这荒原来！"余场长怔了一下，轻轻地问道："你说什么？都往城里跑这北大荒派谁来建设呢？""我是说现在革命胜利了，城市条件又好，您身体又有病，讲条件，论需要，你都应该去，城市不也是搞的社会主义建设吗？"显然王永富还没有被说服。

余场长知道小王有个倔脾气，只要道理没讲通，不管你是谁他都不认输。于是耐心地说："当然，城市的条件是好得多，城市搞的也是社会主义建设，但如果都往条件好的地方跑，谁去建设条件差的地方呢？条件差的地方岂不是越来越落后？那么，又怎能把我国建设成共产主义社会呢。就是因为北大荒条件差，艰苦些，党才派我们来。我们正是为着克服困难而来的。只要我们发奋图强，我看要不了几年北大荒会变得比一般的城市还要好！小王，我们的建设事业还仅仅是开始，可泄不了气呀！千万不能把艰苦奋斗忘了……"王永富的头低了下来，说道："现在的艰苦奋斗应该让我们青年人包下来，像你这样的老干部应该……"

余场长接着说："当然，你这种想法很好，如果青年人都这么想、这么做，那共产主义来得就更快了。你说，你们青年人都有这种志气，难道我们这些多受了几年党的教育的人，不要有这种志气吗？"余场长停了停又说："现在这里又不打仗了，你也不要老跟着我，学技术去吧！想把工作搞好，不懂技术是不行的！"

余场长这语切情长的教导，深深地铭记在我们的心里。

第二天拂晓，余场长就带着我们在齐腰深的雪上爬行，过了一处又一处密林。沿着我们走过的道路，辆辆雪爬犁，把国家经济建设和国防建设所需要的木材运了下来，保证了扩场资金的需要。

篝火在日夜燃烧；拖拉机在田间昼夜轰鸣：熟地在成万顷扩展……成千上万的有志青年，打着支援边疆建设的红旗，扛着背包，来这里安家落户。

1959 年，中央农垦部确定以八五〇农场作为全国国营农场高度机械化、水利化、电气化、化肥化的试点单位。国家以第一流的机械装备着农场，笨重的体力劳动正逐步由机械化代替。

八五〇农场有五个以农业为主的分场，两个大型畜牧场，一个林煤矿场，拥有 90 万亩地。在云雾浮沉的云山脚下，已筑成了一座蓄水 4000 万立方米的人工湖。湖堤外是一眼望不到头的麦田、豆地。云山畜牧场坐落在湖旁的山坡上，散落着成群的猪、鸡、牛、羊。在土地没有定型的情况下，农场五年来共为国家生产了三万八千余吨粮食，上交了大批的肉类和鲜蛋。

总场所在地——西岗，在我们来时只有几座日本关东军留下的残塌的军营，现在却是新房栉比。一座灰色的四层办公大楼，已在绿林中耸立起来。这座楼用的洋灰砖，大部分是余场长带着机关干部从日寇军营的房基中挖出来的。在大楼周围的密林里，隐藏着修配、制材、面粉、榨油等十四个工厂。

随着生产的发展，职工的文化福利事业也得到迅速的发展。分场、生产队都设有供销商店、小学校、托儿所和幼儿园。商店里不仅供应着一般的日常用品，而且还可以买到农场自制的糖果、糕点、果酒和汽水。总场设有一座普通中学、一座中专技校、一座三层楼的医院。

在辛勤的工作中，余场长的风湿性关节炎日益严重，但是他在人面前却从不表露自己的病痛，他生怕同志们由于好心的照顾，而给他带来失去工作的痛苦。

王震部长来牡丹江垦区视察，见余场长的病已严重，于是向场党委提出，要调余场长到南方休养。余场长听说后，当天夜里就急匆匆地跑到王震部长的房间，他将上身俯在桌子上，把手指头捏得咔咔直响，却不吭声。

部长奇怪地看着他，问道："嘿，出了什么大事了?"

余场长两眼望着地板，半晌才说："听说要我离开北大荒?"

"哦！是这个事，我也听说了。有意见吗?"王部长有趣地望着他说。

"有意见，这又为了什么?"余场长直挺挺地问。"说实在的，你的……"部长和蔼地打量着这位老战士。"首长放心，我还行!"他陡地站起来，走了几步，恨不得找一块三百斤的大石头当场举起来。部长哈哈大笑起来，笑得那么热烈。对这个浑身热爱北大荒的老战士，部长只有屈服，他能说什么呢?

部长和农场党委，体谅了余场长的心情，答应了他的请求，不离开农场。不过却严格的规定了在农场休养期间，只能动眼、动嘴，不准动手动脚。

有一天上午，我们正在四层大楼门前挖坑，准备栽树。余场长来了，后面跟着一辆满载着青松的马车。我心想：余场长怎么又出来了？于是我大声地问道："余场长，你不是答应休息了吗？为什么……"没等说完，他就满不高兴地说："休养干啥？大事不能做，干点杂活还不行吗?"一会儿他又笑呵呵地对我们说："这是我从大山里拉来的好树苗，谁要是栽死了我可是不依的。这个树好长，今年先栽它，明年就栽果树，以后工作时，渴了，一出门摘两个吃吃，那才得劲呢。"

老场长他并没有休养，同过去一样，哪里最艰苦，哪儿最需要，他就会在哪儿出现……

大楼门前，余场长栽的那棵青松，已生气勃勃地长了起来。清晨，当我推开窗子，一看见那棵沐浴在朝霞中的青松时，我就会想起战斗在北大荒的老红军——我们的老场长余友清。

（根据张开平原文整理　摘自《1955—1984年八五〇农场史》）

北大荒的开拓者

侯敬甫

1955年，我从铁道兵五师调到八五〇部农场任副场长，从此，踏上了屯垦戍边新的征途，忆当年在延安时，曾跟随王震旅长开垦南泥湾，曾聆听到毛主席关于开展南泥湾大生产运动的指示。从南泥湾到北大荒，是我们党长期革命斗争的胜利，而每一步胜利都闪耀着“自力更生，艰苦奋斗”的光辉思想。回顾南泥湾的战斗情景，我斗志昂扬地奔赴北大荒，又一次在王震将军的亲自指挥下，投入了垦荒战斗。从那时起，八五〇农场已经过了三十个春秋，在此，对建场头一年的生产战斗情景做一忆述。

（一）冰天雪地运木忙，平地起家盖营房

我们铁道兵部队，久经战争和施工的锻炼，有着一往无前，不怕任何困难的战斗作风，部队到虎林后没有房子住，就登上完达山伐木，自己动手盖营房。进入完达山几十里，渺无人迹，满目荒草，灌木横生；深山里，原始森林遮天蔽日；山沟里，阴森的溪流浸泡着巨石枯木。冬天来到，积雪没膝，北风刺骨，滴水成冰。为将找到的困山材运回农场，部队利用积雪，在从山区到虎林县城百余华里的路程上，修了五条冰道。没有任何运输工具，就自己动手做了180多张爬犁，用人拉爬犁在冰道上运木。因为路程太远，把全程分成三段，每段设一个站，每站布置一个大队采取分段接力式倒运。运木时，十几个人拉一张爬犁，一张爬犁可以拉两方木头，每天往返一次。农场的布置是：从山里开始第一站，一大队由大队长闫金声、教导员杨继英率队，驻三人班和六道梁；第二站二大队，由队长马烈武、教导员王荫清率队驻马鞍山；第三站三大队，由大队长郭延义、教导员张占军率队驻幸福和吉庆。这样一站倒一站将原木拉到县城，用我们自己的电锯加工。

当时，在百里运木冰道上，人拉爬犁穿梭般来往，有时途中遇到大烟炮（暴风雪），刮的天昏地暗，对面不见人，既不能走也不敢歇，因为一坐下就有冻僵的危险。如果队伍被吹散了，就凭经验各自向附近的村子摸去。在严寒中多数同志的鼻子被冻伤了，就在棉帽子上加了鼻罩防冻。在路上吃不上饭喝不上水，战士们嘴唇都干裂起泡，就带上人丹，渴了含几粒顶一气，饿了一把炒面一把雪充饥。要是带馒头，战士们都有经验，把馒头揣在胸口上，如果放在别处就会冻得像石头一样，是无法啃得动的。到 1955 年 3 月上旬，山里积雪开始融化，逐渐汇成洪流，战士们利用山洪放木，从上游把原木推进水里，冲到马鞍山脚下。有一次下游的人过了多半天，没见一根木头流下来，到上游放木入口一看，还在照常往下推，警卫一队的几个战士便冒着生命危险，跳进水里，骑上一根原木顺流而下，终于找到堵塞处，将横倒竖卧的原木，一根根顺过来，疏通了河道。

从 1954 年 12 月进山到 1955 年 3 月出山，共三个来月，伐运原木 4000 余立方米，建营房 1345 平方米，解决了开荒前 5500 人的住宿问题，为开发北大荒建起了立脚点。

（二）刀耕火种人拉犁，艰苦创业凯歌扬

1955 年 1 月，王震司令员来农场视察，带上余友清和我，沿着密虎公路踏查准备开荒的地区。王震将军要我们当年开荒 20 万亩，播种 4 万亩，解决粮食自给。并确定一大队在清河播种水稻 2000 亩，二大队在兴华垡片种大豆 2 万亩。对垡片种大豆我想不通，向司令员说："垡片很大，无法耕地，怎能播种呢?"司令员说："古代人还会刀耕火种呢!"

在北大荒屯垦是前无古人的事，困难和问题是很多的。四月份，大地解冻，农场首要的任务是对荒地进一步深入细致的勘察，为烧荒、开荒、播种提供科学依据。当时，由农技师任晋武带一个勘测小组执行任务。他们背仪器、踏冰雪，夜宿冰窟，饥食炒面，渴饮雪水，历时五昼夜，勘测了辉崔以南、兴华以北的荒地、溪流，拿回来开荒 20 万亩的可靠数据和资料。由于每天刺眼的冰雪，他们都得了雪盲症，但他们都非常乐观，还编了顺口溜说："天当房，地当床，水晶宫里走一趟，龙王爷爷把床让!"对未知领域的探索需要知识，但只有当知识与实践相结合时，才能体会到苦在其中、乐在其中。

烧荒。在当地，大面积烧荒是史无前例的。尤其是当地四五月份是防火期，人在野外不准吸烟，大风天不准生火做饭，因为住的都是茅草房，更不要说烧荒了。二三月份我多次向县政府提出烧荒备耕的申请报告。四月初，我专程到省人民政府去汇报，省府领导逐条研究了我们的烧荒方案后，才批准了我们的报告，并派来一个工作组由省、县两级林业科长带队，深入现场协助指挥。总场成立了烧荒指挥部，总指挥余友清，副总指挥有侯敬甫、黄士元、周长岭、李洪俊、邹涛。大队有指挥所，中队有指挥组，层层发动，层层组织，哪里最危险，哪里就有领导。烧荒的范围很大，但是防范周密，如三大队烧荒是从通往云山的乌鸡桥开始，沿七虎林河东去，到六队（现十六队），向南到密虎公路，沿公路向西在爱民下岗，再向北回到乌鸡桥。在烧荒区周围，用人工割出六米宽防火道，每隔一米站一个人，每人都手持两把桦树枝扎成的扫把，准备打火，以防跑火烧山。4 月 9 日开始烧荒，连续进行了两天两夜，几十里内一片火海，烧得野鸡乱飞，狍子乱窜，打火的人又烤又呛，追着火猛打，火过草绝，一片乌黑。4 月 10 日，荒火终于按照我们的计划熄灭了。然后打扫战场，严格检查，哪怕有一个狼粪蛋还带有星星之火，也要将它熄灭，以确保安全。这次烧荒面积达 50 万亩。在总结会上，省林业局检查组肖科长说："八五〇烧荒创造了奇迹，取得了成功的经验，提供了宝贵的资料。"

烧荒胜利结束后，4 月 25 日开始了下一个艰巨的任务，春开春播。为了抢季节，我们人机畜齐上阵，向荒原进军。开荒中我们遇到了各种障碍，遍地的塔头墩子，没膝深的泥塘，而通常都是在积水 10 厘米左右的地里作业。刚开始时工效很低，不是马陷进去，拔不出腿来，就是拖拉机陷下去，不能移动。对陷车采用了加宽链轨板，而更主要的是采用人拉双轮单铧犁。在困难面前，全体指战员没有低头，他们每天两头不见太阳的苦干，越干劲头越大，越干越会干，在战斗中你追我赶形成开荒热潮。人拉犁由 12 人拉一张犁，最后改进为 8 个人拉一张犁，每天可开荒 2～3 亩。人拉犁成为开荒的主力军。其次是机车，每个班次开荒 50～70 亩。再其次是马拉犁每张犁日开荒 1 亩。1955 年我们按时完成了开荒任务，适时播了种。一大队人工开荒播种了 2082 亩水稻；二大队人工开荒俇片点大豆 2 万亩；三大队人机畜齐上开荒播种大豆、小麦、谷子 1.62 万亩。

这一年，除完成秋收任务外，我们还架设了密室电话线路，修复了宝虎公路的桥涵，并开荒 14.45 万亩。

铁道兵复转官兵经过国内解放战争和抗美援朝战争，如今在北大荒的艰苦劳动中亲手创造了财富，为进一步开发荒原建起了立脚点，人人兴高采烈，决心扎根边疆、建设边疆，为农垦事业做出更大的贡献。

（1984 年 10 月根据侯敬甫原稿整理　摘自《1955—1984 年八五〇农场史》）

初上北大荒

张　惟

列车载着我们北上，走了三天三夜，从密山换了台卡车，迎着风雪驶向乌苏里江边。

1958年3月22日晚上，整个北京车站响起锣鼓声。广场上，我们和战友们欢乐地跳着舞。进入月台，看见训练总监部萧克部长，张爱萍副总参谋长，总政刘志坚副主任，和农垦部张林池副部长，首长们代表党和祖国向我们发出的号召，一路上萦绕在我们每个人的心上。

在黎明时分，我们睁开眼睛，才发觉已经出了山海关，那关外刚劲的风卷着沙石，使我们想到未来的任务将是艰巨和光荣的!

在车上我遇见一位女同志，她曾经参加志愿军在朝鲜战斗过。此刻她又响应党的号召，毅然一个人带着两个孩子北上。她的爱人在军事学校学习，她决定把孩子送到东北老家，自己参加开辟北大荒。我赞扬她的坚强，她淡淡地笑着说："这怕什么，有这么多的同志。"是呀，她是如此习惯生活在"同志"这个家庭里了。

3月25日黎明到达牡丹江，雪下得很大，但空气却很清新，小河的水还在流动，我到外面用雪水洗了把脸，一阵冰凉，精神爽快极了。

我不禁想起，在故乡闽西生活的整整十六年中，从来没见过下雪。后来到了北京，看见一片片的雪花落下来，快乐地跑到空地上又蹦又跳。现在的北京已是一片春色了，北海的冰已经融化，而这儿，三月的雪花还在纷纷飘落，不知怎的，越走向北，我越爱这轻盈而纯洁的雪花。

今天列车就要到达密山了，那儿是铁道兵农垦局所在地，我们将要从那里分派到各个农场。目的地在眼前，整个列车上的人们似乎更加激动快乐了，歌声一路不断。

在密山住了一夜，翌日，大卡车前往虎林八五〇农场第六分场，从地名来看，什么密山、虎林，都给人一种苍茫的感觉。但这算得了什么呢？就说我们要去八五〇农场吧。早在三年多以前，一位老红军率领着一千多个同志，在那儿赶走了狼群，砍下了第一根树木，从一片荒草水洼地，开辟到今天的45万亩耕地。我们完全有信心跟着那位长征的战士，跨上这条新的长征之路。

卡车载着我们直奔完达山下，乌苏里江边。那儿的农场就是我们的家园。我们坐在行李卷上，比沙发还舒服，迎着寒风一眼望去，只见白雪覆盖着广阔的黑土，地里放着一堆堆的粪土，这都是老同志们在严冬里用爬犁拉去的，一旦春暖雪融，我们就要开始播种了。辽阔无边的黑土，一幢幢土墙草顶暖和的小屋，谁能说这儿还是"荒"呢？车子经过一排排砖屋前，有位同志指着说："那是青年农场，都是从北京、天津等地来的小伙子和姑娘。"

走到半路上，又下雪了。我们紧裹着军大衣，让白绒般的雪花在我们身上堆积起来，有的同志唱起：

我爱我的故乡，

但这里比故乡更美丽。

我要在这儿安家，

养下一双儿女，

男孩就叫完达，

女儿叫苏里。

全车的人都哄笑起来，因为这小伙子连未婚妻还没有呢！

车子到了八五〇农场六分场，大寒天里老同志们敲锣打鼓扭着秧歌前来欢迎我们。我们单身汉被领到一个大草屋里，几个人睡在一个大炕上，暖和极了。吃了一顿热腾腾的小米饭，又香又甜，这真是家啊！

第二天，开了一个联欢会。在这里，我们听到了四川姑娘唱的民歌，上海少女唱的越剧，一个垦荒者朗诵自己优美的诗《黑女神》……

生活在这样快乐的大家庭中，真是有享不尽的幸福，忧愁和苦恼怎敢把我们拜访！副场长向我们叙述了生产计划，更使人动心。我们八五〇农场今年要播种二万五千垧*，开荒四万五千垧。有人说，农场不要太大了，但是王震部长说："这是些解放军军人啊！"

我们的农场，今年就要开始新建附属工厂，很快我们就会穿上自己工厂出品的皮大衣，吃上糕点，用自己烧的砖瓦盖房子，让糖、葡萄酒源源供应城市。

密山农垦局所属农场今年将播种 330 万亩，开荒 390 万亩。我们现在已经点上电灯了，目前的口号是"二年机械化，三年电气化"。

中国现有十六亿亩耕地，北大荒却可以开垦一亿亩。

这里确实是祖国未来的北大仓啊！

朋友，这儿天气虽然冷一些，但我们的心却更热了。生活里有缓流和激流，我们是涌向急湍的激流中了。这才是真正的生活，更丰富更闪耀的生活啊！

在密山农垦局，我们看到的标语是："两年打进关，四年跨黄河，六年过长江。"到了农场，职工们的口号是："今年打进关，两年跨黄河。"而我们六分场第三队的指导员告诉我们，我们是全场唯一的种水稻田的生产队，我们的任务是，今年就"打过长江"去！

这闪电般的脚步，这豪迈的气魄，听起来真使人吃惊！

开完联欢会，天微微黑了。我们穿过雪地走回宿舍，和我并排走的是一位农场老工人。我问他："同志，这儿最冷的时候是怎么样啊！"

---

* 垧为旧制土地面积单位，东北地区 1 垧＝1 公顷。——编者注

他说："最冷么，穿我眼下这件棉衣也就能过冬了，解放后我才穿上毛皮的，现在人越来越多，天气也好像暖和些了，十多年前的北大荒可冷呢！"

啊！人越来越多，天气也就暖和些了。这在科学上不知是否有根据，但在人们的心上，肯定是这样。

（撰写时间：1958 年 3 月 28 日，摘自《1955—1984 年八五〇农场史》）

城市知青在农场

郝振武　吴志超

八五〇农场接收城市知青，是从 20 世纪 60 年代初开始的。

1963 年 9 月，由农垦部安排，第一批北京知识青年 101 人来场。这批青年实际上是升学落榜的社会待业青年，文化程度不高，一般是小学和初中程度。1964 年 10 月，第二批北京知识青年来场，共 143 人，这批青年都是应届毕业生，其中初中和高中生 128 人，占 90%。这两批北京知青来农场安家落户，为农场增加了年轻的劳动力量。

1968 年，毛主席发出"知识青年到农村去，接受贫下中农再教育"的指示，北京第三批、上海、天津、哈尔滨等城市第一批知青共 600 多人响应号召志愿来场（当时农场已改为兵团体制）。1969—1975 年，先后有上海、宁波、天津、哈尔滨、牡丹江等城市知青 2409 人来场。他们是 1966 年、1967 年、1968 年三届（俗称"老三届"）应届毕业而没有分配工作的学生。1969 届以后几批知青是"复课闹革命"的应届初、高中毕业生。这些青年，单纯热情，有的写了血书申请来北大荒；有的怕批不准，自己坐船乘车先期到达。1969—1975 年，城市知青来八五〇农场 3253 人。

知青返城的帷幕是于 1972 年正式拉开的，1978—1980 年形成知青大返城的高潮。农场知青们返城的路子有多种，开始是通过推荐上大学、征兵入伍的途径，但人数不多，多数是通过病退、困退、顶替接班等途径返城，到 1979 年底和 1980 年初知青已大部分返城。到 2000 年，留在农场的城市知青仅有 107 人，是来场知青总数的 3%，也就是说有 97%的知青离开了农场这块土地。在三代北大荒人中，城市知青是流动性最大的一支群体。

作为第二代北大荒人的城市知青，他们中的绝大部分人，在农场的时间虽然短暂（只有 10 年左右），然而在农场开发建设的历史上，所起的作用是不可低估的。

首先，他们起到了承前启后、继往开来的历史作用。他们来到农场时，恰逢 20 世纪 60 年代中期至 70 年代中期，复转官兵和支边青年此时多已人到中年，他们的子女尚未大批成长起来，而此时农场各行业，特别是文教卫生行业急需一批有知识的年轻力量来充实。城市知青的到来正好补充了这一人才断层，在农场发展史上起到桥梁和过渡带的作用。

城市知青到农场后，很快就充实到文教卫生、农业农机、财经管理直至各级领导岗位上去，成为农场开发建设的一支生力军。

城市知青对农场文化教育事业的贡献尤为突出。建场初期，农场没有学校，铁道兵复转军人只有少数人带有家属子女，少量适龄儿童只能到附近地方小学上学。1958 年大批转业军人来场，农场开始办学，这期间的师资主要由转业军人来担任。到 1962 年，农场有小学 23 所，在校生 1636 人，教职工 113 人。70 年代，随着人口的增加，农场中小学已发展到 35 所。这时，大批城市知青来到农场，他们人数多、年龄小，具有初、高中文化程度，从他们当中挑选了大批人到学校任教师。据统计，从 1969—1979 年，先后有 659 名城市知青在农场中小学担任教师，其中北京知青 201 人、上海知青 248 人、天津知青 81 人、哈尔滨知青 104 人、南京知青 2 人、宁波知青 13 人、杭州知青 2 人、齐齐哈尔知青 6 人、牡丹江知青 2 人。此期间，城市知青已成为农场中小学教师队伍的主体。在校中小学生是第一代北大荒人的子女，是正在成长的第二代北大荒人。因此，知青教师对第二代北大荒人的健康成长起了巨大的作用。

知青教师在教育岗位上，积极进取，努力工作，教学取得优异成绩。1977 年国家恢复高考制度，1978 年农场中学高三毕业生参加高考，录取了 11 名，1980 年录取 42 名，1982 年录取 58 名，到 1988 年录取人数达 88 名。这些成绩的取得，与知青教师多年辛勤努力分不开。数学教师张世明（宁波知青）和语文教师贺兴良（北京知青）是高三毕业班的“把关”教师，几年高考成绩名列管局前茅，受到学生家长和社会的好评，多次被评为“先进教师”。上海知青金芬燕在任农场十八队小学校长期间，教学成绩突出，学校评为“先进学校”。她爱护学生，以身作则，多次在雨天放学路上背着小同学过河沟，受到社会称赞，并被评为省“劳动模范”。

知青是一支充满朝气的队伍，他们对活跃农场文化生活起到积极作用。1969—1973 年，农场成立一支由知青组成的文艺演出队。这支演出队成立后，就活跃于基层，以农场生活为素材，演出形式多样的歌、舞、曲艺、戏剧等节目，深受群众欢迎。影响很大的是排演了京剧《沙家浜》。这些年轻知青演京剧，虽与专业京剧演员不可比，但演出非常投入认真，唱腔和做功都有绝佳表演，每次演出都受到热烈欢迎。《沙家浜》除了在农场各生产队巡回演出外，还到其他农场、管局、密山、牡丹江等地演出，总计演出50余场。

城市知青也是农业和其他行业的生力军。20世纪70年代，生产队的拖拉机手，也多是由城市知青担任，他们用青春的汗水，染绿了农场的原野。在耕作的黑土地上、在收获粮食的场院上、在排水工地上、在养殖场里……都有他们辛勤劳动的身影。在北大荒这块沃土上留下了他们人生中最宝贵的青春。

知青中曾担任农场各级领导的有多人。职务最高的是哈尔滨知青李希桐，任场长。任过副场级干部的有张宝明（哈尔滨）、郑小勇（上海）、朱万祥（上海）、缪伟雄（上海）、薛洪森（天津）、许万庆（齐齐哈尔）、盛宝贺（哈尔滨）等。其中盛宝贺曾多次被评为“优秀党员”“优秀科技工作者”“廉政先进个人”“劳动模范”“分局先进审计工作者”“总局先进工作者”。

北大荒是知青走向社会的第一战场，也是知青锻炼成长的第二故乡。他们回到城市以后，没忘记八五〇农场对他们的培育，时刻怀念北大荒的每寸土地，怀念这里的一草一木，心系农场，关心农场的开发建设，真诚地要为农场办些实事。

自1990年以来，城市知青不断回访农场，年均有两三批，少则3～5人，多则10余人。一是看望阔别多年的父老乡亲，二是要为农场办点实事，做点贡献。1996年，北京知青，现北京京磁技术公司董事长陈平安偕同夫人何幼民（北京知青）回访农场，为发展农场教育事业，捐资10万元，设立“平安教育奖励基金”，奖励那些对教育有贡献的教师和品学兼优的学生；北京知青郄建伟，1973年曾任十六连小学教师，同年9月入党，之后不久就任连队指导员，返城后入中国人民大学深造，现任国家粮食储备局副局长。2000年8月，他在调研密虎地区粮库时回访了第二故乡八五〇农场，在总局、分局、农场领导的陪同下，走访看望了十六队的父老乡亲，还给全场干部上了一堂生动的粮食发展前景分析课。在参观了农场的工农业生产和水稻长势情况后，表示要为农场的经济发展招商引资做贡献；2000年，哈市知青、省计划委员会主任王涛志在鸡西市、虎林市有关领导陪同下来农场回访，他看到农场变化很大，小城镇建设初具规模，表示要为农场基本建设做点贡献；还有北京知青李志雄，后担任农业部种子公司经理，在1998年回访农场时，为贫困父老乡亲吴士章、贾习武花费1200元安装了电话，使两家老人很受感动；北京知青毕继良2000年回访农场时，为农场捐献图书2000余册，价值1万元。

2000年9月开始，农场先后在北京、上海、哈尔滨等地举办了知青联谊会，代表农场党政班子及1.5万父老乡亲看望这三市知青朋友。北大荒的发展建设，凝聚着知青的智慧和汗水，农场的精神文明有他们的辛劳与贡献。

通过联谊会，向知青朋友汇报第二故乡二十多年来的发展变化，同时也加强了农场与知青的联谊。结合八五〇农场资源优势，争取知青朋友在信息、项目、资金上给予家乡支持与帮助。知青在离开农场二十多年后，见到第二故乡的亲人，心情十分激动，许多知青得知农场举办联谊会后，奔走相告，每次知青联谊会都比原计划规模扩大。在联谊会上，知青们纷纷发言，献计献策，关心农场建设发展，表示：只要农场需要我们做的事，我们将竭尽全力。在上海知青联谊会上，哈尔滨知青李希桐（原农场场长）的一番话，代表了知青的心愿："为了家乡的建设，我们知青朋友将有钱的出大钱，有力的出大力，没钱没力的出个好主意。"会后，知青赵占平、李胜分别找李顺场长洽谈推销农场米、面、大豆、奶粉等有关事宜，宋士华经理也承诺为农场提供农业发展项目。

（撰写时间：2000 年 12 月，摘自《1985—2000 年八五〇农场志》）

初心不改，矢志不渝

——回忆修建云山水库

吕　魁

以梦为马、初识北大荒

中共十八大以来，以习近平主席为核心的党中央高度重视加强和改善党的领导，提高党的领导水平及执政能力，确保党始终成为中国特色社会主义事业的坚强领导核心。在北大荒的任何时期，取得的任何成就，都离不开党的领导。

新中国成立后，党中央发出了"建立巩固的东北根据地"的号召，要求"边开荒、边生产、边积累、边建设、边扩大"的"五边"方针。一批又一批的垦荒大军从祖国的四面八方开赴北大荒，去创办农场，去生产粮食。从而点燃了开发北大荒的第一颗火种——铁道兵军垦八五〇农场。

1958 年党中央一声令下，我作为军人，作为十万复转军人的一员，登上了从首都北京开往北大荒的火车，来到了密山车站，来到了北大荒。车站内外人山人海，铁道两旁堆满了行李，目的就是为了来要开发建设北大荒的。可以说，开发建设北大荒，是党和国家做出的重大战略决策。

那么党和国家为什么要开发建设北大荒呢？因为当时我们中国有 6 亿多人口，但是粮食产量却不足！所以，北大荒从一开始，就承担了“解决全国人民的吃饭问题”的责任啊！

北大荒之所以叫北大荒，从名字上就能听出来当时环境条件之恶劣！记得我们到达密山后，马上就跟随大部队去八五〇农场云山水库工地报道。当时已是1958年的3月中旬了，但是北大荒的气温却还是在零下十七八摄氏度左右，清晨出发时还是艳阳高照，但一阵大风过后，天空就乌云密布，竟然飘起了雪花，这雪却越下越大，等到天刚刚擦黑的时候，到达了水库工地，大家的头上、身上、鞋子上都结了一层冰雪壳，像一副银色的盔甲，十分沉重！

而且到了之后，我们本来以为水库工地会和北京十三陵水库工地一样，谁知过了一座小山后来到一片荒草地，带队的同志说：“你们到地方啦，大家快点把马车上的行李卸在这栋猪舍墙下，猪舍里有羊草和树条子，快点打通铺，因为茅草房矮，夜间不准点灯，怕失火！”大家都惊呆了：“这就是我们今后要吃住的地方?”尽管如此，大伙还是非常麻利地把地方弄好，赶紧把被褥铺好，因为两边是通铺，把猪舍过道打扫干干净净。

没有人叫苦叫累，没有一人吭声。一是我们都是军人出身；二是我们中有很多人都是共产党员、共青团员，党团员应该起带头作用，就更要积极响应党和国家的号召，吃苦在前，既来之则安之；三是我们知道，我们坚持住了，以后把北大荒开发出来了，以后中国人民的日子就好过了！我们也好过了呀！

不负使命，扎根北大荒

习总书记在2020年抗疫期间就曾说过：“手中有粮，心中不慌，在任何时候都是真理。”当然了，在中华人民共和国成立初期更是。1958年时，全国的粮食产量只有19亿斤，全国人口却是6亿多人，也就是说，一年平均每人才3斤口粮，多么严酷呀！而我们要建造的云山水库，就是要保证让几十万亩沼泽地变成良田，再让黑土地产出粮食。谁不清楚建造这项工程并不是件容易的事呀！

当时流经八五〇农场北部的七虎林河，河道弯曲，曲里拐弯，流水不畅，一到雨季经常泛滥成灾，水患严重！怎么才能将水害变成水利呢？根据农垦部长王震上将指示，经勘察决定在完达山脉的老龙脉和老岗山南麓，七虎林河下游出口处，修建一个中型水库，定名为云山水库，这样就可以拦腰截断七虎林河，把七虎林河从完达山267平方公里的汇水面积上控制起来，可以蓄水量4700万立方米，加上其他小型水库，可以使当时的八五〇农场100多万亩土地，特别是七虎林河两岸几十万亩沼泽地变为良田！保证不再受旱涝之灾，同时为国家生产、囤积粮食，为屯垦戍边、增强边防力量提供坚实保障！正是因为这座水库意义重大，所以水库工地指挥部的领导要求坝基上不能有一根杂草、一块草皮！质量卡的极其严格！

从现在看来，正是因为有了这样严格标准的把控，才让云山水库发挥出、发挥好它的真正作用。水库大堤全是靠我们双肩抬土筑成，劳动量极大！工作很累！生活上也很艰苦！每天从早到收工，都在16个小时以上，天黑了在水里洗个澡，吃了晚饭就不想动了！因为年轻，思想很活跃，我们亮着手电，仿唐朝诗人刘禹锡的《陋室铭》，也学写了一篇《记修建云山水库》："宿舍不高，草皮砌成。羊草铺地，就此宿营。斯是陋室，四壁透风。有窝头咸菜，无肉鱼荤腥。工地人穿梭，往来是大兵。筐抬一溜跑，赛旋风！无长官与士兵，有同志间深情！晴天汗涔涔，小雨劲不松。自豪曰：'何苦之有'？"

以汗为泉，奋斗北大荒

群雁高飞，离不开头雁引领；千舟竞渡，需要旗舰领航。中国共产党领导是中国特色社会主义最本质的特征。如果没有党的领导，就不会有今天的北大荒。在水库施工过程中，王震部长一共来工地两次视察，他和大家一起吃，一起劳动。他已是50多岁的人了，但还抢着和青年突击队抬大筐。同时，他也带来了党中央的关心和指导。1958年6月20日，王震部长第二次来视察，他在西工区召开大会，号召人人献计，大搞工具改革，反对右倾保守、反对教条主义。他指出："必须坚决执行边勘察、边设计、边准备、边施工的方针，加快水库施工进度。"由于打破了清规戒律，修改了不切合实际的施工方案和规章制度，从而大大提高了干部和群众劳动的积极性，青年突击队如雨后春笋般成立起来，我就是东二区三中队的一名青年突击队员，我们的队名叫"保尔突击队"，水库竣工时，还荣记集体三等功呢！

就这样，我们平均每天劳动在16小时上下，在9月末将要封顶，大家差不多每天都劳动时间在20小时左右，真是累极了！每天吃4顿，有时还觉得饿呢！到我们拼命的时候了！谁会当孬种？当时的口号是："宁在上游活百年，不在下游活一天！"有些人干脆不回队了，就睡在工棚里，节省走路时间，人是又累又乏，但我们的精神是饱满的、乐观的，情绪是高昂的、充实的。

就这样，我们经历了194天的艰苦修建，筑成了北大荒平原上第一个人工湖，也就是第一座中型水库，经计算：水堤总长2992米，呈弧形，大堤高9.5米，大堤底宽60米，顶宽6米，实用土方66万立方米（全是我们双肩抬土筑成的），若用载重10吨的大卡车是1.27万辆，水库蓄水容积4700万立方，可以将下游20万亩沼泽地变为旱涝保收的良田呀！我们没有大型机械，我们用铁锹、大条筐、大扁担、圆垫肩作为武器，大筐二人抬，有人用秤称了一下，每筐装土都在250斤左右，突击队员嫌不过瘾，又在上面再加一个小筐，总重量在350斤上下，真不知抬断了多少大扁担！那时人们的腰伤是常事，找医生要几贴止痛膏，悄悄贴上就去劳动了！当时领导也看在眼里，明确规定："谁在抬断扁担谁赔！"这是在关心我们这些人啊！

在1958年11月12日深夜，大堤终于合拢了。虽然那是一个风雪交加的不眠之夜，但是我们这些人真是从没有过的兴奋，认识与不认识的人，都互相拥抱起来，不少人不顾寒冷把棉衣、棉帽、棉手套扔向夜空！情不自禁地流下热泪。什么劳累？什么艰苦？什么伤痛都不存在了啊！

说真心话，我们作为复转军人，我们流血、流汗、也流过泪，但我们辛劳没有白费，终于成功了！自豪地说："我们完成了党和人民交给我们的任务！我们虽不是英雄，但却是好汉!!!"

不忘初心，情系北大荒

修建云山水库让我们认识了北大荒，继而了解了北大荒，最后扎根于北大荒，北大荒精神的熏陶和洗礼使我受用终身，作为一名北大荒人我感到无比的骄傲和自豪。

时间飞快，六十多年过去了，那些年是怎么度过的，今天仍刻骨铭心，在北大荒这块黑土上洒下了我们的青春，有些人还献出了宝贵的生命！但是，也正是这恶劣的环境、艰苦的劳动，培养了我们"艰苦奋斗、勇于开拓、顾全大局、无私奉献"的北大荒精神。

曾经的亘古荒原"北大荒"，如今已是机械化、信息化、智能化的"北大仓"，当年的马架子屋，草甸子地已经变成了小洋楼、水泥路。我很荣幸，亲眼见证了北大荒的沧桑巨变。

当年和我一同来水库的军委空军司令部总指挥所有七人：马邦德（江苏籍）、欧阳子美（湖南籍）、涂杏林（湖南籍）、贺财康（湖南籍）、李德俊（江苏籍）、张荣富（浙江籍）、吕魁（湖南籍）。我们朝夕相处，感情深厚的战友，只有我还健在，其他六位都先后因伤因病去世了！都是与黑土相依，和青山为伴，永远留在这美丽富饶的北大荒。其他50多名空军司令部来的同志也都去得差不多了，剩下几位都是耄耋老人了，有的已坐上轮椅了。

当年我们不畏严寒，忍饥挨饿，不怕苦不怕累的忘我劳作，按期完成了修水库、伐木运木、开荒种地、修渠、挖煤、教学等各项任务。这是有血有肉富有激情和青春热血的第一代北大荒人的责任与担当。我深信留下的人都还在坚守着当年那颗对党忠诚的红心，和对北大荒的不舍与留恋。我们也期望北大荒的下一代肩负起建设北大荒的重任，真正将北大荒精神传承下去，把北大荒建设得更加熠熠生辉。

最后，用一首七言诗来表达一名老北大荒人的初心。

《春归雁》

天高云淡雁成行，展翅飘飘归故乡。
追随春风千万里，双双飞向北大荒。
转眼不觉山河变，不见故乡在何方？
水泥公路宽又长，高楼林立树荫凉。
超市商铺货琳琅，居民幸福享小康。
良田万顷稻花香，中国碗装中国粮。
改革创新促发展，喜闻学堂书声朗。
辛勤农垦三代人，北大荒变北大仓。

（撰写时间：2020 年 11 月 28 日）

后记

《黑龙江八五〇农场志》（1955—2020年）在八五〇农场党委高度重视和支持下，由八五〇农场史志办公室承编，机关各部门及相关单位参编，多次易稿，形成初稿。经黑龙江北大荒集团史志办初审，中国农垦农场志编丛纂委员会终审定稿，即将付梓与读者见面。

本志的编纂工作，从2020年6月开始启动。根据《农业农村部办公厅关于组织开展第一批中国农垦农场志编纂工作的通知》要求，成立“八五〇农场史志办公室”，着手志书材料的收集工作。2020年9月28日召开《黑龙江八五〇农场志》（1955—2020年）编纂工作会议，印发了《〈黑龙江八五〇农场志〉（1955—2020年）编纂工作实施方案》，成立编纂工作委员会，由八五〇农场有限公司党委书记、董事长、总经理任主任，副总经理任副主任，委员为各部门负责人。自此，场志编修工作全面展开。

为保证志书工作编纂顺利进行，召开各部门和单位负责人会议，以“广泛征集、精编严审”为工作方针；以“尊重历史、实事求是”为原则，大力弘扬“北大荒精神”，突出时代特色和农垦文化特色，要求各部门、各单位全面、客观、真实并及时提供资料。

此志书编纂工作时间紧、涉及范围广、内容多。在编纂过程中，史志办、各部门和基层各单位编纂人员高度负责、全员参与、密切配合、分工明确，认真开展编写工作。为保证志书编纂质量，农场多次通过视频、微信、QQ等网络平台及“面对面”“一对一”地对参编人员进行培训指导。

为确保志书的准确性，志书初稿形成后，先后有十余名部门参编人员利用业余时间，加班加点地进行核稿、校对。后来又邀请农场领导、离退休干部、各部门领导重点对志书中的每一个人物、每一个时间、每一个数据、每一张图片，以及史料的真伪进行核实，准确地还原历史，以减少漏洞和瑕疵。有些编章经历过一二十次的轮番修改，从而使志书编纂工作得以按时完成。其间查阅并核对大量资料及数据，以最大程度做到内容翔实、准确无误，全力保证志书科学严谨，不虚构、杜撰和掺杂个人观点，保持历史的真实性。

志书共设9编、37章、155节，加上总序、序言、凡例、概述、大事记、附录、后记等共90余万字。在篇目设计上，做到科学合理，排列有序，符合农场实际；在内容记述上，力求全面系统，丰满厚实、详略得当、数据准确，体现农场特色和时代特征；在行文上，力求文笔流畅，行文使用规范、文字简洁、语言朴实、逻辑合理准确。其间对志稿进行了数次修改并广泛征求意见后，于2021年3月20日完成初稿，并报送北大荒集团史志办初审。农场史志办根据北大荒集团史志办提出的修改意见，经过再修改完善后，于2021年4月20日，上报中国农垦农场志丛编纂委员会终审。

本志书的出版是多方共同努力的结晶。在此，谨对八五〇农场党委、农业农村部农垦局、中国农垦经济发展中心、中国农业出版社、北大荒农垦集团史志办、农场机关各部门及相关单位，对所有关心、支持本志编写的领导和同志们，一并表示感谢。特别感谢北大荒集团史志办编辑郭思宝老师给予的指导。

各编章编写人员

名称			原稿撰写人	编修人
编	章	节		
序言			董金虎、张仁群	于涛
凡例			于涛	张仁群
概述			张仁群	于涛
大事记			何莉、于涛、贾生平	张仁群

（续）

名称			原稿撰写人	编修人
编	章	节		
第一编　建置和自然地理	第一章	第一节　位置面积	于涛	张仁群
		第二节　农场沿革	于涛、周志宇	张仁群、何莉
		第三节　机构设置	于涛、周志宇	张仁群
		第四节　辖属单位	王晨阳、王方军、齐景明、宋江生、李保波、寇振达、吉波、宫兰芬、李波、武权、李吉文、韦芳芳、杨静、毕国强	张仁群、于涛、贾生平
	第二章	第一节　自然概况	于涛、高向达、赵卫	张仁群
		第二节　自然资源	于涛	张仁群
		第三节　自然灾害	于瑞国、高向达	张仁群、于涛
		第四节　环境状况	于涛、金展鹏、毕国强、郑洪喜、于瑞国、刘志忠	张仁群
	第三章	开荒建场	于涛	张仁群
第二编　改革开放	第一章	管理体制改革	周志宇	张仁群、于涛、何莉
	第二章	农业经济体制改革	周志宇	张仁群、于涛、何莉
	第三章	工商运建服改革	周志宇	张仁群、于涛、贾生平
	第四章	经济开放与合作	周志宇、毕国强、张世喜、高伟宏	张仁群、于涛、贾生平
第三编　农业经济	第一章	第一节至第六节	于瑞国	张仁群、于涛、贾生平
		第七节　种植业保险	田鑫	张仁群、于涛、何莉、贾生平
	第二章	农业机械化	关明月	张仁群、于涛、贾生平
	第三章	农业综合开发	辛珅	张仁群、于涛、贾生平
	第四章	绿色食品	刘春发	张仁群、于涛、贾生平
	第五章	水利	赵卫	张仁群、于涛、贾生平、何莉
	第六章	林业	刘志忠	张仁群、于涛、贾生平、何莉
	第七章	畜牧业　渔业	郑洪喜	张仁群、于涛、贾生平
第四编　工业和服务业	第一章	工业	毕国强	张仁群、于涛、贾生平、何莉
	第二章	粮食	徐颂祥	张仁群、于涛、贾生平
	第三章	第一节　商务	毕国强	张仁群、于涛、何莉、贾生平
		第二节　物资	杨静	张仁群、于涛、何莉、贾生平
	第四章	小城镇建设发展	金展鹏	张仁群、于涛、何莉、贾生平
	第五章	第一节　交通运输	张洪龙	张仁群、于涛、何莉、贾生平
		第二节　通信	刘万忠	张仁群、于涛、何莉、贾生平
		第三节　电力	王宏伟	张仁群、于涛、何莉、贾生平
	第六章	新农村与美丽乡村建设	高伟宏	张仁群、于涛、贾生平